国家卫生和计划生育委员会"十二五"规划教材
全国高等医药教材建设研究会"十二五"规划教材
全国高等学校教材

供8年制及7年制（"5+3"一体化）临床医学等专业用

医学免疫学

Medical Immunology

第3版

U0207933

主　编　曹雪涛　何　维

副主编　熊思东　张利宁　吴玉章

编　者　（以姓氏笔画为序）
　　　　田志刚（中国科技大学生命科学院）
　　　　吴长有（中山大学中山医学院）
　　　　吴玉章（第三军医大学）
　　　　何　维（北京协和医学院）
　　　　余　平（中南大学湘雅医学院）
　　　　沈　南（上海交通大学医学院）
　　　　张　毓（北京大学医学部）
　　　　张利宁（山东大学医学院）
　　　　高　扬（北京协和医学院）
　　　　曹雪涛（北京协和医学院）
　　　　熊思东（苏州大学生物医学研究院）

编写秘书
　　　　高　扬（北京协和医学院）

人民卫生出版社

图书在版编目（CIP）数据

医学免疫学/曹雪涛,何维主编. —3 版. —北京:人民卫生出版社,2015

ISBN 978-7-117-20821-5

Ⅰ.①医…　Ⅱ.①曹…②何…　Ⅲ.①免疫学-医学院校-教材　Ⅳ.①R392

中国版本图书馆 CIP 数据核字(2015)第 112388 号

| 人卫智网 | www.ipmph.com | 医学教育、学术、考试、健康,购书智慧智能综合服务平台 |
| 人卫官网 | www.pmph.com | 人卫官方资讯发布平台 |

医学免疫学
第 3 版

主　　编：曹雪涛　何　维
出版发行：人民卫生出版社(中继线 010-59780011)
地　　址：北京市朝阳区潘家园南里 19 号
邮　　编：100021
E - mail：pmph @ pmph.com
购书热线：010-59787592　010-59787584　010-65264830
印　　刷：三河市宏达印刷有限公司(胜利)
经　　销：新华书店
开　　本：850×1168　1/16　印张：33
字　　数：908 千字
版　　次：2005 年 8 月第 1 版　2015 年 8 月第 3 版
　　　　　2022 年 12 月第 3 版第 9 次印刷(总第 19 次印刷)
标准书号：ISBN 978-7-117-20821-5
定　　价：99.00 元

打击盗版举报电话：010-59787491　E-mail：WQ @ pmph.com
质量问题联系电话：010-59787234　E-mail：zhiliang @ pmph.com

为了贯彻教育部教高函〔2004-9号〕文,在教育部、原卫生部的领导和支持下,在吴阶平、裘法祖、吴孟超、陈灏珠、刘德培等院士和知名专家的亲切关怀下,全国高等医药教材建设研究会以原有七年制教材为基础,组织编写了八年制临床医学规划教材。从第一轮的出版到第三轮的付梓,该套教材已经走过了十余个春秋。

在前两轮的编写过程中,数千名专家的笔耕不辍,使得这套教材成为了国内医药教材建设的一面旗帜,并得到了行业主管部门的认可(参与申报的教材全部被评选为"十二五"国家级规划教材),读者和社会的推崇(被视为实践的权威指南、司法的有效依据)。为了进一步适应我国卫生计生体制改革和医学教育改革全方位深入推进,以及医学科学不断发展的需要,全国高等医药教材建设研究会在深入调研、广泛论证的基础上,于2014年全面启动了第三轮的修订改版工作。

本次修订始终不渝地坚持了"精品战略,质量第一"的编写宗旨。以继承与发展为指导思想:对于主干教材,从精英教育的特点、医学模式的转变、信息社会的发展、国内外教材的对比等角度出发,在注重"三基"、"五性"的基础上,在内容、形式、装帧设计等方面力求"更新、更深、更精",即在前一版的基础上进一步"优化"。同时,围绕主干教材加强了"立体化"建设,即在主干教材的基础上,配套编写了"学习指导及习题集"、"实验指导/实习指导",以及数字化、富媒体的在线增值服务(如多媒体课件、在线课程)。另外,经专家提议,教材编写委员会讨论通过,本次修订新增了《皮肤性病学》。

本次修订一如既往地得到了广大医药院校的大力支持,国内所有开办临床医学专业八年制及七年制("5+3"一体化)的院校都推荐出了本单位具有丰富临床、教学、科研和写作经验的优秀专家。最终参与修订的编写队伍很好地体现了权威性,代表性和广泛性。

修订后的第三轮教材仍以全国高等学校临床医学专业八年制及七年制("5+3"一体化)师生为主要目标读者,并可作为研究生、住院医师等相关人员的参考用书。

全套教材共38种,将于2015年7月前全部出版。

全国高等学校八年制临床医学专业国家卫生和计划生育委员会规划教材编写委员会

	学科名称	主审	主编	副主编			
1	细胞生物学(第3版)	杨恬	左伋 刘艳平	刘佳	周天华	陈誉华	
2	系统解剖学(第3版)	柏树令 应大君	丁文龙 王海杰	崔慧先	孙晋浩	黄文华	欧阳宏伟
3	局部解剖学(第3版)	王怀经	张绍祥 张雅芳	刘树伟	刘仁刚	徐飞	
4	组织学与胚胎学(第3版)	高英茂	李和 李继承	曾园山	周作民	肖岚	
5	生物化学与分子生物学(第3版)	贾弘禔	冯作化 药立波	方定志	焦炳华	周春燕	
6	生理学(第3版)	姚泰	王庭槐	闫剑群	郑煜	祁金顺	
7	医学微生物学(第3版)	贾文祥	李明远 徐志凯	江丽芳	黄敏	彭宜红	郭德银
8	人体寄生虫学(第3版)	詹希美	吴忠道 诸欣平	刘佩梅	苏川	曾庆仁	
9	医学遗传学(第3版)		陈竺	傅松滨	张灼华	顾鸣敏	
10	医学免疫学(第3版)		曹雪涛 何维	熊思东	张利宁	吴玉章	
11	病理学(第3版)	李甘地	陈杰 周桥	来茂德	卞修武	王国平	
12	病理生理学(第3版)	李桂源	王建枝 钱睿哲	贾玉杰	王学江	高钰琪	
13	药理学(第3版)	杨世杰	杨宝峰 陈建国	颜光美	臧伟进	魏敏杰	孙国平
14	临床诊断学(第3版)	欧阳钦	万学红 陈红	吴汉妮	刘成玉	胡申江	
15	实验诊断学(第3版)	王鸿利 张丽霞 洪秀华	尚红 王兰兰	尹一兵	胡丽华	王前	王建中
16	医学影像学(第3版)	刘玉清	金征宇 龚启勇	冯晓源	胡道予	申宝忠	
17	内科学(第3版)	王吉耀 廖二元	王辰 王建安	黄从新	徐永健	钱家鸣	余学清
18	外科学(第3版)		赵玉沛 陈孝平	杨连粤	秦新裕	张英泽	李虹
19	妇产科学(第3版)	丰有吉	沈铿 马丁	狄文	孔北华	李力	赵霞

	学科名称	主审	主编	副主编		
20	儿科学(第3版)		桂永浩 薛辛东	杜立中 母得志 罗小平 姜玉武		
21	感染病学(第3版)		李兰娟 王宇明	宁 琴 李 刚 张文宏		
22	神经病学(第3版)	饶明俐	吴 江 贾建平	崔丽英 陈生弟 张杰文 罗本燕		
23	精神病学(第3版)	江开达	李凌江 陆 林	王高华 许 毅 刘金同 李 涛		
24	眼科学(第3版)		葛 坚 王宁利	黎晓新 姚 克 孙兴怀		
25	耳鼻咽喉头颈外科学(第3版)		孔维佳 周 梁	王斌全 唐安洲 张 罗		
26	核医学(第3版)	张永学	安 锐 黄 钢	匡安仁 李亚明 王荣福		
27	预防医学(第3版)	孙贵范	凌文华 孙志伟	姚 华 吴小南 陈 杰		
28	医学心理学(第3版)	姜乾金	马 辛 赵旭东	张 宁 洪 炜		
29	医学统计学(第3版)		颜 虹 徐勇勇	赵耐青 杨土保 王 彤		
30	循证医学(第3版)	王家良	康德英 许能锋	陈世耀 时景璞 李晓枫		
31	医学文献信息检索(第3版)		罗爱静 于双成	马 路 王虹菲 周晓政		
32	临床流行病学(第2版)	李立明	詹思延	谭红专 孙业桓		
33	肿瘤学(第2版)	郝希山	魏于全 赫 捷	周云峰 张清媛		
34	生物信息学(第2版)		李 霞 雷健波	李亦学 李劲松		
35	实验动物学(第2版)		秦 川 魏 泓	谭 毅 张连峰 顾为望		
36	医学科学研究导论(第2版)		詹启敏 王 杉	刘 强 李宗芳 钟晓妮		
37	医学伦理学(第2版)	郭照江 任家顺	王明旭 尹 梅	严金海 王卫东 边 林		
38	皮肤性病学	陈洪铎 廖万清	张建中 高兴华	郑 敏 郑 捷 高天文		

经过再次打磨,备受关爱期待,八年制临床医学教材第三版面世了。怀纳前两版之精华而愈加求精,汇聚众学者之智慧而更显系统。正如医学精英人才之学识与气质,在继承中发展,新生方可更加传神;切时代之脉搏,创新始能永领潮头。

经过十年考验,本套教材的前两版在广大读者中有口皆碑。这套教材将医学科学向纵深发展且多学科交叉渗透融于一体,同时切合了环境-社会-心理-工程-生物这个新的医学模式,体现了严谨性与系统性,诠释了以人为本、协调发展的思想。

医学科学道路的复杂与简约,众多科学家的心血与精神,在这里汇集、凝结并升华。众多医学生汲取养分而成长,万千家庭从中受益而促进健康。第三版教材以更加丰富的内涵、更加旺盛的生命力,成就卓越医学人才对医学誓言的践行。

坚持符合医学精英教育的需求,"精英出精品,精品育精英"仍是第三版教材在修订之初就一直恪守的理念。主编、副主编与编委们均是各个领域内的权威知名专家学者,不仅著作立身,更是德高为范。在教材的编写过程中,他们将从医执教中积累的宝贵经验和医学精英的特质潜移默化地融入到教材中。同时,人民卫生出版社完善的教材策划机制和经验丰富的编辑队伍保障了教材"三高"(高标准、高起点、高要求)、"三严"(严肃的态度、严谨的要求、严密的方法)、"三基"(基础理论、基本知识、基本技能)、"五性"(思想性、科学性、先进性、启发性、适用性)的修订原则。

坚持以人为本、继承发展的精神,强调内容的精简、创新意识,为第三版教材的一大特色。"简洁、精练"是广大读者对教科书反馈的共同期望。本次修订过程中编者们努力做到:确定系统结构,落实详略有方;详述学科三基,概述相关要点;精选创新成果,简述发现过程;逻辑环环紧扣,语句精简凝练。关于如何在医学生阶段培养创新素质,本教材力争达到:介绍重要意义的医学成果,适当阐述创新发现过程,激发学生创新意识、创新思维,引导学生批判地看待事物、辩证地对待知识、创造性地预见未来,踏实地践行创新。

坚持学科内涵的延伸与发展,兼顾学科的交叉与融合,并构建立体化配套、数字化的格局,为第三版教材的一大亮点。此次修订在第二版的基础上新增了《皮肤性病学》。本套教材通过编写委员会的顶层设计、主编负责制下的文责自负、相关学科的协调与蹉商、同一学科内部的专家互审等机制和措施,努力做到其内容上"更新、更深、更精",并与国际紧密接轨,以实现培养高层次的具有综合素质和发展潜能人才的目标。大部分教材配套有"学习指导及习题集"、"实验指导/实习指导"以及"在线增值服务(多媒体课件与在线课程等)",以满足广大医学院校师生对教学资源多样化、数字化的需求。

本版教材也特别注意与五年制教材、研究生教材、住院医师规范化培训教材的区别与联系。①五年制教材的培养目标:理论基础扎实、专业技能熟练、掌握现代医学科学理论和技术、临床思维良好的通用型高级医学人才。②八年制教材的培养目标:科学基础宽厚、专业技能扎实、创新能力强、发展潜力大的临床医学高层次专门人才。③研究生教材的培养目标:具有创新能力的科研型和临床型研究生。其突出特点:授之以渔、评述结合、启示创新,回顾历史、剖析现状、展望未来。④住院医师规范化培训教材的培养目标:具有胜任力的合格医生。其突出特点:结合理论,注重实践,掌握临床诊疗常规,注重预防。

以吴孟超、陈灏珠为代表的老一辈医学教育家和科学家们对本版教材寄予了殷切的期望,教育部、国家卫生和计划生育委员会、国家新闻出版广电总局等领导关怀备至,使修订出版工作得以顺利进行。在这里,衷心感谢所有关心这套教材的人们! 正是你们的关爱,广大师生手中才会捧上这样一套融贯中西、汇纳百家的精品之作。

八学制医学教材的第一版是我国医学教育史上的重要创举,相信第三版仍将担负我国医学教育改革的使命和重任,为我国医疗卫生改革,提高全民族的健康水平,作出应有的贡献。诚然,修订过程中,虽力求完美,仍难尽人意,尤其值得强调的是,医学科学发展突飞猛进,人们健康需求与日俱增,教学模式更新层出不穷,给医学教育和教材撰写提出新的更高的要求。深信全国广大医药院校师生在使用过程中能够审视理解,深入剖析,多提宝贵意见,反馈使用信息,以便这套教材能够与时俱进,不断获得新生。

愿读者由此书山拾级,会当智海扬帆!

是为序。

中国工程院院士
中国医科科学院原院长　　刘德培
北京协和医学院原院长

二〇一五年四月

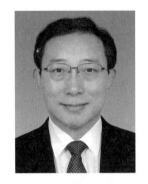

曹雪涛，1964 年出生，教授，中国工程院院士。现任中国医学科学院院长、第二军医大学医学免疫学国家重点实验室主任；兼任全球慢性疾病联盟（Global Alliance for Chronic Disease，GACD）主席、亚洲大洋洲免疫学联盟主席、中国免疫学会秘书长。创办《中国肿瘤生物治疗杂志》并任主编，任 *Cellular and Molecular Immunology* 共同主编、*Journal of Molecular Medicine*、*Gene Therapy*、*Cancer Immunology Research* 副主编；任 *Cell*、*Science Translational Medicine*、*Annual Reviews of Immunology*、*eLife* 等杂志编委。

曹雪涛院士长期从事天然免疫识别与免疫调节的基础研究，肿瘤等重大疾病的免疫治疗转化应用研究。从树突状细胞中自主发现了数十种新分子并开展了功能研究，发现了树突状细胞等数种新型免疫细胞亚群并研究其免疫调节功能，提出了天然免疫识别与抗病毒天然免疫应答调控的新机制，揭示了肿瘤免疫逃逸新方式并研究了数种肿瘤免疫治疗新方法。研究成果入选 2011 年中国十大科技进展。以通讯作者在 *Cell*、*Science*、*Nature Immunology*、*Cancer Cell*、*Immunity*、*PNAS* 等杂志发表 SCI 论文 220 多篇；培养的 11 名博士生获得全国百篇优秀博士学位论文，获得首届中国研究生教育成果奖特等奖；获国家发明专利 16 项、国家 Ⅱ 类新药证书 2 个；获 2003 年国家自然科学奖二等奖、2005 年长江学者成就奖、2006 年中国青年科学家奖、2012 年第九届中国工程院光华工程科技奖、2014 年树兰医学奖等。

曹雪涛

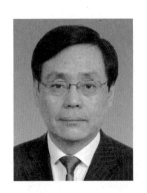

何维，教授，博士生导师。1993 年在德国海德堡大学获医学博士学位；1994 年回国，在中国医学科学院基础医学研究所免疫学系工作。曾任中国医学科学院基础医学研究所北京协和医学院基础学院副所（院）长，中国医学科学院药用植物研究所所长，中国医学科学院北京协和医学院副院（校）长，原卫生部科教司司长；现任中国医学科学院基础医学研究所免疫学系主任。目前主要学术兼职为国际免疫学联盟执行委员会委员，中国免疫学会副理事长，*The Journal of Biological Chemistry* 编委。

何维教授长期从事免疫学教学和科研工作，是国家级长学制临床医学专业《医学免疫学》（第 1、2 版）主编，其承担的北京协和医学院八年制医学生医学免疫学课程于 2009 年被学校评为校级精品课程。其研究领域为 γδT 细胞识别新配体的研究及其在肿瘤、感染和自身免疫病等免疫病理过程中的作用研究，培养博士、硕士研究生近百名，并承担国家 973、863、国家自然科学基金重大、重点和面上等项目，各部委、北京市科委课题，各种人才基金及多项中美、中德、中日等国际合作项目。发表论文 180 余篇，获国家发明专利 10 项，获 2008 年国家科技进步二等奖。

何维

熊思东,教授,博士生导师,现任苏州大学副校长,苏州大学研究生院院长,苏州大学生物医学研究院院长,复旦大学免疫生物学研究所所长,中国免疫学会常务理事。

主要从事免疫学教学和科研工作。侧重于感染免疫和自身免疫性疾病发病机制及防治策略研究。承担国家973、863、国家十一五、十二五科技重大专项、国家自然科学基金面上和重大项目、上海市重大及重点项目,近年来作为通讯作者在 *Immunity*, *Hepatology*, *J·Immunol*, *Circulation* 等专业杂志发表 SCI 论文 100 余篇,申请国家发明专利 26 项。曾获上海市科技进步一等奖、国家科技进步三等奖、国家自然科学奖三等奖、中国青年科技奖、香港求是杰出青年学者奖。是国家首批跨世纪优秀人才计划、上海市优秀学科带头人计划、上海市领军人才计划入选者,国家杰出青年基金获得者,是江苏省双创人才。

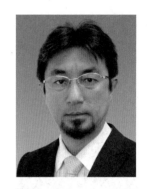

熊思东

张利宁,教授,博士生导师,山东大学医学院免疫系主任,山东省免疫学重点学科主任,免疫学国家精品资源共享课负责人,山东省医学领军人才,享受国务院政府津贴。中国免疫学会理事、山东省免疫学会秘书长。

从事免疫学教学多年,创新性提出适合我国国情的"多轨学习(MPL)"模式,在十几年的教学实践中获得良好的效果。从事重大疾病的免疫调节研究,重点关注新的 T 细胞亚群(Th17、Treg)及新的免疫调控分子(Pdcd4 和 TIPE2)等在肿瘤和代谢相关炎性疾病的作用并探索了其干预方法。承担国家"863"重大专项 1 项、国家自然基金面上项目 7 项,海外杰出青年基金(杰 B)基金 2 项、"973"子课题 2 项。近年来在 *Molecular Cell*、*Autophagy*、*Diabetes*、*J. Immunol* 等国际有影响的学术杂志发表 SCI 论文 50 余篇,其中通讯作者 30 篇,获得国家发明专利 4 项,获山东省科技进步二等奖 2 项,三等奖 3 项。

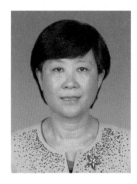

张利宁

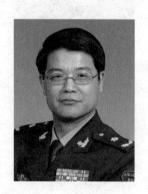

吴玉章

吴玉章,国家杰出青年科学基金获得者,长江学者特聘教授,国家重点领域创新团队负责人,国家创新人才培养示范基地负责人。任第三军医大学基础医学院院长,兼任全军免疫学研究所所长,暨国家重点学科——免疫学学科主任、国家免疫生物制品工程技术研究中心主任、国家地方联合工程实验室主任、国家生物产业基地(重庆)医药中试生产中心主任、全军抗原工程重点实验室主任。

主要学术兼职有:国务院学位委员会学科评议组成员、国家药典委员会委员、国家教育部科学技术委员会生物与医学学部委员、国家博士后流动站评审委员会委员、国家新药创制重大专项责任专家、国家自然科学基金学科评议组成员、国家新药评审委员会专家、中国免疫学会副理事长、中国生物物理学会理事、总后勤部科技委常委、全军免疫学专业委员会主任委员、重庆市免疫学会理事长、《免疫学杂志》主编等。先后获得中国杰出青年科技创新奖、全国医学中青年百名科技之星、新世纪百千万人才工程国家级人选、享受国务院政府特殊津贴、全国优秀骨干教师、总后科技金星、军队院校育才奖金奖。

先后承担国家科技重大专项、863重大项目、973计划、国家自然科学基金重大研究计划、重大项目、重点项目等,发表论著500余篇、国际SCI论著170余篇,主编、参编专著和教科书16部,申请、获得国际、国家发明专利、软件著作权70余件。从教30年,牵头"能力为中心"本科生创新教育体系建设和研究生"生命综合高级课程体系"建设,培养硕士、博士、博士后100余名。

我国的医学教育事业有了很大的发展,从国情出发并根据医学教育规律和特点,逐步形成了具有我国特色的医学教育体制和机制。随着全面推进素质教育和高等医学教育一系列改革计划的探索,如何深化临床医学教育综合改革、优化临床医学人才培养结构、稳步提高医学教育质量并适应我国医药卫生事业发展,成为我国教育界的一个重大议题。同时,如何将改革与发展的理念落实于教材编写等具体实践之中,也确确实实对我们教育工作者提出了新的要求。面对新形势新要求,我们要积极思索如何从我们专业的角度为我国新一轮的医学教育改革与临床医学人才培养贡献力量。在这种大背景下,长学制《医学免疫学》第3版问世了。

我国的医学教育理念和办学方式与欧美国家有较大差异。八年制医学教育是欧美国家普遍采用的医学教育模式,而我国仅在少数医学院校中采用。为了适应探索我国长学制医学教育的需要,2005年在全国高等医药教材建设研究会和原卫生部教材办公室的支持下,人民卫生出版社组织我国医学相关领域的600多名专家主编了我国医学教育史上第一套全国高等学校八年制临床医学专业卫生部规划教材,2010年对该套教材进行了再版。

《医学免疫学》作为这套教材之一,在第1版中秉承了"更新、更深、更精"的编写宗旨,在形式和内容上坚持"更新",在重点内容上强化"更深",在架构安排和篇幅上突出"更精"。以全新的方式、不同的视角和恰当的深度,系统地讲述免疫学的基本理论、基本知识和相关领域的研究进展。既重视基础理论的关键环节与应用问题的衔接,又强调以问题为导向的编写模式,按照提出问题—解决问题的科学认识规律阐述免疫学的基本理论问题,以期在系统教授免疫学知识的同时,调动学生自主学习的主动思维、提高教学效果。

长学制《医学免疫学》第2版坚持原有的编写规范与风格,概念解释力求准确,机制介绍力求清晰,更新内容力求反映过去五年内领域的研究进展。结构上增加了窗框(Box)和案例(Case),以此方式介绍某一理论、学说或疾病,力求知识点的相对突出,达到更深、更精的目的。还对各章节的图表风格进行了统一,以求有助于学生对正文内容的了解。

《医学免疫学》在我国相关医学院校长学制免疫学教学实践应用后得到了广大师生的肯定,较好地满足了免疫学教学需求。近年来免疫学领域快速发展和长学制教学改革的实践对《医学免疫学》第3版的编写与出版工作提出了新的要求。《医学免疫学》第3版在第2版的基础上,主要在以下方面进行了修改与提高。

1. 适当调整了编辑队伍,减少了编委数量,以有利于全书编写风格的统一和质量控制。

2. 在保留第2版文章格式的基础上调整了全书的章节安排,减少了章节的数量,增加了感染免疫章节,力求相关内容尽可能集中统一,以求集中反映免疫学研究领域的发展成果。

3. 知识点的更新力求符合医学转化的整体需求,在基础医学章节中强调了对疾病发病机制研究的结合,在免疫学应用部分强化与临床疾病相关的介绍。

4. 与研究生教学用的免疫学教材有所区别。本教材面向长学制医学生,体现"医教协同"的理念,强化了临床问题导向的内容描述,着重突出与临床医学结合,增加了临床免疫学的相关内容,以期提升医学生的临床思维能力并培养医学生临床诊疗和科研创新意识。

长学制医学教育是我国培养高层次医学人才的途径之一,学生基础宽泛、可塑性强,适应临床医疗、疾病防控、生物医药、卫生管理等各个领域的工作需求,历届毕业生在各相关领域的工作中发挥积极的作用。教材建设是教育体系的基础工作,人才培养战略的关键环节之一。我们希望《医学免疫学》第3版能够达到预期的效果,为长学制医学教育的改革和发展作出应有的贡献。

《医学免疫学》第3版是编委会集体智慧的结晶,凝聚了各位编委的心血与汗水。我们衷心感谢各位编委为本教材的编写所做出的辛勤努力和贡献!感谢三位副主编的积极配合!感谢孙汭、于益芝、孙为民、陈慧、张志仁、许桂莲、倪兵、赵明升、金容、陈朱波、郭建、吴香蔚等同志对相关编委编写工作的协助!感谢北京协和医学院周晴同学为插图绘制所作的贡献!

我们在长学制《医学免疫学》的教学改革工作中作了积极的探索,并试图将一些理念与体会在《医学免疫学》第3版的内容中得以体现,由于我们对医学教育改革发展趋势的理解有限,对如何将现代医学模式转变对于教学内容与方式提出的新要求贯彻于教材编写之中,对如何把握免疫学前沿进展与免疫学教学深度的恰当衔接,感到有一定的难度与差距,因此,本教材肯定存在许多不足之处,我们渴望得到广大师生与同道的批评指正。

曹雪涛　何　维
2015 年 4 月

目 录

第一篇 绪 论

第二篇 基础免疫学

第三篇　临床免疫学

第一篇 绪 论

第一章　医学免疫学概述

人类生存的环境中存在大量病原微生物——病毒、细菌、真菌、原生动物和多细胞寄生虫。如果上述微生物入侵人体,将触发体内何种反应? 会造成什么结果? 由机体哪一个系统负责对其产生反应? 反应物质是什么? 如何反应的? 又是如何适时适当终止反应的? 在与传染病长期的斗争中,人类获得了一些经验性的认识,即机体内存在一种能够抵御病原微生物入侵的能力,人们开始思索如何把这种机体能力调动起来防御传染性疾病。历经两个多世纪的科学探索,科学家们获得了明确的答案:是机体免疫系统通过淋巴细胞、巨噬细胞等免疫细胞和抗体、细胞因子等免疫分子,以免疫应答的方式对病原微生物入侵及外源生物性刺激(免疫学家将其称之为外源性抗原)产生反应,其结果是有效地清除这些抗原性物质,从而确保自身稳定。

免疫(immunity)一词源于拉丁文 *immunitas*,其原意指免除赋税或徭役,为免疫学借用引申为免除瘟疫,即抵御传染病的能力。执行免疫功能的器官、组织、细胞和分子构成了**免疫系统**(immune system)。免疫细胞和分子针对外源生物性物质所产生的反应称之为**免疫应答**(immune response)。研究免疫系统结构和功能的学科称之为**免疫学**(immunology)。**医学免疫学**(medical immunology)是一门研究人体免疫系统结构与功能、免疫相关疾病发生机制以及免疫学诊断与防治手段的生物医学科学。

本章概要介绍了免疫系统的基本组成与功能,免疫病理、免疫性疾病和免疫学应用的策略与技术,重点阐释免疫应答的基本规律与特征。

第一节　免疫本质和免疫功能

● **免疫学的本质特征是识别"自我(self)"和"非我(non-self)"**

"自我"的成分不会引起免疫应答,导致的是**免疫耐受**(immune tolerance),机体的免疫系统不会攻击自身的物质,避免破坏自身的组织导致自身免疫病(autoimmune disease)的发生;"非我"的成分会引起免疫系统的攻击,导致的是免疫应答。当外源的病原微生物进入机体后,机体的免疫系统就会将它们认定为"非我"的物质,从而产生免疫应答反应,清除这些外源的致病微生物,保护机体自身。因此,免疫学可以被认为是一门区分"自我"与"非我",保护"自我",抵御"非我"的学科。

但是,免疫学中的"自我"和"非我"与生理学上的"自我"与"非我"是不同的概念。生理学上区分自我和非我非常简单,也很明确,来自于自身体内的组织细胞就是自我,外源的物质都是非我的。而在免疫学中却不是如此简单区分的。在机体发育的早期,机体的免疫系统接触过的抗原才被免疫系统认定是"自我"的抗原,有些自身抗原由于特殊的解剖学原因在机体发育的早期并没有接触过免疫系统,比如脑、眼球和睾丸内的抗原成分。因此,这些抗原虽然是自身抗原,但是机体的免疫系统却将它们视为"非我"的抗原。如果成熟的机体的免疫系统因为各种原因直接接触到了这些自身抗原时,就会诱导免疫应答反应,产生自身抗体,导致自身免疫病。比如交感性眼炎(sympathetic ophthalmia),当一侧的眼球因为外伤等原因出现贯通伤,机体的免疫系统接触到了眼球内的"隐蔽抗原",从而诱导产生了针对这些抗原的**自身抗体**(autoantibody)和自身反应性 T 淋巴细胞,它们将攻击对侧原本正常的眼球,导致致盲性的炎症的出现。另外,如果机体在发育的早期因为各种原因就接触到了外源的抗原,那么机体的免疫系统就会将这些抗原视为"自我"的抗原,当机体成熟后遇到相同的抗原之后,这些抗原就无法诱导机体产生免疫应答反应,这就是获得性免疫耐受现象。因此,判断一种抗原对机体的免疫系统是"自我"的抗原还是"非我"的抗原的标准并不是这种抗原是否来自于机体自身,而是机体在发育的早期,免疫系统是否接触过这种抗原。

● **免疫系统具有三大功能,分别是免疫防御**(immune defense)、**免疫监视**(immune surveillance)**和免疫自稳**(immune homeostasis)(图 1-1)

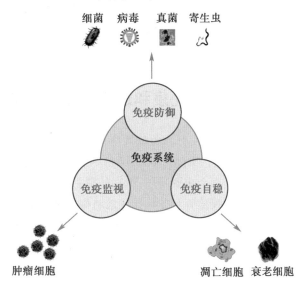

图 1-1　免疫系统三大功能

免疫防御的对象是外源的病原微生物,包括细菌、病毒、真菌、寄生虫等,当这些外源的病原体进入机体后,就会诱导机体的免疫系统产生免疫应答,首先是引起非特异性的固有免疫应答。如果固有免疫应答无法完全清除这些病原体,就会引起后续的特异性的适应性免疫应答,完全清除这些病原体,保护机体自身,同时形成免疫记忆,当下次再次遇到相同的病原体时,就会产生更快更强的免疫应答反应。如果适应性免疫应答也无法完全清除入侵的病原体,那么就会导致慢性感染状态甚至导致机体的死亡(图 1-2)。

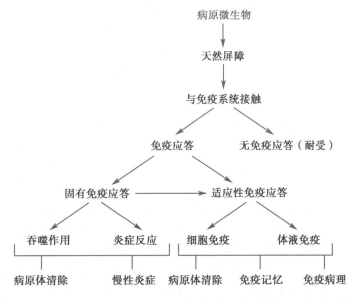

图 1-2　病原微生物入侵机体后与免疫系统相互作用的过程和可能的结果

免疫监视的对象主要是体内突变的肿瘤细胞,由于各种原因,机体内总是会不断地产生各种转化后的肿瘤细胞,肿瘤细胞会因为表面的 MHC Ⅰ类分子表达下调、过度表达某些自身抗原或者表达肿瘤特异性的抗原等被机体的免疫系统识别而清除。近年来,肿瘤免疫学家们提出了肿瘤免疫编辑(cancer immunoediting)理论,认为肿瘤与免疫系统的相互作用主要可以分为三个阶段,免疫监视只是其中的第一个阶段,第二阶段为免疫平衡,第三阶段为免疫逃逸,具体请参见第十九章。

免疫自稳的对象主要是机体内衰老、凋亡、坏死的细胞和免疫复合物等,主要通过免疫系统中的吞噬细胞实现这一功能,从而保持机体自身内环境的稳定。比如,外周血中的衰老的红细胞就是在脾脏处被吞噬清除的。临床上脾脏功能亢进导致贫血,就是因为红细胞在脾脏中被病理性的过度吞噬清除导致的。

第二节　固有免疫和适应性免疫应答

根据种系和个体免疫系统的进化、发育和免疫效应机制和作用特征,通常把免疫分为**固有免疫**(innate immunity)和**适应性免疫**(adaptive immunity)两种类型。免疫应答一般指适应性免疫。免疫应答包括一个连续过程的两个重要阶段:识别外源物质和清除外源物质。固有免疫和适应性免疫的主要区别在于固有免疫应答可非特异性地防御各种入侵病原微生物,而适应性免疫应答则高度特异性地针对某一特定病原微生物。一个特定病原微生物的反复入侵并不改变固有免疫的应答模式。但是,随着与相同病原微生物的反复相遇,适应性免疫应答则不断改善与增强,并可产生针对特定病原微生物的"记忆"效应,可有效预防该病原微生物所致疾病的发生(表1-1)。

表1-1　固有免疫与适应性免疫的区别

固有免疫	适应性免疫
病原体由胚系基因编码的受体所识别	病原体由基因重排的受体所识别
受体具有广泛特异性,即识别结构保守的 PAMP	受体具有非常精细特异性,即识别表位
PAMP 为多糖和多核苷酸,其结构在同类病原体中几乎无差异,但不存在于宿主体内	多数表位为多肽,反映病原体的个性特点
受体为 PRR	抗原识别受体为 TCR 和 BCR
即时应答	迟发应答(3~5 天)
无免疫记忆	有免疫记忆
在所有后生动物均存在	仅在脊椎动物中存在

PAMP:病原体相关分子模式;PRR:模式识别受体;TCR:T 细胞受体;BCR:B 细胞受体

● **固有免疫应答是宿主抵御病原微生物入侵的第一道防线,并启动和参与适应性免疫应答**

固有免疫,又称之为**天然免疫**(natural immunity)或**非特异性免疫**(nonspecific immunity),是机体在长期种系发育与进化过程中逐渐形成的一种天然免疫防御功能。其特点为经遗传获得,与生俱有,针对病原微生物的入侵可迅速应答,其应答模式和强度不因与病原微生物的反复接触而改变。固有免疫系统由物理和生物化学屏障、固有免疫细胞和分子组成。物理屏障即为组织屏障,位于机体内外环境界面上,如体表的皮肤以及呼吸道、消化道、泌尿生殖道的黏膜组织,对微生物入侵起到机械阻挡作用(图1-3);局部屏障结构是特殊的物理屏障,它们是器官、组织内血液与组织细胞之间进行物质交换时所经过的多层屏障性结构,包括血-脑屏障、血-睾屏障、血-胸腺屏障等,起到防御病菌入侵和维持内环境稳定的作用。生物化学屏障包括皮肤和黏膜的分泌物所包含的各种杀菌、抑菌物质,如皮脂腺分泌的不饱和脂肪酸,汗腺分泌的乳酸,胃酸,呼吸道、消化道、泌尿生殖道分泌液中溶菌酶、抗菌肽等。固有免疫细胞包括**吞噬细胞**(phago-cyte)、**树突状细胞**(dendritic cell)、**自然杀伤细胞**(natural killer cell,NK cell)、γδT 淋巴细胞和 B1 淋巴细胞等。吞噬细胞是十分重要的固有免疫细胞,如单核细胞、巨噬细胞和多形核中性粒细胞。这些细胞由骨髓造血干细胞分化而来,可结合、吞噬并杀灭微生物。病原微生物活化固有免疫导致炎症反应的发生,使感染得以局限和控制。因此,固有免疫的第一个重要功能是宿主抵御病原微生物入侵的第一道防线。有关固有免疫详见第九章。

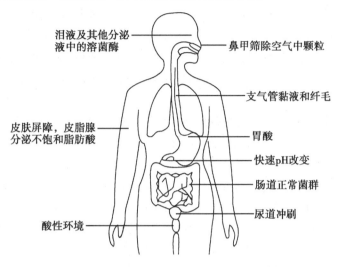

图 1-3 机体的屏障结构

病原微生物(尤其是原核生物)表面存在一些人体宿主所没有的,但可为许多相关微生物所共享、结构恒定、进化保守的分子结构,称之为**病原体相关分子模式**(pathogen-associated molecular patterns,PAMPs)。PAMPs 多为多糖、多核苷酸等,如革兰阴性菌表面的脂多糖(lipopolysaccharide,LPS)、革兰阳性菌表面的肽聚糖(peptidoglycan)、病毒的双链 RNA 等。近年来,学术界又提出**损伤相关的分子模式**(damage associated molecular patterns,DAMPs)的概念,意指机体自身细胞所释放的内源性分子,即内源性危险信号,来源于受损或坏死组织和某些活化的免疫细胞,DAMPs 可激活固有免疫细胞,引起固有免疫应答,同时可直接或间接启动适应性免疫应答。目前已发现多种 DAMPs,如高迁移率组蛋白 B1、热休克蛋白(heat shock protein,HSP)等。

固有免疫细胞表面存在可识别 PAMPs 的受体,称之为**模式识别受体**(pattern recognition receptors,PRRs)。模式识别受体分子可与病原微生物表面的 PAMPs 或 DAMPs 发生相对特异性的结合,启动即时免疫效应。**Toll 样受体**(Toll-like receptors,TLRs)是目前认为最重要的也是研究得最多最透彻的模式识别受体,TLRs 表达在巨噬细胞、树突状细胞和上皮细胞等多种细胞表面或者胞浆内,甚至 B 淋巴细胞也表达多种 TLRs,TLRs 可识别多种类型的 PAMPs 或 DAMPs。TLRs 介导的信号转导可导致固有免疫细胞活化,诱导多种促炎性细胞因子(proinflammatory cytokine)的表达和分泌,如肿瘤坏死因子(tumor necrosis factor,TNF-α),白细胞介素(IL)-12,IL-6 等。这些细胞因子可诱导炎症发生,促进抗原提呈,启动和促进特异性免疫应答产生。以 TLRs 为代表的模式识别受体的发现解决了固有免疫系统如何识别入侵机体的外源病原体的问题,模式识别受体及其信号转导途径是近年来分子免疫学研究的重要和热点内容。有关模式识别受体内容详见第九章。树突状细胞和巨噬细胞捕获抗原后,可将抗原信息传递给 T 淋巴细胞,该过程称之为**抗原提呈**(antigen presentation)。可摄取、处理加工抗原并将抗原信息传递给 T 淋巴细胞的细胞称之为**抗原提呈细胞**(antigen presenting cell,APC),APC 表面的 TLRs 与 PAMPs 相互结合进一步促进抗原提呈。而且,在适应性免疫应答的效应阶段,吞噬细胞、NK 细胞、细胞因子、补体等固有免疫细胞与分子也发挥十分重要的作用。因此,固有免疫的第二个功能是启动适应性免疫应答,参与适应性免疫的效应过程。

● **适应性免疫是机体获得性、抗原特异性、抗病原微生物感染的高效防御机制**

适应性免疫,又称之为**获得性免疫**(acquired immunity)或**特异性免疫**(specific immunity),是由抗原诱导的具有抗原特异性的免疫功能性反应。其特征为特异性、多样性、记忆性、特化作用、自我限制和自我耐受。可诱导适应性免疫应答,并成为其靶分子的外源性物质称为**抗原**(antigen)(详见第三章)。适应性免疫应答的效应成分为淋巴细胞(lymphocyte)及其产物。具有特异性应答能力的淋巴细胞分为 **B 淋巴细胞**(B lymphocyte)和 **T 淋巴细胞**(T lymphocyte)两类,前者简称为 **B 细胞**(B cell)(详见第十二章),后者简称为 **T 细胞**(T cell)(详见第十一章)。在淋巴细胞群体中,尚有无特异性应答能力的淋巴细胞,如 NK 细胞、**γδT 淋巴细胞**、**NKT 细胞**、**B1 细胞**(详见第九章)和近期研究发现的**固有淋巴细胞**(innate lymphoid cell, ILC)。在功能上,它们都属于固有免疫细胞。

依据其参与成分和功能,适应性免疫应答可分为两种类型:**体液免疫**(humoral immunity)和**细胞免疫**(cellular immunity)。**抗体**(antibody)介导了体液免疫应答。抗体是 B 细胞合成和分泌的免疫效应分子,存在于血液和黏膜分泌液中,可特异性识别病原微生物的抗原分子,中和病原微生物的传染性(infectivity),并且通过各种效应机制来清除携带抗原分子的病原微生物。具有抗体活性和与抗体结构类似的球蛋白称之为**免疫球蛋白**(immunoglobulin, Ig)(详见第四章)。Ig 有分泌型和膜型,分泌型即为各种抗体,膜型即为 B 细胞受体(B cell receptor, BCR)。体液免疫主要执行抗细胞外微生物(extracellular microbe)感染及中和其毒素的防御功能。抗体可与细胞外微生物(如细菌)和毒素(如外毒素)结合,从而防御病原微生物和毒素对机体的损害。T 细胞介导了细胞免疫。细胞内微生物(intracellular microbe),如病毒和某些细胞内感染细菌(如结核杆菌),可在吞噬细胞和其他宿主细胞内生存和繁殖,抗体不能与其结合。针对此种情形,T 细胞可发挥促进吞噬细胞杀灭细胞内微生物的作用,或直接杀伤受感染细胞,从而清除细胞内感染的病原体。有关适应性免疫应答详见第十一章和第十二章。

根据宿主对抗原的作用方式,可将免疫分为**主动免疫**(active immunity)和**被动免疫**(passive immunity)。主动免疫意指接触外源性抗原的个体针对该抗原发挥了主动应答。疫苗注射就是诱导机体抵抗力的主动免疫的过程。在免疫学中,如果某个体及其淋巴细胞没有与特定抗原发生接触,此种状态称之为纯真(naive)状态,该状态下的淋巴细胞称为**初始淋巴细胞**(naive lymphocyte)。免疫学家将与特定抗原发生接触,产生特异性应答,并且对后继抗原接触有保护作用的个体状态称之为免疫(immune)状态。被动免疫意指将一个免疫个体的血清、分子或者淋巴细胞过继转移给另一个纯真的个体,使其被动地获得特异性免疫的抵抗力。新生儿可以从母乳中被动地获得来自于母亲的抗体,这是最常见的自然被动免疫;被毒蛇咬伤后注射抗毒素血清就是一种人为被动免疫的过程。有关免疫治疗和预防的内容详见第二十三章和第二十四章。

特异性免疫具有如下特征:

特异性(specificity)和**多样性**(diversity)。对特定抗原而言,免疫应答是特异的。事实上,这一特异性是针对某一个蛋白质、多糖或其他分子的。由单个淋巴细胞所识别的、存在于抗原分子中的特殊部分称为**抗原决定基**(antigenic determinant)或**表位**(epitope)。这一精细特异性之所以得以存在,是由于单个淋巴细胞能够表达辨别不同抗原表位之间细微结构差别的细胞膜受体。换言之,淋巴细胞膜受体可特异性识别不同的抗原决定基。这些受体称为**淋巴细胞抗原受体**(antigenic receptor),在 T 淋巴细胞表面的抗原受体称为 **T 细胞受体**(T cell receptor, TCR)(详见第十一章);在 B 细胞表面的抗原受体称为 **B 细胞受体**(B cell receptor, BCR),即膜型 Ig(详见第十二章)。特异性意指一种抗原受体识别一种抗原决定基,并与其特异性结合,类似于一把钥匙对应于一把锁。某个抗原特异性淋巴细胞受抗原刺激、活化后,发生克隆扩增。一个淋巴细胞克隆(clone)代表一种免疫应答特异性。不同的淋巴细胞克隆代表不同的免疫应答特异性。

Notes

一个既定个体淋巴细胞的抗原特异性的数量总和称之为淋巴细胞库(lymphocyte repertoire)。淋巴细胞库是极其巨大的。据估计,一个个体免疫系统可区别$10^7 \sim 10^9$个不同的抗原决定基。淋巴细胞库数量巨大的性质称为多样性。多样性是淋巴细胞抗原受体的**抗原结合部位**(antigen-binding site)结构的多变性(variability)所致。换言之,多样性是由体内存在的数量巨大的抗原特异性迥异的淋巴细胞克隆所致。有关多样性产生的分子机制在第十二章中加以详尽的阐释。

记忆性(memory)。免疫系统与一个外源性抗原接触,产生初次的(primary)特异性应答。当免疫系统再次与该抗原接触时,通常产生快速的、更强烈的再次(secondary)应答反应,这一现象称之为免疫的记忆性,其原因是初始淋巴细胞在抗原刺激下可产生长寿命的记忆细胞。记忆细胞有比初始淋巴细胞更强的反应能力。如记忆性B细胞产生的抗体,不但产生的量更多,而且其亲和力明显高于先前未受刺激B细胞产生的抗体;同样的,记忆性T细胞比初始T细胞具有更快的反应能力和更强的克隆扩增的能力,从而能够更快更有效的控制入侵机体的病原体。比如,最早认识到的天花患者痊愈后就不会再感染天花的现象,就是因为免疫记忆性的存在。

特化作用(specialization)。适应性免疫应答以其特异性方式把抗微生物防御效应的效率提高到了最大化。所谓特化作用意指适应性免疫系统针对不同类型的微生物所产生最优化的应答类型。如体液免疫和细胞免疫分别负责抵御细胞外和细胞内病原微生物感染(在某种情形下,也可以是某一病原体感染的不同阶段)。此外,在体液免疫和细胞免疫应答的具体过程中,抗体和T淋巴细胞的特性也随微生物种类的差异而变化,真正体现了具体情况具体分析、具体情况分别对待的原则。

自我限制(self-limitation)。在抗原刺激之后,所有正常的免疫应答水平随时间延长而衰减,最终回到静息的基础状态,这一过程称为自身稳定(homeostasis)。之所以免疫应答水平不会无限地增强,是由于免疫应答效应可清除抗原,随着抗原的清除,维系免疫应答产生的抗原刺激条件不存在了,免疫应答也就逐渐减弱了。此外,机体存在着限制免疫应答水平的自身调节机制,比如调节性T细胞(regulatory T cell,Treg)。有关免疫调节的机制在第十三章中加以详细阐述。

自我耐受(self-tolerance)。个体免疫系统的一个最显著的特性表现为可识别、应答和清除外源性(非我)抗原,但对自身抗原物质则无应答。免疫学将其称为自我耐受。自我耐受的状态由若干机制来保持,包括清除自身反应性淋巴细胞、使自身反应性淋巴细胞功能失活、外周具有负向免疫调控功能的调节性细胞等。有关免疫耐受的内容详见第十四章。自我耐受的异常可导致针对自身成分免疫应答的产生,从而导致自身免疫病的发生。有关自身免疫和自身免疫病的内容在第十七章中得以阐述。

第三节　免疫组织与器官

免疫组织(immune tissue)又称为**淋巴组织**(lymphoid tissue),广泛分布在机体各个部位。在消化道、呼吸道、泌尿生殖道等黏膜下有大量非包膜化弥散性的淋巴组织和淋巴小结,构成了**黏膜相关淋巴组织**(mucosal-associated lymphoid tissues,MALTs),在抵御微生物经黏膜侵袭机体方面发挥重要的作用(详见第十五章)。此外,皮肤免疫系统在抵御微生物经皮肤入侵、产生局部免疫方面也起到重要的作用。淋巴组织构成了胸腺、脾脏、淋巴结等包膜化淋巴器官(lymphoid organ)的主要成分。淋巴器官又称为**免疫器官**(immune organ)。

依据其功能,通常将免疫器官分为**中枢免疫器官**(central immune organ)和**外周免疫器官**(peripheral immune organ),前者又称为**初级淋巴器官**(primary lymphoid organ),后者又称为**次级淋巴器官**(secondary lymphoid organ)。人类和哺乳动物的中枢免疫器官由骨髓和胸腺组成,其发生较早;外周免疫器官由脾脏、淋巴结组成,其发生较晚。外周免疫组织则包括包膜化淋巴器官(脾脏和淋巴结)(图1-4)和非包膜化弥散性的淋巴组织(黏膜相关淋巴组织和皮肤免疫系统)。

Notes

中枢免疫器官是免疫细胞特别是淋巴细胞分化发育的场所。在中枢免疫器官内发育成熟的淋巴细胞迁移到外周免疫组织内,行使免疫功能。血液和淋巴循环一方面使中枢免疫器官与外周免疫器官发生联系,将发育成熟的淋巴细胞输送到外周免疫器官内,另一方面,使外周免疫器官间的免疫细胞得以循环,为免疫细胞动员、抗原接触部位的免疫细胞募集、抗原提呈细胞携带抗原至淋巴组织等特异性免疫应答的产生与发展提供必要条件。

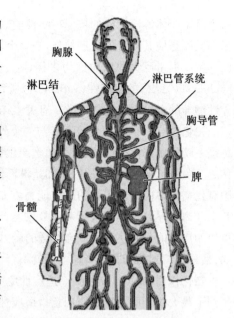

图 1-4 人体免疫器官

● **骨髓是所有免疫细胞的发源地和 B 细胞分化、发育和成熟的场所**

骨髓(bone marrow)是造血器官,含有**多能造血干细胞**(hemopoietic stem cell,HSC),是各种血细胞(包括免疫细胞)的发源地,是人类和哺乳动物 B 细胞发育成熟的场所。骨髓位于骨髓腔中,分为红骨髓和黄骨髓。红骨髓具有活跃的造血功能。骨髓是由**骨髓基质细胞**(stromal cell)、造血干细胞和毛细血管网络构成的海绵状组织。骨髓基质细胞包括网状细胞、成纤维细胞、血窦内皮细胞、巨噬细胞和脂肪细胞,基质细胞可分泌多种细胞因子。基质细胞及其所分泌的细胞因子构成了造血干细胞赖以增殖、分化、发育和成熟的环境,称为**造血诱导微环境**(hemopoietic inductive microenvironment)。造血干细胞具有自我更新和分化两种潜能。在造血诱导微环境中,造血干细胞定向分化为髓样干细胞和淋巴样干细胞,髓样干细胞可最终分化为中性粒细胞、嗜酸性粒细胞、嗜碱性粒细胞、红细胞、血小板和单核-巨噬细胞;淋巴样干细胞可分化为有待于进一步分化的祖 T 细胞(pro-T)以及成熟的 B 细胞和 NK 细胞。祖 T 细胞经血流进入胸腺,发育分化成为成熟 T 细胞。树突状细胞分别来自髓样干细胞和淋巴样干细胞。此外,骨髓内尚含有大量的浆细胞(plasma cell),它们来自外周淋巴组织,由 B 细胞分化而来,在骨髓内可存活多年,可持续地产生抗体,是机体基础抗体的主要来源。

● **胸腺是 T 细胞分化、发育和成熟的场所**

胸腺(thymus)是 T 细胞分化、发育、成熟的场所。胸腺由胚胎期第Ⅲ(某些物种也包括第Ⅵ)对咽囊的内胚层发育而成,位于胸腔纵隔上部、胸骨后方。胸腺在胚胎 20 周发育成熟。人类胸腺在新生期 15～20g,幼年期后体积迅速增大,至青春期达高峰(30～40g),此后随年龄增加而萎缩退化,在老年期为脂肪组织所取代,功能衰退。

哺乳动物的胸腺为实质性器官,分为左右两叶;表面有结缔组织被膜包裹,其被膜伸入胸腺实质,将其分为若干小叶;小叶的外层为**皮质**(cortex)区,内部为**髓质**(medulla)区(图 1-5),胸腺富含血液供应,并存在输出淋巴管,注入纵隔的淋巴结。皮质-髓质交界处富含血管,祖 T 细胞由此处进入胸腺,然后迁移到胸腺被膜下的皮质,再由皮质向髓质迁移。在此迁移过程中,祖 T 细胞在胸腺微环境作用下,历经增殖和分化,最终变为功能成熟的 T 细胞离开胸腺。胸腺内的淋巴细胞称为**胸腺细胞**(thymocyte),包括未成熟和成熟的 T 细胞。胸腺皮质分为浅皮质(outer cortex)和深皮质(inter cortex),由密集的胸腺细胞组成,其中 85%～90% 为未成熟的处于增殖状态的 T 细胞。相比之下,髓质区只有稀疏的胸腺细胞分布,多为成熟的 T 细胞。

胸腺基质细胞(thymic stromal cell)以上皮细胞(epithelial cell)为主,还有少量的骨髓来源的巨噬细胞和树突状细胞(表达 CD8α),散布在胸腺,构成一个网络,是胸腺细胞发育的微环境,在祖 T 细胞分化成为成熟 T 细胞的过程中发挥重要作用。胸腺基质细胞表面表达 MHC Ⅱ类分子。胸腺外皮质内的上皮细胞呈网状排列,并高度特化,其细胞质突起、形成口袋样结构,而

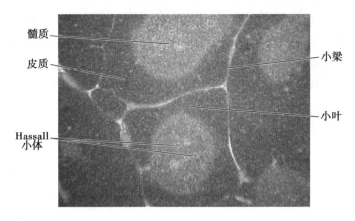

髓质
皮质
Hassall
小体
小梁
小叶

图 1-5　胸腺组织

袋内所包裹的是胸腺细胞,因而,这种上皮细胞也被称之为上皮抚育细胞(epithelial nurse cell)。在髓质,上皮细胞则形成簇样结构。胸腺髓质有 Hassall 小体(图 1-5)存在,是胸腺特征性结构,由密集成涡漩样的胸腺上皮细胞组成,其功能尚不清楚。上皮细胞可通过两种方式促进胸腺细胞的发育,其一,分泌细胞因子促进胸腺细胞的增殖和分化,其中**白细胞介素**(interleukin,IL)-7是重要的促胸腺细胞增殖的细胞因子;其二,上皮细胞与胸腺细胞之间的接触,两者表面的受配体相互作用,导致胸腺细胞增殖与发育。胸腺的细胞外基质也可促进上皮细胞与胸腺细胞的接触和胸腺细胞由皮质向髓质的迁移。

胸腺内发育的 T 细胞发生了**阳性选择**(positive selection)和**阴性选择**(negative selection)。成熟的 T 细胞仅识别由 APC 表面自身的**主要组织相容性复合体**(major histocompatibility complex,MHC)分子所提呈(即携带)的**抗原肽**(antigenic peptide),体现了 T 细胞抗原识别的 MHC 限制性(MHC restriction)(详见第八章)。事实上,这是 T 细胞识别抗原时的双重识别模式:TCR 同时识别自身 MHC 分子和特异性外源性抗原表位,同时 MHC Ⅰ 类分子与其配体 CD8 和 MHC Ⅱ 类分子与其配体 CD4 的相互作用也辅助地加强了 APC 与 T 细胞的结合,详见第十章和第十一章。所谓阳性选择意指只有表达与自身 MHC 分子有中等亲和力的 TCR 的胸腺细胞才能进一步发育,其生物学意义在于使 T 细胞具有自身 MHC 限制性。阳性选择由胸腺基质细胞(上皮细胞)所介导。表达对自身 MHC 分子具有高或低亲和力 TCR 的胸腺细胞则发生**细胞凋亡**(apoptosis)。某些经阳性选择的 T 细胞表达识别自身抗原肽的 TCR,这些细胞被阴性选择过程所清除,其发生部位为深皮质、皮质-髓质交界处和髓质。只有不能识别自身抗原的胸腺细胞才得以进一步发育,而那些与自身抗原产生应答的胸腺细胞则发生凋亡,为巨噬细胞所吞噬清除。因此,所谓阴性选择意指清除胸腺内自身抗原应答性胸腺细胞克隆的过程,其生物学意义在于使 T 细胞获得自身免疫耐受特性和对外源性抗原的应答能力(详见第十一章)。

胸腺发育障碍可导致机体缺乏功能性 T 细胞,如**裸鼠**(nude mouse)就是因胸腺上皮细胞发育障碍致使胸腺发育不全或缺失,其外周淋巴组织和器官中缺乏 T 细胞。在人类,胸腺上皮细胞缺失可导致 DiGeorge 综合征,患儿先天性胸腺发育不全,缺乏 T 细胞,易反复感染,甚至死亡(详见第十八章)。尽管绝大多数 T 细胞在胸腺完成其分化过程,但在无胸腺的裸鼠体内仍有少量携带 T 细胞标志的细胞。最近有关胸腺外 T 细胞发育的证据在逐渐增加,提示骨髓前体细胞能定向迁移到黏膜上皮组织内,进一步分化成熟为 TCRγδ 细胞,可能也有部分 TCR αβ 细胞。胸腺外 T 细胞发育的生物学意义尚不明了。

● **脾是对血源抗原产生免疫应答的主要场所和 B 细胞的主要定居地**

脾(spleen)是胚胎期的造血器官。自从骨髓执行造血功能后,脾演变为机体最大的外周免疫器官。脾位于左上腹,胃后方,近邻膈膜。成人脾的大小约为 13cm × 8cm,重量约为 180 ~ 250g。脾外层为结缔组织被膜。被膜伸入脾实质形成小梁,并与网状结构一起构成了脾脏的两

Notes

类组织:白髓和红髓,红髓部分居多,围绕白髓,两者交界的狭窄区域称为**边缘区**(marginal zone)(图1-6)。脾脏边缘区内有一类功能特殊的B细胞,称为**边缘区B细胞**(marginal zone B cell,MZB)。边缘区内也含有T细胞和巨噬细胞。

白髓(white pulp)由致密淋巴组织组成,包括动脉周围淋巴鞘和淋巴滤泡。脾脏由一条脾动脉维持血液供应,在脾门穿入,分为许多小分支,随小梁分布,称为小梁动脉。小梁动脉的分支进入脾实质,称为中央动脉。中央动脉周围有厚层淋巴组织所围绕,称为中央动脉周围淋巴鞘(periarteriolar lymphoid sheath,PALS),由T细胞区和B细胞区组成。T细胞围绕在中央动脉周围,形成T细胞区,内含少量树突状细胞和巨噬细胞。PALS的旁侧有**淋巴滤泡**(lymphoid follicle),又称为脾小结(splenic nodule),为B细胞区,含有大量B细胞以及少量的巨噬细胞和滤泡树突状细胞(follicular dendritic cell,FDC)。淋巴滤泡可分为初级滤泡(primary follicle)和次级滤泡(secondary follicle)。未受抗原刺激时为初级滤泡,受抗原刺激后发展为次级滤泡,内含**生发中心**(germinal center),由抗原活化处于增殖状态的B细胞、记忆性B细胞、FDC和巨噬细胞组成。

红髓(red pulp)分布在被膜下,小梁周围和边缘区外侧的广大区域,由**脾索**(splenic cord)和**脾血窦**(splenic sinus)组成。某些中央动脉止于白髓,为生发中心提供血液供应;大多数进入边缘区;某些进入红髓,止于静脉血窦。血窦汇入髓静脉。血液经过髓静脉、小梁静脉进入脾静脉。血窦之间是由大量的红细胞、巨噬细胞、树突状细胞、血小板、粒细胞、少量的淋巴细胞及浆细胞构成的脾索。除了执行免疫功能外,脾脏还是血小板、红细胞和粒细胞的储藏器官。衰老的血小板和红细胞在脾红髓中得到处理与清除,称为血液过滤作用。

脾是淋巴细胞的定居地,尤其是B细胞(占脾淋巴细胞总数的60%,T细胞占40%)。在免疫系统中,脾脏负责对血源抗原(blood-borne antigen)产生免疫应答。微生物一旦进入血液循环,必然流经脾脏,其抗原可刺激脾脏内的T细胞和B细胞活化,产生效应T细胞和抗体,清除微生物。脾脏切除的个体对菌血症和败血症十分易感。脾脏中的巨噬细胞可吞噬被抗体包被的微生物(抗体的调理作用)。比如,脾脏切除的个体易患有荚膜细菌(如肺炎球菌和脑膜炎球菌)的感染,因为通常这些微生物是通过巨噬细胞的调理作用将其清除的。

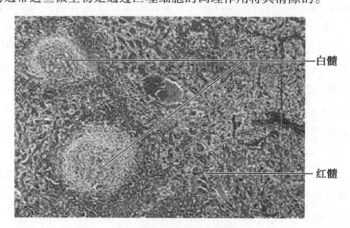

白髓

红髓

图1-6 脾脏组织

● **淋巴结是免疫应答发生的主要场所和T细胞的主要定居地**

淋巴结(lymph node)是小结状包膜化淋巴组织,是外周免疫器官。人类淋巴结直径为2～10mm,圆形或肾形形状,沿淋巴管道遍布全身,位于淋巴管道的分支处,成群分布在浅表的颈部、腋窝、腹股沟以及深部的纵隔和腹腔内。人体约有500～600个淋巴结,其内T细胞约占75%,B细胞约占25%。与脾相比,淋巴结似为T细胞的主要定居地。淋巴液经输入淋巴管注入淋巴结,经门部的输出淋巴管流出淋巴结。因此,淋巴结是淋巴系统的主要组成部分,可截获

Notes

来自组织液和淋巴液中的抗原。淋巴结表面由结缔组织被膜包被,被膜深入实质,形成小梁,并与网状纤维一起构成淋巴结的支架结构,其间容纳细胞成分。淋巴结的实质分为皮质和髓质两部分(图1-7)。

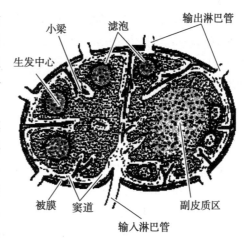

图 1-7　淋巴结

皮质(cortex)为近被膜的外层区域。靠近被膜下的最外层皮质,是 B 细胞定居部位,故又称为 B 细胞区(B-cell area)或非胸腺依赖区(thymus-inde-pendent area)。大量 B 细胞在区内集聚形成淋巴滤泡(也称淋巴小结),也含有 FDC 和少量巨噬细胞。与脾脏类似,淋巴滤泡分为初级滤泡和次级滤泡。前者处于未受抗原刺激的状态,内含成熟的、初始性 B 细胞;后者为受抗原刺激后的状态,内含有生发中心,含活化 B 细胞,处于增殖和功能分化状态。某些可产生高亲和力抗体的 B 细胞迁移到髓质后,进一步分化为浆细胞;某些分化成为记忆性 B 细胞。

副皮质区(paracortex)为 B 细胞区与髓质之间的部分,主要由 T 细胞(80% 为 CD4$^+$T 细胞)组成,故又称为 T 细胞区(T-cell area)或胸腺依赖区(thymus-dependent area)。T 细胞依赖型(T-dependent,TD)抗原进入机体可引起该区 T 细胞的活化增殖。DiGeorge 综合征患者此区罕见 T 细胞。区内还富含并指状细胞(interdigitating cell)及少量巨噬细胞。并指状细胞属于树突状细胞类型,来自皮肤的 Langerhans 细胞和黏膜的树突状细胞,表面表达高水平的 MHC Ⅱ类分子,可将来自机体内外表面的抗原传递到淋巴结内。髓质(medulla)位于中心,由髓索和髓窦组成。髓索由 B 细胞、浆细胞、T 细胞和大量巨噬细胞组成。

副皮质区内有许多特化的毛细血管后微静脉(post-capillary venule,PCV),也称之为高内皮小静脉(high endothelial venule,HEV)。随血流来的 T 细胞和 B 细胞穿过高内皮小静脉或其间隙,分别进入副皮质区和皮质区,再迁移至髓窦,经输出淋巴管返回血流,这一过程体现了淋巴细胞在机体不同部位间的移动,称为**淋巴细胞再循环**(lymphocyte recirculation)。淋巴细胞再循环的生物学意义在于:体内淋巴细胞得以合理的区域分布;淋巴组织内的淋巴细胞得到不断的补充;淋巴细胞增加了与抗原接触和活化的机会;使活化的淋巴细胞及时进入病原微生物入侵的部位,产生有效的免疫应答。

淋巴细胞再循环过程中,某些淋巴细胞亚群可选择性迁移并定居在外周淋巴组织和器官的特定区域,称为**淋巴细胞归巢**(lymphocyte homing)。如前所述,进入淋巴结的 T 细胞和 B 细胞分别进入副皮质区和 B 细胞区。此种淋巴细胞归巢现象的分子基础是淋巴细胞表面的归巢受体(homing receptor)与相应配体分子相互作用的结果。如初始 T 淋巴细胞表面表达 L-选择素(L-selectin),而 HEV 中的内皮细胞表面表达 L-选择素的配体 CD34 和 GlyCAM-1。两者相互作用可使 T 细胞黏附于 HEV,进入淋巴结内的 T 细胞区。在淋巴细胞归巢过程中,趋化因子也起到重要作用。如初始 T 淋巴细胞表面表达 CCR7,可识别仅在 T 细胞区产生的趋化因子,而该趋化因子则吸引 T 细胞进入 T 细胞区。有关趋化因子内容详见第六章。

在功能上,淋巴结是淋巴细胞,主要是 T 细胞的定居地;是产生免疫应答的场所,并通过淋巴细胞再循环与整体免疫系统发生功能联系;同时淋巴结内的巨噬细胞还可吞噬、清除抗原异物,发挥过滤作用。

● **黏膜免疫系统是局部免疫应答发生部位**

黏膜免疫系统(mucosal immune system)也称为**黏膜相关淋巴组织**(mucosal-associated lymph-oid tissues,MALTs),由呼吸道、消化道、泌尿生殖道的黏膜上皮中的淋巴细胞、黏膜固有层中非

Notes

被膜化弥散淋巴组织以及**扁桃体**(tonsil)、肠道的**派氏集合淋巴结**(Peyer's patch)及**阑尾**(appendices vermicula)等被膜化的淋巴组织所组成。该系统针对经黏膜表面入侵机体的病原微生物产生免疫应答,在局部免疫中发挥重要作用。黏膜免疫在近年来越来越受到重视,已成为目前免疫学研究的热点内容之一。

如同皮肤,黏膜上皮是位于机体内外环境间的屏障结构。有关黏膜免疫的认识基本上是基于消化道黏膜免疫的研究。在胃肠道黏膜中,可见大量淋巴细胞的存在,并主要集中在以下三个区域:上皮层、黏膜固有层和器官化的派氏集合淋巴结。不同部位的淋巴细胞具有不同的细胞表型和功能特征。黏膜上皮细胞之间的淋巴细胞,称为**上皮细胞间淋巴细胞**(intraepithelial lymphocyte,IEL)。IEL 主要是 T 细胞。人类 IEL 中的 T 细胞主要表达 CD8 分子,90% 表达 TCRαβ,10% 表达 TCRγδ;小鼠 IEL 则有 50% 表达 TCRγδ。这些 TCR 仅表现对抗原识别的有限多样性,即有限的抗原特异性。在小肠的黏膜固有层含有大量 CD4$^+$ T 细胞,并表达活化标志,提示在肠系膜淋巴结内活化的 T 细胞又返回了黏膜固有层。此种表现与皮肤类似。黏膜固有层还含有大量活化的 B 细胞(浆细胞)、巨噬细胞、树突状细胞、嗜酸性粒细胞和肥大细胞。小肠黏膜固有层中的派氏集合淋巴结的中心区域为 B 细胞聚集区,形成淋巴滤泡,并伴有生发中心。淋巴滤泡之间含有少量 CD4$^+$ T 细胞。IEL 和固有层 T 细胞多为记忆性 T 细胞(表达 CD45RO)。某些派氏集合淋巴结表面的上皮细胞特化成为膜上皮细胞(membranous epithelial cell),简称 M 细胞。M 细胞是一种特化的抗原转运细胞,可通过吸附、胞饮和内吞等方式摄取肠腔内抗原分子,并转运至黏膜固有层内的 APC。扁桃体等器官化淋巴组织,通常有次级淋巴滤泡和 T 细胞区。黏膜相关淋巴组织中的 B 细胞多产生分泌型 IgA,经黏膜上皮细胞分泌到黏膜表面,抵御病原微生物的入侵。有关黏膜相关淋巴组织的详细内容见第十五章。

- **皮肤免疫系统担负启动免疫应答的作用**

皮肤包含了由淋巴细胞和抗原提呈细胞组成的特化的皮肤免疫系统。皮肤是机体最大的器官,也是机体与外环境之间的重要的生理屏障。许多病原微生物需要通过皮肤才能侵入机体,因此,皮肤的局部免疫作用是十分重要的。在表皮中,有角质形成细胞(keratinocyte)、黑色素细胞(melanocyte)、Langerhans 细胞和表皮间淋巴细胞(intraepidermal lymphocyte)。尽管角质形成细胞可分泌若干细胞因子,但一般认为角质形成细胞和黑色素细胞对特异性免疫不起重要作用。位于表皮浅层的 Langerhans 细胞,是未成熟的树突状细胞。表皮 Langerhans 细胞形成了几乎连续的网状组织,使其能有效捕获任何侵入皮肤的外源性抗原。在促炎症细胞因子的作用下,表皮 Langerhans 细胞回缩其细胞突触,失去对表皮细胞的黏附特性,并迁移至真皮,继而经淋巴管归巢到淋巴结。

皮肤相关淋巴细胞(skin-associated lymphocyte)的 2% 为表皮间淋巴细胞,其余定居在真皮。在皮肤相关淋巴细胞中,大多数为 CD8$^+$ T 细胞。皮肤相关淋巴细胞表达有限多样性的 TCR,并以 TCRγδ 居多,提示其识别常见皮肤入侵微生物抗原,但其特异性和功能目前尚未明了。真皮包含 CD4$^+$ 和 CD8$^+$ T 细胞,主要分布在血管周围。真皮还可见散在分布的巨噬细胞。T 细胞通常表达活化或记忆的标志。目前不清楚这些 T 细胞是长期定居此部位,抑或是经淋巴细胞再循环从其他部位迁移到此地。许多皮肤 T 细胞表达皮肤淋巴细胞抗原-1(cutaneous lymphocyte antigen-1,CLA-1),该分子在其归巢至皮肤过程起重要作用。目前,皮肤免疫系统的研究还处于起步阶段,还没有受到足够的重视。

- **肝脏是一特殊的免疫耐受器官**

现在认为,**肝脏**(liver)不仅是一个免疫器官,更是一个典型的免疫耐受器官。肝脏与口服免疫耐受(oral immune tolerance)密切相关。肝脏不仅接收来自于肝动脉的血液获取自身正常代谢所需的营养成分,而且还通过门静脉接收来自于肠道的物质。经消化道吸收的食物蛋白质成分虽然在正常情况下是无害的,但是机体认为这些物质是"非我"的,是外源的抗原成分,而肝脏内特殊的复杂的微环境实现了机体针对这些口服的无害抗原的免疫耐受,避免了不必要的免疫应答导致机体免疫资源浪费和对机体自身可能造成的免疫损伤。

肝脏内有一类特殊的巨噬细胞,称为**库弗细胞**(Kupffer cell),在肝脏免疫功能中发挥相当重要的作用;肝脏是人体内 NK 细胞和 NKT 细胞最大的储存场所,它们在肝脏内的免疫应答和免疫耐受过程中均有重要功能;肝脏内很多非造血干细胞源性的细胞都具有抗原提呈的功能,包括肝血窦内皮细胞(sinusoidal endothelial cell)、肝星形细胞(stellate cell)和肝实质细胞(liver parenchymal cell),这些抗原提呈细胞在提呈抗原给肝脏内的 T 细胞时通常伴随表达免疫抑制性表面分子或者分泌免疫抑制性细胞因子,从而介导肝脏免疫耐受。一些重要的嗜肝性病源微生物,例如乙型肝炎病毒(hepatitis B virus,HBV)、丙型肝炎病毒(HCV)和疟原虫,就能够利用肝脏这种特殊的微环境,逃避机体免疫系统的杀伤,导致长期的慢性感染。另外,在临床上,在相同的配型条件下,肝脏移植排斥反应发生的概率要显著低于肾脏移植排斥,也与肝脏免疫耐受的微环境有关。

第四节　免疫细胞和免疫分子

免疫细胞是免疫系统的功能单元。绝大多数免疫细胞由造血干细胞分化而来。不同免疫细胞谱系的发育与分化取决于细胞间的相互作用和细胞因子微环境。每种细胞类型表达特定的生物标志分子,形成其独特的表型。根据功能,免疫细胞可分为固有免疫细胞和特异性免疫细胞。固有免疫细胞包括中性粒细胞、单核巨噬细胞、嗜酸性粒细胞、嗜碱性粒细胞、肥大细胞、树突状细胞、自然杀伤细胞、NKT 细胞、γδT 细胞、B1 细胞和固有淋巴细胞。特异性免疫细胞包括 T 淋巴细胞和 B 淋巴细胞(图 1-8)。某些固有免疫细胞是抗原提呈细胞(如树突状细胞和巨噬细胞),在免疫应答中发挥重要的抗原提呈作用;而某些表达抗原受体的 T 细胞,在免疫防御中则发挥固有免疫的作用(如 γδT 细胞)。本节只概要介绍免疫细胞的重要特性与功能,详细内容见有关章节。

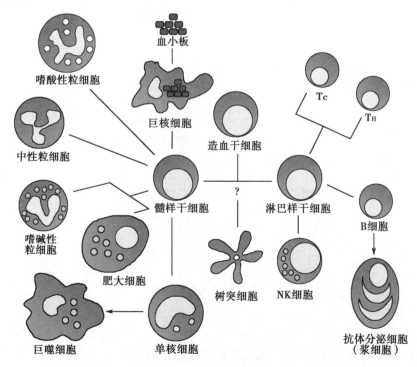

图 1-8　免疫细胞

　　吞噬细胞(phagocytic cell)是一类具有吞噬杀伤功能的细胞,主要由中性粒细胞和单核巨噬细胞组成。根据细胞形态与染色,可将血液中的**粒细胞**(granulocyte)分为中性粒细胞、嗜酸性粒细胞和嗜碱性粒细胞三类。中性粒细胞为外周血**白细胞**(leucocyte)的主要组分。

● **中性粒细胞吞噬和杀灭细菌,参与急性炎症反应**

　　中性粒细胞(neutrophil)来源于骨髓干细胞,呈球形,胞核呈分叶状,故又称为**多形核粒细胞**(polymorphonuclear granulocyte, PMN)(图1-9),约占成人外周血白细胞总数的60%~70%,寿命较短,在血流中可存活2~3天。中性粒细胞可黏附于血管内皮细胞表面,并通过内皮细胞间的间隙进入病原微生物入侵的组织部位。在该迁移过程中,中性粒细胞表面的某些受体和血管内皮细胞表面的配体相互作用以及IL-8起到重要作用。中性粒细胞没有抗原特异性,参与急性炎症反应过程,发挥吞噬杀灭细菌的作用,其作用可为抗体与补体的介入而加强。其杀灭细菌主要通过酶解、氧依赖性和氧非依赖性机制等,与其胞内溶酶体颗粒等密切相关(详见第九章)。

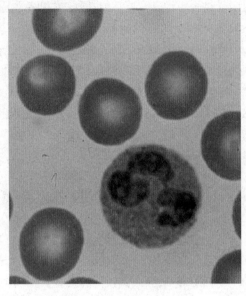

图1-9　中性粒细胞的形态

● **单核巨噬细胞吞噬病原微生物和内化抗原,发挥吞噬杀菌和抗原加工提呈的双重作用**

　　单核吞噬细胞系统(mononuclear phagocyte system, MPS)包括外周血中的**单核细胞**(monocyte)(图1-10)和遍布机体各组织器官内的**巨噬细胞**(macrophage)。它们来源于骨髓干细胞,胞核不分叶。单核细胞具有进一步分化潜能,能够进一步分化为巨噬细胞或者树突状细胞;巨噬细胞则是终末细胞。单核巨噬细胞具有两种功能特性:一是吞噬颗粒性抗原,如细菌;二是摄取、加工和提呈抗原给T细胞,是重要的抗原提呈细胞(APC),在诱导特异性免疫应答中起着重要作用(详见第九章和第十章)。

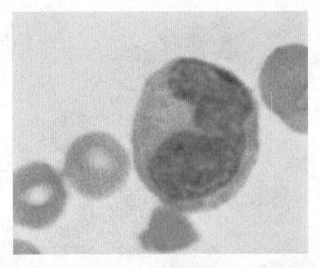

图1-10　单核细胞

● **自然杀伤细胞是抗感染和抗肿瘤免疫的第一道天然防线**

　　自然杀伤细胞(natural killer cell, NK cell)是既不表达TCR,也不表达BCR的淋巴细胞,来源于骨髓,属于固有免疫细胞。NK细胞的识别受体包括两类,即免疫球蛋白超家族和C型凝集素

Notes

超家族,每一类中又各包含抑制性受体和活化性受体。NK 细胞杀伤靶细胞没有 MHC 限制性,以"丢失自我(missing self)"识别模式识别病毒感染靶细胞和突变细胞(肿瘤细胞)。如 NK 细胞表面抑制性受体可识别正常体细胞表面 MHC Ⅰ类分子,此种识别启动对其细胞毒活性的抑制作用,故 NK 细胞对正常体细胞不产生杀伤效应。体细胞在病毒感染或发生基因突变时,其细胞表面的 MHC Ⅰ类分子表达下调或者缺失,抑制性受体所介导的细胞毒抑制效应消失,故 NK 细胞可启动杀伤靶细胞的效应。NK 细胞是抗感染和抗肿瘤免疫的第一道天然防线(详见第九章)。

● **抗原提呈细胞启动特异性 T 细胞免疫**

抗原提呈细胞(antigen presenting cell,APC)具有抗原提呈功能,即捕获微生物或其他抗原,将其处理后递呈给 T 淋巴细胞,同时为 T 细胞活化提供必需的刺激信号。启动 T 细胞免疫应答的主要 APC 为**树突状细胞**(dendritic cell,DC)。DC 分布在上皮细胞下和许多器官内,可及时捕获抗原,并将其转运到外周淋巴器官内。大多数 DC 来源于单核细胞谱系,被称之为髓性 DC。在细胞免疫应答中,巨噬细胞将抗原提呈给 T 细胞。在体液免疫应答中,B 细胞发挥 APC 作用为 Th 提呈抗原。有关 APC 的详细内容见第十章。

● **嗜酸性粒细胞可抗寄生虫感染和调节 Ⅰ 型超敏反应**

嗜酸性粒细胞(eosinophil)来源于骨髓,圆形,直径约 $10 \sim 15 \mu m$,胞内富含嗜酸性颗粒,含有过氧化物酶、酸性磷酸酶等多种酶类,约占健康成人外周血白细胞总数的 2% ~5%,而其组织中数量则远远高于在外周血中的数量(100 倍左右),主要分布于呼吸道、消化道和泌尿生殖道黏膜组织中。其寿命很短,在血液循环中的半寿期为 6 ~ 12 小时。嗜酸性粒细胞具有一定吞噬能力,可吞噬和消化微生物,并为补体和抗体的作用所加强。在 IgG 和补体介导下,嗜酸性粒细胞对寄生虫有杀伤作用,参与抗寄生虫感染。在 Ⅰ 型超敏反应中,嗜酸性粒细胞可分泌某些酶类等活性物质,发挥负调节作用。嗜酸性粒细胞能释放某些炎性介质如白三烯参与炎症过程(如支气管哮喘)。有关嗜酸性粒细胞的发育分化、特性与作用见第九章,其调节 Ⅰ 型超敏反应的作用详见第十六章。

● **嗜碱性粒细胞和肥大细胞参与 Ⅰ 型超敏反应**

嗜碱性粒细胞(basophil)来源于骨髓,呈圆形,细胞较小,直径约 $5 \sim 7 \mu m$,是正常人外周血中含量最少的白细胞(占白细胞总数的 0.2%)。炎症时,嗜碱性粒细胞受趋化因子诱导迁移至血管外。嗜碱性粒细胞膜表面表达补体受体和 IgE 的 Fc 受体(FcεR)。嗜碱性粒细胞内的嗜碱性颗粒含有多种生物活性介质,可介导 Ⅰ 型超敏反应的发生与发展。

肥大细胞(mast cell)仅在组织中存在,其形态与嗜碱性粒细胞相似,但却属于不同的细胞谱系。肥大细胞分为两种类型:一为黏膜肥大细胞(mucosal mast cell,MMC),二为结缔组织肥大细胞(connective tissue mast cell,CTMC)。MMC 的增殖有赖于 T 细胞,而 CTMC 的增殖则与 T 细胞无关。

变应原(allergen)(引起 Ⅰ 型超敏反应的抗原)与已结合在嗜碱性粒细胞和肥大细胞表面FcεRⅠ上的特异性 IgE 抗体结合,导致 FcεR 的交联反应,启动嗜碱性粒细胞和肥大细胞脱颗粒,释放出各种生物活性介质,引起 Ⅰ 型超敏反应。嗜碱性粒细胞还在一定程度上参与了机体抗寄生虫免疫应答和抗肿瘤免疫应答。有关嗜碱性粒细胞和肥大细胞的发育分化、功能特点详见第九章。有关嗜碱性粒细胞和肥大细胞在 Ⅰ 型超敏反应中的作用详见第十六章。

● **血小板参与免疫应答**

血小板(platelet)来源于骨髓的巨核细胞。成人每天产生 10^{11} 个血小板。血小板表达 MHCⅠ类分子,IgG 的 Fc 受体(CD32,FcγRⅡ)和低亲和力的 IgE 的 Fc 受体(CD23,FcεRⅡ)。血小板除了有凝血作用外,还参与免疫应答,尤其是炎症反应。血小板在抗原-抗体复合物作用下形成血栓时,可释放炎性介质。

Notes

● 两类特异性淋巴细胞：T 细胞和 B 细胞负责识别和应答特异性抗原

淋巴细胞负责病原微生物的特异性应答。根据其来源、特性和功能,淋巴细胞分为 T 淋巴细胞和 B 淋巴细胞两大类(图 1-11)。所有淋巴细胞起源于骨髓造血干细胞,T 细胞在胸腺内发育成熟,而哺乳动物的 B 细胞在骨髓内发育成熟。

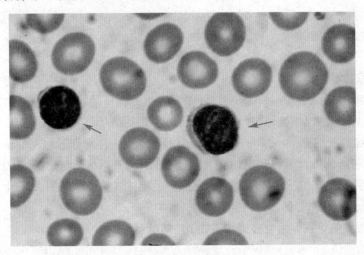

图 1-11　淋巴细胞的形态

B 淋巴细胞,又称为 B 细胞。其表面表达抗原受体,称为 B 细胞受体(BCR),实质是膜型 Ig,可特异性地直接识别抗原分子表面的表位(epitope)。B 细胞识别抗原后,细胞发生活化,导致细胞分裂增殖,分化成为浆细胞(在功能上也称之为抗体产生细胞,AFC),合成并分泌可溶性免疫球蛋白(Ig),即抗体,在体液中发挥结合和清除抗原的作用。因此,B 细胞是介导体液免疫应答的主要免疫细胞。B 细胞的发育、分类、特性与功能等详见第十二章。

T 淋巴细胞又称为 T 细胞。其表面表达抗原受体,称为 T 细胞受体(TCR)。T 细胞表达两类 TCR：TCRαβ 和 TCRγδ。表达两类不同 TCR 的 T 细胞称为 αβT 细胞和 γδT 细胞。γδT 细胞属于固有免疫细胞,主要分布在黏膜和皮肤免疫系统,可直接识别某些抗原,并杀伤靶细胞(第九章)。αβT 细胞可特异性识别由 APC 加工、并由其表面 MHC 分子提呈的抗原多肽(表位)。T 细胞识别抗原后,细胞发生活化,导致细胞分裂增殖,分化成为效应 T 细胞,可通过分泌**细胞因子**(cytokine)和细胞毒(cytotoxicity)作用发挥效应。根据其功能和表型,αβT 细胞分为两种类型：$CD4^+$ T 细胞和 $CD8^+$ T 细胞。$CD8^+$ T 细胞通过细胞毒作用特异性杀伤病毒等胞内感染病原体所感染的靶细胞和体内突变的细胞,故称为**细胞毒 T 淋巴细胞**(cytotoxic T lymphocyte,CTL)。$CD4^+$ T 细胞主要合成和分泌细胞因子,对免疫应答起辅助和调节作用,在功能上将其称为 **T 辅助细胞**(T helper cell,Th)。Th 根据不同的功能可以进一步分为 Th1、Th2、Th17、Th9 和 Tfh(follicular helper T cell)等亚型。Th1 和 Th2 是经典的两类辅助性 T 细胞,Th1 细胞主要分泌 γ 干扰素(IFN-γ),主要辅助细胞免疫,比如辅助单核巨噬细胞杀灭细胞内病原体、辅助 $CD8^+$ T 细胞的功能；Th2 细胞分泌 IL-4、IL-5 和 IL-13,主要辅助体液免疫,辅助 B 细胞增殖、分化和产生抗体。Th17 细胞主要分泌 IL-17,是近年来新发现的亚群,与自身免疫病的发生关系密切,是免疫学研究的热点内容之一。**调节性 T 细胞**(regulatory T cell,Treg)也是近年的一个研究热点,具有下调免疫应答的免疫抑制功能,重要表型为 $CD4^+CD25^+Foxp3^+$,可通过细胞接触或分泌免疫抑制性细胞因子来抑制免疫效应细胞活性,参与多种免疫性疾病的发生。T 细胞的发育、分类、特性与功能等详见第十一章。

大量的分子参与了免疫应答,包括淋巴细胞产生的抗体和细胞因子、免疫细胞表面的抗原受体和其他黏附分子以及正常存在血清中的其他分子等。免疫分子是介导免疫应答发生与发展的重要的基础。以下简介主要的免疫分子,详细内容见相关章节。

Notes

● **抗原识别是特异性免疫应答的基础**

抗原（antigen）一词最初产生是与抗体相对应的。然而,目前这一术语广泛用于可为 T 细胞和(或)B 细胞表面抗原受体所识别的任何分子。抗体不会与整个病原微生物结合。每种抗体只是与微生物表面许多分子中的一个分子-抗原产生特异性结合。因此,对于一个既定的病原体而言,可有许多抗体与其发生特异性结合,每一种抗体结合一个特定的抗原。而且,抗体也只是与抗原的某一特定部位结合。与抗体结合的抗原部位称为**抗原决定基**（antigenic determinant）或**表位**（epitope）。一个抗原分子可能有若干个表位。抗体与抗原表位的特异性结合决定抗体的特异性。有关抗原的内容详见第三章。

T 细胞识别抗原是有条件的。T 细胞只能识别由宿主细胞或抗原提呈细胞（APC）表面自身分子呈递的抗原多肽片段。这种自身分子由主要组织相容性复合体（MHC）的基因所编码,称为 MHC 分子。MHC 分子主要有两类:MHC Ⅰ 和 MHC Ⅱ,MHC Ⅰ 类分子在所有有核细胞表面表达;MHC Ⅱ 类分子多表达在 APC 表面。宿主细胞受病毒感染后可表达某些病毒蛋白。这些蛋白在细胞内被处理后,其中表位多肽可与 MHC Ⅰ 类分子形成 MHC Ⅰ-抗原肽复合物,并表达在受感染细胞的表面,为 CTL 表面的 TCR 所识别。有关 MHC 分子的内容详见第八章。

● **抗体与抗原结合产生继发效应**

抗体（antibody）也称为**免疫球蛋白**（immunoglobulin,Ig）,是一组由 B 细胞产生的蛋白,以游离型和膜型两种形式存在,其膜型为 BCR。所有抗体具有相同的基本结构,但其抗原结合区域因其特异性不同而异。一般而言,每种抗体只能与一种抗原特异性结合。抗体可分为两部分,一部分（Fab 段）与抗原结合,另一部分（Fc 段）与免疫系统其他成分结合,如吞噬细胞、补体等。中性粒细胞、巨噬细胞表面表达 Fc 受体,可与抗体的 Fc 段结合。此时抗体充当了调理素,通过调理作用促进吞噬细胞对微生物的吞噬。针对一些靶细胞,抗体分子还可使效应细胞对靶细胞具有细胞毒作用,如抗体可介导巨噬细胞产生一种称之为抗体依赖性细胞介导的细胞毒作用（antibody-dependent cell-mediated cytotoxicity,ADCC）。有关抗体的内容详见第四章。

● **补体介导和促进炎症反应**

补体系统（complement system）由一组 30 余种蛋白（20 余种血清蛋白）所组成,其整体功能为介导和促进炎症反应。补体活化是一个级联反应,其最主要的结果是形成攻膜复合体（membrane attack complex,MAC）,在靶细胞膜上形成的 MAC 能够直接导致靶细胞裂解死亡,这是补体最主要的功能。除此之外,补体还有很多其他的生物学效应:①产生调理作用有助于吞噬细胞对微生物的捕获。**调理作用**（opsonization）意指吞噬细胞通过表面的补体受体或抗体的 Fc 受体等与覆盖微生物表面的补体或抗体结合,来加强吞噬细胞捕获和吞噬微生物。参与调理的抗体、补体成分 C3b 称为调理素（opsonin）。②产生趋化作用（chemotaxis）:吸引吞噬细胞进入感染部位。③增强局部毛细血管通透性。④释放炎性介质。有关补体系统的内容详见第五章。

● **细胞因子是协调免疫细胞功能行为的信息"语言"**

细胞因子（cytokine）是由免疫细胞和某些非免疫细胞经刺激后合成和分泌的一类具有广泛生物学活性的小分子蛋白质,作为细胞间信号传递分子主要参与调节免疫反应、免疫细胞分化发育、组织修复、炎症反应介导、刺激造血等功能。所有细胞因子均为蛋白质,某些为糖蛋白。

细胞因子通过自分泌或旁分泌方式发挥其生物学作用。细胞因子通过与其靶细胞表面的相应受体结合,将生物信号传导至细胞内。基于这种作用方式与特点,细胞因子、生长因子和激素之间的区别并不显著。一般来说,细胞因子和生长因子是非常相似的,只不过细胞因子主要作用于白细胞,而生长因子则作用于其他类型的体细胞。细胞因子与激素之间的一个明显区别在于细胞因子多在局部发挥作用,而激素则有多器官的远程效应。

外源性抗原进入机体诱导产生的特异性免疫应答是一个需要免疫系统中绝大多数免疫细胞均要相互协调、共同发挥作用的复杂过程。细胞因子则在免疫细胞间起到了信号联络作用,使受作用的细胞产生效应。因此,细胞因子实质上是免疫细胞在功能上相互联络的"语言"之一。通过这种"语言",整个免疫系统才能功能协调一致,有效发挥作用。以下是几类主要的细胞因子:①**干扰素**(interferon,IFN):IFN 在限制某些病毒感染的扩散时起重要作用。由 IFNα 和 IFNβ 组成的一型 IFN 主要由病毒感染细胞产生,IFNγ 由活化 T 细胞产生。IFN 可使未受病毒感染的细胞获得抗病毒的抵抗力。②**白细胞介素**(interleukin,IL):这是一大组细胞因子(IL 1~35),主要由 T 细胞产生。单核巨噬细胞以及其他组织细胞也产生一些 IL。IL 具有多种功能,多数与促进受作用细胞的增殖与分化有关。③**集落刺激因子**(colony- stimulating factor,CSF):可促进多能造血干细胞和不同发育分化阶段的造血祖细胞增殖与分化。某些 CSF 对骨髓外的某些细胞分化有作用。④**趋化因子**(chemokine):是一个大的蛋白家族,主要功能为趋化血流中的免疫细胞进入感染发生的组织,或所归巢的部位。某些趋化性细胞因子也可活化细胞发挥独特功能。其他细胞因子,如肿瘤坏死因子(tumor necrosis factor)、转化生长因子-β(transforming growth factor- β,TGF- β)等具有多种效应,但主要介导和调控炎症反应和细胞毒作用。有关细胞因子的内容详见第六章。

● **白细胞分化抗原是免疫细胞的"身份标志"**

白细胞分化抗原(leukocyte differentiation antigen)是不同谱系的白细胞在正常分化成熟的不同阶段以及活化过程中出现或者消失的细胞表面抗原分子,具有广泛的生物学功能。应用单克隆抗体鉴定技术,将来自不同实验室的单克隆抗体所识别的同一分化抗原称为 CD(cluster of differentiation),人 CD 的编号已从 CD1 命名至 CD371。CD 是免疫细胞的"身份标志",比如,T 细胞表达 CD3,B 细胞表达 CD19 和 CD20,NK 细胞表达 CD56,单核细胞表达 CD14,树突状细胞表达 CD11c,浆细胞表达 CD138,人初始 T 细胞表达 CD45RA,人记忆性 T 细胞表达 CD45RO,活化的免疫细胞表达 CD25 或者 CD69。

第五节 免疫应答与免疫病理

适应性免疫应答(adaptive immune response)又称为**特异性免疫应答**(specific immune response)是由抗原诱导的具有抗原特异性的免疫功能性反应。所有免疫应答均由对抗原特异性的识别所启动,该种识别导致特异性识别抗原的淋巴细胞的活化。活化实质代表了抗原特异性的淋巴细胞发生细胞增殖和功能性分化,活化的结果是产生了免疫效应,最终将抗原彻底清除。其后,免疫系统又回复到自身稳定的基础状态。因此,免疫学家将免疫应答分为抗原识别、免疫细胞活化和效应三个阶段。根据效应成分和功能将免疫应答分为**体液免疫应答**(humoral immune response)和**细胞免疫应答**(cellular immune response)两类。有关细胞免疫应答的机制见第十一章。有关体液免疫应答的机制见第十二章。本节概述免疫应答的主要特征。

● **抗原识别实质是抗原对免疫细胞的克隆选择**

每个个体拥有巨大数量的淋巴细胞克隆。每个克隆来源于单一的前体细胞(precursor)。其克隆表面 TCR 可识别和结合一种特定的抗原表位(抗原决定基),即有且只有一种抗原特异性。来源于同一细胞克隆的淋巴细胞具有相同的抗原特异性。作为功能整体,免疫系统可识别天文数字种类的抗原。免疫系统必须具有与抗原巨大数量相匹配的淋巴细胞库(lymphocyte repertoire),即代表个体淋巴细胞的抗原特异性的数量总和,也就是个体淋巴细胞克隆的总数,才能够保证机体能够适应外环境,防御来自于外环境的威胁。当某一病原体侵入机体,少数免疫细胞特异性识别来自该病原体的抗原,这些细胞继而增殖。换言之,某一特定抗原选择了在体内预先存在的相对应的淋巴细胞克隆,与其特异性结合,并使该克隆发生活化增殖。该过程称之为**克隆选择**(clonal selection),克隆选择的概念源于克隆选择学说(clonal selection hypothesis)。这一学说于 1955 年被 Niels Jerne 提出,于 1957 年被 Macfarlane Burnet 进一步明确地阐述,形成一

Notes

个解释免疫系统如何应答外环境中大量抗原的免疫学基本理论。根据此理论,在抗原接触前,抗原特异性的淋巴细胞克隆就得以发育成熟。免疫系统的淋巴细胞库在抗原进入机体之前就已经存在了。也就是说,特异性免疫细胞理论上可产生针对所有在外环境中可能遭遇到的抗原的各种 TCR、BCR 和抗体,尽管个体的多数抗原受体及抗体可能终生没得以使用。当然,这取决于个体接触病原微生物的种类。在自然界中,存在难以计数的微生物。同时,许多微生物通过突变(mutation)可改变其抗原结构。如每年均有流感病毒的新毒株出现。这一情形使得哺乳动物必须保持巨大淋巴细胞库($10^7 \sim 10^9$ 种淋巴细胞克隆),以应对巨大数量抗原对机体的挑战。也只有这种"先知先觉"或者说"未雨绸缪"式的抗原受体遗传方式才能保证机体在防御来自于外环境的威胁时处于主动的优势地位。

- **淋巴细胞活化需要双信号**

抗原诱导淋巴细胞的活化需要双信号的刺激:第一信号为抗原;第二信号来自微生物产物或固有免疫细胞的成分。这一理论思想称为双信号假说(two-signal hypothesis)。第一信号确保免疫应答具有抗原特异性。第二信号使免疫应答在需要时产生,即针对微生物等;并对自身成分发生免疫耐受。

- **淋巴细胞增殖——抗原特异性淋巴细胞克隆的数量扩增;淋巴细胞分化——获得功能活性**

淋巴细胞在双信号的刺激下,发生细胞活化,其第一个结果是细胞分裂。淋巴细胞表达新的细胞因子受体,产生和分泌细胞因子。某些细胞因子与淋巴细胞表面的细胞因子受体结合可使细胞进入细胞周期,细胞发生分裂、增殖。由于抗原选择特异性淋巴细胞克隆,使其活化,因此,淋巴细胞增殖实质是抗原特异性淋巴细胞在数量上的扩增。

伴随细胞增殖,细胞因子还诱导淋巴细胞分化,获得功能特性。如增殖的 B 细胞最终分化成为功能成熟的抗体产生细胞,可产生高亲和力的特异性抗体。在抗原被清除后,某些抗原活化的淋巴细胞分化成为记忆淋巴细胞。记忆淋巴细胞在再次免疫应答中可迅速增殖,产生增强了的免疫效应。

- **不同的免疫效应机制负责清除不同性质的病原微生物**

抗原活化淋巴细胞使免疫效应阶段存在许多效应淋巴细胞和分子,如 CTL、抗体、细胞因子等。抗体通过活化补体可杀伤细胞外感染微生物(如绝大多数细菌),促进吞噬细胞对其吞噬,并中和其产物,Th2 细胞通过分泌某些细胞因子辅助该过程,如促进 B 细胞增殖、分化和产生抗体。CTL 通过细胞毒效应杀伤病原体感染的靶细胞,清除细胞内感染微生物,Th1 细胞通过分泌某些细胞因子活化巨噬细胞可加强其吞噬、杀灭病原体。在抗病毒免疫的早期,抗体可中和病毒,使其不能感染体细胞;在病毒感染的后期或进入慢性感染阶段,CTL 和 NK 细胞杀伤病毒感染细胞。抗体可限制感染的扩散和预防相同病毒的再感染。近年发现,分泌 IL-17 的 Th17 细胞可介导炎性反应,并与自身免疫性疾病、移植排斥和肿瘤发生和发展相关。

免疫系统有多种效应机制来清除不同性质的病原微生物。

中和作用(neutralization):抗体与病原微生物表面抗原分子结合使其丧失致病性。如抗病毒抗体与病毒表面分子结合,使其失去与宿主细胞结合的能力。

吞噬作用(phagocytosis):吞噬细胞到达感染部位后,可通过其表面非特异性受体接触微生物。如果微生物表面为抗体或补体 C3b 片段所包被,吞噬细胞可通过表面的 Fc 受体或 C3b 受体与上述分子分别结合来捕获和吞噬微生物。这种调理作用可提高吞噬细胞的吞噬效率。吞噬病原体后,巨噬细胞和中性粒细胞可杀灭微生物。具体机制见第九章。

细胞毒作用(cytotoxicity):效应细胞通过释放一些效应因子,或其表面分子与靶细胞表面分子相互作用导致靶细胞的细胞膜裂解,细胞死亡。细胞毒效应致死的靶细胞通常体积太大,不易为吞噬细胞所吞噬。靶细胞的识别可通过效应 T 细胞表面的 TCR,也可通过抗体。CTL 可释放一些颗粒,内含一种称之为穿孔素(perforin)的物质,可使靶细胞膜形成孔道。CTL 表面的分子与靶细胞表面配体相互作用也可使靶细胞发生凋亡。

● 炎症反应可使免疫细胞定向集中在感染部位

免疫系统的细胞遍布全身。如果一旦感染发生,有必要将免疫细胞及产物集中到感染部位。炎症反应使上述情况得以实现。感染部位的血液供应加强,由于血管内皮细胞的回缩,毛细血管通透性增强,允许大分子离开血流进入感染组织。这样,免疫分子可抵达感染部位。白细胞可从小静脉中进入组织。在感染的早期,在感染部位的中性粒细胞占数量优势,而后期巨噬细胞和淋巴细胞迁移到感染部位。

趋化作用(chemotaxis):在组织中,化学性吸引导致细胞发生定向移动。引起趋化作用的因子称为**趋化因子**(chemokine),包括某些细胞因子和炎性介质。具有趋化作用的炎性介质也称之为趋化性介质(chemotactic mediator),如补体片段 C5a。具有趋化作用的细胞因子也称为趋化因子。有关趋化因子的内容见第六章。例如,吞噬细胞在组织中可沿趋化因子的梯度定向迁移到感染部位。

● 疫苗接种的原理是基于特异性免疫的特异性和记忆性

免疫学研究成果得以迅速成功应用的一个重要领域就是**疫苗接种**(vaccination)。疫苗接种的原理基于特异性免疫的两个根本性要素:免疫特异性和免疫记忆。免疫记忆细胞使针对同一抗原的**再次免疫应答**(secondary immune response)的强度显著高于**初次免疫应答**(primary immune response)。再次免疫应答比初次免疫应答产生更快速和更有效力。

疫苗研发的策略在于通过改变病原体或毒素的结构,使其毒性消失或减弱并保留**抗原性**(antigenicity)。由于抗体和 T 细胞只识别抗原表位,而非整个微生物或毒素,因而,上述策略是可行的。医学上第一个也是目前唯一一个被人类消灭的疾病是天花,这一医学上里程碑式的成就就是天花疫苗预防接种实现的。有关免疫预防和疫苗接种的内容详见第二十四章。

● 免疫学技术在疾病诊断、治疗和预防上的应用成效显著

免疫学发展的一个显著特征为:免疫学不仅在理论研究上快速发展,不断取得重要的科学突破,而且在医药学应用方面通过技术进步与转化取得了丰硕成果。免疫学理论、技术与临床医学实践紧密结合也是现代免疫学发展的重要特征之一。免疫学技术方法不断发展,为生命科学发展提供了重要方法学上的支撑,为临床医学的诊断、治疗和预防提供了重要技术手段。免疫学技术与其他生物学技术结合形成了众多临床检验技术,可对抗原、抗体、免疫细胞及细胞因子等进行定性或定量检测,用于包括免疫相关疾病在内的各种疾病的发病机制研究、诊断、病情监测与疗效评价。

针对机体异常的免疫状态,根据免疫学原理,利用物理、化学和生物学的手段人为地增强或抑制机体的免疫功能,达到治疗疾病目的的措施称为**免疫治疗**(immunotherapy)。免疫治疗研究的发展也很迅速,某些技术应用已显示出良好的效果,如近年来单克隆抗体治疗剂(monoclonal antibody therapeutics)的研发与应用均取得举世瞩目的成就,成为生物类药物中的佼佼者。例如,抗人 CD20 单克隆抗体美罗华(利妥昔单抗 rituximab)是全球第一个被批准用于临床治疗非霍奇金淋巴瘤的单克隆抗体治疗剂,全面提高了患者的总生存率。有些技术成果有较大的应用前景,如基于 DC 的治疗性疫苗(therapeutic vaccine)在抗肿瘤等领域显示良好的应用前景。2010年 4 月,美国食品药品监督管理局批准第一个 DC 疫苗——Provenge,用于治疗进展期前列腺癌。

通过疫苗接种进行传染病的预防是免疫学在应用方面所取得的重大医学成就。全球性的疫苗接种使天花、脊髓灰质炎、麻疹、白喉、百日咳、乙型肝炎等严重威胁人类健康的重要传染病得到了有效控制,改变了人类的疾病谱,大大延长了人类平均寿命。

免疫系统承担机体的免疫功能。如果免疫系统某一部分发生缺陷可导致个体对病原体入侵的抵御能力下降。强大的来自病原微生物的进化压力使免疫系统发展成现今的形式。然而,

Notes

有时免疫系统自身也会成为造成疾病的原因。这些内容是**免疫病理学**(immunopathology)所研究的范畴。

● **自身免疫是对自身抗原的不适当反应**

免疫系统在正常时可识别所有外源性的有威胁的抗原并产生应答,对自身细胞与分子产生免疫耐受。而由于各种原因,一旦免疫系统对自身成分起反应,将导致自身免疫应答,诱发**自身免疫病**(autoimmune disease)。**自身免疫**(autoimmunity)是免疫细胞对"自我"与"非我"成分的辨别障碍导致的。**系统性红斑狼疮**(systemic lupus erythematosus,SLE)和**类风湿关节炎**(rheumatoid arthritis,RA)是最常见和典型的自身免疫病,除此之外,还有重症肌无力、I型糖尿病、桥本氏甲状腺炎和自身免疫性血小板减少性紫癜等(详见第十七章)。

● **免疫缺陷是无效的免疫应答**

免疫系统的任何组分发生缺陷,个体将不能有效地抵御病原微生物的感染,恶性肿瘤的发生率也将显著提高,此种状态称之为**免疫缺陷**(immunodeficiency),其所致疾病称为**免疫缺陷病**(immunodeficiency disease,IDD)。某些遗传性免疫缺陷病可在个体出生后不久就表现出来,而**获得性免疫缺陷综合征**(acquired immunodeficiency syndrome,AIDS)(艾滋病)则是因为**人类免疫缺陷病毒**(human immunodeficiency virus,HIV)感染 CD4$^+$ T 细胞所致,艾滋病的临床表现就是机会性感染和恶性肿瘤发生率显著上升。有关免疫缺陷病详见第十八章。

● **超敏反应是过强的免疫应答**

免疫系统有时对无害的抗原(如食物)也启动应答。免疫应答有时可反应强烈,甚至造成机体组织细胞的损害,称为**超敏反应**(hypersensitivity)。超敏反应根据机制不同可分为四型,I型超敏反应是由变应原、肥大细胞、嗜碱性粒细胞和 IgE 介导的。哮喘就是最常见和经典的 I 型超敏反应。有关超敏反应的内容详见第十六章。

现代医学的进步使某些疗法的实施要受到免疫系统和免疫规律的制约。典型的例子为输血和器官移植。器官移植时在受者和供者之间的细胞配型是至关重要的,否则将引起移植排斥反应。有关移植免疫的内容详见第二十章。

小 结

免疫学的本质特征是识别"自我"和"非我"。免疫系统具有免疫防御、免疫监视和免疫自稳三大功能。固有免疫应答是宿主抵御病原微生物入侵的第一道防线,并启动和参与适应性免疫应答。适应性免疫是机体获得性、抗原特异性、抗病原微生物感染的高效防御机制。特异性免疫具有特异性、多样性、记忆性、特化作用、自我限制和自我耐受的特性。中枢免疫器官包括骨髓和胸腺,骨髓是所有免疫细胞的发源地和 B 细胞发育、分化和成熟的场所,胸腺则是 T 细胞分化、发育和成熟的场所。外周免疫器官主要由脾和淋巴结组成,是淋巴细胞的定居地和免疫应答的场所。免疫细胞是免疫系统的功能单元。

固有免疫细胞及其功能如下:中性粒细胞吞噬和杀灭细菌,参与急性炎症反应;单核巨噬细胞吞噬病原微生物和内化抗原,发挥吞噬杀菌和抗原加工提呈的双重作用;嗜酸性粒细胞可抗寄生虫感染和调节 I 型超敏反应;嗜碱性粒细胞和肥大细胞参与 I 型超敏反应;自然杀伤细胞是抗感染和抗肿瘤免疫的第一道天然防线。

特异性免疫细胞有两类:T 细胞和 B 细胞,可特异性识别由 APC 提呈的抗原多肽。树突状细胞是抗原提呈能力最强的 APC。免疫分子是介导和调控免疫应答发生与发展重要的结构基础。抗体与抗原结合产生继发效应,包括激活补体、参与调理作用、介导细胞毒作用等。补体介导吞噬杀菌和促进炎症。细胞因子是协调免疫细胞功能行为的信息"语言",对免疫应答不同格局形成产生影响。白细胞分化抗原是免疫细胞的"身份标志"。

Notes

抗原识别启动特异性免疫应答,实质是抗原对免疫细胞的克隆选择。抗原诱导淋巴细胞的活化需要双信号的刺激。抗原为第一信号,赋予免疫应答以特异性;第二信号来自微生物产物或固有免疫细胞的成分,确保免疫应答因需而生且自身耐受。淋巴细胞活化后的增殖是抗原特异性淋巴细胞克隆的数量扩增,而细胞分化可获得功能活性。在抵御细胞外感染微生物时,抗体发挥主要作用,Th2 细胞起辅助效应。CTL 负责清除细胞内感染微生物,Th1 细胞通过细胞因子可促进吞噬作用。Treg 可下调免疫应答。

炎症反应可使免疫细胞定向集中在感染部位,疫苗接种的原理是基于特异性免疫的特异性和记忆性。免疫系统也可导致疾病,即免疫病理。自身免疫是对自身抗原的不适当反应。免疫缺陷是无效的免疫应答。超敏反应是过强的免疫应答。输血和器官移植不当可导致排斥反应。免疫学技术在疾病的诊断、治疗和预防上取得了显著的应用成果,并具有良好的发展前景。

（何　维　曹雪涛）

参考文献

1. 何维. 医学免疫学. 第 2 版. 北京:人民卫生出版社,2010

2. Abbas AK,Andrew H. Lichtman & Shiv Pillai. Cellular and Molecular Immunology. 7th ed. Philadelphia:Saunders,2012

3. Kenneth Murphy,Paul Travers & Mark Walport. Janeway's Immunobiology,8th ed. ,New York:Garland Science,2011

4. Macpherson G,Austyn J. Exploring immunology:concepts and evidence. Weinheim:Wiley-Blackwell;2012

5. 曹雪涛. 医学免疫学. 第 6 版. 北京:人民卫生出版社,2013

Notes

第二章　免疫学发展史

人类对免疫的认识首先是从与传染病作斗争中开始的。早在公元 2000 年前,古巴比伦史诗 Gilgamesh 就曾记载瘟疫给欧洲大地带来的灾难;古埃及王朝的编年史中也有瘟疫肆虐的记录。在与传染病的长期抗争中,人类观察到传染病患者在痊愈之后可以抵抗该种传染病再次侵袭,我国古代医学家将此现象称为"以毒攻毒",由此开始尝试通过人工轻度感染某种传染病以获得对于该种传染病的抵抗力,例如,葛洪所著的《肘后备急方》(约公元 303 年)和孙思邈所著的《备急千金要方》(约公元 648 年)对于防治狂犬病均有"取狂犬脑傅上,后不复发"的文字记载,可以说,是我国古代医学家在国际上第一次提出了"预防接种"的免疫概念。从到 17 世纪 70 年代我国采用接种人痘的方法预防天花的史实记载开始至今,免疫学的发展已有三个半世纪,历经了免疫学的经验时期(17 世纪 70 年代—19 世纪中叶)、免疫学的科学早期(19 世纪中叶—1912 年)、免疫化学期(1912 年—20 世纪 50 年代)、免疫学革命期(20 世纪 50 年代—1977 年)和现代免疫学时期(1977 年至今)的探索,免疫学诠释了人体免疫应答的基本规律,对现代医学理论的形成与发展产生了极其重要的影响。从 1901 年开设诺贝尔生理或医学奖至今,总共有 16 次颁给了在免疫学相关领域做出重大成就的科学家,共有 26 位免疫学家获得此科学界最高的荣誉(表 2-1),显示出免疫学在生物医学发展中的重要地位。

本章简要介绍了免疫学发展的历程以及与现代免疫学理论形成与技术发展相关的一些免疫学假说,旨在希望同学们了解历史上免疫学家研究免疫应答规律的科学探索轨迹。相信同学们会从中有所领悟,希望在未来能够为免疫学发展作出贡献。

表 2-1　免疫学相关诺贝尔奖

年份	英文名	国籍	成果
1901	von Behring	德国	抗毒素,血清治疗
1905	Robert Koch	德国	结核杆菌和结核菌素
1908	Elie Metchnikoff	俄国	吞噬细胞理论(细胞免疫)
	Paul Ehrlich	德国	抗体生成侧链理论(体液免疫)
1913	Charles Richet	法国	过敏反应
1919	Jules Bordet	比利时	免疫溶血反应
1930	Karl Landsteiner	奥地利	ABO 血型
1951	Max Theiler	南非	黄热病疫苗
1957	Daniel Bovet	意大利	抗组胺药
1960	Macfarlane Burnet	澳大利亚	获得性免疫耐受
	Peter Medawar	英国	获得性免疫耐受
1972	Rodney Porter	英国	抗体结构
	Gerald Edelman	美国	抗体结构

续表

年份	英文名	国籍	成果
1977	Rosalyn Yalow	美国	放射性免疫检测法
1980	Baruj Benacerraf	美国	免疫应答基因
	Jean Dausset	法国	人 HLA
	George Snell	美国	小鼠 MHC
1984	Cesar Milstein	英国	单克隆抗体技术
	Georges Kohler	德国	单克隆抗体技术
	Niels Jerne	丹麦	抗体的独特性网络学说
1987	Susumu Tonegawa	日本	抗体多样性机制
1996	Peter Doherty	澳大利亚	MHC 限制性
	Rolf Zinkernagel	瑞士	MHC 限制性
2011	Ralph Steinman	加拿大	树突状细胞
	Bruce Beutler	美国	Toll 样受体
	Jules Hoffman	法国	Toll 样受体

第一节 经验免疫学时期

我国 17 世纪人痘接种预防天花是经验免疫学得以开创的重要标志。在医学科学没有诞生以前,"以毒攻毒"的预防和治疗思想是世界各国人民与传染病尤其是天花长期斗争中所获得的经验总结。依据这一思想,17 世纪的人痘接种和 18 世纪牛痘接种预防天花获得了成功。上述成果既为当时人类避免天花感染提供了重要预防手段,也开辟了免疫学的经验时期。

● "以毒攻毒"——人痘接种

自古以来,人类社会一直对瘟疫流行怀有莫大的恐惧。在古代社会,人们把瘟疫给人类造成的灾难视为一种来自上帝或神灵对人类触犯"天条"禁忌的惩罚。尽管古代社会缺乏对瘟疫的科学认识,但人们却也积累了一些预防传染病的经验,并且在"理论"上提炼成为"以毒攻毒"的指导思想。天花(图 2-1A)是一种烈性传染病,由于其通过呼吸道传播,人是唯一的易感宿主,正常人一旦接触患者,极易遭受感染,且感染的患者死亡率很高,但感染后的幸存者,却不会再次患天花病。早在公元 11 世纪的宋朝,我国就有了关于吸入天花痂粉可预防天花病的传说。公元 16 世纪的明代隆庆年间,我国人民在长期防治天花的医学实践中,发明了用人痘痂皮接种造成轻度感染来预防天花的方法。在公元 17 世纪 70 年代,人痘接种法已经有正式的史实记载,将沾有疱浆的患者衣服给正常儿童穿戴,或者将天花愈合后的局部痂皮磨成粉末,经鼻腔给正常儿童吸入,可有效地预防天花的发生。这些人痘接种法在清代得以广泛的应用。人痘接种法在北京地区较为流行,并且经过丝绸之路西传至欧亚各国;经过海上丝绸之路东传至朝鲜、日本及其东南亚各国。人痘接种法预防天花有效,但也有患天花的危险性,因为"以毒攻毒"策略所用之"毒"含有活性天花病毒。正是由于这一应用上的缺陷,在一定程度上限制了人痘接种法的广泛应用,但是这种方法在早期为人类预防天花这种恶性传染病所做的巨大贡献是不容忽视的,而且,基于"以毒攻毒"思路的人痘接种预防天花的方法为后来预防天花的现代科学策略的问世产生了重大的积极影响。

Notes

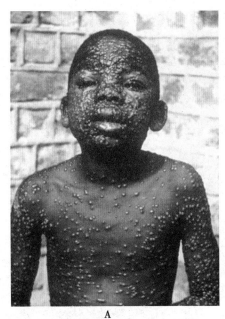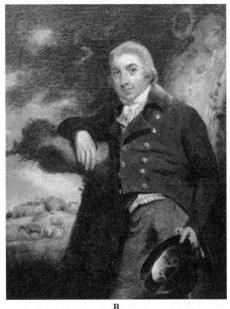

图 2-1 天花患者(A)与 Edward Jenner(B)

● **牛痘接种——经验性疫苗免疫的划时代成就**

18 世纪末,英国乡村医师 Edward Jenner(1749—1823)(图 2-1B)观察到牛患牛痘,其牛痘疹酷似人类的天花,而挤牛奶女工在为患牛痘的牛挤奶时,其手臂上也因接触病牛脓疱物质而得"牛痘",可是这些得"牛痘"的女工从不感染天花,他意识到人接种"牛痘"后可能会预防天花。1796 年,他从一名患牛痘的牛奶女工 Sarah Nelmes 身上取少许脓疱脓液注射到一个八岁男孩 James Phipps 的臂内,注射后仅导致手臂局部疱疹发生,但无全身症状出现。然后,Jenner 给他接种了天花脓疱脓液,果然不出所料,该男孩没有感染天花。Jenner 为了证实其效果,竟先后给这个男孩注射天花脓疱脓液几达 20 次! 但男孩仍安然无恙。据此,Jenner 于 1798 年出版了其专著"探究",书中称此项技术为 Vaccination(种痘),取意于拉丁字 Vacca(牛)。Jenner 牛痘接种预防天花的方法相当安全,不像接种人痘预防天花有感染天花的危险,因此,牛痘接种预防天花的方法仅几年就获得了全世界广泛的认可和应用。Jenner 发明的牛痘接种法预防天花是一项划时代的医学发明与成就,为人类预防并消灭天花作出了重要的贡献,拯救了无数的生命,也为疫苗防治其他传染病提供了重要的启示。

第二节 科学免疫学时期

免疫学发展的初期主要涉及的是抗感染免疫。病原菌的发现和疫苗的研制推动了免疫学的发展。19 世纪 70 年代许多致病菌陆续被分离成功,德国细菌学家 Robert Koch 提出了病原菌致病的概念,大大深化了先前人类对"瘟疫"的认识。有科学史家认为,免疫学作为一门科学诞生在法国微生物学家和化学家 Louis Pasteur 的实验室中,Louis Pasteur 有关细菌(炭疽杆菌、鸡霍乱弧菌)和病毒(狂犬病毒)的减毒或无毒疫苗的研制开创了科学的免疫接种和主动免疫的新篇章,赋予"以毒攻毒"传统思想以科学内涵,即真正达到了"以无毒"来"攻毒"的功效。Jenner 开创经验性免疫新纪元,而 Louis Pasteur 奠定了科学免疫学的重要实验基础。两人均以疫苗为代表性成果,满足当时防治传染病的重大医学需求,成为医学免疫学产生的推动力。

● **病原菌的发现推动了疫苗研制与应用**

19 世纪中叶,人们认识到病原微生物感染人体是造成传染病即瘟疫产生的根源。微生物学

Notes

家们相继发现细菌等病原微生物及其产物如细菌毒素对人体有致病作用,而显微镜的问世使医学工作者们能够直接观察到细菌的存在。1850 年,细菌学家首先在病羊的血液中观察到有炭疽杆菌的存在,其后,德国细菌学家 Robert Koch 发明了固体培养基,分离培养结核杆菌获得成功,并提出了病原菌致病的概念,大大深化了先前人类对“瘟疫”的认识。在此基础上,人们进一步观察到病原体感染恢复健康的患者可以获得抵御同种病原体再次感染的能力,进一步认识到将减毒的病原体给动物接种,可预防有毒的病原体感染所引起的疾病。Louis Pasteur(图 2-2)在实验室内证明培养的炭疽杆菌可使动物感染致病的基础上,发现炭疽杆菌经 40 ~ 43℃ 较高温度下培养后,可明显降低毒力,将其制成人工减毒的活菌苗接种牲畜可预防炭疽病的发生;同样,将鸡霍乱菌经长期人工培养传代而减轻其毒性制成疫苗,将狂犬病病原体经过兔脑传代获得减毒株,制备成为减毒狂犬病活疫苗,将上述疫苗接种给牲畜,预防了牲畜的严重传染病,促进了畜牧业的发展,同时也避免了人畜共患疾病的发生。Louis Pasteur 的细菌学研究引导人们关注细菌感染宿主后所获得的免疫力,使人们意识到 Jenner 接种牛痘预防天花的科学性和重大意义,推动了疫苗的研制和广泛使用,促进了疫苗接种的免疫防治方法成为人类征服传染病的强有力的工具。为了纪念 Jenner 的巨大贡献,Louis Pasteur 将疫苗称之为“Vaccine”。在随后的 20 多年时间里,随着越来越多的致病菌被确定,多种多样的疫苗(vaccine)相继问世用于防治传染病,实现了人类主动预防各种严重威胁人类生命与健康的传染病的梦想。

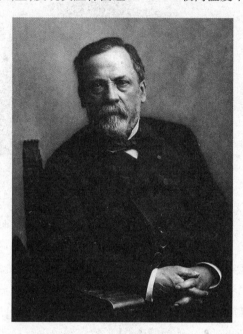

图 2-2　Louis Pasteur

● 基于抗血清及抗体发现的体液免疫发展

19 世纪前,白喉曾是导致儿童死亡的重要感染病。1888 年,Emile Roux 和 Alexandre Yersin 从白喉菌培养上清中分离到一个可溶性的毒素,该毒素能够单独引起实验动物出现白喉典型的症状,提示白喉菌导致的白喉病症并非由细菌本身所致,而可能是由毒素造成的。此后不久,在德国著名细菌学家 Koch 指导下,Emil von Behring 与日本学者 Kitasato 进行白喉杆菌和破伤风杆菌致病机制的研究。Behring 从 Kitasato 那里了解到中国传统医学中以毒攻毒的医理,并由此联想到既然病原菌能产生毒素,毒害人和动物,就一定会有一种能攻毒的抗毒素。在 1889 年德国医学学会的年会上,他根据实验结果提出了“抗毒素免疫”的新概念,但是这一新概念没有得到与会者的认同。他没有因此而气馁,经过 300 多次实验终于证明,把曾经感染过破伤风杆菌而依然存活的动物的血清,注射给刚感染破伤风杆菌的动物,可以预防破伤风病症的发作。这一事实毋庸置疑地说明,感染过破伤风杆菌的动物血清中含有对抗破伤风毒素的抗毒素,它能中和毒素,使之失效,这在医学上称为“抗毒素的被动免疫”。因此,他被誉为体液免疫学尤其是血清治疗法的创始人。1890 年,他在豚鼠身上注射白喉杆菌,使它们患白喉病,然后注射药物进行治疗,结果有两只侥幸地活了下来;进而注射了更大剂量的白喉杆菌,结果它们仍安然无恙;他又把剧毒白喉毒素注射到这两只豚鼠身上,结果仍不发生任何异常的现象。该结果表明,上述耐受白喉杆菌的豚鼠体内产生了一种能中和毒素的抗毒素。随后进行的一系列实验证明了这种白喉抗毒素确实存在于耐受白喉杆菌的动物血清里。1891 年 12 月,Behring 在柏里格医院首次尝试用动物白喉抗毒素血清治疗儿童的白喉病,当把自制的白喉抗毒素血清缓缓地注射给一位重症白喉病患儿后数天,患儿奇迹般地恢复了健康,证实了白喉抗毒素的确切临床疗效。白喉抗毒素的问世,挽救了成千上万个病儿的生命,这一伟大的济世成就,轰动了全世界。Behring发现抗毒素不但在理论上为后继的抗体发现奠定了重要的实验基础,同时也开创了人工被动免疫临床治疗的先河。由此,科学家终于发现了减毒或无毒的抗原(以毒)免疫机体后,通过产生的抗体来攻击病原体及其产生的毒素发挥免疫防治作用的机理。因此,抗体作为机体免疫系统中第一个被发现的免疫分子展现在科学家的面前,进一步启动了有关抗体和抗原结构的研究,相继在动物免疫血清中发现有溶菌素、凝集素、沉淀素等特异性组分,并能与相应的细胞、微生物及其产物发生特异性结合。其后将血清中多种不同的特异性反应物质称为**抗体**(antibody),而将能诱导抗体产生的物质统称为**抗原**(antigen),建立了抗原抗体的概念,并陆续建立了体外检测抗原或抗体的多种血清学技术,开辟了以抗原与抗体为核心的体液免疫研究的免疫学时期。鉴于在抗毒素血清预防和治疗白喉、破伤风等病症方面的突出功绩,1901 年 Behring 获得了首届诺贝尔生理或医学奖,其血清疗法为治疗各种传染病提供了有效的手段,推动了当时医学的巨大进步。

1897 年 Paul Erhlich 提出了抗体产生的侧链学说(side chain theory)(图 2-3A),该学说认为抗体分子是细胞表面事先存在的一种受体,抗原进入机体后与这种受体可发生互补性的特异性结合反应,刺激细胞产生更多的抗体,当受体大量产生并脱落到血液中便成为循环抗体,成为受体学说的首创者。Erhlich 提出的抗体产生的侧链学说是免疫学重大学说之一,对免疫学的发展产生了深远的影响,从 Erhlich 的受体学说中,我们似乎看到了当今关于 B 细胞识别抗原的 B 细胞受体,以及抗原刺激后 B 细胞分化为浆细胞产生大量特异性抗体这一理论的雏形。1896 年他被称为血液学和免疫血液学之父,1897 年他被称为免疫化学先驱。但学说仍然需要完善,特别是 Landsteiner 人工合成的抗原也能够诱导机体产生相应的特异性抗体,Erhlich 的理论无法解释机体为什么会事先产生如此多种类的抗体,尤其是无法解释为什么能够产生针对自然界中从来没有出现过的人工抗原的特异性抗体。现在,我们发现 Erhlich 的抗体产生的侧链理论与 Burnet 的克隆选择理论具有惊人的相似性,其本质是相同的,显示出 Erhlich 过人的智慧。

1899 年比利时医生 Jules Bordet 发现在可以溶解细菌的新鲜的免疫血清中,除了含有溶菌素即抗体外,还存在一种热不稳定的物质,在抗体存在的条件下,具有溶菌或溶细胞的作用,这种非特异性、能补充和加强抗体溶菌、溶细胞的物质称为**补体**(complement),并被应用于血清学诊断中,建立了可对抗原抗体进行定性和定量分析的补体结合试验。这一发现阐明了特异性免疫应答清除抗原的补体依赖性机制,又把特异性免疫与非特异性免疫在功能上联系起来。为此,Bordet 荣获 1919 年诺贝尔生理或医学奖。

法国生理学家 Charles Robert Richet 在过继血清疗法和过敏反应研究中做出了两大重要的医学贡献。他发现将一个免疫动物的血清输到另一个正常动物身上,第一个动物的免疫性也就传给第二个正常动物。1890 年 12 月 16 日,他开展了人类首次利用血清注射体内治疗并获得了成功。这消息很快传遍全球,血清治疗一时成了热门,并逐渐向多方面扩大研究领域,Behring 的白喉抗毒素血清临床治疗也是在此基础上开展的。免疫血清疗法是用含有特异性免疫球蛋白的抗血清来治疗某些传染病,为现代医学开创了一条新路。而 Richet 更重要的贡献是他揭示了异常的免疫应答可产生对机体不利的影响,可导致机体发生过敏性疾病。早在 20 世纪初人们就发现,应用动物来源的血清进行临床治疗,可导致患者出现血清病,严重者会发生休克。Richet 证明在结核病患者皮肤进行划痕试验,能导致局部出现明显的炎症病理改变。他把这类由于免疫应答所致的疾病称之为变态反应,从而揭示异常的免疫应答对机体存在不利的影响。1913 年 Richet 获得诺贝尔生理或医学奖。

免疫化学的研究使人们在分子水平上对抗原决定簇和抗原抗体结合的特异性开始有了认识。20 世纪初,Karl Landsteiner 开始着手研究抗原的结构和抗原与抗体反应的特异性。Landsteiner 把称为半抗原的芳香族有机分子偶联到蛋白质分子上,以此接种免疫动物,观察芳香族有

Notes

机分子结构与活性基团部位对抗体特异性的影响,发现抗原特异性是由抗原表面小的化学结构所决定的,其结构差异导致抗原性的不同。这一半抗原加载体免疫动物研究抗体特异性的方法为抗原和抗体化学结构的研究开创了技术性和理论性的基础,开启了 20 世纪上半叶化学免疫研究的时代。在此基础上,Landsteiner 进一步发现人红细胞表面的糖蛋白末端寡糖性质差异是决定其抗原性的重要因素。依据这一特点,Landsteiner 发现并且鉴定了人类 ABO 血型。该项成果迅速应用于临床,采用同血型血液输血避免了异型输血所致溶血反应的发生。1930 年 Karl Landsteiner 因此获得了诺贝尔生理或医学奖。此外,Landsteiner 于 1904 年与 Julius Donath 界定了导致阵发性血红蛋白尿的自身抗体,该病是最早发现的自身免疫病;于 1909 年最早建立了诊断脊髓灰质炎的血清学检测方法;于 1926 年与 Philip Levine 一起发现了 MNP 红细胞抗原;于 1940 年与 Alexander Wiener 发现了 Rh 血型系统。Landsteiner 虽然是因为发现了 ABO 血型抗原获得的诺贝尔奖,但是他自己认为他最大的成就还是在研究抗体特异性的工作上。可他的这个工作在客观上导致免疫学在长达半个世纪的时间内偏离了医学生物学方向,而偏向了化学方向,直到 Burnet 提出抗体产生的克隆选择学说之后,免疫学主流研究才又回到了医学生物学方向。

1937 年 Tiselius 和 Kabat 利用电泳方法将血清蛋白区分成为白蛋白、α_1、α_2、β 和 γ 球蛋白等组分。其后他们发现动物在接种免疫某种抗原后,其血清中 γ 球蛋白的水平显著升高,并且 γ 球蛋白具有明显的抗体活性,如与抗原产生特异性结合。因此,他们认定 γ 球蛋白就是抗体。在相当一段时间内,抗体被称为 γ 球蛋白。事实上,后来发现 α 和 β 球蛋白也有抗体活性。

1959 年,英国生物化学家 Rodney Porter 和美国生物化学家 Gerald Edelman 各自对免疫球蛋白分子结构进行了研究,阐明了免疫球蛋白的单体是由一对轻链和一对重链借二硫键连接在一起,免疫球蛋白分子的氨基端组成了能与抗原结合的 Fab 或 F(ab')$_2$ 片段,不能结合抗原但易发生结晶的羧基端片段称为 Fc 段。通过对 Ig 分子重链和轻链氨基酸组成特点的研究,发现了可变区和恒定区,为以后抗体多样性形成机制的研究奠定了理论基础。

上述科学家基本是围绕抗体进行研究,所获得的学术成果深化了人们对免疫系统的认识。由于抗体作为蛋白质分子广泛存在于血液、组织液和外分泌液之中,故人们将抗体介导的免疫功能称之为体液免疫,在 20 世纪前中叶以抗体为核心的体液免疫研究在免疫应答机制研究领域一直占主导地位,体液免疫学派与细胞免疫学派之间发生了激烈的争论。

● **体液免疫学派与细胞免疫学派的争论推动免疫学发展**

某一科学领域取得重大成就的时期往往具有一个显著的特征:意见相反的两个学派之间的学术争论,促进每个学派都设计许多实验来支持自己的理论,并向对方学术观点发出挑战。此种激烈的冲突也发生在免疫学研究的早期,不但涉及抗原与抗体相互作用以及补体作用模式的性质等,更涉及体液免疫学派与细胞免疫学派之间的激烈争论,其长期持续的争论对后来免疫学发展产生了重要影响。然而,该免疫学的争论并非是个孤立事件,而是 19 世纪医学理念革命的一部分,涉及正常与异常生理的基础过程。16 世纪以来,希腊体液学派的理论在医学上占统治地位,希腊体液学派认为疾病是机体体液因素的量与质失衡的结果。到了 19 世纪,科学家才意识到细胞的重要性。当免疫学家形成两大学术阵营时,Virchow 的细胞病理学理论提出仅 30 年的时间,无疑为后叙的细胞免疫学的创建提供了启示。

19 世纪后叶,俄国学者 Elie Metchnikoff 在研究中发现吞噬细胞具有清除微生物或其他异物的功能,于 1883 年提出了细胞免疫的假说即吞噬细胞理论(图 2-3B)。他的理论建立在以下观察的基础之上:即便海星这样的无脊椎动物也拥有摄取和破坏外源物质、入侵细菌功能的巨噬细胞,且脊椎动物的吞噬细胞执行了相似的保护性功能。他高瞻远瞩地推测,吞噬细胞是天然免疫中的重要部分,对获得性免疫也至关重要,并与众不同地提出,炎症并不是单纯的一种损伤作用,也是保护机体组织的一种机制。这一理论对生物学和医学的发展产生了深远而广泛的

Notes

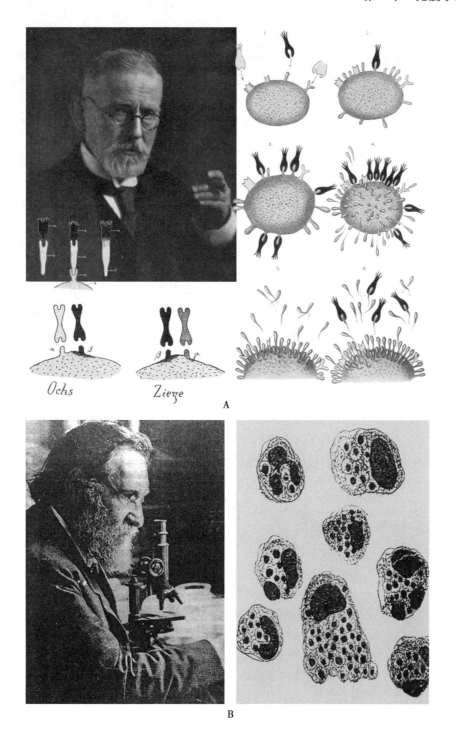

图 2-3　Paul Erhlich 和他的侧链学说(A)以及 Elie Metchnikoff 和他发现的吞噬细胞(B)

影响,也给法国微生物学家 Pasteur 留下深刻的印象,于是 Pasteur 邀请 Metchnikoff 加入其新组建的位于巴黎的巴斯德研究所。此后,Metchnikoff 及其一些优秀的学生在 Pasteur 研究所花费了几十年时间继续其吞噬细胞的免疫理论研究,形成了以法国为中心的细胞免疫学派阵营。Metchnikoff 的伟大发现开创了固有免疫,并为细胞免疫奠定了基础。

　　Metchnikoff 的细胞学理论很快引起一些人的反对。首先,当时大多数病理学家认为炎症反应以及伴随出现的小吞噬细胞和巨噬细胞对机体是有害的,而不是有保护作用的。甚至还认为,尽管吞噬细胞确实能摄入感染性微生物,其结果并非消灭和清除它们,而是将微生物运送到全身各处,导致感染的播散。

Notes

1890 年 Behring 和 Kitasato 有关白喉抗毒素和破伤风抗毒素的发现是对细胞免疫理论更为沉重的一击。随着时间的推移,许多新的病原性微生物相继被发现,而其特异性抗体也获得了鉴定。Erhlich 不但发明了测定白喉抗毒素水平的定量检测系统,而且还发表了一些经典的图片,让读者形象地理解抗体的结构和与抗原的作用方式。最后,当 Metchnikoff 自己的学生 Bordet 描述了红细胞可为抗体和补体所溶解时,大多数研究者倾向体液免疫理论。但是,Metchnikoff 及其学生还是坚持自己的理论,并用大量的实验不断证明吞噬细胞摄入病原体的能力在机体抗感染中的作用,也发现富含活化巨噬细胞的腹腔渗出液具有保护宿主抵抗腹腔注射的致死量的病原菌感染的作用,这项工作为非特异性免疫疗法提供了启示。尽管如此,细胞免疫理论还是受到了明显的抵制。

从发表的文献可以看出,20 世纪第一个 10 年大多数研究者支持体液免疫学说,反对细胞免疫学说。除了 Metchnikoff 及其信徒,大多数人选择抗体为其研究对象,因为抗体在当时易于检测,只有少数人将自己的研究生涯贡献于更难以操作的免疫细胞。值得肯定的是,两个事件缓解了两大学派的争论:其一,1908 年瑞典科学院将诺贝尔生理或医学奖同时授予细胞免疫学派的创始人 Metchnikoff 和体液免疫学派的代表人 Erhlich;其二,英国 Almroth Wright 和 S. R. Douglas 爵士大力协调两种学说的分歧。Wright 认为体液免疫和细胞免疫同等重要并相互依赖,体液抗体与其靶微生物特异性地结合可增强巨噬细胞的吞噬作用。Wright 的学说当时在英国广为流行,Wright 继 Metchnikoff 之后进一步阐明白细胞或吞噬细胞在抗感染免疫应答中的作用。但由于其技术难以掌握和结果难以重复,其重振细胞免疫学说的努力效果甚微。直到 20 世纪后半叶淋巴细胞的发现,细胞免疫才重新确立了在免疫学中的重要地位,免疫学家们才认识到细胞免疫和体液免疫同等重要,它们相互合作、相互补充共同构成了免疫系统的复杂而又精确的功能。回顾历史,当时细胞免疫学派和体液免疫学派在争论过程中为了支持自己的理论、反驳对方的理论所开展的大量的实验,在客观上极大地促进了免疫学的快速发展。

● 移植医学发展丰富了免疫学

在免疫学的发展历史中,移植研究是一个令人好奇的领域。自 19 与 20 世纪之交开始追踪,移植对免疫学产生了十分重要的贡献。然而,在移植领域工作的人不是免疫学家,而是对免疫学几乎无关的外科医师、肿瘤学家、生物学家和遗传学家。因此,他们的研究结果重要性一直处于没有为主流免疫学家所认识的状态,并且长达 50 余年。

19 世纪末的研究显示,肿瘤可在实验动物体内传代,但是最终这些移植肿瘤在不同品系动物受者身上将被排斥掉。肿瘤生物学家将此现象的机制的发现视为解决人类癌症问题的一个途径,认为如果能够阐明肿瘤移植排斥的秘密,那么也许人类可以诱导排斥自身的肿瘤。因此,人们在研究肿瘤排斥方面倾注了巨大的努力。在相关研究中,正常皮肤组织通常被用来作为对照。经过 10 年的时间,移植排斥反应的一般规律已被阐明,并且在 1921 年总结为以下要点:①异种之间的移植(异种移植)总是发生排斥反应,导致移植失败;②同种内不同个体之间的移植(同种异体移植)通常失败;③自体移植几乎无变化地获得成功;④对一个同种异体移植受者而言,首次移植表现为初始的接纳和延迟的排斥反应;⑤如果一个受者预先以供者组织物质进行免疫,则供者的第二个移植物的排斥反应被加速;⑥血缘关系越接近,移植成功的可能性就越大;⑦这些规则适用于正常和肿瘤组织。移植实验得出的这些规律为美国遗传学家 George Davis Snell 发现同种不同个体间的"组织相容性"概念积累了基础。1935 年,Snell 通过研究小鼠器官组织移植中的免疫学和遗传学现象,提出将这些影响移植器官存活的基因命名为"组织相容性基因"。移植促进了组织相容性抗原系统的发现,而组织相容性抗原系统的发现有力推动了免疫学的发展,也为器官移植走向临床奠定了基础。

Notes

第三节 免疫化学时期和免疫学革命时期

第一次与第二次世界大战期间免疫学进入了免疫化学时代,研究抗原与抗体的化学结构和抗原与抗体结合反应的化学本质和化学特征成为了免疫学研究的主流。免疫学研究从原来的以医学生物学为研究方向的外向型研究转成了以化学为方向的内向型研究。但在第二次世界大战之后,很多免疫生物学现象被发现和重视,免疫化学时期起统治地位的理论无法解释这些新发现的现象,免疫学进入了革命时期,免疫学研究也逐渐从化学方向又转回到了医学生物学研究方向,从此,免疫学研究进入了快速发展的时期。

● **免疫化学时代的免疫医学生物学研究**

从 20 世纪 20 年代到 50 年代初期,免疫化学在免疫学研究领域中占统治地位。然而,与免疫应答机制相关的研究仍然在进行,只是以免疫化学为优势的主流所边缘化,但还是取得了一些重要的成果。20 世纪 30 年代末,Max Theiler 发现黄热病是由一种滤过性的病毒引起的。Theiler 通过在小鼠和鸡胚组织内连续传代培养,成功地研制出黄热病病毒的减毒株,这些减毒株仍然保持其免疫原性,但已不具备致病性。在此基础上,Theiler 研制出了黄热病疫苗有效地防治了黄热病。由于这项贡献,1951 年 Theiler 被授予诺贝尔生理或医学奖,但 Theiler 研制的黄热病病毒疫苗当时仅引起病毒学家的兴趣,没有引起免疫学界的重视。Hans Zinsser 和 Arnold Rich 对细菌变态反应进行了深入的研究,但其工作仅引起当时细菌学家的注意,也没有得到当时免疫学界的重视。Simon 和 Rackemann 在 20 世纪 20 年代和 30 年代发明了单个蛋白质所致迟发型超敏反应的检测方法,也仅引起实验病理学家的兴趣。1933 年 Thomas Rivers 发明了过敏性脑脊髓炎的实验模型,当时几乎没有引起其他人的注意。瑞士生理学家 Daniel Bovet 在巴黎的 Pasteur 研究所工作时,就开始研究免疫及过敏现象并对自主神经系统对不同化学物质的反应做了充分的探讨。Richard Pfeiffer 发现的现象(豚鼠子宫角体外过敏实验——用少量抗原加到浸有致敏子宫角的组织液中,能引起致敏的子宫肌收缩)提供了体外研究过敏现象的极好模型,可用于阐明其发生机制。Bove 发现了组胺是过敏反应中最主要的因子,此外还有 5-羟色胺以及其他一些活性因子。正是在此基础上他开始寻找可以对抗组胺的药物,最终发现了对哮喘和花粉症有显著疗效的药物。鉴于 Bove 在治疗过敏症方面的重大发现,他于 1957 年荣获诺贝尔生理或医学奖。但上述与免疫学的生物医学方面密切相关的研究未能发表在免疫学领域的期刊上。

● **免疫学重大学说和理论:克隆选择学说**

1957 年澳大利亚免疫学家 MacFarlane Burnet 提出的**克隆选择学说**(clonal selection theory)是免疫学发展史中最为重要的理论。而这个重大理论的提出,主要来源于对天然免疫耐受和人工免疫耐受实验结果的分析和思考。1945 年美国动物学家 Ray Owen 描述的一个"大自然的实验"的现象,即遗传背景不同的异卵双生小牛,由于共享胎盘血管,异卵双胎小牛体内存在来自另外一个个体的血型细胞,成为血型嵌合体(chimeras),而对这些外来的血细胞抗原不会产生抗体应答,对相关的红细胞呈现耐受。基于此现象 Burnet 和 Fenner 推测,胚胎期接触特定的抗原可导致机体对其产生免疫耐受,提出了免疫耐受的形成与免疫系统早期发育阶段接触抗原后导致反应性淋巴细胞缺失或失活的假说即获得性免疫耐受的假说。但这一假说是否可通过实验证实?英国免疫学家 Peter Brian Medawar 等人在 1953 年应用小鼠皮片移植的实验模型,成功地进行了人工免疫耐受的实验。即新生鼠或胚胎期通过在新生期注射同种异体细胞(注射脾细胞),成年后对提供脾细胞来源供体品系小鼠移植的皮片产生耐受,能长期存活,而对其他无关品系移植的皮肤仍然发生强烈的排斥反应。Medawar 认为动物胚胎期或新生期接触抗原,可使其发生免疫耐受,使动物到成年期对该抗原发生特异性的无反应或不应答。Burnet 的克隆选择学说认为,全身的免疫细胞是由众多识别不同抗原的细胞克隆所组成,同一种克隆细胞只表达

Notes

相同的特异性受体,淋巴细胞识别抗原的多样性是机体接触抗原以前就预先形成的,是生物在长期进化中获得的。抗原进入机体只是从免疫细胞库中选择出能识别这种抗原的相应的淋巴细胞克隆,并使其活化、增殖,扩增出许多具有相同特异性的子代细胞,产生大量特异性抗体,清除入侵的抗原。机体自身的组织抗原成分在胚胎期就被相应的细胞克隆所识别后,这些结合了自身成分的细胞克隆便丢失或死亡,使得体内无识别自身抗原的淋巴细胞,形成了特异性免疫耐受,从而赋予机体免疫系统能够区分"自我"和"非我"的物质基础。实际上,在胚胎期任何进入机体的抗原都将被视为自身成分而产生免疫耐受。Medawar 和 Burnet 理论为免疫学科学理论的建立以及移植器官的临床研究做出了卓越的贡献。1960 年,Medawar 和 Burnet 分享了诺贝尔生理或医学奖。

● **抗体生成的克隆选择学说——免疫学的科学奠基理论**

1955 年 Niels K. Jerne 首次提出第一个抗体生成的生物学选择学说——自然选择理论。Jerne 指出,宿主能够合成具有整个抗体特异性库的巨大数量的抗体,这些抗体以天然抗体形式存在于血液中。这些天然抗体的功能为选择性地与合适的抗原结合,并且将抗原转运到抗体产生细胞中,激活细胞产生相同特异性的大量抗体。在初次免疫之后,抗原对抗体的选择体现在高亲和力方面,即与抗原高亲和力的抗体被大量产生。Jerne 将免疫耐受现象解释为:任何针对自身抗原的天然抗体在一开始立即为机体组织所吸收,因此,此后不再会出现自身抗体。

1957 年,Burnet 提出免疫细胞的克隆选择学说理论对抗体的产生进行了解释,认为抗体作为天然产物存在于免疫细胞表面,体内存在众多的免疫细胞克隆,每一个免疫细胞克隆表达针对某一个特定抗原的特异性受体。在抗原存在的条件下,一个抗原与一个免疫细胞克隆表面的抗原受体发生特异性结合,导致该免疫细胞的增殖反应。对自身组织的免疫耐受是由于免疫细胞克隆流产(夭折)所致,即与自身抗原结合的免疫细胞克隆在胚胎时期克隆前体细胞发育阶段发生了流产,从而清除了产生自身抗体的细胞。Burnet 学说发展了 Erhlich 的侧链学说,修正了 Jerne 的自然选择学说,对免疫学的发展产生了深远的影响。

Burnet 学说得到了 David Talmage 和 Joshua Lederberg 的大力支持。Talmage 强调组合性抗体特异性,指出有限的不同抗体特异性的不同组合可能辨别大量的抗原。单一的抗体种类可能不如自然界中的抗原种类多,但是抗体不同的组合就能够识别自然界中存在的和人工合成的所有可能的抗原种类。另一方面,Lederberg 重视克隆选择的遗传学含义,提出抗体多样性决定于免疫球蛋白基因高频的体细胞突变。

此后几年内,抗体生成的克隆选择学说就获得了广泛的承认。1953 年 James Dewey Watson 和 Francis Harry Compton Crick 发现 DNA 的双螺旋结构,阐明细胞核内 DNA 结构具有的遗传信息决定了生物活性分子——蛋白质的产生。然而,克隆选择理论和 DNA 结构的发现却产生了抗体多样性机制之争。一些人认为全部特异性受体库是由胚系细胞基因组所编码(多基因理论),而另外一些人认为编码抗体的基因相当有限,而抗体多样性是由于体细胞编码抗体的基因突变或重排所致(寡基因理论)。抗体多样性机制问题的解决是 20 世纪分子生物学的巨大成就之一,它涉及一些微小基因片段变化性的组合,并且受援于基因突变,最终生成大量抗体轻链和重链的构成总和。

● **免疫化学与免疫生物学的综合**

一个多世纪的科学免疫学学科发展大体历经了三个阶段:其一,从 1880 年到第一次世界大战,以细菌学和感染性疾病为核心,形成了明确的医学导向性,但是某些原创性免疫学研究工作如新型疫苗的研发、血清疗法、细胞免疫研究和细胞毒抗体相关性疾病研究由于缺乏原始动力或者未能获得重视而停滞不前,或者被其他学科的研究者接手:如过敏反应和相关临床疾病的研究被传递到临床变态反应研究者的手中,而血清诊断技术的发展与应用被转移到血清学学科之中。其二,第一次世界大战到 20 世纪 50 年代末和 60 年代初,在免疫学领域内,免疫化学居主导地位,抗原和抗体的化学性质得到深入全面的阐明,免疫学研究处于内向期,免疫学研究者几乎不关心抗原与抗体研究以外的生物学事件,在研究上缺乏与生物学等其他学科的交叉与渗透。其三,此后,免疫学研究发生了历史性的转变:科学革命。既然传统的理论与技术不能解释新发现的生物学事件,生物学家从化学家手中接管了免疫学学科,化学技术和化学导向性理论迅速地失去了其传统优势的阵地,克隆选择学说指导着免疫学研究者的科学研究实践,研究指向涉及免疫应答的生物学基础和生物医学意义。从此,免疫学研究走上了快速的发展道路。

免疫化学虽然失去了主流地位,但是,免疫化学并没有因此消亡。免疫化学家和生物学家联手解决了很多免疫系统的问题。他们共同澄清了 T 细胞抗原识别受体(TCR)、B 细胞抗原识别受体(BCR)、抗体生成和结构、细胞-细胞相互作用的动力学性和化学性以及免疫应答调节机制等问题。

● **抗体肽链组成结构的阐明**

美国生物化学家 Gerald Maurice Edelman(图 2-4A)阐明了抗体分子结构,对生物化学和免疫学研究做出了重大的贡献。1957 年,他进入了洛克菲勒大学,开始从事抗体结构研究。当时,抗体结构是个困难重重的研究领域,其中最大的困难有两个:一是抗体分子量极大,二是抗体极不均一。在 1958 年前后,英国生物化学家 Rodney Robert Porter(图 2-4B)用木瓜蛋白酶和胃蛋白酶将抗体降解成几个片段。这样,第一个困难得以克服。Edelman 也认为,将抗体裂解成较小的片段,是抗体结构研究的第一步。但同时也认为,酶解法所得的片段只是人为的产物,实际上机体活细胞在合成抗体时,显然不是用那些片段来拼接的。经过一段时间摸索,终于找到了用浓尿素还原抗体分子二硫键的理想方法。1961 年,Edelman 进行 IgG 的还原实验,实验所得的裂解产物比 Porter 的实验所得的片段还小得多,因此断定这些产物为 IgG 的两种多肽链,这两种多肽链后来被称之为轻链和重链。与酶解实验的结果相比,还原实验的结果对于认识抗体结构具有更大的意义,因为它证明,抗体分子是由多个肽链构成的。但还原实验也有一个弱点:所获得的两种肽链发生了变性,失去了抗体活性,因而无法借助它们来测定抗体肽链的氨基酸顺序。Edelman 试图从正常血清中分离免疫球蛋白,但分离出来的免疫球蛋白全都是性质极不均一的。此时,他果断地把目光转向"异常的免疫球蛋白"——骨髓瘤蛋白和本-周蛋白。1961 年,他利用本-周蛋白做电泳实验,发现这种蛋白质是均一的,一般只相当于骨髓瘤蛋白分子的一条多肽链(轻链)。从来自不同骨髓瘤患者的一系列本-周蛋白的氨基酸顺序,可以了解正常人体产生的免疫球蛋白轻链结构的变异情况。1962 年,他利用骨髓瘤蛋白和本-周蛋白进行电泳实验,并进行肽图的比较分析,证明了抗体的不均一性是有限的。1965 年他与 Porter 等人终于先后鉴定了 IgG 轻链的氨基酸结构,发现每条轻链都有两个区:从氨基端开始的是可变区,另一半是恒定区,整个轻链有 214 个氨基酸残基,其中可变区占 108 个左右。

下一个问题是如何阐明抗体重链的结构。Edelman 与其合作者为测定重链区的氨基酸顺序进行了一系列的实验和分析,进一步证实重链也有可变区和恒定区。每条重链含有 446 个氨基酸残基,其中可变区占 115 个。此外,还发现轻重链之间共有四个把它们连接起来的二硫键。他认为,肽链的氨基酸顺序是抗体特异性的根源,与抗体识别功能有关的是它的可变区。可变区的氨基酸顺序不同,从而使抗体表现出特异性;相反,恒定区的氨基酸顺序,对于同种抗体的不同分子来说都是相同的,它具有"普遍性"功能,如结合并且激活补体,从而溶解带有外来抗原的细胞成分,称之为抗体的"调节器功能"。1969 年 4 月,在美国实验生理学学会联合会第 53 次年会上,Edelman 正式宣布:抗体分子最详尽的化学结构即其氨基酸顺序问题已解决了。这一消息使会场欢声雷动,与会者们一致认为,这项研究成果"是解决抗体分子三维结构问题至关重要的一步,是一项重大成就,它必将对进一步了解抗体的功能发挥巨大的作用"。由于抗体结构研究中作出的突出贡献,1972 年 Edelman 与 Porter 共同获得了诺贝尔生理或医学奖。

Notes

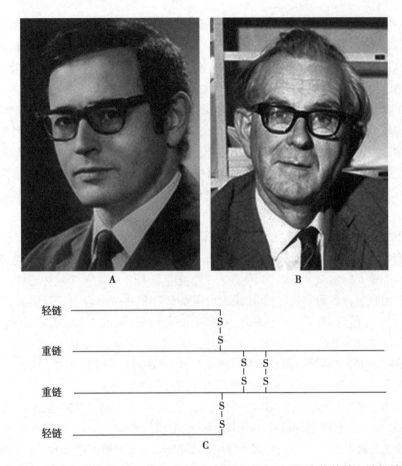

图2-4　Gerald Maurice Edelman(A)、Rodney Robert Porter(B)和抗体的四肽链结构(C)

其实,英国生物化学家Rodney Robert Porter的研究为认识抗体结构奠定了基础。1949年Porter在伦敦国立医学研究所当研究员,主要任务是从事蛋白质分离法的研究。但他利用业余时间进行抗体研究,当时抗体研究面临着一些"无法解决"的难题,一是抗体的高度异源性,二是当时最先进的蛋白质分析技术只能对付分子量在3万以下的蛋白质,而抗体分子全是分子中的"巨人",分子量都在15万以上。但他知难而上,立志要解决这个难题。1950年他通过实验证明家兔的IgG在抗体中具有代表性。他认为,抗体既然是一种蛋白质,必定有某种蛋白水解酶,可将它裂解成几个仍然保持着抗体结合活性的片段,只要片段小到可以用现有蛋白质氨基酸结构分析技术来分析的程度,抗体结构问题就有解决的希望。开始他用胃蛋白酶处理家兔抗体,得到的大片段分子量仍高达11.3万,而小片段则失去了抗体活性。接着,采用木瓜蛋白酶加酸性化合物来处理家兔抗体,但是因为水解所得片段中含有大量酶蛋白质的杂质,无法得出可靠的数据。1957年问世的结晶状木瓜蛋白酶给他带来了福音。利用这种酶进行抗体裂解实验,经超速离心机分离,得到3个大小差不多的片段。两年后,他用羧甲基纤维素来分离那3个片段,测出三者的比例1∶0.8∶0.9。前两个片段性质极相似,能与抗原结合形成不沉淀的可溶性复合物。因此,它们是单价抗体片段,称之为Fab,意为"抗原结合段",又称为可变段。第三个片段的性质大不一样,它不能与抗原结合,但呈结晶形,故称为Fc,意为"结晶段",又称为"恒定段"。实验证明,与抗体特性有关的是前两个片段,但结晶段在抗体与抗原结合时也起着重要的"调节器"作用。Porter的抗体三片段的研究成果被生物化学和免疫学界誉为抗体结构研究中"突破性的成果",破除了抗体结构问题"无法解决"的困惑,使抗体研究起死回生,并获得长足的发展。1961年Edelman公布了抗体二硫键还原实验的结果,提出抗体分子不是只有一个肽链,而是由多个肽链构成的。Porter得知这个消息,如获至宝,立即进行比较实验,在重做自己原先的抗体

Notes

酶解实验的同时,也做 Edelman 的抗体还原实验,将两种实验的结果加以比较分析。在实验过程中,他修改了 Edelman 的实验方法,获得到两种仍能与抗原结合的肽链,暂称为 A 链和 B 链,1964 年起这两种链被通称为抗体的"重链"和"轻链"。重链分子量在 5 万左右,轻链分子量约为 2 万。在分析比较了实验的结果之后,他提出了一个新设想,即关于抗体分子结构的第二个模型-四肽链模型。这个模型含有两个轻重链对,每一轻重链之内和两条重链之间都有二硫键连接,但轻链与轻链不相连接(图 2-4C)。1962 年,Porter 发表了题为《免疫球蛋白 G 和抗体的结果》的论文,提出的抗体四肽链模型,在学术界引起了强烈反响。人们称赞这个模型为研究抗体结构和功能立下了大功,是"划时代的成就"。抗体四肽链模型为阐明抗体的结构和它的特异性,提供了极重要的依据,对抗体在与抗原结合反应中的作用机制,作出了形象的解释。更重要的是,它为他和 Edelman 后来测定抗体多肽链的氨基酸顺序,提供了关键性的资料,为在分子水平上开展免疫学研究打下了基础,成为分子免疫学的创始人之一。

● **主要组织相容性复合体的发现**

美国遗传学家 George Davis Snell 是创建移植免疫和免疫遗传学的主要奠基人,他在器官移植和免疫机制研究方面做出了杰出的贡献。1930 年,在得克萨斯州大学进行研究工作期间,通过 X 线照射小白鼠的染色体,观察到染色体的频繁易位,这是人类第一次对一种哺乳动物的遗传突变性改变所进行的研究。1935 年,在缅因州巴尔哈伯的杰克逊实验室,Snell 领导一个小组研究小鼠器官组织移植中的免疫学和遗传学现象。当时,伦敦的科学家已发现影响小鼠体内移植器官存活的那些基因中的一个位点,Snell 将这些影响移植器官存活的基因命名为"组织相容性基因"。Snell 培育了 69 种纯品系的小鼠,采用培养纯品系小鼠的方法,对这些基因进行分析,在小鼠的染色体上找到了 11 个位点与组织相容性相关联,其中一个位点为组织相容性 H-2。他发现,由其他品系小鼠引入的外来组织相容性基因,都是 H-2 的等位基因,并鉴定出 10 对不同的等位基因,证明了组织相容性基因具有多态性。同时还发现,虽然染色体上的基因点有很多与组织相容性有关,但 H-2 这个位点具有比其他任何位点更强的作用。通过对 H-2 位点作进一步的研究,结果发现 H-2 也不是一个单纯的位点,而是由 3 个紧密相连的多态性位点所组成,是一个复合体。这种复合体并不为小鼠所特有,在其他动物,包括人类的染色体中都有这种复合体。因此,Snell 提出了"**主要组织相容性复合体**(major histocompatibility complex, MHC)"的概念,认为,在所有的脊椎动物体内都有这种主要组织相容性复合体。Snell 为研究人体组织相容性基因创立了经典的研究方法。1980 年,Snell 与 Benacerraf(发现了免疫应答基因,Ir 基因)、Dausset 一起获得了诺贝尔生理或医学奖。

法国医学和免疫学家 Jean Dausset 对抗原抗体在输血及组织器官移植中作用的研究富有成果。Dausset 是世界上第一个研究组织相容性抗原与疾病关系的科学家,为医学的发展开创了一个新的领域。早在第二次世界大战期间,针对有些病员对输 O 型血产生剧烈的反应,Dausset 研究了其中的奥秘,发现有些 O 型血动物血浆中含有高浓度的抗 A 抗体。这些抗体可使 A 型、AB 型血的患者产生严重的反应。Dausset 认为,这些抗体是在供血者接受抗白喉和抗破伤风抗毒素血清的预防注射时产生的,因为在这些血清中含有大量的可溶性 A 型物质,激发了供血者产生过多的抗 A 抗体。通过对自身免疫性溶血性疾病的研究和自身抗体的分类,发现有的人体内具有"多凝集性",即有多种抗体,而不仅仅只有一种自身抗体。Dausset 对白细胞所含的抗原系统的研究,促使医学遗传学产生了一次飞跃。此后,他转向白细胞和其他组织细胞在免疫学多态性方面的研究。在当时的医疗实践中,移植健康的组织或器官的成功率是极低的,同种异体移植会产生排斥现象。Dausset 不仅证实了患者的白细胞和血小板表面含有与 ABO 血型系统相似的抗原系统,还首次发现白细胞上的第一种白细胞异抗原,命名为 MAC 抗原,并预言这种 MAC 抗原抗体系统在组织器官移植中,必将具有十分重要的意义;指出器官移植的成败,主要与提供组织和接受移植者白细胞之间的匹配密切相关。1965 年,Dausset 对这种白细胞抗原进行了深

Notes

人研究,发现约有 10 种不同的抗原,认为这 10 种抗原在遗传学上可能属于一种独特的复合系统,称之为 Hu-I 系统,后来改称为 HLA,即**人类白细胞抗原复合体**(human leukocyte antigen, HLA)。到目前为止,已经发现和描述了近百种 HLA。Dausset 深知对 HLA 复合体的研究对人类具有重要的意义,1972 年在 Dausset 的倡议和组织下,通过大量调查研究,对全世界 54 个居民点的人群作了 HLA 复合体的分型,建立了 HLA 抗原系统的人类学分布状况的资料库。Dausset 对白细胞抗原系统的研究,把 Snell 所开展的工作推进了一步(从小鼠到人);所采用的血清学方法,较之 Snell 的方法简便得多。经过大规模的实验,Dausset 研究控制这种移植抗原的遗传学规律,鉴定了遗传基因复合体,并提出了人类移植免疫学的定律。Dausset 深知国际合作在开展这项造福人类的事业中起重要作用,呼吁组织国际性器官交换网,率先设立了"法国移植中心"。

此外,Dausset 最早开始研究组织相容性抗原与疾病间的关系,1967 年提出 HLA 抗原与急性淋巴型白血病有密切关系。这一发现又开创了临床免疫学的一个新的研究领域。研究者发现 HLA 与人体免疫关系十分密切,而包括 I 型糖尿病、强直性脊柱炎、多发性硬化、类风湿性关节炎等 30 多种疾病,正是与特定的 HLA 分型密切相关。最典型的就是强直性脊柱炎与 HLA-B27 的相关性,这个发现已广泛用于临床诊断强直性脊柱炎。

● 单克隆抗体技术发明引发医学和生物学的革命

1974 年,Georges Kohler 到英国剑桥大学的 Cesar Milstein 实验室进行博士后研究,Kohler 和 Milstein 两人为了研究抗体多样性的遗传基础,希望能够得到生存周期长的抗体产生细胞,他们通过将抗体产生细胞与骨髓瘤细胞融合,实现了抗体产生细胞的永生化,由此,Kohler 与 Milstein 共同研究开发了一套制备**单克隆抗体**(monoclonal antibody,McAb)的新技术:将能够在体外无限增殖的小鼠骨髓瘤细胞与能够分泌特异性抗体的免疫小鼠的脾细胞融合,获得了既能无限增殖又能分泌特异性抗体的"杂交瘤"细胞株。先用特定的抗原免疫动物,取脾脏制成单细胞悬液,在融合剂的作用下,将其与骨髓瘤细胞融合。未融合的脾细胞不能连续传代而自然死亡。骨髓瘤细胞先已经过特殊处理而缺乏次黄嘌呤鸟嘌呤核苷酸转移酶,可被氨基蝶呤杀死。这样,在含有氨基蝶呤的选择培养基中只有脾细胞与骨髓瘤融合生成的杂交瘤细胞能存活下来。10~14 天后,杂交瘤细胞克隆扩增,用有限稀释或软琼脂法,将能分泌特异性抗体的单个细胞克隆筛选出来,继续培养。经过几轮筛选即可得到能分泌 McAb 的杂交瘤细胞株。将该杂交瘤细胞株扩大培养或注入小鼠腹腔,在培养液或小鼠腹水中可得到大量的 McAb。

单克隆抗体技术对生命科学及医学的几乎所有领域都产生深远的影响。利用抗体与抗原结合的高度特异性,McAb 可以在体外鉴定和分离极微量的相应抗原物质(蛋白质、酶、激素、糖类等),为生命科学及医学研究提供了极大的便利。在临床方面,McAb 大大提高了许多疾病诊断的精确性,并对很多疾病的治疗大有助益,为诸如癌症和白血病之类的慢性和致死性疾病的治疗提供了新的手段。用 McAb 鉴别细胞亚型,对淋巴瘤和白血病的分型至关重要。将某种毒素结合到 McAb 上制成靶向型"免疫毒素",能更有效地杀死癌细胞,而不伤害正常细胞,这将使肿瘤等许多疾病的治疗发生革命性变化。单克隆抗体技术为医学和生物学的基础理论研究和应用研究开辟了广阔的前景。为了表彰 Kohler 和 Milstein 在这一划时代免疫工程研究中作出的杰出贡献,他们获得了 1984 年诺贝尔生理或医学奖。

单克隆抗体技术是 20 世纪 70 年代医学和生物学领域中的一次革命,它的实际应用价值对生命科学和医学各领域都产生了深远的影响,也使免疫学基础理论的研究有了重大进展。将单克隆抗体技术与基因工程技术结合起来,制备的人源化单抗或基因工程抗体片段,为肿瘤、自身免疫病和其他免疫相关疾病的生物治疗提供了新的手段。

● 独特型网络学说

丹麦免疫学家 Niels K. Jerne 被誉为现代免疫学之父。他提出的三个学说:抗体生成的自然

Notes

选择学说、有关抗体多样性机制的学说和免疫系统的独特型网络学说,为现代免疫学的建立奠定了基础,因此获得了 1984 年诺贝尔生理或医学奖。1955 年,他首先提出了抗体生成的自然选择学说,为 Burnet 最终提出抗体生成的克隆选择学说奠定了基础。

1974 年,他提出了免疫反应调节的**独特型网络学说**(idiotype and anti-idiotype network hypothesis)。该学说认为抗原刺激产生抗体,抗体上的独特型决定簇能进一步诱导机体产生抗独特型抗体,而抗独特型抗体也有独特型决定簇,又能诱导抗抗独特型抗体的产生,如此循环并相互识别和层层抑制形成抗体的独特型网络。该网络的主要作用是调控抗体的数量和功能,在抗原被清除后使抗体数量和功能维持在一定的水平上,以免过量的抗体对自身组织产生损害。独特型网络学说已经被实验所证明,并且促进和指导了基础免疫学的研究和发展。

● **细胞免疫学的发展**

Burnet 的克隆选择学说促进了 T 和 B 淋巴细胞的发现和淋巴细胞区分"自我"和"非我"的机制。1957 年 Glick 发现切除鸡的腔上囊(Bursa)导致抗体产生缺陷。Glick 将鸡腔上囊内发现的淋巴细胞称为腔上囊衍生细胞,简称为 B 淋巴细胞或 B 细胞(B 为 Bursa 的第一个字母)。1961 年 Miller 和 Good 发现小鼠新生期切除胸腺(thymus)或新生儿先天性胸腺缺陷,都可引起严重的细胞免疫和体液免疫的功能障碍,因此认为胸腺衍生的淋巴细胞是执行细胞免疫功能的主要细胞成分,将其称之为胸腺衍生细胞,简称 T 细胞。1962 年和 1964 年 Warner 和 Szenberg 发现切除鸡的腔上囊只是影响抗体的生成,但不影响移植排斥反应,提示 T 细胞参与细胞免疫,而 B 细胞负责体液免疫。1967 年,Claman 和 Mitchell 等发现,在功能上 T 细胞和 B 细胞有协同作用,T 细胞可辅助 B 细胞产生 IgG,从而科学地解释了胸腺切除后抗体产生缺陷的原因。此后,Mitchison 等证明 T-B 细胞相互协作的分子基础是 T 细胞和 B 细胞分别识别同一抗原大分子上的不同抗原决定基(表位),T 细胞识别 T 细胞表位,而 B 细胞识别 B 细胞表位。细胞免疫和体液免疫在功能上体现着既有一定明确的分工,又有相互的功能协作。借助单克隆抗体技术,免疫学家进一步鉴定免疫细胞表面表达的特征性标志分子,Cantor 和 Reiherz 等分别将小鼠和人类 T 细胞群体分类成辅助性 T 细胞(Th)和细胞毒 T 淋巴细胞(CTL)功能亚群。Cershon 等还证明抑制性 T 淋巴细胞的存在。1976 年 T 细胞生长因子(现在称为白细胞介素-2)的发现和应用,使 T 细胞在体外培养获得成功。

第四节　现代免疫学时期

20 世纪 70 年代中后期,免疫学进入现代免疫学的发展时期。免疫学家进一步探索了免疫应答的规律,澄清了抗原受体和抗体分子多样性机制、免疫识别和免疫细胞相互作用的分子基础与机制、免疫细胞发育、分化与活化的机制等。免疫学正在从深度和广度两个方面迅速地发展,成为生命科学的前沿学科,并且在应用领域取得一系列重要的成就。

● **抗体多样性产生机制**

日本分子生物学家利根川进(Susumu Tonegawa)在抗体多样性机制研究上作出了卓越贡献。20 世纪 70 年代中期,他在瑞士巴塞尔免疫学研究所工作时,证明了编码抗体的抗原结合区的基因是由 3 到 4 个独立的 DNA 片段组装而成。1976 年,他和同事报道了直接证据:抗体轻链的可变区(V)和恒定区(C)是分别独立编码然后组合到一起的:检测小鼠胚胎细胞的 DNA 和一株分泌抗体的小鼠 B 淋巴瘤的细胞 DNA,发现编码抗体 V 区和 C 区的基因在胚胎细胞 DNA 上的距离比在瘤细胞(抗体生成细胞)的 DNA 上的距离大。他们继而测定抗体轻链基因序列,并惊奇地发现 V 区和 C 区基因片段在瘤细胞中已联接到一起:而在胚胎细胞这两个基因片段被 1250 bp DNA 隔开,且不编码轻链蛋白。他们首次证明,抗体基因是由被非编码 DNA 序列隔开的多个

Notes

独立基因片段组成。第二个惊奇的结果是:V区基因在编码抗体蛋白的98位氨基酸后终止。可变区含有大约110个氨基酸。因此,该基因太短而不能编码完整的可变区。不久,他们在基因的下游找到了"丢失"的DNA片段,并将其称为"J",意为连接。此外他们发现,编码抗体重链的基因也以类似的方式排列,只是在V和J片段之间多了第三个称为"D"的基因片段,意为多样性,3个分开的DNA片段连接到一起形成一个完整的重链可变区编码序列。轻链的V(30个)、J(7个)和重链的V(50个)、D(23个)、J(6个)均含有不同数量的功能性基因片段,任何V-J或V-D-J组合都是可能的,这就是说基因重排能产生成千上万的轻链和重链;轻链又可以与重链随机组合成一个抗体分子,因此,所有组合的总数更多,此称为组合多样性。此后人们发现,V-J和V-D-J片段重组再连接成完整基因时,其两端接头处的核苷酸会丢失,从而发生框架移位(丢失3X个核苷酸)或密码子重组(丢失3X+1或3X+2个核苷酸);也会在接头处插入一段未知的核苷酸序列,此称为接合多样性。因此,B细胞重排抗体基因时,可产生10^{13}以上的多样性。

利根川进等人首先揭示了抗体多样性产生的基本原理,表明它是一个完善的系统。后人的研究证明该系统中的基因重排,多拷贝基因片段和体细胞突变都与产生抗体的多样性形成有关。利根川进等的贡献还包括"增强子"(一个重要的基因调控因素)的发现以及在重链基因的V-D-J和编码区之间内含子方面的发现。此外,抗体基因重排机制也为T细胞受体基因的结构和重排机制的研究提供了经验和范本。由于他在探索免疫系统的错综复杂的现象方面所取得的卓越成就,1987年被授予诺贝尔生理或医学奖。

- **MHC限制性的发现**

1954年Mitchison推测,只有当皮肤致敏抗原存在于自体细胞的表面时,才能被T细胞识别,移植抗原亦是如此。Lawrence进一步提出,只有当病毒抗原与自身抗原结合时,才能被免疫系统识别。Doherty和Zinkernagel合作研究小鼠的淋巴细胞性脉络丛脑膜炎(LCMC)中细胞毒性T细胞所引起的损伤机制。当时有些研究报道,许多特定抗原的免疫反应是由Ir基因来控制的,该基因是主要组织相容性复合体的一部分,而且对LCMV的易感性也与特定的MHC型别有关。Doherty和Zinkernagel选择了一个可用来测定效应细胞(细胞毒T淋巴细胞,CTL)杀伤病毒感染靶细胞能力的体外系统开展研究。同一品系的小鼠体内产生的CTL可杀伤该品系小鼠的病毒感染细胞。可是,如果病毒特异性的CTL与病毒感染的靶细胞的MHC型别不同,即它们分别来自不同品系的小鼠,CTL通常不能有效杀伤靶细胞。由此,Doherty和Zinkernagel得出结论,CTL发挥作用的前提条件是必须识别病毒感染细胞上两种标志:一种来自病毒,另一种来自细胞表面正常表达的MHC分子。这就是著名的T细胞双重识别和MHC限制性的学说。

此后,Doherty和Zinkernagel的研究结果被充分证实,研究表明,T细胞受体(TCR)可与存在于MHC分子表面的特殊的裂隙中的病毒抗原蛋白降解后的多肽特异性地结合。在T细胞发生免疫应答时,T细胞表面的TCR一方面识别靶细胞表面表达的自身MHC分子(自我识别),另一方面识别由MHC分子结合的抗原肽(特异性抗原识别)。特异性T细胞只是对自体细胞表面MHC分子呈递的抗原肽(表位)产生应答。1996年,Doherty和Zinkernagel因他们阐明了CTL识别感染细胞时具有MHC限制性而共享当年诺贝尔生理和医学奖。

- **分子免疫学的飞速发展**

随着免疫学的自身深入发展和借助于分子生物学的手段,免疫学家们对免疫分子进行了系统和深入的研究,从而开辟了分子免疫学的新篇章。分子免疫学发展表现出以下特点:其一,1975年后分子生物学的异军突起,成为生命科学的带头学科,其基因克隆和基因工程技术等先进技术对分子免疫学的发展起到了巨大的推动作用,具体表现为可迅速地解

Notes

析一种新型免疫分子的结构和获得其基因重组的表达产物;其二,正是由于上述原因,分子免疫学能够快速地把免疫分子的结构与功能联系起来进行全面深入的研究;同时,还可从DNA复制、转录和蛋白翻译等多个层面上研究免疫分子结构与功能的关系,从而为免疫应答整体性和网络性的功能阐释提供精确的资料;其三,分子免疫学研究的主要对象为免疫细胞内结构性蛋白分子、免疫细胞膜表面的蛋白分子和免疫细胞所分泌的蛋白多肽类分子。免疫细胞内结构性蛋白分子与免疫细胞功能相关的细胞内信号传导、免疫应答相关的物质转运以及蛋白合成等关系密切;免疫细胞膜表面的蛋白分子与免疫识别、免疫细胞之间受体与配体相互作用等密切相关;免疫细胞所分泌多肽分子则与免疫细胞之间的功能协调关系密切。

从20世纪60年代开始,免疫学家就注意到免疫细胞可分泌一些多肽类分子,根据其来源命名为淋巴因子(来源于淋巴细胞)、单核因子(来源于单核细胞)。1979年第二届国际淋巴因子专题讨论会上,将来自单核巨噬细胞、T淋巴细胞的非特异性发挥免疫调节功能和在炎症反应中起作用的分子称之为白细胞介素(interleukin,IL)。1974年,Stanley Cohen首次提出"细胞因子(cytokine)"的概念,之后为免疫学和生物医学界所广泛承认和使用。多种细胞分泌的能够调节免疫细胞生长分化、调节免疫功能、参与炎症反应和创伤愈合等小分子多肽统称为细胞因子。细胞因子主要通过自分泌或旁分泌方式发挥其生物学作用。细胞因子通过与其靶细胞表面的相应受体的相互作用,将生物信号传导至细胞内。

当外源性抗原进入机体,可诱导产生特异性免疫应答。这是一个需要全体免疫细胞相互协调、共同发挥作用的复杂过程。在免疫细胞间充当信号联络作用,使其完成细胞的社会作用主要依赖两个方面的作用:其一是免疫细胞表面分子间的相互作用,即受体与配体的相互作用;其二是细胞因子与其受体的相互作用。上述两个方面的作用结果是启动细胞内信号传导的级联反应,导致细胞内基因表达调控改变,并继发细胞行为,实现细胞功能。通过上述两方面信息的传递与交流,使得天然免疫与特异性免疫能相互呼应,众多的免疫细胞能在功能上相互协调一致,共同执行免疫应答任务。因此,细胞因子实质上是免疫细胞在功能上相互联络的"语言"之一。通过这种"语言",整个免疫系统才能协调一致,才能在某一特定的时空条件下完成主要的功能任务。因此,研究并阐释细胞因子的作用是揭示免疫应答本质的一种重要手段。事实上,细胞因子的研究成果极大地推动了免疫学理论和应用的发展。这其中最具代表性的莫过于IL-2。作为Th1型细胞因子,IL-2及其受体的基因是最早被克隆的。许多免疫学的基本原理来自于IL-2的相关研究成果,如IL-2产生是T细胞活化后的重要标志;IL-2与其高亲和力受体间的相互作用调节着免疫应答的强度和持续时间。又如,根据免疫细胞的细胞因子产生谱可将Th细胞分为Th0、Th1和Th2三类。Th1细胞特征性分泌IFN-γ和IL-2,参与CTL的增殖与功能性分化和迟发型超敏反应,是细胞免疫应答的重要参与成分;而Th2细胞特征性分泌IL-4、IL-5和IL-13,与B细胞增殖与功能性分化和抗体产生有关,是机体体液免疫应答中重要的调节因素。机体免疫应答针对内源性或外源性抗原刺激可发生Th1或Th2分化。正是这种分化表现使免疫系统能够集中资源与优势行使不同性质的特异性免疫应答任务。另外,细胞因子已经用于临床疾病治疗。基因工程重组的细胞因子已成为生物应答调节剂中一类重要的治疗制剂。在国内外,IL-2、干扰素(IFN)、粒细胞单核细胞集落刺激因子(GM-CSF)、粒细胞集落刺激因子(G-CSF)和红细胞生成素(EPO)等细胞因子的基因工程产品已经获准生产,用于感染性疾病、肿瘤、器官移植、血细胞减少症、超敏反应和自身免疫病等治疗。

免疫细胞膜表达的分子基本可分为三类:其一,与抗原识别有关的分子,如T细胞表面的TCR,B细胞表面的BCR和向T细胞呈递抗原肽的抗原提呈细胞(APC)表面表达的MHC Ⅰ和MHC Ⅱ类分子;其二,与信号传导有关的分子,如TCR复合物中的CD3,BCR复合物中的Igα和

Notes

Igβ，以及表达在淋巴细胞和 APC 表面的一些受体和配体分子，如 T 细胞表面的 CD28、CD40L 等，APC 表面的 CD80、CD40、LFA-1 等，CD3 或 Igα 及其 Igβ 可直接将 TCR 或 BCR 识别的抗原信号转递至细胞内，导致细胞活化，而 CD28 与 CD80，CD40 与 CD40L 等受体-配体的相互作用可向细胞内传递第二信号，通过不同的细胞信号传导途径传导兴奋性，导致细胞功能行为的变化；其三，细胞表面黏附分子，与细胞-细胞之间的相互接触与黏附有关，如 CD4 与 MHC Ⅱ类分子，CD8 与 MHC Ⅰ类分子等。细胞间的相互黏附是细胞间进行信息交流的前提，某些细胞黏附分子既参与细胞间的黏附，也参与细胞的信号传导，如 CD28、CD4 既为细胞黏附分子，又参与细胞的信号传导。免疫细胞膜蛋白分子是免疫细胞之间、免疫细胞与其他组织细胞之间进行信息交流的重要物质基础。它们可引发后继的细胞内一系列与功能相关事件发生，实现细胞的功能。在此意义上，免疫细胞膜蛋白质分子是除了细胞因子以外细胞的另一种"语言"，只不过这是一种接触性的对话，而细胞因子是非接触性短距离的对话"语言"，而激素则是非接触性长距离的对话"语言"。

至于免疫细胞内结构性蛋白分子，则与细胞代谢、信号传导、基因复制与表达等细胞内事件有关。在此方面，免疫细胞与其他组织细胞相比，除了某些特殊性以外，大多数胞内事件存在着共同的基本特征。

● 自我-非我识别理论与"危险"理论

免疫学家一直必须面对的最基本的免疫学理论问题是机体免疫系统如何识别自我正常成分与非我的抗原物质。自我与非我的识别是免疫学理论的核心，这也是一代又一代免疫学家所希望解决的科学问题。迄今为止，自我-非我辨别（self nonself determination，SNSD）模式假说是阐释免疫系统识别自我与非我的权威理论。

最初 SNSD 模式的简洁版本源于 Burnet 克隆选择学说的基本思想。Burnet 提出 B 细胞表达抗原特异性受体，而抗原与其受体的相互作用启动 B 细胞活化信号，免疫应答产生。为了确保免疫应答是直接针对非我的抗原物质，Burnet 和 Medawar 提出了 SNSD 简化版本：自身应答性的淋巴细胞早在个体发育时期就被删除了。抗原在这一模式中居于核心控制的地位。T 细胞的抗原识别模式也与 B 细胞类似（图 2-5）。

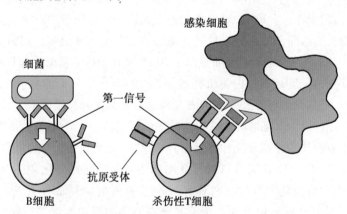

图 2-5　SNSD 模式简版
抗原处于决定性地位；抗原识别（第一信号）导致 B 细胞和 T 细胞的活化

简版的 SNSD 模式假说一直持续到 1969 年，Brescher 和 Cohn 为其加上了一个新细胞和一个新信号，创立了"联合识别"模式，即"双信号"模式。这一模式后来为 Langman 和 Cohn 所更新和发展。驱使他们理论上革新源于以下的发现：B 细胞在抗原刺激下，其抗原受体高频突变，这种高频突变可能导致自身应答性 B 细胞的出现，有发生自身免疫反应的风险。如果免疫应答需要两种细胞分别识别同一抗原的不同特异性抗原表位，则自身免疫的风险会大大降低。1978 年，他们提出了第二信号，称为"辅助"信号（图 2-6）。在"双信号"模式假说中，辅助细胞处于中心调控地位。Langman 和 Cohn 假定,除非 B 细胞还及时地接受来自辅助细胞的第二信号,否则仅有的抗原识别(第一信号)将导致 B 细胞的死亡。现已清楚,B 细胞可捕获与其 BCR 结合的抗原,通过内化入胞,经过蛋白酶裂解等处理成为抗原肽,该抗原肽再连接到 MHC Ⅱ类分子的抗原结合槽中,MHC Ⅱ-抗原肽复合物再表达在 B 细胞表面,供 T 辅助(Th)细胞表面的 TCR 识别。然后,活化的 Th 细胞表达 CD40 配体(CD40L),与 B 细胞表面的 CD40 相互作用,提供 B 细胞活化的第二信号;同时活化的 Th 细胞分泌一些细胞因子,如 IL-2、IL-4、IL-5 等,它们与 B 细胞表面的细胞因子受体结合,提供所谓的"第三信号"。这样 T-B 细胞的受体与配体和细胞因子与受体之间的相互作用导致 B 细胞的完全活化。

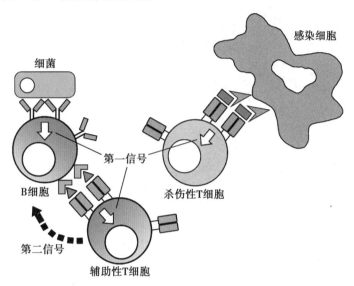

图 2-6 SNSD 模式的 Langman 和 Cohn 版本

辅助细胞处于中心地位:单独第一信号导致 B 细胞死亡,

第一信号加第二信号刺激引起 B 细胞活化

双信号模式假说持续到 1974 年,届时 Lafferty 和 Cunningham 对此版本作了修饰,为该模式又添加了另一种新细胞和一种新信号。这种新细胞是抗原呈递细胞(APC),新信号为辅刺激信号。研究发现,T 细胞对同一种属细胞的应答远远强于其他种属的细胞。例如,鸡淋巴细胞对鸡细胞的反应强度高于对鹌鹑细胞的反应,人类 T 细胞对同种异体细胞反应强于对小鼠细胞的反应。换言之,同种反应性通常强于异种反应性。为了解释这些发现,Lafferty 和 Cunningham 提出以下假设:Th 细胞不能简单地被活化,如同 B 细胞一样,来自于抗原识别的信号不足以使其充分激活,完全的 Th 细胞活化也需要额外的信号。为此,他们创立了 T 细胞活化的双信号学说:T 细胞活化需要来自于 APC 提供的种系非特异性的共刺激信号(第二信号)和特异性的抗原刺激信号(第一信号)(图 2-7),单独第一信号的刺激导致 T 细胞的免疫耐受。

在其后的 13 年里,Bretscher、Langman 和 Cohn 的 B 细胞活化的第二信号得以深入的研究,但是 Lafferty 和 Cunningham 的 T 细胞活化的第二信号却被忽视。1987 年,Jenkins 和 Schwartz 发现戊二醛固定的 APC 不能刺激 T 细胞克隆。免疫学界的研究者们因此开始迅速搜集共刺激的证据,发现了 B7.1(CD80)、B7.2(CD86)、CD28、CTLA-4、CD40、CD40L 等 T 细胞活化相关的共刺激分子。

1989 年,Charlie Janeway 进一步为 SNSD 模式添加了新内容。他提出,机体天然免疫(非特异性免疫)细胞是一套遗传学上编码的可从进化的角度上来识别非我物质的系统。长期以来,人们观察到,如果没有佐剂,免疫系统对许多抗原的单独刺激并不能产生明显的应答。Janeway

Notes

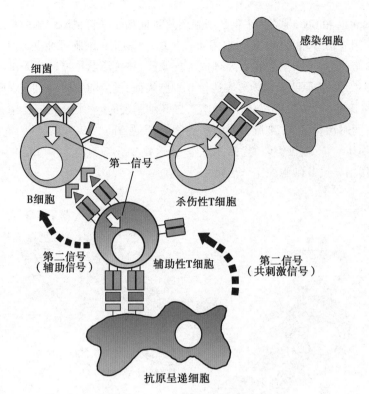

图 2-7　SNSD 模式的 Lafferty 和 Cunningham 版本——APC 处于中心地位

T 辅助细胞从 APC 仅获得第一信号导致其死亡,APC 提供的第二信号
(共刺激信号)使其免于死亡,并且导致 T 辅助细胞的完全活化

认为,巨噬细胞如同 T 细胞和 B 细胞一样,在没有抗原存在时是处于非活化状态的。这是一个极其重要的假设,与相当流行的免疫系统具有主动和持续性免疫监视功能的观点相反。Janeway 假定正常情况下免疫系统功能是处于关闭状态的。为了区别自我与非我,Janeway 提出天然免疫系统可辨别"感染非我"和"非感染非我"。Janeway 将抗感染天然免疫针对的主要靶分子信号称作**病原相关的分子模式**(pathogen-associated molecular patterns,PAMPs);相对应的识别受体称为**模式识别受体**(pattern recognition receptors,PRRs)。APC 表达 PRRs,通过 PRRs 识别在进化上有区别的生物体(如细菌)的保守第一信号分子。例如,静息的巨噬细胞携带可识别细菌产物如脂多糖(LPS)的 PRRs;当巨噬细胞 PRRs 与细菌产物结合后,可激活巨噬细胞,导致其吞噬细菌或内化细菌产物,将细菌某些蛋白质处理成为抗原肽,与 MHC Ⅱ类分子结合,形成 MHC Ⅱ类分子-抗原肽复合物,再表达到其细胞膜表面;同时上调表达细胞膜的辅助刺激因子,为 T 细胞活化提供第一信号和第二信号,使 T 细胞完全活化。Janeway 模式识别假说强调 PRRs,涉及机体防御机制的始动环节(图 2-8)。

现已证明了 Janeway 模式识别假说的合理性。PAMPs 是对病原体生存极为根本的结构,极为保守,能满足这一条件的 PAMPs 可能并不多。因此,通过胚系编码的有限数量的基因就能完成有效识别。研究发现,Toll 样受体(TLRs)是一类重要的模式识别受体,通过识别不同病原体的 PAMPs 在抗感染天然免疫中发挥重要作用。目前有报道的 TLR 已达 10 余种,其中对由 Janeway 等人在 1997 年发现的 TLR4 分子的研究最为深入和全面。人们曾经设想由于病原体不断的进化突变会使识别的有效性逐步减弱,但对 TLR 及 PAMP 的发现则彻底改变了这一看法。以 TLRs 为代表的 PRRs 已经成为免疫学研究的热点。

1994 年,Polly Matzinger 提出了著名的危险模式理论。她认为,是危险信号,而不是简单的非我抗原启动了免疫应答。Matzinger 对经典的 SNSD 学说持反对态度,其理由有二。其一,机体没有必要对任何外源物质做出应答。人类每天摄入许多无害的物质,机体并没

Notes

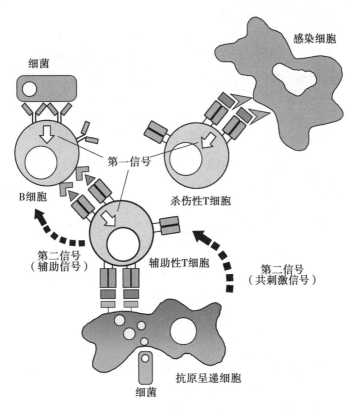

图 2-8　SNSD 模式的 Janeway 版本—模式
识别受体(PRR)处于中心地位

APC 构成性处于静息状态。APC 通过 PRR 识别进化上来源于生物体
(如细菌)的保守分子来获得使其活化的信号

有对它们产生应答。如果一个病毒进入机体的某个细胞内,发生了几次复制,没有造成任何有损于细胞正常代谢的事情,机体也没有必要对该病毒的入侵产生反应。机体也没有必要清除在肠道寄生的细菌,机体与其处于共生关系,这些细菌可为机体提供维生素 K。母体更没有排斥子宫内的胚胎。其二,"自我"在个体的一生中是处于不断变化的。SNSD 模式假定个体免疫系统在生命的早期"学会"了如何识别自我与非我。免疫系统在发育过程中自身反应性 T 细胞和 B 细胞被清除掉了,只有对外源性抗原有特异性的 T 细胞和 B 细胞得以留存。然而,机体在一生中是不断变化的,那么如果免疫系统一直维持不变,它们是如何应付不断变化的"自我"呢?

因此,危险理论强调是危险信号,而不是非我信号启动免疫应答。在该假说中,组织居于中心的控制地位。机体组织的正常细胞,在处于危险境地时,如感染、应激、损伤、坏死等,可向 APC 发出"危险"和"预警"信号(0 信号),从而活化局部的 APC,其后继事件同 SNSD 理论所描述的(图 2-9)。危险理论对始于 Burnet 的自我与非我识别理论提出了挑战,在免疫学界一度产生较大反响。近年来,学术界又提出**损伤相关的分子模式**(damage associated molecular patterns,DAMPs)的概念,意指机体自身细胞所释放的内源性分子,即内源性危险信号。DAMPs 来源于受损或坏死组织和某些激活的免疫细胞,如高迁移率组蛋白 B1、热休克蛋白等。TLR 识别外源性 PAMPs 或内源性 DAMPs,向 APC 发出危险信号,使其活化并决定是否启动适应性免疫应答。这在某种意义上说,也是对危险信号理论的一种认同与验证。上述研究成果表明,模式识别在机体抵御微生物入侵和维持自身稳定方面具有普遍意义。

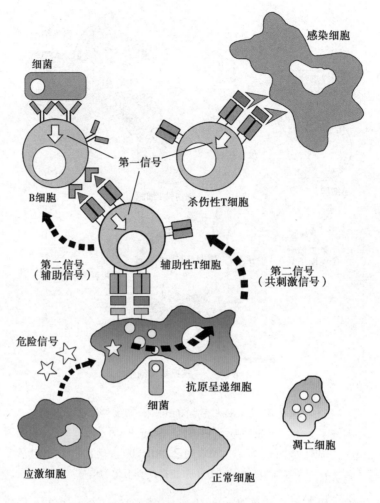

图 2-9　Matzinger 的危险信号模式假说—组织处于中心地位
APC 从受损的细胞,而不是正常或生理性死亡(如凋亡)的细胞中获得预警信号

第五节　免疫学历史贡献与发展前景

● 免疫学发展特色与历史作用

　　免疫学具有以下发展特色和历史作用:一是理论与实践的紧密结合,相互促进,交互前进。二是免疫学应用为人类防治传染病作出了巨大的贡献,取得了消灭天花的辉煌成果。三是免疫学对现代生命科学和医学的形成与发展产生了至关重要的贡献与影响。免疫应答机制的认识为生命科学的刺激-应答的基本生命反应模式理论提供了新内容,为现代医学科学理论建设奠定了重要基础,为现代医学的传染病治疗与预防提供了重要的理论基础,并且形成了疫苗接种主动免疫预防传染病的干预对策。免疫学在免疫应答与耐受、超敏反应、自身免疫和自身免疫病、免疫缺陷病、肿瘤免疫、移植免疫和免疫诊断与治疗方面的理论与应用研究成果为过敏性疾病、自身免疫病、免疫缺陷病、肿瘤、器官移植和心脑血管性疾病的诊断、治疗与预防提供了重要的理论性的指导和应用技术性的支持,并且可能成为最终解决上述疾病的重要策略与手段来源。由治疗医学模式向预防医学的转变是现代医学发展的一个重要里程碑,而免疫学对这一转变产生了重要的影响。通过疫苗接种预防传染病的成功可以说是预防医学的真正开始。其四,现代免疫学是生命科学的前沿学科之一,对医学和生命科学的全面与均衡发展起到重要的推动作用。免疫学由于其独特的方法与手段可为医学乃至生命科学的未来发展提供关键性技术平台,从而提高医学诊断、治疗与预防的特异性和敏感性,扩大其应用范围。在揭示生命科学基本

Notes

问题、推动医学理论发展和征服难治性疾病方面,免疫学与基因组学、蛋白质组学、系统生物学等新生学科的结合可能产生新的理论与应用上的突破。

● **免疫学的巨大贡献**

20 世纪上半叶是体液免疫为核心的免疫学研究时期。在此时期,血清学研究的进步推动了临床免疫诊断技术的产生与发展。1896 年细菌凝集现象的发现很快为细菌学家研究发展成为检测细菌的强有力的手段。细菌学家利用特定的抗血清能够对细菌进行鉴定与分类。还可以通过检测抗体来评价个体是否具有对某种病原菌的免疫力。沉淀反应的发现使抗原-抗体反应技术的检测范围进一步扩展。当 Bordet 发现抗体与补体介导溶血之后,抗原与抗体的反应可进一步用滴定法精确地测量。因此,Bordet 为疾病诊断打开了一扇新的大门。后来 Wassermann 等人进一步发展了补体结合实验,用于梅毒的诊断及其他疾病的抗体与抗原的定性和定量分析。目前,死亡率居前四位的疾病为恶性肿瘤、脑血管疾病、心脏病和肺炎,而在 100 年以前传染病居于各种疾病死亡率之首。造成这一重要变化的主要原因就是疫苗接种的贡献。1979 年 10 月 26 日,世界卫生组织宣布全世界已经消灭天花,这被视为人类征服疾病的最辉煌的壮举。疫苗接种成功预防了大多数细菌、病毒所致传染病的发生,使传染病的大规模流行得到有效的控制。

● **21 世纪免疫学研究发展趋势**

在生命科学和医学整体发展宏观背景和主要潮流下,21 世纪免疫学将进入快速发展期,并可能体现以下特征:

一是作为一门独立学科,免疫学研究将继续指向免疫学理论与应用亟待解决的重大和重要科学与技术问题,使其系统性、科学性和成果转化能力进一步提升。这些科学与技术问题包括:免疫识别的结构基础与相关机制,淋巴细胞亚群的功能与效应机制,免疫调节机制,免疫记忆机制,肿瘤免疫,新型疫苗与生物标志物以及免疫治疗新方法。

二是天然免疫的识别与应答、新型 T 细胞亚群(如调节性 T 细胞、Th17、Th9、Tfh)发育与功能、免疫调节网络、炎症与天然免疫相关性、肿瘤免疫、免疫与代谢、新型疫苗和免疫干预策略与方法等将成为近期免疫学研究的热点领域。

三是免疫学与其他学科的相互交叉和渗透的趋势将进一步凸显。表观遗传学(epigenetics)与免疫学相互交叉形成新的研究领域。系统生物学(system biology)的发展影响免疫学研究的模式转变。在免疫学研究中,系统生物学的思路、方法与技术将得以进一步应用,产生加速免疫学理论和应用成果产出的效果;另外,免疫学独特的理论与技术也将为系统生物学的发展提供支持。表观遗传学方法包括 microRNA、长链非编码 RNA 等研究的方法与理念应用于免疫学免疫应答与调控的分子机制研究,形成新的免疫学研究领域,为免疫学相关疾病的治疗提供新的思路。

● **21 世纪现代免疫学发展前景**

现代免疫学是生命科学中的重要带头学科之一,其研究领域涉及生命的发生与发育、机体内外环境平衡、机体防御机制、肿瘤发生与发展、老化等重要生命科学问题,其学术成果既可满足现今重大医学需求,为肿瘤、器官移植、心脑血管性疾病、过敏性疾病、自身免疫病、免疫缺陷病的诊断、治疗与预防提供重要的理论指导和技术支持,并且可能成为最终解决上述疾病的重要策略与手段来源。

在揭示生命科学基本问题、推动医学理论发展和征服难治性疾病方面,免疫学与基因组学、蛋白质组学、系统生物学等新生学科的结合可能产生新的理论突破。免疫学由于其独特的方法与手段可为医学乃至生命科学的发展提供关键性的技术平台。免疫学技术与高通量的分子生物学技术结合可能产生新型生物技术,抗体与生物芯片技术结合可产生“抗体芯片”,可利用其高通量筛选的特点对蛋白质功能与结构进行研究。此外,基因组和蛋白质组的研究均需要抗体的检测,因此,单克隆抗体或抗体片段在生命科学研究中将起到重要的支撑作用。

在研究方法与方式上,未来的免疫学研究会更加注重整体性的考虑,通过各种动物疾病模

Notes

型、转基因、基因敲除模型来深化免疫应答的理论研究。未来的免疫学研究将进一步充分利用基因组学、蛋白质组学、生物信息学的成果与技术,从而在纵向深入方面进一步探索免疫应答诸环节的分子基础,同时,在横向扩展方面,将免疫应答置于体内整体代谢过程的背景下或系统中来全面考察其生物学意义。

在 21 世纪,免疫学的应用研究将进一步围绕着重大和重要健康卫生需求,为肿瘤、艾滋病等重大疾病的防控提供重要技术支持。病原体全基因组的信息可为更有效的疫苗设计提供新的线索。抗原表位研究将为新型疫苗的研发提供重要的依据。DNA 疫苗、多肽疫苗和新型佐剂将不断问世。治疗性疫苗将在肿瘤、艾滋病等疾病的治疗中发挥重要作用。人源化抗体、小分子功能性抗体片段的产业化进程将加快,在临床应用上将发挥重要的作用。新型免疫调节剂将会问世。干细胞、T 细胞和 DC 等过继免疫治疗将在肿瘤、艾滋病等疾病的治疗中得以应用。

医学正在形成从治疗模式向预防模式转变的历史性革命,经典免疫学实现了人类历史第一次预防医学的革命:通过疫苗接种预防大多数传染病的发生,从而有效控制了它们大规模的流行。现代免疫学可能将通过新型疫苗进一步控制传染病的突发与流行,并且在肿瘤等慢性疾病的治疗产生成效。

窗框 2-1　调节性 T 细胞的发现

现已明了,调节性 T 细胞(regulatory T cell,Treg)是一个对免疫应答有负向调节作用的 T 细胞亚群。调节性 T 细胞的发现过程颇为曲折。早在 1970—1971 年间,R Gershon 等人在免疫耐受研究时就发现了某些 T 细胞的免疫抑制活性,并把这些 T 细胞称为抑制性 T 细胞(suppressive T cells)。1975 年,Sehon 及其同事观察到抑制性 T 细胞可下调抗肿瘤免疫应答,影响肿瘤的生长。1980—1984 年间,North 及其同事发表一系列文章阐述他们的实验证据:在荷瘤小鼠体内,某些 T 细胞可介导免疫抑制效应。1985 年,日本京都大学的坂口志文(Shimon Sakaguchi)发现,一群 T 细胞可抑制器官特异性自身免疫反应的发生(Sakaguchi S,et al. J Exp Med 1985,161:72)。尽管上述工作开辟了调节性 T 细胞的研究领域,并初步展示其在免疫生物学上的重要性,但当时不能呈现表型及功能明确的细胞亚群,因此免疫学界普遍怀疑抑制性 T 细胞作为一个 T 细胞亚群的真实存在。在此后的十余年间,抑制性 T 细胞不得不离开免疫学的研究舞台。直到 1995 年,坂口志文研究发现,IL-2 受体 α 链(CD25)可成为 CD4$^+$ 抑制性或调节性 T 细胞的表面标志(Sakaguchi S, et al. J Immunol 1995,155:1151)。对免疫学家而言,免疫抑制细胞并非新概念,然而,是否的确存在调节性 T 细胞这一问题一直为免疫学界所争论不休。其主要原因是缺乏可靠的标志分子鉴定该细胞亚群。此种缺陷一直到了 2003 年才得到改善。当年,坂口志文(Science 2003,299:1057)、Rudensky(Nat Immunol 2003,4:330)和 Ramsdell(Nat Immunol 2003,4:337)所在的三个实验室均发现转录因子 Foxp3 不仅是 CD4$^+$CD25$^+$ 调节性 T 细胞的细胞内标志,而且还与 CD4$^+$CD25$^+$ 调节性 T 细胞的发育与功能密切相关。此后,调节性 T 细胞迅速地得到免疫学界广泛的认同,成为免疫学研究的一个前沿热点。为此,坂口志文作为调节性 T 细胞发现者的地位也在学术界得以公认。

问题:

1. CD25 作为调节性 T 细胞的表面标志分子也曾受到质疑。你知道质疑的内容吗?

2. 调节性 T 细胞多年不为学术界所承认,除了缺乏特异性标志分子以外,还有至少其他三个原因。你知道吗?

答案请参阅文献:Zoltán Fehérvari1,Shimon Sakaguchi. CD4$^+$ Tregs and immune control. The Journal of Clinical Investigation,2004,114:1209

Notes

小 结

人痘和牛痘接种预防天花是经验免疫学的重要标志。免疫学科学诞生在法国微生物学家 Pasteur 的实验室之中。Behring 发现抗毒素和类毒素。Ehrlich 提出了抗体"侧链学说"理论,成为体液免疫学派的代表人物和免疫化学研究的先驱;Metchnikoff 提出了有关炎症保护性作用的论点和细胞免疫假说,是细胞免疫学派的开创者。Bordet 发现抗原与抗体相互作用的结果是激活补体,导致携带抗原的靶细胞的裂解。Landsteiner 发现抗原特异性是由抗原表面小的化学结构所决定和人类 ABO 血型,是免疫化学时期的代表人物。Richet 发明血清疗法。Bovet 发现组胺是过敏反应中最主要的因子。Burnet 提出了抗体生成的克隆选择学说,Medawar 证实了动物获得性免疫耐受性。Edelman 和 Porter 阐明了抗体分子的四肽链结构。Snell,Benacerraf 和 Dausset 发现主要组织相容性复合体。Kohler 和 Milstein 发明了单克隆抗体技术。Jerne 提出抗体生成的自然选择学说、有关抗体多样性发生的学说和免疫调控的独特型网络学说。利根川进在阐明抗体多样性上作出了卓越贡献,他揭示了抗体生成的基本原理-基因重排,多拷贝基因片段和体细胞突变。Doherty 和 Zinkernagel 发现 T 细胞应答的自我 MHC 限制性。免疫学应用为人类防治传染病作出了巨大的贡献。免疫学对现代生命科学和医学的形成与发展产生了至关重要的贡献与影响。

(曹雪涛 何 维)

参考文献

1. William E. Paul. Fundamental Immunology. 6th ed. Lippincott- Raven,2008

2. Abbas AK,Andrew H. Lichtman & Shiv Pillai. Cellular and Molecular Immunology. 7th ed. Philadelphia:Saunders,2012

3. Kenneth Murphy,Paul Travers & Mark Walport. Janeway's Immunobiology,8th ed. ,New York:Garland Science,2011

4. Macpherson G,Austyn J. Exploring immunology:concepts and evidence. Weinheim:Wiley-Blackwell;2012

5. Silverstein,A. M. A history of immunology. 2nd ed. San Diego:Academic Press,2009

6. 曹雪涛. 免疫学前沿进展. 第 3 版. 北京:人民卫生出版社,2014

7. 曹雪涛. 医学免疫学. 第 6 版. 北京:人民卫生出版社,2013

8. 何维. 医学免疫学. 第 2 版. 北京:人民卫生出版社,2010.

9. Xuetao Cao. Commentary:Immunology in China:the past,present and future. Nature Immunology,2008,9(4):339-342.

Notes

第二篇　基础免疫学

第三章 抗 原

抗原(antigen,Ag)是指能刺激机体产生(特异性)免疫应答,并与免疫应答产物抗体和致敏淋巴细胞结合,发生免疫效应的物质。抗原可来自外界或自身,机体免疫细胞识别的抗原通常是蛋白质,也可识别多糖和核酸等。抗原一般具有两种性质:一是**免疫原性**(immunogenicity),即能与B细胞和T细胞抗原受体结合,刺激细胞活化、增殖、分化,产生抗体和致敏淋巴细胞的性能;二是**抗原性**(antigenicity),即能与相应的免疫应答产物抗体和致敏淋巴细胞发生特异性结合的能力。同时具有此两种性能的抗原物质称为**免疫原**(immunogen),又称**完全抗原**(complete antigen),即通常所指的抗原,如病原微生物和蛋白质等;具有抗原性而不具有免疫原性的物质称为**不完全性抗原**(incomplete antigen),又称**半抗原**(hapten),如一些小分子的化学物质及药物等。具有免疫原性的物质一般均为完全抗原。半抗原若与大分子蛋白质或多聚赖氨酸等**载体**(carrier)交联或结合,可具有免疫原性,即成为完全抗原。例如:青霉素降解产物青霉烯酸,本身无免疫原性,但其一旦进入机体与组织蛋白结合成为完全抗原,即可诱导特异性IgE产生;青霉烯酸与IgE结合、交联,可介导I型超敏反应发生。抗原物质可诱导机体产生不同的免疫应答结果,因此我们还称诱导机体产生速发型变态反应(即超敏反应)的抗原为**变应原**(allergen),称诱导机体产生免疫耐受(特异性无应答)的抗原为**耐受原**(tolerogen)。

第一节 抗原特异性

抗原特异性(antigenic specificity)是指抗原与其受体(TCR和BCR)和免疫应答产物抗体专一结合的性质。一种特定抗原仅能激活特异性识别该抗原的淋巴细胞克隆,后者所产生的抗体或效应T细胞仅可与该抗原发生特异性结合。抗原与免疫应答产物共同决定彼此的特异性。即抗原物质进入机体,被淋巴细胞识别,产生的是针对蛋白质、多糖及其他大分子抗原物质的不同构成部位特异的免疫应答。这是因为淋巴细胞膜表面表达的抗原受体能精细地区分不同的抗原结构。被抗原受体TCR和BCR特异性识别的抗原部分称为**抗原表位**(epitope),亦称**抗原决定基**(antigenic determinant),是抗原特异性的物质基础。体内存在的具有不同特异性的淋巴细胞克隆能识别不同的抗原决定基,是抗原与T/B细胞抗原受体(TCR/BCR)或抗体特异性结合的最小结构与功能单位。每个个体都存在庞大的表达不同抗原受体的淋巴细胞库(指抗原特异性淋巴细胞总数),具备广泛识别不同抗原表位(估计约为$10^7 \sim 10^9$个)的能力。

表位通常由$5 \sim 15$个氨基酸残基组成,也可由多糖残基或核苷酸组成。1个蛋白分子中能与抗体结合的抗原表位总数称为**抗原结合价**(antigenic valence)。1个半抗原相当于1个抗原表位,仅能与抗体分子的1个结合部位结合。天然蛋白大分子是良好的抗原,一般含多个不同的抗原表位,属多价抗原,可与多个抗体分子结合。大分子蛋白抗原免疫机体后,可产生针对不同表位的多种不同特异性抗体,即多克隆抗体。因此,所谓抗原诱导机体产生特异性应答,是蛋白抗原中不同表位所诱导的免疫应答具有特异性,即某一特定抗原表位仅能刺激机体产生相应产物(表位特异性抗体和效应T细胞),而后者也仅能与该特定抗原表位发生特异性结合。

● **异物性是抗原特异性的重要基础**

除自身抗原外,抗原一般均为非己物质。抗原的异物性(foreignness)是指一种物质被机体免疫系统识别为非己的抗原异物的特性,特指外源性抗原。外源性抗原作为异物一般具有免疫原性,可刺激机体产生免疫应答,最终被机体清除,如感染的病原微生物。自身的组织成分在正常情况下,不具有免疫原性,不能刺激机体产生免疫应答。对外源性抗原识别、应答和清除而对自身组织抗原不产生损害性反应是机体免疫系统的最显著特征之一。因为表达针对自身抗原受体的淋巴细胞在发育过程中被清除,或不能接受自身抗原刺激,表现为无功能活性。但当自身组织成分发生异常,或针对自身抗原的淋巴细胞出现改变时,则会对自身抗原产生免疫应答。在该情况下,正常的淋巴细胞将异常组织成分或异常淋巴细胞将正常组织成分视为抗原异物。因此,抗原的异物性是决定抗原免疫原性的主要条件,也是抗原特异性的重要基础。

抗原的物种来源与人类亲缘关系的远近影响抗原的免疫原性。与人类的亲缘关系越远,其抗原组成成分(如蛋白质或多肽等)与人类之间同源程度越低,免疫原性越强,易被人类淋巴细胞克隆作为抗原异物识别,产生特异性免疫应答。反之,与人类的亲缘关系越近,则免疫原性越弱。当然,这种亲缘关系与免疫原性的相关性表现在各种系之间,如鸭血清蛋白对兔呈强免疫原性,而对鸡则呈弱免疫原性。灵长类(猴或猩猩)组织成分对人是弱抗原,而对啮齿动物则多为强抗原。肿瘤抗原是组织细胞异常分化增殖过程中产生的自身性的抗原成分,因此与外源性抗原比起来就会弱得多。异物性不仅存在于不同种属间,如各种病原体、动物蛋白制剂等对人的异物性较强,为强抗原;也存在于同种异体间(由 MHC 差别所致),同种移植物具有强免疫原性。自身成分若发生改变,也可被机体视为异物;即使自身成分未发生改变,但在胚胎期若未与免疫活性细胞充分接触而诱导特异性免疫耐受,也具有免疫原性,如精子、脑组织、眼晶状体蛋白等一旦因创伤或感染等释出,与免疫活性细胞接触,也可被视为异物,诱导强免疫应答。

● **高分子量化合物的免疫原性较强**

抗原分子量的大小也与抗原物质的免疫原性强弱有关。高分子量化合物抗原的免疫原性强。抗原的分子量通常在 10 000Da 以上,低于 4000Da 者一般无免疫原性。常常是分子量越大免疫原性越强。这可能是由于分子量越大抗原决定基越多,越有利于刺激机体免疫系统产生免疫应答。介于二种分子量之间的某些物质也可具有免疫原性,如胰岛素的分子量为 5734Da,具有免疫原性。对于高分子的化合物来说,免疫原性也有例外,如明胶的分子量高达 100 000Da,因其是由氨基酸组成的直链,易在体内降解成为低分子量物质,致使免疫原性减弱。这说明免疫原性的强弱除与抗原的分子量有关外,尚与抗原的化学结构相关。

● **抗原的理化复杂性决定其免疫原性**

抗原的**理化复杂性**(physico-chemical complexity)也决定免疫原性的强弱。抗原的结构越复杂免疫原性就越强;反之,免疫原性就越弱。多数大分子的蛋白质是很好的抗原,含有芳香族氨基酸,尤其是酪氨酸的蛋白质,其免疫原性更强。由单一的氨基酸组成的聚合物,即使相对分子量较大,仍缺乏免疫原性。多糖也是重要的抗原物质。纯化的多糖、糖蛋白及脂多糖等物质中糖分子可具有免疫原性。在自然界,许多微生物有富含多糖的荚膜或胞壁,细菌内毒素是脂多糖,以及一些血型(如 ABO 血型)抗原也是多糖。多糖结构的复杂性取决于单糖的类型和数量。核酸分子多无免疫原性,但如果与蛋白质结合成核蛋白则具有免疫原性。在自身免疫性疾病中可发现有核蛋白诱导机体免疫应答而产生的抗 DNA 或 RNA 的抗体。

● **抗原的可降解性与表位识别关系密切**

抗原的**可降解性**(degradability)是指大分子抗原物质在体内可被加工、处理成小分子抗原表位片断的性质。一种抗原分子可含有多个相同的和不同的抗原表位,存在于抗原分子的表面和内部。存在于表面的表位可被淋巴细胞表达的相应抗原受体所识别或与特异性抗体结合。抗原表位一般是分子通过共价结构(covalent structure)和非共价折叠(noncovalent folding,即构象)

Notes

两种方式形成。因此,根据抗原表位的构成不同可将其分成**线性表位**(linear epitope)和**构象表位**(conformational epitope)(图 3-1)。线性表位,亦称**顺序表位**(sequential epitope),是由序列上相连接的一些氨基酸残基通过共价结构形成。线性表位主要是 TCR 识别的表位,BCR 亦可识别。构象表位亦称**非线性表位**(non-linear epitope),是由序列上不相连的氨基酸残基在空间上通过折叠并置构成,一般位于抗原分子的表面,被 BCR 识别。构象表位在抗原被降解后可遭到破坏。糖类和磷脂类物质的抗原表位通常是通过共价结构形成,即线性表位。而蛋白质类物质的抗原表位则通过上述二种方式构成,因此,既有线性表位又有构象表位。抗体的抗原结合部位通常是有约 6 个氨基酸残基构成的线性表位。位于天然蛋白质表面的线性表位易接近抗体,与之结合。但大多数的线性表位是位于天然蛋白质的内部,不易接近抗体,只有蛋白质变性后,才能与抗体结合。

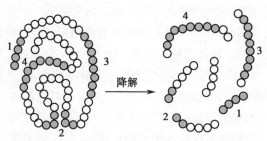

●B细胞表位:1. 分子表面的线性表位 2. 构象表位
○T细胞表位:3、4. 线性表位

图 3-1 抗原分子中的构象表位和线性表位
天然抗原分子除含有 T 细胞和 B 细胞的线性表位外,还含有 B 细胞
的构象表位,而降解后的抗原分子 B 细胞的构象表位则消失

根据 TCR 和 BCR 对表位识别的不同,又可分为 **T 细胞表位**(T cell epitope)和 **B 细胞表位**(B cell epitope)。被 TCR 识别的表位称为 T 细胞表位。T 细胞表位是通过 MHC 分子提呈的,CD8+ T 细胞表达的 TCR 识别的表位由 MHC I 类分子提呈,CD4+ T 细胞 TCR 识别的表位由 MHC II 分子提呈。被 BCR 识别和与特异性抗体分子结合的表位称为 B 细胞表位。T 细胞表位与 B 细胞表位之间的区别见表 3-1。

表 3-1 T 细胞表位和 B 细胞表位的比较

	T 细胞表位	B 细胞表位
识别受体	TCR	BCR
表位成分	蛋白质降解后的多肽	各种天然抗原分子
表位类型	线性表位	构象表位,线性表位
MHC 分子	需要,具有 MHC 的限制性	不需要,无 MHC 的限制性
表位存在	多在抗原分子内部	多在抗原分子表面
表位的大小	MHC I 类分子提呈含 8~12 个氨基酸残基的表位;MHC II 类分子提呈含 13~17 个氨基酸残基的表位	5~15 个氨基酸、5~7 个单糖或核苷酸

蛋白质是组成病原体的基本成分,也是自然界存在的主要抗原物质。病原体感染或异种蛋白质进入体内,必须被抗原提呈细胞(APC)摄取,经酶类降解成短肽片断后,与 MHC II 类分子结合成 MHC II 类分子-抗原肽复合物,运送到 APC 膜表面,才能被 CD4+ T 细胞 TCR 特异性识别。即使是病毒等病原体感染细胞内合成的病原体蛋白和肿瘤细胞内合成的抗原成分,也需要酶降

Notes

解产生短肽片段与 MHC I 类分子组成复合物运送到细胞表面,才能被 CD8[+]T 细胞识别,作为抗原表位诱导免疫应答。一般含有 L-氨基酸的蛋白质易被降解成肽片段,而含 D-氨基酸的聚合体则不易被降解。

抗原表位的化学基团构成及空间构型的改变会影响其特异性。如氯苯胺、甲苯胺和硝基苯胺之间仅存在一个化学基团的差异,就使抗各种表位的抗体产生强度不同的应答(表 3-2)。羧基在苯胺酸分子中的位置不同,致使抗间位苯胺酸抗体只对间位苯胺酸有较强的反应,而对邻位苯胺酸和对位苯胺酸几乎不起反应(表 3-3)。此外,表位的修饰,如磷酸化或蛋白水解酶酶切,可成为新表位,改变其特异性。

表 3-2 不同化学基团对表位特异性的影响

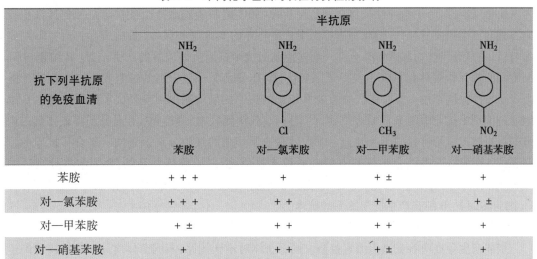

抗下列半抗原的免疫血清	半抗原			
	苯胺	对—氯苯胺	对—甲苯胺	对—硝基苯胺
苯胺	+ + +	+	+ ±	+
对—氯苯胺	+ + +	+ +	+ +	+ ±
对—甲苯胺	+ ±	+ +	+ +	+
对—硝基苯胺	+	+ +	+ ±	+

表 3-3 化学基团所在位置对表位特异性的影响

抗下列半抗原的免疫血清	半抗原			
	苯胺	邻—苯胺酸	间—苯胺酸	对—苯胺酸
苯胺	+ + +	–	–	–
邻—苯胺酸	–	+ + +	–	–
间—苯胺酸	–	–	+ + +	–
对—苯胺酸	– –	–	–	+ + +

不仅同一种抗原分子存在相同的表位,而且不同种抗原分子(两种或两种以上)之间也存在相同或相似的表位,称后者为共同抗原。共同抗原如果存在于不同种属来源的抗原分子之间,称为异嗜性抗原。此类共同抗原首先由 Forssman 发现,故亦称为 Forssman 抗原,如 A 族溶血性链球菌的表面成分与人类肾小球基底膜和心脏瓣膜以及心肌组织等之间存在的共同抗原。共同抗原具有分子模拟效应,即外源性共同抗原可模拟机体抗原,诱发自身免疫应答,严重者可引起自身免疫性疾病。由于共同抗原的存在,其中一种抗原刺激机体产生免疫应答的产物抗体或致敏淋巴细胞可以与其他的不同抗原发生特异性结合,此种现象称为交叉反应。如 A 族溶血性链球菌刺激机体产生的抗体不但能与 A 族溶血性链球菌的表面成分结合,还可与肾小球基底膜

Notes

等组织发生结合,引起急性肾小球肾炎(属于Ⅱ型超敏反应,详见第十六章);应用牛痘病毒与人天花病毒之间存在共同抗原及可刺激机体产生免疫交叉反应的原理,给人接种牛痘苗预防天花,使天花这种烈性传染病在全世界被消灭。

● 半抗原与载体效应赋予体液免疫应答重要特征

20世纪20年代,奥地利免疫化学家Landsteiner发现一些小分子有机化学物质本身没有免疫原性,若与大分子蛋白质偶联则具有免疫原性。20世纪40年代青霉素问世后,由青霉素引起的超敏反应证明了这一发现。通过对半抗原-载体偶联物的体液免疫应答研究证明,半抗原是小分子化学物质,如二硝基苯(DNP),能与B细胞分泌的特异性抗体和膜表面免疫球蛋白(BCR)结合,但不能单独刺激机体产生抗体。如果将其偶联于蛋白质分子(载体),则可刺激机体发生免疫应答,产生特异性抗体。通过半抗原-载体偶联物刺激产生的抗半抗原的体液免疫应答具有三个重要特征:一是此种应答需半抗原特异的B细胞和载体(蛋白质)特异的Th细胞参与;二是只有半抗原和载体结合在一起才能刺激抗半抗原抗体应答的产生;三是B细胞与Th细胞间的相互作用具有MHCⅡ类分子限制性,即Th细胞只通过识别B细胞表达的自身MHCⅡ类分子发挥协同作用。所有这些可通过B细胞的抗原提呈功能得到解释。半抗原特异性B细胞通过识别半抗原中的B抗原表位,内吞半抗原-载体偶联物,通过MHC-Ⅱ分子将载体蛋白携带的抗原肽提呈给特异的Th细胞。如此,两种协同作用的细胞分别识别同一复合体抗原的不同表位。B细胞通过结合半抗原有效地摄取半抗原-蛋白质载体复合物,B细胞将处理后的MHC相关抗原提呈给Th细胞,使Th细胞与B细胞识别的抗原受到MHC限制性相互作用,在Th细胞辅助下,B细胞产生抗半抗原的抗体。

● MHC控制对肽抗原的免疫反应性

机体产生免疫应答受遗传因素控制。同一个体对不同抗原,不同个体对同一抗原均可产生不同强度的免疫应答。这一现象在用同系豚鼠和小鼠对人工合成肽抗原的抗体应答实验中得到证实。如豚鼠品系2对等量人工合成抗原二硝基-多聚-左旋-赖氨酸(DNP-poly-L-L)刺激可以产生抗体应答;而豚鼠品系13对此抗原则不产生抗体应答。具有不同MHC背景的同系小鼠对同一种蛋白质抗原的抗体应答也不同。控制这种对肽抗原免疫应答的基因被命名为**免疫应答基因**(immune response gene,Ir基因),定位于MHC。Ir基因作为MHC基因的组成部分所编码的MHC分子称为Ia抗原,可表达于细胞表面。Ia抗原即可刺激不同品系鼠产生抗该抗原的抗体,又可参与应答过程中各种抗原肽的提呈。但Ia抗原提呈抗原肽的作用与其他MHC分子不同。在对某种肽抗原能产生应答的鼠系,Ia抗原与该抗原肽结合形成的MHC(Ia)-肽复合物,可被Th细胞识别,活化Th细胞辅助B细胞产生抗体。而对该抗原肽不能产生应答的鼠系,无相应的Ia抗原表达,其表达的MHC分子不能与此抗原肽结合,也就无相应抗体产生。T细胞识别抗原的MHC限制性的发现进一步为此提供了确切的证据。

每一个体仅含有限数量的MHCⅠ类分子(约6个)和MHCⅡ类分子(约10~20个),但能提呈巨大数量的抗原肽。不同的MHCⅠ类分子之间及不同的MHCⅡ类分子之间所结合的肽的大小相似。MHCⅠ类分子结合由8~10个氨基酸残基组成的肽,MHCⅡ类分子结合由12~16个氨基酸残基组成的肽。但不同MHC分子结合的肽的氨基酸残基及其在肽内的位置有所不同,如HLA-A2结合2号位的亮氨酸或异亮氨酸,HLA-B8则结合2号位的赖氨酸或精氨酸,影响T细胞抗原受体的识别,产生不同特异性的免疫应答。

● 抗原受体的多样性决定抗原识别的特异性

机体每一个B细胞和T细胞克隆表达具有一种抗原结合结构的抗原受体。每一个体都可能有10⁷个以上表达不同抗原受体的B细胞和T细胞克隆,称为淋巴细胞库。如此大量的多样性的抗原受体的产生并不是因为有同样数量的抗原受体基因的存在。哺乳动物基因组通过**体细胞重组**(somatic recombination),即通过不同基因片段的连接,在骨髓的未成熟B细胞和胸腺

Notes

的未成熟 T 细胞内会产生具有功能性的抗原受体基因,编码产生多种多样的 B 细胞抗原受体(BCR,即膜表面 Ig)和 TCR。致使抗原受体产生的 DNA 重组因素并不依赖于抗原的存在。按照克隆选择学说推测,在与抗原相遇之前,抗原受体就已经表达。淋巴细胞库中表达不同抗原受体的 B 细胞和 T 细胞将对遇到的不同抗原分子进行识别,并与相应的抗原表位结合,诱导细胞活化,产生特异性免疫应答。抗原受体的多样性决定了抗原识别的特异性。

● **抗原性与抗原结合部位关系密切**

抗原性是抗原与免疫应答产物抗体和致敏的淋巴细胞发生特异性结合的性质,在体内或体外均可以发生二者的结合。典型的大分子抗原通常含有多个抗原决定基,其中,有些是相同的,与同一种抗体结合。一种抗原分子有多种相同抗原决定基的存在被称为**抗原的多价性**(polyvalency)。大多数的球蛋白不是多价性的,没有多数相同抗原决定基的存在。而多糖和核酸有许多相同的表位呈现有规律地排列,是多价性的。包括微生物在内的细胞表面则常常表现有蛋白质或多糖抗原决定基的多价排列。在临床诊断和相关科学研究中,根据抗原的抗原性的原理,可以利用已知的抗原检测未知的抗体;反之,利用已知的抗体也可以检测未知的抗原。临床免疫治疗应用的人工被动免疫和特异性过继免疫疗法也是应用了这一特性。

抗体分子的抗原结合部位由 VL 和 VH 二个功能区,特别是其中所含有的**互补决定区**(CDR)构成,是一个平坦的表面,适应抗原肽的空间构型,使得抗体能同抗原大分子适宜结合。TCR 抗原结合部位则是由 Vα 和 Vβ 功能区各自所含的三个 CDR 构成,结合 MHC-肽复合物中的肽抗原。MHC 分子含有抗原结合槽,与短肽片段结合,不能同天然大分子蛋白结合。在某些情况下,针对一些小的糖分子的特异性抗体,会将相应抗原结合在 VL 和 VH 二个功能区之间的沟槽内。有关免疫系统抗原识别分子的抗原结合特性见表 3-4。

表3-4 抗原结合分子结合抗原的特点

特点	抗原结合分子		
	免疫球蛋白	TCR	MHC 分子
抗原结合部位	在 VH 和 VL 区各有三个 CDR	在 Vα 和 Vβ 区各有三个 CDR	α1 和 α2 组成的肽结合槽(Ⅰ类分子);α1 和 β1 组成的肽结合槽(Ⅱ类分子)
结合抗原的性质	大分子(蛋白质、脂类、多糖)和一些小的化学物质	肽-MHC 复合物	肽类
识别的抗原表位的性质	各种大分子和化学物质的线性或构象表位	肽的线性表位;结合在 MHC 分子沟槽的肽的 2 至 3 个氨基酸残基	肽的线性表位;仅是肽的几个氨基酸残基
结合抗原的亲和力	$K_d\ 10^{-7} \sim 10^{-11} M$;在应答中 Ig 的亲和力逐渐增加	$K_d\ 10^{-5} \sim 10^{-7} M$	$K_d\ 10^{-6} M$
结合速率及分离速率	结合快,分离受多种因素影响	结合慢,分离也慢	结合慢,分离更慢

抗体对抗原的识别是非共价键的可逆性结合。这些非共价键结合包括静电力、氢键、范德华力和疏水作用。抗体的单一抗原结合部位与抗原表位结合的强度称为**亲和性**(affinity)。亲

Notes

和性与抗体的 CDR 的氨基酸序列相关,通常用**解离常数**(dissociation constant,Kd)表示。Kd 是指结合一种抗体溶液中存在的一半抗体分子的抗原结合部位所需要的抗原浓度。Kd 值小,意味亲和性强。典型体液免疫应答所产生的抗体的 Kd 通常是大约 $10^7 \sim 10^{11}$ M。抗体分子具有的铰链区赋予了抗体的可折叠性,使其能与多价抗原结合。抗原抗体之间的多价作用具有生物学意义,因为许多抗体效应分子生物学功能的发挥需要两个或两个以上抗体分子共同与一种多价抗原分子结合。在适当浓度下,大多数或全部抗体分子与抗原分子结合,形成大的免疫复合物,易被机体清除。但有些免疫复合物可以在组织内形成或沉积,引发炎症反应及免疫复合物病。

● **抗原接种剂量、途径与次数等因素影响免疫应答的强度**

接种抗原的剂量及抗原进入机体的途径等也会影响机体对抗原的免疫应答强度。在一定的剂量范围内,抗原能诱导机体产生适宜的免疫应答,最终将抗原物质清除。如果抗原剂量过大,蛋白质类抗原可诱导相应的 T 和 B 淋巴细胞克隆产生免疫耐受;细菌的荚膜多糖、脂多糖和聚合鞭毛素等抗原则引起 B 细胞耐受。剂量太低的蛋白质类抗原可引起相应的 Th 细胞的免疫耐受。B 细胞通过抗原受体能捕获低浓度的抗原,一般不易引起免疫耐受。

接种抗原途径不同将决定参与免疫应答的器官和细胞有所不同,诱导产生免疫应答的水平也不同。常见的接种途径为皮内、皮下、静脉、腹腔和口服等,以皮内免疫最佳,其他接种途径按顺序依次次之,抗原口服途径易诱导免疫耐受。口服抗原诱导免疫耐受常用于降低移植排斥反应,自身免疫病的治疗和预防速发型超敏反应等。抗原的接种次数也与免疫应答强度及效果相关,初次接种免疫应答的强度低;同一抗原的再次接种,免疫应答的强度明显增高。

此外,尚与年龄、性别、健康状态和应激(stress)刺激等因素有关。一般来说,青壮年比老年和婴幼儿免疫应答能力强;雌性比雄性抗体生成率高,但当妊娠时应答能力则受到显著抑制;严重感染、营养不良、慢性消耗性疾病和恶性肿瘤以及免疫抑制剂的应用等都能降低机体对抗原的应答强度;手术、有创性检查、精神打击、心理创伤、惊吓、恐惧、工作或学习上的长期压力等导致的应激状态可明显降低机体的免疫应答能力,影响免疫系统功能。

第二节   抗原的种类

抗原的种类繁多,来源广泛,化学组成不一,物理性状不同,诱导免疫应答所需的细胞也不同。依据不同的标准,可有不同的分类原则,现介绍如下是几种抗原分类法。

● **根据化学性质不同抗原可分为五类**

构成完全抗原的化学物质比较简单,主要为蛋白质、多肽及其化合物。而构成半抗原的物质比较复杂。此外,尚有多糖、脂类和核酸。根据抗原的化学性质不同可将抗原分成以下几类。

蛋白质   常见于异种动物血清、细菌蛋白、病毒蛋白、移植抗原(即为 MHC Ⅰ 类分子和 Ⅱ 分子)、Rh 抗原、肿瘤抗原和基因工程抗原等。

临床上应用的抗毒素,如破伤风抗毒素、白喉抗毒素等为异种动物血清制品,一般是用其类毒素免疫马匹分离血清制备的,这些抗毒素血清对于人类来说具有良好的免疫原性,在中相应的外毒素的毒性作用的同时,本身又可作为抗原刺激机体产生免疫应答,常诱导机体产生 IgE,患者若再次接受马血清的预防或治疗时,可发生血清过敏性休克等,严重者可以致死。如果将抗毒素血清用胃蛋白酶降解,切割成为一定长度的 Fc 片段,降低了抗毒素的分子量,使免疫原性下降,可减少应用者超敏反应的发生。

细菌产生的外毒素的化学成分为蛋白质,免疫原性强,对机体的毒性作用也强。外毒素经过甲醛处理后,失去毒性而保留免疫原性和抗原性,即为类毒素。用类毒素免疫机体产生的抗体仍可识别外毒素。类毒素作为免疫原主要用于免疫预防接种。外毒素和类毒素都是良好的天然抗原。

Notes

病毒蛋白是病毒的主要成分,具有较强的免疫原性,能够刺激机体产生免疫应答。B 细胞可识别病毒的多种蛋白成分,如包膜糖蛋白、衣壳蛋白和核心蛋白等,产生抗各种病毒蛋白抗原的抗体。病毒感染细胞内合成病毒蛋白,被蛋白酶水解后产生的抗原肽,可通过 MHC I 类分子提呈给 T 细胞识别,诱导细胞免疫应答,清除病毒感染细胞。如果病毒抗原发生变异、或病毒摧毁免疫细胞、或病毒潜伏在神经组织等,缺乏有效地免疫应答,可引起机体持续性病毒感染。总体上,在抗病毒免疫中细胞免疫占主导地位,体液免疫起辅助作用。

Rh 抗原是表达于人类红细胞上的一种血型抗原,为跨膜蛋白。由于与恒河猴(rhesus)红细胞上的跨膜蛋白分子同源,故称为 Rh 抗原。Rh 阳性个体有两个同源基因 *RhD* 和 *RhCE*。Rh 阴性的人群只有 *RhCE* 基因,无 *RhD* 基因,偶有无功能的 *RhD* 基因(可能是不完整的 *RhD* 基因)。临床以 RhD 抗原存在与否判定 Rh 血型的阴性或阳性。我国汉族人群 99.64% 为 Rh 血型阳性。RhD 抗原免疫原性较强,如果进入 Rh 血型阴性的机体可引起免疫应答,产生抗 RhD 血型抗原的抗体,抗体类型为 IgG,可通过孕妇的胎盘。当 Rh 血型阴性的女人婚配 Rh 阳性的男子,如果怀有 Rh 血型阳性的胎儿,在分娩时因产道损伤造成胎儿血液进入母体,刺激母体产生抗体。当该妇女再次怀孕 Rh 血型阳性胎儿时,抗 Rh 血型抗体可通过胎盘进入胎儿体内,引起严重的新生儿溶血反应。

组织细胞上存在蛋白质抗原,如移植肿瘤抗原。食物蛋白,鱼、虾、牛奶和蛋类等,在一些特应症个体可引起病理性免疫应答。

多糖 多糖抗原可独立存在,如细菌的荚膜多糖;也可与肽类或脂类化合,如肽聚糖、脂多糖和 ABO 血型的多肽寡糖等。

细菌的荚膜多糖,如肺炎链球菌的荚膜多糖,为 TI 抗原,有多个重复的 B 细胞表位,免疫原性弱,可直接激活 B 细胞,产生抗体。

肽聚糖主要见于革兰氏阳性细菌,是细菌细胞壁主要组成成分,免疫原性较强。

脂多糖是革兰氏阴性细菌细胞壁主要成分,由类脂 A、核心多糖和特异性多糖组成。脂多糖(常称为内毒素)可引起机体发热反应,也是 TI 抗原。B 淋巴细胞表面有其受体,与其结合可直接活化 B 细胞,产生抗体应答。因此,脂多糖为 B 细胞多克隆激活剂,常用于 B 淋巴细胞转化试验,通过计数活化 B 淋巴细胞的数量,以间接地反映体液免疫功能情况。

多肽寡糖 多肽寡糖抗原为人类 ABO 血型抗原,表达于红细胞表面。寡糖为构象表位,决定抗原的特异性;多肽为载体表位,赋予寡糖构象表位的免疫原性。人类 ABO 血型受 A、B 和 O 三个等位基因的控制,A 和 B 基因为显性;O 基因为隐性。基因控制多肽的糖基化的成分,红细胞膜多肽连接 β-半乳糖,在 β-半乳糖非还原端连接岩藻糖形成 H 物质,构成 O 型血;如果在表面的岩藻糖上再连接 N-乙酰基-氨基半乳糖则成为 A 型血的 A 抗原;如果在表面的岩藻糖上再连接 D-半乳糖则成为 B 型血的 B 抗原。人类等位基因是 A 和 A 或 A 和 O 则为 A 型血;A 和 B 为 AB 型血;B 和 B 或 B 和 O 为 B 型血;O 和 O 为 O 型血。世界迄今为止只报道一例特殊血型,没有 H 物质,称孟买血型。A 型血的个体血清中含有抗 B 抗原的抗体,称抗 B 凝集素;B 型血有抗 A 凝集素;O 型血则有抗 A 和 B 两种凝集素;AB 型血既没有抗 A 也没有抗 B 凝集素。实验室培养人源细胞常采用 AB 血清,可避免凝集素对细胞造成损伤。凝集素的免疫球蛋白的类型为 IgM,亲和力较低。ABO 血型不符的个体间相互输血可引起严重的输血反应。

核酸和脂类 核酸和脂类一般为半抗原,是 B 淋巴细胞识别的表位,如果与多肽或多糖化合可获得免疫原性。脂类抗原常见于病原体的细胞膜、外膜、病毒包膜和脂多糖。核酸抗原常见于 DNA,系统性红斑狼疮(SLE)病人体内可出现较高水平的抗 DNA 抗体。

小分子化学物质 小分子化学物质为半抗原,进入机体与蛋白质结合后获得免疫原性,刺激机体产生免疫应答,引起超敏反应。临床最常见的是青霉素以及化学治疗药物。

Notes

● **根据产生抗体时是否需要 Th 细胞参与可将抗原分为两类**

根据抗原刺激机体产生抗体时是否需要 Th 细胞辅助而将抗原分成两类,一类为**胸腺依赖性抗原**(thymus dependant antigen,TD- Ag);另一类为**胸腺非依赖性抗原**(thymus independent antigen,TI- Ag)。

TD- Ag 是指在刺激机体 B 细胞产生抗体时需 Th 细胞辅助的抗原。主要为蛋白质性抗原,如病原微生物、血细胞、血清蛋白等。B 细胞通过 BCR 识别抗原的 B 细胞表位,内吞并将抗原降解成短肽,通过与 MHC Ⅱ 类分子结合,提呈给 Th 细胞识别,为 B 细胞活化提供刺激信号。诱导 B 细胞活化可产生 IgM、IgG 和 IgA 同种型抗体,并可产生免疫记忆。TD- Ag 可刺激 T 细胞产生细胞免疫应答。

TI- Ag 是指可直接激活 B 细胞,产生抗体应答,无需 Th 细胞的辅助。主要为多糖类抗原,如脂多糖、荚膜多糖和聚合鞭毛素等。TI- Ag 刺激 B 细胞产生体液免疫应答一般不发生抗体同种型转换,仅产生 IgM 类抗体,且无免疫记忆。而且不刺激 T 细胞产生细胞免疫应答。有关 TD- Ag 与 TI- Ag 的区别见表 3-5。

表3-5   TD- Ag 与 TI- Ag 的区别

区别要点	TD- Ag	TI- Ag
化学组成	蛋白质及其化合物	多糖
化学结构	结构复杂	结构简单
	多种不同表位	重复表位
应答特点	刺激 B 细胞产生抗体需 Th 细胞辅助	刺激 B 产生抗体不需 Th 细胞辅助
	有 MHC 限制性	无 MHC 限制性
	可产生 IgM、IgG 和 IgA 等抗体	只产生 IgM 类抗体
	可刺激细胞免疫和体液免疫应答	只刺激体液免疫
	有免疫记忆	无免疫记忆
	大剂量引起 T、B 细胞免疫耐受	大剂量引起 B 淋巴细胞耐受
	小剂量引起 T 细胞免疫耐受	小剂量不引起 B 淋巴细胞耐受

● **根据抗原与机体的亲缘关系可分为五类**

根据抗原与机体的亲缘关系可将抗原分为异嗜性抗原、异种抗原、同种异型抗原、自身抗原和独特型抗原。

异嗜性抗原(heterophilic antigen)   为一类存在于人、动物及微生物等不同种属之间的共同抗原,最初由 Forssman 发现故又名 **Forssman 抗原**(Forssman antigen)。例如,溶血性链球菌表面成分与人肾小球基底膜及心肌组织具有共同抗原,故链球菌感染机体所产生的抗体可与具有共同抗原的心、肾组织发生交叉反应,导致肾小球肾炎或心肌炎;大肠杆菌 O_{14} 型脂多糖与人结肠黏膜有共同抗原,可能导致溃疡性结肠炎发生。

异种抗原(xenogenic antigen)   指来自不同种属的抗原,如病原生物及其代谢产物、植物蛋白、治疗用动物抗血清(含抗体)及异种器官移植物等,对人而言均为异种抗原。微生物结构虽然简单,但其化学组成却相当复杂,对于人均有较强免疫原性。临床治疗所用动物免疫血清(如马血清抗毒素)既含特异性抗毒素抗体以中和毒素,同时又是异种抗原,可刺激机体产生抗马血清抗体,反复使用可致超敏反应。

同种异型抗原(allogenic antigen)   指在同一种属不同个体间存在的特异性抗原,亦称同种抗原或同种异体抗原。人类重要的同种异型抗原有组织相容性抗原、免疫球蛋白遗传标志抗原和血型抗原等。

组织相容性抗原是指不同个体间进行器官或组织移植时诱导产生移植排斥反应的抗原。除同卵孪生同胞外,不同个体间很难表达完全一致的组织相容性抗原,这也是组织移植成功的障碍所在。

免疫球蛋白的遗传标志抗原是由每个个体的遗传基因所决定,如在人类发现免疫球蛋白 γ 链(IgG 的重链)有 30 个,Gm1-30 因子;α 链(IgA 的重链)有 2 个,Am1 和 Am2。

血型抗原是指每个个体红细胞上表达的不同抗原成分。如上述,根据红细胞表达 A 抗原物质和 B 抗原物质的不同,将人类分成 A、B、AB 和 O 四种血型群体。在临床输血时需进行血液配型。

自身抗原(autoantigen) 指自身组织细胞所表达的抗原。一般在 T 细胞和 B 细胞发育成熟过程中,通过阴性选择,针对自身抗原的细胞克隆被清除或功能受到抑制。因此,正常情况下,机体免疫系统对自身组织细胞不会产生免疫应答,即形成自身耐受。但在某些特殊情况下,自身成分可以成为抗原物质,引发免疫应答,如释放的隐蔽性自身抗原、被修饰出现新表位的自身抗原。

脑组织、精子、甲状腺球蛋白及眼晶状体蛋白等,在正常情况下,由于与免疫系统相对隔绝,因此不能激发免疫应答。当相关部位的屏障结构被感染、外伤或手术等因素破坏后,这些成分可进入血流,即隐蔽的自身抗原被释放,暴露于免疫系统,引起自身免疫应答。

自身组织成分的结构在感染、烧伤、电离辐射或化学药物等因素的作用下,也可发生改变,形成新的抗原表位,成为被修饰的自身抗原,也能刺激机体产生免疫应答,引起自身免疫病。如长期服用甲基多巴后,可使红细胞发生改变,产生新的免疫原性,引起自身免疫性溶血性贫血。

独特型抗原(idiotype antigen) 是一种特殊的自身抗原,存在于抗体分子的超变区。用同源抗体(如单克隆抗体)作为免疫原,可刺激同种动物产生与抗体单一超变区发生反应的抗体,说明该部位的抗原决定基的存在。此种决定基通常在任何动物都是极少量存在,不能诱导自身耐受性产生。存在于抗体分子上的单一表位称为**独特位**(idiotope),带有相同独特位的全部抗体分子即属于相同的独特型。独特型抗原所诱生的抗体(即抗抗体,或称 Ab1)称**抗独特型抗体**(anti- idiotype antibody,AId)。Ab1 还可作为抗原,以 Ab1→Ab2→Ab3→Ab4……的形式诱生次级的特异性 AId,从而形成独特型网络并调节免疫应答。通过抗原受体的独特型也可介导淋巴细胞功能网络调节。

● **根据是否在抗原提呈细胞内合成可将抗原分为两类**

根据抗原是在抗原提呈细胞(APC)内合成的还是来自于外源的可将抗原分为**内源性抗原**(endogenous antigen)和**外源性抗原**(exogenous antigen)。

内源性抗原是指在 APC(吞噬病原体或被病原体感染)内合成的,存在于胞浆内的蛋白质抗原。此类抗原在胞浆内被酶降解成短肽后,通过 MHC Ⅰ类分子提呈给 CD8⁺T 细胞识别。病毒感染细胞和肿瘤细胞等靶细胞也可以同样方式将病毒抗原和肿瘤抗原提呈给 CD8⁺CTL 细胞识别,并刺激 CD8⁺CTL 细胞活化杀伤靶细胞。因此,常称该类抗原为 MHC Ⅰ类分子提呈的抗原。抗原识别受 MHC Ⅰ类分子限制。

外源性抗原是指 APC 从细胞外部摄取的,存在于细胞囊膜系统内的蛋白质抗原。此类抗原在被溶酶体酶降解成短肽后,通过 MHCⅡ类分子提呈给 CD4⁺T 细胞,诱导 CD4⁺T 细胞参与的免疫应答。经专职 APC 摄取、处理、提呈的外源蛋白质均属此类。抗原识别受 MHCⅡ类分子限制。

● **根据抗原的其他性状进行分类**

根据抗原产生方式的不同,可将抗原分为天然抗原和人工抗原;根据物理性状不同,可分为颗粒性抗原和可溶性抗原;根据抗原来源及其与疾病相关性,可分为移植抗原、肿瘤抗原、自身抗原等。

Notes

第三节 非特异性免疫刺激剂

与抗原特异性激活 T/B 细胞应答不同,某些物质可非特异性激活 T 细胞和 B 细胞应答,称为免疫刺激剂(stimulator)。非特异性免疫刺激剂是指能激活多数或全部 T 或 B 淋巴细胞克隆,不受 TCR 或 BCR 特异性的限制的非特异性刺激物质。如下所述的超抗原和有丝分裂原等。

● **超抗原可活化部分 T 细胞**

普通蛋白质抗原一般激活机体总 T 细胞库中万分之一至百万分之一的 T 细胞克隆。然而,某些抗原物质,仅需极低浓度($\leq 10^{-9}$M)即可非特异性激活高达 2% ~ 20% 的 T 细胞克隆,产生极强免疫应答,此类抗原称为超抗原(superantigen,SAg),是指能结合并活化表达特殊类型 TCRβ 链的 T 细胞的一类多克隆激活剂。在许多方面与普通抗原不同(表3-6)。

表 3-6 普通抗原与超抗原比较

	超抗原	普通抗原
化学性质	外毒素蛋白,反转录病毒蛋白	蛋白质、多糖等
MHC 结合部位	肽结合槽以外非多态区	肽结合槽
TCR 结合部位	VβCDR 外测邻近保守区	CDR
MHC 限制性	–	+
抗原提呈	–	+ / –
反应细胞	表达特定 Vβ 的 T 细胞	T 细胞、B 细胞
刺激效应	细胞凋亡	免疫应答或耐受

普通蛋白质抗原表位被结合于 MHC 分子沟槽内,继而与 T 细胞的特异性 TCR 相互作用。SAg 的作用机制与普通蛋白抗原不同:其一端直接与 TCR Vβ 链 CDR3 外侧区域结合,另一端与 APC 表面 MHC Ⅱ类分子抗原结合槽外部结合,以完整蛋白形式激活 T 细胞,故 SAg 不涉及与 MHC 和 TCR 识别,无 MHC 限制性(图 3-2)。SAg 所诱导的 T 细胞应答,其效应并非针对超抗原,而通过非特异性激活 T 细胞分泌大量细胞因子,继而参与某些病理过程发生。另外,热休克蛋白(heat shock protein,HSP)和金黄色葡萄球菌蛋白 A(staphylococcus protein A,SPA)分别是刺激 TCRγδ + T 和 B 细胞的 SAg。

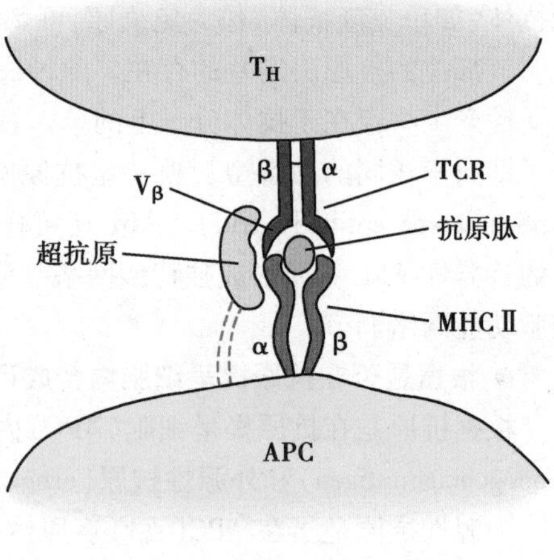

根据 SAg 来源,可分为外源性超抗原和内源性超抗原两类。前者如金黄色葡萄球菌肠毒素 A ~ E(staphylococcus enterotoxin A ~ E,SEA ~ SEE)等;后者如小鼠乳腺肿瘤病毒蛋白,可作为次要淋巴细胞

图 3-2 超抗原激活 T 细胞机制示意图
超抗原通过与 TCR 的 Vβ 链外侧结合,交联 TCR 与 MHC Ⅱ类分子,从而多克隆活化 T 细胞,而无 TCR 的抗原特异性

刺激抗原(minor lymphocyte stimulating antigen,mls)而刺激 T 细胞增殖。SAg 多为病原微生物的代谢产物或致病因子,可大量激活 T 细胞和巨噬细胞而启动炎症效应,导致中毒性休克、多器官衰竭等严重临床表现,也可应用于抗肿瘤生物治疗。

目前我们知道的超抗原主要是细菌的毒素性产物,如金黄色葡萄球菌肠毒素(staphylococcus enterotoxin,SE),已有 20 个不同的血清型,包括 TSST-1(toxin shock syndrom toxin-1)、SEA-SEE 、SEG-SEJ 和 SEl(肠毒素样毒素,enterotoxin-like toxin)、K-SEl R 、SEl U 和 SEl-V 等;A 族链球菌产生的毒素 SPEA 、SPEC 、SPEG-SPEM 、SSA 和 SMEZ 等;其他还有关节炎支原体丝裂原(myco-

Notes

plasma arthritis antigen，MAM）、Yersina pseudotuberculosis mitogen（YPM）等。还有反转录病毒的合成产物，如小鼠乳腺肿瘤病毒（mouse mammary tumor virus，MMTV）感染组织细胞后，反转录合成的病毒 DNA 与宿主细胞 DNA 整合形成前病毒，不断表达的病毒蛋白质。超抗原可引起毒性休克综合征（参见窗框 3-1）、食物中毒等多种疾病（表3-7）。

表3-7 超抗原及其结合的 Vβ 类型与疾病

疾病	超抗原	TCRVβ
毒素休克综合征	TSST-1	Vβ2
葡萄球菌食物中毒	SEA	Vβ3，Vβ11
	SEB	Vβ3，Vβ12，Vβ14，Vβ15，Vβ17，Vβ20
	SEC	Vβ5，Vβ12，Vβ13.1-2，Vβ14，Vβ15，Vβ17，Vβ20
	SED	Vβ5，Vβ12
	SEE	Vβ5.1，Vβ6.1-3，Vβ8，Vβ18
链球菌毒素休克综合征	SPE-A	Vβ8，Vβ12，Vβ14
猩红热	SPE-B	Vβ2，Vβ
产气夹膜杆菌感染	肠毒素	Vβ6.9，Vβ22
糖尿病 I 型	MMTV 样	Vβ7
狂犬病毒感染	核衣壳	Vβ8

● 免疫佐剂可增强免疫原性和改变免疫应答类型

免疫佐剂（adjuvant）是指预先或与抗原同时注入体内、可增强机体对抗原的应答或改变应答类型的非特异性免疫增强性物质。在疾病的预防（疫苗接种）、治疗（用于抗肿瘤和慢性感染等的辅助治疗）和科学实验（制备免疫血清）中经常使用免疫佐剂以增强某些抗原的免疫原性，尤其对于免疫原性较弱的抗原以及免疫原剂量较少不足以引起有效免疫应答时免疫佐剂起的作用尤为重要。免疫佐剂常用于制备免疫血清和预防接种。

佐剂的种类很多。如生物性佐剂，包括卡介苗（BCG）、短小棒状杆菌（CP）、脂多糖（LPS）和细胞因子（如 GM-CSF）等；无机化合物，如氢氧化铝等；人工合成物，如双链多聚肌苷酸∶胞苷酸（polyI∶C）等；有机物，如矿物油等。最常用于动物实验中的**弗氏完全佐剂**（Freund'complete adjuvant，FCA），含有羊脂、矿物质油和灭活的结核杆菌（或 BCG），不但能增强免疫原性，也能改变免疫应答的类型。仅含有羊毛脂和矿物质油的佐剂为**弗氏不完全佐剂**（Freund' incomplete adjuvant，FIA），可增强抗原的免疫原性。有生物来源的佐剂，如卡介苗（BCG）、短小棒状杆菌（CP）、脂多糖（LPS）和细胞因子（如 GM-CSF）等。有无机化合物佐剂，如氢氧化铝。有人工合成佐剂，如多聚肌苷酸∶胞苷酸（polyI∶C）和多聚腺苷酸∶尿苷酸（polyA∶U）等。还有脂质体和 CpG 寡核苷酸新型佐剂。

有关佐剂的作用机制尚不十分清楚。可能的机制有：改变抗原物理性状，延长抗原在体内存留时间；引起炎症反应，刺激并增强单核-巨噬细胞对抗原的处理和递呈能力；刺激淋巴细胞增殖分化，扩大免疫应答能力；作为运送工具，将抗原带到有效免疫应答部位，提高应答效果。

● 丝裂原可活化某一类别的淋巴细胞

丝裂原（mitogen）亦称有丝分裂原，因可致细胞发生有丝分裂而得名，属非特异性淋巴细胞多克隆激活剂，不同有丝分裂原可选择地活化某一类别的淋巴细胞，T 细胞或 B 细胞。丝裂原作用机制为：通过与淋巴细胞表面丝裂原受体结合，刺激静止淋巴细胞转化为淋巴母细胞并发生有丝分裂，从而激活某一类淋巴细胞的全部克隆。

T、B 细胞表面分别表达多种丝裂原受体（表3-8），可对相应丝裂原刺激产生强烈增殖反应，此效应被广泛应用于体外试验确证免疫细胞的功能活性，以间接判定细胞免疫或体液免疫的功能，也可用于 T 和 B 淋巴细胞功能鉴别；计数 T 和 B 淋巴细胞的数量。能活化 T 细胞的有丝分裂原主要有刀豆蛋白-A（Con-A）和植物血凝素（PHA），两者均为提取的植物蛋白成分。T 淋巴

Notes

细胞表面有其受体,为 T 细胞表面包括 TCR、CD3 等在内的糖蛋白的糖残基。Con- A 和 PHA 与其受体结合,可引起 T 细胞发生转化和增殖。体外实验可见受刺激活化后的形态特征有:细胞体积增大;胞浆丰富,胞浆中含有颗粒;胞膜不规则,可出现伪足;偶尔可见到有丝分裂等。能活化 B 细胞的有丝分裂原主要有脂多糖(LPS),还有葡萄球菌 A 蛋白(SPA)。与其受体结合,引起 B 细胞发生转化和增殖。此外,还有美洲商陆(PWM),主要刺激 B 细胞也刺激 T 细胞增殖。

表 3-8　作用于人和小鼠 T、B 细胞的丝裂原

	人		小鼠	
	T 细胞	B 细胞	T 细胞	B 细胞
ConA(刀豆蛋白 A)	+	-	+	-
PHA(植物血凝素)	+	-	+	-
PWM(商陆丝裂原)	+	+	+	+
LPS(脂多糖)	-	-	-	+
SPA(葡萄球菌蛋白 A)	-	+	-	-

窗框 3-1　金黄葡萄球菌来源的超抗原导致中毒性休克

超抗原(SAg)过量释放,其病理效应可导致某些严重临床疾病发生,中毒性休克(septic shock)及血管内弥漫性凝血(disseminated intravascular coagulation,DIC)就是其中较严重的临床疾病。

中毒性休克临床表现为发热、低血压导致的血管塌陷、皮疹、结膜炎和组织缺氧、代谢紊乱、细胞损害甚至多器官功能衰竭。美国每年约发生 20 万例,死亡率达 40% ~70%,常见于使用卫生棉条的行经妇女。其主要病因是微生物如金黄葡萄球菌感染所释放的超抗原成分,包括中毒性休克综合征外毒素(Staphylococcal toxic shock syndrome toxin,TSST)和葡萄球菌致热外毒素(Staphylococcal pyrogenic exotoxin,SPE)。细菌细胞壁可通过 TLR 激活巨噬细胞分泌炎症细胞因子,激活补体系统并释放 C3a 等过敏毒素,继而活化肥大细胞释放组胺、白三烯等增加血管通透性。TSST-1 和 SPE 与巨噬细胞表面 MHC 分子结合,通过与 TCR 交联,诱发多克隆 T 细胞活化并分泌大量 IL-2、IFNγ,进一步激活巨噬细胞的炎症效应,最终触发中毒性休克的系列临床症状。

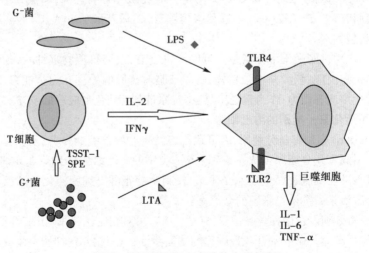

附图　超抗原介导中毒性休克的机制

Notes

窗框3-2 抗原概念的扩展-免疫原

传统意义的"抗原"的重要内涵是指能被T、B淋巴细胞表面特异性抗原受体(TCR或BCR)识别及结合,激活T/B细胞产生应答产物(特异性抗体和效应淋巴细胞),并与之发生特异性反应的物质。实际上,机体受病原体刺激后,按时间先后可依次诱导固有免疫应答与适应性免疫。但是,诱导固有免疫应答与适应性免疫的病原体中具体的化学基团(抗原)却截然不同,产生免疫应答后也并非所有的抗原均能与免疫应答产物特异性结合。如固有免疫细胞针对一类病原体或损伤的自身细胞所释放的共有保守组分(PAMP/DAMP)产生应答,通过分泌炎症细胞因子、增强APC表面MHC I/II类分子及共刺激分子表达,启动非特异性固有免疫应答,而并不反过来与这些应答产物结合;适应性免疫应答中T、B细胞则针对病原体所含多种不同的特殊化学基团(抗原表位),产生特异性的适应性免疫应答,产生的免疫应答产物如抗体和活化的T细胞又可与抗原特异性结合。

按照经典和传统的"抗原"概念,诱导固有免疫应答的那类抗原显而易见地不符合经典抗原的定义:要么诱导固有免疫应答的抗原不是"抗原";要么固有免疫应答不是抗原诱导的。因此,有必要对传统概念的"抗原"进行新的定义:事实上,固有免疫的驱动原如PAMP/DAMP参与了免疫应答的诱导,故与抗原表位一样,也应被视为"抗原"。传统抗原的概念可扩展为"**免疫原**(immunogen)",免疫原指所有能启动、激发和诱导免疫应答(包括固有免疫和适应性免疫)的物质,包括启动固有免疫的固有分子模式(innate molecular pattern,IMP)和启动适应性免疫应答的抗原(antigen,Ag)。

IMP是启动和诱导固有免疫应答的物质,通过与细胞表面和胞浆内多种模式识别受体结合而激活相应信号通路,启动固有应答。IMP可分为两类:**病原相关分子模式**(pathogen-associated molecular patterns,PAMPs),是来源于病原体的保守的共有成分,亦称**外源性危险信号**(exogenous danger signal);**损伤相关的分子模式**(damage associated molecular patterns,DAMPs),是由损伤的自身细胞所释放的保守成分,亦称内源性危险信号(endogenous danger signal)。与抗原不完全相同,IMP仅具有免疫原性而无反应原性,其不能与固有免疫效应产物(如细胞因子等)发生特异性结合。

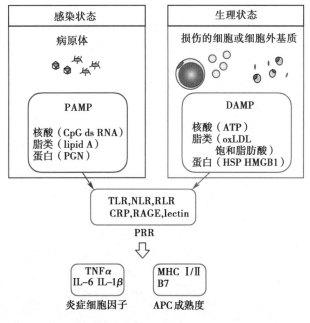

附图 固有分子模式PAMP和DAMP经由PRR介导的效应

Notes

病原体来源的病原相关分子模式(PAMP)和生理状况下损伤坏死细胞释放的损伤相关分子模式(DAMP)通过与APC细胞表面和胞浆内的PRR相互作用,激活信号通路,促进炎症细胞因子分泌和APC表面成熟度相关分子的表达,发挥早期固有免疫抗感染和清除损伤功能,并促进抗原提呈。

小　结

抗原指能与T、B淋巴细胞表面特异性抗原受体结合并激活T/B细胞产生特异性抗体与效应淋巴细胞,并与之特异性结合从而被清除的物质。具有免疫原性和抗原性两种性质。具有这两种性质的抗原物质是完全抗原。具有免疫原性的物质一般也具有抗原性。半抗原仅具有抗原性,与蛋白质类大分子结合后可具有免疫原性。抗原可分为胸腺依赖性抗原和胸腺非依赖性抗原,前者诱导抗体产生有赖于T细胞辅助。机体针对抗原产生特异性免疫应答的分子基础是TCR和BCR特异性识别抗原分子所含的抗原表位(epitope)。抗原表位是抗原分子中决定免疫应答特异性的特殊化学基团和最小结构与功能单位,可分为序列表位和构象表位。T细胞仅识别序列表位,而B细胞则主要识别构象表位。抗原的免疫原性取决于抗原物质本身的理化性质、机体的生物学特性及其相互作用。非特异性免疫刺激剂(如超抗原、丝裂原和佐剂)以抗原非依赖性、MHC非限制性的方式激活淋巴细胞。

(熊思东)

参考文献

1. Kenneth Murphy, Paul Travers & Mark Walport. Janeway's Immunobiology, 8th ed. , New York: Garland Science, 2011

2. Abbas AK, Andrew H. Lichtman & Shiv Pillai. Cellular and Molecular Immunology. 7th ed. Philadelphia: Saunders, 2012.

3. Macpherson G, Austyn J. Exploring immunology: concepts and evidence. Weinheim: Wiley-Blackwell; 2012

4. James F. Mohan & Emil R. Unanue. Unconventional recognition of peptides by T cells and the implications for autoimmunity. Nature Reviews Immunology 2012; 12: 721-728

5. 龚非力, 医学免疫学. 第3版, 北京: 科学出版社, 2012.

6. 曹雪涛, 医学免疫学. 第6版, 北京: 人民卫生出版社, 2013

7. 何维, 医学免疫学. 第2版, 北京: 人民卫生出版社, 2010

Notes

第四章 免疫球蛋白

免疫球蛋白(immunoglobulin, Ig)即**抗体**(antibody, Ab),是血液和组织液中的一类糖蛋白,由B细胞接受抗原刺激后增殖分化生成的浆细胞产生,主要存在于血清等体液中,能与相应抗原特异性地结合,是介导体液免疫的重要效应分子。

早在1890年,德国学者Emil von Behring及其同事Kitasato对白喉和破伤风抗毒素(antitoxin)进行研究,发现被灭活的白喉或破伤风杆菌免疫过的动物血清具有中和毒素的作用,将免疫血清过继转移给其他正常动物会使它们产生针对白喉或破伤风杆菌的免疫力。同时还发现这种抗毒素的作用是特异性的,即抗破伤风毒素的血清对白喉没有作用,反之亦然。现在我们知道在这些血清中存在的具有抗毒素活性的物质就是Ig。此后,人们陆续发现了一大类可与病原体结合并引起凝集、沉淀或中和反应的体液因子,将它们命名为抗体。1939年Tiselius和Kabat在对血清蛋白自由电泳时,根据它们不同的迁移率,将其分为白蛋白、α、β、γ球蛋白4个主要部分,并发现抗体活性存在于从α到γ的这一广泛区域,但主要存在于γ区,故曾片面地认为抗体即是γ球蛋白(丙种球蛋白)(图4-1)。1968年和1972年世界卫生组织和国际免疫学会联合会的专门委员会先后决定,将具有抗体活性或化学结构与抗体相似的球蛋白统称为免疫球蛋白。近年研究证实,Ig和抗体在结构及功能上完全一致,因此可认为二者的概念等同。Ig可分为**分泌型**(secreted Ig, SIg)和**跨膜型**(membrane Ig, mIg),前者主要存在于血液及组织液中,发挥各种免疫功能;后者构成B细胞表面的抗原受体。本章重点介绍分泌型Ig的分子结构特点及其免疫生物学特性,跨膜型Ig即B细胞抗原受体,将在第十二章中加以介绍。

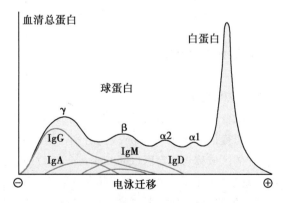

图 4-1 血清蛋白电泳扫描示意图

血清蛋白的不同组分由于所带电荷的不同,在电泳中的迁移速度和最终所在的位置就不尽相同。在球蛋白区可见α1、α2、β、γ四个区带:IgG的电荷异质性最大,分布于α2、β、γ三区,但主要见于γ区;其他类Ig在β、γ、α区有相对限制的移动;IgE在血清内含量极低,其实际迁移与IgD类似。

第一节　免疫球蛋白的结构

　　免疫球蛋白可与相应抗原结合导致凝集、沉淀或中和反应等现象人们早已知。但是，有关 Ig 的结构却直到 20 世纪 50 年代末才由 Gerald M. Edelman 和 Rodney R. Porter 阐明。Edelman 用变性和非变性电泳技术打开了 Ig 的二硫键，发现 Ig 含有**重链**（heavy chain，H）和**轻链**（light chain，L）；Porter 则用木瓜蛋白酶将 Ig 切割成小片段，发现 Ig 由**抗原结合片段**（fragment of antigen binding，Fab）和**可结晶片段**（fragment crystallizable，Fc）组成。他们由于在解析 Ig 结构上的贡献，共同获得了 1972 年的诺贝尔生理学或医学奖。

　　● **Ig 单体由两条重链和两条轻链组成**

　　所有 Ig 的单体结构均非常类似，由两种不同的多肽链组成。一种分子量约为 50kDa，称为重链；另一种分子量约为 25kDa，称为轻链。每一个天然的 Ig 单体都由两条重链和两条轻链组成，重链之间，重链和轻链之间由二硫键连接，形成四肽链结构，其构象与英语大写字母 Y 形状类似（图 4-2）。

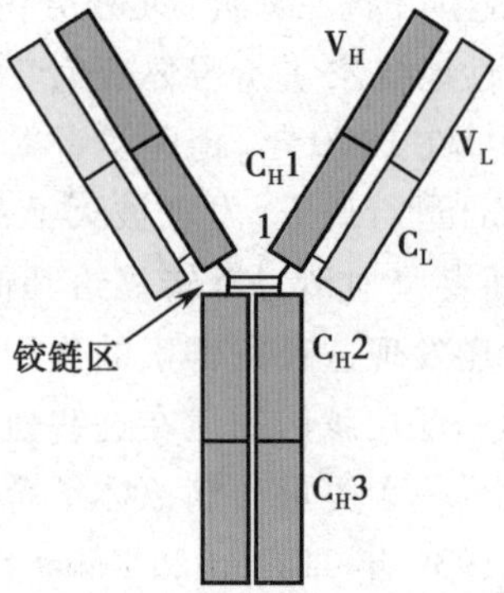

　　Ig 重链由 450～550 个氨基酸残基组成，分子量约 50～75kDa，分为 μ、δ、γ、α 和 ε 链，据此可将 Ig 分为 **5 类**（class）或 5 **个同种型**（isotype），即 IgM、IgD、IgG、IgA 和 IgE。每类 Ig 根据其铰链区氨基酸残基的组成和二硫键数目、位置的不同，又可分为不同**亚类**（subclass）。IgD、IgE 和 IgG 只有单体形式，IgA 和 IgM 具有由数个相同单体组成的多聚体形式。

　　Ig 轻链含约 210 个氨基酸残基，分子量约 25kDa，分为 κ 和 λ 链两种，据此可将 Ig 分为 κ 和 λ 两型 type。一个天然 Ig 分子两条轻链的型别总是相同的，但同一个体内可存在分别带有 κ 或 λ 链的抗体分子。正常人血清中 κ 型和 λ 型 Ig 浓度之比约为 2:1。根据 λ 链恒定区个别氨基酸残基的差异，又可将 λ 分为 $\lambda 1$、$\lambda 2$、$\lambda 3$ 和 $\lambda 4$ 四个**亚型**（subtype）。在 5 种类型的 Ig 中都会出现这两种轻链，目前尚未发现这两种链有任何功能上的差别。

　　● **Ig 的重、轻链由具有特征折叠的可变区和恒定区结构域组成**

　　比较不同 Ig 重链和轻链的氨基酸序列时发现，重链和轻链近 N 端约 110 个氨基酸序列的变化很大，其他部分氨基酸序列则相对恒定。Ig 轻链和重链中氨基酸序列变化较大的区域称为**可变区**（variable region，V），分别占重链和轻链的 1/4 和 1/2。Ig 轻链和重链中氨基酸序列较保守的区域称为**恒定区**（constant region，C），其位于肽段的羧基端，分别占重链和轻链的 3/4 和 1/2。Ig 的轻链恒定区（CL）长度基本一致，但不同类 Ig 重链恒定区（CH）的长度不一样，可包括 CH1～CH3 或 CH1～CH4。重链和轻链可变区（VH 和 VL）各有 3 个区域的氨基酸组成和排列顺序高度可变，称为**高变区**（hypervariable region，HVR）或**互补决定区**（complementarity determining region，CDR），分别为 CDR1、CDR2 和 CDR3。CDR 以外区域的氨基酸组成和排列顺序相对不易变化，称为**骨架区**（framework region，FR）。VH 和 VL 各有 FR1、FR2、FR3 和 FR4 四个骨架区（图 4-3）。VH 和 VL 的 3 个 CDR 共同组成 Ig 的抗原结合部位，负责识别及结合抗原，从而发挥免疫效应。Ig C 区与抗体的生物学效应相关，如激活补体；穿过胎盘和黏膜屏障；与细胞表面 Fc 受体结合介导调理作用；介导 ADCC 作用和 I 型超敏反应等。

图 4-2　免疫球蛋白的单体结构
典型的免疫球蛋白分子基本结构呈"Y"字型，由两条相同的重链和两条相同的轻链藉二硫键连接而成。重链和轻链近氨基端的 1/4 或 1/2 氨基酸序列的变化很大，为可变区；其他部分氨基酸序列则相对恒定，为恒定区；位于 C_H1 与 C_H2 之间、富含脯氨酸的区域为铰链区。V_H 和 V_L 分别代表重链和轻链的可变区，C_H 和 C_L 分别代表重链和轻链的恒定区

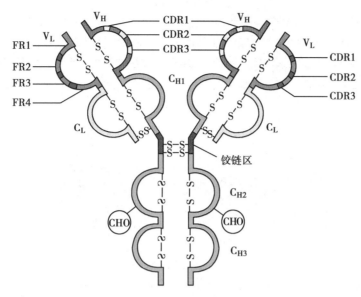

图 4-3　免疫球蛋白 V 区、C 区结构示意图
免疫球蛋白重链和轻链折叠形成的环形功能区
为结构域,CDR 为互补决定区,FR 为骨架区

Ig 的 Y 形两臂并非是僵硬的。IgA、IgG 和 IgD 重链的 C_H1 和 C_H2 两个结构域之间由**铰链区**(hinge region)相连。铰链区之间一般由一或数个二硫键连接。该区富含脯氨酸而易伸展弯曲,能改变两个 Y 形臂之间的距离,有利于两臂同时结合两个不同的抗原表位。IgD、IgG、IgA 有铰链区,IgM 和 IgE 则无。

用木瓜蛋白酶和胃蛋白酶可将 Ig 从铰链区切割成相应片段。木瓜蛋白酶可以在铰链区的二硫键氨基侧将 IgG 裂解成大小基本相等的三个片段(图 4-4),其中两个结构完全一样,含有抗原结合活性的片段称为 **Fab**。Fab 由完整的轻链和重链的 V_H 和 C_H1 结构域组成。另一个木瓜蛋白酶裂解片段不含抗原结合活性,很容易形成晶体,称为 **Fc 段**。Fc 段可**与效应分子或效应细胞结合**,由 Ig 两条重链的 C_H2 和 C_H3 结构域组成,之间由二硫键相连。胃蛋白酶在铰链区二硫键的羧基一侧裂解,由此获得 IgG 的 $F(ab')_2$ 片段,Ig 的两个臂通过二硫键仍然连在一起(图 4-4)。$F(ab')_2$ 具有与完整 Ig 一样的抗原结合活性,但是却无法与效应分子结合,用胃蛋白酶酶切一般得不到完整的 Fc 段,大部分 Fc 段被切成数个小片段。

Ig 的晶体结构分析显示,Ig 的重、轻链均可折叠为数个球形结构,称为**结构域**(domain)。每个结构域大小相似的,约含 110 氨基酸。轻链只有两个结构域,重链的结构域随 Ig 种类不同而迥异。IgA、IgD 和 IgG 的重链有四个结构域,IgE 和 IgM 的重链有 5 个结构域。与可变区相接的重链恒定区结构域称作 C_H1,然后依次为 C_H2、C_H3 和 C_H4。Ig 的各结构域是由多肽链

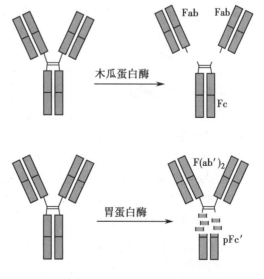

图 4-4　免疫球蛋白经木瓜蛋白酶和
胃蛋白酶作用后水解片段示意图

胃蛋白酶作用于铰链区二硫键所连接的两条重链近 C 端,将 Ig 水解为一个大片段 $F(ab')_2$ 和多个小片段 pFc'。木瓜蛋白酶作用于铰链区二硫键所连接的两条重链近 N 端,将 Ig 裂解为两个完全相同的 Fab 段和一个 Fc 段

折叠形成的球状结构,即**免疫球蛋白折叠**(immunoglobulin fold,Ig折叠)。每个结构域的体积约为$40 \times 25 \times 25 \text{Å}$($1\text{Å} = 10^{-8}$厘米)大小,由反向平行的β股(β strand)形成两个β片层(β sheet),两个片层内部通常由紧密接触的氨基酸疏水侧链组成,两个片层之间由一个链内二硫键连接,使结构域更加稳定。总观起来,形成一个**β扁桶状**(β barrel)或**β三明治状**(β sandwich)结构(图4-5)。

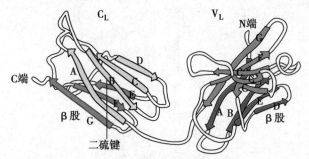

图4-5　免疫球蛋白折叠

图所示为一条轻链可变区和恒定区功能域的折叠方式和β链的走向。每个功能域为球状结构,由反向平行的多肽链组成两个β片层,两个片层之间由一个链内二硫键链接,形成β三明治状结构。恒定区由7条肽链折叠而成,可变区的C股肽链分成C、C'和C″三段,形成的β片层由9条肽链组成

进一步观察Ig的可变区和恒定区,可发现它们的折叠方式稍有不同。恒定区由A、B、C、D、E、F和G共7条β股折叠而成,所形成的β片层分别由3条和4条β股组成。可变区的β片层也由A、B、C、D、E、F和G股组成,只不过其C股肽链分成C、C'和C″三段,因此可变区形成的β片层由4条和5条β股组成(图4-5)。

对Ig结构域进行氨基酸序列分析发现其中有许多保守的氨基酸序列,这些序列构成了Ig折叠,对其结构的稳定性起关键作用。这些保守序列不仅存在于Ig中,免疫系统中的许多其他蛋白质如**T细胞的抗原受体**(T cell receptor,TCR)、CD4、CD8、大部分免疫球蛋白Fc受体、一些细胞因子及其受体以及一些非免疫系统的分子也存在着结构同源的保守序列,并形成Ig折叠,从而提示这些分子是由共同的祖先基因进化而来的。因此,将它们称之为**免疫球蛋白超家族**(immunoglobulin superfamily,IgSF)(详见窗框4-1)。

窗框4-1　免疫球蛋白超家族

免疫球蛋白超家族(IgSF)分子至少含一个由$70 \sim 110$个氨基酸组成的Ig功能域,形成Ig折叠,即由反向平行的β股形成两个β片层,片层之间呈疏水性,常常由二硫键相连。基于氨基酸序列和结构特点,可将IgSF分子的Ig功能域分成主要三类:第一类与抗体的可变区IgV类似,由9条β股形成两个β片层;第二类称为IgC1,由7条β股形成两个β片层,具有和抗体恒定区类似的Ig折叠;第三类称IgC2,也由7条β股形成两个β片层,不过其氨基酸序列上更接近IgV,折叠后比IgC1和IgV显得更紧凑。还有一些IgSF分子虽然具有Ig折叠,但是它们的结构特点与IgV和IgC1和IgC2都不同,难以将其归类。

IgSF分子分布很广,以膜分子或可溶性形式表达,它们之间往往相互识别。这些分子大部分与免疫系统有关,如T细胞的抗原受体、T细胞的辅助受体CD4和CD8、B细胞的辅助受体CD19、大部分免疫球蛋白Fc受体、协同刺激分子CD28、B7.1和B7.2,以及一些细胞因子及其受体。这些分子具有各种各样的生物活性,如免疫识别、信号转导、细胞黏附、细胞因子受体等,见附表。

Notes

附表　免疫球蛋白超家族成员

功能	举例
抗原受体	B 细胞抗原受体、T 细胞抗原受体
抗原受体的辅助受体	CD4、CD8 的 α、β 链、CD19
Fc 受体	FcγR Ⅰ、FcγR Ⅱ、FcγR Ⅲ、FcαR、FcεR Ⅰ、Fcαα/μR
细胞活化或抑制	CD7、CD22、CD28、B7-1、B7-2、CTLA-4、CD158
抗原提呈	CD1、MHC Ⅰ类分子、MHC Ⅱ类分子
信号转导	CD2、CD79a、CD79b、CD3 的 γ、δ、ε 链
细胞黏附	PECAM-1、CD33、CD47、CD66、CD147、ICAM-I
细胞因子受体	CD114、CD115、CD121a、CD11R

在 Ig 重链和轻链的各个结构域中,多数是两两配对的,即重链的 V_H 和轻链的 V_L 结构域配对,重链的 C_H1 和轻链的 C_L 配对(图 4-6)。IgA、IgD 和 IgG 两个重链 C_H3 结构域也相互配对,不过两个 C_H2 之间却没有相互作用。在 C_H2 的结构域上存在着一个糖基,两个糖基侧链位于两条重链之间,对 Ig 的结构稳定性起着非常重要的作用。IgE 和 IgM 相应的两个糖基侧链位于两个 C_H3 之间。

● **J 链是 Ig 形成多聚体的重要结构成分**

J 链(J chain)是一富含半胱氨酸的多肽链,由浆细胞合成,主要功能是将单体 Ig 分子连接为多聚体。IgA 二聚体和 IgM 五聚体均含 J 链;IgG、IgD 和 IgE 常为单体,无 J 链。多聚体 IgA 和多聚体 IgM 由相同的单体组成。在 IgA 和 IgM 重链恒定区的羧基末端多出 18 个氨基酸,其中所含的半胱氨酸残基可与另一个单体上的半胱氨酸残基形成二硫键。另外,还有一个 15kDa 大小的 J 链,通过 IgA 或 IgM 尾巴上的 C-末端半胱氨酸将其连接起来形成多聚体(图 4-7)。除了用 C-末端半胱氨酸残基形成二硫键,IgM 还可以用其 CH3 结构域上的半胱氨酸残基形成二硫键。六聚体的 IgM 一般缺乏 J 链。

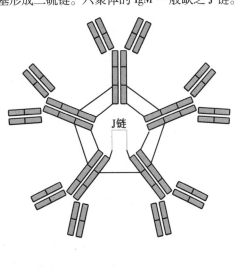

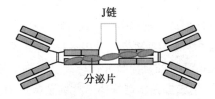

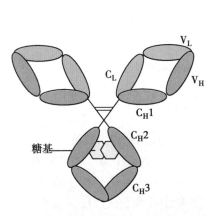

图 4-6　抗体重链和轻链结构域的相互关系
除了两个 C_H2 之间没有直接的相互作用,
其他的结构域都是两两配对的

图 4-7　J 链和分泌片
上图为五聚体 IgM 的示意图;
下图为二聚体 IgA 示意图

Notes

● **分泌片是分泌型 Ig 的组成成分,介导分泌型 Ig 分泌至外分泌液中**

分泌片(secretory piece,SP)(图 4-7)为一含糖肽链,是**多聚免疫球蛋白受体**(Poly Ig Receptor,pIgR)的胞外段,由黏膜上皮细胞合成和分泌。二聚体 IgA 与 pIgR 结合并转运到黏膜表面。只有带有 J 链的 IgA 多聚体才能和 pIgR 特异地结合。在 pIgR 结合了 IgA 后,细胞将其吞噬,再在转运小体里将其转到黏膜表面。之后 pIgR 裂解(图 4-8),发挥黏膜免疫作用,并可保护 SIgA 铰链区,使其免遭蛋白水解酶降解。

Ig 具有同为抗体和抗原的两重特性。一方面作为抗体,Ig 可特异地识别与结合抗原;另一方面 Ig 本身也是抗原,可刺激不同个体甚至同一个体的 B 细胞分泌抗 Ig 的抗体。根据 Ig 引起的异种、同种异体或自体免疫应答不同,将 Ig 的抗原性分为三种:**同种型**(isotype)、**同种异型**(allotype)和**独特型**(idiotype)(图 4-9),而针对这些不同的抗原性产生的抗体即为抗同种型抗体,抗同种异型抗体和抗独特型抗体。如果用 Ig 接种免疫异种动物将诱导产生针对该 Ig 的同种型抗体。Ig 的同种型是同一种属内所有健康个体所共有的抗原性标志,主要集中在 Ig 的恒定区。如果用 Ig 免疫同一种属不同个体的动物通常会诱导产生针对该种 Ig 的抗体,即同种异型抗体。这是由于同一种属内不同个体之间的个体差异引起的。同种型和同种异型都是由遗传因素决定的。同种异型之间的差异仅限于少数几个氨基酸序列,但却能稳定地遗传下来。

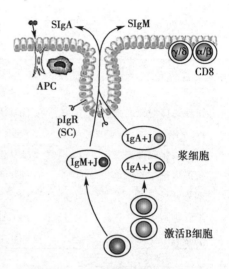

图 4-8 分泌型 IgA(sIgA)经肠道上皮细胞分泌至黏膜表面

抗原激活黏膜相关淋巴细胞中抗原特异性 B 细胞,分化为分泌 IgM(胞内由 J 链组装为 5 聚体)和 IgA(2 聚体)的浆细胞。在经由黏膜上皮细胞分泌的过程中,由上皮细胞表达的多聚免疫球蛋白受体(pIgR)负责将 SIgA 和 SIgM 转运到肠腔。pIgR 的胞外段即分泌片(SP),可随 SIgA 和 SIgM 转运和分泌,而 pIgR 的跨膜段可再循环使用

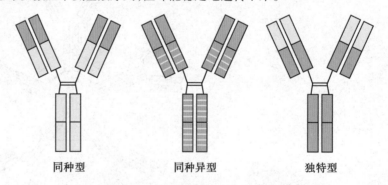

同种型　　　　同种异型　　　　独特型

图 4-9 免疫球蛋白的同种型、同种异型和独特型

免疫球蛋白同种型和同种异型的抗原性标志主要集中在恒定区,免疫球蛋白独特型标志主要集中在可变区

在 Ig 的形成过程中会产生各种各样的 V 区基因组合,在抗体的**亲和力成熟**(affinity maturation)过程中也会使可变区发生多种变化(见第十二章),导致生成的各个 Ig 均有其特有的结构,成为该 Ig 独特的抗原特异性标志。不同个体甚至机体自身可能会对这些特有的结构产生免疫应答,生成抗独特型抗体。这些独特型的抗原标志主要集中在可变区。Ig 的独特型既反映了 Ig 的免疫原性和血清型,又是体内免疫调节的重要机制,被称为 Ig 的**网络理论**(Network theory)(图 4-10)。

Notes

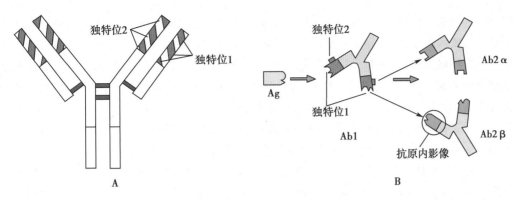

图 4-10　免疫球蛋白的独特型示意图

每一抗体(Ab1)的 V 区存在 5 ~ 6 个个体特异性的氨基酸结构,称为独特位(idiotope),它们也可作为抗原表位诱导 Ab2 的产生。如图所示:独特位 1 是 Ab1 上与抗原表位结合的部位,它诱导产生的 Ab2 又称 Ab2β,为抗原"内影像",可模拟抗原并竞争性抑制 Ab1 与抗原的结合;独特位 2 是 Ab1 骨架区附近的结构,它诱导产生的 Ab2 又称 Ab2

第二节　抗体与抗原的相互作用

抗体是体液免疫应答的重要效应分子,担负着识别结合和清除外来抗原的作用。抗体与抗原的识别和结合是特异性的,即针对 A 抗原的 A 抗体只能识别和结合 A 抗原,而不能结合其他特异性的抗原。这种结合或相互作用有其特定的结构特点,并产生包括清除外来抗原在内的各种免疫生物学效应。

● **Ig 可变区中的高变区是抗原结合部位**

如上所述,Ig 恒定区的氨基酸序列比较保守,而可变区变化较大。进一步比对分析发现,可变区氨基酸序列主要在三个区域存在很大的差异(图 4-11)。在 V_L 上大约是位于 28 ~ 35,49 ~ 59,92 ~ 103 位置的氨基酸;在 V_H 上是位于 29 ~ 31,49 ~ 58,95 ~ 102 位置的氨基酸。人们把这些氨基酸变化较大的区域称为**高变区**(hypervariable region),或称为 CDR,分别为 HV1,HV2 和 HV3,或 CDR1、CDR2 和 CDR3。其中 HV3(CDR3)变化最大。在高变区之间的区域氨基酸序列的变化则较小,称为**骨架区**(framework region)。轻链重链各有 4 个骨架区,即 FR1,FR2,FR3 和 FR4。

● **抗体以表面互补的方式结合抗原**

能够与抗体结合的抗原种类很多,包括蛋白质、多糖、核酸、脂肪和小分子有机物质等等。当抗体与这些抗原结合时,抗体上的抗原结合部位由重链和轻链各个

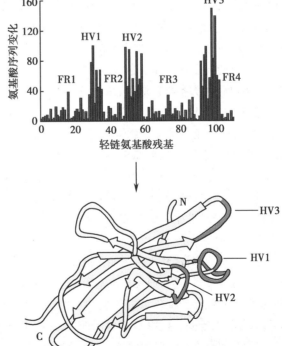

图 4-11　轻链可变区的变化特点

上图为不同轻链可变区氨基酸残基的变化频率。氨基酸残基序列在三个高变区中的差别较大,在四个骨架区的差异较小;下图指示出高变区在折叠后的可变区功能域上的位置。高变区在分子表面形成三个环状结构与抗原结合

Notes

CDR 的组合产生。Ig 可变区的晶体结构显示其由两个 β 片层形成。氨基酸序列比对发现 β 片层形成了可变区的骨架区,它们为可变区结构域提供了结构框架。高变区则在每个 β 片层的边缘形成三个环状结构(图 4-11),可变区序列的变化主要集中在这些环状部位,而这些环所处的区域也在分子表面上。当 Ig 的 V_H 和 V_L 配对时,各个高变区的环相互接近,在分子表面形成**抗原结合部位**(antigen-binding site)或**抗体结合部位**(antibody-combining site)。由于 Ig 用这些高变环以表面互补的方式来结合抗原,因此又将这些高变环称为**互补性决定区**(complementary-determining region,CDR)。不同重链轻链 CDR 的组合决定了抗体对抗原的特异性。在人类可以产生 10^{11} 种 Ig,其主要原因是这些不同的 CDR 组合。这些 CDR 的组合针对抗原上的某个区域即抗原决定基(antigen determinant)或抗原表位(epitope)发生相互作用。

与抗原结合部位结合的抗原表位实际上很小,对蛋白质抗原来说,仅为 5~15 个氨基酸。这些氨基酸可以是连续的一段多肽,即线性表位(linear epitope),也可以是在蛋白质一级结构上相互远离但通过蛋白质折叠而靠近形成的构象表位(conformational epitope)。一些原本处于蛋白质分子内部的多肽片段也可能由于蛋白质分子的变构或变性作用而暴露出来形成新的抗原表位。

在与抗体结合时,抗原一般是嵌在轻、重链 CDR 形成的凹槽中的。原则上,抗体与抗原间的结合表面具有结构互补性。不同 Ig 具有不同的 CDR,由 CDR 组合形成的表面形状亦不相同。对小分子抗原如半抗原(hapten)或者小肽来说,它们整个分子可能就装在重链轻链 CDR 形成的"口袋"中。对大分子的抗原而言,它们不可能置入 Ig 的"口袋"中去,而仅由抗原表面的一小部分提供的表位与抗体结合。

每个大分子的抗原应该能够提供多个不同的表位与相应的不同抗体结合,人们将针对同一抗原的多个不同表位抗体的混合物称为**多克隆抗体**(polyclonal antibody)。当抗原有多个表位时,不同抗原可能会具有一个或数个相同的表位。这时,能够识别该表位的抗体会同时识别这两种不同的抗原,即发生了**交叉反应**(cross-reaction)。小分子可与抗体的不同 CDR 接触,因此,小分子也可能与多种抗体结合。

● **多种作用力参与抗原-抗体的相互作用**

抗体以非共价键形式与抗原相互作用。参与抗原抗体结合的非共价键作用力有多种,包括静电吸引、范德华力、疏水键、氢键等。静电吸引力在带正电荷和带负电荷的基团之间形成。氢键的本质也主要是静电作用。当氢原子与另一个电负性很高的原子共价结合时,氢原子的电子云被拉向电负性高的原子一边,变成带部分正电荷,于是与另一个带孤立电子对的电负性很高的原子产生静电相互作用而形成氢键。范德华力是由于两个距离接近的基团的电子云发生了分布变化,从而使基团产生了瞬间偶极,导致带相反电荷的基团之间发生相互吸引。

对一些抗原来说,疏水力可能在抗原抗体的相互作用中贡献最大。疏水力其实并不是疏水基团之间有什么吸引力,而是疏水基团在水环境中出自避开水的需要而被迫接近。当两个疏水表面接触的时候会产生疏水相互作用将水排除,疏水力的大小与疏水表面积成比例。在一些情况下,水分子可能陷在抗原 Ig 接触界面内,这些水分子可能对极性基团的结合起一定作用。

究竟是何种作用力对抗原抗体结合起作用要取决于各个抗体和抗原。与其他蛋白质之间相互作用的一个很大的不同之处在于,Ig 的抗原结合部位有许多芳香族氨基酸。这些氨基酸主要参与疏水力和范德华力的形成,有时也参与氢键形成。一般来说,疏水力和范德华力仅在非常近的距离起作用,它们使两个具有互补形状的表面靠近,在某个表面部位的凸起必须与另一表面凹进的部位结合。在带电荷的侧链上的静电吸引和使氧/氮原子桥连的氢键强化了上述相互作用。表面的结构互补,加上静电和氢键之间的相互吸引共同决定了抗体与抗原的作用力。

与共价键相比,参与抗原抗体相互作用的力的键能都较弱,不过由于可以有多个基团参与,

Notes

它们之间的总作用力仍然可以很强,抗体对抗原表面很小的抗原决定基的结合就足以将整个巨大的抗原吸引住。

由于 Ig 的 CDR 组合与抗原决定基之间的相互作用是非共价键形式的,可以被高浓度的盐、过高和过低的 pH 以及去污剂所破坏,也可为高浓度的半抗原竞争所抑制。在进行亲和层析分离纯化时,经常根据这个原理使用较高或较低 pH 值的缓冲液,或者用高浓度的盐将抗原抗体进行解离。

● 抗体和抗原之间作用力的大小可用抗体的亲和力常数来量化

抗体的**亲和力**(affinity)是指抗体的一个抗原结合部位与抗原决定基以非共价键相互作用的强度。对只提供一个抗原决定基的抗原与单价抗体的反应可以用以下方程式表示:

$$Ag + Ab \underset{k_{-1}}{\overset{k_1}{\rightleftharpoons}} AgAb$$

其中抗原用 Ag 表示,抗体用 Ab 表示,抗原抗体复合物用 AgAb 表示。k_1 是结合速率常数,k_{-1} 是解离速率常数。

k_1/k_{-1} 的比率即为该抗原抗体反应的**亲和常数 Ka**(affinity constant)。它为反应平衡时抗原抗体复合物的浓度与游离抗原和游离抗体浓度积的比值,单位为(M^{-1})。即:

$$Ka = \frac{k_1}{k_{-1}} = \frac{(AbAg)}{(Ag)(Ab)}$$

亲和常数的倒数(1/Ka)即为该反应的**解离常数 Kd**(dissociation constant)。

抗体的亲和力变化很大,一般认为 $Ka < 10^5 M^{-1}$ 为低亲和力抗体,$10^7 \sim 10^8 M^{-1}$ 为中等亲和力抗体,$Ka > 10^8 M^{-1}$ 为高亲和力抗体。有些抗体的亲和力甚至可以达到 $10^{11} M^{-1}$ 或更高。

● 抗体的多价性增强了抗体对抗原的结合力

以上我们仅考虑抗体是单价时候的情况,实际上,抗体在生理条件下是多价的。一般的抗体单体由两条一样的轻链和两条一样的重链组成,由此形成两个 Fab,可以结合两个相同的抗原决定基,即抗体单体是两价的。IgA 和 IgM 还有多聚体形式,五聚体的 IgM 由五个单体组成,即其价数为 10 价。抗体以多价形式结合抗原时,对抗原的结合力明显要比单价时高很多。如二价抗体比单价抗体对某个抗原的结合强度可以高一千倍。人们将抗体多价情况下对抗原的结合力称为**亲合力**(avidity)。亲合力与单价 Ig 的亲和力、Ig 的价数,抗原决定基的数目以及空间位阻均有关。

第三节   抗体抗原结合所致的分子和细胞效应

作为体液免疫应答的效应分子,抗体具有两种功能:首先抗体应能特异性识别并结合抗原分子。但此种结合尚不能达到清除外来抗原的目的。为了清除外来抗原,抗体在结合到抗原分子上后,还要能够吸引其他的效应细胞或分子来清除抗原。因此,抗体在靶细胞和效应物之间起着桥梁作用,使得两者得以接触并通过后者将前者加以清除。

● Ig 恒定区结构域决定抗体诱导的分子或细胞效应

在 Ig 分子上,与抗原的结合和与效应物的结合部位在结构上是分离的。由于要识别的外来抗原多种多样,所以抗体负责识别外来抗原的部分(即 Ig 的可变区)必须具有非常多的特异性(多样性),而负责吸引体内效应物的部分(即 Ig 的恒定区)则仅需要有限的变化。这些变化主要发生在不同种类的 Ig 之间,使得不同 Ig 可以激发不同的免疫效应机制。

在 B 细胞应答中,IgM 是最先形成的。在免疫应答后期,所产生的 Ig 是 IgG,IgA 和 IgE,不同种类的 Ig 可以具有相同的可变区,但其恒定区不同。这种变化叫做**类别转换**(class switching)(见第十二章)。类别转换的结果使抗体仍保持其原有的特异性,但是可以在机体的不同部位诱

Notes

导不同的效应功能。这样,机体就可以在同一种病原体再次侵犯机体时,对其快速识别,并且及时发动有效的攻击。

● **只有在结合抗原后,抗体才能引发分子和细胞的效应**

健康个体每时每刻都存在着抗体。这些抗体在体内循环往复,与各种各样潜在的效应分子或细胞相遇。不过在一般情况下,抗体并不使效应细胞活化。这是因为在绝大多数情况下抗体是以游离的形式存在的,而游离形式的抗体无法激活细胞。要想激活效应细胞,抗体必须首先与抗原结合,使抗体不再以游离形式,而是以抗原抗体免疫复合物的形式在体内存在。

研究证明抗体与抗原结合后会造成 Ig 发生一些变化,不仅在与抗原的接触面上发生了变化,Ig 的其他部分也会发生变化。由于结合抗原,抗体分子会发生构象的改变。抗体的两臂不再保持在原先位置上,使得原先被它们遮盖住的能与效应分子或效应细胞结合的位点得以暴露。抗体结合抗原产生构象变化的一个典型例子是 IgM 的情况。血液中游离的 IgM 是扁平状的,其五个单体分别向外伸展。在结合了多价的抗原后,IgM 形成五个单体朝向一面弯曲的构象。

抗体与抗原结合会产生另一个非常重要的效应,即造成细胞膜上与抗体结合的受体发生聚集。抗体是游离状态时,这些受体在细胞膜上是分散的。许多抗原如病毒或细菌往往具有多个相同的表位,这样可造成一个抗原被数个具有相同特异性的抗体结合的状态。一些可溶性的抗原虽然没有相同的重复表位,但是由于大多数情况下机体产生的是多克隆抗体,它们会分别识别同一抗原上的不同表位,也造成同一抗原与数个抗体结合的现象。另外,由于生理状态的抗体至少是二价的,一个抗体也可以同时与两个抗原结合,最后形成数个抗原和数个抗体聚集在一起的免疫复合物,使得细胞膜上的抗体受体可以同时结合数个抗体而聚集成簇。

受体需要聚集才能导致细胞活化是一个常见现象,人们对其机理的了解并不十分清楚。解释之一是,许多受体的胞浆部分含潜在的酪氨酸激酶活性。这些酶在受体分散的情况下是无活性的,但是受体聚集后,将使这些酶的激酶结构域靠近并互相活化,随后启动下游的信号转导过程。

并不是所有的抗体在结合抗原后都能引发下游的效应功能,如抗体对小分子半抗原的结合既不能引起 Ig 构象的改变,也不能使细胞表面受体聚集,因此,不太可能激活效应细胞。

● **抗体的中和作用可使抗体与抗原结合后阻止病原体感染靶细胞**

病毒和胞内寄生菌需要进入宿主细胞才能生存并繁殖。为此,这些病原体必须先与宿主细胞表面的受体分子结合获得一条通路进入细胞。一些细菌在细胞外增殖,它们分泌的细菌毒素和其他蛋白与细胞表面分子结合后被细胞内吞,从而进入细胞发挥作用。在机体启动抗感染机制时,机体产生的某些抗体可识别病原体上能与宿主细胞相互作用的位点。当抗体结合在这些位点上后能将其封闭,使得病原体不能够再与宿主细胞结合,因此无法进入细胞进行繁殖(图4-12)。这种能够封闭病原体的结合位点使其不再感染细胞的效应称为**中和作用**(neutralization)。产生中和作用的抗体称为**中和抗体**(neutralizing antibody)。

中和抗体可以有效地抵御病原体的感

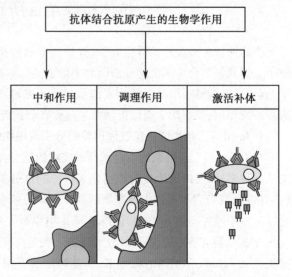

图 4-12　抗体结合抗原后引发的分子和细胞效应

染。在黏膜表面和分泌液中有大量的抗体,其主要成分为 IgA,这些抗体能够阻止附着在黏膜表面的病原体穿过黏膜进入机体。流感病毒表面的血凝素具有膜融合活性,对病毒侵入宿主细胞是必需的。针对流感病毒血凝素的 IgA 和 IgG 可以中和流感病毒的感染。破伤风和白喉的临床症状是由作用非常强的外毒素引起的,抗体可以提供对这些外毒素的保护性预防作用。在脊髓灰质炎病毒感染的情况下抗体对一些细胞内的感染物也有保护作用。

既然中和抗体能够有效地抵御病原体的感染,那么,它们最好能够在感染早期就发挥作用,使得病原体无法形成感染灶。理想的情况是,机体在受到感染之前就存在一些预先储备的中和抗体,当病原体到来的时候可以及时发挥作用。但是由于获得性免疫应答的特点,B 细胞需要在感染后经**克隆选择**(clonal selection)和扩增后才能产生抗体,因此抗体的出现比起感染存在着一个滞后期,这样中和抗体就难以在初次感染的时候发挥作用。为了解决这个问题,让机体在受感染之前就表达中和抗体,人们通过制备疫苗(vaccine)来使机体预先产生许多中和抗体,这样在真正遭受病原体感染的时候机体就会快速动员起来进行抵抗。

● **抗体结合抗原后可以激活补体系统清除病原体**

补体(complement)是一组血浆蛋白,激活时起瀑布式连锁反应,导致病原体细胞直接裂解。补体释放的过敏毒素会引起炎症反应,吸引吞噬细胞向感染应答的局部聚集。一些补体分子在病原体上的沉积可以使吞噬细胞通过补体受体识别并结合病原体,由此增强细胞对病原体的吞噬和清除功能(见第五章)。

补体可以被很多物质激活,其中非常重要的一类物质是抗体(图 4-12)。抗体与补体的 C1q 结合后将启动补体的经典途径的活化,不过只有与抗原形成复合物的抗体才能激活补体。抗体与抗原结合后发生构象变化,暴露出 IgFc 片段上能与补体 C1q 的结合位点。C1q 由 6 个亚基组成(第五章),单独的 C1q 亚基对抗体的亲和力很低,只有 $10^4 M^{-1}$。形成免疫复合物后一个 C1q 分子可以结合邻近的几个 IgG,使得亲合力增加,达到 $10^8 M^{-1}$。

并非所有的 Ig 都能激活补体。Ig 中只有 IgG 和 IgM 具有 C1q 的结合位点。IgM 是补体经典途径强有力的激活物,其 C1q 的结合位点在 C_H3 结构域上。由于 IgM 是受感染后最早产生的抗体,对补体的激活作用将感染控制在早期。IgG 有 4 种亚类,其中 IgG1 和 IgG3 是很强的补体激活物。IgG4 虽然在氨基酸序列上含 C1q 的结合位点,但是由于其铰链区比较僵硬,分子的柔韧性差,与抗原结合后仍然无法暴露出与 C1q 的结合位点,因此不能很好地激活经典途径。IgG 的 C1q 结合位点在 C_H2 结构域上,点突变实验证明 IgG 的 $Glu_{318} Xlys_{320} Xlys_{322}$ 对结合起重要作用。

● **抗体抗原结合可诱导 Fc 受体介导的清除病原体效应**

抗体对病原体仅起到结合的作用,它们本身并不具有清除病原体的能力。要想把病原体从体内除去,还需要其他的效应机制,如通过补体的清除作用就是其中之一。补体沉积在病原体上后能够增强细胞的吞噬作用,即**调理作用**(opsonization)。抗体是另一类**调理素**(opsonin),它们也可以增强细胞对病原体的吞噬作用(图 4-11)。吞噬细胞等多种效应细胞表面表达 Fc 受体,可与抗体的 Fc 段结合,来实现抗体的调理作用(窗框 4-2)。

窗框 4-2　免疫球蛋白 Fc 受体

抗体的调理作用是通过细胞表达的 Fc 受体来实现的。Fc 受体是一些能够结合抗体 Fc 部分的膜蛋白。目前研究比较清楚的 Fc 受体有以下几种,即可以与 IgG 结合的 FcγRI、FcγRII 和 FcγRIII,与 IgA 结合的 FcαRI 和与 IgE 结合的 FcεRI 和 FcεRII。每种 Fc 受体还可以细分成几种亚型(表 4-1)。Fcα/μR 是较晚发现的一个可同时结合 IgA 和 IgM 的受体,其生物学性质尚待阐明。

以上受体除了 FcεRII 属于可以结合糖的凝集素家族,其他的受体都属于免疫球蛋白

Notes

超家族。另外还有一些研究结果显示白细胞上可能存在对 IgM 和 IgD 的受体,但是这些受体的分子结构尚未知。此外,还有两类研究较清楚的由上皮细胞表达的可与抗体的 Fc 部分结合的受体。其中一个是前面所提到过的 pIgR,它也属于免疫球蛋白超家族。在 J 链的帮助下它与多聚 IgA 和 IgM 结合,将它们跨过上皮细胞转运至黏膜表面(图 4-8)。另一个上皮细胞表达的受体是与 MHC Ⅰ类分子结构类似的 FcRn,它也起跨膜转运的功能,将妊娠期母体的 IgG 通过胎盘转运给胎儿。

Fc 受体可以介导多种生物学效应。能够表达 Fc 受体的效应细胞有很多,包括单核巨噬细胞、中性粒细胞、嗜酸性粒细胞、嗜碱性粒细胞、NK 细胞、肥大细胞等。大部分 Fc 受体不能与游离抗体结合,有些 Fc 受体虽然可以与游离抗体结合,但是这种结合并不足以使细胞获得活化信号。要想获得活化信号,效应细胞上的 Fc 受体应与形成了免疫复合物的抗体结合,造成 Fc 受体在细胞膜上交联,由此引发一系列的细胞反应,如吞噬免疫复合物;产生大量耗氧的氧化爆发反应(respiratory burst),导致活性非常高的超氧阴离子(superoxide anion)、过氧化氢和氧自由基的生成;释放各种各样的溶菌酶和杀菌物质等,最后达到消灭清除病原体的目的。

除了直接杀菌,Fc 受体还可以辅助抗原递呈,促进细胞因子的分泌。与大多数带有免疫受体酪氨酸活化基序(immunoreceptor tyrosine-based activation motif, ITAM)的活化型 Fc 受体不一样,FcγRⅡb 胞浆部分带有免疫受体酪氨酸抑制基序(immunoreceptor tyrosine-based inhibitor motif, ITIM),对细胞起抑制作用。当 B 细胞表面的抗原受体 BCR 和 FcγRⅡb 共交联时,FcγRⅡb 将对 B 细胞发出抑制信号,导致 Ig 的表达受到抑制,由此来调节体液免疫应答的强度(见第十三章)。

● 并非所有抗体引发的反应都对机体有利

抗体是一把双刃剑。当它用于抵御外来病原体的侵犯时,它能够有效地调动起机体的多种效应功能,将病原体消灭。但是在一些病理条件下,抗体不是针对外来抗原发起进攻,而是针对自身组织发起进攻,产生很严重的后果。如在许多自身免疫病中机体会产生针对自身组织的抗体,当抗体与自身抗原结合后,仍然会激活机体的补体系统和效应细胞参与反应,结果造成自身组织损伤。再如在 Ⅰ 型超敏反应中,患者的 IgE 对外来的抗原产生了不适当的反应,造成机体的生理功能紊乱,严重时甚至会致死。另外在一些感染性疾病中产生的抗体并不足以对机体产生保护作用,相反这些抗体帮助细胞通过补体受体或者 Fc 受体将病原体摄入从而促进感染,即所谓的感染**增强性抗体**(enhancing antibody)。实际上人们在考虑免疫治疗和免疫预防时,常常需要解决的就是如何让机体中的"好"抗体尽量发挥作用,而让"坏"抗体失去功能。

表 4-1　各种免疫球蛋白 Fc 受体的理化和生物学性质

	FcγRⅠ	FcγRⅡ	FcγRⅢ	FcαRⅠ	FcεRⅠ	FcεRⅡ
CD 号	CD64	CD32	CD16	CD89	–	CD23
结构特点	Ig 超家族	Ig 超家族	Ig 超家族	Ig 超家族	Ig 超家族	C 型凝集素家族
亚型种类	Ⅰa, Ⅰb1, Ⅰb2, Ⅰc	Ⅱa1, Ⅱa2, Ⅱb1, Ⅱb2, Ⅱb3, Ⅱc	Ⅲa, Ⅲb(锚蛋白)	–	–	Ⅱa, Ⅱb

续表

	FcγR I	FcγR II	FcγR III	FcαR I	FcεR I	FcεR II
分子量 (kDa)	72	40	50 ~ 70	50 ~ 100	45	45
其他亚基	γ链	IIaγ链	IIIa:γ和ζ链	γ链	β链和γ链	–
亲和力 Ka (M^{-1})	$10^8 \sim 10^9$ (IgG3)	$< 10^7$(IgG3)	IIIa:3×10^7 IIIb:$< 10^7$	$10^6 \sim 6 \times 10^6$	10^{10}	10^7
特异性	IgG3>IgG1> IgG4 > > > IgG2	II a^{R131}:IgG3 > IgG1 > > >IgG2 IgG4;II b^{H131}: IgG3 > + IgG1 = IgG2 > > >IgG4 II b:IgG3 = IgG1 >IgG4 > >IgG2	IgG1 = IgG3 > > > IgG2,IgG4	IgA1 = IgA2	–	–
细胞表达	单核巨噬细胞,树突状细胞,中性粒细胞（诱导表达）	IIa:单核巨噬细胞,粒细胞,血小板,内皮细胞;IIb:B细胞,单核巨噬细胞;IIc:单核巨噬细胞,粒细胞,血小板	IIIa:单核巨噬细胞（亚群）,NK细胞 IIIb:中性粒细胞,嗜酸性细胞	中性粒细胞,单核巨噬细胞,嗜酸性细胞	肥大细胞,嗜碱性细胞,树突状细胞,嗜酸性细胞	B细胞,T细胞,单核巨噬细胞,血小板,嗜酸性细胞
功能	吞噬、氧化爆发,ADCC,释放细胞因子,抗原提呈	吞噬、氧化爆发,脱颗粒,ADCC,释放细胞因子,抗原提呈,调节抗体表达（IIb）	IIIa:吞噬、氧化爆发,脱颗粒,ADCC,释放细胞因子,抗原提呈 IIIb:脱颗粒,ADCC	吞噬、氧化爆发,脱颗粒,ADCC,释放细胞因子	脱颗粒,ADCC,释放细胞因子	吞噬、ADCC,抗原提呈,调节抗体表达

第四节 各类免疫球蛋白的特性

不同的 Ig 可具有相同的可变区和不同的恒定区。具有相同的可变区就意味着这些不同的 Ig 具有相同的抗原识别和结合能力,可与同一种抗原结合;具有不同的恒定区,可能意味着它们介导的免疫生物效应不尽一致。同样,具有相同恒定区的 Ig,也可具有不同的可变区,这就意味着这些 Ig 的抗原特异性是不同的。Ig 的这些不同性,使之免疫学效应不同(表 4-2):一些 Ig 是补体的强激活剂,一些则无法激活补体。可以与 Ig 结合的 Fc 受体的表达分布以及介导的细胞反应也差别很大。不同 Ig 在体内承担着不同的生物学功能,它们诱导的效应可以互补,使免疫系统尽可能地动员起来。另外,由于病原体可能在身体的各个部位出现,那么 Ig 也必须存在于各个部位以对抗病原体的入侵。IgM 主要存在于血液中,IgG 在血液和组织液的含量很高,黏膜表面主要的免疫球蛋白是 IgA,而 IgE 在血液和组织液的含量很低,它们主要结合在呼吸道、消化道以及皮肤等配置结构下的肥大细胞表面。在不同部位的抗体各司其职,在同一部位不同种类的抗体协同发挥作用,最终将病原

Notes

体清除。

表4-2　各种人免疫球蛋白的理化和生物学性质

	IgG1	IgG2	IgG3	IgG4	IgA1	IgA2	IgM	IgE	IgD
分子量(kDa)	146	146	165	146	160（单体）	160（单体）	970	188	184
重链	$\gamma1$	$\gamma2$	$\gamma3$	$\gamma4$	$\alpha1$	$\alpha2$	μ	ε	δ
正常成人血清浓度（mg/ml）	9	3	1	0.5	3	0.5	1.5	5×10^{-5}	0.03
血清中半衰期（天）	21	20	7	21	6	6	10	2	3
跨胎盘转运	+++	+	++	±	-	-	-	-	-
跨黏膜上皮转运	-	-	-	-	+++（二聚体）	+++（二聚体）	+	-	-
扩散至血管外	+++	+++	+++	+++	++（单体）	++（单体）	±	+	-
结合肥大细胞和嗜碱性细胞	-	-	-	-	-	-	-	+++	-
结合巨噬细胞和其他吞噬细胞	+	-	+	-	-	-	-	-	-
激活补体经典途径	++	+	+++	-	-	-	+++	-	-
激活补体旁路途径									
中和作用	++	++	++	++	++	++	+	-	-
调理作用	+++（亚群）	++	++	+	+	+	-	-	-

● **分泌型 IgA 可有效地抵御病原体经由黏膜上皮的感染**

人类每天合成 IgA 的量大约为 66mg/kg 体重,比所有其他免疫球蛋白加在一起的总和还要多。只是由于 IgA 的代谢速度很快,半衰期仅有 6 天,使得其在血液中的含量要少于 IgG,不过在黏膜表面和分泌液中 IgA 是主要的免疫球蛋白。显而易见,IgA 在机体的免疫防御中起着重要的作用。

人类 IgA 单体的分子量为 160kDa,有 IgA1 和 IgA2 两种亚类,其中 IgA2 还有 IgA2m(1)和 IgA2m(2)两个同种异型(图 4-13)。IgA1 和 IgA2 重链仅仅相差 22 个氨基酸,它们结构上的主要区别是 IgA2 在铰链区缺少富含 O 糖基化位点的 13 个氨基酸,人们常常根据这个特点用只能结合 O 糖基的 Jacklin 将 IgA1 和 IgA2 加以分离。IgA2m(1)和 IgA2m(2)两个同种异型的差别主要在二硫键的位置上。IgA2m(2)具有通常的二硫键连接,而 IgA2m(1)的重链和轻链之间没有二硫键,其两条轻链末端的半胱氨酸形成二硫键。当 IgA2m(1)变性时,其轻链和重链分别形成二聚体。IgA2m(1)的 α 链实际上是 IgA1 和 IgA2m(1)的杂合体其 $C_\alpha1$ 和 $C_\alpha2$ 与 IgA2m(2)完全一样,而 $C_\alpha3$ 与 IgA1 完全一样。

Notes

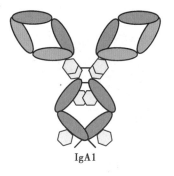 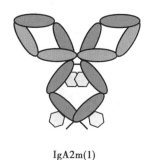 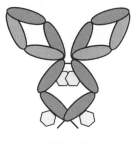

| IgA1 | IgA2m(1) | IgA2m(2) |

图 4-13　各种 IgA 亚类的结构

　　人体表达的 IgA 可以是单体形式,也可以在 J 链的帮助下形成二聚体,三聚体和四聚体。分泌型的 IgA 都是多聚体,这样它们才能被 pIg 受体结合,并被转运到黏膜表面。在黏膜表面的 IgA 还带有 pIgR 裂解后所剩的分泌片成分。

　　血液和黏膜组织的 IgA 不同。黏膜表面的 IgA 以 IgA2 二聚体为主,主要由胃肠淋巴组织的浆细胞合成。除此以外,呼吸道上皮组织下和其他许多外分泌腺也含 IgA 分泌细胞。每天黏膜 IgA 的分泌量约为 3.2 克。新生儿因为没有在外界的微生物中暴露过,易受感染。在哺乳期间,乳腺中会有大量分泌型 IgA 进入乳汁,通过乳汁将 IgA 送到新生儿肠道中起保护作用。血液中的 IgA 以 IgA1 单体为主,主要由骨髓产生,每天可以产 1.2 克。还有一部分血液 IgA 是在胃肠淋巴组织合成的,进入淋巴循环后经胸导管入血。

　　黏膜表面是机体抵御外来病原体入侵的第一道防线,IgA 在黏膜局部免疫中起重要作用,它们帮助机体抵御病原体经由黏膜上皮特别是呼吸道、肠道以及泌尿生殖道的感染。IgA 在黏膜表面阻止微生物附着形成菌落。IgA 可以发挥中和作用,防止病原体和毒素进入细胞。结合了病原体的 IgA 具有调理作用,与黏膜局部的单核细胞和中性粒细胞表面的 Fc 受体结合使之吞噬病原体。

　　目前对血液中 IgA 的作用尚不明了,不过血液中可以表达 IgA Fc 受体的细胞很多,如中性粒细胞、单核细胞、嗜酸性粒细胞等。血液中的 IgA 对病原体的结合显然有助于吞噬细胞经由 Fc 受体将其清除。

● IgD 是 B 细胞发育分化成熟的标志

　　IgD 是分子量为 184kDa 的糖蛋白,糖基占其分子量的 9%。IgD 只有单体形式,其重链由一个可变区结构域和三个恒定区结构域组成,在 $C_\delta 1$ 和 $C_\delta 2$ 之间有一个长的铰链区,在此处容易受到酶攻击。

　　人类血清 IgD 的含量为每毫升 3~40 微克,半衰期很短,约为 2.8 天。能够分泌 IgD 的细胞数量很少,存在于脾脏和扁桃体中。不过,许多 B 细胞都共表达膜 IgD 和膜 IgM,二者具有相同的抗原结合部位。二者的表达比例可高可低,当 B 细胞转变为记忆细胞后,膜 IgD 的表达量下降,直至消失。

　　IgD 是 1965 年发现的。尽管经过长时间的研究,人们对 IgD 的性质和功能还是缺乏了解。现在已知膜 IgD 是 B 细胞发育分化成熟的标志(图 4-14)。骨髓中带有膜 IgM 的 B 细胞是尚未成熟的细胞,从骨髓出来后它们移到周围淋巴器官中并进一步分化,表面共表达膜 IgM 和膜 IgD,成为成熟的 B 细胞。膜 IgD 和膜 IgM 可能控制 B 细胞的活化和抑制,并与 B 细胞的耐受诱导有关,因此 IgD 可能起着免疫调节作用。

Notes

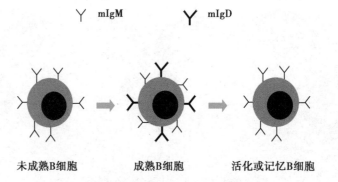

图 4-14   B 细胞分化发育过程中 mIgD 的表达

mIgD 可表达于 B 细胞膜表面,构成 BCR,是 B 细胞分化成熟的标志。未成熟 B 细胞膜表面仅能检出 mIgM,但成熟 B 细胞可同时检出 mIgM 和 mIgD。B 细胞活化后其表面 mIgD 逐渐消失

● **结合在肥大细胞上的 IgE 会引发强烈的细胞反应**

IgE 的分子量为 190kDa,仅有单体形式,其重链有 4 个恒定区(图 4-15)。它的 $C_\varepsilon 2$ 恒定区相当于 IgG 的铰链区,$C_\varepsilon 3$ 和 $C_\varepsilon 4$ 相应于 IgG 的 $C_\gamma 2$ 和 $C_\gamma 3$。IgE 的糖基化程度很高,糖基占其分子量的 13%,有七个潜在的糖基化位点,其中三个在 $C_\varepsilon 1$ 区,4 个在 Fc 区。$C_\varepsilon 3$ 位置上的 Asn397 糖基埋藏在两条 ε 链之间,具有与 IgG $C_\gamma 2$ 的 Asn297 糖基相同的作用。其他的几处 IgE 糖基暴露在分子表面。

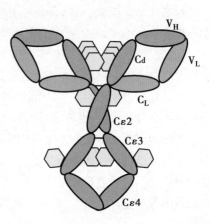

图 4-15   IgE 的结构

IgE 主要由呼吸道和肠道上皮下的浆细胞分泌。在血液中 IgE 的含量很低,正常人每毫升血液仅含 50 纳克左右,过敏患者 IgE 的水平可以升高数倍。在体内大部分 IgE 与组织细胞结合,分布在呼吸道、泌尿生殖道和胃肠道的上皮下及皮肤下的结缔组织内靠近血管的肥大细胞表面。血液中 IgE 的半衰期只有两天,细胞结合的 IgE 的半衰期可以延长至数个星期。

能与 IgE 结合的 Fc 受体有两个,即 FcεR I 和 FcεR II。FcεR I 对 IgE 的亲和力很高($Ka = 10^{10}$ M^{-1}),可以结合游离的 IgE,在组织中的肥大细胞和血液里的嗜碱性粒细胞上表达。FcεR II 是低亲和力受体($Ka = 10^{7}$ M^{-1}),在 B 细胞、单核巨噬细胞、树突状细胞、嗜酸性粒细胞、血小板等多种细胞上表达,具有免疫调节作用。

尽管含量很低,IgE 却会引发非常强的免疫应答反应,这与肥大细胞有很大关系。当病原体成功地穿过黏膜表面的 IgA 屏障进入到组织中后,它就会碰到由 IgE 起主要作用的另一个防线。此处有很多肥大细胞,表面表达的 FcεR I 结合着 IgE,当抗原遭遇这些 IgE 后会导致肥大细胞释放大量的炎性介质和趋化因子,募集补体和吞噬细胞来清除病原体。在病理条件下,一些人会对抗原产生异常的高反应性,导致 I 型变态反应的发生(见十六章)。

● **IgG 是再次免疫应答的主要抗体**

IgG 仅有单体形式,其重链含三个恒定区结构域。人类 IgG 可以分为 IgG1、IgG2、IgG3 和 IgG4 四个亚类,小鼠也有四个亚类,分别为 IgG1、IgG2a、IgG2b 和 IgG3。不同亚类的 IgG 主要在铰链区的长度和二硫键的位置上存在差别(图 4-16),它们的氨基酸序列十分相似,95% 的氨基酸完全一致。人类 IgG1、IgG2 和 IgG4 的分子量为 146kDa,IgG3 由于铰链区较长,分子量为 165kDa。

Notes

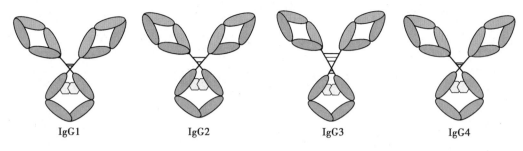

图 4-16 各类 IgG 亚类的结构

IgG 是人体含量最高的 Ig,在体内分布广泛,是血液和组织液的主要 Ig,妊娠期母体还可以通过 FcRn 将 IgG 传递给胎儿。不同亚类的 IgG 的含量差别很大。血液中 IgG1 的含量最高,为 9 毫克/毫升。IgG2 其次,为 3 毫克/毫升。IgG3 和 IgG4 的含量很低,分别为 1 和 0.5 毫克/毫升。IgG1、IgG2 和 IgG4 在体内的半衰期较长,为 3 个星期左右,而 IgG3 的半衰期仅为一个星期,这可能是由于 IgG3 的长铰链区容易受到蛋白酶降解的缘故。

IgG 主要在 B 细胞经过亲和成熟后的再次免疫应答(secondary immune response)中产生,一般来说,它们对抗原的亲和力要比 IgM 高很多,因此,IgG 是再次免疫应答中的主要抗体。IgG 具有活化补体的功能,又是很强的调理素,能够促进吞噬细胞吞噬病原体。尽管四种亚类 IgG 的结构相似,但生物学功能却差别很大。IgG 通过 $C_\gamma 2$ 区与 C1q 结合启动补体经典途径的活化,IgG1 和 IgG3 是非常强的补体激活剂,IgG2 次之,而 IgG4 几乎没有激活补体的能力。四种 IgG 亚类与 Fc 受体结合的能力也不一样,FcγR Ⅰ、FcγR Ⅱ和 FcγR Ⅲ均对 IgG1 和 IgG3 具有较高的亲和力,而对 IgG2 和 IgG4 的亲和力则较低。

● **IgM 在早期感染中发挥重要的免疫防御作用**

IgM 单体的分子量为 180kDa,由两条一样的重链(μ 链)和两条一样的 κ 或 λ 轻链组成,含糖量为 10% ~ 12%。与 IgE 类似,IgM 没有铰链区,每条重链含四个恒定区结构域,其中的 $C_\mu 2$ 取代了铰链区的位置,$C_\mu 1$、$C_\mu 3$ 和 $C_\mu 4$ 相应于 IgG 的 $C_\gamma 1$、$C_\gamma 2$ 和 $C_\gamma 3$。由于缺少铰链区,IgM 分子柔韧性较差。

IgM 的单体主要以膜蛋白的形式和膜 IgD 一起在初始 B 细胞上表达,构成了初始 B 细胞的抗原受体库。血液中的 IgM 大多是分子量为 970kDa 的五聚体,此外还有少量的四聚体和六聚体。五聚体的 IgM 通过 J 链以及单体和单体之间的二硫键连接而成(图 4-7)。健康人血液中也含有极少量的 IgM 单体,在 Waldenström's 巨球蛋白血症、系统性红斑狼疮、类风湿关节炎和毛细管扩张失调症患者中常见 IgM 单体。

机体的 IgM 主要有两个来源。一个是在 B-2 细胞对外来抗原的初次免疫应答(primary immune response)中产生(见第十二章)。虽然 IgM 在再次感染中也生成,但不是主要的 Ig。IgM 的另一个来源是 B-1 细胞在病毒、细菌的诱导下经多克隆活化而产生的,它们针对的经常是病原体表面的糖的成分。

机体初次免疫应答时最初产生的抗体总是 IgM。此时由于 B 细胞的体细胞突变(somatic mutation)尚未发生,形成的 IgM 的亲和力较低,对仅有单个表位的抗原结合较差。不过 IgM 是五聚体,有 10 个抗原结合位置,具有较高的亲和力,对大多数具有重复表位的细菌等病原体仍然可以有很强的结合作用。

IgM 可以像 IgA 一样通过 pIgR 的跨细胞转运的方式输送到黏膜表面,不过机体中主要的 IgM 还是存在于血液中,保护宿主不受血液中的病原微生物的感染。血液中 IgM 的浓度为 1.5 毫克/毫升,仅为 IgG 的十分之一,不过 IgM 在机体的免疫防御特别是早期的应答中发挥非常重要的作用。

IgM 通过激活补体来杀死病原微生物。在 IgM 的 $C_\mu 3$ 上有 C1q 的结合位点,IgM 与抗原结

Notes

合后发生构象变化,暴露出与 C1q 的位点,由此激活补体的经典途径。由于 IgM 为五聚体结构,一个 IgM 分子即可以为 C1q 提供多个结合位点,因此 IgM 激活补体的能力很强。

第五节　人工制备抗体

1890 年 Behring 和 Kitasato 以脱毒的白喉或破伤风毒素免疫动物后,在动物血清中发现了可中和毒素的抗毒素(后来称之为抗体),输注含该抗毒素的血清可治疗由毒素引发的疾病。很快这种被称为**血清疗法**(serum therapy)策略被广泛用于感染性疾病的治疗,Behring 也因发明了血清疗法而于 1901 年获得首届诺贝尔生理学与医学奖。抗体针对特定病原体的特异性和治疗的有效性使得人们对抗体的需求日益增大,人工制备抗体成为大量获得特异性抗体的重要途径。因此,人工制备抗体及其技术受到重视和发展。早年人工制备抗体的方法主要是以相应抗原免疫动物,获得抗血清。由于这些抗原中常常含有多种不同的抗原表位,以此获得的抗血清实际上是含多种抗体的混合物,即多克隆抗体(polyclonal antibody),加之所获得的抗血清也未经免疫纯化,而且是异源蛋白,在治疗时会出现严重副作用。为了获得大量的、高特异性的、均质性的抗体,1975 年,Kohler 和 Milstein 建立了体外细胞融合技术,获得了免疫小鼠脾细胞与骨髓瘤细胞融合的杂交瘤细胞,大规模地制备出高特异性的**单克隆抗体**(monoclonal antibody)。这些均一性好、可无限生产的、抗单一抗原决定簇的抗体很快就替代多克隆抗体应用于临床。1986 年美国 FDA 批准抗 CD3 单抗 OKT3 用于抗移植排斥反应,1995 年欧洲上市 17-1A 鼠单抗治疗大肠癌。但是,鼠源性的单抗也存在一些问题,如鼠抗体虽然对靶抗原具有特异性,但它不能在人体激活相应的免疫效应如抗体依赖性细胞介导的细胞毒作用(ADCC)、补体依赖的细胞毒作用(CDC)等;鼠抗体作为异源蛋白进入人体,会使人体免疫系统产生应答,即产生人抗鼠抗体(human anti-mouse antibody,HAMA)反应,诱导超敏反应或鼠抗体的作用被抗鼠抗体中和。20 世纪 80 年代 DNA 重组技术的快速发展,通过基因工程手段,将鼠单克隆抗体可变区基因片段连接到人抗体恒定区基因上,生产人-鼠嵌合的抗体,可部分解决上述问题,从而出现了基因工程抗体(genetic engineering antibody)。第一个上市使用的嵌合抗体是 1994 年在美国上市的抗血小板糖蛋白(GP)Ⅱb/Ⅲa 单抗 Abciximab(ReoPro)。

● **多克隆抗体具有多抗原表位特异性**

B 细胞在特异性抗原刺激后,发生活化、增殖,进而分化成浆细胞,大量产生抗体。多克隆抗体是由针对不同抗原表位的抗体组成的混合物,正常生理条件下遭遇抗原后即会生成,此时血清中含有大量针对该抗原的抗体。以抗原直接免疫动物获得**抗血清**(antiserum)是制备多克隆抗体的主要方法,直至今日还在使用。将抗血清输给其他个体,受者即会对该抗原获得短期的免疫力。这种人工被动免疫(passive immunization)的方式在临床上可以让患者快速中和体内的毒素,如破伤风毒素、白喉毒素、蛇毒等,起到救急的作用。不过抗血清在免疫治疗上的应用受到一些限制。在使用动物源性的抗血清如马血清时患者常常会产生强烈的免疫应答,即血清病(serum sickness)。如果能够使用人血清进行被动免疫当然很理想,但是人血清的来源十分有限,并且十分昂贵,同时这些抗体还有传播肝炎和艾滋病等传染病的危险。

实验室中为了获得大量的针对某一特定抗原的抗体,常用该抗原在佐剂(adjuvant)存在的情况下免疫动物。可用的动物种类很多,小到小鼠,大到驴和马都可以使用。这种人工制备的多克隆抗体制备技术相对容易,但是存在许多问题。首先制备多克隆抗体需要使用大量抗原,因此抗原应该是廉价的并容易获取的,对抗原的纯度要求较高。其次是多克隆抗体只能通过不断免疫动物得到,不同动物对同一种抗原的反应会有个体差异,结果导致抗体的质量不易控制。

Notes

再有多克隆抗体是针对某一抗原上各个抗原决定基反应的,若某一抗原与不同抗原具有相同的抗原决定基,则多克隆抗体会与不同抗原产生交叉反应,影响测定结果的特异性。目前,多克隆抗体在实验室中主要作为第二抗体与单克隆抗体联用。

● **单克隆抗体是抗原表位高特异性抗体**

机体的一种浆细胞仅分泌一种抗体,多克隆抗体实际上是针对某一抗原的不同抗原决定基产生的抗体混合物,因此如果能够将这些分泌抗体的浆细胞各个分开,就可以得到只分泌某一种抗体即单克隆抗体的细胞。

单克隆抗体技术首先解决的是使分泌抗体的细胞永生化的问题。人们知道分泌抗体的B细胞不能在体外长期存活。另一方面,人们又知道一些骨髓瘤细胞不分泌抗体,但是可以在人工体外环境下长期存活。如果能够将分泌抗体的B细胞和不分泌抗体的骨髓瘤细胞融合,获得的杂交瘤细胞(hybridoma)就兼有分泌抗体的特性,又能够长期存活。

1975年,Köhler及Milstein将有抗原特异性但短寿的浆细胞与无抗原特异性但长寿的骨髓瘤细胞融合,建立了可分泌针对该抗原的均质的高特异性抗体(单克隆抗体)的杂交瘤细胞和单克隆抗体技术(窗框4-3)。单克隆抗体在结构和组成上高度均一,抗原特异性及同种型一致,易于体外大量制备和纯化。因此,单克隆抗体具有纯度高、特异性强、效价高、少或无血清交叉反应,制备成本低等特性,已广泛应用于疾病的诊断、特异性抗原或蛋白的检测和鉴定、疾病的被动免疫治疗和生物导向药物的制备等。

与多克隆抗体相比,单克隆抗体的开发费用和技术要求较高,不过它有着多克隆抗体不可替代的很多优点。单克隆抗体用永生的杂交瘤细胞株来分泌抗体,一旦细胞株获得,便可以在体外长期培养,提取抗体,不需要不断重复免疫动物。另外单克隆抗体是针对抗原上单个抗原

窗框4-3　单克隆抗体的制备

制备单克隆抗体首先要免疫动物。最常用的动物是小鼠,其他动物如大鼠、豚鼠、兔等也可以用于单克隆抗体的制备。待免疫的动物产生高滴度的特异性血清抗体后,即可取其脾脏用于单克隆抗体的制备。

目前一般用聚乙二醇(polyethylene glycol,PEG)将脾细胞和骨髓瘤细胞融合。融合反应后可以得到三种细胞,一种是大量未融合的B细胞,一种是大量未融合的骨髓瘤细胞,再有就是少量融合了的杂交瘤细胞。B细胞不能在体外长期存活,但是骨髓瘤和杂交瘤细胞都能够长期存活,为了挑选出杂交瘤细胞,必须使用选择性培养基。

常用的选择性试剂为HAT,即次黄嘌呤(H)、氨基蝶呤(A)与胸腺嘧啶核苷(T)的混合物。骨髓瘤细胞多为HGPRT(次黄嘌呤鸟嘌呤磷酸核糖转移酶)缺陷株,或者是TK(胸苷激酶)缺陷株。HGPRT和TK是细胞合成DNA和RNA旁路途径上的两个重要的酶。缺乏这两种酶的任意一种,在正常途径受阻的情况下,细胞将不能利用旁路途径而死亡。HAT中的氨基蝶呤是正常途径的阻断剂,次黄嘌呤和胸腺嘧啶核苷分别是HGPRT和TK的底物。具备HGPRT和TK的细胞在正常途径受阻时,能够利用H和T依靠旁路途径合成DNA和RNA继续生存。在杂交瘤中,B细胞含有HGPRT和TK,与骨髓瘤细胞融合后可以弥补骨髓瘤细胞的缺陷,因此只有杂交瘤细胞可以在HAT选择性培养基中长期存活,不是杂交瘤的细胞都死亡。杂交瘤细胞通过克隆化培养,就可以得到分泌单克隆抗体的细胞。

有关制备单克隆抗体的流程见附图。

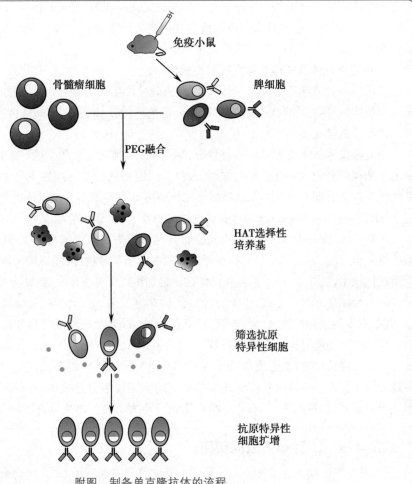

附图   制备单克隆抗体的流程

首先用抗原免疫小鼠,数次免疫后检测抗血清,若小鼠对抗原反应良好,用
抗原做再次免疫。三天后取脾细胞与骨髓瘤细胞在 PEG 的帮助下融合。
在 HAT 选择性培养基存在的情况下,只有杂交瘤细胞存活,脾细胞和骨髓
瘤细胞死亡。将存活细胞用抗原筛选,挑选出的阳性细胞经克隆化培养后
获得分泌单克隆抗体的细胞株

决定基的,可以挑选出不与其他抗原发生交叉反应的抗体,因此有很高的特异性。正是由于单
克隆抗体的这些性质,使其一出现就受到了人们的重视,目前已经成为研究蛋白质结构和功能
的重要工具之一,也成为临床上常用的诊断试剂,还有一些被继续开发成了治疗药物。其发明
人 Milstein 和 Köhler 也为此获得了 1984 年的诺贝尔生理学或医学奖。

　　● **基因工程抗体赋予抗体更多的应用价值**

　　尽管单克隆抗体和多克隆抗体受到了广泛的应用,但是它们还是有许多难以克服的缺点,
其中最主要的是异源性。它们是异种蛋白,不能直接用于人体内,否则会产生很强的免疫应答,
为此在 20 世纪 80 年代诞生了应用分子生物学技术制备的基因工程抗体。目前基因工程抗体技
术主要用于两大方面。一是将鼠源抗体人源化或者直接制备人抗体,二是对抗体的功能加以改
进,使之更好的用于临床治疗。

　　对鼠抗体进行人源化改造的方法很多。一种比较简单的方法是制备嵌合抗体(chimeric an-
tibody),即保留鼠 Ig 的可变区部分,将其恒定区用人 Ig 取代(图 4-17)。这种抗体的亲和力保持
得很好,但是由于其仍然保留了鼠 Ig 可变区的异源性,还是容易引起人体的免疫应答。为了进

Notes

一步降低鼠抗体的免疫原性,人们又
制备了改形抗体(reshaped antibody)。
改形抗体是仅保留鼠 Ig 可变区的
CDR 部分,而将 Ig 的其他区域都用人
Ig 取代,这样就最大限度地降低了鼠
抗体的免疫原性。研究表明改形后的
抗体亲和力较之原抗体下降很多,原
因是尽管抗体的亲和力主要取决于
CDR,抗体的其他部分也会对亲和力

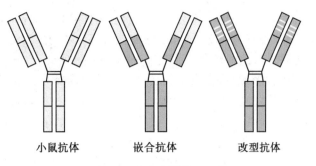

图 4-17　小鼠抗体的人源化

产生影响。为了在 Ig 改形后仍然保持原有的亲和力,还需要对 Ig 骨架区加以改进。

　　既然鼠抗体人源化难度很大,人们探索在没有鼠抗体的情况下直接制备人抗体的技术。
1989 年 Winter 和 Lerner 用 PCR 方法克隆出机体全部抗体基因,并重组于原核表达载体中,构成
组合抗体库,继而用标记的抗原筛选相应的抗体。后来这一技术有了进一步发展,将抗体基因
与单链噬菌体的外壳蛋白基因融合,使抗体表达于噬菌体表面(phage display),以固相化的抗原
吸附相应的噬菌体抗体,经过几轮“吸附—洗脱—扩增”即可获得所需抗体(图4-18)。该技术
称为噬菌体抗体库技术,它可以不经免疫制备抗体,为制备人源抗体开辟了新途径。

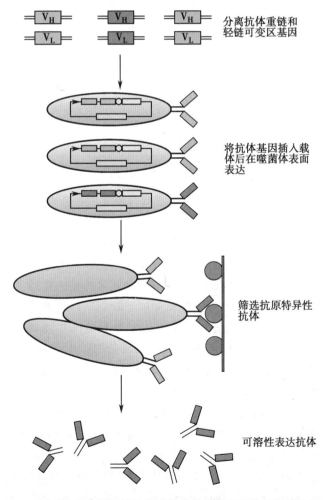

图 4-18　噬菌体展示技术构建抗体库并从中筛选特异性抗体

首先从 B 细胞调取抗体的重链和轻链的可变区基因,将其插入丝状噬菌体(常用的为 fd
和 Ml 3 株)的基因 3 中。通过抑制琥珀密码子,基因 3 的表达产物将与抗体融合表达在
噬菌体表面,多种抗体的表达产物形成噬菌体展示抗体库。之后用抗原筛选出与其特异
性结合的抗体,并使抗体在琥珀密码子没有被抑制时以分泌形式表达

Notes

目前最常使用的载体来自丝状噬菌体(filament phage)。抗体库的 V_H 和 V_L 基因可以从免疫过的、没有免疫过的人淋巴细胞或人工合成的渠道得到。在构建表达载体时,人们经常在抗体基因和噬菌体载体之间插入一个琥珀终止密码子。这样当琥珀密码子被抑制时,抗体就会以融合蛋白形式在噬菌体表面表达,便于从抗体库中筛选特异性抗体。而当琥珀密码子没有被抑制时,抗体便以分泌形式表达。所筛选出来的抗体如果亲和力较低,还可以通过易错 PCR 和链替换(chain shuffling)的方式模仿天然抗体在体内的亲和成熟过程,增加其亲和力。

DNA 重组技术的发展,使人们有可能以基因工程手段生产部分或全人源化的基因工程抗体。基因工程抗体包括人-鼠嵌合抗体、改型抗体、双特异性抗体、小分子抗体等(表4-3)(窗框4-4)。

表4-3　基因工程抗体的种类及其特性

种类	基本结构	相对分子量(kDa)	鼠源性成分
人-鼠嵌合抗体	鼠源 V 区或 Fab 人源 C 区或 Fc	150	25% ~ 30%
改型抗体	以鼠源 CDRs 替换人源 CDRs 区	150	15%
双特异性抗体 小分子抗体	异源性 H_2/L_2	150	–
Fab	完整 L 和部分 H	50	15%
Fv	V_H 和 V_L	25	15%
单链抗体	V_H – 连接肽 – V_L	26	15%
单域抗体	V_H	12.5	7.5%
最小识别单位	单 — CDR	<2	<1.5%

窗框4-4　抗体药物的研发与临床应用

抗体除了因其作为重要效应分子介导特异性体液免疫应答外,抗体在疾病的防治特别是感染性疾病的防治方面扮演着重要角色,Behring 创立血清疗法因此获得医学与生理学诺贝尔奖。此后,以多克隆、单克隆及基因工程抗体技术人工制备的抗体逐步应用于临床。仅 2011 年抗体药物就以 480 亿美元的销售额领跑全球药品市场,占整个生物制药市场的 34.4%。至 2013 年,仅美国 FDA 批准的治疗性抗体药物就有 36 个,主要用于肿瘤、自身免疫病等疾病的治疗。第一个单克隆抗体用于临床是 1982 年美国斯坦福医学中心的 Levy 制备的抗 B 细胞淋巴瘤独特型单克隆抗体,B 细胞淋巴瘤病人经这一单抗治疗后,瘤体消失,病情得以缓解。1986 年美国 FDA 批准抗 CD3 单抗 OKT3 进入市场,用于器官移植的抗移植排斥反应,1995 年 17-1A 鼠单抗在欧洲上市用于治疗大肠癌。分子生物学和基因操作技术的发展,导致人源化改造的鼠源单抗的出现。1994 年,第一个人-鼠嵌合抗体药物——抗血小板糖蛋白(GP)Ⅱb/Ⅲa 单抗 Abciximab(ReoPro)在美国上市,临床应用显示了比鼠源单抗更好的临床效果。通过将鼠抗体 CDR 移植到人抗体相应部位可获得的人源化改型抗体。第一个人源化改型单抗药物——抗 IL-2Rα 单克隆抗体(Daclizumab)1997 年在美国上市。目前在临床上使用的人源化改型抗体有:Trastuzumab、Gemtuzumab Ozogamicin、Alemtuzumab、Omalizumab、Efalizumab、Bevacizumab、Natalizumab、Tocilizumab 等。在全球销售榜前列的抗体药物有:①Trastuzumab(曲妥珠单抗)。又名 Herceptin

Notes

（赫赛汀），是特异性靶向 HER-2/neu 的人源化 IgG 单克隆抗体,针对 HER-2 分子第四结构域,主要用于 HER-2 阳性乳腺癌的治疗。2013 年美国 FDA 批准的 Pertuzumab(帕妥珠单抗),也是一种抗 HER-2/neu 的人源化单抗,但针对 HER-2 分子第二结构域的二聚化臂,因此可与 Herceptin 合用,提高治疗效果。②Rituximab(利妥昔单抗)。商品名 Rituxan(美罗华),是美国 FDA 批准的第一个用于治疗非霍杰金氏淋巴瘤的、针对 CD20 抗原的人-鼠嵌合抗体,与化疗药物联合应用显示很好的治疗效果,对于其他淋巴造血系统肿瘤也有一定疗效。也可用于如类风湿关节炎、系统性红斑狼疮、特发性血小板减少性紫癜等自身免疫病的治疗。③Bevacizumab(贝伐单抗)。商品名 Avastin(阿瓦斯丁),是抗 VEGF 的人源化单抗,可通过结合 VEGF 来中和及阻断 VEGF 与内皮细胞上的 VEGF 受体结合,切断肿瘤细胞的养分和氧供应,从而达到治疗肿瘤的作用,主要用于结肠癌、直肠癌、非小细胞肺癌等肿瘤的治疗。④Adalimumab(阿达木单抗)。又名 Humira(修美乐),是抗 TNFα 的人源抗体,可结合和中和 TNFα 活性,主要针对高表达 TNFα 的类风湿关节炎、牛皮癣、强直性脊柱炎等自身免疫病的治疗。⑤Cetuximab(西妥昔单抗)。商品名 Erbitux(爱必妥),为抗 EGFR(表皮生长因子受体)的 IgG1 型人-鼠嵌合抗体,可封闭肿瘤细胞表面的 EGFR,主要用于转移性结直肠癌的治疗,现常与化疗药物联用,已成为转移性结直肠癌治疗的一线药物。有关抗体产业化的情况参见第 23 章的窗框 23-1。

基因工程抗体的另外一个研究领域是改进抗体的功能来达到一些特定的目的。将抗体的 Fab 片段与一些具有杀伤功能的分子如酶、毒素、细胞因子、放射性同位素或药物相连时就形成了所谓的生物导弹,其中 Ig 的 Fab 段主要起的是导向作用,它们能够定向定点结合靶细胞,并通过所连接的效应分子将靶细胞杀伤。这样可以更有效地发挥生物活性物质的功能,减少其副作用。将抗体的 Fc 片段和其他蛋白融合而成的抗体融合蛋白往往可以改善药物动力学性质,增长其半衰期。与抗体 Fab 段形成的融合蛋白中有一种是嵌合受体,也是将抗体的可变区与某些细胞表面膜蛋白分子融合,所形成的融合蛋白可以表达于细胞表面,称为嵌合受体。例如将抗体的可变区基因与 TCR 的 α 和 β 链融合,使 T 细胞对表达相应抗原的靶细胞产生杀伤作用。

机体平常表达的抗体都是单特异性抗体,即抗体只靠 Fab 段去结合抗原,再通过 Fc 部分与细胞表面的 Fc 受体结合使细胞发挥作用。有的情况下,这种抗体并不能满足我们的需要。例如,我们可以制备抗体使其与肿瘤细胞表面的抗原结合,同时我们又想激活 T 细胞去杀伤肿瘤细胞,由于 T 细胞不携带 Fc 受体,不能通过与抗体结合直接激活。这种时候,人们往往制备双特异性抗体,使其一端与肿瘤细胞结合,另一端与 T 细胞上的分子如 CD3 结合,这样可以将 T 细胞激活并杀伤肿瘤(窗框 4-5)。

窗框 4-5　IVIG 的抗炎作用机制

临床上常用大剂量(1g/kg 体重)静脉注射免疫球蛋白(IVIG)的方法治疗自身免疫病和炎症,但是 IVIG 的作用机制并不清楚。纽约洛克菲勒大学 Ravetch 研究组用实验性血小板缺少症小鼠模型对 IVIG 的作用机制进行了研究。静脉注射抗血小板单克隆抗体后小鼠血小板很快减少。如果在注射抗体之前先给予 IVIG,则血小板基本保持恒定。若将 IVIG 酶解成 Fab 和 Fc 片段后分别给小鼠注射,注射的 Fc 片段对小鼠有保护作用,而 Fab 片段没有保护作用,说明 IVIG 是通过免疫球蛋白的 Fc 片段起作用的。进一步用 FcγRⅡb(抑制型 IgG Fc 受体)敲除鼠做实验,则 IVIG 对小鼠无保护作用,说明 IVIG 是由 Fc 片段通过 FcγRⅡb 发挥作用的(Samuelsson et al. Science,2001,291:484)。对于 IVIG 的糖基化组成进行分析发现,起抑制作用是 IgG 具有较高水平的唾液酸糖苷化程度,这种 IgG 对 FcγRⅡb 的表达具有上调作用。用 N-糖酰胺酶 F 除去全部糖基,或者用神经氨酸酶除去糖基的唾液酸部分,所致的 IVIG 不再具有抗炎作用。若将 IVIG 中含唾液酸成分的 IgG 提纯出来,这种富含唾液酸的 IgG 则在 0.1g/kg 的低浓度即可以起抗炎作用(Kaneko et al. Science,2006,313:670)。根据 IVIG 的这种特性,可以制备富含唾液酸的重组 IgG Fc 片段,这种片段在 0.03g/kg 就可以达到普通 IVIG(1~2g/kg)的抗炎水平(Anthony et al. Science,2008,320:373),因此有希望成为取代普通 IVIG 的抗炎药物。

问题:

1. 除了通过 FcγRⅡb 发挥作用,对 IVIG 的抑制炎症机制还有其他什么解释?

2. IgG 既可以有抑制炎症作用,也可以有促进炎症作用。其促进炎症的作用机制是什么?

参考文献

1. Nimmerjahn F, Ravetch JV. The anti-inflammtory activity of IgG:The intraverous IgG paradox. J Exp Med,2007,204:11

2. Nimmerjahn F, Ravetch JV. Anti-inflammtory actions of intraverous immunoglobulin. Annu Rev Immunol,2008,26:513

3. Clynes R. IVIG therapy:Interfering with interferon-r. Immunity,2007,26:4

小　结

　　抗体(Ab),亦称免疫球蛋白(Ig),是介导体液免疫的重要效应分子,由 B 细胞接受抗原刺激后增殖分化生成的浆细胞产生。Ig 由两条重链和两条轻链经链间二硫键连接形成一"Y"字型结构。重链包括 μ 链、δ 链、γ 链、α 链和 ε 链,其组成的 Ig 分别为 IgM、IgD、IgG、IgA 和 IgE 等 5 类或 5 个同种型;轻链有两种,分别为 κ 链和 λ 链,据此可将 Ig 分为两型,即 κ 型和 λ 型。Ig 可分可变区、恒定区和铰链区。可变区为靠近 N 端的氨基酸序列变化较大的区域,重链和轻链可变区各有 3 个高变区,共同组成 Ig 的抗原结合部位,决定着抗体的特异性,负责识别及结合抗原;恒定区则为靠近 C 端氨基酸序列相对稳定的区域,具有激活补体、亲细胞性和穿过胎盘和黏膜的功能。铰链区位于 CH1 与 CH2 之间,含有丰富的脯氨酸,使 Ig 易伸展弯曲,也是木瓜蛋白酶和胃蛋白酶的水解部位。Ig 分子经木瓜蛋白酶水解后裂解为两个完全相同的 Fab 段和一个 Fc 段,而经胃蛋白酶作用后可获得一个 F(ab')2 片段和一些小片段 pFc'。此外,Ig 多聚体由相同单体聚合而成,含 J 链。分泌型的 IgA 和 IgM 还含分泌片成分。

　　Ig 的功能与其结构密切相关。抗体的可变区在氨基端一侧,负责结合抗原。可变区由高变区和骨架区组成。其骨架区氨基酸变化较小,形成 β 片层,提供了可变区结构域的结构框架。高变区在每个 β 片层的边缘形成环状结构,其氨基酸变化较大。IgVH 和 VL 的高变区配对形成结合抗原的部位,不同重链、轻链高变环的组合决定了抗体对抗原的特异性。在遭遇抗原时,抗体以表面互补的方式结合抗原表面的抗原决定基区域。这种结合为非共价键的形式,静电吸引、范德华力、疏水键、氢键等都可能参与抗原抗体的相互反应,它们之间作用力的大小可以用亲和常数来量化。抗体的多价性增强了抗体对抗原的结合力。抗体用恒定区结构域来诱导免疫效应功能,其氨基酸序列比较保守。抗体的恒定区可通过激活补体、亲细胞性和穿过胎盘发挥作用。但各类 Ig 各有特点。IgG 在血清和胞外液中含量最高，是再次免疫应答产生的主要抗体，其亲和力高，分布广泛，可穿过胎盘屏障，是机体抗感染的"主力军"；IgM 有膜结合型和分泌型，是个体发育过程中最早合成和分泌的抗体，也是初次体液免疫应答中最早出现的抗体，是机体抗感染的"先头部队"；IgA 有血清型和分泌型，SIgA 是外分泌液中的主要抗体类别，参与黏膜局部免疫，是机体抗感染的"边防军"；血清 IgD 半寿期很短，膜结合型 IgD 构成 BCR，是 B 细胞分化发育成熟的标志；IgE 是正常人血清中含量最少的 Ig，为亲细胞抗体，与 I 型超敏反应和机体抗寄生虫免疫有关。

　　人工制备抗体是大量获得抗体的有效途径。多克隆抗体、单克隆抗体和基因工程抗体是人工制备抗体的主要方法。多克隆抗体主要作为第二抗体与单克隆抗体联用。单克隆抗体是研究蛋白质结构和功能的重要工具，在临床诊断中也受到广泛使用。基因工程抗体以人源化抗体为主，适合于体内诊断和治疗。

（熊思东）

参考文献

1. Kenneth Murphy, Paul Travers & Mark Walport. Janeway's Immunobiology, 8th ed., New York：Garland Science, 2011

2. Abbas AK, Andrew H. Lichtman & Shiv Pillai. Cellular and Molecular Immunology. 7th ed. Philadelphia：Saunders, 2012.

3. Bradbury A R M, Sidhu S, Dubel S, McCafferty J. Beyond natural antibodies：the power of in vitro display technologies. Nature Biotechnology, 2011, 29(3), 245-254

4. Hansel T T, Kropshofer H, Singer T, Mitchell J A, George A J T. The safety and side effects of monoclonal antibodies. Nature, 2010, 9, 325-338

5. Beck A, Wurch T, Bailly C, Corvaia N. Strategies and challenges for the next generation of therapeutic antibodies. Nature, 2010, 10, 345-352

6. Kim S J, Park Y, Hong H J. Antibody engineering for the development of therapeutic antibodies. Mol Cells, 2005, 20(1), 17-29

7. 龚非力, 医学免疫学. 第 3 版, 北京：科学出版社, 2012

8. 曹雪涛, 医学免疫学. 第 6 版, 北京：人民卫生出版社, 2013

9. 何维, 医学免疫学. 第 2 版, 北京：人民卫生出版社, 2010

Notes

第五章 补 体

补体(complement,C)是存在于人和动物血清或组织液中的一组不耐热、经活化后具有酶活性、可介导免疫应答和炎症反应的蛋白质。包括 30 多种可溶性蛋白和膜结合蛋白,故称为**补体系统**(complement system)。正常情况下,补体是以酶元的形式存在,在病理情况下,补体可通过 3 条既独立又交叉的途径(经典途径、旁路途径和凝集素途径)被活化。补体激活后可介导细胞溶解,增强吞噬细胞的吞噬功能,清除免疫复合物或介导炎症反应,不仅是固有免疫防御的重要组成部分,而且参入适应性免疫,是固有免疫和适应性免疫的重要桥梁。补体缺陷、功能障碍或异常活化参与多种疾病的发生和发展。

补体是免疫学研究中最古老的领域之一。19 世纪末 Bordet 发现人和动物新鲜免疫血清中存在一种不耐热成分,可辅助特异性抗体所介导的溶菌作用。Ehrlich 认为,该因子是抗体发挥溶细胞作用的必要补充条件,故称之为补体。一个多世纪来,随着现代免疫学技术和分子生物学技术的飞速发展,已基本阐明补体成分的结构与功能,以及补体系统的激活机制。目前,补体领域的研究重点涉及补体与适应性免疫的关系,补体与疾病的关系及相关干预策略。

第一节 补体系统的组成

● 补体系统由固有成分、调控蛋白和受体等 30 余种蛋白组成

根据补体成分的作用和功能可将补体成分分为三类:补体固有成分(直接参与补体激活途径的成分)、补体调节蛋白(可调控补体激活途径中的关键酶而控制补体激活强度和范围的成分)和补体受体(表达于各类细胞的膜表面,能与补体激活过程中所形成的片段结合,从而介导多种生物效应的分子)。

补体的固有成分(complement intrinsic components) 目前已知补体主要通过经典途径、凝集素径途和旁路途径活化,并通过相同的末端通路发挥作用,故补体的固有成分包括:①参与经典激活途径的组分,如 C1q、C1r、C1s、C2、C4;②参与凝集素途径的甘露聚糖结合凝集素(MBL)和某些 MBL 相关丝氨酸蛋白酶(如 MASP-1、MASP-2);③参与旁路激活途径的组分,如 B 因子、D 因子;④参与 3 条激活途径的共同成分 C3 及参与 3 条激活途径共同末端通路的 C5、C6、C7、C8 和 C9。

补体调节蛋白(complement regulating protein) 包括①血浆可溶性因子,如备解素(P 因子)、H 因子、I 因子、C1 抑制因子、C4 结合蛋白等;②细胞膜结合蛋白,如衰变加速因子(DAF)、膜辅助蛋白(CD46)、同源限制因子、膜反应性溶解抑制因子(CD59)等。

补体受体(complement receptor,CR) 已发现的补体受体有 CR1 ~ CR5 及 C3aR、C4aR、C5aR、C1qR、C3eR、fH 受体等。

● 补体分子为糖蛋白,由多种细胞合成

补体系统各组分均为糖蛋白,但肽链结构各异。多数补体分子属 β 球蛋白,少数属 α 球蛋白(C1s、D 因子)及 γ 球蛋白(C1q、C8)。各组分分子量变化范围很大,最低者仅 25kDa(D 因子),高者达 400kDa(C1q)。血清补体蛋白总量相对稳定,约占总蛋白 5% ~6%,在某些疾病情

况下可有波动。各组分中以 C3 含量最高,达 1200mg/L;D 因子最低,仅 1～2mg/L。某些补体固有成分对热不稳定,表现为:经 56℃ 孵育 30 分钟即灭活;室温下很快失活;0～10℃ 条件下其活性仅保持 3～4 天。因此,待检测的补体应保存于 -20℃ 以下。此外,紫外线照射、机械振荡或某些添加剂均可能破坏补体。

机体多种组织细胞均能合成补体蛋白,包括肝细胞、单核/巨噬细胞、角质细胞、内皮细胞、肠道上皮细胞和肾小球细胞等。肝细胞和巨噬细胞是产生补体的主要细胞,大部分血浆补体组分由肝细胞分泌。炎症应答的局部组织中,巨噬细胞是补体的主要来源。补体生物合成具有如下特点:①补体基因表达存在组织差异,不同细胞各自调控其补体生物合成,如家族性 C3 缺乏症患者肝细胞产生 C3 明显减少(低于正常的 1%),但巨噬细胞产生 C3 超过正常水平;②补体生物合成受局部组织特异性因子或某些激素调节,如补体属"急性期反应物"(acute phase reactant),应激所产生的细胞因子(IL-1、IL-6、TNF、IFN-γ 等)可调节补体组分生物合成。与其他血浆蛋白相比,补体代谢率极快,每天约有 50% 血浆补体被更新。疾病状态下,补体代谢发生更为复杂的变化。

● 补体系统成员众多且功能复杂,其命名遵循一定规律

参与补体激活经典途径的固有成分,按其被发现的顺序而分别命名为 C1(q、r、s)、C2……C9;补体系统其他成分以英文大写字母表示,如 B 因子、D 因子、P 因子、H 因子;补体调节蛋白多以其功能命名,如 C1 抑制物、C4 结合蛋白、衰变加速因子等;补体激活的裂解片段以该成分符号后附加小写英文字母表示,如 C3a、C3b 等,其中小的裂解片段一般为 a,大片段一般为 b(C2 例外,大片段为 C2a,小片段为 C2b)。

第二节 补体的活化

生理情况下,血清中的多数补体组分均以无活性的酶原形式存在。特定条件下,如某些活化物作用或在特定反应表面,补体各成分依次被激活,进而发挥生物学作用。补体激活过程属于酶促级联反应:前一组分被激活,即具备裂解后续组分的活性,继而产生大量活化的酶分子,由此形成扩大的连锁反应。

补体有三条主要的活化途径 根据起始物及激活顺序的不同,补体的活化通路分为经典途径、甘露聚糖结合凝集素途径和旁路途径三个主要途径。**经典途径**(classical pathway)是抗原-抗体复合物结合 C1q 所启动的活化途径,最先被人们所认识,故称为经典途径。**旁路途径或替代途径**(alternative pathway)是继经典途径之后发现的一条不依赖于抗原抗体复合物的新途径,故称为替代途径。**MBL 途径**(MBL pathway)是后来发现的既不同于经典途径又不同于替代途径的第三条通路,由于该通路通过**甘露聚糖结合凝集素**(mannan-binding lectin,MBL)介导而活化补体,故称为 MBL 通路。然而在进化和抗感染免疫过程中,最先出现并发挥效应的依次是不依赖抗体的旁路途径和 MBL 途径,最后才是依赖抗体的经典途径。旁路途径和 MBL 途径主要参与固有免疫的效应阶段,经典途径则在适应性体液免疫的效应阶段发挥作用。三条通路的启动机制各异,但具有共同的末端通路,最后均产生攻膜复合体(membrane attack complex,MAC)。

● 补体激活的经典途径是体液免疫的主要效应机制之一

经典途径的启动始自补体固有成分 C1,是体液免疫应答的主要效应机制之一。其活化的级联酶促反应过程为:C1q 与激活物结合,依次活化 C1r、C1s、C4、C2、C3,形成 C3 转化酶($\overline{C4b2a}$)和 C5 转化酶($\overline{C4b2a3b}$)。

免疫复合物(immune complex,IC)是经典途径主要激活物质 生理情况下,体内存在低水平 C1 的自发性激活,但不发挥明显的免疫效能。当抗体与抗原结合形成免疫复合物后,抗体发生构象改变,使 C1q 得以与抗体的补体结合位点结合,从而始动经典路径,故抗原抗体形成的免疫

Notes

复合物是经典途径主要激活物质。C1q 与 IC 的结合有以下特点:①C1q 仅能与 IgM 及 IgG1～3 亚类所形成的 IC 结合;②C1q 分子须同时与 2 个或 2 个以上结合位点结合才能被激活。因 IgG 是单体,故只有 2 个或 2 个以上 IgG 分子与多价抗原结合形成 IC 时,才能被 C1q 结合。IgM 分子为五聚体,含 5 个 Fc 段,故单个 IgM 分子即可结合 C1q 并有效启动经典途径(图 5-1)。

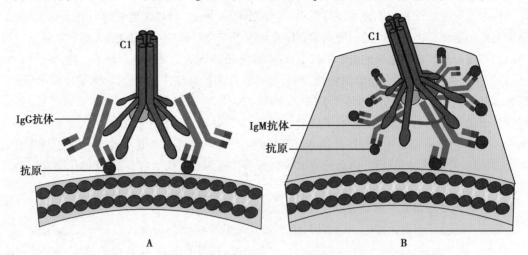

图 5-1   C1q 与抗原抗体复合物的结合
A. C1q 与 IgG-抗原复合物的结合;B. C1q 与 IgM-抗原复合物的结合

经典激活途径分为识别和活化两个阶段   识别阶段始于 C1 与抗原抗体复合物的结合。抗原抗体结合后,抗体重链铰链区发生构型改变,暴露补体结合部位。C1 多聚体借助 C1q 与靶细胞或靶分子结合,促使 C1r 自身活化,进而使 C1s 由酶原形式转化为蛋白酶,启动经典激活途径。活化阶段包括 C3 转化酶和 C5 转化酶的形成。活化的 C1s 依次裂解 C4、C2,形成 C3 转化酶(C3 convertase),后者进一步酶解 C3 并形成 C5 转化酶。

识别阶段即 C1 对抗原抗体复合物的识别   C1 是多聚体分子复合物,其包括 1 个 C1q、2 个 C1r 和 2 个 C1s 分子。C1q 是分子量最大的补体组分,为六聚体蛋白,由外观形状如同郁金香花束样的 6 个相同亚单位组成,每个亚单位由胶原样三螺旋纤维相互缠绕,形成六个独立的茎。

C1q 分子氨基端呈束状,共同构成该分子中心部分。每个亚单位羧基端由异源三聚体组成的球形结构呈放射状排列,构成 C1q 分子头部,此即 C1q 与 Ig 结合的部位。

C1r 和 C1s 均为单链蛋白质,两者结构相同,茎部均含 1 个糜蛋白酶样丝氨酸蛋白酶结构域和 5 个非催化蛋白模块。其羧基端为丝氨酸蛋白酶和补体 C1q 调控蛋白区域,氨基端为(Ca^{2+} 依赖的)头部 C1r 与 C1s 相互结合部位,以 C1s-C1r-C1r-C1s 的顺序连接成四聚体,缠绕于 C1q 分子头部,形成紧密连接(图 5-2),此乃 C1s 活化的前提。

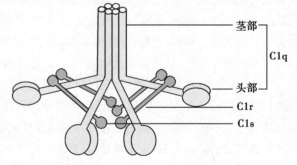

图 5-2   C1 复合体的组成

C1 的活化   2 个以上 C1q 头部被 IC 中 IgM 或 IgG Fc 段固定,C1q 6 个亚单位构象即发生改变,导致 C1r 激活并裂解为 2 个片段,小片段即活化的 C1r,活化的 C1r 裂解 C1s 为 2 个片段,其中小分子片段(C1s)具有蛋白酶活性。

活化阶段即 C3 转化酶和 C5 转化酶的形成   C3 转化酶的形成始于活化的 C1s 作用于 C4。C4 分子由 α、β、γ 链经二硫键连接而成,活化的 C1s 作用于 C4,将其裂解为小片段 C4a 和大片段 C4b。C4a 释入液相,C4b 的 α 链断端所暴露的硫酯键高度不稳定,可与 IC 或抗体所结合的细胞

Notes

表面成分(蛋白质、糖)形成共价酰胺键或酯键。上述过程有助于 C4b 附着于 IC 或抗体结合的细胞表面,从而稳定有效地激活补体。C2 分子为单链多肽,其 Mg^{2+} 依赖性地与附有 C4b 的细胞表面结合,继而被 C1s 裂解为小片段 C2b(释入液相)和大片段 C2a。C2a 可与 C4b 形成 $\overline{C4b2a}$ 复合物,即经典途径 C3 转化酶。该复合物中的 C4b 可与 C3 结合,C2a 可水解 C3。

C5 转化酶的形成始于 C3 活化　C3 分子是由 α 和 β 链借二硫键连接的异二聚体,是体内最丰富的补体蛋白。C3 转化酶使 C3 链裂解,形成小片段 C3a 和大片段 C3b。大部分 C3b 与水分子作用,转变为无溶血活性的 C3b 副产物,不再参与补体级联反应。10% 左右 C3b 可与细胞表面或与结合有 C4b2a 的 Ig 分子以共价键结合,形成 C4b2a3b 复合物,即经典途径的 C5 转化酶,继而裂解 C5 并启动补体激活的晚期步骤(图 5-3)。

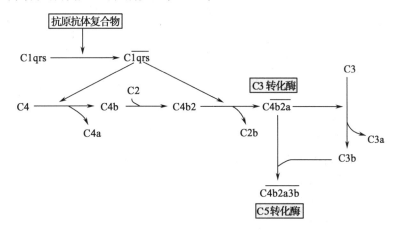

图 5-3　补体激活的经典途径示意图

由于经典途径有赖于特异性抗体产生才能激活补体,故成为体液免疫效应机制之一,在感染后期(或恢复期)发挥作用,或抵抗相同病原体的第二次入侵。

● **补体激活的 MBL 途径由病原微生物直接激活,参与固有免疫的效应过程**

MBL 途径不依赖于抗体参与,级联酶促反应过程为:MBL 或纤维胶原素直接识别病原体表面的糖结构,通过活化 MBL 相关丝氨酸蛋白酶(MBL associated serine protease,MASP)、C4、C2、C3 而形成 C3 转化酶($\overline{C4b2a}$ 或 $\overline{C3bBb}$)与 C5 转化酶($\overline{C4b2a3b}$ 或 $\overline{C3bBb3b}$)。

病原微生物表面的糖结构是 MBL 途径主要激活物　病原微生物感染机体后,诱导机体产生 MBL,MBL 识别并结合微生物表面的糖结构(如甘露糖、岩藻糖及 N-乙酰葡糖胺等),启动补体的活化。由于脊椎动物细胞表面的相应糖结构均被其他成分覆盖,不能启动 MBL 途径,因此机体可以借 MBL 途径识别"自身细胞"和"非己病原微生物"。

MBL 为钙离子依赖的 C 型凝集素,属胶原凝集素家族(collectin family),成熟的 MBL 其肽链从 N 端到 C 端依次为信号肽区、胶原样区、茎区和糖识别区(carbohydrate recognition domain,CRD),3 条相同的多肽链组成胶原螺旋,中间借二硫键稳定形成含 3 个延伸 CRD 的亚单位(图 5-4)。2~6 个亚单位相连而成的寡聚体是血清 MBL 的存在形式,结构与 C1q 相似。

正常血清中 MBL 水平极低,在急性期反应时其水平明显升高。血清 MBL 通过 CRD 识别并结合病原

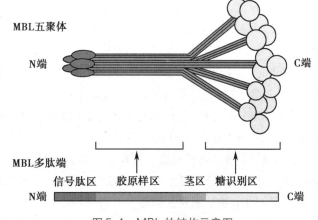

图 5-4　MBL 的结构示意图

Notes

微生物表面相应糖结构,继而发生构象改变,激活与之相连的 **MBL 相关丝氨酸蛋白酶**(MBL- associated serine proteases,MASP)。与 MBL 相关的 MASP 主要有两类:①MASP-1:可直接裂解 C3,形成旁路途径 C3 转化酶($\overline{C3bBb}$),参与并加强旁路途径正反馈环。②MASP2:能以类似于 C1s 的方式依次裂解 C4 和 C2,形成经典途径 C3 转化酶($\overline{C4b2a}$)(图 5-5)。

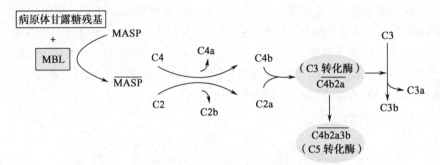

图 5-5   补体激活的 MBL 途径示意图

此外,血清中纤维蛋白胶凝素(ficolin)的纤维蛋白原样区与 MBL 的 CRD 类似,能直接识别 N- 乙酰葡糖胺,通过激活 MASP 而启动凝集素途径。

● **补体激活的旁路途径始动于 C3,参与抗感染的早期防御**

不经 C1、C4、C2,而由 C3、B 因子、D 因子参与的活化过程称为补体激活的旁路途径(alternative pathway,AP),或替代途径。旁路途径的"激活"与抗原抗体复合物无关。旁路途径级联酶促反应过程:B 因子(factor B,fB)与固相(如微生物或外源性异物)表面的 C3b 结合为 C3bB,在 D 因子(factor D,fD)和备解素(properdin,P 因子,fP)参与下,形成 **C3 转化酶**($\overline{C3bBb}$或$\overline{C3bBbP}$),并通过 C3 正反馈放大环路,产生更多 C3 转化酶和 C3b,多个 C3b 与 C3 转化酶结合形成 **C5 转化酶**($\overline{C3bBbC3b}$或$\overline{C3bnBb}$)。

病原微生物是补体旁路途径的主要激活物质   补体旁路途径的激活物质是细菌、真菌、病毒感染的细胞等,这些成分实际上提供了使补体激活级联反应得以进行的接触表面。此激活方式不依赖于抗体,从而在感染早期参与机体防御机制。

旁路途径中 C3 转化酶和 C5 转化酶的形成   正常情况下,C3 可被血清中某些蛋白酶持续地低水平裂解并产生 C3b,此为 C3 慢速运转(C3 tick over)。C3 裂解后,其分子内部硫酯键极不稳定,只有与细胞表面蛋白、多糖的氨基或羟基反应,形成酰胺或酯才稳定。生理状态下,由于缺乏 C3b 可结合的表面,未与固相结合而存在于液相的 C3b,其硫酯键被快速水解灭活。上述 C3 慢速运转机制为旁路途径启动和激活提供了必要的基础条件,一旦有病原微生物感染或异物进入机体,出现相关的接触表面,自发产生的 C3b,在 Mg^{2+} 存在下,与细胞表面蛋白或多糖的氨基或羟基反应,形成酰胺或酯,大量结合于这些固相表面;随后与单链 B 因子结合形成 C3bB。血清 D 因子可将结合状态的 B 因子裂解为小片段 Ba 和大片段 Bb。Ba 释入液相,Bb 仍附着于 C3b,所形成的 C3bBb 复合物即**旁路途径 C3 转化酶**,其中的 Bb 片段具有蛋白酶活性,可裂解 C3。C3bBb 极不稳定,易被迅速降解,血清备解素(properdin,P 因子)可与 C3bBb 结合并使之稳定。旁路途径 C3 转化酶将更多的 C3 水解为 C3a 和 C3b,多个 C3b 沉积于颗粒表面,与 C3bBb 结合为 C3bBb3b 或 C3bnBb),即**旁路途径 C5 转化酶**,其功能与经典途径 C5 转化酶($\overline{C4b2b3b}$)类似,可裂解 C5 产生 C5a 和 C5b(图 5-6)。

补体旁路途径的激活与调节具有两个重要特点   ①旁路途径可识别"自己"与"非己":正常情况下,体内不断产生低水平 C3b,通常数秒钟内即被灭活,并不发生明显的下游补体成分激活,也不致对机体造成损伤。少数 C3b 可与颗粒表面形成共价键,若沉积在自身细胞表面,C3b 可被调节蛋白迅速灭活,并中止级联反应;若与缺乏调节蛋白的微生物表面结合,则 C3b 进而与

Notes

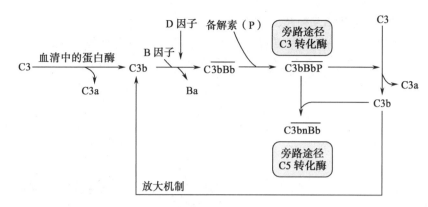

图 5-6 补体激活的旁路途径示意图

B 因子形成稳定、具有酶活性的 $\overline{C3bBb}$;②旁路途径是补体系统重要的放大机制。稳定的 $\overline{C3bBb}$ 复合物催化产生更多 C3b 分子,后者再沉积于颗粒物质表面,并与 Bb 结合而形成更多 C3 转化酶。因此,C3b 既是 C3 转化酶作用所生成的产物,又是 C3 转化酶的组成部分。上述过程构成旁路途径反馈性放大机制。经典途径所产生的 C3b 也可触发旁路途径,故旁路途径 C3 转化酶对经典途径也具有放大效应。

● **三条补体激活途径具有共同的末端效应——溶解靶细胞**

上述 3 条途径在激活 C3 这一环节汇合,形成 C5 转化酶($\overline{C4b2a3b}$ 或 $\overline{C3bnBb}$)后,进入共同的末端通路(terminal pathway)。三条补体激活途径形成的 C5 转化酶均可将 C5 裂解成小片段 C5a 和两条链的 C5b,这是补体级联反应中最后的酶促步骤,此后的过程仅涉及完整蛋白成分的结合和聚合。C5b 结合于细胞表面,依次与 C6、C7 结合为 C5b67 复合物并插入脂质双层膜中,然后与 C8 结合为 C5b678,继而与 12 ~ 15 个 C9 分子结合为 C5b6789n 巨分子复合体,即攻膜复合体(membrane attack complex,MAC)。补体激活的共同终末效应为细胞溶解。

攻膜复合体的形成始于 C5 活化 C5 是由二硫键连接而成的异二聚体,与 C5 转化酶中 C3b 结合,被裂解成 C5a 和 C5b,前者释入液相,后者结合于细胞表面,具有与 C6 结合的能力。**C6** 为单链蛋白,C5b6 复合物与细胞表面松散地联结在一起。**C7** 也是单链蛋白,可与 C5b、C6 结合形成 C5b6 复合物,C7 的加入使 C5b67 复合物具有疏水性,可插入细胞膜脂质双层并与 C8 具有高亲和力。**C8** 为三聚体,其中一条链可结合 C5b67 复合物,另一条链插入细胞膜脂质双层,形成 C5b678 复合物。C5b678 可牢固地附着于细胞表面,但其溶细胞能力有限,当与 C9 结合后,才形成完整的、具有活性的 MAC。**C9** 为单体血清蛋白,12 ~ 18 个 C9 分子可与 1 个 C5b678 复合物聚合,形成 MAC。电镜所见 C9 多聚体特征性结构为中空的多聚 C9(poly-C9)插入靶细胞脂质双层膜,形成内径约 10nm 的小孔(图 5-7)。

MAC 溶细胞效应的机制 MAC 在胞膜上形成小孔,使得可溶性小分子、离子及水分可自由透过胞膜,但细胞内蛋白质等大分子却难以从胞浆中逸出,导致胞内渗透压降低,细胞发生溶解。此外,末端补体成分插入胞膜也能使致死量钙离子向细胞内被动弥散,最终导致细胞死亡。

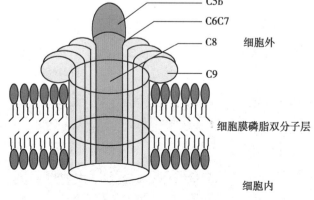

图 5-7 膜攻击复合体(MAC)结构示意图

Notes

● 三条补体激活途径相互补充、各具特点

三条补体激活途径既有共同特点,又相互联系(图5-8)。①激活的前端反应各异,但具有共同的末端通路;②参与三条激活途径的某些组分相对应,如C1q与MBL、C1r/C1s与MASP、C2与B因子等(图5-8,表5-1)。

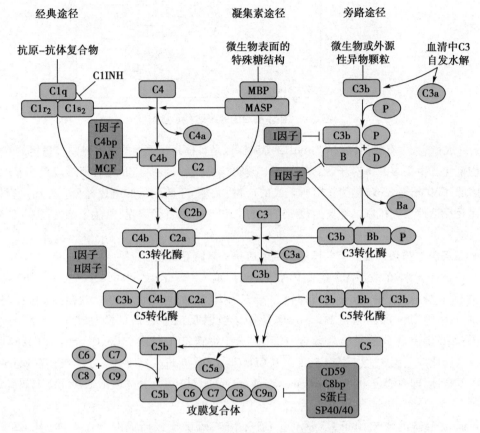

图5-8　补体三条活化途径和调控的总结

表5-1　三条补体激活途径的比较

	经典途径	旁路途径	MBL途径
激活物质	抗原-抗体复合物	微生物颗粒或外源性异物颗粒	病原体表面的特殊糖结构
识别分子	C1q	无	MBL或FCN
参与成分	C1~C9	C3,C5~C9,B因子,D因子,P因子	C2~C9
离子依赖性	Ca^{2+}、Mg^{2+}	Mg^{2+}	Ca^{2+}、Mg^{2+}
丝氨酸蛋白酶(SP)	C1r、C1s和C2	B因子、D因子和MASP	C2、B因子、D因子
SP天然抑制物	C1r、C1s受C1INH抑制	无	MASP受C1INH抑制
C3转化酶	C4b2a	C3bBb	C4b2a或C3bBb
C5转化酶	C4b2a3b	C3bnBb	C4b2a3b或C3bnBb
C3b正反馈环	无	有	有

Notes

续表

	经典途径	旁路途径	MBL途径
进化	出现于脊椎动物软骨鱼	出现于后口动物海胆	出现于尾索动物海鞘
作用	适应性体液免疫的效应机制	固有免疫	固有免疫
意义	参与感染后期或二次感染防御机制	早期抗感染	早期抗感染

第三节 补体的生物学作用

补体在机体防御机制中起重要作用。经典途径由 IC 激活,是特异性体液免疫的主要效应机制。MBL 途径和旁路途径由病原体直接激活,在固有免疫防御机制中发挥重要作用。补体激活的共同终末效应是在细胞膜上组装 MAC,导致细胞溶解。同时,补体激活过程中产生多种活性片段,可介导多种生物学效应。补体系统的生物学作用如下(表5-2)。

表5-2 补体系统的生物学作用

功能	参入成分	作用机制
溶解靶细胞	C5 ~ C9	形成 MAC
调理作用	C3b 、C4b 、iC3b	与吞噬细胞表面相应受体结合而促进吞噬
清除 IC	C3b 的免疫黏附作用;C3b 抑制 IC 形成并溶解 IC	
炎症介质作用	C5a,C3a,C4a	刺激肥大细胞或嗜碱性粒细胞脱颗粒→释放生物活性物质→血管扩张、毛细血管通透性增高、平滑肌收缩等;趋化中性粒细胞并刺激其氧化代谢
参入适应性免疫应答	主要是 C3 各片段及相应受体	①C3b 或 C4b 与 CR1 相互作用,促进 APC 免疫的调理与抗原捕获、加工,刺激 B 细胞增殖、分化或诱导和维持耐受;②C3d 与 CR2 相互作用,促进 B 细胞活化;③C3b 或 C3d 与 CR1 或 CR2 相互作用,促进抗原特异性 T 细胞增殖;④C3b 或 C4b 与 CD46 相互作用,诱导调节性 T 细胞产生;⑤C3a 与 C3aR 相互作用,促进 Th2 应答

● **发挥溶解细胞、溶解细菌和溶解病毒的作用**

补体系统通过三条途径激活,最后均在靶细胞表面产生 MAC 并介导细胞溶解,即发挥补体依赖的细胞毒作用(complement dependent cytotoxicity,CDC)。CDC 的生物学意义为:①参与抗细菌(主要是 G⁻细菌)、抗病毒(有包膜病毒,如流感病毒等)及抗寄生虫效应,是机体抵御微生物感染的重要机制;②参与机体抗肿瘤免疫学效应;③某些病理情况下引起机体自身细胞溶解,导致组织损伤与疾病(如自身免疫病)。

● **发挥调理作用**

补体激活过程中产生的 C3b、C4b 和 iC3b 可固定于细菌或其他颗粒性物质表面,可通过与吞噬细胞表面 CR1、CR3 或 CR4 结合而促进吞噬细胞的吞噬作用。调理吞噬作用是机体抵御全身性细菌感染和真菌感染的主要机制之一。

● **具有清除免疫复合物的作用**

血循环中持续形成少量 IC,在循环抗原稍超过抗体的情况下,所形成的中等大小 IC 可沉积

Notes

于血管壁,通过激活补体而导致炎症反应,并造成周围组织损伤。补体成分参与清除循环免疫复合物,其机制为:①抑制IC形成或溶解已形成的IC:致病性IC大量形成,不仅有赖于IgFab段与抗原多价结合,也有赖于Ig分子Fc段的非共价相互作用。补体与Ig结合可在空间上干扰Fc段间的相互作用,从而抑制新的IC形成,或使已形成的IC易被解离。此作用主要依赖于旁路途径的C3正反馈放大环。②通过免疫黏附而清除IC:C3b/C4b与细胞上CR1结合被称为免疫黏附(immune adherence),其中C3b与血细胞表面CR1的相互作用与IC清除相关。循环IC激活补体所产生的C3b可与表达CR1的血细胞结合并通过血流被转运至肝脏和脾脏内,被局部的吞噬细胞所清除。由于红细胞数量巨大,故成为清除IC的主要参与者。此外,中性粒细胞、单核细胞也具有此功能。

● **维持免疫自稳**

生理条件下,机体经常产生大量凋亡细胞,这些细胞表面表达多种自身抗原,若不能及时有效清除,可能引发自身免疫病。多种补体成分(如C1q、C3b和iC3b等)可识别和结合凋亡细胞,并通过与吞噬细胞表面相应受体相互作用进而促进这些细胞清除,发挥自身免疫稳定功能。

● **具有炎症介质效应**

补体激活过程中产生多种具有炎症介质作用的活性片段,如C3a、C4a和C5a等。C3a和C5a被称为过敏毒素,它们可与肥大细胞或嗜碱性粒细胞表面C3aR和C5aR结合,触发细胞脱颗粒,释放组胺和其他生物活性物质,引起血管扩张、毛细血管通透性增高、平滑肌收缩等,从而介导炎症反应。此外,C5a对中性粒细胞有强趋化活性,还可诱导中性粒细胞表达黏附分子,刺激其产生氧自由基、前列腺素和花生四烯酸等。

● **充当连接固有免疫和适应性免疫的桥梁**

作为固有免疫的重要组分,补体不仅在机体早期抗感染机制中发挥重要作用,还参与适应性免疫应答的启动、效应和维持。借此,有助于机体形成完善的免疫应答机制,并有效发挥免疫系统的功能。

补体参与免疫应答的诱导　①C3、C4b等可固定抗原,使抗原易被APC处理与提呈;②C3d结合于IC,可诱导APC表达共刺激分子。

补体参与适应性免疫应答的活化与增殖　①补体激活片段C3d可与BCR共受体复合物CR2/CD19/CD81结合,同时通过抗原与BCR相连,促使BCR-共受体交联,促进B细胞活化。②补体调节蛋白C4b结合蛋白与B细胞表面CD40结合,可诱导B细胞活化;C3b与B细胞表面CR1结合是B细胞增殖分化为浆细胞的先决条件。③补体调节蛋白CD55、CD46和CD59能介导细胞活化信号,参与T细胞活化,其中,CD46可作为共刺激分子,通过与TCR/CD3交联而促进T细胞增殖;CD55和CD59均属GPI锚定糖蛋白,可通过PTK或PKC途径诱导T细胞增殖。

补体参与免疫应答的效应　①补体具有细胞毒作用、调理作用及清除IC作用等,是参与适应性体液免疫的重要效应分子;②补体参与调节多种免疫细胞的效应功能,如C3b与杀伤细胞结合可增强其ADCC效应;③C3a-C3aR相互作用可促进Th2细胞应答,并影响B细胞分泌IgE的水平;④C3b或C4b与MCP相互作用,可诱导调节性T细胞产生抑制性细胞因子(如IL-10和TGF-β)。

● **补体与其他酶系统的相互作用**

血浆中还存在其他类似于补体系统的酶系统(如凝血系统、激肽系统及纤溶系统),它们仅进行有限蛋白酶解作用(limited proteolysis),即在酶解级联反应中,蛋白质底物并不降解至氨基酸,而是形成某些活性片段并发挥各自效应,成为具有重要生物学意义的放大系统。上述各系统间具有许多共同特征,并互相影响、互相激活,产生一系列生理与病理效应。

补体系统与血浆酶系统享有共同的特征　①具有共同的激活物,如IC和脂多糖既可分别激活补体的经典和旁路途径,也可激活凝血因子Ⅻ,进而活化凝血、纤溶、激肽系统;②具有共同的抑制因子,如 C1INH 除抑制 C1 外,还可抑制Ⅻ因子、激肽释放酶、纤维蛋白溶酶等,从而调节四个酶系统;③活化产物具有相同的生物学活性,如四个酶系统的不同产物具有某些相似的生物学功能,表现为血管通透性增高、血管扩张、溶酶体酶释放、吞噬细胞趋化作用、平滑肌痉挛等炎症效应。

补体系统与血浆酶系统间产生复杂而密切的相互作用 补体系统与凝血、纤溶、激肽系统间存在十分密切的相互影响及相互调节关系。补体激活可触发凝血机制,也可能激发纤溶过程;反之,血浆纤维蛋白溶酶、缓激肽等成分也可激活补体系统。上述酶系统相关作用的综合效应是介导炎症、超敏反应、休克、DIC 等病理过程发生、发展的重要机制。

第四节 补体受体及其介导的生物学效应

补体系统被激活后,可产生一系列活性片段,它们可与表达于不同细胞表面的相应受体结合,从而发挥重要生物学作用。目前已发现 10 余种补体受体,按其功能可分为三类:①共价结合于活性表面的 C3 裂解片段的受体;②可溶性 C3a/C4a 与 C5a 片段受体,它们参与介导补体激活的炎症效应;③调节补体级联反应的受体,包括 H 因子、MCP、DAF 等分子的受体,它们可与相应补体成分结合并抑制其功能。本节主要介绍膜结合 C3 裂解片段的受体。

补体受体 1(CR1)属单链膜结合蛋白,与 C3b 及 C4b 有高亲和性,表达于红细胞、中性粒细胞、巨噬细胞、嗜酸性粒细胞、T/B 淋巴细胞和树突状细胞等表面,其功能为:①CR1 与 C3b 或 C4b 结合,可抑制经典或旁路途径 C3 转化酶形成,还可作为 I 因子的辅助因子,促进 C3b 或 C4b 裂解;②CR1 是调理素受体,可促进吞噬细胞摄取已包被 C3b 或 C4b 的颗粒或微生物;③红细胞表面 CR1 可与携带 C3b 的 IC 结合,并将后者转运至肝脏使之被清除,也可通过调理作用促进吞噬细胞吞噬 IC;④CR1 在 B 细胞发育的早期阶段即表达,可能促进 B 细胞分化。

补体受体 2(CR2)属单链跨膜糖蛋白,主要表达于 B 细胞、DC 和鼻咽部黏膜上皮细胞表面,可结合 C3b 裂解片段(如 C3d、C3dg 和 iC3b),其功能为:①CR2 对 B 细胞分化、增殖及记忆 B 细胞和抗体产生具有重要调节作用;②作为 EB 病毒受体。EB 病毒属人类疱疹病毒,多数成年人可感染此病毒,并终身潜伏在 B 细胞和鼻咽部黏膜上皮细胞中。EB 病毒可能参与某些恶性疾病发生,包括 Burkitt 淋巴瘤(一种恶性 B 细胞肿瘤)、鼻咽癌、与药物或 HIV 所致免疫缺陷相关的 B 细胞淋巴瘤等。CR2 是 EB 病毒特异性受体,上述 EB 病毒相关的肿瘤均起源于表达 CR2 的细胞。另外,EB 病毒是一种强的多克隆 B 细胞激活剂,在体外可使 B 细胞转化为传代的淋巴母细胞。该效应亦与 B 细胞表达 CR2 相关。

补体受体 3(CR3)是 iC3b 受体,表达于中性粒细胞、单核吞噬细胞、肥大细胞和 NK 细胞等表面。CR3 主要生物学效应是:①介导被 iC3b 包被的微生物或颗粒与吞噬细胞黏附,从而促进吞噬作用,诱导呼吸爆发,促进趋化作用;②与特异性糖类(如酵母多糖和某些细菌表面成分)结合,介导某些微生物以补体非依赖性方式与表达 CR3 的吞噬细胞结合;③即使不发生补体激活,中性粒细胞和单核细胞表面的 CR3 也促使这些细胞与内皮细胞黏附,导致炎症细胞在组织损伤部位积聚。

补体受体 4(CR4)是 iC3b 和 C3bg 的受体,主要分布于中性粒细胞、单核细胞、巨噬细胞和血小板表面。CR4 功能是增强 Fc 受体介导的吞噬作用,也可介导 Fc 受体非依赖性吞噬作用。

第五节 补体激活途径的调控

各种激活物启动补体系统进行高度有序的活化级联反应,从而发挥广泛的生物学效应,并参与机体的防御功能。但是,补体激活过度可能导致在自身组织细胞表面形成 MAC,或产生过多炎症介质,引发多种免疫病理过程。正常情况下,补体三条激活途径及共同末端效应均处于严密调节与控制下,从而限制活化的扩大化,并有效维持免疫自稳。补体的调控机制包括:①补体激活的自身调控,指已活化的补体分子均不稳定,若未及时与靶细胞膜结合,即迅速衰变失活;②体液中和细胞表面存在多种补体调控蛋白(complement control complex,CCP),针对补体激活的经典途径、凝集素途径和旁路途径中各关键环节(主要是 C3 转化酶、抗原-抗体复合物及微生物表面 C4b2a、C3bBb 及 MAC)进行负调控制(图 5-8)。

● **补体的自身调控**

补体激活过程中生成的某些中间产物极不稳定,成为级联反应的重要自限因素。例如:未与细胞膜结合的 C4b、C3b 及 C5b 极易衰变,从而限制其后的酶促反应,控制补体的强度。

● **补体调控蛋白维系补体激活与抑制的平衡状态**

体内存在多种可溶性和膜结合的补体调节因子,它们以特定方式与不同补体成分相互作用,使补体激活与抑制维持精细的平衡状态,从而既防止对自身组织造成损害,又能有效杀灭外来微生物。

目前已发现十余种补体调节蛋白,可通过调节补体活化通路的关键步骤而调控补体的强度,如针对 C1 活化的调控、针对 C3 转化酶和 C5 转化酶形成的调控以及针对 MAC 形成的调控。

针对 C1 活化的调节　C1 抑制因子(C1 inhibitor,C1INH)可与 C1r、C1s 或 MASP-2 结合抑制其活性,使之不能裂解 C4 和 C2,从而阻断 C3 转化酶的形成。另外,C1INH 还能抑制凝血因子ⅩⅡa 和ⅩⅠa 因子、激肽释放酶和纤溶酶,从而在调节凝血、激肽及纤溶系统中发挥重要作用。

针对 C3 转化酶和 C5 转化酶的调控　①I 因子(factor I,fI):旧称 C3b 灭活因子,是可溶性调节因子,可以抑制经典途径和 MBL 途径的 C3 转化酶(C4b2a)的形成或活性,又可抑制替代途径 C3 转化酶的形成或活性(C3bBb)。在经典途径和 MBL 途径,I 因子在 F 因子、C4b 结合蛋白、CR1、MCP 等辅助下,可将 C4b 裂解为 C4c 和 C4d,该作用既可阻断 C4b2a 形成,又能抑制已形成 C4b2a 的活性。在替代途径,I 因子可将 C3b 裂解为 C3f 和 iC3b,后者进一步裂解为 C3dg、C3c 和 C3d,既阻断 C3bBb 的形成,又可抑制已形成 C3bBb 的活性。②**C4 结合蛋白**(C4 binding protein,C4bp):为可溶性补体调节因子,可与 C4b 结合,完全抑制 C4b 与 C2 结合,从而阻断 C4b2a 组装,抑制 C3 转化酶的形成;由于 C4b 结合蛋白与 C4b 的结合能力比 C2 高 27 倍,故 C4b 结合蛋白可与 C2 竞争结合 C4b,置换 C4b2a 中的 C2a,使已形成的 C4b2a 灭活;另外,C4b 结合蛋白可作为 I 因子的辅因子,促进 I 因子对 C4b 的裂解作用。③**衰变加速因子**(decay-accelerating factor,DAF 即 CD55):表达于所有外周血细胞、内皮细胞和各种黏膜上皮细胞表面,与 C2 竞争结合 C4b,抑制 C4b2a 形成并促进其分解,这种抑制作用仅限于直接结合于细胞膜上的 C3 转化酶(图 5-9)。④**膜辅蛋白**(membrane cofactor protein,MCP,即 CD46):为单链蛋白,通过糖基磷脂酰肌醇(glycosyl-phosphatidyl inositol,GPI)锚定于细胞膜上,广泛表达于白细胞、血小板、造血细胞、上皮细胞和成纤维细胞等细胞表面。膜辅蛋白作为辅助因子,可促进 I 因子介导的 C4b 裂解,但并不直接促进 C4b2a 分解。膜辅蛋白还可作为 I 因子的辅因子,增强 I 因子介导的 C3b 裂解,抑制 C3bBb 形成及其活性。⑤**H 因子**:H 因子可与 B 因子或 Bb 竞争性结合 C3b,阻断 C3bBb 形成或使已形成的 C3bBb 解离。H 因子还是 I 因子的辅因子,使 C3b 易被 I 因子水解失活,从而抑制替代途径 C3 转化酶(C3bBb)的活性。⑥**补体受体**:编码补体受体(CR1 和 CR2)的基因与 C4b 结合蛋白、H 因子和衰变加速因子的基因紧密连锁于染色体 1q32 上,它们的编码产物也参与对 C3 转化酶。如 CR1 为单链跨膜蛋白,含 30 个短同源重复序列,广泛表达于红细胞及有核细胞膜,所识别的主要配体是 C3b 和 C4b。CR1 与 C4b 结合,阻断其与 C2 结合,从而抑制 C4b2a 形成。CR1 亦是 I 因子的辅因子,能促进 I 因子的对 C4b 的灭活作用。

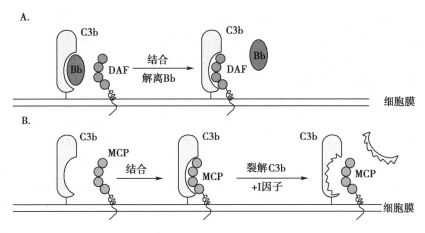

图 5-9 DAF 和 MCP 对补体的调节作用

针对膜攻击复合体的调节作用 体内多种补体调控蛋白可抑制 MAC 形成,从而保护自身正常细胞免遭补体攻击。①**CD59**:亦称膜反应性溶解抑制物(membrane inhibitor of reactive lysis,MIRL),广泛表达于各类组织细胞及血细胞、精子表面。CD59 可阻止 C8 与 C5b~7、C9 与 C5b~8 的结合,从而抑制 MAC 形成,限制补体系统对自身或同种细胞的溶解作用。②**C8 结合蛋白**(C8 binding protein,C8bp):亦称**同源限制因子**(homologous restriction factor,HRF),存在于正常人血细胞表面,能抑制 C9 与 C5b~8 的结合及 C9 聚合,从而阻断 MAC 的形成及其对靶细胞的溶解作用。③**S 蛋白**(S protein,SP):亦称玻璃连结蛋白(vitronectin),可与 C5b67 复合物结合,妨碍其插入靶细胞脂质双层膜,从而抑制 MAC 形成。④**群集素**(clusterin,SP40/40):是由分子量均为 40kDa 的 α 链和 β 链所组成的异二聚体,故又称 SP40/40。群集素可与 C5b~7、C5b~8、C5b~9 结合,抑制 MAC 组装,还可与 **S 蛋白**协同作用,使膜结合的 MAC 释放而成为可溶性MAC,使之丧失溶细胞作用。

对补体激活途径中各关键环节进行调控的主要补体调控蛋白和功能总结于表 5-3 和图 5-8。

表 5-3 补体调控蛋白及其功能

调控蛋白	CD 编号	功能
C1 抑制因子(C1INH)		可与 C1r、C1s 结合抑制 C1 的活性
I 因子		裂解 C4b 或 C3b,抑制 C4b2a 和 C3bBb 的形成和活性
H 因子		抑制 C3bBb 和 C3bnBb 形成及活性
C4 结合蛋白		结合 C4b,抑制 C4b2a 的形成及活性
DAF	CD55	抑制 C4b2a、C3bBb、C4b2a3b、C3nBb 形成及活性
膜辅蛋白	CD46	促进 I 因子介导的 C4b 和 C3b 的裂解,抑制 C4b2a 和 C3bBb 的形成和活性
群集素		与 C5b~7、C5b~8、C5b~9 结合,抑制 MAC 组装
C8 结合蛋白		与 C5b67 复合物结合,抑制 MAC 的形成
MIRL	CD59	阻止 C8 与 C5b~7、C9 与 C5b~8 的结合,抑制 MAC 形成
S 蛋白		与 C5b67 复合物结合,抑制 MAC 形成

第六节 补体相关疾病及干预策略

正常情况下,机体内补体系统各成分含量相对稳定,适时、适度地被激活而发挥生物学功

Notes

能,并受到精密调控。某些情况下,补体异常参与某些疾病发生,例如:①遗传性补体成分缺陷;②补体异常激活;③某些微生物借助多种机制逃避宿主补体系统的攻击,甚至利用补体蛋白增强其感染性;④肿瘤细胞可通过某些机制逃避补体攻击。

● **遗传性补体缺陷及相关疾病**

多个补体固有成分可出现遗传性缺陷　参与前端反应的固有成分(包括 C1q、C1r、C1s、MBL、C4、C2、C3、P 因子、D 因子等)均可能出现遗传性缺陷。MBL 及 C3 缺乏可导致严重的反复感染,其机制为患者吞噬细胞的吞噬、杀菌作用明显减弱。C1q、MBL、C2 和 C4 缺乏参与自身免疫病发生,其机制可能是由于补体激活受阻,导致循环 IC 不能被有效清除。在主要组织相容性复合体(MHC)中,编码某些补体成分(Bf、C2、C4)的等位基因缺陷,可与某些疾病易感基因存在连锁。此外,组成膜攻击复合物的补体固有成分也可出现遗传性缺陷:C5、C6、C7、C8 和 C9 成分缺乏的患者不能形成 MAC,故不能有效溶解外来微生物。

补体调节蛋白缺陷　可导致补体激活异常,并参与某些疾病的发生。例如:①C1 抑制物(C1INH)缺陷,可引起遗传性血管性水肿,属常染色体显性遗传病;②I 因子或 H 因子缺陷,导致液相 C3 转化酶生成失控,血浆 C3 被完全耗竭,循环 IC 清除障碍,常伴肾小球肾炎;③膜结合补体调节蛋白缺乏,患者红细胞和其他细胞表面 C3 转化酶及 MAC 形成失控,导致细胞溶解加剧,可引起阵发性夜间血红蛋白尿(paroxysmal nocturnal hemoglobinuria, PNH);④补体受体缺陷,患者红细胞表面 CR1 表达减少,可致循环 IC 清除障碍,从而引发某些自身免疫病(如 SLE);⑤白细胞黏附缺陷(leukocyte adhesion deficiency, LAD),患者 CR3 或 CR4 β 链(CD18)基因突变,导致 CR3 与 CR4 缺失,临床表现为反复化脓性感染。

遗传性补体缺陷可导致感染性疾病和自身免疫病　由于补体成分缺陷,使补体系统不能激活,导致患者对病原体易感,并因体内 IC 清除障碍而出现 IC 相关的自身免疫病。一般而言,CP 成分缺陷者易发生细菌感染和自身免疫病,风险依次是 C1q > C4 > C2 > C3,尤其易感化脓性细菌及脑膜炎球菌;AP 和末端共同通路成分缺陷患者易患奈瑟球菌感染;LP 成分缺陷者对各种病原体易感,其自身免疫病发病率增高(参见窗框 5-1)。

窗框5-1   补体与感染性疾病及自身免疫病

补体与感染性疾病　少数 C1q 缺陷患者可表现为严重细菌感染,C1r 和 C1s 缺陷者临床表现与 C1q 缺陷相似,有易感染倾向。C2 缺陷患者常反复发生由肺炎球菌、金黄色葡萄球菌、奈瑟球菌和流感杆菌所致的肺炎、脑膜炎或菌血症。C4 缺陷者可表现为反复发作的严重全身性化脓性细菌感染。P 因子和 D 因子缺陷者易患感染性疾病,尤其是奈瑟球菌属的脑膜炎球菌感染。MBL 识别谱广泛,MBL 缺陷者可出现反复发病的各种病原体急、慢性感染,全身各器官系统均可受累,化疗、手术或移植后感染也与 MBL 缺陷有关。MASP2 缺陷者临床表现与 MBL 缺陷相似,但后果更为严重,因其还介导 FCN 激活的凝集素途径。C3 遗传性缺陷者对化脓性有荚膜细菌如金黄色葡萄球菌、肺炎球菌及奈瑟球菌易感,常反复发生肺炎、菌血症或脑膜炎。末端成分 C5 ~ C9 缺陷者常反复发生严重的全身感染,表现为球菌性脑膜炎和菌血症,有时可发生淋球菌菌血症造成全身淋球菌感染。I 因子和 H 因子遗传性缺陷使 C3 过度消耗,导致继发性 C3 缺陷,其表现与遗传性 C3 缺陷相似。CR3 缺陷者由于 β2 链基因突变而致白细胞 CR3 表达缺陷,使白细胞不能与血管内皮细胞表面 ICAM-1 结合,不能趋化至炎症部位,从而引起白细胞黏附缺陷(leukocyte adhesion deficiency, LAD),其临床特征为反复发生难以治愈的感染,尤其是严重的化脓性细菌和真菌感染,表现为皮肤感染经久不愈并形成溃疡。

补体与免疫性疾病　几乎所有 C1q 缺陷均患 IC 相关疾病,常见系统性红斑狼疮

(SLE)、肾小球肾炎或血管炎。C1r 和 C1s 缺陷易患 SLE 样疾病。约 50% C2 缺陷者患 SLE 或其他自身免疫病,尤以皮损及关节表现明显。C4 纯合缺陷者常早发严重的 SLE 症状和进行性 IC 性肾脏病变,C4a 阻止 IC 沉积的功能比 C4b 强,故 C4a 缺陷患者更易患 IC 病(如 SLE),并参与其他自身免疫病发生。MBL 缺陷者对 SLE 、类风湿关节炎易感性增高,MASP2 缺陷者有系统性红斑狼疮样症状,伴溃疡性结肠炎。C3 缺陷和 CR1 缺陷均可能影响循环 IC 的清除,患者常出现自身免疫病的临床表现。部分末端成分如 C6、C7 缺陷者可出现关节症状。

常见的补体遗传缺陷病　**①遗传性血管神经性水肿**(hereditary angioedema, HAE)由 C1INH 缺陷所致,为常染色体显性遗传。C1INH 缺陷导致 C1 活化失控,C4 和 C2 裂解增多,C2b 具有激肽样活性,使血管扩张、毛细血管通透性增高,出现皮肤黏膜水肿。C1INH 缺乏时,凝血、激肽和纤溶系统亦失控,凝血因子Ⅻ和纤溶系统异常激活,激肽系统活化,产生激肽,使小血管扩张、毛细血管和微静脉通透性增高,导致水肿。临床特征为反复发作的局限性皮肤和黏膜水肿,可累及全身各部位,常见皮下水肿和胃肠道水肿所致消化道症状,若喉头水肿可引起窒息死亡。
②阵发性睡眠性血红蛋白尿症(PNH)是一种获得性克隆性造血干细胞疾病,由于一种或多种 GPI 锚连蛋白(如 DAF 或 CD59)缺乏,导致细胞膜失去保护,易遭补体攻击而破坏。临床表现为全血细胞减少、血管内溶血、反复静脉血栓形成和骨髓衰竭,患者常有反复发作的血红蛋白尿和持久性贫血。遗传性补体缺陷的分子基础及主要临床表现见表 5-4。

表 5-4　遗传性补体缺陷的分子基础及主要临床表现

缺损成分	分子基础	染色体定位	遗传方式	主要临床表现
经典途径成分				
C1q	B 链基因点突变、B 或 C 链合成障碍	1	AR	SLE 样综合征、化脓菌及脑膜炎球菌感染
C1r	?	12	AR	同上
C1s	?	12	AR	同上
C2	基因片段缺失所致 C2 零基因	6	AR	SLE 样综合征、RA、脉管炎、多发性肌炎、化脓菌感染
C4	基因片段缺失所致 C4 零基因、突变或插入引起转录障碍	6	AR	SLE 样综合征、化脓菌及脑膜炎球菌感染
旁路途径成分				
D 因子	?	?	?	奈瑟球菌感染
P 因子	?	X	XR	奈瑟球菌感染、化脓菌感染
凝集素途径成分				
MBL	结构基因点突变、启动子区多态性	10	AD	各种病原体反复感染、自身免疫病
MASP2	结构基因点突变	1	AD	同上

续表

缺损成分	分子基础	染色体定位	遗传方式	主要临床表现
共同成分				
C3	基因片段缺失、点突变和剪接位点突变	19	AR	化脓性细菌感染、肾小球肾炎、SLE样综合征
C5	点突变	9	AR	奈瑟菌感染、SLE
C6	?	5	AR	同上
C7	?	5	AR	同上
C8α、γ	?	1、9	AR	同上
C8β	点突变	1	AR	同上
C9	?	5	AR	同上,多数无表现
调控蛋白与受体				
C1INF	外显子缺失或复制、点突变、单密码缺失或插入等	11	AD	遗传性血管神经性水肿
I因子	?	4	AR	化脓菌感染、肾小球肾炎、SLE样综合征
H因子	?	1	AR	同上,血尿综合征
CR1	?	1	AD	化脓菌感染、SLE样综合征
CR3	?	16、21	AR	白细胞黏附缺陷症
DAF	点突变	1	AR	阵发性夜间血红蛋白尿
CD59	单碱基缺失致读码框异常	11	AR	阵发性夜间血红蛋白尿

AD:autosomal dominant,常染色体显性遗传;AR:autosomal recessive,常染色体隐性遗传;XR:X-linked recessive,X连锁隐性遗传;SLE:systemic lupus erythematosus,系统性红斑狼疮;RA:rheumatoid arthritis,类风湿关节炎

● 非遗传性补体功能异常及相关疾病

补体异常激活(包括程度和发生部位)可导致炎症性疾病发生和发展。C3a、C5a是重要的炎症介质,可促进免疫细胞活化并释放炎症介质(包括促炎细胞因子),使炎症反应进一步放大,从而直接、间接导致组织损伤。

补体异常活化相关的疾病　包括肾脏疾病(如肾炎)、呼吸系统疾病(如急性呼吸窘迫综合征,acute respiratory distress syndrome,ARDS)、神经系统疾病(如老年性痴呆)、局部缺血再灌注损伤(如心肌梗死)、某些自身免疫病、全身炎症反应、严重创伤和烧伤、血液暴露于异物(如心肺旁路术、血液透析后反应)等。

补体与异种器官移植　猪是异种移植物的首选来源。研究证明发现猪血管内皮细胞表面表达Galα1-3Gal糖基表位,可与人体内天然抗体(IgM)结合而激活补体,导致超急性排斥反应。

补体与某些传染病　经长期进化,病原体(尤其是病毒)可通过多种机制逃避补体系统攻击,其机制为:①病毒表达补体调控蛋白模拟蛋白,某些病毒编码和表达与RCA家族分子或其他补体调控蛋白功能相似的蛋白,可保护病毒包膜或病毒感染细胞膜免遭补体系统攻击;②病原体整合、上调或结合补体调节蛋白,某些病原体能将宿主细胞的补体调控蛋白整合至其包膜,或上调其感染细胞上补体调控蛋白表达,或结合补体调控蛋白,从而逃避补体系统攻击;③病原体

Notes

干扰补体与免疫复合物结合,某些病毒可表达 FcR 及其类似蛋白或其他蛋白,通过干扰补体与 IC 结合而抑制 CP 启动,使病毒得以逃避抗体依赖的补体裂解作用;④病原体利用补体受体或补体调节蛋白作为受体,多种病原体(如病毒、细菌、寄生虫)可利用补体受体或补体调节蛋白作为受体或辅受体而感染靶细胞,即病原体通过相应补体分子而易化其感染过程。

补体与肿瘤免疫　补体在肿瘤免疫中具有双重作用,一方面补体在机体抗肿瘤免疫机制中起重要作用,另一方面补体参入肿瘤的免疫逃逸(详见窗框5-2)。

窗框5-2　补体在肿瘤免疫中具有双重作用

补体的抗肿瘤效应　①补体依赖性细胞毒性(complement-dependent cytotoxicity, CDC)作用,即特异性抗体与肿瘤细胞膜表面相应抗原结合,进而激活补体经典途径,形成 MAC 对肿瘤细胞发挥裂解效应;②补体介导的调理作用,即抗体与肿瘤细胞表面的抗原结合后,激活补体产生的 C3b 可与巨噬细胞表面的补体受体(CR1)结合,促进巨噬细胞对肿瘤细胞的吞噬作用;③IgM 抗体引起的补体经典活化途径对有效启动 CD8 + T 细胞的抗肿瘤免疫应答发挥重要作用。

补体的促肿瘤效应　近年研究发现,补体激活的产物或肿瘤细胞表面高表达的补体调节蛋白,可通过不同的机制介导肿瘤免疫逃逸,促进肿瘤的生长。如:①肿瘤细胞高表达的 DAF,可通过抑制 C3 转化酶或 C5 转化酶的形成,使肿瘤细胞免遭补体介导的溶细胞效应并能抑制 C3b 在细胞表面沉积而阻止吞噬作用,赋予肿瘤细胞抵抗 NK 细胞杀瘤效应的能力;②肿瘤细胞高表达的补体调节蛋白 CD59,可阻止 C8、C9 分别与 C5b～7、C5b～8 结合,从而抑制 MAC 形成,抑制补体对肿瘤细胞的细胞毒效应;③在肿瘤细胞上形成的亚溶解型 CD5b～9 补体复合物,通过激活肿瘤细胞的 PI3K/Akt 和 ERK 等信号通路,促进肿瘤的增殖;④补体激活产生的 C5a 在肿瘤脉管系统的沉积能吸引表达 C5a 受体的髓系来源的抑制细胞(MDSC),介导的免疫抑制作用,促进肿瘤的进展。

补体系统与母胎免疫耐受　生殖系统细胞和体液高表达 CCP,表明补体系统参与母胎免疫,可能与精子和胎儿不被母体排斥有关。如:①精子和精浆高表达 CD59 及 DAF,可保护精子免遭女性生殖道中抗精子抗体和补体的攻击;②胎盘滋养层上皮细胞高表达 CD59、DAF 和 MCP,可保护胎儿免受来自母体或胎血的补体的攻击。阐明补体在母胎免疫中的作用及其机制,有可能提供干预避孕和不孕的新策略。

● **补体相关疾病的生物治疗策略**

遗传性补体缺陷的治疗原则　①抗感染;②纠正补体缺陷,如输注纯化的补体缺陷成分,使患者体内补体成分达到正常水平,或输入新鲜血浆,补充所需补体成分;③免疫抑制疗法,用于治疗自身免疫病。

基于抑制补体异常活化的新型干预策略　近年提出抑制补体异常活化以治疗相关疾病的新思路,基本方法为:①用补体调节蛋白(如 C1INH、CR1、DAF、MCP、CD59)控制补体系统激活;②用阻断性抗体(如抗 C5、C5a 抗体)抑制补体激活或中和相应补体片段的活性;③用补体受体拮抗剂(如 C5aR 拮抗剂)阻断相应受体活化;④用补体阻断性多肽抑制某些补体成分的功能。

补体调节蛋白相关的抗肿瘤干预策略　①使用特异性抗体封闭肿瘤细胞表面补体调节蛋白,提高肿瘤对补体攻击的敏感性,为保证抗体仅选择性作用于肿瘤细胞,已研制同时识别肿瘤抗原和肿瘤补体调节蛋白的双特异性抗体;②同时使用抗瘤抗体和针对肿瘤所表达补体调节蛋白的单克隆抗体,能有效抑制肿瘤生长;③抗 CD20 抗体(Rituximab)用于治疗非霍奇金淋巴瘤,联合应用抗 DAF 或 CD59 抗体可增强肿瘤细胞对 Rituximab 的反应性;④使用抗肿瘤抗体的同

Notes

时应用补体调节蛋白模拟分子(如 DAF 独特型抗体),可诱导抗补体调节蛋白抗体生成,使肿瘤细胞表面补体调节蛋白表达降低甚至消失,从而提高肿瘤对补体攻击的敏感性;⑤应用某些细胞因子下调补体调节蛋白表达。

小　结

　　补体系统是体内重要的免疫效应和免疫效应放大系统,不仅是固有免疫的重要效应机制,也是适应性体液免疫的效应机制之一。生理状态下,补体以酶原的形式存在,不发挥效应。当机体遇到病原微生物等抗原刺激时,补体成分可通过经典途径、MBL 途径和旁路途径三条主要的通路被活化,进而发挥免疫效应。其中 MBL 途径和旁路途径主要在感染的早期发挥作用,经典途径主要在感染的后期发挥作用。三条通路的共同末端是形成具有溶细胞作用的膜攻击复合体,引起靶细胞的溶解。补体激活可产生多种小分子裂解片段,可通过与靶细胞表面相应受体结合而广泛参与机体免疫调节和炎症反应。补体激活受多种补体调节分子的严格调控。补体成分或调节蛋白先天或后天缺陷,均可导致补体功能紊乱,产生严重病理后果。

(张利宁)

参考文献

1. 何维. 医学免疫学. 第 2 版. 人民卫生出版社,2010
2. 龚非力. 医学免疫学(研究生教材). 第 4 版. 科学出版社,2014
3. Abul K. Abbas,Andrew H. Lichtman,Shiv Pillai- Cellular and Molecular Immunology(7th edition),Philadelphia W. B. Saunders Co,2012
4. Murphy K. Janeway's Immunobiology,8th edition. New York:Garland Publishing;2011
5. Zipfel PF,Skerka C. Complement regulators and inhibitory proteins. Nat Rev Immunol. 2009 Oct;9(10):729-740.
6. Oikonomopoulou K,Ricklin D,Ward PA,Lambris JD. Interactions between coagulation and complement- their role in inflammation. Semin Immunopathol. 2012 Jan;34(1):151-165
7. De Cordoba SR,Tortajada A,Harris CL,Morgan BP. Complement dysregulation and disease:from genes and proteins to diagnostics and drugs. Immunobiology. 2012Nov;217(11):1034-1046.

Notes

第六章　细 胞 因 子

细胞因子(cytokine)是由免疫原或其他因子刺激免疫细胞和其他细胞所产生并分泌的低分子量可溶性蛋白质,具有多种调控机体免疫和非免疫系统发育与功能的作用。细胞因子种类繁多,功能多样,其基本作用方式表现为某种细胞受到一定刺激,分泌某种细胞因子,与靶细胞表面特异性细胞因子受体结合,从而启动细胞内的相关信号转导,调控相关蛋白表达,导致细胞功能变化。因此,细胞因子是使机体细胞功能彼此协调和发挥效应的生物信息分子。本章主要涉及免疫功能相关细胞。在整体和疾病状态下,多种细胞以网络化调节方式发挥生物学效应。细胞因子有诱发炎症反应,调节免疫系统发育与免疫应答水平以及促进造血等主要功能,对免疫、造血内分泌和神经系统功能产生重要影响。**趋化因子**(chemokine)原也隶属细胞因子范畴,近年来因其与免疫细胞循环归巢密切相关,将其单独分类研究,本章单设一节对其概述。在基础研究与临床应用方面,细胞因子作为生物药物和生物标志物取得良好进展;同时,细胞因子及受体还成为药物作用的重要靶点。细胞因子在肿瘤、感染、造血功能障碍、自身免疫病等疾病的诊断与治疗中发挥越来越积极的作用。

第一节　细胞因子的共性特点

在结构、作用方式与生物效应等方面,细胞因子呈现以下共性特点:

● **细胞因子多为小分子(8~30kDa)多肽**

细胞因子属于生物小分子,大部分为低分子量单链多肽糖蛋白,少数细胞因子如白细胞介素(IL)-5、IL-10、IL-12等为二聚体,而三聚体和四聚体的细胞因子较罕见。

● **细胞因子与其受体间的亲和力极高**

细胞因子通过结合细胞表面高亲和力受体,在较低浓度下即可产生生物学活性。细胞因子与其受体结合的亲和力极高,这一特性为其实现生物学功能提供了重要结构基础,细胞因子一般在 pmol/L 水平就能发挥显著的生物学效应。细胞因子与其受体结合,发挥生物学作用,无抗原特异性且不受 MHC 限制。

● **细胞因子主要以自分泌、旁分泌或内分泌的形式发挥作用**

细胞因子通常以自分泌方式作用于自身细胞,或以旁分泌方式作用于相毗邻的靶细胞。在生理状态下,绝大多数细胞因子的生物半衰期极短,故其生物学效应仅限于局部。某些细胞因子,如 IL-1、IL-6、肿瘤坏死因子(TNF)-α 等在特定条件下,如病原微生物感染时,其血中浓度可显著升高,作用于远处的靶细胞,呈现为内分泌效应。另外,某些细胞因子还能以细胞内分泌的方式发挥作用,即细胞因子可在其产生细胞内或进入靶细胞内发挥作用。如 IL-1α、IL-1F 和 IL-33 均可产生细胞内分泌作用。IL-1α 进入到细胞核内调控基因的转录和 RNA 的剪切。细胞核内的 IL-1α 可刺激成纤维细胞的异常增生并产生胶原,促进病理性纤维化的形成(图 6-1)。

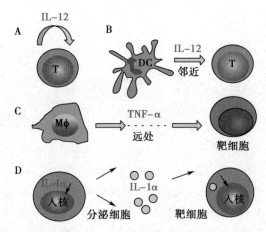

图 6-1   细胞因子的作用方式

A:自分泌;B:旁分泌;C:内分泌;D:细胞内分泌

Mφ:巨噬细胞;IL:白细胞介素;TNF:肿瘤坏死因子

● **细胞因子具有产生的多向性与同一性、作用的多效性与重叠性以及效应的拮抗性与协同性的特征**

细胞因子产生的多向性意指一种细胞可以产生多种细胞因子,而其产生的同一性是指不同的细胞在不同条件下也可以产生一种或几种相同的细胞因子。细胞因子作用的多效性意指一种细胞因子可作用于不同的靶细胞,产生不同的生物学效应,如 γ 干扰素(IFN-γ)能刺激多种体细胞上调 MHC I 类和 II 类分子的表达,也可活化巨噬细胞和 NK 细胞的功能。几种不同的细胞因子可作用于同一种靶细胞,产生相同或相似的生物学效应,这种性质称之为细胞因子作用的重叠性,如 IL-2、IL-4、IL-7 和 IL-15 均可刺激 T 淋巴细胞增殖。一种细胞因子可抑制其他细胞因子的功能,体现效应的拮抗性,如 IL-4 抑制 IFN-γ 所诱导的 Th0 细胞向 Th1 细胞的分化,而 IFN-γ 可抑制 IL-4 所诱导 Th0 细胞向 Th2 细胞的分化。一种细胞因子可增强另一种细胞因子的功能,表现出效应协同性,如 IL-3 可协同多种集落刺激因子(CSF)刺激造血干细胞、祖细胞的分化与成熟。上述作用与效应特性是有结构基础的,这与某些细胞因子构成上存在共用亚单位有关。例如,IL-12 为由 p35 和 p40 亚单位组成的异质二聚体,IL-23 为由 p40 和 p19 亚单位组成的异质二聚体,p40 是 IL-12 和 IL-23 所共用的亚单位,从而决定了 IL-12 和 IL-23 在功能上具有某种重叠性。

● **细胞因子调控呈网络化表现**

除了单独具有多种生物学活性外,细胞因子彼此之间还在诱导生成、受体调节及生物学效应发挥三个水平上相互作用,构成了一个组成丰富、关系复杂、效应综合的细胞因子调控网络。

第二节   细胞因子的分类

有关细胞因子分类实质体现了医学科学界对细胞因子的认知过程,以分类方式来简化认知过程是其主要出发点。细胞因子的分类方式包括早期的结构结合功能特征分类,后来的按功能分类以及近来的基于细胞因子受体和信号转导通路分类。目前,已经发现的细胞因子有 100 多种(参见附录 I)。

● **按结构结合功能的经典分类方式有利于结构功能类似的细胞因子的发现,并体现疾病相关性的研究导向**

白细胞介素主要调节免疫细胞功能   在研究早期,细胞因子通常都各自命名,缺乏统一的命名标准。为了规范细胞因子的命名方法,在 1979 年的第二届淋巴因子国际会议上,人们将由

Notes

白细胞分泌并介导白细胞间相互作用的一些细胞因子命名为**白细胞介素**(interleukin,IL),并按照发现顺序,以阿拉伯数字排列。后来发现,除白细胞外,其他细胞也可产生 IL,如基质细胞和内皮细胞等。IL 也可作用于除白细胞外其他的靶细胞,如内皮细胞、成纤维细胞和神经细胞等。至 2010 年,IL-1 家族的多个成员被重新命名,其最新编号已至 IL-38。

干扰素主要与抗感染免疫和免疫调节有关 干扰素(interferon,IFN)是最早发现的细胞因子,因其具有干扰病毒的感染和复制的功能而得名。根据来源和理化性质的不同,干扰素可分为 I 型和 II 型干扰素:I 型干扰素包括 IFN-α(有 13 个亚型)、IFN-β、IFN-ε、IFN-ω 和 IFN-κ;II 型干扰素即 IFN-γ。IFN-α、IFN-β 和 IFN-γ 已用于病毒感染等疾病的临床治疗。有关这三种干扰素的产生细胞和功能见表 6-1。

表 6-1 干扰素的类型及其主要功能

名称	类型	主要产生细胞	主要功能
IFN-α	I 型干扰素	浆细胞样树突状细胞,淋巴细胞,单核-巨噬细胞	抗病毒,免疫调节,促进 MHC I 类分子和 II 类分子的表达
IFN-β	I 型干扰素	成纤维细胞	抗病毒,抑制细胞增殖,免疫调节,促进 MHC I 类分子和 II 类分子的表达
IFN-γ	II 型干扰素	活化 T 细胞,NK 细胞	活化巨噬细胞,抗病毒,促进 MHC 分子表达和抗原提呈,诱导 Th1 细胞分化,抑制 Th2 细胞分化

肿瘤坏死因子超家族参与免疫调节和杀伤靶细胞 肿瘤坏死因子(tumor necrosis factor,TNF)是在 1975 年发现的一种能使肿瘤发生出血性坏死的细胞因子。肿瘤坏死因子分为 TNF-α 和淋巴毒素(lymphotoxin,LT)。肿瘤坏死因子超家族(TNFSF)目前至少有 19 个成员,它们在调节适应性免疫、杀伤靶细胞和诱导细胞凋亡等过程中发挥重要作用。

集落刺激因子主要参与调控造血过程 集落刺激因子(colony-stimulating factor,CSF)是指能够刺激多能造血干细胞和不同发育分化阶段的造血祖细胞增殖与分化的细胞因子。目前发现的集落刺激因子主要有粒细胞-巨噬细胞集落刺激因子(GM-CSF)、巨噬细胞集落刺激因子(M-CSF)、粒细胞集落刺激因子(G-CSF)、红细胞生成素(EPO)、血小板生成素(TPO)和干细胞因子(SCF)等。上述大多数集落刺激因子命名基本反映了其主要功能。SCF 又称肥大细胞生长因子(MGF),参与诱导造血干细胞和祖细胞增生。IL-3 可作用于多种早期造血祖细胞,故称为多集落刺激因子。

趋化因子主要可使免疫细胞发生定向迁移 趋化因子(chemokine)是分子量为 8~12kDa 的多肽,可导致免疫细胞定向迁移、活化与发育。根据其结构特征,目前所发现的 50 余种趋化因子可分为 4 个亚家族:①CC 亚家族:有 28 个亚家族成员(CC1~CC28),其近氨基端有 2 个相邻的半胱氨酸(CC),主要对单核细胞、巨噬细胞、淋巴细胞、嗜碱性粒细胞和嗜酸性粒细胞等细胞产生趋化和活化作用;②CXC 亚家族:有 16 个亚家族成员(CXC1~CXC16),其氨基端有一个 CXC 基序(半胱氨酸~任意 1 个其他氨基酸~半胱氨酸),其趋化作用主要针对中性粒细胞和淋巴细胞。IL-8 是一种 CXC 亚家族趋化因子,可趋化多形核白细胞到达急性炎症部位;③C 亚家族:其近氨基端只有 1 个半胱氨酸(C),主要作用于成熟的 T 细胞,尤其是 CD8$^+$T 细胞;④CX3C 亚家族:其近氨基端有一个半胱氨酸~其他 3 个任意氨基酸~半胱氨酸序列。CX3CL1(Fractalkine)是 CX3C 亚家族的唯一成员,对单核细胞、NK 细胞和 T 淋巴细胞有趋化作用。有关趋化因子分类、受体等情况见附录 2。

除上述常见的几类细胞因子外,机体中还有许多其他的细胞因子,如转化生长因子-β(Tumor transforming growth factor,TGF-β),血管内皮细胞生长因子(Vascular endothelial cell

Notes

growth factor,VEGF)、表皮生长因子(Endothelial cell growth factor,EGF)、成纤维细胞生长因子(Fibroblast growth factor,FGF)、血小板衍生因子(PDGF),等等。

● 细胞因子的功能分类方式把细胞因子与免疫应答联系起来

随着对细胞因子功能研究的深入,人们逐渐倾向于按细胞因子功能分类,这样更符合对机体免疫应答的认识规律。表6-2中列举了按细胞因子功能的一般细胞因子分类。

表6-2　细胞因子的功能分类

功能类别	细胞因子
促炎细胞因子	IL-1,TNF-α,IL-6,IL-12,IL-17,IL-18,IL-23,IL-27,IL-32,IL-33,MIF
抗炎细胞因子	IL-4,IL-10,IL-13,TGF-β,IL-21,IL-25,IL-35,IL-37,IL-1Ra
固有免疫产生的	TNF-α,IFN-α/β,IL-1,IL-6,IL-10,IL-12,IL-15,IL-18,IL-23,IL-27
适应免疫产生的	IFN-γ,IL-2,IL-4,IL-5,IL-10,IL-12,IL-13,IL-17,TGF-β
抗病毒	IFN-α,IFN-β,IFN-γ
促进T细胞生长	IL-2,IL-4,IL-7,IL-9,IL-12,IL-15,IL-21
促进B细胞生长	IL-2,IL-4,IL-5,IL-6,IL-7,IL-10,IL-13,IL-14,IL-21
造血生长因子	IL-3,IL-7,IL-9,IL-11,GM-CSF,M-CSF,SCF
胚胎发育	VEGF,FGF,TGFβ
组织修复/愈伤	TGF-α,TGF-β,EGF,PDGF,FGF

● 基于细胞因子受体及信号转导通路的分类方式开辟了细胞因子研究的新视角

由于存在细胞因子功能的多样性、相关研究结果不尽一致、细胞因子新功能不断被发现等因素,细胞因子的功能分类也不能完全满足人们认识的需要。近年来,细胞因子信号转导通路研究为人们提供了一种新的更为清晰的细胞因子分类方法:基于细胞因子结合的受体以及由此引起的细胞内信号转导通路的差异,各种不同的细胞因子被分为五个细胞因子家族(表6-3)。这有助于从新的视角来深入研究细胞因子的生物学效应,其详情见第三节。

表6-3　细胞因子家族

细胞因子家族	成员	细胞因子特征	受体特征	信号转导通路
Ⅰ型细胞因子家族	IL-2亚家族:IL-2,IL-4,IL-7,IL-9,IL-13,IL-15,IL-21;IL-3,IL-5,GM-CSF IL-6亚家族:IL-6,IL-11,IL-27,IL-30,IL-31 IL-12亚家族:IL-12,23,27,35 其他成员:IL-14,IL-16,IL-32,IL-34;G-CSF	三维结构有四个α螺旋	跨膜区有WSXWS序列特征,胞外区FN3型结构域	JAKs/STATs信号通路 RAS-RAF-MAP PI3K
Ⅱ型细胞因子家族	IFN亚家族:IFNα(13个成员),IFNβ;IFNγ IL-10亚家族:IL-10,IL-19,IL-20,IL-22,IL-24,IL-26,IL-28,IL-29		同质二聚体,胞外区2~4个FN3型结构域	JAKs/STATs信号通路

Notes

续表

细胞因子家族	成员	细胞因子特征	受体特征	信号转导通路
TNF 家族	TNFα，TNFβ，CD40，FasL；多个 TNF 配体超家族（TNFLS）成员	同质三聚体；胞内 Toll 样/IL-1 受体结构域（TIR）	Caspase 蛋白酶 JNK-p38：AP-1，NF-κB	
IL-1 家族	IL-1，IL-18，IL-33；IL-36α/β/γ；IL-37	12 链 β 折叠	免疫球蛋白超家族；胞内 Toll 样/IL-1 受体结构域（TIR）	MAPK：NF-κB
IL-17 家族	IL-17A，B，C，D，F，IL-25（IL-17E）	同源二聚体或异源二聚体	胞外区 FN3 型结构域，胞内区 SERIF 结构域	MAPK：NF-κB
趋化因子家族	CCL 亚家族：CCL1~28 CXCL 亚家族：IL-8；CXCL1~17 CX3CL 亚家族：CX3CL1 XCL 亚家族：XCL1~2	氨基端多含有四个半胱氨酸残基形成两个二硫键，多为二聚体	七次跨膜受体，胞内区与 GTP 结合蛋白相连	G 蛋白介导信号通路 STAT 信号通路

第三节 细胞因子受体

细胞因子通过结合特异性的细胞因子受体发挥生物学作用。细胞因子受体均为跨膜分子，由胞膜外区、跨膜区和胞质区组成。细胞因子和细胞因子受体结合后启动细胞内的信号转导，调节细胞的功能。

细胞因子受体根据其结构特征可分为免疫球蛋白超家族受体、造血因子家族受体、干扰素家族受体、肿瘤坏死因子受体超家族和趋化因子受体等多种类型（图6-2）。

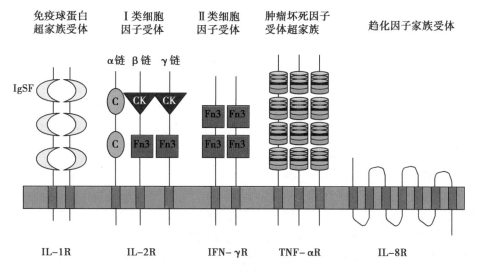

图 6-2 细胞因子受体种类及结构示意图

IL:白细胞介素；IFN:干扰素；TNF:肿瘤坏死因子；IgSF:免疫球蛋白超家族；

C:C 型结构域；CK:细胞因子型结构域；Fn3:Ⅲ型纤连蛋白型结构域

● **免疫球蛋白超家族受体有免疫球蛋白超家族结构域**

免疫球蛋白超家族受体(Ig superfamily receptor,IgSFR)在结构上与免疫球蛋白的 V 区或 C 区相似,即具有数个免疫球蛋白超家族结构域。IL-1 和 IL-18 受体、M-CSF 受体、SCF 受体属于此类。

● **I 类细胞因子受体家族**(type I cytokine receptor family)**多为白细胞介素和集落刺激因子的受体**

I 类细胞因子受体胞膜外区由细胞因子受体结构域和III型纤连蛋白(Fn3)结构域组成。该家族成员都具有数个保守的半胱氨酸和 1 个 Trp-Ser-X-Trp-Ser(WSxWS)基序,包括 IL-2、IL-3、IL-4、IL-5、IL-6、IL-7、IL-9、IL-13、IL-15、GM-CSF 和 EPO 等细胞因子的受体。多数 I 类细胞因子受体由 2 个或 3 个受体亚单位组成,其中一种亚单位是细胞因子(即配体)结合亚单位,另一种是信号转导亚单位。在细胞因子受体中,共用亚单位的现象较为普遍,如 IL-2、IL-4、IL-7、IL-9、IL-15 和 IL-21 受体中有相同的信号转导亚单位 γ 链(common γ chain,γc)。这部分解释了这些细胞因子为什么会有相似的生物学功能。γc 基因位于 X-染色体上,γc 基因缺陷的个体会发生 X-性连锁重症联合免疫缺陷病(X-linked severe combined immunodeficiency,X-SCID)。这类患者由于 IL-2、IL-4、IL-7、IL-9、IL-15 和 IL-21 等多种受体介导的信号转导发生障碍,可出现严重的细胞免疫和体液免疫的联合缺陷。

● **II 类细胞因子受体家族**(type II cytokine receptor family)**分子的胞膜外区由 Fn3 结构域组成**

IFN-α、IFN-β、IFN-γ 以及 IL-10 家族的受体属于此类。II 类细胞因子受体由 2 个亚单位肽链组成,分别为配体结合链和信号转导链。

● **肿瘤坏死因子受体超家族**(TNF receptor superfamily,TNFRSF)**多以同质三聚体的形式发挥作用**

TNFRSF 有 20 多个成员,其受体细胞外区含有数个富含半胱氨酸的结构域,包括 TNF 受体,CD40 分子和 Fas 分子等。

● **趋化因子受体家族**(chemokine receptor family,CRF)**为 7 次跨膜的 G-蛋白偶联受体**

根据其结合的趋化因子 CXC、CC、C 或 CX3C 等的不同,CRF 可分为 CXCR、CCR、CR 和 CX3CR 等亚家族受体。CCR5 和 CXCR4 是 HIV 在巨噬细胞和 T 淋巴细胞上的辅助受体,CCR5 的小分子拮抗肽可阻止 HIV 感染巨噬细胞。CCR5 的编码基因为多态性基因。携带缺失了 32 个碱基的 CCR5 等位基因的纯合子个体即使多次接触 HIV 也不发生感染。

● **可溶型细胞因子受体可以竞争性结合方式来抑制细胞因子的功能**

可溶型细胞因子受体是细胞因子受体在体液中存在的可溶型形式。除了膜型受体外,绝大多数细胞因子受体在体液中尚以可溶型形式存在。可溶型细胞因子受体仍可结合细胞因子,与相应的膜型受体竞争结合配体而起到抑制细胞因子功能的作用。检测某些可溶型细胞因子受体的水平有助于某些疾病的诊断及病程发展和转归的监测。

● **细胞因子受体的拮抗剂可抑制相关细胞因子的功能**

一些细胞因子的受体存在天然拮抗剂,如 IL-1 受体拮抗剂(IL-1 receptor antagonist,IL-1Rα)是一种由单核-巨噬细胞产生的、与 IL-1 有一定同源性的多肽,可以竞争结合 IL-1 受体,从而抑制 IL-1 的生物学活性。有些病毒可产生细胞因子结合蛋白,抑制细胞因子与相应受体的结合从而干扰机体的免疫功能。

第四节 细胞因子的生物学活性

Notes

尽管细胞因子效应功能多样,所涉及的领域较广泛,但主要研究范围集中在炎症、免疫应答调节和刺激造血三大方面。

● 细胞因子可调控炎症反应

炎症是所有具有血管系统的生命个体,其组织与细胞对损伤性因素作用所产生的防御反应,也是机体最常见的疾病表现形式。炎症反应是典型的多细胞和多因子共同参与的过程,1988 年提出的"炎性介质学说",认为白细胞释放的大量细胞因子,形成复杂的炎症级联反应过程,导致炎症反应的发生,而炎症的平息也主要是由细胞因子来调控的。

参与炎症反应的细胞因子从功能上分为两大类,一类为**促炎症性细胞因子**(proinflammatory cytokine),包括 TNF-α、IL-1、IL-6、IL-12、IL-17、IL-18、IL-23、IL-32、IL-33、迁移抑制因子(migratory inhibitory factor,MIF)等;另一类为**抗炎症性细胞因子**(anti-flammatory cytokine),包括 IL-10、IL-13、IL-22、IL-37、TGF-β、IL-1Rα 等。

有关炎症性细胞因子的研究深化了人们对炎症所引发疾病的发生发展的理解。近年来,炎症性细胞因子因其在介导炎症和相关疾病中的关键作用而备受关注,几乎所有重要的炎症性细胞因子都成为药物研究的靶点和临床诊断炎症相关疾病的重要依据。以 TNF-α 为靶点的药物取得了商业成功,TNF 抑制剂在临床上已用于类风湿关节炎、强直性脊柱炎、银屑病等自身免疫性疾病的治疗。

● 细胞因子调节免疫应答

不同免疫细胞亚群的发育、成熟、分化、活化、效应过程都有多种细胞因子参与,细胞因子直接调节固有免疫和适应性免疫应答的进程。

参与机体固有免疫应答的细胞主要有树突状细胞(DC)、单核-巨噬细胞、中性粒细胞、自然杀伤(NK)细胞、NKT 细胞、γδT 细胞、B-1 细胞以及嗜酸性粒细胞和嗜碱性粒细胞等。广泛分布在人体各处的未成熟 DC(immature DC,iDC),在摄取抗原后逐渐成熟,并经血液和淋巴循环迁移并归巢到淋巴结、脾、派氏集合淋巴结中的 T 细胞区,将抗原提呈给初始 T 细胞,启动适应性免疫应答。在摄取抗原的过程中,IL-1β 和 TNF-α 等可诱导 iDC 成熟分化。在抗原提呈过程中,IFN-γ 上调 DC MHC I 类和 II 类分子表达。趋化因子调节 DC 的迁移和归巢。趋化因子如单核细胞趋化蛋白(MCP)可趋化单核细胞到达某些炎症部位发挥作用。IL-2、IFN-γ、M-CSF、GM-CSF 等都是巨噬细胞的活化因子。IFN-γ 通过上调 MHC I 类和 II 类分子的表达,促进单核-巨噬细胞的抗原提呈作用。IL-10 和 IL-13 可抑制巨噬细胞的功能,发挥负调节作用。在急性炎症发生时,中性粒细胞迁移到急性炎症部位发挥杀伤和清除病原生物的作用。在此过程中,炎症局部产生的 IL-1β、IL-8 和 TNF-α 等细胞因子可通过上调血管内皮细胞的黏附分子,促进中性粒细胞经血管壁渗出到炎症部位。G-CSF 可激活中性粒细胞,IL-17 也是中性粒细胞的激活因子。在 NK 细胞分化过程中,IL-15 是关键的早期促分化因子。IL-2、IL-12、IL-15 和 IL-18 可明显促进 NK 细胞对肿瘤细胞和病毒感染细胞的杀伤。IL-2 和 IL-12 可活化 NK T 细胞,并增强其细胞毒作用。巨噬细胞或肠道上皮细胞产生的 IL-1、IL-7、IL-12 和 IL-15 等对 γδT 细胞有很强的激活作用。

适应性免疫应答的参与者是 B 细胞和 T 细胞,细胞因子参与其发育、分化和效应功能发挥各个过程。IL-4、IL-5、IL-6、IL-13 和肿瘤坏死因子超家族的 B 细胞活化因子(BAFF)等可促进 B 细胞的活化、增殖和分化为浆细胞。多种细胞因子调控 Ig 的类别转换,如 IL-4 可诱导 B 细胞成为产生 IgG1 和 IgE 的细胞,TGF-β 和 IL-5 可诱导 B 细胞成为产生 IgA 的细胞。细胞因子调节 T 细胞分化是细胞因子参与免疫调节最典型的例子。CD4+ T 细胞是已知功能最复杂的免疫细胞群体。CD4+ T 细胞在特定的细胞因子环境中被病原体激活后,可以分化成不同功能极化的细胞亚群。IL-12 和 IFN-γ 诱导 Th0 向 Th1 亚群分化,而 IL-4 促进 Th0 向 Th2 亚群分化。在小鼠,TGF-β 与 IL-6 联合作用,促进 Th0 向 Th17 亚群分化,IL-23 促进 Th17 细胞的扩增。TGF-β 可促进调节性 T 细胞(Treg)的分化(图 6-3)。近年来,人们又先后发现了滤泡型辅助 T 细胞,

Th9 细胞,Th22 细胞等新的 T 细胞功能亚群,它们都是在特定的细胞因子的诱导下分化而成,各自又分泌与功能相关的细胞因子,参与免疫应答。

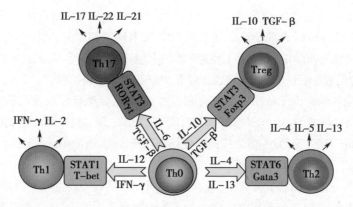

图 6-3　细胞因子对 T 细胞亚群分化的调控

Th:辅助 T 细胞;Treg:调节性 T 细胞;IL:白细胞介素;IFN:干扰素;TGF:肿瘤生长因子;
STAT:信号转导及转录激活因子;T-bet:T-box 基因家族转录因子;Gata3:Gata 结合蛋白 3;
Foxp3:叉头框蛋白 P3;RORγt:维 A 酸相关孤核受体 γt

● **细胞因子参与机体造血过程**

造血(hematopoiesis)主要在中枢免疫器官骨髓和胸腺中进行。骨髓和胸腺微环境中产生的细胞因子,尤其是 CSF,对调控造血细胞的增殖和分化起着关键作用,在成熟造血细胞的功能活化上也起重要作用。

不同类型的 CSF 作用于造血的不同阶段(图 6-4)。IL-3 和 SCF 等主要作用于多能造血干细胞以及多种定向的祖细胞;GM-CSF 可作用于髓样细胞前体以及多种髓样谱系细胞;G-CSF 主要促进中性粒细胞生成,促进中性粒细胞吞噬功能和 ADCC 活性;M-CSF 促进单核-巨噬细胞的分化和活化;IL-7 是 T 细胞和 B 细胞发育过程中的早期促分化因子;EPO 促进红细胞生成;TPO 和 IL-11 促进巨核细胞分化和血小板生成;IL-15 促进 NK 细胞的分化。

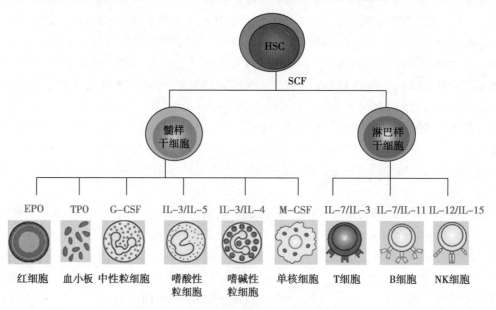

图 6-4　各类细胞因子在造血过程中的作用

HSC:造血祖细胞;SCF:干细胞因子;EPO:促红细胞生长因子;TPO:促血小板生长因子;
G-CSF:粒细胞集落刺激因子;M-CSF:巨噬细胞集落刺激因子;IL:白细胞介素

Notes

此外,细胞因子还能直接诱导细胞凋亡,杀伤靶细胞。在肿瘤坏死因子超家族中,如TNF-α和LT-α可直接杀伤肿瘤细胞或病毒感染细胞。活化T细胞表达的Fas配体(FasL)可结合靶细胞上的Fas,诱导其凋亡。

多种细胞因子在组织损伤的修复中扮演重要角色。如TGF-β可通过刺激成纤维细胞和成骨细胞促进损伤组织的修复。VEGF可促进血管和淋巴管的生成。FGF可促进多种细胞的增殖,有利于慢性软组织溃疡的愈合。EGF能促进上皮细胞、成纤维细胞和内皮细胞的增殖,促进皮肤溃疡和创口的愈合。

第五节　细胞因子与临床

● 细胞因子参与疾病的发生与发展

临床上,细胞因子多与感染或非感染的炎症反应过程密切相关。21世纪初,呼吸窘迫综合征(SARS)、禽流感、甲型流感等突发新发传染病给人类健康造成了严重危害。引起上述疾病的相关病毒使部分感染者病重甚至死亡的关键机理涉及一个被称之为细胞因子风暴(cytokine storm)的免疫过程(窗框6-1),即感染导致机体大量产生多种细胞因子,进入体液,出现系统性整体反应,如引起患者急性呼吸窘迫综合征甚至多器官衰竭与致死。这是细胞因子引起整个医学界重大关注的最重要事件。细胞因子是一把"双刃剑",既能有助于免疫系统清除感染,同时在特定条件下也会造成机体严重损害。

除了与感染导致的炎症反应有关外,细胞因子还与自身免疫病的炎症过程密切相关。TNF-α和IL-1都是类风湿关节炎(RA)的致病因子。TNF-α主要由类风湿关节炎患者滑膜炎性组织的巨噬细胞产生,TNF-α刺激IL-1和IL-6的分泌。TNF-α,IL-1和IL-6刺激趋化因子的产生,趋化因子吸引更多的白细胞到达炎症部位。采用胶原诱导的关节炎(collagen-induced arthritis, CIA)模型小鼠的研究发现,TNF-α特异性单克隆抗体在关节炎发生后可减轻其炎症的强度和关节的损害,抑制骨和软骨的推行性变化和吸收破坏。滑膜组织的细胞表达的IL-1α和IL-1β刺激关节成纤维细胞表达基质金属蛋白酶,破坏细胞外基质,激活破骨细胞,引起骨吸收破坏。IL-1受体拮抗蛋白(IL-1ra)基因缺陷的小鼠会产生自发性关节炎。

在强直性脊柱炎、银屑病关节炎患者体内均可检测到过高水平的TNF-α,拮抗TNF-α的生物制剂对上述疾病有治疗作用。多种趋化因子促进类风湿关节炎、肺炎、哮喘和过敏性鼻炎的发展。多种肿瘤细胞分泌的TGF-β可抑制机体的免疫功能,与肿瘤逃逸有关。IFN-α是SLE和银屑病的致病因子(参见第21章自身免疫性疾病)。

细胞因子还与一些遗传病相关。研究表明,TNF受体的突变与常染色体显性遗传的周期性发热症状有关。这些周期性发热的患者的TNFR1的胞外区基因有错义突变,而这些突变的TNFR1被认为影响正常TNFR1的功能,从而导致TNFR1相关的周期性发热综合征。虽然TNFR1的确切作用还有待阐明,但是周期性发热综合征患者血清中可溶性TNFR1明显较低。临床上,现在正尝试使用TNF的阻断剂依那西普去控制TNFR1相关的周期性发热综合征患者的发热症状。

研究表明,X-染色体连锁的高IgM综合征与编码CD40配体的基因缺陷有关。X-染色体连锁的高IgM综合征是一种稀有的遗传病,患者多为男性,它们只能产生IgM型的抗体,而这些抗体大多数都是自身抗体。这些患者频繁的遭遇感染,且易患肿瘤。

IL-1的活性受到机体天然存在的IL-1受体拮抗剂(IL-1Ra)调控。IL-1Rα的缺乏会导致系统性自身炎症性疾病。

在对人类的自身免疫病和小鼠的自身免疫病模型的研究中发现,这些疾病与体内IL-17的上调表达有关,同时IL-17和IL-23的炎性效应与细胞的恶性转化也密切相关。基于这些发现,靶向IL-17配体和受体已成为治疗这些疾病的新型策略。但是,需要注意的是,IL-17在皮肤黏膜免疫系统中发挥抗白色念珠菌感染的作用,因此,使用中和抗体治疗带来的 IL-17 的缺乏可能会导致皮肤黏膜慢性白色念珠菌感染。

虽然 TGF-β 与临床疾病的相关性仍不清楚,但已经确定在一些肿瘤细胞中发现 TGF-β 信号通路的缺陷。在有一半的人类胰腺癌细胞中存在 SMAD4 分子的缺失;在结直肠癌细胞中检测到 SMAD2 分子的突变;TGF-β 受体的体细胞突变发生在结直肠癌和胃癌患者中;而白血病被认为与 SMAD3 的缺失有关。

窗框 6-1　细胞因子风暴

细胞因子风暴(cytokine storm),又名高细胞因子血症(hypercytokinemia),是严重的全身性炎症反应,通常由微生物感染引起,表现为多种细胞因子在短期大量分泌,可造成多种组织和器官的严重损伤,使机体发生多器官功能衰竭甚至死亡。在抵御病原体侵袭时,机体免疫细胞分泌大量多种细胞因子,细胞因子又转而刺激免疫细胞。通常情况下,这一正反馈环路受到一定的调控。然而在某些情况下,一旦这种调控机制失灵,机体内免疫细胞会被大量活化,进而分泌更多的细胞因子,机体就会发生细胞因子风暴。细胞因子风暴多发生在健康和免疫应答强度较高的个体。在感染新出现的致病性强的病原体后,机体更易发生细胞因子风暴。

● **细胞因子风暴主要是由于机体炎症反应失控所致**

当组织受到伤害或者感染,炎症反应是人体进行抵御的首要反应。炎症反应可以激活先天性免疫和适应性免疫应答,并通过应答控制感染,并及时恢复体内的动态平衡。经典的自身限制性炎症反应有 4 个明显阶段:识别阶段,集结阶段,效应阶段和恢复阶段。纵观整个反应过程,最终在清除了感染因素后,机体会调节炎症自行恢复。这一调控过程十分重要,在炎症反应过程中若无能力去对整个过程进行调控,其对周围细胞所带来的附带损伤可能会是灾难性的,将会导致全身性的炎症反应,引发细胞因子风暴。

细胞因子风暴通常是引起流感患者死亡的重要原因。1997 年,在东南亚,禽流感病毒(influenza virus A/H5N1 strains)在人群造成了散发流行。在感染后,患者死亡率大于 50%。细胞因子风暴是其主要致死原因。A/H5N1 禽流感病毒是强效的细胞因子诱生剂,可刺激人体迅速产生的大量的多种细胞因子,如 TNF-α,IFN-γ,IFN-α/β,IL-6,IL-1,MIP-1(Macrophage Inflammatory Protein),MIG(Monokine Induced by IFN-γ),IP-10(Interferon-gamma-Inducible Protein),MCP-1(Monocyte Chemoattractant Protein),RANTES(Regulated on Activation Normal T-cell Expressed and Secreted)和 IL-8 等。巨噬细胞和 CD8[+]T 淋巴细胞是产生上述细胞因子的主要细胞。TNF-α,IFN-γ 和 IL-6 是主要的致病性细胞因子。细胞因子风暴引发广泛的肺水肿,肺泡出血,急性肺炎,组织的损伤和坏死,急性呼吸窘迫综合征(acute respiratory distress syndrome,ARDS)和多器官功能衰竭。2009 年,A 型流感病毒(H1N1)在世界范围内大流行。2009 年 5 月 29 日,墨西哥政府报告了 4910 位确诊病例,其中 85 位死亡。细胞因子风暴是其重要的致死因素。回溯 1918 年的世界流感大流行时发现,流行病毒株为 A/H1N1,感染者的死亡率为 5% ~ 10%,青壮个体死亡率明显偏高。推测,细胞因子风暴亦为其重要致死因素。

在感染情况下,病原体试图扰乱精密的免疫调节机制来逃避免疫应答的攻击,并演化出多种逃避策略以利于自身生存与繁殖。原先医学专家主要关注病原体经突变来实现免疫逃逸,进而不会诱导有效的免疫应答。近年来,随着对细胞因子风暴发生机制的揭示,人们认识到:在一些情况下,某些病原体也可能向着相反的方向突变,使自身能过度地刺激和活化免疫系统,导致严重炎症反应发生并失去控制,进而引发多组织器官结构损伤与功能失调,甚至危及生命。细胞因子风暴引起的疾病在近年逐渐引起重视,如移植物抗宿主病,急性呼吸窘迫综合征,脓毒血症,系统性炎症反应综合征(systemic inflammatory response syndrome,SIRS),SARS 和流感等。细胞因子风暴的防治策略主要是抑制免疫应答和抗炎症反应。

● **除病原体外,生物药物(Biologics)也可引起细胞因子风暴**

2006 年 3 月,在一个刚开始的 I 期临床试验中,TGN1412 在受试者引发了细胞因子风暴。TGN1412 是人源化的 CD28 分子(表达在 T 细胞表面)的特异性单克隆抗体。受试者共 6 位,为年龄 19 ~ 34 岁的男性,平均年龄 29.5 岁。用药的方式为静脉输入,3 ~ 6 分钟完成输注。剂量为亚临床剂量(sub-clinical dose),0.1mg/kg。此剂量比动物试验的剂量低 500 倍。在用药后的 90 分钟内,6 位志愿者都出现了全身性反应,包括头痛、肌痛、恶心、腹泻、红斑、血管舒张和低血压等症状和体征。所有 6 位志愿者在接下来的 12 ~ 24 小时内出现病情恶化,表现为肺细胞浸润、液体渗出和组织损伤,肾衰竭,弥散性血管内凝血和多器官衰竭(multi-organ failure)。他们接受了呼吸机、透析、输注新鲜冰冻血浆、高剂量肾上腺皮质激素和抗 IL-2 受体抗体的治疗。实验室检测表明,在用药后 1 小时,受试者血液中的 TNF-α 显著升高,接着是 IFN-γ 和 IL-10 的大量分泌。

有关细胞因子风暴机制的研究成果可指导相关疾病的临床诊治。一个重要的启示是调控机体对病原体的免疫应答水平和炎症反应强度是至关重要的。

● **细胞因子药物及其相关生物制品在临床上得以广泛应用**

干扰素是第一个为人类所发现的细胞因子,其发现源于人们对流感病毒的研究中。干扰素也是第一个为人类所应用的细胞因子。在揭示其抗病毒机制后,一些研究者就着手其生产工艺研究,尤其是借助基因重组技术,干扰素产业化进程大为加速。IFN-α 成为第一个利用基因工程技术所生产的药物,于 1986 年获美国食品与药品监督管理局(USFDA)的审批而上市,用于毛细胞型白血病的治疗。这是世界上第一个获得临床应用的商品化细胞因子类药物。此后,重组 IFN-α 的临床适应证又扩展到治疗艾滋病患者发生的 Kaposi's 肉瘤、慢性髓样白血病、滤泡性非霍奇金氏淋巴瘤、T 淋巴瘤、肾细胞癌、黑色素瘤、尖锐湿疣、丙型肝炎和乙型肝炎等疾病。

IFN-α 的临床应用开启了一个新的细胞因子临床应用的新时代。1989 年,重组 EPO 用于治疗慢性肾衰竭引起的重度贫血。1991 年,重组 EPO 又用于治疗抗艾滋病药物引起的严重贫血。1990 年,重组 IFN-γ 成为治疗慢性肉芽肿疾病的药物。IFN-γ 可激活巨噬细胞杀伤胞内寄生菌,防止或减轻肉芽肿的形成。1991 年,重组 G-CSF 和 GM-CSF 进入市场。G-CSF 被批准和化学药物联合应用治疗某些实体肿瘤。G-CSF 和 GM-CSF 可促进骨髓移植患者白细胞的生成。1993 年,重组 IFN-β 获准治疗多发性硬化;IL-11 获准治疗化疗引起的血小板减少症。迄今为止,已有多种重组细胞因子应用于临床各类疾病的治疗(窗框6-2)。

除了细胞因子本身以外,细胞因子相关制剂也在临床上得到广泛应用。在使用细胞因子拮抗剂用于临床治疗与炎症相关疾病的研究与应用领域中,TNF-α 的拮抗剂较为令人瞩目。类风湿关节炎(rheumatoid arthritis,RA)是一种以累及关节为主的慢性系统性炎性疾病,以关节滑膜的慢性炎症、增生为特征。RA 的发病机制尚不完全明了。早在 20 世纪 90 年代初,科学家就发现在诸多 RA 炎症反应的细胞因子中,TNF-α 是最重要的致炎性细胞因子,因而,TNF-α 也成为治疗 RA 的当然药物作用靶点。目前已上市的 TNF-α 拮抗剂主要有 3 种:TNF-α 受体融合蛋白依那西普(etanercept)和两种单克隆抗体、英利昔单抗(infliximab)和阿达木单抗(adalimumab)。1998 年,具有中和 TNF-α 作用的 TNF-α 受体融合蛋白依那西普和英利昔单抗分别获准在美国上市,用于治疗 RA、克罗恩氏病、银屑病性关节炎、溃疡性结肠炎和强直性脊椎炎。依那西普是

Notes

人类 TNF-α 受体和免疫球蛋白 Fc 的融合蛋白。英利昔单抗是一种人鼠嵌合的抗人 TNF-α 单克隆抗体。2002 年 12 月,阿达木单抗成为第一个抗 TNF-α 的全人源化单克隆抗体。上述 TNF-α 拮抗剂的问世,在风湿疾病治疗中取得明显成功,不仅可有效地阻止中晚期 RA 患者的炎症进程,且对早期患者也有根治的疗效。目前,仍有更新的 TNF-α 拮抗剂在研发中。TNF-α 抑制剂在临床上应用于类风湿关节炎、强直性脊柱炎、银屑病等自身免疫性病的治疗,成为该领域划时代的革命,也是生物药物开发与产业化最成功的典范之一。

除 TNF-α 以外,其他细胞因子受体拮抗剂也被应用于临床治疗相关疾病。IL-1 主要来源是激活的单核/巨噬细胞和上皮以及内皮细胞,是促炎性细胞因子,当前,阻滞 IL-1 活性已经是治疗自身免疫病和淋巴瘤的常规治疗。1998 年,重组人白细胞介素 1 受体拮抗剂(IL-1ra)获批治疗类风湿关节炎。IL-6 与许多常见疾病有关,例如糖尿病,动脉粥样硬化,阿尔茨海默氏病,自身免疫性疾病(系统性红斑狼疮,类风湿关节炎等),以及多发生骨髓瘤,前列腺癌等。在肿瘤晚期患者常可以检测出外周血 IL-6 高水平表达。抗 IL-6 受体的人源化单克隆抗体药物 tocilizumab 已在 2005 年经 USFDA 批准用于类风湿关节炎的治疗。另有一个同类药物 Sarilumab 和一个抗 IL-6 的人源化单克隆抗体正在进行临床 III 期试验。此外,抗 IL-2 受体 α 链(CD25)人源化抗体被用于预防肾移植引起的急性排斥反应;抗 EGFR 嵌合抗体治疗转移性结肠直肠癌和头颈部肿瘤;抗 VEGF 人源化单克隆抗体治疗转移性结肠癌和年龄相关的黄斑变性。

另外大一类应用于临床的细胞因子制剂是**细胞因子诱导的杀伤细胞**(cytokine-induced killer cell,CIK)。CIK 细胞是一群在体外经 IL-1α、IL-2、IFN-γ 及抗 CD3 单克隆抗体等活化诱导而成的以 CD3$^+$CD56$^+$ 细胞为主的 CD4$^+$ 和 CD8$^+$ 效应 T 细胞群,已成为目前临床肿瘤过继免疫治疗细胞的主力军。在体外诱导过程中,细胞因子对 CIK 细胞的分化和功能起着决定作用。

细胞因子的强大生物学活性预示着其巨大的临床应用价值,针对细胞因子的增强、拮抗以及细胞因子作用通路关键节点都具有潜在药物开发价值。迄今为止,有统计显示,仅在抗肿瘤治疗方面,就有 347 家公司及研发机构的 1518 个相关项目,在同时研发 517 种以细胞因子及受体为药物作用靶点的药物,足以可见这个领域的巨大潜力。

窗框 6-2　重组细胞因子药物

细胞因子是由免疫细胞及相关细胞产生的一类调节细胞功能的高活性、多功能的多肽分子,不包括免疫球蛋白、补体和一般生理性的细胞产物。重组细胞因子是利用基因工程技术生产的细胞因子产品,因其功能多样,重组细胞因子可作为药物,用于治疗肿瘤、感染、造血障碍等,收到良好的疗效。

纵观全球生物制药产业,经历了两次跨越式发展阶段,第一发展阶段从 1982 年重组胰岛素问世至 1997 年,G-CSF 成为第一个年销售额超过 10 亿美元的生物技术药物,这个阶段主要是 EPO、G-CSF、INF-α 等细胞因子类产品。这些产品在 1994~1997 年生物制药产业第一发展阶段的后期已从快速增长期进入平稳发展期,全球生物制药产业都面临发展后劲不足的局面,年销售额一直徘徊在 100 亿美元左右。1997 年后,随着一大批治疗性抗体相继批准上市,生物制药产业进入了第二个快速发展阶段,增长速度已连续 10 年保持在 15%~33%,成为发展最快的高技术产业之一。2007 年基因工程药物的销售额已达到 840 亿美元,2008 年尽管有"全球金融危机"影响,生物制药市场仍将突破 900 亿美元。可以看到,重组细胞因子类药物的研制和发展起步较早,是生物制药产业第一次跨越式发展阶段的主力。

Notes

我国较好地抓住了生物制药起步发展的机会，EPO、G-CSF、INF-α，IL-2等产品在1990年代中期都获准上市，稍微落后于美国，几乎与欧洲同步（附图）。目前国内市场上发展的较好的重组细胞因子类药物主要以下面四个系列为主导。

药物名称	适应证	批准上市时间
IFN-α	白血病、Kaposi 肉瘤、肝炎、恶性肿瘤、AIDS	1986
IFN-β	多发性硬化症	1996
IFN-γ	慢性肉芽、生殖器疣、恶性肿瘤、过敏性皮炎、感染性疾病、类风湿关节炎	1990
G-CSF	自身骨骼移植、化疗导致的粒细胞减少症、白血病、再生障碍性贫血	1991
GM-CSF	自身骨骼移植、化疗导致的血细胞减少症、ADIS、再生障碍性贫血、MDS	1991
EPO	慢性肾功能衰竭导致的贫血、恶性肿瘤或化疗导致的贫血、失血后贫血	1989
IL-2	恶性肿瘤、免疫缺陷、疫苗佐剂	1992
IL-11	恶性肿瘤或化疗导致的血小板减少症	1998
sTNF R1	类风湿关节炎	1999

附图　我国部分重组细胞因子药物的适应证和批准上市时间

● **干扰素（IFN）系列**

目前已批准生产的重组干扰素品种有 IFNα1b，IFNα2a，IFNα2b 和 IFNγ 四种。

IFNα1b 系我国首创的一种新型重组干扰素。其开发历时 12 年，经 41 个临床单位，1650 病例临床证明它对慢性活动性肝炎、白血病、尖锐湿疣、带状疱疹等有明显的疗效。与 IFNα2b 相比作用机理、疗效相似，但毒副作用较小。

IFNα2a 与 IFNα2b 相比仅相差一个氨基酸，即在第 23 位是 Arg 而不是 Lys，其余结构相同，性质也相似。不同的是 IFNα2b 来自正常细胞系，而 IFNα2a 来源于恶性化细胞系（髓母样细胞系），故其免疫原性较强，临床应用中产生中和抗体的概率为 12%，而 IFNα2b 仅为 6%。

IFNγ（免疫干扰素）主要调节免疫系统活性，仅用作治疗类风湿关节炎，故产量不大。

就市场来说，目前 IFNα2a 有六个公司生产，IFNα2b 有六个公司生产。另有美国、瑞士、古巴、立陶宛等获准在中国销售 IFN，所以干扰素市场已经饱和。

● **白细胞介素（IL）系列**

白细胞介素是一类介导白细胞间相互作用的细胞因子。目前国内外上市的重组白细胞介素类的药物仅有 IL-2、IL-11 等几种，国内 IL-3、IL-4、IL-6 正在加紧研制。

重组 IL-2 临床上主要应用于抗病毒感染（如乙型肝炎病毒），抗细菌感染（如分枝杆菌引起的慢性感染、肺结核胞内寄生菌引起的感染性疾病、白色念球菌感染等），抗寄生虫感染（如治疗症疾）和艾滋病的治疗。此外，也用于抗肿瘤，如白血病、肾癌、黑色素瘤等。

重组 IL-11 临床上主要用于血小板减少症的治疗，包括实体瘤、非髓性白血病化疗后引起的血小板减少症和骨髓造血功能障碍引起的血小板减少症，可缩短血小板减少的持续时间。另外，重组 IL-11 也用于类风湿关节炎的治疗。

● **集落刺激因子(CSF)系列**

集落刺激因子是一组控制粒细胞、单核巨噬细胞和某些造血细胞繁殖和分化的糖蛋白,是癌症化疗、放疗和骨髓移植后的重要辅助治疗药物。1997年全球G-CSF、GM-CSF销售额分别为8.7亿和3.1亿美元。但两者国内重复研制、生产现象相当严重,竞争激烈。

CSF有四种:GM-CSF、G-CSF、M-CSF和Multi-CSF,它们对造血细胞的生长分化起介导作用。在临床上,重组CSF能提高病人的耐受力,增加化疗强度和敏感性,加速骨髓移植后造血功能的恢复,因此已用于治疗肿瘤放疗和化疗后的白细胞减少、再生障碍性贫血、白血病和粒细胞缺乏症等。因为CSF能增强抗原呈递细胞的免疫功能,故可利用重组人CSF基因的反转录病毒载体,转导鼠和人肿瘤细胞,通过这样的途径制作肿瘤疫苗,诱导机体产生有效的抗肿瘤免疫反应。重组CSF还被广泛用作疫苗佐剂,协助接种疫苗。在副作用方面,重组CSF可引起轻微的发烧、寒战、恶心、呕吐、无力、头痛、肌痛和关节痛等。

以重组G-CSF为例,其能促进粒细胞集落的形成,促进造血干细胞向中性粒细胞的分化,对成熟的中性粒细胞,可促进其发挥作用,还可动员其从骨髓进入外周。临床上,重组G-CSF主要用于骨髓移植后促进中性粒细胞升高,用于治疗肿瘤、白血病化疗后的中性粒细胞减少症,骨髓增生异常综合征,再生障碍性贫血伴发的中性粒细胞减少症,以及先天性、特发性中性粒细胞减少症。

● **促红细胞生成素(EPO)**

促红细胞生成素能促进多能造血干细胞向红系祖细胞分化增殖,促进红细胞成熟。EPO凭借不可替代的促红细胞生成作用和实际上的替代输血疗效,不论在临床还是销售上均获较大成功。

重组EPO临床应用于治疗各种不同原因引起的贫血,包括慢性肾衰竭、结缔组织病、癌症性、骨髓增生异常综合征等。EPO还用于治疗HIV感染患者和早产婴儿。

安进公司开发的第二代EPO新产品Arnesp是一种高糖基化的EPO产品,其促进红细胞生成的能力大大优于第一代EPO产品。2001年,Arnesp得到FDA批准,2002年初正式上市,2003年全世界EPO的年销售额超过50亿美元,创下生物工程药单个品种之最,是当今最成功的生物工程药物之一。

基因工程重组细胞因子类药物具有市场扩容快、潜力大的优势,今后研究开发的重点为新型疫苗和抗体、组织与细胞治疗剂以及其他药物。其中,细胞治疗剂或组织治疗剂是令人瞩目的一类生物技术药物,已有4种这类产品获得批准,还有16种正在临床试验中。在研究开发的品种中,以疫苗为最多,达98种;其中61种用于防治肿瘤,6种用于呼吸道疾病,4种用于艾滋病。单抗品种也较多,临床研究的有59种;其中31种用于治疗肿瘤,另一些用于器官移植、呼吸道疾病、皮肤病、神经紊乱和自身免疫性疾病等。

● **趋化因子受体为靶点的治疗策略为一些疾病带来了希望**

趋化因子及其受体的临床研究进展主要集中在精神疾病、蛋白尿性肾脏疾病、多发性硬化症、获得性免疫缺陷综合征及创面愈合等方面。

在以往研究中,精神疾病的免疫标志物主要集中在促炎性细胞因子上。最近的研究表明,趋化因子与许多精神性疾病,包括抑郁症、双向征、精神分裂症、认知障碍和阿尔茨海默病均有关联。

趋化因子可以直接趋化血液中的免疫细胞到血管外组织,以对抗感染,促进组织愈合。然而如果这一过程不受到控制将会导致组织损伤。从这个意义上讲，抑制趋化因子的生物活性可能是许多炎症性疾病的一个合适的治疗策略。抗 CCL2 和 CCL5 抗体已在小鼠肾炎模型中取得了很好的治疗效果。糖皮质激素药物甲泼尼龙作为一种趋化因子抑制剂，能抑制免疫细胞向中枢神经系统的迁移，在多发性硬化症患者的治疗中发挥重要作用。

人免疫缺陷病毒（HIV）感染的靶细胞是宿主的 $CD4^+$ T 细胞，但仅有 CD4 分子并不能介导 HIV 的入侵，同时还需要辅助受体 CXCR4 和 CCR5。随后的研究发现，与 CCR5 和 CXCR4 的结合能力决定了 HIV 病毒株的嗜性。由于 HIV 的早期感染以 CCR5 为辅助受体，因此针对 CCR5 的拮抗剂的研究一直是相关药物研发的重点，一些药物已经在临床试验中取得了很好的效果。

尽管趋化因子受体拮抗剂很多，相关的药物研发投入了大量的人力、物力和财力，但这些化合物在临床试验中出现了许多问题，目前只有两个趋化因子受体拮抗剂被许可用于临床治疗：Miraviroc（CCR5 抑制剂）和 Plerixafor（CXCR4 抑制剂）。

小　结

细胞因子是由免疫原、丝裂原或其他刺激剂诱导多种细胞产生的低分子量可溶性蛋白质，具有调节固有免疫和适应性免疫、血细胞生成、细胞生长以及损伤组织修复等多种功能。细胞因子通过旁分泌、自分泌、内分泌或细胞内分泌等方式发挥作用，具有多效性、重叠性、拮抗性和协同性。细胞因子可被分为白细胞介素、干扰素、肿瘤坏死因子家族、集落刺激因子、趋化因子和生长因子等。众多细胞因子在机体内相互促进或相互制约，形成十分复杂的细胞因子调节网络。细胞因子通过结合细胞表面的细胞因子受体而发挥生物学作用。

细胞因子受体分为免疫球蛋白超家族受体，Ⅰ类和Ⅱ类细胞因子受体家族，肿瘤坏死因子受体超家族和趋化因子家族受体等。细胞因子既可调节多种重要生理功能，又可引起多种疾病。采用现代生物技术研制开发的重组细胞因子、细胞因子抗体和细胞因子受体拮抗蛋白已获得了广泛的临床应用，创造了很好的社会和经济效益。

（何　维）

参考文献

1. 何维. 医学免疫学. 第 2 版. 人民卫生出版社，2010

2. Banchereau J, Pascual V, O'Garra A. From IL-2 to IL-37: the expanding spectrum of anti-inflammatory cytokines. Nat Immunol. 2012;13(10):925-931

3. Wallach D. The TNF cytokine family: One track in a road paved by many. Cytokine. 2013;63(3):225-229

4. González-Navajas JM, Lee J, David M, Raz E. Immunomodulatory functions of type I interferons. Nat Rev Immunol. 2012;12(2):125-135

5. Vignali DA, Kuchroo VK. IL-12 family cytokines: immunological playmakers. Nat Immunol. 2012;13(8):722-728

6. Yosef N, Shalek AK, Gaublomme JT, et al. Dynamic regulatory network controlling TH17 cell differentiation. Nature. 2013;496(7446):461-468

7. Sathish JG, Sethu S, Bielsky MC, et al. Challenges and approaches for the development of safer immunomodulatory biologics. Nat Rev Drug Discov. 2013;12(4):306-324

8. Tabas I, Glass CK. Anti-inflammatory therapy in chronic disease: challenges and opportunities. Science. 2013;339(6116):166-172

9. Swirski FK, Nahrendorf M. Leukocyte behavior in atherosclerosis, myocardial infarction, and heart failure. Science. 2013;339(6116):161-166.

Notes

第七章 白细胞分化抗原和黏附分子

免疫应答是由多细胞协同参与完成的复杂过程,有赖于免疫系统内,以及免疫系统与其他系统间的信号交换。细胞间通过直接接触和/或分泌细胞因子等生物其他活性分子的方式传导信号。细胞表面功能分子包括细胞表面的多种抗原、受体和其他分子。有些细胞表面功能分子的表达与细胞的特定形态、特殊功能和发育阶段密切相关,又被称为**细胞表面标志**(cell surface marker)。

第一节 免疫细胞表面功能分子和人类白细胞分化抗原

免疫细胞的表面膜分子按其执行的功能,主要可分为受体、MHC 分子、协同刺激分子以及黏附分子等,其中受体可包括特异性识别抗原受体、模式识别受体、细胞因子受体、补体受体、NK 细胞受体和免疫球蛋白 Fc 受体等。有关免疫细胞表面功能分子的分类、分布及主要功能见表 7-1。

表 7-1 免疫细胞表面功能分子举例

表面功能分子种类	主要分布细胞	主要功能
受体		
T 细胞受体(TCR)	T 细胞	特异性识别抗原(抗原肽-MHC)
B 细胞受体(BCR)	B 细胞	特异性识别抗原
NK 细胞受体	NK 细胞	激活或抑制 NK 细胞杀伤活性
模式识别受体(PRR)	吞噬细胞	抗感染,感应危险信号
Ig Fc 受体(FcR)	吞噬细胞,树突状细胞 NK 细胞,B 细胞,肥大细胞	调理吞噬,杀伤,免疫调节以及介导超敏反应
补体受体(CR)	吞噬细胞	调理吞噬,免疫调节,抗感染
细胞因子受体	广泛	造血,细胞生长、分化,趋化
死亡受体(DR)	广泛	诱导细胞凋亡
主要组织兼容性复合体编码分子		
MHC Ⅰ类分子	广泛	识别 TCR,提呈抗原
MHC Ⅱ类分子	APC,活化 T 细胞	识别 TCR,提呈抗原
非经典 HLA- Ⅰ类分子	滋养层细胞,其他细胞	调节杀伤细胞功能
协同刺激分子和细胞黏附分子(CAM)	T 细胞,B 细胞,APC 和其他多种细胞	调节 T 细胞、B 细胞活化和信号转导,淋巴细胞再循环,细胞生长、分化和迁移,炎症,凝血,创伤愈合

有关 TCR、BCR、NK 细胞受体、模式识别受体、补体受体、细胞因子受体、MHC 等内容在本书相关章节中介绍。

● **人类白细胞分化抗原是血细胞发育分化和免疫细胞活化的标志分子**

白细胞分化抗原(leukocyte differentiation antigen)是指血细胞在分化成熟为不同谱系(lineage)、分化的不同阶段,以及细胞活化过程中的不同功能状态下出现或消失的细胞表面标记。显然,白细胞分化抗原除表达在白细胞外,还表达在红系和巨核细胞/血小板谱系等其他血液细胞上。此外,白细胞分化抗原还广泛分布于血管内皮细胞、成纤维细胞、上皮细胞、神经内分泌细胞等非造血细胞。

白细胞分化抗原大都是跨膜的蛋白或糖蛋白,含胞膜外区、跨膜区和胞质区。胞膜外区的结构根据序列同源性、多肽链折叠方式和基因外显子编码方式分为 12 个不同的结构域;跨膜区的结构根据跨膜次数和多肽链 N 端、C 端位置分为 6 个型;胞质区结构根据参与信号转导途径、胞质蛋白和骨架蛋白连接功能要求分为 5 个结构域(或模体)。有些白细胞分化抗原是以糖基磷脂酰肌醇(glycosyl-phosphatidylinositol,GPI)连接方式,锚定在细胞膜上;少数白细胞分化抗原是碳水化合物;也有极少数白细胞分化抗原是分泌型蛋白。

● **CD- 国际白细胞分化抗原的统一命名系统**

CD(cluster of differentiation)是应用以单克隆抗体鉴定为主的方法,对来自不同实验室的单克隆抗体所识别的同一分化抗原进行命名的体系。人 CD 的编号已从 CD1 命名至 CD371,可大致划分为 14 个组(表 7-2),有关 CD 分子的主要特征参见本书附录Ⅱ。

● **免疫应答相关的重要的 CD 分子**

CD3 T 细胞膜表面特异性分子,由 5 种亚基构成的 6 聚体,胞内段具有免疫受体酪氨酸活化基序(ITAM),通过离子键与 TCR 结合形成 TCR-CD3 复合物,在 T 细胞应答过程中转导 TCR 识别的抗原活化的第一信号。用于鉴定 CD3 分子的单克隆抗体代号有 T3、Leu4 和 HCHTl 等。

CD4 Th 细胞膜表面亚类特异性分子,为单体结构,胞外区识别、结合 MHC Ⅱ 分子,增强 TCR 与 MHC Ⅱ 类分子结合的稳定性;胞内区含有酪氨酸蛋白激酶,增强 CD3 转导的活化信号。CD4 分子是 HIV 识别的靶点,HIV 通过结合 CD4 分子侵入 CD4$^+$Th 细胞,造成免疫系统功能损伤。用于鉴定 CD4 分子的单克隆抗体代号有 T4、Leu3a 等。

CD8 CTL 细胞膜表面亚类特异性分子,为双体结构,胞外区识别、结合 MHC Ⅰ 分子,增强 TCR 与 MHC Ⅰ 类分子结合的稳定性;胞内区含有酪氨酸蛋白激酶,参与 CTL 细胞活化和杀伤过程。用于鉴定 CD8 分子的单克隆抗体代号有 Leu2a、α 链:T8、Leu2a 和 UCHT4 等。

CD19 B 细胞膜表面特异性分子,单体结构,与 CD21 和 CD81 相连,形成一个 B 细胞特异的多分子活化辅助受体。CD19 分子胞内区带有酪氨酸活化基序,参与 B 细胞发育、活化和分化功能。用于鉴定 CD19 分子的单克隆抗体代号有 B4、Leu12 等。

CD21 B 细胞膜表面特异性分子,又称 CR2,是补体 C3 受体。胞外区通过 C3 与 BCR-Ag 结合,介导 CD19/CD21/CD81 和 BCR 桥联,在跨膜区与 CD19 作用,由 CD19 分子将活化信号传入细胞内,参与 B 细胞发育、活化和分化功能。用于鉴定 CD21 分子的单克隆抗体代号有 B2、OKB-1 等。

CD25 IL-2 受体的 α 链,至少有三种亚型,与 CD122(受体 β)和 CD132(受体 γ)共同组成 IL-2 高亲和力受体。主要参与 T 细胞活化、增殖和分化。近年的研究发现 CD25$^+$CD4$^+$ FoxP3$^+$T 细胞是一类具有负向调节功能的 Treg 细胞,机体缺乏这类细胞时,自身免疫疾病高发,补充后恢复正常。用于鉴定 CD25 分子的单克隆抗体代号有 TAC,7G7/B6 等。

CD28 T 细胞膜表面特异性黏附分子,在 Th 表面广泛表达,但亲和力低于其竞争性的抑制功能受体 CD152。CD28 与 APC 表面 CD80、CD86 结合,传导 T 细胞活化的协同刺激信号,参与 T 细胞活化。如果初始 T 细胞活化过程中缺乏 CD28 传导的协同刺激信号,将诱导 T 细胞产生免

Notes

疫耐受。用于鉴定 CD28 分子的单克隆抗体代号有 9.3,4B10 等。

CD56   NK 细胞膜表面标识分子,单体结构。初期的研究显示 CD56 与成纤维细胞生长因子受体(fibroblast growth factor receptor)和兴奋性酪氨酸酶活化受体(stimulates tyrosine kinase activity of receptor)协同,参与胚胎期神经系统发育,神经-神经、神经-肌肉突触连接的形成,因此又称神经细胞黏附分子(neural cell adhesion molecule,N-CAM)。CD56 在免疫系统中的作用主要参与免疫细胞的黏附和杀伤功能。用于鉴定 CD56 分子的单克隆抗体代号有 Leu19、NKH1(NCAM)等。

CD69   免疫细胞泛表达标志,在活化 T 细胞、B 细胞、NK、中性粒细胞、皮肤 Langerhans 细胞膜表面均有表达,为同源二聚体,属 C-Lectin SF。CD69 又称活化诱导分子(activation inducer molecule,AIM)或早期活化抗原(early activation antigen,EA-1),在淋巴细胞活化早期诱导细胞表面受体间结合,参与免疫细胞的活化和分化。用于鉴定 CD69 分子的单克隆抗体代号有 Leu23、VEA、AIM 等。

CD80、CD86   抗原提呈细胞表达的协同刺激分子,二者同属 IgSF,共同构成 CD28 和 CD152 的配体,为 T 细胞活化提供第二信号。CD80 和 CD86 分子的表达受细胞功能状态影响,细胞功能活化时表达上调。B 细胞不组成性表达 CD80 和 CD86,受抗原刺激活化后高表达 CD80 和 CD86。因此只有活化的 B 细胞才能提呈抗原。用于鉴定 CD80 分子的单克隆抗体代号有 B7-1、BB1;鉴定 CD86 分子的单克隆抗体代号有 FUN-1、BU63、GR65、B7-2。

CD133   与 CD34 同为干细胞膜表面标志,在造血干细胞、胚胎干细胞、神经干细胞均有表达,定位在细胞膜凸起的皱褶处。用于鉴定 CD133 分子的单克隆抗体代号有 AC133、PROMLI 等。

表 7-2   人 CD 分组

分组	CD 分子
T 细胞	CD2、CD3、CD4、CD5、CD8、CD28、CD152(CTLA-4)、CD154(CD40L)、CD272(BTLA)、CD278(ICOS)、CD294(CRTH2)
B 细胞	CD19、CD20、CD21、CD40、CD79a(Igα)、CD79b(Igβ)、CD80(B7-1)、CD86(B7-2)、CD267(TACI)、CD268(BAFFR)、CD269(BCMA)、CD307(IRTA2)、CD307a ~ d(FCRL1 ~ 4)
髓样细胞	CD14、CD35(CR1)、CD64(FcγR I)、CD256(APRIL)、CD257(BAFF)、CD312(EMR2)
血小板	CD36、CD41(整合素 αIIb)、CD42a ~ CD42d、CD51(整合素 αv)、CD61(整合素 β3)、CD62P(P 选择素)
NK 细胞	CD16(FcγR III)、CD56(NCAM-1)、CD94、CD158(KIR)、CD161(NKR-P1A)、CD314(NKG2D)、CD335(NKp46)、CD336(NKp44)、CD337(NKp30)
非谱系	CD30、CD32(FcγR II)、CD45RA、CD45RO、CD46(MCP)、CD55(DAF)、CD59、CD252(OX40L)、CD279(PD1)、CD281 ~ CD284(TLR1 ~ TLR4)、CD289(TLR9)、CD305(LAIR-1)、CD306(LAIR-2)、CD319(CRACC)、CD352(SLAMF6)、CD354(TREM1)、CD356(TNFRSF14)
黏附分子	CD11a ~ CD11c、CD15、CD15s(sLeˣ)、CD18(整合素 β2)、CD29(整合素 β1)、CD49a ~ CD49f、CD54(ICAM-1)、CD62E(E 选择素)、CD62L(L 选择素)、CD324(E-钙黏素)、CD325(N-钙黏素)、CD326(EpCAM)
细胞因子/趋化性细胞因子受体	CD25(IL-2Rα)、CD95(Fas)、CD116 ~ CDw137、CD178(FasL)、CD183(CXCR3)、CD184(CXCR4)、CD195(CCR5)、CD261 ~ CD264(TRAIL-R1 ~ TRAIL-R4)、CD359(IL-15RA)、CD360(IL-21R)

Notes

续表

分组	CD 分子
内皮细胞	CD105（TGF-βRⅢ）、CD106（VCAM-1）、CD140（PDGFR）、CD144（VE 钙黏蛋白）、CD299（DCSIGN-related）、CD309（VEGFR2）、JAM1（CD321）、JAM2（CD322）
碳水化合物结构	CD15s（sLeˣ）、CD60a-CD60c、CD75、CDw327～CDw329（siglec 6、7、9）
树突状细胞	CD85（ILT/LIR）、CD273（B7DC）、CD274～CD276（B7H1～B7H3）、CD302（DCL1）、CD303（BDCA2）、CD304（BDCA4）
干细胞/祖细胞	CD133、CD243
基质细胞	CD292（BMPR1A）、CD293（BMPR1B）、CD331～CD334（FGFR1～FGFR4）、CD339（Jagged-1）
红细胞	CD233～CD242

注：（1）CD 分子 14 个组划分的特异性是相对的，实际上，许多 CD 抗原组织细胞分布较为广泛。此外，有的 CD 抗原可从不同分类角度而归入不同组，如某些属于 T 细胞、B 细胞、髓样细胞或 NK 细胞组的 CD 抗原实际上也是黏附分子

（2）表中某些 CD 分子后加了括号，列出其相应的分子名称，以便联系本书中相应的章节

第二节　黏 附 分 子

细胞黏附分子（cell adhesion molecules，CAM）是众多介导细胞间或细胞与细胞外基质（extracellular matrix，ECM）间相互接触和结合的分子的统称。黏附分子以受体-配体结合的形式发挥作用，使细胞与细胞间、细胞与基质间，或细胞-基质-细胞间发生黏附，参与细胞的识别、细胞的活化和信号转导、细胞的增殖与分化、细胞的伸展与迁移，是免疫应答、炎症、凝血、肿瘤转移以及创伤修复等一系列重要生理和病理过程的分子基础。

黏附分子与 CD 分子是分别从不同分类角度来命名细胞膜表面分子。黏附分子是以黏附功能来归类，其配体有膜分子，细胞外基质，以及血清和体液中的可溶性因子和补体 C3 片段。CD 分子范围十分广泛，其中包括了黏附分子组，因此大部分黏附分子已有 CD 的编号，但也有部分黏附分子尚无 CD 编号。黏附分子根据其结构特点可分为整合素家族、选凝素家族、免疫球蛋白超家族、黏蛋白样血管地址素、钙黏素家族等，此外还有一些尚未归类的黏附分子。本节主要介绍整合素家族、免疫球蛋白超家族和选凝素家族。

● **整合素家族主要介导细胞与细胞外基质的黏附**

整合素家族（integrin family）的黏附分子主要介导细胞与细胞外基质的黏附活性，使细胞附着形成整体（integration）而得名。整合素分子在体内分布十分广泛，一种整合素可分布于多种细胞，同一种细胞也往往有多种整合素的表达。某些整合素的表达有显著的细胞类型特异性，如gpⅡbⅢa 分布于巨核细胞和血小板，白细胞黏附受体组（β2 组）主要分布于白细胞。整合素分子的表达水平可随细胞分化和生长状态发生改变。

整合素分子是由 α、β 两条链（或称亚单位）经非共价键连接组成的异源二聚体，α、β 链共同组成识别配体的结合点。整合素家族中至少有 18 种 α 亚单位和 8 种 β 亚单位，以 β 亚单位差异可将整合素家族分为 **8 个组**（β1～β8 组）。同一个组的不同成员中 β 链均相同，但 α 链不同。大部分 α 链只接合一种 β 链，有的 α 链可分别结合两种或两种以上的 β 链。整合素家族各组的成员、结构、分布和相应配体见表 7-3。

表7-3   整合素家族的成员、结构、分布和相应配体

分组	成员	α/β 亚单位 分子量(kDa)	亚单位 结构	分布	配体	结合短 肽序列
VLA 组 (β1 组)	VLA-1	210/130 (CD49a/CD29)	α1β1	M,Ta,NK,Fb,神经细胞,黑素瘤,平滑肌,软骨细胞	CO,LN	GF/L/ ROGER
	VLA-2	155-165/130 (CD49b/CD29)	α2β1	L, M, Pt, Fb, En, Ep,Mas,黑素瘤,软骨细胞	CO, LN, E-钙黏蛋白,胶原凝素,C1q(埃可病毒受体)	DGEA, RGDRKK
	VLA-3 ECMR Ⅱ	130+25/130 (CD49c/CD29)	α3β1	M,T,B	FN,LN,CO,EP	RGD (FN)
	VLA-4 (LPAM-2)	150/130 (CD49d/CD29)	α4β1	L, Thy, M, Eo, 肌细胞	FN, VCAM-1, MadCAM-1,OPN,JAM-2(轮状病毒受体)	ILDV RGD REDV
	VLA-5	135+25/130 (CD49e/CD29)	α5β1	Thy,T,M,Pt,Ba	FN,invasin,L1,OPN	RGD KQAGDV
	VLA-6 (LNR)	120+30/130 (CD49f/CD29)	α6β1	Thy,T,M,Pt,Ep	LN,FN	
	α7β1	100+30/130 (/CD29)	α7β1	黑素瘤,肌细胞	LN	
	α8β1	(/CD29)	α8β1	平滑肌细胞,肺泡间质细胞,PMN	FN,OPN,VN,Tena-sin	RGD
	α9β1	/130 (- /CD29)	α9β1	皮肤鳞状上皮基底层,PMN,肌肉,肝脏	ADAM, OPN, FN,VEGF,VCAM-1	
	α10β1	/130 (- /CD29)	α10β1	软骨细胞,纤维细胞,骨骼肌,心肌	CO	
	α11β1	/130 (- /CD29)	α11β1	肿瘤细胞	CO	
	VNR-β1	125+24/130 (CD51/CD29)	αvβ1	Pt,En,Meg	FN,OPN	RGD
白细胞黏附受体组 (β2 组)	LFA-1	180/95 (CD11a/CD18)	αLβ2	L,My	ICAM-1,2,3, JAM-1	
	Mac-1 (CR3)	170/95 (CD11b/CD18)	αMβ2	My,NK	iC3b,Fg,X 因子, ICAM-1,JAM-3	KQAGDV FRLDGS
	P150,95 (CR4)	150/95 (CD11c/CD18)	αXβ2	My,NK,Ta,Ba	Fg,iC3b, ICAM-1	GPRP
	αDβ2	175/95 (CD11d/CD18)	αDβ2	Leu,Mac	ICAM-3	

Notes

续表

分组	成员	α/β 亚单位 分子量(kDa)	亚单位 结构	分布	配体	结合短 肽序列
血小板糖 蛋白组 (β3 组)	gpⅡbⅢa	125 + 22/105 (CD41/CD61)	αⅡbβ3	Pt,En,M,Mac,PMN	Fg,FN,vWF, TSP,VN	RGD KQAGDV
	VNR-β3	125 + 21/105 (CD51/CD61)	αvβ3	广泛,Pt,En,NK, Mac,PMN,平滑肌, 破骨细胞	VN,Fg,vWF, TSP,FN,LN, CD31,L1,OPN, ADAM	RGD
β4 组	α6β4	125 + 30/220 (CD49f/CD104)	α6β4	表皮细胞,Ep,En, 雪旺氏细胞	LN,Ep	
β5 组	VNR-β5	125 + 24/100 (CD51/ -)	αvβ5	Fb,某些肿瘤细胞	VN,FN,OPN	RGD
β6 组	αvβ6	125 + 24/106 (CD51/ -)	αvβ6	某些肿瘤细胞	FN,OPN	RGD
β7 组	α4β7 (LPAM-1)	80 + 70/110 (CD49d/ -)	α4β7	黏膜淋巴细胞,NK, Eos	FN,VCAM-1, MadCAM-1	EILDV
	αEβ7	150 + 25/120 (CD103/ -)	αEβ7	肠道黏膜淋巴细胞, IEL	E-钙黏蛋白,轮状 病毒	
β8 组	αvβ8	125 + 24/95 (CD51/ -)	αvβ8	DC,角朊细胞	TGF-β	

注:ADAM:a disintegrin and a metalloprotease;B:B 细胞;Ba:活化 B 细胞;En:内皮细胞;Eos:嗜酸性粒细胞;Ep:上皮细胞;Fb:成纤维蛋白;FN(fibronectin):纤连蛋白;L:淋巴细胞;Leu:白细胞;M:单核细胞;Mac:巨噬细胞;Mas:肥大细胞;Meg:巨核细胞;My:髓样细胞;NK:自然杀伤细胞;PMN:多形核细胞;Thy:胸腺细胞;LN(laminin):层黏连蛋白;tenasin:腱生蛋白;TSP(thrombospondin):血小板反应蛋白;VLA(very late appearing antigen):迟现抗原;CO(collagen):胶原;VN(vitronectin):玻连蛋白;Fg(fibrinogen):血纤蛋白原;von Willebrand factor:因子 vWF;OPN(osteopontin):骨桥蛋白;EP(epiligrin):表皮整联配体蛋白;invasin:侵袭素;LFA-1(lymphocyte function-associated antigen-1):淋巴细胞功能相关抗原 1;ICAM-1(2,3)(intercellular adhesion molecule-1,2,3):细胞间黏附分子-1(2,3);VCAM-1(vascular cell adhesion molecule-1):血管细胞黏附分子-1;IEL(intraepithelial lymphocyte):上皮内淋巴细胞;JAM-1(2,3)(junctional adhesion molecule 1,2,3):连接黏附分子 1(2,3);LPAM-1(leukocyte platelet adhesion molecule-1):白细胞血小板黏附分子;MadCAM(mucosal addressin cell adhesion molecule-1):黏膜地址素细胞黏附分子;RGD:Arg-Gly-Asp(精-甘-天冬);KQAGDV:Lys-Gln-Ala-Gly-Asp-Val(赖-谷氨酰胺-丙-甘-天冬-缬);DGEA:Asp-Gly-Glu-Ala(天冬-甘-谷-丙);GPRP:Gly-Pro-Arg-Pro(甘-脯-精-脯);EILDV:Glu-Ile-Leu-Asp-Val(谷-异亮-亮-天冬-缬);某些 integrin α 链存在着链内二硫键,还原条件下可形成二个片段,其分子量以"X + Y"表示。β4 亚单位还存在 205、180 和 150 不同分子量的异型。

● 免疫球蛋白超家族成员众多,参与免疫应答过程中细胞间黏附,主要为细胞提供刺激(或抑制)信号

属于**免疫球蛋白超家族**(immunoglobulin superfamily,IgSF)成员的黏附分子种类繁多,分布广泛,参与多种免疫细胞间的黏附,可为免疫细胞的应答提供活化和抑制信号。

黏附分子中有许多分子具有 IgV 区或 C 区相似的结构,结构域数目不等,可识别同型 IgSF 黏附分子、IgSF 中其他成员、整合素或其他结构的膜分子。表 7-4 列举了常见的 IgSF 黏附分子的种类、分布、配体以及参与的功能。有关 IgSF 可参阅窗框 4-1。

Notes

表 7-4　IgSF 黏附分子的种类、分布、配体及其参与功能

IgSF 黏附分子	主要分布细胞	配体	功能
LFA-2(CD2)	T,Thy,NK	LFA-3(IgSF)	T 细胞活化
LFA-3(CD58)	广泛	LFA-2(IgSF)	细胞黏附
CD4	Th,Thy	MHC Ⅱ(IgSF)	Th 细胞辅助受体,HIV 受体
CD8	CTL,Thy	MHC Ⅰ(IgSF)	CTL 辅助受体
CD28	Tsub	B7-1、B7-2(IgSF)	提供 T 细胞协同刺激信号
CTLA-4(CD152)	Tac	B7-1、B7-2(IgSF)	抑制 T 细胞活化
B7-1(CD80)	APC	CD28、CTLA-4(IgSF)	提供 T 细胞协同刺激或抑制信号
B7-2(CD86)	APC	CD28、CTLA-4(IgSF)	提供 T 细胞协同刺激或抑制信号
ICAM-1(CD54)	广泛	LFA-1,Mac-1(整合素)	细胞间黏附,鼻病毒受体
ICAM-2(CD102)	EC,Pt,Ly	LFA-1,Mac-1(整合素)	细胞间黏附
VCAM-1(CD106)	EC,Ep,DC,Mac	α4β1,α4β7(整合素)	淋巴细胞黏附、活化和协同刺激
MadCAM-1	HEV	α4β1,α4β7(整合素) L 选凝素	淋巴细胞归巢
PECAM-1(CD31)	EC,Pt,Ly,My	PECAM-1(IgSF) αvβ3(整合素)	细胞黏附,内皮细胞连接
NCAM(CD56)	NK,Tsub,Neur	NCAM(IgSF)	免疫细胞和神经细胞黏附
PTA-1(CD226)	NK,Tac,M,Pt	CD155,CD112(IgSF)	细胞分化、黏附、杀伤,血小板活化
Tactile(CD96)	NK,Tac	CD155(IgSF)	NK 细胞杀伤
PVR(CD155)	EC,Ep,肿瘤	CD226,CD96(IgSF)	细胞黏附、杀伤,脊髓灰质炎病毒受体
CD112	En	CD226	细胞黏附、杀伤,内皮细胞连接,单纯疱疹病毒突变株受体
ICOS(CD278)	Tac,Tfh	ICOSL(CD275)	促进体液免疫应答,T 细胞分泌细胞因子
PD-1(CD279)	Tac,B,Mac	PD-L1(CD274) PD-L2(CD273)	抑制 T、B 细胞增殖、分化和效应功能,维持免疫耐受

注:APC:抗原提呈细胞;CTL:杀伤性 T 细胞;DC:树突状细胞;EC:内皮细胞;Ep:上皮细胞;

　　HEV:高内皮微静脉;ICAM:细胞间黏附分子;LFA:淋巴细胞功能相关抗原;Ly:淋巴细胞;M:单核细胞;Mac:活化单核细胞;MadCAM-1:黏膜地址素细胞黏附分子1;My:髓样细胞;

　　NCAM:神经细胞黏附分子;Neur:神经细胞;NK:天然杀伤细胞;PECAM-1:血小板内皮细胞黏附分子1;Pt:血小板;PTA-1:血小板 T 细胞活化抗原1;PVR:脊髓灰质炎病毒受体;Tac:活化 T 细胞;Tfh:滤泡辅助性 T 细胞;Th:辅助性 T 细胞;Thy:胸腺细胞;Tsub:T 细胞亚群;VCAM-1:血管细胞黏附分子1。

Notes

● 选凝素家族与炎症反应和淋巴细胞归巢有关

选凝素家族(selectin family)成员有 L-选凝素、P-选凝素和 E-选凝素,在白细胞与内皮细胞黏附,炎症发生,以及淋巴细胞归巢中发挥重要作用。

选凝素为跨膜分子,选凝素家族各成员胞膜外区结构相似,均由 C 型凝集素(CL)结构域、表皮生长因子(EGF)样结构域和补体调节蛋白(CCP)结构域组成(图 7-1)。其中 CL 结构可结合某些碳水化合物,是选凝素结合配体部位。胞质区可能与细胞骨架相连。

选凝素家族有 **L-选凝素**(CD62L)、**P-选凝素**(CD62P)和 **E-选凝素**(CD62E)三个成员,L、P 和 E 分别表示这三种选凝素最初发现分别表达在白细胞、血小板和血管内皮细胞。三种选凝素的分布、配体和主要功能见表 7-5。

与大多数黏附分子所结合的配体不同,选凝素识别的是一些寡糖基团,主要是唾液酸化的路易斯寡糖(sialyl-Lweis^x,sLe^x 即 CD15s)或类似结构分子,这些配体主要表达于白细胞、内皮细胞和某些肿瘤细胞表面。

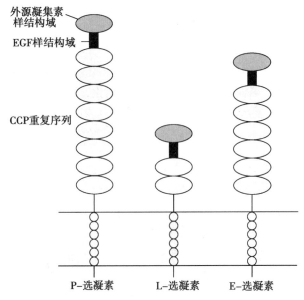

图 7-1 选凝素分子结构

选凝素为跨膜分子,胞膜外区由 C 型凝集素样结构域、
EGF 样结构域和数目不等的 CCP 重复序列组成

表 7-5 选凝素的分布、配体和功能

选择素	分布	配体	功能
L-选凝素(CD62L)	白细胞(活化后下调)	CD15s(sLe^x)、外周淋巴结 HEV 上 CD34 和 Gly-CAM-1	白细胞与内皮细胞黏附,参与炎症、淋巴细胞归巢到外周淋巴结
P-选凝素(CD62P)	血小板、巨核细胞、活化内皮细胞	CD15s(sLe^x)、CD15、PS-GL-1	白细胞与内皮细胞黏附,参与炎症黏附
E-选凝素(CD62E)	活化内皮细胞	CD15s(sLe^x)、CLA、PS-GL-1、ESL-1	白细胞与内皮细胞黏附,参与炎症

注:CLA:皮肤淋巴细胞相关抗原;ESL-1:E-选凝素配体-1 蛋白;

　　GlyCAM-1:糖基化依赖的黏附细胞黏附分子1;PSGL-1:P-选凝素糖蛋白配体-1;

　　sLe^x:唾液酸化的路易斯寡糖^x

Notes

黏附分子参与机体多种重要的生理功能和病理过程,以下仅举例简要加以介绍。

● **黏附分子参与免疫细胞识别中的辅助受体和提供协同刺激信号**

辅助受体(co-receptor)和共刺激信号(co-stimulatory signal)是指免疫细胞在接受抗原刺激的同时,还必须有辅助受体提供辅助活化信号才能被活化。辅助受体的种类很多,在不同的环境中发挥的作用也不相同,T 细胞/APC 识别时最为常见提供协同刺激信号的黏附分子有:CD4/MHCII类分子、CD8/MHCI类分子、CD28/CD80 和 CD86、CD2/CD58、LFA-1/ICAM-1 等。T 细胞识别 APC细胞提呈的抗原信号后,如 APC 表面无 CD80、CD86 分子与 T 细胞表面 CD28 结合,T 细胞则缺乏由CD28 提供的协同刺激信号,使其免疫应答处于无能(anergy)状态(参见第十一章)。

黏附分子除促进细胞活化、增殖和分化外,有的黏附分子还发挥重要的负调节作用。如活化 T 细胞表面 CTLA-4(CD152)与 APC 细胞表面 CD80、CD86 结合后,则对已活化 T 细胞产生抑制作用,使较高的免疫应答恢复到相对的平衡状态。

● **黏附分子参与炎症过程中白细胞与血管内皮细胞黏附和渗出**

特定黏附分子及其相应配体的表达水平和结合的亲和力是不同类型炎症发生过程中重要的分子基础。以中性粒细胞为例,在炎症发生初期,中性粒细胞表面的唾液酸化的路易斯寡糖(sLe^x)与内皮细胞表面炎症介质所诱导的 E-选凝素的相互作用,介导了中性粒细胞沿血管壁的滚动和最初的结合(arrest);随后,中性粒细胞 IL-8 受体结合内皮细胞表面膜型 IL-8,刺激中性粒细胞表面 LFA-1 和 Mac-1 等整合素分子表达上调并活化,并使其构象发生改变,增加了与内皮细胞表面由促炎因子诱导表达的 ICAM-1 结合的亲和力,对于中性粒细胞与内皮细胞紧密的黏附和穿出血管内皮细胞(diapedesis)到炎症部位发挥关键的作用(图 7-2)。

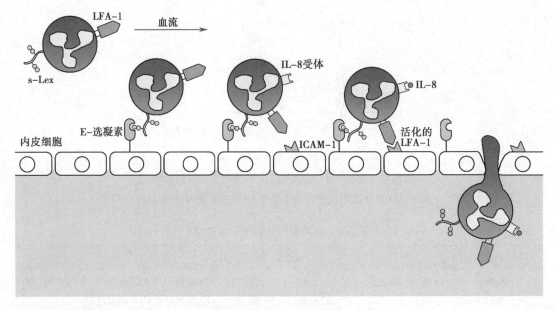

图 7-2　中性粒细胞参与炎症与黏附分子相互作用

中性粒细胞表面 sLe^x 和内皮细胞上的 E-选凝素结合介导中性粒细胞沿血管壁的滚动和最初的结合;模型 IL-8 刺激中性粒细胞使其 LFA-1 与内皮细胞 ICAM-1 结合导致中性粒细胞与内皮细胞紧密地黏附以及随后穿出血管壁到达炎症部位

● **黏附分子参与淋巴细胞归巢**

淋巴细胞归巢(lymphocyte homing)是指淋巴细胞的定向游动,包括成熟淋巴细胞向外周淋巴器官归巢,淋巴细胞再循环,以及淋巴细胞向炎症部位(如皮肤、肠道黏膜和关节滑膜等炎症部位)迁移。其分子基础是淋巴细胞表面表达的**淋巴细胞归巢受体**(lymphocyte homing receptor, LHR)与内皮细胞上相应的**血管地址素**(vascular addressin)的相互作用。图 7-3 描述了初始 T 细

Notes

胞与淋巴结中的高内皮微静脉(HEV)结合,并穿出血管内皮细胞进入淋巴结中的过程。

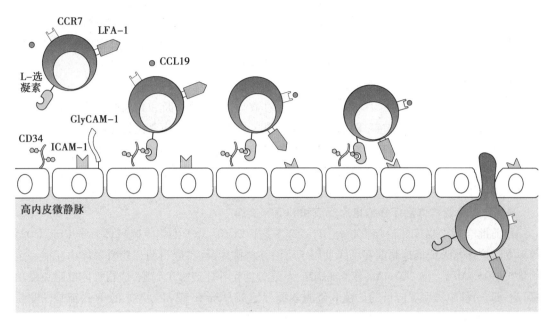

图 7-3　初始 T 细胞进入淋巴结与黏附分子相互作用

初始 T 细胞表面 L-选凝素与高内皮微静脉外周淋巴结地址素(Gly-CAM 和 CD34)结合介导最初的黏附;血管内皮细胞上趋化性细胞因子刺激初始 T 细胞上相应受体使 LFA-1 活化;活化的 LFA-1 与 ICAM-1 结合导致淋巴细胞穿出血管内皮细胞进入淋巴结中

此外,黏附分子还广泛参与其他多种重要生理功能和病理过程,如参与细胞发育、分化、附着及移动,参与肿瘤的浸润和转移以及调节效应细胞对肿瘤的杀伤作用,参与凝血和血栓形成等。

第三节　CD 和黏附分子及其单克隆抗体的临床应用

CD 和黏附分子的生物学功能十分广泛,在人体的正常生理功能和疾病过程中发挥十分复杂的作用,CD 和黏附分子及其相应的单克隆抗体(mAb)已在生物医学相关的基础研究、临床防治、疾病诊断和预后判断等方面得到十分广泛的应用,本书第二十二章免疫检测、第二十三章免疫治疗和第二十四章免疫预防中将详细阐述。此处仅就 CD 分子和黏附分子及其单克隆抗体在疾病的发病机制、诊断、预防和治疗中的应用举例加以介绍。

● **CD 分子是重要的细胞表面标志**

在生物医学的基础和临床研究中,分析某一特定细胞群的细胞数量和功能变化时,要求将这群细胞与其他细胞分开,CD 分子就成为最常用的细胞表面标记物,包括细胞的特定形态、特定功能和发育阶段。

T 细胞功能分析时多选择 CD3、CD4、CD8、CD40L、CD152;B 细胞功能分析时多选择 CD19、CD20、CD21、CD40;NK 细胞功能分析时多选择 CD16(FcγRⅢ)、CD56(NCAM-1)、CD94、CD158(KIR)、CD161(NKR-P1A)。

● **应用 CD 单克隆抗体阐明某些疾病的发病机制**

CD4 分子胞膜外区第一个结构域是人类免疫缺陷病毒(human immunodeficiency virus,HIV)外壳蛋白 gp120 的识别部位,因此人类 CD4 分子是 HIV 的主要受体。趋化因子 CXCR4(CD184)和 CCR5(CD195)分别是 T 细胞和单核细胞上 HIV 受体(CD4)的辅助受体。HIV 感染 CD4 阳性

Notes

细胞后,选择性地使 CD4 细胞数量锐减和功能降低。由于 CD4$^+$T 细胞是免疫系统中最重要的免疫调节细胞,产生多种重要的细胞因子,因此 HIV 感染后临床上的突出表现是获得性免疫缺陷综合征(acquired immunodeficiency syndrome,AIDS)。

CD18(β2 整合素)基因缺陷导致 LFA-1(CD11a/CD18)、Mac-1(CD11b/CD18)等整合素分子功能不全,白细胞不能黏附和穿过血管内皮细胞,由此引起一种称之为**白细胞黏附缺陷症**(leukocyte adhesion deficiency,LAD)的严重免疫缺陷病。

● **CD 单克隆抗体广泛应用于多种疾病的免疫诊断**

检测 HIV 感染者外周血 CD4 阳性细胞的绝对数,对于辅助诊断和判断病情有重要参考价值。HIV 感染者外周血中 CD4$^+$T 细胞数目降至 200 个/μl,则为疾病恶化的先兆。

此外,CD 单克隆抗体为白血病、淋巴瘤的免疫学分型提供了精确的手段,用单克隆抗体免疫荧光染色和流式细胞术分析可进行白血病和淋巴瘤的常规免疫学分型,为尽早采取正确的治疗措施提供了依据。

● **CD 单克隆抗体治疗移植排斥反应和肿瘤等疾病**

目前批准用于临床的治疗性抗体中,近 2/3 是针对 CD 分子的单克隆抗体。抗 CD3、CD25等单克隆抗体作为免疫抑制剂在临床上用于防治移植排斥反应,取得明显疗效。体内注射一定剂量抗 CD3mAb 后,抗 CD3mAb 与 T 细胞结合,通过活化补体溶解 T 细胞,抑制机体细胞免疫功能,达到防治移植排斥反应目的。抗 B 细胞表面标记 CD20mAb 靶向治疗来源于 B 细胞的非霍奇金淋巴瘤(non-Hodgkin's lymphoma,NHL),有较好的疗效。

小　结

白细胞分化抗原和黏附分子是重要的免疫细胞表面功能分子。许多白细胞分化抗原以 CD 命名,人类 CD 已命名至 CD371,大致分为 14 个组。

黏附分子根据其结构特征可分为整合素家族、免疫球蛋白超家族、选凝素家族、钙黏素家族等,广泛参与免疫应答、炎症发生、淋巴细胞归巢等生理和病理过程。

CD 和黏附分子及其单克隆抗体在基础医学和临床医学中的应用十分广泛,包括免疫性疾病发病机制的阐明,多种疾病的免疫学诊断,以及治疗移植排斥反应和肿瘤等疾病。

(高　扬)

参考文献

1. A. Neil Barclay,Marion H. Brown S. K. Alex Law,Andrew J. McKnight,Michael G. Tomlinson,P. Anton van der Merwe. The leucocyte antigen,FastsBook. 2nd ed. London:Academic Press,1997

2. Charles A. Janeway,Jr. ,Paul Travers,Mark Walport,Mark J. Shlomchik. Immunobiology:The Immune System in Health and Disease. 5th ed. New York and London:Garland Publishing,2001

3. David Male,Jonathan Brostoff,David B Roth,et al. Immunology. 8th ed. London:Mosby,2013

4. 何维. 医学免疫学. 北京:人民卫生出版社,2010

5. 曹雪涛. 免疫学前沿进展. 北京:人民卫生出版社,2014

Notes

第八章 主要组织相容性复合体及其编码分子

组织相容性(histocompatibility)是指器官或组织移植时供者与受者间相互接受的程度。20世纪初就发现同一种属不同个体间进行组织或肿瘤移植会发生排斥反应,即组织不相容。随后证实,同种异体间的排斥现象本质上是一种免疫应答,但究竟是何种抗原导致了组织不相容则不清楚。近交系小鼠(inbred mice)、同类系小鼠(congenic mice)和重组体小鼠(recombinant mice)(参见窗框8-1)的建立,为鉴定导致组织不相容的基因和分子提供了研究手段。1937年Gorer发现将近交系小鼠的肿瘤移植到同系小鼠体内会导致排斥;由于其中小鼠的Ⅱ型红细胞血型抗原激发迅速而强烈的移植排斥反应,因此Gorer把这种分子命名为"antigen Ⅱ"。随后,Snell等采用同类系小鼠把编码antigen Ⅱ的基因定位于小鼠的17号染色体上的特定基因位点上,命名为H-2基因,H-2基因编码的分子称为H-2抗原。后期研究发现,H-2基因其实包含多个相互独立的基因位点,编码不同的细胞表面分子。因此,H-2基因实际为H-2复合体。由于H-2复合体编码的某些分子在介导移植排斥中起关键作用,故将H-2系统称为**主要组织相容性复合体**(major histocompatibility complex,MHC),其编码产物为**主要组织相容性抗原**(major histocompatibility antigen,MHA),可引起强烈而迅速的排斥反应。Dausset等在人体中采用多产妇(multiparous women)的血清结合家系进行研究,发现人类的MHC,即**人类白细胞抗原**(human leukocyte antigen,HLA)系统定位于人类6号染色体上,也是由多个紧密连锁的基因座位构成,编码了人类的MHC抗原。迄今为止,人和哺乳动物之外的脊椎动物及两栖动物中均发现各自独特的MHC系统。除小鼠的MHC称为H-2外,大多数哺乳动物的MHC以白细胞抗原(leukocyte antigen,LA)命名。但MHC产物在参与抗原提呈和T细胞激活中的关键功能,则是由Benacerraf等在发现H-2复合体20多年后揭示。由于在MHC研究中重要贡献,Snell、Dausset和Benacerraf共同分享了1980年度的诺贝尔生理学奖。

对MHC的认识和研究是免疫学发展中的重要里程碑之一,MHC是免疫细胞识别自我和非我的关键组成分子,不仅可以决定免疫应答的类型,也是决定免疫应答结局的关键。同时,MHC的研究也开创了免疫遗传学的新领域,MHC分子在种系中的高度复杂性特征不仅成为人们探索疾病发生发展的重要线索之一,也成为个体鉴定的重要标志。

窗框8-1 近交系、同类系和重组体小鼠

近交系小鼠又称纯系小鼠,是通过连续20代以上的同胞兄弟姐妹交配而成,同一系内个体具有完全一致的遗传背景,同源染色体为纯合型,其建立示意图见附图1。**同类系小鼠**是利用两种同类系小鼠不断杂交和回交而成,同一系内个体MHC结构有所不同外,其他遗传背景完全相同,是研究MHC各基因及其编码产物功能的重要工具,其建立示意图见附图2。**重组体小鼠**是通过不同近交系或同类系小鼠杂交而成,其后代H-2的某一区域可发生交换,通过培育不同重组体小鼠,可用于特定MHC基因功能研究。

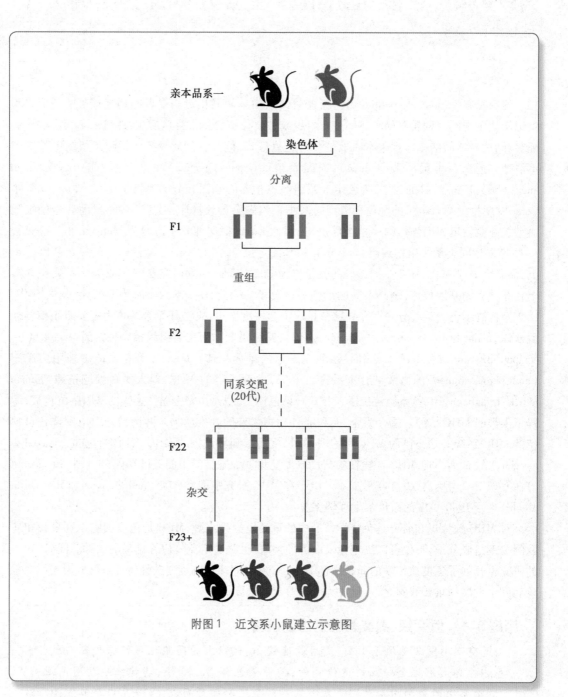

附图 1　近交系小鼠建立示意图

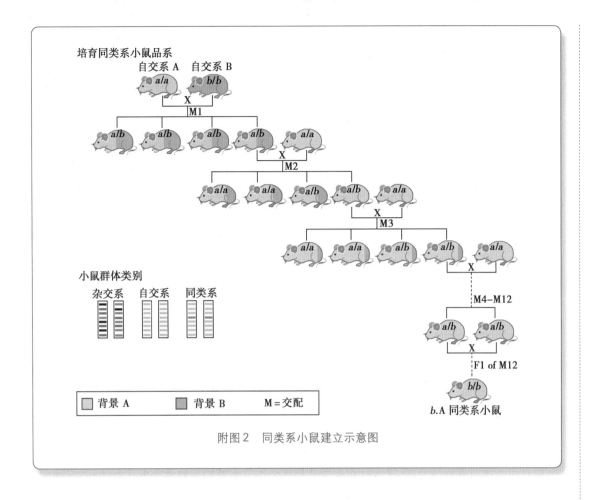

附图 2　同类系小鼠建立示意图

第一节　MHC 基因结构与遗传特征

MHC 结构复杂,包含基因数目众多,基因座位相近,所编码的产物具有相似的结构或功能,具多基因性的特点。MHC 按编码蛋白结构和功能不同可分为三类:MHC Ⅰ类、MHC Ⅱ类和 MHC Ⅲ类基因。MHC Ⅰ类和 MHC Ⅱ类基因还可进一步分为经典和非经典 MHC 基因,其中经典的 MHC Ⅰ类基因和 MHC Ⅱ类基因编码的蛋白主要参与抗原的加工和递呈,决定组织相容性。而 MHC Ⅲ类和非经典的 MHC 基因所编码的蛋白分子则与炎症应答和免疫调节相关。

需要加以说明的是,无论是在小鼠还是人类中,在整个 MHC 中的绝大多数基因无论在结构上,还是在功能上都与经典的 MHC 基因完全无关的基因。我们平时所提及的 MHC(或是 HLA)基因(分子)往往指的是经典的 MHC Ⅰ类和 MHC Ⅱ类基因或分子,而不包括 MHC 或 HLA 复合体内任何其他基因。

● **人类 HLA 结构复杂,编码产物多样**

白细胞是开展相关研究的最适宜材料来源,人类的 MHC 编码的抗原最先在白细胞表面被发现。因此,人类的 MHC 称为 HLA 复合体,人类的主要组织相容性抗原被命名为人白细胞抗原。HLA 复合体位于第 6 号染色体短臂 q21.31 上,长约 3600kDa,占人基因组的 1/3000。整个复合体上有近 60 个基因座,包含有 450 个基因,目前已正式命名的等位基因 278 个,是最复杂的人类基因群。按照 HLA 基因座位的定位和特点,可将其分为 HLA Ⅰ类、HLA Ⅱ类和 HLA Ⅲ类 3 个基因区。与移植排斥反应和提呈蛋白质抗原功能有关的经典 HLA 基因位于 HLA 复合体的 HLA Ⅰ类区和 HLA Ⅱ类区内,只占复合体中全部基因的极小部分。HLA Ⅰ类区和 Ⅱ类区分别位于 HLA 复合体的两端,HLA Ⅰ类区位于端粒侧,长度约为 2000kDa,HLA Ⅱ类区位于着丝粒侧,长约 1000kDa,介于 HLA Ⅰ类区和 HLA Ⅱ类区之间的是 HLA Ⅲ类区(图 8-1)。有关 HLA 的命名原

Notes

则参见窗框 8-2。

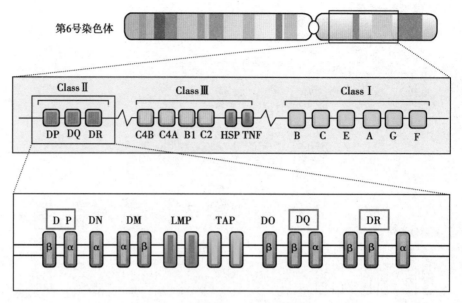

图 8-1　人 HLA 复合体结构示意图

窗框 8-2　HLA 的命名原则

　　HLA 基因和抗原的命名由世界卫生组织命名委员会确定,其中抗原通常用正体字表示,而基因则采用斜体。每个等位基因,先写出座位名,下接 * 号,后接最多 4 组数字,每组数字之间用冒号隔开,其中第一组数字是指这个等位基因相应的血清学特异性;第二组数字则代表该等位基因序号,按照 DNA 序列发现的先后命名;如果等位基因在编码区存在无义突变,但所编码的精氨酸序列不变,则按照 DNA 序列发现的先后用第三组数字表示;如果等位基因序列差异发生在内含子或在 5'、3' 的非翻译区,则用第四组数字表示。此外,对基因的表达状态可以通过下列字母 N、L、S、C、A、Q,以后缀的形式来表示。N(null)为不表达;L(low)为细胞表面低表达;S(soluble)为可溶性分子;C(cytosal)表示基因产物存在于胞质;A(aberrant)指异常表达;Q(question)表示有疑问而不能断定。

　　HLA 命名举例见附图:

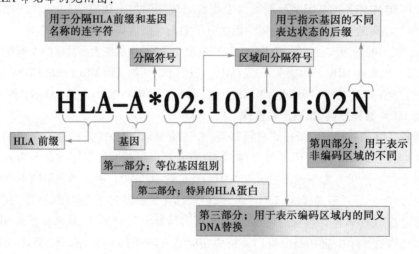

附图　HLA 命名举例

HLA I 类基因区位于 6 号染色体着丝点的远端,根据其编码产物及功能不同,可分为经典和非经典 HLA I 类基因。经典的 HLA I 类基因包括 HLA-A、B、C 位点,编码经典的 HLA I 类分子的重链,与小鼠类似,它们可分别与 β2m 组成经典的人 MHC I 类分子,表达于所有有核细胞表面,参与内源性抗原提呈。非经典的 HLA I 类基因包括 HLA-E、F、G、H、K、L 位点和 MIC 基因等,其中 HLA-E 和 HLA-G 编码的蛋白分子可以被 NK 细胞识别,而 HLA-F、H、K 等则为假基因,无表达产物。HLA I 类基因区中还包括 MIC(MHC class I chain-related)基因家族,包括 MICA、MICB、MICC、MICD 和 MICE,其中 MICA 和 MICB 基因表达功能蛋白,并呈现多态性;MICC、MICD 和 MICE 为假基因。

HLA II 类基因区位于着丝点的近端,是结构最为复杂的一个区,包括经典 II 类基因及抗原加工相关基因。经典的 HLA II 类基因主要由 DR、DQ、DP 三个亚区构成,分别编码 HLA-DP、-DQ和-DR 分子的 α、β 链,组成经典的人 MHC II 类分子,主要分布于 B 细胞、单核-巨噬细胞和树突状细胞表面,参与外源性抗原的提呈和免疫调控。DR、DQ、DP 每个亚区又有若干个位点,在 DR 区包括一个 DRA 和 DRB1-DRB9 基因,DRA 和 DRB1/DRB3/DRB4/DRB5 中的一个基因编码 DR 分子的 α 链和 β 链,形成完整的 DR 分子表达于细胞表面;DQ 区包括若干个 DQA 和 DQB 基因,其中 DQA1 和 DQB1 编码 DQ 分子的 α 链和 β 链,而 DQA2 和 DQB2 为假基因;DP 区的 DPA1 和 DPB1 编码 DP 分子的 α 链和 β 链,而 DPA2、DPB2 则为假基因。该区域中还包含有抗原加工相关基因,其编码产物参与蛋白质抗原的加工、提呈,包括 LMP 基因,参与内源性抗原的加工;TAP 基因,参与内源性抗原加工过程中抗原肽转运;HLA-DM 基因,包括 HLA-DMA 和 HLA-DMB,分别编码 HLA-DM 分子 α、β 链,参与外源性抗原的加工、提呈;HLA-DO 基因,包括 HLA-DOA 和 HLA-DOB,分别编码 HLA-DOα、β 链,通过抑制 HLA-DM 分子功能,负调控外源性抗原加工、提呈。

HLA III 类基因区介于 HLA I 类基因和 HLA II 类基因之间,是基因分布密度最为集中的一个区域,而且所编码的已知功能蛋白很大一部分属于分泌蛋白,主要包括补体成分 C2、C4、B 因子、细胞因子(TNF、LTA 和 LTB)、热休克蛋白 70(HSP70)等,也称为炎症相关基因。

表 8-1　HLA 区域内主要基因的等位基因数(至 2014 年 7 月)

名称	等位基因数目	名称	等位基因数目	名称	等位基因数目
HLA-A	2884	HLA-DRA	7	MICA	100
HLA-B	3590	HLA-DRB1	1540	MICB	40
HLA-C	2375	HLA-DRB2	1	TAP1	12
HLA-E	15	HLA-DRB3	58	TAP2	12
HLA-F	22	HLA-DRB4	15		
HLA-G	50	HLA-DRB5	21		
HLA-H	12	HLA-DRB6	3		
HLA-J	9	HLA-DRB7	2		
HLA-K	6	HLA-DRB8	1		
HLA-L	5	HLA-DRB9	1		
HLA-P	5	HLA-DQA1	52		

Notes

续表

名称	等位基因数目	名称	等位基因数目	名称	等位基因数目
HLA-V	3	HLA-DQB1	664		
		HLA-DPA1	38		
		HLA-DPB1	422		
		HLA-DMA	7		
		HLA-DMB	13		
		HLA-DOA	12		
		HLA-DOB	13		

● **HLA 基因高度多态性赋予个体特异分子标签和群体巨大免疫应答潜能**

遗传学上将某一个体同源染色体上对应位置的一对基因称为等位基因(alleles);当群体中位于同一位点的等位基因数目多于两种时,称为复等位基因(multiple alleles)。**多态性**(polymorphism)是指正常人群中在某一基因位点上存在着两个或两个以上不同等位基因的现象,且变异型在群体中的基因频率大于1%。出现基因多态性的原因可以是单核苷酸变异,或是某些高重复序列。基因多态性在基因组序列上的变异往往和个体对疾病易感性与抵抗力、疾病临床表现多样性以及不同个体对药物反应性等现象有关。

HLA 复合体是人体最复杂的基因系统之一,呈现高度的多态性。HLA 复合体中,大多数有功能的 HLA 经典基因位点均为复等位基因。表 8-1 中列出了截至 2014 年 7 月已经发现的人 HLA 复合体等位基因的数量。如表 8-1 所示,经典的 HLA 基因以及部分与免疫应答密切相关的非经典 HLA 基因都存在或多或少的复等位基因数目,其中等位基因数量最多的可达 3590 多个(HLA-B 位点)。因此,尽管每个个体的每个等位基因的种类只能是一种,但是人群中不同的 HLA 基因座位上存在的等位基因的不同组合构成了人群中数量极其庞大的 HLA 复合体的组合方式。

HLA 复合体另一特点为具有**多基因性**(polygeny)。HLA 复合体含多个不同 HLA Ⅰ 类和 Ⅱ 类基因座,但其编码产物的结构和功能相似(如 HLA-A、HLA-B 和 HLA-C,以及 HLA-DP、HLA-DQ、HLA-DR)。每一个体的细胞表面均表达一组结构和功能相似、但又各具不同的抗原肽结合特性,使每一个体从遗传所获的经典 HLA Ⅰ 类和 Ⅱ 类分子,足以结合其一生中可能遭遇的绝大多数抗原。

多态性和多基因性是从不同水平反映 HLA 复合体的高度多样性。多基因性指同一个体内 HLA 复合体在基因座数量构成上的多样性,使个体具备提呈环境中大多数(病原)抗原的能力;多态性则指群体中 HLA 各基因座的等位基因(及其产物)数量构成上的多样性,从而保证群体可提呈各种不同抗原。但多基因性是造成多态性的一个重要因素。

HLA 多态性体现了 HLA 分子在人类种群中的复杂性和多样性,这种复杂性和多样性在人类遗传学研究中有重要的意义。对个体而言,每种 HLA 基因均有两个等位基因,一个来自父亲,一个来自母亲。HLA 基因及其等位基因数量的复杂性和婚配中的随机性造成人群中在同一等位基因位点上出现相同等位基因的概率非常小,这样每个个体的 HLA 等位基因的组成成为这一个体独特的生物学"标签",在亲子鉴定和法医鉴定中具有重要的作用。但是 HLA 的多基因性和多态性则在器官移植中为寻找合适的供体带来了很大的困难。然而就种群而言,HLA 复合体的高度多态性,使得每一个体组织细胞表面均表达一组结构和功能相似、但又不完全相同的 HLA 分子,这些不同的 HLA 分子各具不同的抗原肽结合特性,从而使人群针对极为多样的病原微生物(如细菌、病毒等)均可产生免疫应答,从而适应复杂的生存环境,有利于群体生存和延续。因此,人群中 HLA 基因中等位基因的多样性也反映了种群对各种外界环境变化的免疫应答潜在能力的广泛性,保证了种群在进化过程中的延续性和稳定性。

自然界各民族人群所处自然环境的差异,使得 HLA 多态性分布存在地域和人群差异,如中国北方汉族、北美白人和北美黑人人群的多态性较中国南方汉族和日本人群丰富。即使在中国,各地区间也存在差异。在中国汉族群体中抗原 A1、A3、B13、B44 和 B51 频率呈北高南低分布,而抗原 A24、B46、B60 呈北低南高分布。HLA 多态性特征为了解人类的进化史、迁移史及与疾病的高发关系提供了研究依据。

● HLA 复合体具有单倍型遗传、共显性遗传和连锁不平衡的遗传特点

HLA 复合体之所以成为人类基因中最为复杂系统的原因,除了上述提及的 HLA 复合体具有多态性和多基因性的特征外,HLA 基因在遗传中还具有独特的特点。

单倍型遗传(genetic haplotype) 单倍型遗传是指 HLA 复合体以单倍型形式向下代传递。单倍型(haplotype)是指一条染色体上 HLA 复合体各位点基因紧密连锁组成的基因单位。人体细胞为二倍体型,两个单倍型分别来自父亲和母亲,共同组成个体的基因型(genotype)。由于一条染色体上 HLA 各位点的距离非常近,很少发生同源染色体之间的交换。因此,父母的 HLA 以单倍型为单位将遗传信息传给子代。例如父亲的基因型为 ab,母亲的为 cd,则子代可能有 4 种基因型,ac、ad、bc、bd,某一个体获得任一单倍型的可能性都是 1/4。故两个同胞有完全相同或完全不同 HLA 单倍型的可能性都是 1/4;一个单倍型相同的可能性是 1/2。而子代和亲代总是共有一个单倍型(图 8-2)。所以,相对于在种群中寻找到单倍型相同的供体概率极低不同,在家庭成员中可以找到单倍型相同或至少一半相同的器官供体。当然在无血缘关系的个体中也可能找到 HLA 基因型相同的个体,但是他们的 HLA 的复等位基因可以分布在不同的染色体上,他们的单倍型可以相同,也可以不同。

HLA 的表达呈现共显性遗传特点 共显性(co-dominance)是指一个个体同源染色体相同位点上的等位基因不论是杂合子还是纯合子,均能同等表达。每个位点可表达两个抗原,可能相同,也可能不相同,共同组成了个体的表型(phenotype)。两者的编码产物都可在细胞表面检测到。HLA 复合体的表达呈现出共显性遗传的特点,在一个个体细胞表面,根据 HLA 等位基因的数量可推测细胞表面表达的 HLA 分子的种类,如一个个体的 HLA I 类和 HLA II 类基因三个等位基因座位上均为不同的等位基因(即杂合子),则在细胞表面表达的 HLA I 类和 HLA II 类分子可以达到 12 种(6 种 HLA I 类分子和 6 种 HLA II 类分子)(图 8-3)。如果父亲和母亲的特定位点的等位基因为杂合子,但其中一个具有相同的等位基因时,其子代的这个位点就有可能为相同的等位基因(即纯合子)。

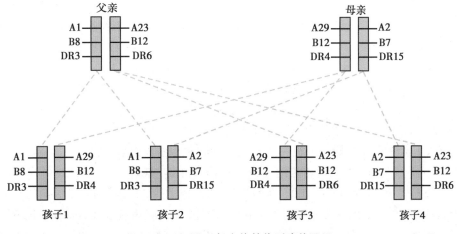

图 8-2 人 HLA 复合体单倍型遗传图示

某些 HLA 等位基因在单元型中非随机分布导致连锁不平衡　在遗传学上,位于同一个染色体(单倍型)上的基因称为连锁(linkage)。HLA 基因属于在同一条染色体上紧密连锁的一组基因。通过对大样本人群中的 HLA 分析可以获得 HLA 不同基因座位的各等位基因在单倍型中出现的频率(frequency)。在人群中,如果 HLA 两个等位基因在所有单倍型中的分布是随机的,那么这两个等位基因在同一个单倍型中出现的频率应该是两个等位基因在单倍型中独自出现频率的乘积。如在白种人中 A1 的基因频率为 0.12,B8 的基因频率为 0.17,A1 和 B8 基因出现在同一条单倍体上的预期频率为 0.12×0.17=0.02,但实际上在白种人观察到的 A1 和 B8 同时出现的频率为 0.09。这种群体中不同座位上某两个等位基因出现在同一条单倍型上的频率与预期的随机频率之间存在明显差异的现象,称**连锁不平衡**(linkage disequilibrium)。连锁不平衡的现象表明处于连锁不平衡状态的 HLA 的某些等位基因总是较多地出现在同一单倍型中。HLA 复合体的单倍型分布也具有人种和地域特点,如在中国汉族群体中常见的 A30-B13-DRB1*07,A1-B37-DRB1*10 单体型频率呈北高南低分布,在江浙沪地区汉族人群中频率较北方汉族人群下降,而 A2-B46-DRB1*09,A33-B58-DRB1*17,A33-B58-DRB1*13 单倍型频率呈北低南高分布。HLA 单倍型分布特点较之单一基因的分布频率更能体现出人种和地域的种群遗传结构特点。某些连锁不平衡倾向于出现在某些区域、某些人种和某些民族,也为深入探讨连锁不平衡的发生机制,及其与某些疾病的发病、诊断和治疗提供新的研究内容。

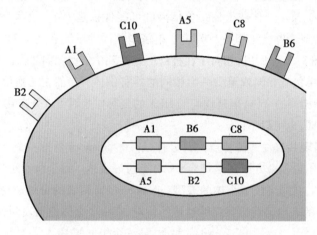

图 8-3　人 HLA 复合体共显性遗传图示

第二节　MHC 蛋白分子

虽然不同种属、不同个体的 MHC 结构不尽相同,但其编码的蛋白分子在化学结构、组织分布及功能上均十分相近。经典 MHC I 类和 II 类分子在抗原递呈及 T 细胞识别抗原的过程中起着关键的作用。1987 年 Bjorkman 等借助 X 射线晶体衍射技术获得了首个 MHC 分子——HLA-A2 分子的晶体结构。随后其他 HLA I 类和 II 类分子的结构也得到了解析。随着对 MHC 结构及其与 TCR 的相互作用的深入研究,特别是 MHC 与抗原肽的结合特征的研究,为肽疫苗的设计及其在肿瘤、自身免疫性疾病和感染性疾病中的应用提供了直接的证据。本节将以 HLA 分子为主,讨论经典 MHC I 类和 MHC II 类分子的结构、分布和功能。

● **HLA I 类分子为跨膜分子、分布广泛、主要参与内源抗原提呈**

HLA I 类分子是由非共价键连接的 α 链(重链)和 β 链(轻链)组成的糖蛋白,其中 α 链由 HLA-A、B 或 C 等位基因编码,β 链由位于第 15 号染色体上的 β2 微球蛋白基因编码(β2m),由于其相对分子质量较小,且区带电泳时位于 β2 区,故称为 β2 微球蛋白(β2 microglobulin,β2m)。α 链的分子量为 45kDa,根据其在细胞上的分布,可以分为胞外区、跨膜区和胞内区,氨基端游离

Notes

于细胞膜外,羧基端位于胞质内。α链的膜外区肽段经空间折叠形成三个功能区,即α1、α2、和α3区;每个功能区约含90个氨基酸残基,α1和α2区的氨基酸顺序变化较大,是决定HLA I类分子多态性的部位,α3区结构域较保守,其结构与免疫球蛋白超家族分子相似,具有种属特异性,α3区也是与CD8分子结合的部位。β2m既不穿过细胞膜,也不与细胞膜接触,而是以非共价形式附着于α3的功能区上。虽然β2m不直接参与 I类分子的抗原递呈,但是它能促进内质网中新合成的HLA I类分子向细胞表面运输,并对HLA I类分子的结构稳定和在细胞表面的表达具有辅助作用,是HLA I类分子组装、表达及功能所必需(图8-4)。

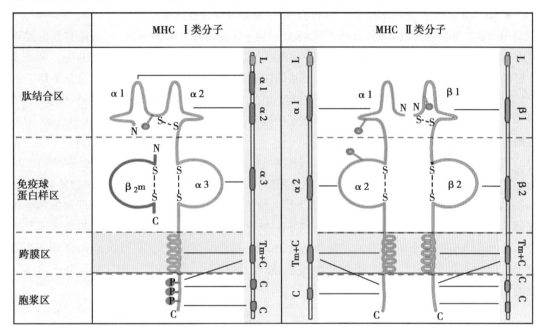

图8-4　HLA I和II类分子结构示意图

对HLA I类分子的X射线结晶衍射图分析结果揭示了 I类分子和抗原肽结合部位的三维结构。HLA I类分子胞外区的α1和α2结构域共同构成了抗原肽段结合部位,每个结构域折叠成一个α螺旋和四个反向平行的β片层,来自α1和α2结构域的8条反向平行的β片层结构组成了抗原肽结合凹槽的底部;两条α螺旋则相互对应、相互平行共同构成凹槽的侧壁;凹槽的两端封闭,决定了和HLA I类分子结合的抗原肽氨基酸残基数相对较短,一般为9肽。组成抗原结合凹槽的α1和α2结构域具有丰富的多态性,保证了与抗原肽结合的特异性和免疫应答的多样性(图8-5)。

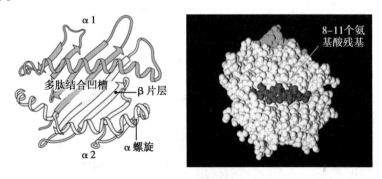

图8-5　HLA I类分子肽折叠立体结构图

经典的HLA I类分子分布于几乎所有有核细胞表面,但不同组织细胞的表达水平差异很大。淋巴细胞表面HLA I类抗原的密度最高,肾、肝、肺、心及皮肤次之,肌肉、神经组织和内分

Notes

泌细胞上抗原最少,而神经细胞、成熟红细胞、胎盘成熟滋养层细胞上未检出 HLA I 类分子的表达。在血清、尿液、汗液、脑脊液及初乳等体液中也有可溶性 HLA I 类抗原分子的存在。

经典 HLA I 类分子的生理功能主要为向 CD8⁺ T 细胞提呈抗原,即 CD8⁺ T 细胞只能识别与自身 HLA I 类分子结合的抗原肽。这些肽段多来自内源性的蛋白抗原,如病毒抗原、肿瘤抗原等。以病毒抗原为例,当病毒感染了抗原递呈细胞后,病毒蛋白抗原可在细胞内被加工成一些短肽片段,后者在内质网与新合成的 I 类分子结合后表达于抗原递呈细胞表面,被 CD8⁺ T 细胞识别。

● **HLA II 类分子也为跨膜分子、分布局限、主要参与外源性抗原提呈**

HLA II 类分子也是由 α 链(重链)和 β 链(轻链)组成的异二聚体糖蛋白,通过非共价键连接,均由 HLA-DR、DP 和 DQ 基因编码(图 8-4)。α 链的分子量约 34kDa,β 链约 29kDa。两条多肽链的基本结构和 I 类分子的 α 链相似,氨基端在胞外,羧基端在胞内,胞外部分占整条肽链的 2/3。II 类分子的两条多肽链也分为肽结合区(包括约 90 个氨基酸残基长度的 α1 和 β1 结构域)、Ig 样区(α2 和 β2)、跨膜区(含 25 个氨基酸残基)和胞内区(含 10～15 个氨基酸残基,游离在胞浆中)。

HLA II 分子的 X 射线晶体衍射图显示(图 8-6),II 类分子的抗原肽结合凹槽由 α1 和 β1 功能区共同构成,其结构和 I 类分子的槽型非常相似,其中 α1 和 β1 的 α 螺旋形成凹槽的侧壁,而 8 个反向平行的 β 片层则构成凹槽的底部。II 类分子的多态性也体现在抗原结合凹槽的侧壁和底部,其空间构型依编码基因的不同而不同于 I 类分子抗原结合凹槽的封闭性,II 类分子肽结合凹槽的两端呈开放状,能够容纳较长的肽段(10～30 个氨基酸残基),但是抗原肽和 HLA II 类分子结合较多部位也只有 8～9 个氨基酸残基,被称为"核心结合序列"。HLA II 类分子的多态性主要由 α1 和 β1 结构域体现。

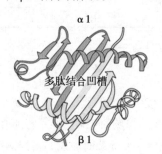
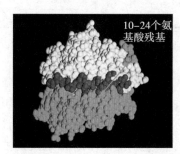

图 8-6　HLA II 类分子肽折叠立体结构图

相对于 HLA I 类分子分布的广泛性,HLA II 类分子的分布比较局限,主要表达于 B 细胞、单核-巨噬细胞和树突状细胞等专职抗原提呈细胞,精子细胞以及某些活化的 T 细胞表面。此外,在免疫应答过程中,在细胞因子(如 IFN-γ)作用下,某些细胞也可诱导表达 HLA II 类分子,并表现出抗原提呈作用,发挥非专职抗原递呈细胞的生物学效应。因此,HLA II 类分子表达可视为抗原提呈能力的标志。有些组织在病理条件下也可表达一些 II 类抗原,如胰岛 β 细胞、甲状腺细胞等。在肿瘤和病毒感染中,HLA II 类分子的表达下调成为肿瘤细胞或是病毒感染细胞逃脱免疫监视的主要机制之一。

HLA II 类分子的功能和其表达相对应,主要是在免疫应答的始动阶段将经过处理的外源性抗原多肽提呈给未致敏 CD4⁺ T 细胞。正如 CD8⁺ T 细胞只能限制性识别与自身 HLA I 类分子结合的抗原肽段一样,CD4⁺ T 细胞只能限制性识别与自身 HLA II 类分子结合的抗原肽段。HLA II 类分子主要参与外源性抗原的提呈,同时可以通过"交叉提呈"方式提呈内源性抗原。HLA II 类分子也是引起移植排斥反应的重要靶抗原,包括引起宿主抗移植物反应(HVGR)和移植物抗宿主反应(GVHR)。在免疫应答中,HLA II 类分子及其提呈的抗原肽还可影响 CD4⁺ T

细胞的分化,进而调节细胞免疫和体液免疫,决定免疫应答的格局和结果。表8-2 对 HLA Ⅰ类分子和 HLA Ⅱ类分子在结构、功能和组织分布特点进行了总结。

表8-2　HLA Ⅰ类和Ⅱ类分子比较

	HLA Ⅰ类分子	HLA Ⅱ类分子
抗原类别	HLA-A、HLA-B、HLA-C	HLA-DP、HLA-DR、HLA-DQ
分子结构	α 链(45KD)	α 链(35KD)
	β2m(12KD)	β 链(28KD)
抗原肽结合结构域	α1、α2 结构域	β1、α1 结构域
与 CD8、CD4 结合位点	α3 与 CD8 结合位点	β2 与 CD4 结合位点
结合的抗原肽特点	8-11 氨基酸残基	10-30 氨基酸残基
细胞分布	有核细胞	DC、MΦ、B 细胞 APC
功能	提呈内源性抗原,激发 CD8+ T 细胞应答	提呈外源性抗原,激发 CD4+ T 细胞应答

● **HLA 分子与抗原肽结合的特点**

与抗原肽的结合是 HLA Ⅰ类和Ⅱ类分子在细胞表面稳定表达的前提,不结合抗原肽的 HLA 分子虽然也可以被转运至细胞表面,但是很快就从细胞表面脱落或是被内吞进入细胞,可以导致免疫应答的缺陷。正常生理情况下,细胞表面的 HLA 分子结合的是自身抗原,从而保证了 HLA 分子在细胞表面的有效表达;最新研究发现结合了自身抗原肽的 HLA 分子可以协助 TCR 对 MHC-非己抗原肽的识别,在针对非己抗原启动的免疫应答中发挥重要的辅助作用。

经典 HLA 分子的主要功能在于与内外源性抗原肽非共价结合,将抗原递呈给 T 细胞,诱导免疫应答,在机体对抗病原生物中起着重要作用。但对具体个体而言,其表达的 HLA 分子是有限的,如何通过有限的 HLA 分子递呈环境中数量庞大的抗原,并且不同个体为何对同一种抗原会有不同的免疫应答,对这些问题的解答需要明确 HLA 分子与抗原肽结合的特性。通过对从抗原提呈细胞表面的 HLA 凹槽中洗脱抗原肽的分析,结合 HLA-抗原肽复合物的晶体研究结果发现 HLA 分子的抗原结合凹槽底部还有下陷的结构空间,被称为"小袋"(Pocket),是抗原肽的特定氨基酸残基与 HLA 分子氨基酸残基直接相互作用的位点。不同 HLA 分子其氨基酸结构的差异主要体现在口袋的大小、形状和电荷各异,并因此决定了特定 HLA 分子所能结合的抗原肽。而对应抗原肽上的这些与"小袋"结合的氨基酸残基被称为**"锚定残基"**(Anchor residues),抗原肽其他部位的氨基酸残基并不与 HLA 分子直接相互作用,并有一定程度的隆起,可以作为 T 细胞识别抗原肽的表位结构(图 8-7)。

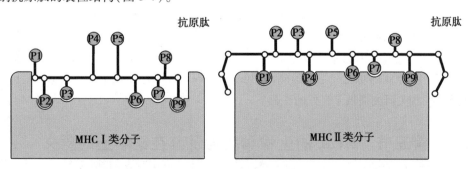

图8-7　HLA Ⅰ和Ⅱ类分子抗原肽结合槽与抗原肽结合示意图

进一步分析洗脱后的与特定 HLA 分子结合的抗原肽氨基酸残基的序列特征,发现能够与同一 HLA 分子结合的不同抗原肽其锚着残基通常相同或是理化性质相似。如与 HLA-A*0201

Notes

分子结合的抗原肽的第二个氨基酸往往是亮氨酸(L)或甲硫氨酸(M),第九位氨基酸残基为缬氨酸(V)或亮氨酸(L),而中间 P3 ~ P8 的残基组成带有较大的任意性。因此可以用 xL/MxxxxxxV/L 表示,其中 x 代表任意氨基酸残基;类似的 HLA-B*2705 所结合抗原肽的 P2 和 P9 也为锚定残基:P2 皆为精氨酸(R),而 P9 为亮氨酸(L)或苯丙氨酸(F),因此 HLA-B*2705 分子结合抗原肽氨基酸残基特点为 xRxxxxxxL/F,其中 x 代表任意氨基酸残基。这表明 MHC 分子与抗原肽的结合具有相对专一性,可与具有特定的共同基序的抗原肽结合。

HLA Ⅱ类分子的情况相对比较复杂,其抗原肽结合槽两端开放,可容纳含 13 ~ 25 个残基(或更长)的肽段,但结合后通常被酶解为含 13 ~ 17 个氨基酸残基的肽段。由于Ⅱ类分子肽结合槽具有较大兼容性,分析其所结合抗原肽锚着残基较为困难,但已发现Ⅱ类分子与抗原肽结合的特点与 HLA Ⅰ类分子基本相似。如分析能与 HLA-DRB1*0405 分子抗原结合槽结合的几种抗原肽,发现其长度虽变化于 14 ~ 17 个氨基酸之间,但中段仍有对应于Ⅰ类分子的九肽结构,其锚定部位为 P1、P4、P6 和 P9。除 P9 的氨基酸组成(E 和 D)相对单一外,其他位置的氨基酸种类变化很大,包括了多种氨基酸残基,可见 DRB1*0405 分子可以结合的抗原肽的复杂性要远比Ⅰ类分子复杂(图 8-7)。

MHC 不同座位或同一座位的不同等位基因之间结构上的差异主要集中于肽结合槽,从而决定特定型别 MHC 分子选择性与某一类抗原肽结合,造成不同 HLA 等位基因编码分子和抗原肽的结合具有一定的选择性。这种选择性反映了不同个体对同一抗原出现免疫应答的差异,是 MHC 以其多态性参与和调控免疫应答的一种重要机制。而 MHC 分子与抗原肽的结合无严格的专一性,HLA 分子的结合特异性低于抗原与抗体或 TCR 与 MHC-抗原肽结合特异性,即 HLA 分子接纳和提呈抗原肽显示相当的灵活性,那些符合特定 HLA 结合特性的肽段均可以和相应的 HLA 分子结合,我们把具有能与同一类别 HLA 分子结合的不同抗原肽具有的相同或相似的锚定残基称为"**共用基序(common motif)**"。所以,来自于不同抗原,但具有共同基序结构的抗原肽,皆可被同一类 HLA 等位基因分子所接纳。同时,此种灵活性还可表现为属于"共同基序"的非锚定位点的氨基酸的顺序和结构可变;其次,同一 MHC 分子(特别是Ⅱ类分子)所要求的锚定残基往往不止一种氨基酸,结果是"符合"某特定共同基序的肽链数量可以相当得多,造成一种 MHC 分子可结合多种抗原肽,活化多个抗原特异 T 细胞克隆。这种灵活性可以保证带有特定等位基因的个体对抗原应答的多样性,在种群进化上具有一定的意义。目前,在 HLA Ⅰ类分子中至少已经确认了 A2、A3、B4、B44 四个家族的等位基因产物可选择性地共同识别拥有相同或相似锚定残基的抗原肽。这意味着能够被某一 HLA 分子所识别和提呈的抗原肽,也可被其所属家族中的其他分子所提呈,这对应用肽疫苗或 T 细胞疫苗进行免疫预防和免疫治疗提供了便利。

HLA 和抗原肽结合的上述特点,使利用计算机软件进行特定 HLA 分子抗原肽的预测成为可能,也是寻找筛选肿瘤疫苗和病毒疫苗的重要途径之一。基于人类基因组计划的完成,利用生物信息学的方法,一方面已可以从小片段多肽进一步推测得到相关的抗原信息;另一方面通过抗原肽和 MHC 结合特征,获得候选抗原中可能的抗原肽,再通过人工合成抗原肽,经过具有抗原特异性 CTL 克隆的识别和杀伤实验,最终确定有意义的抗原肽用于疫苗设计。目前已有一些网站可用于抗原肽的功能和结构预测,如 http://www-bimas.cit.nih.gov/molbio/hla_bind/,为开展抗原肽的相关研究提供了良好的工具。

第三节   HLA 的生物学功能及其在医学上的意义

HLA 最主要功能是将抗原提呈给 T 淋巴细胞,参与了免疫应答、免疫调节和 T 淋巴细胞发育等生物学功能,并与器官移植和某些疾病的发生发展关系密切,在医学研究与实践中越来越显示出其重要性。

Notes

● **MHC 分子具有抗原提呈、参与 T 细胞发育和调节免疫应答的功能**

MHC 分子提呈蛋白质抗原,启动免疫应答　经典的 MHC Ⅰ 类分子和 MHC Ⅱ 类分子将蛋白质抗原经抗原提呈细胞加工后递呈给 T 细胞,从而激活 T 细胞,启动适应性免疫应答。CD8 + T 细胞可限制性识别自身 MHC Ⅰ 类分子提呈的抗原肽,而自身 MHC Ⅱ 类分子提呈的抗原肽只能为 CD4$^+$T 细胞识别。上述识别导致免疫应答发生,产生不同性质的免疫应答效应(详见第十五章和第十六章)。

MHC 提呈抗原作用是其参与免疫应答最重要的功能。MHC 等位基因的多态性和 MHC 分子与抗原肽结合的灵活性,保证了免疫系统能够对绝大多数的非己抗原产生有效的免疫应答。MHC 分子的表达也在一定程度上决定了机体对疾病的免疫应答结果。所以,MHC 分子在一些疾病如肿瘤、病毒感染中的表达下调可以使它们逃脱免疫监视,从而导致肿瘤和炎症的发生;而在自身免疫性疾病中 MHC 分子对自身抗原的异常提呈则与自身免疫性疾病的发生相关。

MHC 分子参与 T 细胞发育,确保 T 细胞成熟　在 T 细胞发育中,胸腺上皮细胞和其他基质细胞表面表达的 MHC Ⅰ 类和 MHC Ⅱ 类分子可以提呈自身抗原肽,未成熟的胸腺细胞在其发育中通过识别这些细胞表面 MHC-自身抗原肽,经历阴性选择和阳性选择,发育成为成熟 T 细胞,具备 MHC 限制性、自身免疫耐受和对非己抗原的免疫应答能力等(详见第十一章)。

MHC 分子调节免疫应答,影响免疫应答的格局　最早发现 MHC 分子参与免疫应答的调节作用来自于不同品系的小鼠对同一抗原的免疫应答能力不同的现象观察。这种应答能力的差异受遗传基因调控,并将其称为**免疫应答基因**(immune response gene,Ir 基因),Ir 基因的编码产物称为免疫应答抗原(immune response associated antigen,Ia 抗原)。进一步研究证明 Ir 基因就是 MHC Ⅱ 类基因。MHC 分子参与免疫应答的调节机制在于 MHC 分子特别是 MHC Ⅱ 类分子将抗原提呈给 CD4$^+$T 细胞后,CD4$^+$T 细胞的分化决定了免疫应答的种类和方向。如果向 Th1 细胞分化,那么最终以细胞免疫应答为主;如果向 Th2 细胞分化,那么免疫应答以体液免疫应答为主。因此,MHC 分子的抗原提呈对免疫应答的格局和效应体现方式产生重要的影响。

除了参与抗原的提呈,MHC 分子还表现出非抗原提呈功能,如 MHC Ⅱ 类分子可作为受体被激活,而 MHC I 类分子则参与了调节自然杀伤细胞的激活,具体见窗框 8-3。

窗框 8-3　MHC 分子的主要非抗原提呈功能

MHC 分子的主要功能是将抗原提呈给 T 淋巴细胞,但近来研究发现 MHC 分子具有多种非抗原提呈功能,在调节免疫应答和机体抗感染免疫中起着重要作用。MHC Ⅱ 类分子的主要非抗原提呈功能是作为受体,与相应配体结合后,激活下游信号通路,可调节抗原提呈细胞的增殖、激活、分化和凋亡,对于调控免疫应答的起始和终止起着重要作用。由于 MHC Ⅱ 类分子特异抗体的出现、超抗原的发现和 MHC Ⅱ 的配体 lymphocyte-activating gene-3(LAG-3)分子的鉴定,人们发现 MHC Ⅱ 分子激活可诱导 B 细胞和单核细胞炎症因子分泌,促进未成熟树突状细胞成熟和分泌趋化因子。MHC Ⅱ 分子可促进巨噬细胞的 toll 样受体通路的激活和炎症因子分泌,增强免疫应答的发生。在成熟树突状细胞和激活单核细胞/巨噬细胞中,MHC Ⅱ 分子的激活可诱导 Fas 非依赖的细胞凋亡,从而有利于终止免疫应答;相同的效应也在 B 细胞中观察到。上述效应与 MHC Ⅱ 类分子可激活酪氨酸蛋白激酶 Src 和 Syk,及蛋白激酶 C 相关,认为 Src 和 Syk 的激活诱导炎症因子分泌和细胞增殖、分化,而蛋白激酶 C 的激活则与细胞凋亡相关。此外 MHC Ⅱ 分子还可激活 MAPK 信号通路。由于 MHC Ⅱ 分子的胞内段很短,其激活信号的传递依赖于与其连接的 CD79a/CD79b、CD19、CD81 等分子。

MHC Ⅰ类分子的非抗原提呈功能则主要与调节自然杀伤细胞(NK)和细胞毒性 T 细胞(CTL)的细胞毒作用相关。NK 细胞杀伤活性受其膜表面表达的抑制性受体(KIR)和活化受体(KAR)调控。KIR 的配体是细胞表面自身 MHC Ⅰ类分子(包括Ⅰa 和Ⅰb 分子),两者结合可启动抑制信号。KAR 的配体为糖类蛋白,两者结合启动活化信号。在活化和抑制两种信号同时存在的情况下,KIR 的抑制信号占主导作用。正常宿主组织细胞均表达自身 MHC Ⅰ类分子,故 NK 细胞不活化。病毒感染细胞、肿瘤细胞或移植物细胞表面 MHC 分子表达减少、缺失或结构改变,此时 KIR 信号缺失而仅有 KAR 的活化信号,故 NK 细胞被激活。KIR 和 KAR 也广泛表达于 CTL 表面,故通过相关信号传递及 TCR 活化信号的共同作用,可有效调节 CTL 杀伤活性。

Bahram 等在 1994 年发现了一类由 MHC Ⅰ类区基因编码,结构与 MHC Ⅰ类分子相似,但不与 β_2 微球蛋白结合,与抗原加工、转运及呈递无关的蛋白分子,命名为 MHC Ⅰ类样分子(MHC class Ⅰ-related chains,MIC)。MIC 分子是人类 NK 细胞激活性受体 NKG2D 的主要配体,正常情况下 MIC 主要表达于在人体固有免疫和获得性免疫反应中,以及在感染性疾病、肿瘤疾病、自身免疫性疾病和器官移植后免疫排斥反应发病机制中均起着重要作用,见窗框 8-4。

窗框 8-4　MIC 分子的主要功能

MIC 分子正常情况下表达于胃肠上皮细胞、内皮细胞和纤维原细胞表面,但存在于角质形成细胞、内皮细胞、表皮细胞、纤维原细胞、单核细胞等细胞内,在 T 和 B 淋巴细胞中不表达。应激、巨细胞病毒等特定病原感染和上皮源性肿瘤细胞情况下,MIC 分子表达上调。慢性炎症状态可导致平时不表达或低表达膜型 MIC 分子的细胞,如 T 细胞,过表达 MIC 分子。MIC 分子为自然杀伤细胞(NK 细胞)的主要活化受体 NKG2D 的配体分子,NKG2D 激活可导致对靶细胞的杀伤;NKG2D 也表达于 γδ T 细胞和 αβ CD8$^+$ T 细胞表面,为 T 细胞激活共刺激信号。

巨细胞病毒感染等可导致宿主细胞高表达 MIC,进而激活 NKG2D 受体,导致 NK 细胞等对病毒感染细胞的清除,抑制病毒感染。很多肿瘤细胞高表达 MIC 分子,有利于 NK 细胞等对肿瘤的杀伤清除。但有研究发现某些肿瘤患者体内可溶性 MIC 分子水平上升,可能通过竞争性结合而封闭 NKG2D 受体,抑制 NK 等细胞的肿瘤杀伤功能。在某些自身免疫性疾病中,如类风湿关节炎、乳糜泻等,组织细胞高表达膜型 MIC 分子,可导致 NK 等细胞对正常组织细胞的杀伤。在同种异体实质器官移植中,MIC-NKG2D 通路可能是受体免疫细胞识别、激活、扩增及杀伤供体细胞的重要手段。MIC 分子在感染性疾病、肿瘤疾病、自身免疫性疾病和器官移植后免疫排斥反应发病机制中均起着重要作用。

● MHC 为器官移植排斥反应主要抗原

MHC 的发现伴随着人们对器官移植的认识。HLA Ⅰ类和 HLA Ⅱ类抗原分子是介导移植排斥反应的主要移植抗原,所以,MHC 与器官移植的关系极为密切。移植供体与受体 MHC 的相似程度直接反映两者的组织相容性,也决定移植物存活的几率;供-受体间的 MHC 相似性越高,移植成功的可能性越大。同卵双胎或多胎兄弟姊妹之间进行移植时几乎不发生排斥反应,移植物存活率接近 100%;HLA 一致的个体间移植的存活率可达 80%;亲子之间有一个 HLA 单倍型相同,移植成功的可能性约为 70%;而在无任何亲缘关系的个体之间进行器官移植时存活率要低得多(仅为 40%)。为了降低移植排斥反应,延长移植物的存活时间,移植前的重要工作就是通

Notes

过 HLA 检测的方法进行组织配型,选择 HLA 抗原与受者尽量相同的供者;在移植后发生排斥反应时进行恰当的免疫抑制(详见第二十四章)。

● **MHC 与疾病易感性**

不同个体对疾病易感性的差异在很大程度上是由遗传因素所决定。通过在群体中调查比较患者与正常人某些特定等位基因及其产物的频率,是研究遗传基因决定疾病易感性的主要方法。在遗传学上,将两个遗传学性状在群体中同时出现并呈非随机分布的现象称为**关联**(association),并以**相对危险性**(relative risk,RR)来评估两个遗传学性状的关联程度。HLA 是第一个被发现与疾病有明确联系的遗传系统。最典型的例子是在美国白人中 90% 的强直性脊柱炎患者为 HLA-B27,而正常人 HLA-B27 仅为 9%。迄今为止,已发现 60 余种疾病与 HLA 有关联,而且这些疾病往往与免疫应答异常有关,病因或发病机制未知,有家族倾向及环境诱发因素的疾病。表 8-3 列出了与常见疾病关联的 HLA 位点和 RR 数值。

表 8-3　HLA 与疾病的相对危险性

疾病	HLA 型别	相对危险性
强直性脊柱类	B27	87.4
疱疹性皮炎	DR3	15.4
天疱疮	DR4	14.4
亚急性甲状腺炎	B35	13.7
乳糜泻	DR3	10.8
急性前葡萄膜炎	B27	10.4
特发性血色素沉着症	A3	8.2
特发性艾迪生病	DR3	6.8
胰岛素依赖性糖尿病	DR4	6.4
	DR3	3.3
系统性红斑狼疮(SLE)	DR3	5.8
恶性贫血	DDR5	5.4
类风湿关节炎	DR4	4.2
多发性硬化症	DR2	4.1
桥本甲状腺炎	DR5	3.2
重症肌无力	DR3	2.5
	B8	2.7
霍奇金病	A1	1.4

在评估 HLA 与疾病的相关性时,需要说明的是发现 HLA 与某种疾病有关联,并不意味着携带某基因型就一定会患病,HLA 本身并不是病因而仅仅是一种遗传标志。如患强直性脊柱炎患者中 90% 以上为 HLA-B27 分型,但是携带 HLA-B27 的个体不一定会患病。在进行 HLA 和疾病关联分析中,选择合适的正常人群对照也非常重要,因为 HLA 的分布与民族、人种、地理环境等有关。研究对象的选择必须遵循随机选择,无亲缘关系等,这样获得结果更有助于疾病的辅助诊断、预测、分类以及预后的判断。

HLA 与疾病易感性或抵抗性相关的分子机制目前尚不十分清楚,推测可能与 HLA 分子与抗原肽的结合能力差异有关。如在自身免疫病中,携带特定 HLA 等位基因的抗原较容易与某些自身抗原的抗原片段结合,更容易诱导免疫应答,从而导致疾病的发生。在感染过程中,如果病原菌产生的抗原(肽)正好与自身抗原相似或相同(如异噬性抗原),那么可能导致两种结局:一是特定个体的 HLA 分子具有更强的抗原提呈能力,在诱导针对病原菌免疫应答的同时,也导致对自身组织的破坏;或者是 HLA 分子将病原菌抗原作为自身抗原而不能有效识别和清除,使病原体可以逃脱免疫系统的监视,从而导致机体对该病原体所致的感染性疾病的易感性增强。

Notes

上述机制虽然还未得到最终证实,但是 HLA 与疾病的密切关系是不容置疑的。即使与 HLA 有密切关联的疾病的发病机制也不是单一的,其中既有遗传因素,也有环境因素,遗传因素中也包括多个方面,所以基因和疾病的关联研究已经拓展到更广的方面。近年来基于基因组单核苷酸多态性(single nucleotide polymorphism,SNP)的全基因组疾病关联研究的开展为澄清人类遗传与疾病发病相关性提供了新的研究手段。

● **HLA 表达异常与多种疾病相关**

HLA 在细胞表面表达的改变与某些疾病的发生发展有关　在肿瘤细胞表面 HLA 分子表达的缺失可以使肿瘤细胞抗原不能被有效提呈,成为肿瘤细胞逃脱免疫监视的主要机制之一;在一些细胞因子如干扰素、白细胞介素-2 等的作用下,可以上调细胞表面 HLA 分子的表达,增强肿瘤细胞的免疫原性。在许多自身免疫性疾病中,一些原本不表达 HLA 分子的细胞可诱导性表达 HLA Ⅱ类分子,如在胰岛素依赖的糖尿病中的胰岛 β 细胞,萎缩性胃炎中的胃壁细胞等。这些细胞表面 HLA 分子表达增加的原因和免疫学意义尚不清楚,可能与局部的炎症免疫应答有关。

通过 HLA 可监测疾病相关的 T 细胞免疫应答　由于 HLA 结合的抗原肽与 T 细胞表面 TCR 的识别具有一定的特异性,而抗原特异性 T 细胞与疾病的发生发展相关。因此,利用 HLA 分子可开展对疾病相关的 T 细胞免疫应答的监测。一是可以通过分析与 HLA 结合的抗原肽的性质,了解疾病相关的抗原肽及抗原的性质;二是还可利用 HLA 分子寻找能够识别特定抗原肽的 T 细胞克隆,为了解这些抗原特异性 T 细胞的数量、性质和功能提供了手段,如四聚体技术等。上述两方面对疫苗设计和疫苗疗效的评价都具有重要参考价值。

● **MHC 是个体鉴定的重要标志**

在人类所有基因中,HLA 是体内最复杂的多态性基因系统,单倍型数以亿计,所以,两个无血缘关系的个体很难具有完全相同的 HLA,而且 HLA 终身不变。因此,HLA 检测至少具有两方面的意义:一是亲子关系鉴定。由于 HLA 具有单倍型遗传的特点,每个子代均从其父母各得到一个单倍型,因此可以通过比较子女和父母的 HLA 单倍型组成,进行亲子鉴定。二是在人群中极少存在两个 HLA 等位基因完全相同的个体,通过检测标本 DNA 的 HLA 型别,在法医学上可鉴定凶犯身份和无法辨认的死者身份。

● **MHC 是人类学研究的重要线索**

HLA 基因的多态性及其遗传的连锁不平衡特点为人类学研究提供重要线索。相对于历史、文化、语言、体质等因素,基因是受外界环境影响最小的方面,故其生物学意义最大,HLA 已经成为人类学研究中探讨人类的源流和迁移的重要线索。

小　结

主要组织相容性复合体(MHC)是人体中基因结构最为复杂的系统,HLA 包括 HLA Ⅰ类基因(包括 HLA-A、HLA-B、HLA-C)、HLA Ⅱ类基因(包括 HLA-DP、HLA-DQ、HLA-DR,以及抗原加工相关基因)和 HLAⅢ类基因。

HLA 具有多基因性和高度多态性特点,其主要遗传特点是共显性遗传、连锁不平衡和单倍型遗传。经典 HLA Ⅰ类分子由 α 链和 β2m 组成,经典 HLA Ⅱ类分子由 α 链和 β 链组成,表达于细胞表面,参与蛋白质抗原的提呈,参与 T 细胞发育成熟,形成 T 细胞免疫应答的 MHC 限制性以及调节免疫应答。

MHC 分子和临床的关系主要表现在 MHC 分子是介导移植免疫排斥反应的主要抗原,并与多种免疫性疾病具有关联性,还可作为亲子鉴定和法医学鉴定的个体遗传"标签"。

(吴玉章)

参考文献

1. 何维. 医学免疫学. 北京:人民卫生出版社,2010

2. Marsh SG, Albert, ED, Bontrop, et al. Nomenclature for factors of the HLA system. Tissue Antigens, 2010, 75: 291-455

3. Abbas AK and Litchman AC. Cellular and Molecular Immunology. 7th ed. Elsevier Medicine, 2011

4. Owen J, Punt J and Stranford S. Kuby Immunology. 7th ed. W H Freeman Co Ltd. 2013

5. Hassan I, Ahmad F. Structural diversity of class I MHC-like molecules and its implications in binding specificities. Adv Protein Chem Struct Biol. 2011, 83: 223-270

6. Al-Daccak R, Mooney N and Charron D. MHC class II signaling in antigen-presenting cells. Current Opinion in Immunology. 2004, 16: 108-113

Notes

第九章 固有免疫

固有免疫(innate immunity)是指机体与生俱有的抵抗体外病原体侵袭、清除体内抗原性异物的一系列防御能力,为机体抵御病原微生物入侵的第一道防线,由体内长期进化形成的**固有免疫系统**(innate immunity system)所执行。固有免疫的特点为经遗传获得,针对病原体及异物的入侵可迅速应答,其应答模式和强度不因与病原微生物的反复接触而改变,故也称为"非特异性免疫"。固有免疫系统由固有免疫屏障、固有免疫分子和固有免疫细胞组成。本章主要介绍固有免疫系统的组成、固有免疫识别、固有免疫应答及固有免疫的调节,其中补体和树突状细胞分别在第五章和第十五章有详尽的介绍。随着对免疫系统的深入了解,固有免疫系统在机体免疫防御、免疫监视和自身稳定中的作用越来越受到免疫学家的关注。

第一节 固有免疫系统的组成

● 固有免疫屏障是机体抵御微生物入侵的防线

人体经过漫长的进化和自然选择,形成了能维持内环境稳定和抵御病原菌等有害物质入侵,并保持机体生理平衡的保护性机制。皮肤黏膜及其附属成分所形成的屏障结构是机体抵御微生物入侵的第一道防线(表9-1)。

物理屏障 由表皮、黏膜组成。人体的表皮细胞排列紧密,阻止了外源有害物质的入侵。消化道、呼吸道、泌尿生殖道的黏膜上皮细胞可通过多种方式排出入侵黏膜表面的病原菌。

化学屏障 由各种体液中抗微生物成分组成。皮肤和黏膜可产生分泌液,含有多种杀菌和抑菌物质。

微生物屏障 由人体的呼吸道、消化道和泌尿生殖道黏膜上寄生的多种对正常机体有益的菌群组成。这些正常菌群形成一种不利于外来菌群繁殖的微环境,可通过竞争结合上皮细胞、竞争吸收营养、分泌杀菌抑菌物质等方式发挥重要的微生物屏障作用。

表9-1 抵抗病原体进入机体形成感染灶的多种屏障

屏障系统	效应机制	皮肤	眼/鼻/口腔	呼吸道	肠道
物理屏障	表皮层机械防护	+	+	+	+
	表面气流和液流	+	−	−	+
	黏液、分泌物	−	+	+	+
	纤毛运动	−	+	+	−
化学屏障	分泌物 抗菌物质	脂肪酸 β防御素、片层体、组织杀菌素	溶菌酶 组织素、β防御素	肺表面活化剂 α防御素、组织杀菌素	低pH、胃蛋白酶 α防御素、凝集杀菌素、组织杀菌素
微生物屏障	正常菌群	+	+	+	+

体内屏障由某些特殊结构组成 人体是一个有机的整体,其中器官、系统内的局部屏障结

构在防御病原菌入侵和维持内环境稳定方面又形成了一道特殊的"屏障"。

血-脑屏障介于血液与脑组织之间,能阻挡血液中病原微生物及其他大分子抗原物质进入脑组织,从而保护中枢神经系统。

血-胎屏障,又称胎盘屏障,由母体子宫内膜的基蜕膜和胎儿的绒毛膜滋养层细胞组成,是胎儿血和母体血在胎盘内进行物质交换所通过的结构,可阻止母体中病原微生物进入胎儿体内,保护胎儿免遭感染。

血-胸腺屏障位于胸腺皮质,可阻止微生物和大分子物质进入胸腺组织,维持胸腺内环境的稳定。

气-血屏障位于肺泡中,可阻止微生物和大分子物质进入肺实质,其功能是使肺泡中 O_2 与毛细血管血液内的 CO_2 顺利完成交换。

病原菌或异物入侵人体必须越过各种各样的屏障,当上述屏障受到损伤,机体便会受到病原微生物的侵害。

● **固有免疫分子是抑菌、杀菌、启动和参与固有免疫应答的效应分子**

血液、各种分泌液与组织液中含有补体、溶菌酶、抗菌蛋白和细胞因子等物质,组成了机体固有免疫分子。

抗菌肽(antimicrobial peptide)是具有抗菌活性短肽的总称。已发现 400 余种具有非特异性免疫效应的抗菌肽或类似抗菌肽的小分子肽类,广泛存在于生物界,包括细菌、动植物和人类。这种内源性的抗菌肽经诱导而合成,具有广谱杀菌作用,在机体抵抗病原微生物的入侵中起着重要的作用。重要的三类抗菌肽家族分别是防御素(defensin)、组织杀菌素(cathelicidin)以及组织素(histatin)。其中最重要的是防御素,其作用机制是吞噬细胞摄入病原微生物之后,带有防御素的胞质颗粒通过与胞膜融合,将高浓度防御素释放至细菌周围,插入细菌胞壁使其形成孔洞,细菌因胞壁损伤而死亡,对革兰氏阴性菌和革兰氏阳性菌均起作用。组织杀菌素由中性粒细胞、巨噬细胞、表皮角质形成细胞、肺部及小肠上皮细胞产生。中性粒细胞中含有一种次级颗粒,存储有无活性的组织杀菌素分子,中性粒细胞吞噬细菌后形成的吞噬溶酶体与次级颗粒相遇,通过融合使组织杀菌素进入吞噬体,在弹性蛋白酶的酶解作用下释放出有活性的分子,采用防御素相似的机制杀伤细菌。

溶菌酶(lysozyme)属低分子量不耐热碱性蛋白质,因具有溶菌活性而得名。根据作用对象,分为细菌胞壁溶菌酶和真菌胞壁溶菌酶。广泛存在于各种体液、外分泌液和吞噬细胞溶酶体中,主要由巨噬细胞和小肠肠腺嗜酸细胞(Paneth's cell)产生。溶菌酶直接作用于革兰氏阳性菌,使细胞壁的主要组分肽聚糖破坏,损伤细菌和真菌细胞壁,导致细菌溶解。溶菌酶还可激活补体和促进吞噬作用。

急性期蛋白(acute-phase protein,APP)是由细胞因子(TNF-α、IL-1β 和 IL-6)诱导巨噬细胞产生的一组血清蛋白,其产生仅依赖于细胞因子的存在。病原微生物感染 1~2 天即可诱导急性期蛋白产生,在抗感染(尤其是细菌感染)中发挥重要作用。急性期蛋白包括血清淀粉样蛋白(serum amyloid protein,SAP,仅见于小鼠)、纤维蛋白原(fibrinogen)、甘露糖结合凝集素(mannose binding lectin,MBL)和 C 反应蛋白(C-reactive protein,CRP)等。SAP、MBL 和 CRP 可作为调理素,结合病原体表面并活化补体。

补体(complement)可通过 MBL 或旁路途径,在机体感染早期发挥溶菌作用。抗原抗体复合物激活补体的经典途径在较迟的时相发挥作用。补体激活后产生的活性片段,具有免疫调理和黏附作用,加强固有免疫对病原体的杀伤作用。过强时可引起免疫病理损伤。有关补体的详细内容见第五章。

细胞因子和黏附分子 病原体感染机体后,可刺激免疫细胞和感染的组织细胞产生多种细胞因子和黏附分子,发挥多种非特异性效应,包括趋化招募免疫效应细胞、诱导急性期反应、引

Notes

起炎症反应、激活免疫细胞、抑制病毒复制等。有关细胞因子的详细内容见第六章。

● **固有免疫细胞是固有免疫应答的主要成分**

固有免疫细胞主要包括吞噬细胞、树突状细胞、自然杀伤细胞、固有样淋巴细胞(B1 细胞、γδT 细胞、自然杀伤 T 细胞)、肥大细胞、嗜酸性粒细胞和嗜碱性粒细胞等。

吞噬细胞(phagocyte)是一类具有吞噬杀伤功能的细胞,主要由单核/巨噬细胞和中性粒细胞组成,是固有免疫系统的主要效应细胞。吞噬细胞对侵入机体的病原体或者其他异物的应答主要包括识别(recognition)、吞噬(ingestion)和消化(digestion)三个阶段,总称为噬菌作用(phagocytosis)。吞噬细胞的胞膜突出形成伪足(pseudopodia),将抗原包绕起来,伪足融合,病原体则以膜包结构方式被摄入细胞内形成吞噬体(phagosome),进入细胞吞噬体内的细菌继续生存、代谢,在吞噬体中代谢所产生的乳酸使 pH 值下降(低于 4.0),导致大部分病原体死亡。吞噬体向细胞内部运动,与胞浆内溶酶体(lysosome)融合形成吞噬溶酶体(phagolysosome),在多种溶酶体水解酶、防御素的作用下发挥杀菌作用(图 9-1)。

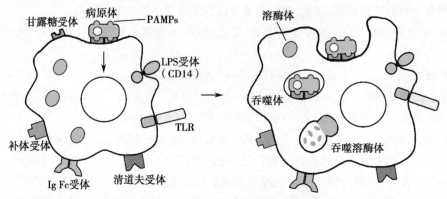

图 9-1　巨噬细胞的识别受体和噬菌作用

巨噬细胞表达多种受体,如甘露糖受体、清道夫受体、LPS 受体、Toll 样受体、补体受体,
Ig Fc 受体等,可通过直接或间接识别病原体,发挥生物学效应

吞噬细胞在噬菌过程中可产生多种毒性物质杀死入侵的病原微生物。最重要的是超氧阴离子(O_2^-)、过氧化氢(H_2O_2)、一氧化氮(NO)等,这些毒性物质对细菌有直接毒性作用。吞噬细胞吞噬病原体后有氧代谢活跃,在短时间内耗氧量显著增加,这一现象称为**呼吸爆发**(respiratory burst),可激活细胞膜上和吞噬体内膜的还原型辅酶Ⅰ(NADH)和还原型辅酶Ⅱ(NADPH),催化产生超氧阴离子(O_2^-)、过氧化氢(H_2O_2)、一氧化氮(NO)、羟基游离基(OH)、次氯酸(hydroclorous acid,HOCl)等毒性物质等,可有效杀伤病原微生物。H_2O_2 还能与卤化物、髓过氧化物酶(MPO)组成 MPO 杀菌系统,产生强大杀菌效应。吞噬细胞活化后诱导产生的一氧化氮合酶(NOS)可催化 L-精氨酸产生 NO,发挥杀菌和细胞毒作用(表 9-2)。

表 9-2　吞噬细胞产生和释放的抗菌因子

抗菌机制	特异性产物
酸性环境	pH 3.5 ~ 4.0,抑制细菌或杀菌
毒性氧来源产物	超氧阴离子(O_2^-)、过氧化氢(H_2O_2)、羟基游离基、次氯酸
毒性一氧化氮	一氧化氮(NO)
抗菌肽	防御素和阳离子蛋白
酶类	溶菌酶、酸性水解酶
竞争结合分子	乳铁传递蛋白、维生素 B_{12} 结合蛋白

病原体被杀伤或破坏后,在吞噬溶酶体内被溶菌酶、酸性水解酶进一步消化,其消化产物通过胞吐(exocytosis)作用被清除至细胞外。具有免疫原性的肽类物质则与 MHC Ⅱ 类分子结合形成肽- MHC Ⅱ 复合物,表达于细胞表面,提呈给不同的 T 细胞亚群。

单核吞噬细胞系统(mononuclear phagocyte system, MPS)包括循环于血液中的**单核细胞**(monocyte, Mo)和组织器官中的**巨噬细胞**(macrophage, Mφ),它们具有很强的吞噬能力,是机体固有免疫的重要组成细胞;同时又是一类主要的抗原提呈细胞,在特异性免疫应答的诱导与调节中起着关键的作用。

MPS 主要由骨髓干细胞发育而来,在多集落刺激因子(multi- colony stimulating factor, multi- CSF)、巨噬细胞集落刺激因子(macrophage- CSF, M- CSF)等刺激下,骨髓干细胞先后发育成为单核母细胞(granulocyte- monocyte progenitor cell)、前单核细胞(promonocyte)和成熟的 Mo。Mo 约占外周血白细胞总数的 3%,在血液中可停留 8 小时左右,在穿越毛细血管内皮后迁移到不同的组织,分化成为组织特异性的 Mφ,寿命可达数月以上。Mo 分化成为 Mφ 的过程中,细胞的形态和功能均发生较大的变化,主要表现为细胞的体积增加 5~10 倍,细胞器的数量增加,功能更为复杂,吞噬能力增强,产生更多的水解酶,分泌大量可溶性因子。

Mo 是白细胞中体积最大的细胞,呈圆形或椭圆形,细胞表面有皱褶和伪足。细胞核形态多样,呈椭圆形、肾形、马蹄形或不规则形态。核常偏位,染色质颗粒细而松散,着色较浅。胞质较多,呈弱嗜碱性,含有许多细小的嗜天青颗粒,使胞质染成深浅不匀的灰蓝色。胞质内有许多吞噬泡、线粒体、粗面内质网和溶酶体颗粒结构。颗粒内含有过氧化物酶、酸性磷酸酶、非特异性酯酶和溶菌酶,与 Mo 的吞噬杀伤功能有关。

Mφ 的体积是 Mo 的数倍,皱褶和伪足更多,呈多形性,胞浆中有大量的溶酶体及其他各种细胞器。Mφ 几乎分布于机体的各种组织中,一部分 Mφ 定居于组织器官中成为组织特异性的 Mφ 并被赋予特定的名称,例如肺脏间质和肺泡中的尘细胞(dust cell)、结缔组织中的组织细胞(histiocyte)、肝脏中的库普弗细胞(Kupffer cell)、骨组织中的破骨细胞(osteoclast)、肾脏中的肾小球系膜细胞(mesangial cell)、脑组织中的小胶质细胞(microglial cell)等,定居在组织中的 Mφ 一般不再返回血液。

Mo/Mφ 表面具有多种分子,如 MHC Ⅰ 和 MHC Ⅱ 类分子,多种黏附分子和共刺激分子等,与细胞的功能状态密切相关。成熟 Mo/Mφ 高表达 CD14 分子,被认为是较为特异的表面标志,主要用于细胞表型的鉴定。Mo/Mφ 表达多种表面受体(图 9-1),其中 Mφ 表达的表面受体多达数十种,如甘露糖受体、清道夫受体、LPS 受体(CD14)、Toll 样受体(见本章模式识别受体)、补体受体(C1R 即 CD35、C3R 即 CD11b/18 或 Mac-1)、IgG Fc 受体(CD64、CD32)及多种细胞因子、激素、神经肽、多糖、糖蛋白、脂蛋白等受体,参与 Mφ 的识别、吞噬、活化和生物学效应。

Mφ 在免疫防御中发挥重要作用,具有广泛的生物学功能,既可触发固有免疫应答,也能启动适应性免疫应答。主要生物功能包括噬菌作用、参与和促进炎症反应、抗原加工及提呈、免疫调节作用、清除凋亡细胞、杀伤肿瘤和病毒感染细胞、创伤愈合等。根据 Mφ 的免疫功能将 Mφ 分为 M1 型和 M2 型两类。M1 型为经典活化的 Mφ,IFN-γ 可以激活 Mφ 并释放细胞因子 IL-12 和 IL-23,在 Th1 型免疫应答中作为诱导细胞和效应细胞参与杀伤病原体和肿瘤细胞。M2 型是可选择活化的 Mφ,IL-4 和 IL-13 可以激活这类 Mφ 并介导纤维化组织的修复及体液免疫应答。

中性粒细胞(neutrophil)属于小吞噬细胞,来源于骨髓干细胞,是血液中数目最多的白细胞,约占外周血白细胞的 50%~70%。成人外周血中超过 5×10^9 个/L 细胞,骨髓每天产生约 10^{11} 个新细胞。其特点是寿命短、更新快、数量多。中性粒细胞属于终末细胞,从骨髓进入外周血循环 12 小时内未被募集至感染部位即发生凋亡,被肝脏或脾脏 Mφ 所吞噬。在血管中的中性粒细胞约有一半随血流循环,通常白细胞计数只反映了这部分中性粒细胞的数量;另一半则附着在小血管壁上,中性粒细胞具有很强的变形运动和穿越毛细血管壁的能力。同时,在骨髓中尚贮

Notes

备了约 2.5×10^{12} 个成熟中性粒细胞,应激状态下,机体可立即动员大量中性粒细胞进入循环血流。

中性粒细胞的胞浆中有大量分布均匀的中性细颗粒,这些颗粒多是溶酶体,内含髓过氧化酶、溶菌酶、碱性磷酸酶和酸性水解酶等丰富的酶类,与中性粒细胞的吞噬和消化功能密切相关。

中性粒细胞具有趋化、吞噬、杀菌等多种生物学功能,中性粒细胞表达 IgG Fc 受体,可以通过补体依赖性和抗体依赖性途径发挥吞噬和杀伤效应。

树突状细胞(dendritic cell,DC)　DC 分布十分广泛。是目前所知的机体内功能最强的专职抗原提呈细胞,可有效地刺激 T 细胞和 B 细胞的活化,从而将固有免疫和适应性免疫有机联系起来。有关 DC 的详细内容见第十章。

自然杀伤细胞(nature killer cell,NK cell)　NK 细胞是淋巴细胞的一个亚群,约占外周血淋巴细胞的 10% ~15%。无须抗原的预先刺激与活化即能够直接杀伤被病毒感染的自身细胞或者肿瘤细胞,因此称为自然杀伤细胞。常用的人类 NK 细胞表型标志是 CD56⁺CD16⁺CD19⁻CD3⁻,不表达 T 细胞(TCRαβ 或 TCRγδ 或 CD3)和 B 细胞(CD19 或 BCR)所特有的膜表面分子。NK 细胞体积较大,胞浆中含有较为粗大的嗜苯胺细胞颗粒,故又被称作大颗粒淋巴细胞(large granule lymphocyte)。

NK 细胞来源于造血干细胞,分布广泛　NK 细胞由造血干细胞分化而来,具有独立于 T、B 细胞之外的发育途径。根据其分化上下游关系分别定义为 NK 祖细胞(progenitor NK cell,pNK)和 NK 前体细胞(NK cell precursor,NKp),NKp 能进一步发育成为未成熟 NK 细胞(immature NK cell,iNK)和成熟 NK 细胞(mature NK cell,mNK)。NK 细胞的发育依赖于骨髓基质微环境,骨髓基质细胞产生的 IL-15 对 NK 细胞发育成熟发挥关键作用。NK 细胞也存在骨髓外发育成熟路径,包括淋巴结、肠道、肝脏、脾脏和胸腺等。各种过渡型 NK 细胞和成熟 NK 细胞具备各自特有的表型标志,可根据需要向各类器官或组织迁移并进一步成熟分化。NK 细胞广泛分布于骨髓、肝脏、淋巴结、脾脏、肺脏和黏膜等器官,尤其在肝脏和肺脏中比例较高,占淋巴细胞总数的 10% ~30%。

NK 细胞有多种分群　人类 NK 细胞表达多种表面标志(表面受体或表面抗原、分子等),因此 NK 细胞的分群方法也多种多样。根据人类 NK 细胞表达 CD56 分子的表面密度可将 NK 细胞分为 CD56^bright 和 CD56^dim 两个亚群。CD56^dim NK 细胞亚群占外周血 NK 细胞的 90%,为终末分化的 NK 细胞亚群,以杀伤功能为主,产生细胞因子能力较低。CD56^bright NK 细胞亚群约占外周血 NK 细胞的 10%,为中间期过渡分化的 NK 细胞亚群,具备对细胞因子的增殖应答能力,以分泌细胞因子为主,细胞毒活性较低。

NK 细胞的活化性和抑制性受体　NK 细胞可表达活化性受体群谱和抑制性受体群谱,组织微环境中相应细胞表达的配体群谱决定了 NK 细胞的识别活化和后续功能,其中活化性受体近期取得较大进展(图 9-2,窗框 9-1)。

自然杀伤受体 NCR 主要包括 NKp30、NKp44 和 NKp46,均是 KIR 家族的成员。NKp30 和 NKp44 胞外区有一个类似于 Ig 可变区的结构域,NKp46 胞外区有 2 个类似于 Ig 恒定区的结构域。它们分别与 CD3ζ、FcRγ 和 DAP12 分子结合,通过 ITAM 基序传递活化信号。人类 NKG2D 信号通过 DAP10 的 YxxM 基序结合 PI3K 传递活化信号。NKp44 和 NKp46 均可识别流感病毒血凝素(VH),NKp30 可识别人巨细胞病毒蛋白 pp65、HLA-B 相关的转录因子 BAT-3 和表达于肿瘤细胞的 B7 家族成员 B7-H6。NKG2D 主要识别胞内细菌或某些病毒感染的细胞、恶变初期的肿瘤细胞表达上调的对免疫系统产生的危险信号,如 MHC I 类样分子 MICA、MICB 和 ULBP 等。

Notes

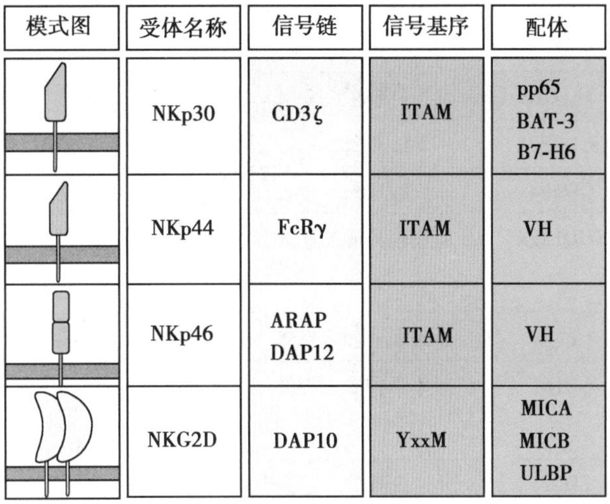

模式图	受体名称	信号链	信号基序	配体
	NKp30	CD3ζ	ITAM	pp65 BAT-3 B7-H6
	NKp44	FcRγ	ITAM	VH
	NKp46	ARAP DAP12	ITAM	VH
	NKG2D	DAP10	YxxM	MICA MICB ULBP

图 9-2　NK 细胞识别感染细胞的主要活化性受体

窗框 9-1　NK 细胞抑制性和活化性受体

　　NK 细胞受体的研究揭示了 NK 细胞如何识别"自我"与"非我"和维持自身耐受的奥秘。健康状态下 NK 细胞表面抑制性受体识别自身 MHC Ⅰ 类分子,传导抑制性信号,使机体免受 NK 细胞的攻击(稳态模式)。在某些病毒(例如小鼠巨细胞病毒 MCMV)感染时细胞所表达病毒蛋白可被 NK 细胞受体作为"非我"抗原(如 Ly49H)直接识别,从而诱导 NK 细胞活化("非我"模式)。当病原体感染或肿瘤发生时靶细胞表面自身 MHC Ⅰ 类分子水平下调,导致抑制性信号减弱,从而导致 NK 细胞活化("丢失自我"模式)。在感染、肿瘤、炎症、损伤等应激状态下,靶细胞上调可被活化性受体识别的配体(如 NKG2D 的配体分子 MICA/B、ULBP),导致活化性信号"战胜"抑制性信号从而诱导 NK 细胞活化("诱导自我"模式)(附图)。多种情况下,NK 细胞"丢失自我"和"诱导自我"识别模式会同时发生,以保证 NK 细胞正确识别正常细胞和异常的靶细胞。

● **NK 细胞抑制性受体包括多种识别 MHC Ⅰ 类分子的特异性受体**

　　人类 NK 细胞抑制性受体主要有免疫球蛋白样杀伤受体(killer cell immunoglobulin-like receptor,KIR,主要有 KIR2D、KIR3D 等)和 C 型凝集素样受体(killer lectin-like receptor,KLR,主要有 CD94/NKG2A-B、CD94/NKG2C-E 等)(附表 1)。

附表 1　人类 NK 细胞的抑制性受体

受体	CD	结构	配体	信号分子	染色体
KIR2DL1	CD158b	Ig 单体	HLA-C,N77/K80	ITIM	19q13.4
KIR2DL2	CD158b1	Ig 单体	HLA-C,S77/N80	ITIM	19q13.4
KIR2DL3	CD158b2	Ig 单体	HLA-C,S77/N80	ITIM	19q13.4
KIR3DL1	CD158e1	Ig 单体	HLA-Bw4	ITIM	19q13.4
KIR3DL2	CD158k	Ig 同源二聚体	HLA-A3,HLA-A11	ITIM	19q13.4
KIR2DL5A KIR2DL5B	CD158f	Ig 单体	未知	ITIM	19q13.4
LAIR-1	CD305	Ig 单体	Collagen	ITIM	19q13.4
LILRB1(ILT2)	CD85j	Ig 单体	HLA-I	ITIM	19q13.4

续表

受体	CD	结构	配体	信号分子	染色体
SIGLEC7(p75)	CDw328	Ig 单体	α-2,8 disialic acid	ITIM	19q13.3
CEACAM1	CD66a	Ig 单体	CD66	ITIM	19q13.2
CD94-NKG2A (KLRD1-KLRC1)	CD159a	C 凝集素异源二聚体	HLA-E	ITIM	12p13
KLRG1		C 凝集素同源二聚体	Cadherins	ITIM	12p12-p13
NKR-P1A (KLRB1)	CD161	C 凝集素同源二聚体	LLT-1	ITIM	12p13
2B4	CD224	Ig 单体	CD48	ITSM	1q23.1
TIGIT		1 IgV 结构域	CD155(PVR), CD112(PVRL2)	SHIP1, β-arrestin 2, ITIM	3q13.31

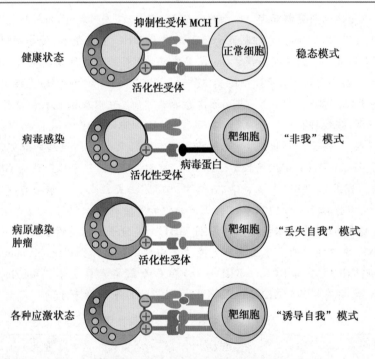

附图　活化性和抑制性信号的平衡决定 NK 细胞的功能

①健康状态下(稳态模式),自身 MHC I 类分子抑制 NK 细胞活性,使机体免受 NK 细胞的攻击。②病毒感染时 NK 细胞通过其表面受体直接识别感染细胞表达的病毒蛋白,从而诱导 NK 细胞活化("非我"模式)。③当病毒感染或肿瘤发生时靶细胞表面自身 MHC I 类分子水平下调,导致抑制性信号减弱,从而诱导 NK 细胞活化("丢失自我"模式)。④在应激状态下(如感染、肿瘤、炎症、损伤等),靶细胞上调活化性受体的配体分子的表达,活化性信号"战胜"抑制性信号从而诱导 NK 细胞活化("诱导自我"模式)

● NK 细胞可通过多种受体而被活化

NK 细胞活化性受体包括天然细胞毒受体(natural cytotoxicity receptor,NCR,主要有NKp46,NKp30,NKp44)、KLR(NKG2 家族等)、KIR(DNAM-1 家族,SLAMs 家族等)、细胞

Notes

因子受体(IFNα/βR、IL-12R、IL-15R、IL-18R 等)、膜整合素分子和其他活化性受体(如 CD18,CD2,CD16、TLR 等)(附表2)。

附表2 人类 NK 细胞的活化性受体

受体	CD	结构	配体	信号分子	染色体定位
2B4	CD224	Ig 单体	CD48	ITSM,SAP	1q23.1
KIR2DS1	CD158h	Ig 单体	HLA-C,N77/K80	DAP12	19q13.4
KIR2DS2	CD158j	Ig 单体	未知	DAP12	19q13.4
KIR2DS4	CD158i	Ig 单体	HLA-Cw4	DAP12	19q13.4
KIR3DS1	CD158e2	Ig 单体	未知	DAP12	19q13.4
KIR2DL4	CD158d	Ig 单体	HLA-G	FcεRIγ	19q13.4
NKp46(NCR1)	CD335	Ig 单体	HV	FcεRIγ,CD3ζ	19q13.4
NKp44(NCR2)	CD336	Ig 单体	HV	DAP12	6p21.1
NKp30(NCR3)	CD337	Ig 单体	Pp65,BAT-3,B7-H6	FcεRIγ,CD3ζ	6p21.3
FCGR3(FcγRⅢ)	CD16	Ig 单体	IgG	FcεRIγ,CD3ζ	1q23
DNAM-1	CD226	Ig 单体	CD112,CD155	Protein kinase C	18q22.3
SLAMF7(CRACC)	CD319	Ig 单体	CRACC	ITSM,EAT2	1q23.1-4.1
SLAMF6	无	Ig 单体	NTB-A	ITSM	1q23.2
TACTILE	CD96	Ig 单体	CD112,D155	未知	3q13-q13.2
CD27	CD27	Ig 单体	CD70	TRAF2,TRAF5,SIVA	12p13
CD94-NKG2C (KLRD1-KLRC2)	CD159c	C 凝集素异源二聚体	HLA-E	DAP12	12p13
CD94-NKG2E	无	C 凝集素异源二聚体	HLA-E	DAP12	12p13
NKG2D (KLRK1)	CD314	C 凝集素同源二聚体	ULBP1-4,MICA,MICB	DAP10	12p13
NKp80(KLRF1)	无	C 凝集素同源二聚体	AICL	未知	12p13.2-p12.3

● **NKG2 家族受体在调节 NK 细胞活性方面作用特殊**

NKG2 家族受体以共价的方式组成共二聚体或者与 CD94 组成 CD94-NKG2 异二聚体。每条肽链的胞外区均含有多糖识别区(carbohydrate-recognition domain,CRD),能够与糖蛋白和脂多糖中的某些寡糖基团特异结合。NKG2 家组成员(NKG2A,C 和 E)与 CD94 形成异源二聚体,识别 MHC Ⅰ 类分子 HLA-E,转导抑制信号;而 NKG2C 与 CD94 形成异源二聚体和 NKG2D 共二聚体形成的受体转导活化信号。人类 NKG2D 受体的配体是 MHC Ⅰ 类样分子,包括 MHC Ⅰ 类分子相关基因产物 MICA(MHC class Ⅰ chain-related antigen A)、MICB 和 REAET1 蛋白家族 UL-16 结合蛋白(ULBP)等。NKG2D 的配体在胞内细菌或某些病毒感染的细胞、恶变初期的肿瘤细胞表达上调,使 NKG2D 识别对免疫系统产生的危险信号。NKG2D 的信号通路不同于其他 NK 细胞的活化性受体,NKG2D 结合的 DAP10 分子不含 ITAM 序列,人类 NKG2D 信号通过 DAP10 的 YxxM 基序结合 PI3K 传递活化信号。NKG2D 还表达于 γδT 细胞、活化的 Mφ 和活化的 CTL,通过 NKG2D 对配体的识别提高其效应功能的共刺激信号。

NK 细胞的杀伤功能　NK 细胞主要通过以下三种机制来实现其杀伤功能:①**直接杀伤效应**:NK 细胞释放的杀伤介质穿孔素和颗粒酶使靶细胞凋亡,该过程需要 NK 细胞识别受体与靶细胞的直接接触方可实现,CD56^{dim}NK 细胞亚群主要籍此方式杀伤靶细胞;②**通过表达膜 TNF 家族分子的杀伤效应**:NK 细胞可以通过膜 TNF 家族分子(FasL,TRIAL,mTNF 等)与靶细胞膜配体结合诱导靶细胞凋亡,该过程不需要 NK 细胞识别受体与靶细胞的直接接触,CD56^{bright}NK 细胞亚群可籍此方式杀伤靶细胞;③**借助 ADCC 作用发挥杀伤效应**:NK 细胞表面表达 FcγRⅢ,可通过抗靶细胞抗体 IgG1 和 IgG3 作为桥梁,其 Fab 端特异性识别靶细胞,Fc 段与 NK 细胞 FcγRⅢ结合,产生抗体依赖的细胞介导的细胞毒作用(ADCC)。

NK 细胞的免疫调节功能　表现为影响多种免疫细胞的功能,如 DC、T 细胞、B 细胞。NK 细胞在外周组织的次级淋巴结中和 DC 相遇,通过两种方式作用于 DC:一是 NK 细胞可以杀伤未成熟的 DC,从而影响 DC 的动态平衡;二是 NK 细胞通过分泌 IFN-γ 和 TNF-α 促进 DC 的成熟,成熟 DC 通过分泌 IL-12 正反馈作用于 NK 细胞。NK 细胞还可以直接作用于 T 细胞和 B 细胞。炎症发生时,淋巴结中的 NK 细胞通过释放 IFN-γ 促进 CD4$^+$Th0 细胞向 Th1 细胞分化,NK 细胞还可杀伤活化的 T 细胞。在 Fas 缺陷的小鼠模型中,NK 细胞在体外可以抑制自身反应性 B 细胞,而在体内将 NK 细胞清除后则会加重自身免疫性疾病的程度。在感染早期,NK 细胞可通过分泌 IFN-γ 诱导 Mφ 活化并产生 NO、氧自由基等效应分子。

固有样淋巴细胞(innate-like lymphocyte,ILL)是体内存在的一小群淋巴细胞,包括 B1 细胞、γδT 细胞和 NKT 细胞,表达 RAG-1 和 RAG-2,经历抗原受体基因重排的过程,但多样性很有限。由于它们的受体相对恒定,且仅存在于机体的特殊部位,对识别的抗原应答不需要经历克隆扩增,因此称为 ILL。ILL 按其发育应属于适应性免疫系统的细胞,但它们的特性更像是固有免疫系统的细胞(表 9-3)。

表 9-3　固有样淋巴细胞

B1 细胞	γδT 细胞	NKT 细胞
产生天然抗体,介导黏膜免疫,抗肺炎球菌感染	快速产生细胞因子	快速产生细胞因子
直接识别病原体 PAMP	识别 MHC Ⅰ β 相关分子	识别 CD1d 提呈的脂类抗原
再次刺激应答程度不变	再次刺激应答程度不变	再次刺激应答程度不变

B1 细胞来源于胎肝和骨髓,定居于腹腔、胸腔以及肠壁固有层。B1 细胞的 BCR 多为 IgM,少数为 IgD,属于有自我更新能力的长寿 B 细胞,根据 B1 细胞表面 CD5 分子表达水平将 B1 细胞分为 B1a(CD5 高表达)和 B1b(CD5 低表达)两种类型。B1 细胞的 BCR 缺乏多样性,主要识别某些细菌表面共有的多聚糖抗原,如细菌脂多糖、肺炎球菌荚膜多糖、葡聚糖和肠道菌群表面磷酰胆碱等;也可识别某些变性的自身抗原,如变性红细胞、变性 Ig、ssDNA 等。B1 细胞更倾向于对 TI-2 抗原产生应答,48 小时内开始合成并分泌 IgM 抗体。B1 细胞是天然 IgM 抗体的主要来源,可在无外源性抗原刺激的情况下分泌 IgM,该抗体与抗原的亲和力较低,但能与多种抗原

Notes

发生交叉反应,即具有多反应性(polyreactive)。肠道固有层和肠系膜淋巴结的 B1 细胞能分泌 IgA,这种 IgA 的产生需要外源性抗原的刺激,但不依赖 T 细胞的辅助作用,有助于黏膜免疫的维持。B1 细胞在应答过程中不产生 Ig 类别转换,不发生体细胞突变,无亲和力成熟,不形成免疫记忆。B1 细胞在机体早期抗感染(腹膜腔等部位)和自身免疫病的发生中发挥作用。

γδT 细胞是一个特殊的 T 细胞群体。TCR 由 γ 和 δ 链组成的 T 细胞,在胸腺内发育成熟,主要分布于皮肤、小肠、肺以及生殖器官等黏膜及皮下组织。γδT 细胞在人小肠黏膜上皮内淋巴细胞(IEL)中占 10% ~ 18%,在大肠 IEL 中占 25% ~ 37%,在 PBMC 淋巴细胞中仅占 0.5% ~ 5%。分布在不同黏膜组织中的 γδT 细胞可以表达不同的 TCRγδ 以识别不同抗原,而在同一黏膜组织中的 γδT 细胞只表达一种相同的 TCRγδ,因而具有相同的抗原识别特异性。γδT 细胞缺乏抗原受体多样性,只能识别多种病原体的共同抗原成分。TCRγδ 直接识别靶抗原,多肽无需被处理为小分子肽段而以完整形式被识别,无 MHC 限制性,主要识别的抗原有 MHC Ⅰβ 类分子 CD1d、Qa、MICA、MICB 等、某些病毒蛋白和细菌裂解产物中的磷酸化 Ag 和胞内菌的热休克蛋白。识别抗原的特点是感染细胞表达的分子,而不是病原特异性抗原本身,这是与其他淋巴细胞的区别。γδT 细胞通过释放细胞毒性效应分子,表达 Fas/FasL 以及分泌 IFN-γ,最终清除感染细胞和病原微生物。活化的 γδT 细胞可以在局部迅速释放 IL-2、IL-4、IL-5、IL-6、IL-10、IFN-γ、GM-CSF、TNF-α 等多种细胞因子,参与免疫调节,增强机体非特异性免疫防御功能。

根据 γδT 细胞个体发育、组织分布、效应功能的不同分为两个亚群。一类 γδT 细胞在基因重排时可产生一定的多样性,主要分布于外周血中,识别磷酸化抗原。另一类 γδT 细胞主要分布在上皮组织中,参与构成部分表皮内淋巴细胞和上皮内淋巴细胞,这类 γδT 细胞的 TCR 识别抗原的多样性极为有限,而且一般不参与淋巴细胞再循环,主要在局部抗感染和维护上皮表面的完整性中发挥作用。

自然杀伤 T 细胞(natural killer T cell,NKT)是一群同时表达 T 细胞表面标志(TCR 和 CD3)和 NK 细胞表面标志(人 CD56 和小鼠 NK1.1)的特殊 T 细胞亚群。NKT 细胞来源于骨髓造血干细胞,主要在胸腺内发育。NKT 前体细胞来源于 CD4$^+$CD8$^+$ 双阳性胸腺细胞,在表达相应的 TCRα 链后,与其他双阳性胸腺细胞表面的 CD1d-iGb3 复合物结合,进行阳性选择。经选择的双阳性 NKT 前体细胞进一步发育和阴性选择,逐渐脱离 T 细胞分化途径,并获得 NK 细胞表型,最终发育为成熟 NKT 细胞。小鼠 NKT 细胞主要分布于肝脏(占 T 细胞 20% ~ 30%)、胸腺(占 T 细胞 0.3% ~ 0.5%)和脾脏(占 T 细胞 1% ~ 5%),淋巴结也有少量分布。人类 NKT 细胞在相应器官的比例低于小鼠。

NKT 细胞仅表达一个半恒定 TCR 的 α 链,即 Vα24-Jα18(小鼠为 Vα14-Jα18),而且其 TCRβ 链的多样性也十分有限。能够识别 CD1d 分子及其所递呈的糖脂(glycolipid)以及磷脂(phospholipid)抗原。来自海绵(marine sponge,一种海洋动物)的 α 半乳糖苷神经酰胺(α-galactosylceramide,α-GalCer)是可特异性地与 CD1d 分子结合的糖脂,广泛用于体外活化人和小鼠 NKT 细胞。根据 NKT 细胞发育过程中对 CD1d 的依赖性以及对 α-GalCer 反应性将 NKT 细胞分为 CD1d 限制性 NKT 细胞和 CD1d 非限制性 NKT 细胞。CD1d 限制性 NKT 细胞也称恒定 NKT (iNKT)细胞。目前对 NKT 细胞的研究主要集中于 iNKT 细胞。

NKT 细胞通过 TCR 识别 CD1d/脂抗原后的主要应答是迅速分泌细胞因子,包括 IL-4、IL-10 和 IFN-γ;亦可分泌穿孔素或通过 Fas/FasL 杀伤靶细胞。其主要功能有参与炎症反应、免疫调节、抗肿瘤、抗感染及在自身免疫病中发挥作用。

固有淋巴细胞(innate lymphoid cell,ILC)是一类新近定义的细胞家族,在进化上高度保守,具有以下三个主要特征:不经历 RAG 依赖的抗原受体基因重排的过程;不表达髓样细胞和树突状细胞的表型分子;具有淋巴样细胞形态。ILC 来源于共同淋巴样祖细胞(common lymphoid progenitors,CLP),其发育分化依赖于转录因子 Id2(inhibitor of DNA binding 2)以及细胞因子信号如

Notes

IL-2Rγ 链。目前 ILC 可划分为 3 种类型:**ILC1**,依赖于转录因子 T-bet,表达 NKp46 及 NK1.1 分子,分泌细胞因子 IFN-γ,不分泌 Th2 和 Th17 相关的细胞因子,主要分布于肝脏、肠道,在抵抗胞内菌感染过程中发挥重要作用;**ILC2**,依赖于转录因子 GATA-3,在 IL-25、IL-33 以及胸腺基质淋巴细胞生成素(TSLP)等刺激下分泌 IL-4、IL-5 及 IL-13,主要分布于肺脏、肠道固有层、骨髓、肝脏及皮肤等部位,在抗蠕虫和线虫感染中发挥重要作用;**ILC3**,依赖于转录因子 RORγt,分泌细胞因子 IL-17A 或/和 IL-22,主要分布于扁桃体及肠道固有层,在抗细菌感染中发挥重要作用。ILC 在机体固有免疫应答、淋巴样组织形成、组织重塑以及修复中发挥重要作用。

　　肥大细胞(mast cell)来源于骨髓干细胞,在祖细胞时期便迁移至外周组织并进一步发育成熟。肥大细胞的形态呈多样性,通常为圆形或者椭圆形,表面有许多放射状突起;细胞核呈圆形,位于细胞中央;胞浆内含有大量的胞浆颗粒,包括组胺(histamine)和肝素(heparin)等炎症介质以及能够降解细胞间质的蛋白水解酶(proteolytic enzyme)等。肥大细胞广泛分布于皮肤、黏膜下层结缔组织中的微血管周围,以及内脏器官的被膜下。呼吸道和胃肠道黏膜及特应性反应的局部皮肤内均有大量肥大细胞;在肺部,肥大细胞主要游离于支气管腔内、气道基底膜下、邻近黏膜下腺附近以及肌束、肺泡间隔等部位。

　　肥大细胞的主要生物学功能为:①肥大细胞活化后通过释放胞浆颗粒中的炎症因子来招募效应细胞到炎症部位;②肥大细胞能分泌细胞因子 IL-1、IL-3、IL-4、IL-5、IL-6、IL-8、IL-10、IL-12、IL-13、GM-CSF、TNF-α 及趋化因子等,参与免疫调节,发挥免疫效应功能;③肥大细胞具有较弱的吞噬功能,可参与对病原体抗原的加工和提呈,启动适应性免疫应答;④肥大细胞表达高亲和力 IgE 受体(FcεR I),在变应原作用下由 IgE 抗体介导可发生脱颗粒,释放出胞内活性介质(组胺、白三烯、前列腺素 D2 等),引起 I 型超敏反应(见第十六章)(表9-4)。

　　嗜碱性粒细胞(basophil)来源于骨髓干细胞,是正常人外周血中含量最少的白细胞,约占白细胞的 0.2%。细胞呈圆形,形态较小。嗜碱性粒细胞在骨髓内发育成熟,成熟细胞存在于血液中,只有在发生炎症时受趋化因子诱导才迁移出血管外。嗜碱性粒细胞与肥大细胞相似,如胞内均含丰富的嗜碱性颗粒;细胞膜表面表达补体 C3a、C5a、C567 受体,以及 IgE 的 Fc 受体(FcεR I),但却属于不同的细胞谱系。

　　嗜碱性粒细胞的主要生物学功能为:①参与固有免疫应答,在 LPS 或 C3a、C5a 作用下,可释放胞内活性介质,包括促炎细胞因子 IL-4、IL-5、IL-6、TNF-α 等和花生四烯酸代谢产物 LTC4、前列腺素 D2(PGD2)等,发挥趋化、激活补体和致炎反应;②介导超敏反应,变应原与已结合在嗜碱性粒细胞表面 FcεR I 上的特异性 IgE 抗体结合导致 FcεR 的交联,可触发细胞脱颗粒,释放出各种生物活性介质,包括组织胺、蛋白聚糖、肝素、过硫酸化的硫酸软骨素以及一系列中性蛋白酶,在 I 型超敏反应中发挥重要作用;③通过膜表面补体受体结合相应补体片段(C3a、C5a)而脱颗粒,导致血管通透性增强,利于免疫复合物沉积,参与Ⅲ型超敏反应(见第十六章)(表9-4)。

　　嗜酸性粒细胞(eosinophil)因其富含嗜酸性颗粒而得名,来源于骨髓干细胞,在 GM-CSF、IL-2 和 IL-3 诱导下在骨髓发育成熟。正常人外周血中的绝对值仅为 $0.05 \sim 0.5 \times 10^9/L$,组织中嗜酸性粒细胞的数量是外周血中的 100 倍左右,主要分布于呼吸道、消化道和泌尿生殖道黏膜组织中。嗜酸性粒细胞为圆形,嗜酸性颗粒中含有多种酶类,如过氧化物酶、酸性磷酸酶、组胺酶、芳基硫酸酯酶、磷脂酶 D、血纤维蛋白溶酶、碱性组蛋白等。细胞的寿命很短,在骨髓有 2~6 天的成熟期,在循环中的半寿期为 6~12h,在结缔组织中可存活数日。嗜酸性粒细胞膜表面表达补体 C3a、C5a、C567 受体及嗜酸性粒细胞趋化因子(ECF-A)受体。通常嗜酸性粒细胞不表达高亲和性 FcεR I,脱颗粒临界阈值很高,但是表达低亲和性 IgE 受体 FcεR II,在正常血清 IgE 水平时可与 IgE 结合。在超敏反应和寄生虫感染时,嗜酸性粒细胞会募集到炎症或感染部位,导致局部组织和外周循环中的嗜酸性粒细胞明显增多。此外,嗜酸性粒细胞对组胺和淋巴因子有一定的反应性。嗜酸性粒细胞主要生物学功能为:①拮抗和调节速发型超敏反应;②吞噬作用;③抗

Notes

寄生虫和病毒感染;④产生炎症介质(表9-4)。

表9-4　嗜酸性粒细胞、嗜碱性粒细胞及肥大细胞膜表面分子及其生物学活性比较

	嗜酸性粒细胞	嗜碱性粒细胞	肥大细胞
膜表面分子			
CD 分子	CD9、CD32、CD116、CD11b CD35、CD15、CD43、CD24、CD144	CD9、CD17、CD25、CD33、CD38、CD43、CD114、CD154	CD117、CD33、CD2、CD25、CD35、CD63、CD69
补体受体	C3a、C5a、C567	C3a、C5a、C567	C3a、C4a、C5a
趋化因子受体	IL-8、 GCP-2、 NAP-2、GRO、ECF-A、ENA-78	IL-8、 MCP-1、 MIP-1、MCP-2、MCP-3、MCP-4、Eotaxin-2、RANTES	MIP-1α、MIP-1β、CCR3
FcεR I	通常不表达	表达	表达
生物学活性			
细胞因子分泌	TGF-α、 TGF-β、 IL-3、GM-CSF、IL-1α、IL-6、IL-8、TNF-α	IL-4、IL-5、IL-6、TNF-α、IL-13	IL-1、IL-3、IL-4、IL-5、IL-6、IL-8、 IL-10、 IL-12、 IL-13、GM-CSF、TNF、MCP-1、RANTES
免疫功能	吞噬缓慢,主要是选择性吞噬抗原抗体复合物;对寄生虫有杀伤作用;参与表皮增生和纤维生成;对I型超敏反应具有拮抗和调节作用	介导I型超敏反应;机体 Th2 型免疫应答重要的触发因素;参与机体抗肿瘤免疫应答;抗寄生虫免疫应答	介导I型超敏反应;可作为 APC,加工、提呈抗原,启动免疫应答;促进 T、B 细胞和 APC 的活化;具有吞噬功能;

红细胞高表达补体受体(CR),与抗原抗体-C3b 复合物结合,发挥生物学功能。①促进吞噬,结合有抗体和补体的抗原与红细胞黏附,促进吞噬细胞对抗原的吞噬作用;②清除循环免疫复合物,循环中的免疫复合物通过红细胞表达 C3b 受体与红细胞结合,经血液循环带到肝脏、脾脏,由吞噬细胞吞噬,从而避免免疫复合物的沉积。

第二节　固有免疫识别

当病原体入侵时,固有免疫细胞如何准确地鉴别出"自我"或"非己"物质,这一过程涉及复杂的固有免疫识别机制。1989 年 Janeway 提出了固有免疫的"**模式识别理论**",即固有免疫系统由胚系基因编码的保守性识别受体来识别病原体所特有的保守性分子模式,区分出"非己"物质,并选择合适的方式将其清除。被识别的靶分子称作**病原相关分子模式**(pathogen-associated molecular patterns,PAMPs),对应的识别受体称为**模式识别受体**(pattern recognition receptors,PRRs)。在此基础上,1994 年 Matzinger 提出免疫识别的"**危险模式理论**"(danger signal model),认为启动免疫应答的关键因素是由机体自身细胞产生和释放的内源性分子,称为**损伤相关的分子模式**(damage associated molecular patterns,DAMPs)。总之,在固有免疫应答过程中,宿主免疫细胞是如何通过有限的受体迅速识别大量不同的病原体,并作出应答是免疫学的一个重要研究热点。

Notes

● **PAMP 是病原体相关的外源性危险信号**

病原相关分子模式（PAMP）是指一类或一群特定病原菌（及其产物）共有的某些非特异性、高度保守且对病原体生存和致病性必要的分子结构,不存在于人类,可被固有免疫细胞的模式识别受体（PRR）所识别,是宿主固有免疫识别的分子基础。PAMP 主要包括以下两类:以糖类和脂类为主的细菌胞壁成分（图9-3）,如革兰阴性菌的脂多糖（lipopolysaccharide,LPS）、革兰阳性菌的脂磷壁酸（lipoteichoicacid,LTA）、分枝杆菌的脂阿拉伯甘露聚糖（lipoarabinomannan,LAM）、肽聚糖（peptidoglycan,PGN）、真菌多糖、葡聚糖等,病毒产物及细菌胞核成分,如非甲基化寡核苷酸 CpG DNA、双链 RNA（dsRNA）、单链 RNA（ssRNA）等。PAMP 是一群或一类特定的微生物所共有的一种保守分子模式,故宿主通过有限数量的 PRR 即可识别。

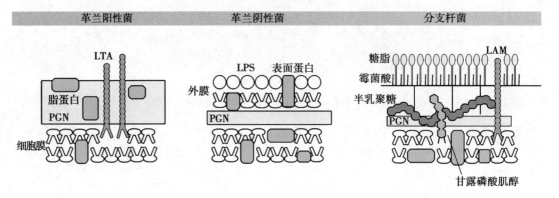

图9-3　细菌细胞壁的组成

革兰氏阳性菌的细胞壁是由细胞膜和膜外的一层较厚的肽聚糖（PGN）组成,磷脂壁酸（LTA）和脂蛋白嵌入细胞壁。革兰阴性菌的细胞壁是由细胞膜、膜外的一层较薄的 PGN 和以细菌脂多糖（LPS）为特征的外膜层组成。分枝杆菌的细胞壁是由细胞膜、膜外的一层很薄的 PGN 和一个较厚的疏水层组成,主要含有霉菌酸、糖脂和阿拉伯半乳聚糖（LAM）,LAM 是主要细胞壁相关的糖脂。肽聚糖、脂蛋白是各种细菌共有的结构

● **DAMP 是自身细胞所释放的内源性的危险信号**

损伤相关的分子模式（DAMP）指由机体自身细胞产生和释放的内源性分子,即内源性危险信号,可分为两类,分别来自胞内和胞外。①由应急细胞特别是受损或坏死组织细胞快速释放。此类细胞以一种称为无前导序列分泌蛋白（leaderless secretory protein,LSP）的形式释放内容物,蛋白进入胞外酸性环境中不能维持正确的蛋白折叠而迅速失活,成为免疫原性物质。主要包括高迁移率组蛋白 B1（high mobility group protein B1,HMGB1）、热休克蛋白（heatshock protein,HSP）、尿酸结晶、肝癌来源的生长因子（hepatoma- derived growth factor,HDGF）以及 S100 蛋白等。②在坏死细胞释放的蛋白酶和水解酶作用下诱导产生,主要包括胞外基质的解离片段和受损的基质成分,例如透明质酸和硫酸肝素。值得注意的是,一些免疫系统的正常细胞,在受到刺激后会释放 DAMP,借助固有免疫应答增强机体免疫防御。在机体损伤时产生的抗菌肽/防御素、氧自由基和神经介质等,均可被视为 DAMP,参与抗原提呈细胞的活化。DAMP 可激活固有免疫系统中表达 PRR 的细胞,启动固有免疫应答,同时可直接或间接启动适应性免疫应答。

● **PRR 是固有免疫细胞用于识别 PAMP/DAMP 的分子**

模式识别受体（PRR）是一类主要表达于固有免疫细胞表面、内体、溶酶体、细胞质中的非克隆性分布、可识别一种或多种 PAMP/DAMP 的识别分子。由胚系编码的有限个基因就能完成有效识别,来自不同组织的同类固有免疫细胞均表达相同的 PRR,具有相同的识别特性。PRR 与 PAMP/DAMP 结合后,即能迅速激活效应细胞,介导快速的生物学反应,无需细胞增殖。根据 PRR 的功能可将其分为可溶型 PRR、细胞吞噬型 PRR 和信号转导型 PRR（表9-5）。

Notes

表 9-5 固有免疫系统的主要模式识别受体

PRR 类别	分布	主要成员
可溶型	体液、血液	CRP、MBL、LBP
细胞吞噬型	细胞膜	MR、SR、CR、FcR、fMLP
信号转导型	细胞膜	TLR1、TLR2、TLR4、TLR5、TLR6、TLR10、TLR11
	内体、溶酶体	TLR3、TLR7、TLR8、TLR9
	细胞质	NLR、RLR

● **可溶型 PRR 是可识别 PAMP/DAMP 的游离于体液中的效应分子**

可溶型 PRR 是 PRR 的游离形式,又称模式识别分子,在识别 PAMP/DAMP 的同时具有效应功能,参与炎症反应和对病原体的清除。主要包括五聚体蛋白、胶原凝集素、聚糖素、脂多糖识别蛋白、识别糖类的天然抗体等。

C 反应蛋白(C-reactive protein,CRP)为肝脏合成的急性期蛋白,为五聚体蛋白短分子家族,识别细菌细胞壁磷酰胆碱,亦具有调理作用、参与补体激活及促炎作用。

甘露糖结合凝集素(mannose-binding lectin,MBL)主要在肝脏合成,作为急性期反应蛋白存在于血浆。配体是细菌、酵母菌及某些病毒和寄生虫表面的甘露糖。这些可溶性受体与病原菌的相互作用可通过调理作用促进 Mφ 的吞噬作用;活化补体 MBL 途径最终消灭病原菌,并诱导其他的细胞免疫应答。

LPS 结合蛋白(LPS binding protein,LBP)识别并结合 G⁻菌 LPS,将 LPS 传递给 CD14,增强吞噬细胞对 LPS 作用的敏感性,启动 TLR4 识别的信号通路,激发效应细胞,清除病原体。

● **细胞吞噬型 PRR 是识别 PAMP 或 DAMP 的膜效应分子**

细胞吞噬型 PRR 是表达在固有免疫细胞表面的多种跨膜受体,识别 PAMP 或 DAMP,介导病原体的吞噬作用(图 9-1)。

甘露糖受体(mannose receptor,MR)属于 C 型凝集素受体家族,主要表达于 Mφ 表面,为单链跨膜分子,可识别并结合微生物细胞壁糖蛋白和糖脂组分中的末端甘露糖和岩藻糖残基,从而介导 Mφ 的吞噬作用。

清道夫受体(scavenger receptor,SR)主要表达于 Mφ 表面,为三次跨膜糖蛋白,至少存在六种不同的分子形式。可识别氧化的低密度脂蛋白、革兰氏阳性菌 LTA、阴性菌 LPS 和完整细菌 PAMP,机体衰老、突变的或凋亡的细胞的 DAMP,从而有效清除血循环中的细菌和受损细胞。

甲酰甲硫氨酰肽受体(formyl-methionine-leucyl-phenylalanine receptor,fMet-Leu-Phe receptor,fMLP-R)主要表达于 Mφ 和中性粒细胞表面,为七次跨膜受体家族成员,主要识别细菌的 N-甲酸基多肽,趋化中性粒细胞向感染部位迁移和活化 Mφ,诱导固有免疫应答。

补体受体(complement receptor,CR)能够识别包被有补体成分的病原体,通过调理作用介导吞噬细胞的吞噬作用(详见第五章)。

● **信号转导型 PRR 可识别 PAMP 或 DAMP 并介导信号传递**

信号转导型 PRR 与 PAMP 或 DAMP 结合后,能够通过选择性或者特定性的信号转导途径诱导不同的基因表达,活化细胞并产生一系列免疫效应分子。根据其结构主要分 Toll 样受体家族,RIG-I 样受体家族和 NOD 样受体家族三大类。其主要特点为:①每组蛋白质在结构上相似;②绝大部分含有至少两个结构域,负责识别 PAMP 或 DAMP 的调节结构域和向下游传递细胞信号的效应结构域;③缺失效应结构域的突变体为全长分子的负调因子;④不同的细胞定位对特异的病原体的识别形成互补,有助于宿主更好的抵御病原微生物的入侵。

● **Toll 样受体家族感知存在于细胞外和细胞内体的病原体**

Toll 样受体(Toll-like receptors,TLRs)是一类跨膜受体,因其胞外段与果蝇蛋白 Toll 同源而

Notes

得名,仅识别表达在病原微生物上的高度保守的结构基序。TLR 通过识别并结合相应的 PAMP 或 DAMP,活化细胞并表达一系列免疫效应分子,在免疫应答和炎症反应中发挥重要作用。目前已经在哺乳动物中发现 13 种 TLR 家族成员,人类发现 10 种 TLR,其中 TLR1-TLR9 较为保守,在人和小鼠体内均有表达,TLR10 仅存在于人类,而 TLR11-13 则只发现存在于小鼠体内(窗框9-2)。

窗框 9-2   Toll 样受体结构及其信号转导通路

● **TLR 是进化上高度保守的胚系编码的 I 型跨膜蛋白**

TLR 的结构可分为胞外区、跨膜区和胞内区三部分。胞外区由 16~28 个前后相连的片段组成,各片段包括 20~30 个氨基酸残基,带有保守的 LxxLxLxxN 基序(L 亮氨酸,x 任意氨基酸,N 天冬氨酸),称为富含亮氨酸的重复序列(leucine-rich repeat,LRR),LLR 部分构成配体结合区。跨膜区是富含半胱氨酸的结构域,胞内区含有与 Toll 及 IL-1R 同源的 TIR 结构域(Toll/IL-1 receptor homologous region,TIR),含有三个保守的氨基酸序列,称为小盒(box),是起始下游信号转导的核心元件。借此,该结构域可与胞内其他含有相同 TIR 结构域的接头蛋白分子相互作用,募集信号分子,启动一系列胞内级联信号,将特异性的刺激信号传递到细胞核,诱导免疫相关和促炎基因的活化、表达。

TLR 主要以同源或异源二聚体形式发挥作用,例如,TLR2 与 TLR1 或 TLR6 相互作用形成异源二聚体,其他 TLR 主要形成同源二聚体。因 TLR 家族成员结构的差异,识别 PAMP 不同,导致信号转导途径的不同,生物学效应也不完全相同。

● **TLR 的信号转导依赖于胞浆区的接头蛋白分子、蛋白激酶和转录因子**

TLR 家族的信号机制与 IL-1R 家族的信号机制具有较高的同源性,其特征之一是依赖于胞浆区的接头蛋白分子、蛋白激酶和转录因子进行信号转导。除 TLR3 以外的其他 TLR 家族成员的信号通路均依赖于髓样分化基础应答蛋白 88(myeloid differentiation primary response protein 88,MyD88)向下传导信号,通过 IKK 和丝裂原活化的蛋白激酶(mitogen-activated protein kinase,MAPK)途径活化转录因子 NF-κB 和 AP-1,从而引起促炎症基因的转录。含有 TIR 结构域的接头蛋白 TIRAP(TIR domain-containing adaptor protein,又称 Mal)位于 TLR1、TLR2、TLR4 和 TLR6 下游,募集 MyD88。另一类是含有 TIR 结构域的诱导 IFN-β 的接头蛋白 TRIF(TIR domain-containing adaptor protein inducing IFN-β)参与 TLR3 和 TLR4 信号通路。TRIF-相关的接头分子 TRAM(TRIF-related adaptor molecule)位于 TLR4 下游,招募 TRIF;而 TLR3 只单一地招募 TRIF,并没有其他含 TIR 结构域的接头蛋白分子参与。TRIF 通路通过激活干扰素调节因子家族中的 IRF-3 和 IRF-7,激活 I 型干扰素基因的转录。根据含 TIR 结构域接头蛋白的不同,可将 TLR 介导的信号通路分为 MyD88 依赖型和 TRIF 依赖型(MyD88 非依赖型)信号通路(附图)。

MyD88 通过 N 端的死亡结构域(death domain,DD)募集胞浆中含有 DD 的白细胞介素受体相关激酶(interleukin receptor-associated kinase,IRAK)家族成员 IRAK1、IRAK2 和 IRAK4,活化的 IRAK 招募 E 泛素连接酶 TNF 受体相关因子 6(TNFR-associated factor,TRAF6),并与 E2 泛素结合酶包括 Ubc13(ubiquitin-conjugating enzyme 13)和 Uev1A 一起对自身和其他底物进行泛素化修饰。激活的 TRAF6 与下游的 TGF-β 活化激酶 I(TGF-β activated kinase I,TAK1)及 TAB2/3(TAK1-binding protein 2/3)形成复合体,激活 TAK1。TAK1 继续活化不同途径的信号转导通路,一条途径是激活 IKK(IκB kinase)复合体,引起 IκB(inhibitor of κB)被泛素化降解,并释放与其结合的 NF-kB 二聚体(IKKα/β/γ)。另一条途径激活 MAPK,磷酸化转录因子 AP-1(activator protein-1),分别通过核转录因子 AP-1 和 NF-κB 启动靶基因的表达,介导炎性细胞因子的产生。TRIF 通过募集 TRAF3、

Notes

TRAF6 和受体相互作用蛋白（receptor-interacting protein 1，RIP1），分别通过 TBK1 和 TAK1 诱导干扰素调节因子 3（interferon-regulatory factor 3，IRF3）的磷酸化及核转位和 NF-κB 的晚期活化,继而调控 Ⅰ 型干扰素和炎性细胞因子产生。

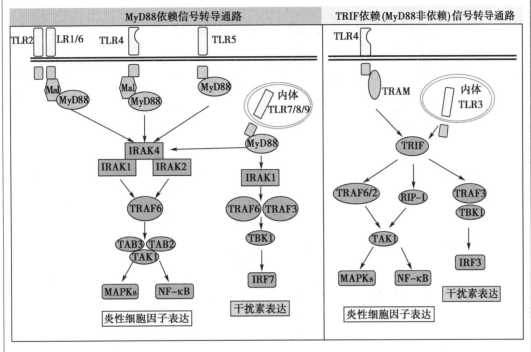

附图　主要的 TLR 的结构、分布及信号分子

TLR 分布广泛并识别细胞内外脂类、蛋白类和核酸类等 PAMP 或 DAMP　TLR 广泛分布于多种组织和细胞中,在各种免疫细胞中都有表达,同一细胞能表达多种 TLR,同一 TLR 可表达于不同细胞。细胞中 TLR 的表达还受病原体、细胞因子和环境压力等多种因素的调节。根据 TLR 在细胞内外的定位可分为两类:第一类表达于细胞表面的 TLR1、TLR2、TLR4、TLR5、TLR6、TLR10 和 TLR11,用于识别病原体的膜成分;第二类位于细胞内的内体溶酶体的 TLR3、TLR7、TLR8 和 TLR9,主要识别病毒和细菌胞核成分。根据 PAMP 的种类可以将 TLR 分为三类:第一类为主要识别脂类的 PAMP,包括 TLR1、TLR2、TLR4 和 TLR6;第二类为主要识别蛋白类的 PAMP,包括 TLR5;第三类为主要识别核酸类的 PAMP,包括 TLR3、TLR7、TLR8、TLR9（表 9-6）。除了识别来源于微生物的 PAMP,TLR 还能够识别在炎症或组织损伤时产生的 DAMP,与多种疾病密切相关（表 9-7）。

表 9-6　TLR 的主要分布和所识别的 PAMP

受体	主要表达细胞	细胞定位	识别的 PAMP	配体来源
TLR1	Mφ、DC、PMN、肥大细胞	细胞膜	三酰基脂多肽	细菌、分枝杆菌、寄生虫
TLR2	Mφ、DC、PMN、肥大细胞	细胞膜	肽聚糖、LTA	G⁺ 细菌
			细菌脂蛋白	分枝杆菌
			酵母多糖	真菌
			磷酸酰甘露聚脂糖	真菌
			GPI 连接蛋白	锥虫
			病毒某些蛋白成分	病毒

续表

受体	主要表达细胞	细胞定位	识别的 PAMP	配体来源
TLR3	小鼠 Mφ、DC、NK、EC、上皮细胞	细胞内体溶酶体	ds RNA poly(I:C)	病毒 人工合成
TLR4	Mφ、DC、PMN、肥大细胞、嗜酸粒细胞	细胞膜	LPS LTA 甘露糖、酸性多糖 融合蛋白	G⁻细菌 G⁺细菌 真菌 RSV
TLR5	Mo、DC、TC、NK、肠道上皮细胞	细胞膜	鞭毛蛋白	细菌
TLR6	Mo、Mφ、PMN、BC、NK		二酰基脂多肽 酵母多糖 LAT	支原体 真菌 G⁺菌
TLR7	pDC、PMN、BC、嗜酸粒细胞	细胞内体溶酶体	ssRNA 咪唑喹啉类分子	病毒 人工合成
TLR8	Mo、Mφ、PMN、DC、NK	细胞内体溶酶体	ssRNA	病毒
TLR9	pDC、NK、PMN、BC、嗜酸粒细胞	细胞内体溶酶体	非甲基化 CpG DNA 疟原虫色素	细菌、病毒 疟原虫
TLR10	pDC、B 细胞	细胞膜	未知	未知

注:PMN:中性粒细胞;DC:树突状细胞;Mφ:巨噬细胞;Mo:单核细胞;EC:内皮细胞;TC:T 细胞;BC:B 细胞;LTA:磷脂壁酸;poly(I:C):聚肌胞苷酸;dsRNA:双链 RNA;ssRNA:单链 RNA;RSV:呼吸道合胞病毒;LPS:脂多糖;HSP:热休克蛋白

表 9-7   TLR 的内源性配体及相关疾病

受体	内源性配体	相关疾病
TLR2	双糖链蛋白多糖 HMGB1 透明质酸片段	系统性炎症 损伤、缺血、炎症 肺炎
TLR3	RNA(死细胞来源)	皮肤损伤或愈合、风湿性关节炎
TLR4	髓系相关蛋白 8/14(Mrp8/14) 纤连蛋白Ⅲ型重复外结构 A 透明质酸片段 肺表面活性蛋白 A HMGB1 氧化磷脂 双糖链蛋白多糖 热休克蛋白(HSP70、HSP60、HSPGp96)	炎症或脓毒血症 肺炎、肺损伤 系统性炎症
TLR7/8	核内小 RNA	SLE
TLR9	HMGB1 染色质-IgG 复合物	自身免疫性疾病

TLR 具有促吞噬、诱发炎症和启动 T 细胞免疫应答的作用 TLR 通过识别 PAMP 而被活化,经由 TLR 传递的信号:①上调与吞噬有关的基因表达,增强吞噬细胞的吞噬及杀伤能力;②诱导 I 型干扰素的产生,提高机体对病原体的抵抗能力和清除能力;③激活 NF-κB 等转录因子,引起多种细胞因子和趋化因子的合成和分泌,诱发炎症反应并介导 Mφ 和中性粒细胞向炎症部位浸润;④募集活化 NK 细胞、DC,促进 DC 向 T 细胞提呈抗原,启动 T 细胞应答;⑤活化 T 细胞产生的细胞因子(如 IFN-γ)进一步活化单核吞噬细胞,从而发挥固有免疫和适应性免疫的桥梁作用。

- **RIG-I 样受体家族感知存在于细胞质中的病毒 RNA**

RIG-I 样受体(RIG-I-like receptor,RLR)**家族** 属于 I 型膜蛋白,在绝大多数组织细胞中均低量表达,在病毒或 IFN 刺激下迅速上调,可以直接结合病毒 RNA。已知的 RLR 包括视黄醇诱导基因 I(retinoic acid-induced gene I,RIG-I)、黑色素瘤分化相关抗原 5(melanoma differentiation-associated gene-5,MDA-5)和遗传学和生理学实验室蛋白 2(laboratory of genetic and physiology-2,LGP2)。RLR 的 3 个成员氨基酸序列有一定的同源性。RIG-I 和 MDA-5 结构相近,N 端 2 个串联的 CARD(caspase activation and recruitment domain)为效应结构域,负责向下游传递信号;EDxD box 解旋酶(DExD box helicase)区域为调节结构域,负责识别 dsRNA。LGP2 只含有调节结构域。三者在结构上的差异预示其功能上的差异。

RIG-I、MDA-5、LGP2 识别不同结构的 RNA。RIG-I 主要识别 5′端带有三磷酸基团的 RNA(包括单链和双链 RNA)和短的 dsRNA(长度为 300~1000bp)。MDA-5 识别含有较长的 dsRNA 的病毒,识别长度为 1kb 以上。LGP2 能够阻碍 RIG-I 识别病毒核酸,负向调控 RIG-I 的功能。因此当一种病毒可以产生不同长度的 dsRNA 时,可以被 RIG-I 和 MDA-5 同时识别。RLR 介导的信号通路在病毒感染后 2h 内即可被激活,通过一系列的信号级联反应,激发机体抗病毒反应,产生大量的细胞因子,抑制病毒复制和清除感染细胞(图 9-4)。

- **NOD 样受体家族感知存在于细胞质中的病原体**

NOD 样受体(NOD-like receptor,NLR)**家族** 分布在细胞质中,可识别细胞质中不同的 PAMP 和内源性危险分子 DAMP,是抗细胞内病原菌感染的固有免疫信号通路中重要的受体。目前已经在人类发现 23 种 NLR,在小鼠发现 34 种 NLR。NLR 由 3 个结构域组成,C 端为 LRR,主要负责识别和结合特异的 PAMP 和 DAMP。中间为 NOD 结构域,是 NLR 家族成员共有的特征性结构域,又称为 NACHT 结构域,名字由四种已知的 NLR 家族成员(神经元凋亡抑制蛋白 NAIP、MHC II 类分子反式激活蛋白 C II TA、植物不相容 *het* 产物 HET-E 和端粒末端转移酶相关蛋白 1 TP1)的首字母组成,功能是促使 NLR 分子相互聚合,改变其构型。N 端为效应结构域,主要由 CARD 或 PYD(pyrin domain)或 BIR(baculovirus inhibitor of apoptosis protein repeat domain)组成,负责向下游传递信号。根据效应结构域的种类和结构特征,可将 NLR 家族划分为多个亚家族,包括 NLRA、NLRB、NLRC 和 NLRP 等(图 9-5)。

NLR 受体分子的特点是全部处在胞质溶胶中,可通过 LRR 折叠使其靠近 NACHT 结构域,抑制自身多聚体化而使其处于非活化状态。一旦 LRR 识别配体,将引起自身构象变化,解除 LRR 所介导的对 NACHT 结构域寡聚化的抑制,触发寡聚体化继而暴露出效应结构域,诱导其下游复合物的形成,活化招募效应分子(图 9-6)。

NLRP 亚家族与炎症小体 NLRP 是 NLR 中最大的亚家族,目前已发现 14 种 NLRP,其中 NLRP3 研究较多。NLRP3 主要表达在 Mφ、外周血白细胞,N 末端含有 PYD 效应结构域,可识别并结合 MDP、细菌 mRNA、单核细胞增多性李斯特菌、金黄色葡萄球菌等 PAMP 和细胞外 ATP、尿素结晶等 DAMP,使 NLRP3 发生构象改变,暴露 NOD 结构域,继而寡聚化,并通过 PYD-PYD 相互作用募集凋亡相关微粒蛋白(apoptosis-associated speck-like protein containing a CARD,ASC)接头分子,形成含有 NLRP3、ASC、Cardinal 和 caspase-1 的**炎症小体**(inflammasome)。ASC 通过

Notes

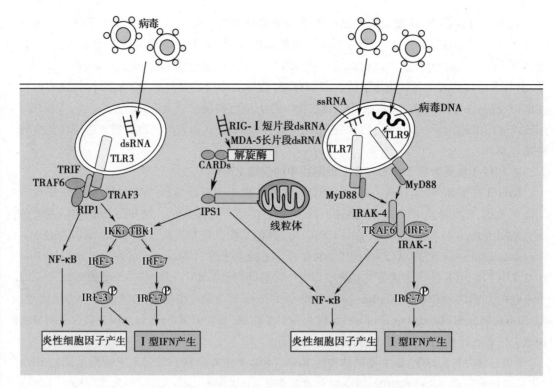

图 9-4　固有免疫识别受体对病毒的识别和信号通路

①在内体膜上的 TLR3 识别病毒 dsRNA,招募 TRIF,分别经过 RIP1/TRAF6- NF- κB 途径和 TBK1/IKKi-IRF3/IRF7 途径诱导炎性细胞因子和 I 型 IFN 的产生。在内体膜上的 TLR7 和 TLR9 分别识别病毒 ss-RNA 和 DNA,招募 MyD88,活化的 MyD88 招募 IRAK4、IRAK1、TRAF6 和 IRF7,磷酸化的 IRF7 转位到核中,上调 I 型 IFN 的表达。②RIG-I 和 MDA5 结构相近。N 端 2 个串联的 CARD 为效应结构域,负责向下游传递信号。解旋酶(helicase)区域为调节结构域,负责识别病毒 dsRNA。当 RIG-I/MDA5 识别其相应配体后,通过位于线粒体膜上的含有 CARD 结构域的接头分子 IPS1(IFN- β promoter stimulator 1,也称 MAVS、VISA 等),活化 TBK1/IKKi,引起 IRF3/IRF7 的磷酸化,诱导炎性细胞因子和 I 型 IFN 的产生,同时也可通过 NF- κB 活化途径,产生大量的炎性细胞因子

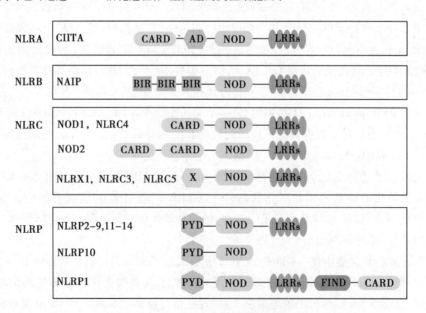

图 9-5　人类 NLR 家族

NLR 根据效应结构域的种类和结构特征,可被划分为四个亚家族:NLRA、NLRB、NLRC 和 NLRP。C II TA:MHC II 类分子反式激活蛋白(class II transactivator);NAIP:神经元凋亡抑制蛋白(neuronal apopto-sis inhibitory protein);NOD:核苷酸结合寡聚化结构域(nucleotide- binding oligomerization domain)

CARD-CARD 相互作用募集 pro-caspase-1,导致其构象发生改变,产生活性 caspase-1,裂解 pro-IL-1β 和 pro-IL-18,产生炎性细胞因子 IL-1β 和 IL-18(图 9-6)。目前已鉴定出四种炎症小体,分别称为 NLRP1 炎症小体、NLRP3 炎症小体、IPAF 炎症小体和 AIM2 炎症小体,均含有 ASC、caspase 蛋白酶以及一种 NLR 家族蛋白(如 NLRP1)或 HIN200 家族蛋白(如 AIM2)。四类炎症小体的共同特征是最终激活 caspase-1,激活参与炎症反应的细胞因子。

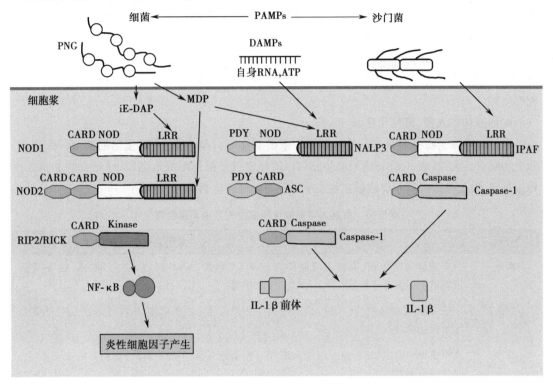

图 9-6　NLR 对胞浆 PAMP 和 DAMP 的识别和信号通路

NLR 的 C 端为 LRR,主要识别和结合 PAMP 和 DAMP。中间为 NOD 结构域,是 NLR 家族成员共有的特征性结构域。N 端为效应结构域,主要由 CARD 或 PYD 组成,负责向下游传递信号。①NOD1 含有 1 个 N 末端 CARD 效应结构域,可识别革兰阴性菌的 iE-DAP。NOD2 含有 2 个 N 末端 CARD 效应结构域,识别细菌的 MDP。NOD 识别配体,通过含 CARD 的 RIP2/RICK 激酶相互作用,最终活化 NF-κB,产生炎性细胞因子;②NALP3 的 N 末端含有 PYD 效应结构域。NALP3 可识别细菌 MDP 和细胞外自身的 ATP、RNA 等 DAMP,通过募集含 PYD 和 CARD 的 ASC 接头分子形成炎症小体。ASC 通过 CARD-CARD 相互作用活化 caspase-1,促进 IL-1β 前体转变为 IL-1β;③IPAF 的 N 末端含有 CARD 效应结构域,可识别伤寒沙门菌鞭毛蛋白,通过 CARD-CARD 相互作用活化 caspase-1,促进 IL-1β 前体转变为 IL-1β

● **DNA 识别受体家族感知胞浆中细菌或病毒 DNA**

除了 TLR9 可识别细菌或病毒 DNA 外,还有 DNA 依赖的干扰素调节因子激活物(DNA dependent activator of IFN-regulatory factors,DAI),黑色素瘤缺失因子 2(absent in melanoma 2,AIM2)和 DNA 依赖性 RNA 聚合酶Ⅲ(DNA-dependent RNA polymerase Ⅲ,Pol Ⅲ)等 DNA 识别受体。DAI 能够直接结合 dsDNA,诱导 Ⅰ 型干扰素的分泌,继而正反馈诱导 DAI 的表达。AIM2 能够结合 DNA,促进 IFN-β 产生。AIM2 通过形成炎性小体,诱导促炎性细胞因子的分泌。Pol Ⅲ 能够介导胞质 DNA 的识别,并诱导产生 IFN-β,最终激活机体固有免疫应答,参与病毒的清除。

第三节 固有免疫应答

当病原体(pathogen)侵入到机体的不同部位,在宿主与感染因子相遇时机体的免疫系统通过皮肤黏膜的屏障作用对病原体的侵入开始攻击。当病原体突破体表和黏膜进入机体内部后将遇到固有免疫细胞和固有免疫分子所介导的**固有免疫应答**(innate immune response)。固有免疫应答是指固有免疫分子和固有免疫细胞在遇到病原体或其他异物时,被即刻激活并发挥生物学效应,将病原体和异物清除的过程。固有免疫应答出现在宿主抗感染应答的早期阶段,以抗原非特异性方式识别和清除各种病原体,是宿主免疫防御的第一道防线,并启动和参与适应性免疫应答。

● **病原体的入侵、繁殖和复制**

常见病原微生物有五类 环境中多种病原微生物可引起感染,主要包括细菌、病毒、真菌、原虫和蠕虫五大类(表9-8)。病原微生物可以通过空气传播经呼吸道黏膜、通过食物和水经消化道黏膜、通过昆虫叮咬和皮肤破损经皮肤黏膜等途径进入机体。

表9-8 引起人类感染性疾病的主要病原微生物

分类	特性	常见的感染性病原体
病毒	为非细胞型微生物,无自主复制能力,依赖宿主细胞进行繁殖。	DNA病毒、RNA病毒、类病毒、朊粒等亚病毒等
细菌	原核细胞型微生物,环状裸DNA构成原始核,细胞器不完善。	常见的感染性病原体,胞内感染菌、胞外感染菌
真菌	真核细胞型微生物,有典型的细胞核和完整的细胞器。	单细胞真菌、多细胞真菌(霉菌)
原虫	单细胞真核动物	锥虫、内阿米巴、原虫、疟原虫、弓形虫等
蠕虫	多细胞无脊椎动物	吸虫、绦虫、线虫等

病原体通过多种方式损伤机体 病原体直接损伤组织的机制:①释放外毒素,通过与宿主细胞表面受体结合导致宿主细胞损伤或凋亡;②本身固有的成分内毒素,可引起吞噬细胞产生细胞因子,产生局部的或系统的症状;③胞内寄生菌直接损伤被感染的细胞。病原体间接损伤组织的机制:①感染早期活化的中性粒细胞释放多种蛋白活性物质和小分子炎性介质,在控制感染的同时引起组织损伤;②针对病原体特异性的抗体与病原体形成抗原-抗体复合物,沉积在肾脏、血管等处,引起局部组织的损伤;③针对病原体特异性的抗体与宿主组织细胞交叉反应,引起自身免疫性疾病;④活化的细胞毒T细胞杀伤病原体感染的组织细胞,导致组织损伤。

● **免疫应答有三个时相**

机体对病原微生物或外来异物的免疫应答包括三个阶段(图9-7)。

固有免疫期(0~4小时) 首先出现一个快速的反应期,由免疫屏障系统和一些现存的效应分子发挥作用,如抗菌肽、溶菌酶、急性期蛋白、细胞因子和一些可与病原体起反应的预存抗体等。另外,补体旁路途径激活,感染组织细胞分泌的趋化因子吸引招募吞噬细胞。当感染因子不能被清除,进入固有免疫应答期。

固有免疫应答期(4~96小时) 固有免疫应答期是早期诱导性应答,吞噬细胞识别病原体或异物并活化,吞噬功能增强,吞噬清除病原体或异物;分泌一系列细胞因子,引起炎症反应;激活NK细胞、γδT细胞等多种固有免疫的效应细胞,共同行使清除功能。当感染因子仍不能被清除,进入适应性免疫应答期。

Notes

适应性免疫应答期(＞96小时) 适应性免疫应答期是晚期诱导性应答,未被清除的感染因子直接或被抗原提呈细胞摄取后进入外周淋巴器官和组织,主要通过活化的 Mφ 和 DC 诱导 T 细胞活化,进而启动适应性免疫应答。特异性细胞免疫应答和特异性体液免疫应答最终高效地清除病原体或异物。

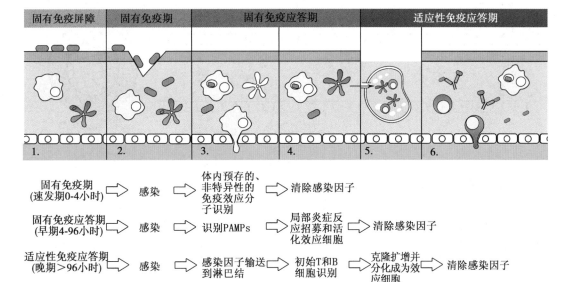

图 9-7 免疫应答的时相

①正常菌群和局部的化学因子组成的固有免疫屏障作用阻止感染因子入侵机体;②当病原体进入机体后,由免疫系统一些现存的效应分子发挥作用,感染组织细胞分泌的趋化因子吸引招募吞噬细胞和其他固有免疫效应细胞;③吞噬细胞和 DC 识别 PAMP 并活化,吞噬细胞吞噬功能增强,吞噬清除病原体;④感染因子直接或被 DC 输送到淋巴结;⑤初始 T 细胞和 B 细胞特异性识别感染因子,细胞克隆扩增和分化;⑥感染因子特异性效应细胞和特异性抗体到达感染部位,最终高效并特异性地清除感染物

● **抗感染固有免疫应答是感染早期多细胞、多分子参与的炎症反应**

当大量病原微生物进入机体,机体的屏障作用被破坏,不能完全抵御微生物的入侵,局部形成感染灶,微生物复制并扩散,固有免疫应答启动(图9-7)。抗感染固有免疫应答是机体免疫系统识别和清除病原体的一系列生理性防御机制中最早出现的,是机体与生俱有的抵抗病原体侵袭的一种防御能力,由多细胞、多分子协同作用的炎症反应(inflammatory response)过程,其结果决定于病原体和机体两方面因素的相互作用,病原体不能清除时启动适应性免疫应答。在感染部位,炎症反应由 Mφ 对病原体的固有免疫应答所启动(图9-8)。参与炎症反应的介质主要包括细胞因子(如 IL-1、TNF-α、IL-6 等)、血浆酶介质(如缓激肽、血纤肽、纤溶素、过敏毒素等)和脂类炎症介质(如血小板激活因子、前列腺素、白三烯等)。炎症的主要作用为:①将效应分子和效应细胞输送到感染部位,以增强 Mφ 对入侵病原体的杀伤作用;②提供微血管血液凝集的一个生理屏障,防止感染通过血液扩散(抗感染炎症屏障);③促进损伤组织的修复。

炎症通常按其病程分为急性炎症和慢性炎症。急性炎症启动急骤,持续时间几天至 1 个月,以血浆渗出和中性粒细胞浸润(infiltration)为病变的主要特征。慢性炎症可持续数月至数年,以淋巴细胞和 Mo/Mφ 浸润以及小血管和结缔组织增生为其主要特征。

Mφ 识别、摄取、消化、清除侵入组织的病原菌 当病原微生物穿过上皮屏障进入组织中,首先与病原菌相遇的细胞是位于皮肤黏膜组织下层的 Mφ,病原微生物表面的 PAMP 与 Mφ 表面的 PRR 相互作用诱导 Mφ 的噬菌作用,通过氧非依赖途径杀死病原体。此外,Mφ 还可通过氧依赖途径产生多种毒性产物如 NO、O_2^-、H_2O_2 等,对病原微生物具有直接毒性作用。Mφ 寿命长,可持续的产生新的吞噬溶酶体。与此同时,活化的 Mφ 释放细胞因子和炎症介质,招募大量的中性

Notes

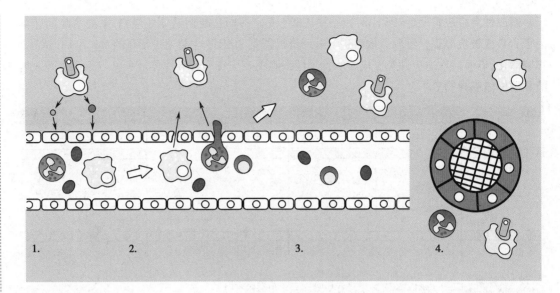

图9-8　炎症反应

①感染因子刺激感染局部 Mφ 释放细胞因子和趋化因子,导致局部小血管扩张;②局部微血管通透性
增强,白细胞、血浆蛋白和体液渗出,引起感染局部红、热和肿胀;③感染部位的效应细胞释放炎性介
质,由于渗出物压迫和炎症介质作用于神经末梢引起疼痛;④感染部位微血管的血液凝固,防止病原
体通过血流的扩散,有益于宿主抵御

粒细胞和 Mo 到感染部位并引起炎症反应。

免疫分子招募效应细胞进入感染部位　在感染的最早期,组织释放趋化因子 CXCL8(IL-8),
直接诱导邻近的 Mφ 向感染部位聚集,活化的 Mφ 释放细胞因子 IL-1β、IL-6、IL-12、TNF-α 和
CXCL8 等,诱导肝脏产生急性期蛋白,以及从血液中招募中性粒细胞、Mo 和其他效应细胞。免
疫效应细胞经过滚动黏着(rolling adhesion)、紧密结合(tight binding)、细胞溢出(diapedesis)和迁
移(migration)四个阶段渗出毛细血管壁到达感染部位(图9-9)。CXCL8 诱导中性粒细胞离开血
流迁移到感染组织周围;而 CCL2 诱导 Mo 从血液中迁移变为组织 Mφ。补体成分 C5a、趋化因
子、黏附分子和细菌 LPS 共同构成了招募中性粒细胞到达感染部位的机制,中性粒细胞是第一
个到达感染部位的细胞,Mo 和未成熟的 DC 随后到达。

肥大细胞释放炎性因子招募免疫效应细胞到达感染部位　肥大细胞表面的 PRR 能够识别
病原微生物的 PAMP,如细菌代谢产物 N-甲酰肽和 LPS 等,并由此而被激活。另外,补体活化产
生的 C5a、C3a 和 C4a 等也能激活肥大细胞。活化的肥大细胞对进入机体的病原微生物不能发
挥直接的杀伤作用,但是活化的肥大细胞迅速开始脱颗粒,将胞浆颗粒内容物释放于其周围的
组织中,招募中性粒细胞到达感染部位并启动局部炎症反应。肥大细胞可加快淋巴液从抗原沉
着部位到淋巴结的流动,使淋巴结初始淋巴细胞的活化增加。肥大细胞能分泌多种细胞因子,
发挥免疫效应功能。肥大细胞对表面结合 IgE 抗体的特异性抗原迅速应答,招募和活化嗜碱性
和嗜酸性粒细胞,这些细胞进一步有助于 IgE 介导的应答,在抗寄生虫感染起重要作用。

中性粒细胞是首先到达感染部位的效应细胞　当组织局部发生感染时,活化的 Mφ 释放的
细胞因子、体液中的固有免疫分子、肥大细胞的脱颗粒、血管内皮细胞表达的黏附分子和细菌
LPS 共同作用下,中性粒细胞经过滚动黏着、紧密结合、细胞溢出和迁移四个阶段抵达炎症部位
(图9-9)。6 小时左右细胞数量达到高峰,约增加 10 倍以上,在 12 小时之内将大量中性粒细胞
诱导至感染的局部,是机体急性炎症反应的重要成分。中性粒细胞识别和吞噬病原体的过程与
Mo/Mφ 相似,主要通过产生和释放活性氧物质以及抗微生物的裂解颗粒蛋白对病原体进行降
解和杀伤,中性粒细胞寿命短,发挥杀伤作用后即诱导凋亡。中性粒细胞释放的裂解颗粒,既有
利于组织防御,也造成局部组织损伤和脓液的形成,特别是对于化脓性细菌感染。活化的中性

Notes

粒细胞亦通过合成和分泌细胞因子趋化和招募其他效应细胞到达感染部位,进一步增强杀伤效应,并调节炎症反应。

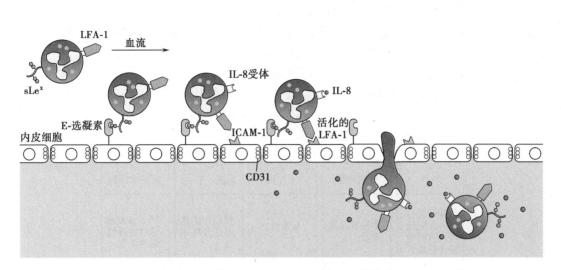

图9-9　中性粒细胞渗出毛细血管壁到达感染部位

滚动黏着:IL-1β、TNF-α等细胞因子诱导血管内皮细胞表达P-选择素和E-选凝素,与中性粒细胞表达的配体s-Lex(Sialyl-Lewisx)结合,使其在血流动力和血管壁黏滞力的共同作用下贴着血管壁缓慢向前滚动黏着。紧密结合:中性粒细胞在细胞内储有大量整合素分子(如:LFA-1),在补体成分C5a或者细菌LPS的刺激下在短时间内将整合素分子LFA-1(αL:β2,CD11a:CD18)、CR3(αM:β2,CD11b:CD18)表达于细胞膜表面,活化的血管内皮细胞ICAM-1/2分子表达上调,与LFA-1、CR3分子紧密结合。细胞溢出:效应细胞停止向前运动,以扁平状紧密的附着于血管内皮细胞表面,逐渐挤进内皮细胞间隙,从两个内皮细胞之间溢出。迁移:CXCL8诱导中性粒细胞离开血流迁移到感染组织周围

细胞因子在固有免疫应答中发挥重要作用　①**TNF-α在固有免疫应答中发挥双重作用。**G⁻菌局部感染,细菌LPS活化组织中的Mφ分泌TNF-α,TNF-α作用于血管,使其通透性增强,血流加快,参与宿主防御的体液、蛋白、细胞流入到感染组织,血小板在血管壁的黏附加强。到达感染部位的吞噬细胞吞噬细菌,免疫效应细胞分泌的炎症介质促进局部小血管内皮细胞表达促凝血蛋白,小血管血凝块形成,阻止了病原体进入到血流和通过血液扩散到全身。感染局部的未成熟DC摄取病原体后经输入淋巴管到达引流淋巴结,启动适应性免疫应答。当全身性感染或脓毒血症时,肝脏和脾脏的Mφ在细菌刺激下活化产生TNF-α,TNF-α释放到血液中,并以同样的方式作用于全身小血管,大量的血浆外渗导致全身水肿,血液体积减低、低蛋白血症、中性粒细胞减少症,血液体积减低引起的血管萎缩,发生弥散性血管内凝血导致休克,多器官的衰竭导致死亡。②**TNF-α、IL-1β和IL-6诱导急性期反应。**Mφ产生的TNF-α、IL-1β和IL-6最重要的作用之一是启动肝脏急性期反应,活化肝细胞合成和释放急性期蛋白;作用于骨髓,促进释放中性粒细胞。急性期蛋白活化补体,增强对病原体的调理作用,从骨髓动员的中性粒细胞加快清除被调理的病原体。此外,TNF-α、IL-1β和IL-6可致体温升高,此发热是来源于机体本身而不是来源于细菌成分,故称为**内源性致热原**(endogenous pyrogen),而来源于细菌成分如LPS,则称为**外源性致热原**(exogenous pyrogen)。这些细胞因子主要作用于下丘脑,改变机体的体温调节;作用于肌肉和脂肪细胞,改变蛋白和能量代谢。外源性致热原可诱导内源性致热原的产生,或通过TLR4信号直接诱导加氧酶-2的表达,促进PE2的产生使体温升高。体温升高可有效地抑制细菌和病毒的复制,促进抗原加工和提高适应性免疫应答(图9-10)。③**IFN在抗**

Notes

病毒感染中发挥重要作用。大多数组织细胞在受到病毒感染时均能产生 IFN-α/β,一方面抑制胞内病毒的繁殖,另一方面活化 NK 细胞以清除被感染的细胞,防止病毒播散。病毒 dsRNA 可被细胞内体中的 TLR3、胞浆中的 RIG-I 和 MDA-5 识别,病毒 ssRNA 可被细胞内体中的 TLR7 和胞浆中的 NOD2 识别,病毒 DNA 可被细胞内体中的 TLR7 识别,活化诱导表达 IFN-α/β。IFN-α/β 最重要的效应是诱导未感染细胞进入抗病毒复制状态,感染细胞分泌的 IFN-α/β 与感染细胞和邻近未感染细胞的 IFN 受体结合,通过 JAK-STAT 通路抑制病毒复制,阻断病毒向未感染细胞的扩散。IFN-α/β 还可诱导机体内有核细胞高表达 MHC Ⅰ 类分子,从而促进 CTL 杀伤病毒感染细胞。Mφ 或 DC 上的 TLR 识别病原体后活化,诱导 IFN-γ 产生,IFN-γ 继而诱导 Mφ 和 DC 上的共刺激分子表达,活化 T 细胞。

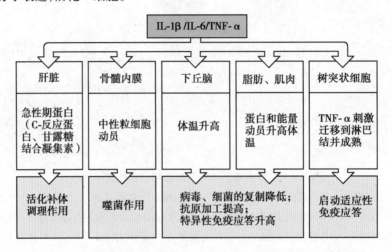

图 9-10　IL-1β、IL-6 和 TNF-α 在机体抗感染免疫中的生物活性

IL-1β、IL-6 和 TNF-α 活化肝细胞合成急性期蛋白,活化补体,并可作为调理素,沉积于被调理的病原体上,增强对病原体的调理作用。作用于骨髓,促进释放中性粒细胞,加快被调理的病原体的清除。IL-1β、IL-6 和 TNF-α 为内源性致热原,作用于下丘脑,导致体温升高。作用于肌肉和脂肪,改变能量动员以升高体温。在较高的温度下,细菌和病毒复制受抑制,有助于清除感染,并使适应性免疫应答更有效发挥作用

NK 细胞对病原体感染细胞的细胞毒作用　NK 细胞在趋化因子的作用下离开血液循环进入到外周组织部位,受来自细菌的 LPS 和微环境中 IFN-α/β、IL-12 的刺激后即被活化。在病毒感染后 2~3 天 NK 细胞可在趋化因子的作用下聚集于感染灶(图 9-11),NK 细胞与病毒感染细胞接触后,可通过释放穿孔素、颗粒酶、表达 FasL 和分泌 TNF-α 杀伤被感染细胞。活化的 NK 细胞可分泌 IFN-α/β,一方面干扰病毒复制,同时激活 Mφ,增强机体抗感染能力。在抵御某些真菌类感染过程中,NK 细胞不仅可直接杀灭真菌,且可通过释放大量 TNF-α、IFN-γ 和 GM-CSF 等细胞因子,活化和招募中性粒细胞,从而最终清除或控制真菌感染。在抵御胞内寄生菌感染过程中,NK 细胞提供两个关键作用,一是杀伤胞内感染的 Mo;二是释放细胞因子以活化 Mo 来杀伤其潜在的胞内菌。NK 细胞甚至能够直接杀伤寄生虫。

其他固有免疫细胞在固有免疫应答中也发挥作用　NKT 细胞参与机体抗细菌、病毒、真菌和原虫感染,与其分泌 IFN-γ 有关。Mφ 和 DC 通过 CD1d 提呈脂类抗原活化 NKT 细胞,活化的 NKT 细胞可分泌大量的 IL-4、IFN-γ、GM-CSF、IL-13 和其他细胞因子,进而活化其他免疫细胞,发挥免疫防御功能。

γδT 细胞参与抗病原微生物,特别是抗胞内寄生菌的早期免疫应答。黏膜上皮组织中 γδT 细胞可识别 CD1 分子提呈的分枝杆菌抗原而被活化,也可直接识别 HSP65 或某些病毒和胞内寄生菌如李斯特菌而被激活。活化的 γδT 细胞释放细胞毒性效应分子如穿孔素、粒酶,表达 FasL

Notes

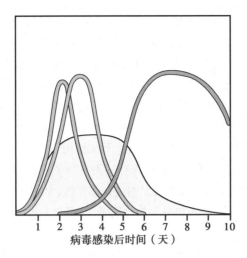

图 9-11　NK 细胞对病毒感染的固有免疫应答

小鼠实验模型中,在病毒感染 1~2 天主要为 IFN-α、IFN-β、TNF-α 和 IL-12 的迅速产生(绿线);受来自微环境中 IFN-α/β、IL-12 的刺激,NK 细胞被活化。在病毒感染后 2~3 天 NK 细胞即可在趋化因子的作用下聚集于感染灶(蓝线),活化的 NK 细胞一方面直接杀伤感染细胞,另一方面分泌 IFN-α/β,干扰病毒复制,同时激活 Mφ,共同控制病毒的复制但不能清除病毒,当病毒特异性的 CD8$^+$T 细胞产生,最终清除病毒(红线)

以及分泌 IFN-γ,从而杀伤病毒和胞内寄生菌感染的靶细胞,以及一些表达热休克蛋白和异常表达 CD1 分子的靶细胞,最终清除感染细胞和病原微生物。

B1 细胞 可以识别并结合某些细菌表面共有的多糖抗原而被活化,在较短的时间内(48 小时)即可产生以低亲和力 IgM 为主的抗体。由于 IgM 固定补体的能力较强,通过补体的溶解作用,早期能有效地清除病原微生物。肠道固有层与腹腔中的 B 细胞多为 B1 细胞,可能在抗微生物感染过程中发挥重要作用。

嗜酸性粒细胞 具有吞噬能力,但吞噬缓慢,主要是选择性吞噬抗原抗体复合物。其溶酶体可对吞噬物进行酶解,补体和抗体能够加强其吞噬功能。嗜酸性粒细胞对寄生虫具有杀伤作用,通过细胞表面的 FcR 和 CR 与 Ig 和 C3b 包被的虫体结合,释放碱性蛋白(MBP)、嗜酸性阳离子蛋白(ECP)、过氧化物酶、氧自由基等,杀伤血吸虫的幼虫、旋毛虫和蛔虫的幼虫。此外,嗜酸性粒细胞释放的过氧化物酶也可加强对靶细胞的攻击作用,并可清除被抗原抗体覆盖的肝细胞内单纯疱疹病毒。嗜酸性粒细胞在慢性炎症中主要参与表皮增生和纤维生成。外伤时,嗜酸性粒细胞会浸润到损伤部位,首先表达 TGF-α,随后表达 TGF-β。嗜酸性粒细胞与纤连蛋白结合可增加 IL-3 和 GM-CSF 的分泌及细胞的增殖。嗜酸性粒细胞分泌的 IL-1α、IL-6、IL-8、TNF-α、TGF-α 和 TGF-β 均在急性和慢性炎症反应中发挥作用。

嗜碱性粒细胞 参与机体抗寄生虫免疫应答。病原体感染引起嗜碱性粒细胞抗原非特异性地分泌大量的 IL-4、IL-13,可能是机体 Th2 型细胞免疫应答重要的触发因素。

固有免疫除了识别入侵的病原体,还参与区分和清除体内多种"有害"成分,包括代谢产物、凋亡细胞以及发生了突变的自身成分。固有免疫应答参与机体多种与免疫应答有关的生理和病理过程,例如机体可启动固有免疫应答机制杀伤肿瘤细胞、参与自身免疫病引起的炎症反应等。因此,抗感染固有免疫应答只是固有免疫应答的一个代表,固有免疫应答在抗肿瘤、在自身免疫病以及移植排斥反应中的作用等将在相关的章节中进行介绍。

第四节　固有免疫系统的调节

● **固有免疫应答存在系统性自身调节**
固有免疫系统的免疫分子和免疫细胞之间互相调节,以维持机体免疫系统的平衡。固有免

Notes

疫细胞的 PRR 识别 PAMP/DAMP 活化后,产生一系列免疫分子,由此形成一个调节环路。①活化的 Mφ 和 DC 产生 IFN-α/β、IL-12、IL-18、IL-15 等细胞因子,这些细胞因子可以活化 NK 细胞,产生 IFN-γ 和 TNF-α 等细胞因子,IFN-γ 和 TNF-α 又可促进 Mφ 活化和 DC 的成熟(图 9-12);②DC 通过 CD1d 提呈脂类抗原活化 NKT 细胞,产生 IFN-γ 和 TNF-α,促进 NK 细胞、Mφ、DC 的活化(图 9-13);③活化的 γδT 细胞在局部释放 IL-2、IL-4、IL-5、IL-6、IL-10、IFN-γ、GM-CSF、TNF-α 等多种细胞因子参与免疫调节,增强机体非特异性免疫防御功能;④肥大细胞与 DC 相互作用,可以促进肥大细胞释放 TNF-α、INF-γ 和 IL-6 等细胞因子,促进固有免疫应答;⑤活化的 Mφ 可分泌 C1、C2、C3、C4、C5、B 因子和 C1-INH 等补体固有分子或调节分子,这些是血清补体的重要补充。Mφ 表达多种补体受体,能够间接识别被补体片段(如 C3b)结合的微生物和其他抗原;⑥活化的中性粒细胞,一方面可合成和分泌趋化因子,招募效应细胞到炎症部位;另一方面吞噬降解病原体后起始凋亡,阻止坏死细胞裂解物和胞内细胞毒性蛋白及活性氧物质释放到胞外而导致损伤。Mφ 吞噬凋亡的中性粒细胞后释放细胞因子,抑制免疫细胞向炎症部位的募集,从而控制炎症的发展;⑦当大量免疫细胞活化时,NK 细胞又可通过细胞毒作用杀死过度活化的 Mφ 和未成熟的 DC(图 9-12)。Mφ 可分泌 IL-1β、IL-10 等因子抑制 Mφ、NK 细胞的活化,从而下调过度的免疫应答,维持机体的稳定。

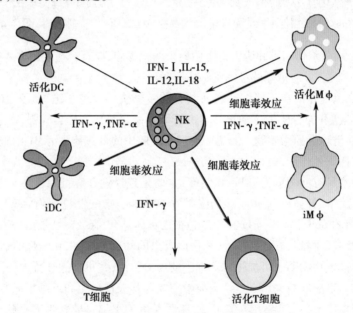

图 9-12　NK 细胞的免疫调节功能

Mφ 和 DC 识别 PAMP/DAMP 活化后,产生一系列免疫分子,由此形成一个调节环路。活化的 Mφ 和 DC 产生 IFN-Ⅰ、IL-12、IL-18、IL-15 等细胞因子,活化 NK 细胞,诱导其产生 IFN-γ 和 TNF-α 等细胞因子,促进 Mφ 活化、DC 的成熟和 T 细胞的活化(红箭头);另一方面,NK 细胞通过抑制性受体对组成性表达的自身分子(如 MHC Ⅰ a 和 MHC Ⅰ b)的识别,杀伤未成熟的 DC(iDC)、活化的 CD4⁺T 细胞和超反应性 Mφ,从而维持自身的稳定(蓝箭头)

● 固有免疫应答可调节适应性免疫应答

固有免疫应答启动适应性免疫应答　Mo/Mφ 和 DC 是专职的抗原提呈细胞(APC),将加工处理的抗原肽提呈给适应性免疫应答的 CD4⁺ 和 CD8⁺T 细胞,为 T 细胞活化提供第一信号。此外,Mo/Mφ 还通过 CD80、CD86 等分子与 T 细胞表达的 CD28 等相互作用,产生共刺激信号,为 T 细胞活化提供第二信号,启动适应性免疫应答(见第十一章)。

固有免疫影响适应性免疫应答的类型和强度　固有免疫细胞 PRR 识别 PAMP/DAMP 后,可活化诱导多种细胞因子的分泌,从而诱导 T 细胞分化为不同的亚群,并决定适应性免疫应答的

Notes

类型和强度。①活化的 Mφ 分泌的 IL-6、IL-12、IL-18、TNF-α 能够促进 T、B 细胞的活化,而 IL-1β、IL-10 等因子则抑制 T 细胞的活化。②NK 细胞产生的 IFN-γ 促进 Th1 应答,NK 细胞的存在决定着 CTL 前体细胞向成熟 CTL 的分化,并且控制记忆 T 细胞的形成。NK 细胞还可杀伤活化的 T 细胞,以抑制过度的免疫应答。③NKT 细胞产生细胞因子 IFN-γ 和 TNF-α 促进 Th1 应答,细胞因子 IL-4、IL-5 和 IL-13 促进 Th2 应答和 B 细胞的分化(图 9-13)。④肥大细胞可以直接促进 Th1 或 Th2 应答。⑤Mφ 和 DC 的 PRR 识别 PAMP/DAMP 后活化,上调共刺激分子的表达,从而增强免疫应答的强度。⑥补体片段 C3d 包被的抗原可同时与 BCR 和 B 细胞表面补体受体 2(CD2)结合,B 细胞应答强度可增加 100 倍以上。⑦在 Mφ 和 NK 细胞等固有免疫细胞和补体等固有免疫分子的参与下,浆细胞产生的抗体通过调理作用、ADCC 等效应杀伤清除病原体,增强免疫应答的强度。

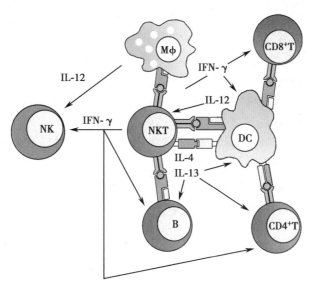

图 9-13 NKT 的免疫调节功能

DC 通过 CD1d 提呈脂类抗原活化 NKT 细胞,NKT 细胞上调 CD40L 表达,产生 IFN-γ 和 TNF-α,促进 NK 细胞、Mφ、DC 的活化。Mφ 和 B 细胞也可通过 CD1d 提呈脂类抗原活化 NKT 细胞,活化的 NKT 细胞产生 IFN-γ 和 TNF-α,促进 Th1 应答和 CTL 功能;产生 IL-4、IL-5 和 IL-13,促进 Th2 应答和 B 细胞的分化。NKT 细胞可直接辅助 B 细胞产生抗体;促进 DC 活化,启动适应性 CD4⁺T 细胞和 CD8⁺T 细胞免疫应答

● 固有免疫通过免疫调节维持自身免疫耐受

NK 细胞在成熟过程中,经历了一个驯化(education)过程,一方面促进 NK 细胞功能成熟;另一方面促进识别"自我"与"非我",维持自身耐受。NK 细胞的功能很大程度上受到 MHC Ⅰ 类分子的调节,NK 细胞通过表达抑制性受体与自身 MHC Ⅰ 类分子相互作用,从而抑制 NK 细胞的活性,使 NK 细胞对自身处于耐受状态。MHC Ⅰ 类分子表达下调或 NK 细胞活化性受体表达升高,均可打破耐受状态。γδT 细胞可通过表达 KIR 来维持免疫耐受。组织细胞上调表达 TCRγδ 的天然配体,γδT 细胞表面 KIR 表达下降或正常细胞 MHC Ⅰ 类分子表达下降时,均可打破原有的免疫耐受。

B1 细胞影响自身耐受。如果机体本身对 B1 细胞的负调节作用减弱,可使产生低亲和力自身抗体的 B1 细胞接受 T 细胞的辅助作用,进入生发中心发生类别转换,经历体细胞高频突变,最终亲和力成熟,产生高亲和力的 IgG 型自身抗体,可导致自身免疫病的发生。NKT 细胞调控自身耐受。目前已发现全身性硬皮病、系统性红斑狼疮(SLE)和胰岛素依赖性糖尿病(IDDM)病人 NKT 细胞数目减少,且在 IDDM 动物模型 NOD 小鼠中 NKT 细胞缺乏,给该小鼠输入正常小

Notes

鼠的 NKT 细胞能阻止糖尿病的发病,提示 NKT 细胞与自身耐受的维持有关。

　　固有免疫系统作为机体抵御病原微生物入侵的第一道防线,在感染早期发挥着重要的作用,其自身存在系统的调节,维持机体的稳定。同时,固有免疫系统与适应性免疫系统之间存在着紧密的合作和相互调节关系,在免疫应答的过程中协同作用,互相补充,共同发挥免疫防御、免疫监视、自身稳定的生物学效应。

小　结

　　固有免疫是指机体与生俱有的抵抗体外病原体侵袭、清除体内抗原性异物的一系列防御能力,其特点为经遗传获得,针对病原体及异物的入侵可迅速应答,其应答模式和强度不因与病原微生物的反复接触而改变。

　　固有免疫系统由固有免疫屏障、固有免疫分子和固有免疫细胞组成,固有免疫屏障是机体抵御微生物入侵的防线,固有免疫分子是抑菌、杀菌、启动和参与固有免疫应答的效应分子,固有免疫细胞是固有免疫应答的主要成分。

　　固有免疫应答通过固有免疫识别"危险信号"而启动,PAMP 是病原体相关的外源性的危险信号,DAMP 是自身细胞所释放的内源性的危险信号。PRR 是固有免疫细胞用于识别 PAMP/DAMP 的分子,可溶型 PRR 是识别 PAMP/DAMP 的游离于体液中的效应分子;细胞吞噬型 PRR 是识别 PAMP/DAMP 并介导吞噬病原体的膜效应分子;信号转导型 PRR 是识别 PAMP/DAMP 并介导信号传递的细胞效应分子。TLR 家族感知存在于细胞外和细胞内体病原体,RIG-I 样受体家族感知存在于细胞质中的病毒 RNA,NOD 样受体家族感知存在于细胞质中病原体,DNA 识别受体家族感知胞浆中细菌或病毒 DNA。

　　固有免疫应答是指固有免疫分子和固有免疫细胞在遇到病原体或其他异物时,被即刻激活并发挥生物学效应,将病原体和异物清除的过程。固有免疫屏障的破坏,感染灶形成启动固有免疫应答。抗感染固有免疫应答过程是机体在感染早期由多细胞、多分子参与的炎症反应过程,首先感染局部定居的 Mφ 识别、摄取、消化、清除进入组织的病原体并分泌细胞因子,局部肥大细胞释放炎性因子,这些免疫分子共同招募效应细胞进入感染部位。中性粒细胞是首先到达感染部位的效应细胞,NK 细胞对病毒感染细胞发挥细胞毒作用,其他固有免疫细胞参与抗感染的固有免疫应答和调节。

　　固有免疫应答出现在宿主抗感染应答的早期阶段,是宿主免疫防御的第一道防线,并启动和参与适应性免疫应答。固有免疫系统的免疫分子和免疫细胞之间互相调节,由此形成一个调节环路,以维持机体免疫系统的的平衡。固有免疫系统与适应性免疫系统之间存在着紧密的合作和相互调节关系,固有免疫应答启动适应性免疫应答,固有免疫细胞影响适应性免疫应答的类型和强度,固有免疫对自身耐受的维持具有调节作用。固有免疫系统和适应性免疫系统在免疫应答的过程中协同作用,互相补充,在免疫防御、免疫监视、自身稳定中共同发挥作用。

(田志刚)

参考文献

1. Kenneth Murphy, Paul Travers, Mark Walport. Janeway's Immunobiology, 8th ed. , 2012 by Garland Science, Taylor & Francis Group, LLC USA.

2. Barton GM, Kagan JC. A cell biological view of Toll-like receptor function: regulation through compartmentalization. Nat Rev Immunol. 2009; 9(8): 535-42.

3. Akira S, Uematsu S, Takeuchi O. Pathogen recognition and innate immunity. Cell. 2006; 124(4): 783-801.

4. Kawai T, Akira S. The role of pattern-recognition receptors in innate immunity: update on Toll-like recep-

Notes

tors. Nat Immunol. 2010;11(5):373-384.

5. Dagenais M,Skeldon A,Saleh M. The inflammasome:in memory of Dr. Jurg Tschopp. Cell Death Differ. 2012; 19(1):5-12.

6. Elinav E,Strowig T,Henao-Mejia J,Flavell RA. Regulation of the antimicrobial response by NLR proteins. Immunity. 2011;34(5):665-79.

7. Zhong Y,Kinio A,Saleh M. Functions of NOD-Like Receptors in Human Diseases. Front Immunol. 2013; 4:333.

8. Diefenbach A,Colonna M,Koyasu S. Development,Differentiation,and Diversity of Innate Lymphoid Cells. Immunity. 2014;41(3):354-365.

9. 何维. 医学免疫学. 北京:人民卫生出版社,2010

10. 曹雪涛. 免疫学前沿进展. 北京:人民卫生出版社,2012

11. 龚非力. 医学免疫学. 北京:科学出版社,2013

12. 周光炎. 免疫学原理. 上海:科学技术出版社,2013

Notes

第十章 抗原的加工与提呈

抗原提呈细胞(antigen presenting cell,APC)是指能摄取和在细胞内加工抗原,并将抗原信息提呈给 T 细胞的细胞。通常所说的 APC 包括**树突状细胞**(dendritic cell,DC)、单核/巨噬细胞、B 细胞等表达 MHC Ⅱ类分子的细胞,也称为**专职性 APC**(professional APC)。然而,机体的有核细胞均表达 MHC Ⅰ类分子,它们可将细胞内的蛋白质抗原(内源性抗原,endogenous antigen)加工成为抗原肽,并以抗原肽/MHC Ⅰ类分子复合物的形式将抗原信息提呈给 CD8$^+$的**杀伤性 T 细胞**(cytotoxic T cell,CTL),成为被 CTL 杀伤的靶细胞。通常并不将该类有核细胞称为 APC,只称为靶细胞。但仍有学者广义地定义 APC 为:能加工抗原并以抗原肽/MHC 分子复合物的形式提呈抗原信息的所有细胞。此定义就将这些靶细胞也归类于抗原提呈细胞,此定义也逐渐被接受和认可。

APC 能对抗原进行加工,并以抗原肽/MHC 分子复合物的形式表达在细胞的表面,T 细胞能识别该复合物从而被活化并产生免疫应答反应,因此 APC 在抗原诱导机体产生免疫应答的过程中发挥着关键作用。

第一节 抗原提呈细胞

● **APC 主要分为三类:专职性 APC、非专职性 APC 和表达 MHC Ⅰ类分子的靶细胞**

专职性 APC 包括 DC、单核/巨噬细胞和 B 淋巴细胞(表 10-1),其共同特点是组成性表达 MHC Ⅱ类分子和其他参与诱导 T 细胞活化的共刺激分子,能主动摄取抗原、加工抗原和提呈抗原信息给 T 细胞。

表 10-1 专职性 APC

类型	缩写	体内分布	吞噬作用	MHC Ⅱ类分子	FcR	C3R
树突状细胞	DC					
并指树突状细胞	IDC	胸腺、淋巴组织胸腺依赖区	−	+	−	−
朗格汉斯细胞	LC	皮肤、淋巴结副皮质区	+	+	+	+
单核巨噬细胞	Mo/Mφ	全身组织、器官	+	+	+	+
B 淋巴细胞	B 细胞	外周血、淋巴组织	−	+	+	+

非专职性 APC(non-professional APC)只能在一定条件下(例如炎症因素的刺激或细胞因子的作用)才能被诱导表达 MHC Ⅱ类分子和共刺激分子;它们摄取、加工抗原和提呈抗原信息的能力较专职性 APC 弱。非专职性 APC 主要包括内皮细胞、成纤维细胞、上皮间皮细胞和嗜酸性粒细胞等。非专职性 APC 加工和提呈抗原可能参与炎症反应和某些自身免疫病的发生。

靶细胞通常指被病毒或胞内菌感染的细胞以及突变的自身细胞。这些细胞组成性表达 MHC Ⅰ类分子,能加工内源性抗原(病毒相关抗原、细菌相关抗原或突变的自身抗原等)并以抗原肽/MHC Ⅰ类分子复合物的形式将抗原信息提呈给 CD8$^+$ CTL,CTL 能够识别并特异性地杀伤这些靶细胞。

● DC 是目前发现的抗原提呈功能最强的 APC,可激发初次免疫应答

DC 是 1973 年美国科学家 Steinman 首先发现的,因其成熟时伸出许多树突样或伪足样突起而得名。Steinman 因发现 DC 而获得了 2011 年的诺贝尔奖。DC 是目前所知抗原提呈功能最强的 APC,最大的特点是能够刺激初始 T 细胞(naive T cell)活化和增殖,是特异性免疫应答的始动者。而 Mφ、B 细胞等仅能刺激已活化的 T 细胞或记忆性 T 细胞,并接受 T 细胞的辅助而进一步活化。DC 在免疫应答中占据独特地位,对 DC 的研究有助于深入了解机体免疫应答的发生和调控机制,对肿瘤、移植排斥、感染、自身免疫病等的发生发展机制的认识具有重要的理论意义;此外还可通过人为干预 DC 的功能来调控机体的免疫应答,对上述疾病防治措施的制定具有重要的实际意义。

● DC 的鉴定需要多种实验参数的综合判断

DC 目前尚无特异性细胞表面分子标志,主要通过形态学、组合性细胞表面标志、在混合淋巴细胞反应(MLR)中能刺激初始 T 细胞增殖等特点进行鉴定。严格地说,具有①典型的树突状形态,②膜表面高表达 MHC Ⅱ类分子和其他共刺激分子,③能移行至淋巴器官刺激初始型 T 细胞活化增殖的细胞才能称之为 DC。

迄今已有数种鉴定 DC 的相对特异性标志得到人们的公认和应用,例如 CD11c、CD24 是小鼠 DC 的相对特异性标志。BDCA1(CD1c)和 CD11c、BDCA3(CD141)和 CD11c 分别是人血液中两个主要 DC 亚群的相对特异性标志。

DC 表达能相对特异性结合病原微生物及其产物的受体(例如甘露糖受体、Toll 样受体等)以及 FcR、补体受体等;这些分子主要参与抗原的摄取。DC 还组成性表达 MHC Ⅱ类分子、共刺激分子(CD80 和 CD86 等)、黏附分子(CD40、CD54 以及 β1、β2 整合素家族成员等),这些分子参与抗原的提呈。DC 能分泌 IL-1、IL-6、IL-12、TNF-α、Ⅰ型 IFN 等细胞因子及多种趋化因子,参与机体的免疫调节。

● DC 起源于多能造血干细胞

所有的 DC 都起源于骨髓中的多能造血干细胞(图 10-1)。骨髓的髓系前体可以在 GM-CSF 存在的条件下分化为单核巨噬细胞、粒细胞和 DC,此 DC 为**髓样 DC**(myeloid DC);而另外一些

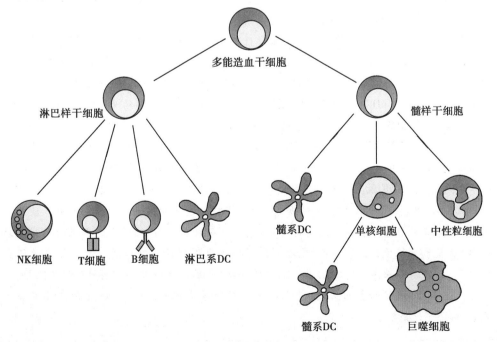

图 10-1　树突状细胞的来源

位于淋巴组织内的 DC,如胸腺内的 DC、小鼠脾脏和淋巴结内的某些 DC 亚群表达与淋巴细胞相关的表面标志如 CD8a 和 CD4 等,此 DC 为**淋巴样 DC**(lymphoid DC)。

目前将存在于淋巴组织、血液和其他非淋巴组织的 DC 统称为**经典 DC**(conventional DC,cDC),也就是通常所指的 DC,包括髓样 DC 和淋巴样 DC;将能够分泌大量 I 型干扰素的 DC 称为**浆细胞样 DC**(plasmacytoid DC,pDC),它们分别具有不同的表型和功能。cDC 的主要功能是诱导针对入侵抗原的特异性免疫应答并维持自身耐受,而 pDC 的主要功能则是针对微生物,特别是病毒感染产生大量的 I 型干扰素并激发相应的 T 细胞应答。

实验证明,向射线照射过的小鼠体内过继回输骨髓来源的髓系前体细胞可以重建脾脏和胸腺中的 cDC 和 pDC,而骨髓来源的淋巴系前体细胞在体内和体外实验中都可分化为 DC。这表明 DC 可以是髓系或淋巴系来源的,DC 的表型特征与其谱系来源无关。有关 DC 亚群参见窗框 10-1。

窗框 10-1   树突状细胞亚群

并指树突状细胞(IDC)是成熟的 DC,由 LC 移行至淋巴结,分布于淋巴组织 T 细胞区。IDC 高表达 MHC I 类分子和 MHC II 类分子,但缺乏 FcR 及补体受体。IDC 是初次免疫应答的主要 APC,它们的突起与 T 细胞紧密接触,能有效地提呈抗原信息。IDC 寿命大多较短,少数长寿的 IDC 可能参与 T 细胞免疫记忆的维持。

朗格汉斯细胞(LC)是位于表皮和胃肠道上皮部位的未成熟 DC,高表达 FcγR、补体受体、甘露糖受体、Toll 样受体等,也表达一定量的 MHC I 类分子和 II 类分子。LC 具有较强的摄取和加工抗原的能力,但其激活 T 细胞的能力较弱,这也是未成熟 DC 的普遍特点。

边缘区 DC 是位于脾脏边缘区和淋巴结淋巴窦壁的 CD8$^+$DC,属未成熟 DC,亦高表达 FcγR、补体受体、甘露糖受体、Toll 样受体等,表达 MHC 分子较少。边缘区 DC 在脾脏和淋巴结就近捕获从血液或淋巴液进入外周免疫器官的抗原,并移行到 T 细胞区,将加工的抗原提呈给 T 细胞。

间质 DC 是存在于各非淋巴组织间质的未成熟 DC,大多数为 CD103$^+$。他们摄取各组织死亡细胞或遭遇的外来抗原,可将抗原就近提呈给间质的 T 细胞或经血液和淋巴液移行到外周免疫器官提呈给 T 细胞,诱导局部或全身免疫应答。

浆细胞样 DC(pDC)主要来源于一级淋巴组织的造血干细胞前体,如胎肝、胸腺和骨髓等。pDC 可以来源于淋巴系祖细胞,也可来源于髓系祖细胞。在正常生理情况下,骨髓中的 pDC 前体进入血液循环,再通过淋巴循环进入到二级淋巴组织,如淋巴结、扁桃体、脾脏等。外周血中 pDC 以前体形式存在,在单个核细胞中的比例约为 0.2% ~ 0.8%。G-CSF、FLT-3L 等细胞因子可以动员骨髓 pDC 前体释放入血。外周血 pDC 前体表达高水平的 IL-3 受体和 TLR-7、TLR-9,但 MHC II、CD40、CD80、CD86 等分子表达水平较低。IL-3、CD40L、病毒细菌来源非甲基化 CpG 基序以及内源性抗核抗体等能够刺激 pDC 前体进一步成熟活化。pDC 最主要的特点就是活化后能够分泌大量的 I 型干扰素。

调节性 DC(regulatory DC)是根据 DC 的功能特点进行命名的一个 DC 亚群。最初对于 DC 的认识主要集中在激发正向免疫应答、清除病原微生物方面,而近年来的研究则表明 DC 在负向调控免疫应答,维持免疫耐受等方面也发挥着关键作用。越来越多的研究证明有很多的 DC 亚群具有抑制 T 细胞增殖的功能,因而将这些细胞称为"调节性 DC"。但是这些调节性 DC 的负向功能,是在分化发育阶段决定的,还是由所处的微环境决定的,目前还不清楚。

Notes

滤泡 DC(follicular DC,FDC)是一类存在于外周淋巴器官淋巴滤泡生长中心的特殊树突样细胞,它们不表达 MHC Ⅱ类分子,不摄取抗原,也不能诱导初始 T 细胞活化,因此不属于 DC。但 FDC 高表达 FcR 和补体受体(如 CR1、CR2 等),可将抗原抗体复合物和抗原抗体补体复合物长期截留或者浓缩于细胞表面(可长达数周至数年)供 B 细胞识别。活化 B 细胞与 FDC 表面的抗原结合进而发生体细胞突变是 B 细胞亲和力成熟的关键步骤,因此 FDC 是激发免疫应答以及产生和维持免疫记忆的重要细胞。

● **DC 在体内分布广泛,但含量很少,不同部位的 DC 名称不同**

DC 广泛分布于脑以外的全身各脏器,数量少,仅占人外周血单个核细胞的1%以下,占小鼠脾脏的0.2%～0.5%。根据分布部位的不同,可将 cDC 大致分为:①淋巴样组织中的 DC:主要包括并指状 DC(interdigitating cell,IDC)、边缘区 DC;②非淋巴样组织中的 DC:包括间质性 DC、**朗格汉斯细胞**(Langerhans cell,LC)等;③体液中的 DC,包括隐蔽细胞(veiled cell)和血液中的 DC。

● **DC 提呈抗原能力随发育成熟逐步增强,而摄取抗原能力则逐渐减弱**

cDC 成熟和迁移的过程已基本清楚。正常情况下体内绝大多数 DC 是未成熟(immature)DC,它们表达低水平的 MHC Ⅱ类分子(每个细胞约表达 10^6 个分子,半寿期约10小时)、共刺激分子和黏附分子,在体外激发 MLR 能力较弱;但表达较多 FcR 和病原体受体(如甘露糖受体、Toll 样受体等),因而具有极强的摄取和加工抗原的能力。在摄取抗原或受到某些刺激(主要是炎性信号如 LPS、IL-1β、TNF-α)后,未成熟 DC 即开始分化成熟。成熟(mature)DC 表达大量 MHC Ⅱ类分子(每个细胞约表达 7×10^6 个分子,半寿期大于100小时),共刺激分子和黏附分子的表达水平也显著增加,体外激发 MLR 能力很强;但其不表达 FcR 和病原体受体,摄取加工抗原的能力大大降低。DC 在成熟过程中同时发生迁移(migration),从获取抗原信号的外周组织通过淋巴管和(或)血液循环进入外周淋巴器官,并在外周淋巴器官提呈抗原,启动 T 细胞应答。因此,cDC 的分化发育可分为四个阶段:前体阶段、未成熟期、迁移期、成熟期,其中未成熟 DC 和成熟 DC 是研究的主要对象(表10-2)。

表10-2　未成熟 DC 和成熟 DC 的特点

特点	未成熟 DC	成熟 DC
主要功能	摄取、加工抗原	提呈抗原
存在部位	非淋巴组织、器官	外周淋巴组织
表达 MHC Ⅱ类分子	相对较低	相对较高
表达共刺激分子和黏附分子	不表达或表达低	表达高
表达 FcR、甘露糖受体	＋＋	－
表达趋化因子受体	CCR1、2、5,CXCR1、2	CCR7,CXCR4

● **摄取、加工并提呈抗原,激发机体产生免疫应答是 DC 最重要的功能**

DC 可通过受体介导的内吞作用、巨吞饮作用和吞噬作用摄取抗原,并在细胞内加工抗原。该过程不但能促使 DC 成熟,也是免疫应答的起始,同时清除入侵体内的病原微生物及其产物和有害抗原物质。

通过抗原提呈,DC 对 T、B 细胞具有直接或间接的激活作用。DC 可直接激活 T 细胞,DC 膜表面提呈的大量抗原肽/MHC Ⅰ类分子复合物、抗原肽/MHC Ⅱ类分子复合物分别为 $CD8^+$ T 细胞、$CD4^+$ T 细胞表面的 TCR 提供了结合抗原的分子基础,并成为激活 T 细胞的第一信号(抗原

Notes

信号)。DC 还高表达 CD80、CD86、CD40 等共刺激分子,为 T 细胞活化提供了充足的第二信号。DC 高表达 ICAM-1、DC-SIGN 等黏附分子,有助于 DC 与 T 细胞的进一步结合。此外,DC 所分泌的细胞因子能够促进 T 细胞增殖,其中 IL-12 对于诱导初始型 T 细胞产生 Th1 型应答具有重要的作用,DC 分泌的细胞因子有时也被称为 T 细胞活化的"第三信号"。在这些信号的共同作用下,T 细胞活化、增殖并发挥功能。

DC 通过激活辅助性 T 细胞(比如 Th2、滤泡辅助 T 细胞"Tfh")间接辅助 B 细胞活化。DC 还能促进静息 B 细胞表达 CD80 和 CD86 等进而发挥抗原提呈作用,诱导 B 细胞的 Ig 类别转换,通过释放某些可溶性因子等调节 B 细胞的增殖与分化。

● DC 参与了胸腺内 T 细胞分化的阳性选择和阴性选择

DC 是胸腺中的重要细胞。表达 MHC Ⅰ类分子和 MHC Ⅱ类分子的胸腺 DC 与双阳性胸腺细胞相互作用,通过阳性选择保留 MHC 限制性的单阳性 T 细胞(阳性选择)。CD4$^+$ T 细胞或 CD8$^+$ T 细胞进入胸腺髓质后,分别与胸腺髓质 DC 表达的自身抗原肽/MHC Ⅰ类分子复合物或自身抗原肽/MHC Ⅱ类分子复合物相互作用,通过阴性选择清除自身反应性 T 细胞,保留抗原反应性 T 细胞,形成 T 细胞的中枢耐受。

● DC 参与了中枢和外周免疫耐受的诱导

胸腺 DC 在胸腺中诱导 T 细胞中枢免疫耐受(参与阴性选择)时,其提呈的抗原可以是通过血液循环到达胸腺的自身抗原,也可以是在胸腺异位表达的自身抗原;此外,外周血 DC 也可能携带外来抗原进入胸腺,并在胸腺中诱导对某些外来抗原的中枢免疫耐受作用。

DC 的外周致免疫耐受作用通常由未成熟 DC 介导,也可能是某个调节性 DC 亚群的功能。未成熟 DC 不表达或低表达共刺激分子,它们携带自身抗原进入外周淋巴组织后不能激活 T 细胞,反而诱导 T 细胞失能,引起自身耐受。未成熟 DC 和调节性 DC 亚群还可以通过诱导调节性 T 细胞来清除免疫反应性 T 细胞,或直接分泌 IL-10、TGF-β 等细胞因子抑制免疫反应性 T 细胞,达到诱导和维持外周免疫耐受的目的。DC 介导的外周耐受具有可逆性。

● IDC 和 FDC 可能参与了免疫记忆的维持

外周免疫器官 T 细胞区中的极少量长寿 IDC 可能与记忆性 T 细胞的形成和维持有关。外周免疫器官中的 FDC 不但参与记忆性 B 细胞的形成和维持,而且其表面截留的抗原可诱导活化 B 细胞发生体细胞高频突变和亲和力成熟。

● pDC 通过分泌细胞因子等参与机体的天然免疫应答和适应性免疫应答

pDC 能够通过产生 Ⅰ型干扰素参与天然免疫应答,在病毒、细菌来源的非甲基化 CpG 基序刺激下,通过 TLR7/9 信号通路产生大量的 Ⅰ型干扰素,尤其是 IFN-α,直接干扰病毒复制和激活单核巨噬细胞杀伤病原微生物。pDC 还参与体液免疫应答,pDC 分泌的 IFN-α 和 IL-6 促进 B 细胞分化为浆细胞;此外,在 IL-3 和 CD40L 的作用下,pDC 可以诱导 Th2 细胞的分化,通过 Th2 辅助体液免疫应答。pDC 产生的大量 Ⅰ型干扰素,可促进 Th1 细胞分化和增强 CD8$^+$ CTL 功能,从而进一步参与抗病毒、抗肿瘤、移植排斥等过程,而且 pDC 能以 MHC Ⅰ类分子途径提呈病毒抗原肽直接激活 CTL,因此,pDC 也参与了细胞免疫应答。

● DC 能通过分泌细胞因子调节免疫应答

DC 可通过产生大量 IL-12 诱导 Th0 细胞分化为 Th1 细胞,后者产生 Th1 型细胞因子(如 IFN-γ)介导细胞免疫应答(Th1 型免疫应答)。DC 可通过分泌 IL-33 参与 Th0 细胞分化为 Th2 细胞,后者产生 Th2 型细胞因子(如 IL-4、IL-5、IL-13)介导体液免疫应答(Th2 型免疫应答)。DC 可通过分泌 IL-6 促进向 Th17 的分化。某些 DC 能产生维 A 酸,有助于 Treg 产生。DC 还能产生多种细胞因子调节免疫应答,例如 IL-1、IL-6、IL-18、IFN-α、TNF-α 和多种趋化因子。

● 应用 DC 的免疫激活作用和诱导免疫耐受的作用,可治疗某些疾病

利用 DC 防治感染性疾病具有双重性。一方面,作为最强的 APC,DC 在病原体抗原的摄取、

Notes

提呈及特异性免疫激活中均具有重要作用,是抗感染免疫的中心环节。可以应用病原体抗原体外致敏 DC 再过继回输的方式治疗多种感染性疾病。另一方面,DC 亦可导致病毒复制、播散及免疫抑制,例如 DC 是 HIV 感染的重要靶细胞和病毒储存源,HIV 可在 DC 与 CD4+ T 细胞的集合区进行复制并感染 T 细胞;麻疹病毒(MV)可感染 DC 并在 DC 内大量复制,降低 DC 数量及功能是 MV 感染导致免疫抑制的一个重要原因。如何发挥 DC 抗感染能力具有实际的研究和应用价值。

用肿瘤抗原致敏 DC 再回输机体可治疗肿瘤。用肿瘤抗原体外致敏 DC 的方式有多种,例如肿瘤细胞冻融物、基因工程肿瘤蛋白抗原或人工合成的肿瘤抗原多肽在体外冲击致敏 DC,或将肿瘤抗原基因通过腺病毒、反转录病毒载体等直接转入 DC,使 DC 内源性持续性表达多个肿瘤抗原表位并通过 MHC Ⅰ类分子得到充分提呈。上述方式致敏的 DC 回输机体内均可诱导肿瘤特异性免疫应答。该疗法具有良好的临床应用前景,已用于临床试治 B 淋巴瘤、黑色素瘤、前列腺癌、多发性骨髓瘤、结肠癌等。

在移植免疫中,供体的未成熟 DC 倾向于诱导免疫耐受而成熟 DC 倾向于引发免疫排斥。因此,若预先去除移植物中 DC 或用未成熟 DC 诱导同种异体免疫耐受,均可延长同种异体移植物的存活时间。DC 在自身免疫病和变态反应性疾病发生发展中起一定的促进作用,阻断或降低 DC 的抗原提呈功能,或用未成熟 DC 诱导特异性外周免疫耐受可以达到防治此类疾病的目的。

● **巨噬细胞不能将抗原信息提呈给初始 T 细胞,只能对活化 T 细胞或效应 T 细胞提呈抗原,其抗原提呈功能明显弱于 DC**

巨噬细胞(macrophage,Mφ)是机体中分布广泛并具有十分活跃的生物学功能的细胞,包括大脑中的**小胶质细胞**(microglial cell)、骨骼系统中的破骨细胞(osteoclast)、肝脏中的**库弗细胞**(Kupffer cell)、肺脏中的肺泡巨噬细胞、结缔组织中的组织细胞(histiocyte)和动脉粥样斑块中的泡沫细胞(foam cell)等。Mφ 能表达数十种受体,产生数十种酶,分泌近百种生物活性产物,因此在机体防御和免疫应答中发挥着重要作用。由于其本身的生物学特点,尤其是表达多种与抗原摄取相关的表面分子(FcR、补体受体、甘露糖受体、清道夫受体、Toll 样受体等),Mφ 摄取抗原的能力很强,能通过吞噬作用、胞饮作用和受体介导的胞吞作用摄取抗原。Mφ 也表达大量 MHC Ⅰ、MHC Ⅱ类分子和 CD80、CD86、CD40 等共刺激分子,能在细胞内加工外源性抗原,形成抗原肽/MHC Ⅱ类分子复合物表达在细胞表面提呈给 T 细胞。通常认为,Mφ 不能直接将抗原提呈给初始 T 细胞,只能将抗原提呈给活化 T 细胞或效应 T 细胞,而且其抗原提呈的功能明显弱于 DC。此外,Mφ 在活化 T 细胞的同时,活化的 T 细胞分泌的 IFN-γ 能够正反馈活化和促进 Mφ 的功能。因此,Mφ 提呈抗原的意义是增强其本身的功能,有利于其在细胞免疫中发挥更强大的作用。

● **巨噬细胞可活化为 M1 或 M2**

在不同微环境下,Mφ 活化能够分化为经典活化的 Mφ(classically activated macrophage,简称 M1)和旁路活化的 Mφ(alternatively activated macrophage,简称 M2)。M1 主要参与和促进 Th1 型免疫应答,M2 主要参与和促进 Th2 型免疫应答。而且,M2 与免疫负向调节和免疫耐受密切相关。具有肿瘤促进作用和免疫抑制功能的**肿瘤相关巨噬细胞**(tumor-associated macrophage,TAM)也可归类于 M2。

● **B 细胞表达 MHC Ⅱ类分子和共刺激分子,也能发挥抗原提呈功能**

B 细胞在体液免疫应答中具有重要作用。B 细胞表达 MHC Ⅱ类分子和共刺激分子,不仅能在体外将蛋白抗原有效地提呈给辅助性 T 细胞,在体内也能发挥抗原提呈作用,尤其是当抗原浓度较低时。B 细胞的抗原提呈功能主要与其膜表面免疫球蛋白(mIg)有关。B 细胞可通过 mIg 浓集(抗原浓度 1ng/ml 时,B 细胞仍可摄取并发生反应)并内化抗原,或经胞饮作用将可溶

Notes

性蛋白抗原吞入细胞内,在细胞内加工抗原后以抗原肽/MHC Ⅱ类分子的形式将抗原信息提呈给 T 细胞。在激活 T 细胞的同时,B 细胞也受到 T 细胞的辅助(包括膜分子和细胞因子传导的信号)被活化并增殖和分泌细胞因子。在抗原、细胞因子和 T 细胞的共同作用下,B 细胞发生亲和力成熟、类别转换并进一步分化为浆细胞,产生抗体,介导体液免疫应答。因此,B 细胞的抗原提呈功能对于产生抗 T 细胞依赖(TD)抗原的抗体具有极为重要的意义。

三种专职性 APC 提呈抗原作用的比较见图 10-2。

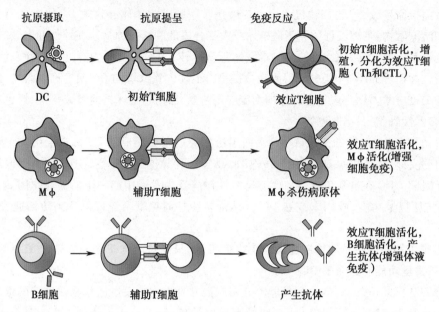

图 10-2   三种专职性 APC 提呈抗原作用的比较

第二节   抗原的摄取、加工和提呈

APC 最重要的功能就是摄取、加工和提呈抗原,但各种 APC 摄取抗原的能力有差异,目前对于 APC 加工和提呈抗原的机制有了一定的了解。

抗原加工(antigen processing)是指 APC 首先在感染或炎症局部摄取抗原,然后在细胞内降解抗原并将其加工成抗原多肽片段,再以抗原肽- MHC 复合物的形式表达于细胞表面。**抗原提呈**(antigen presentation)是指 APC 与 T 细胞接触时,抗原肽- MHC 复合物被 T 细胞的 TCR 识别,从而将抗原信息传递给 T 细胞,诱导 T 细胞活化增殖。如果体内有足够数量的辅助 T 细胞(Th)获得这样的信息,就会进一步活化 B 细胞而产生特异性体液免疫反应或活化其他 T 细胞和巨噬细胞而引起特异性细胞免疫反应。绝大部分抗原需经过 APC 的加工才能被 T 细胞识别。

APC 表达的Ⅱ类和Ⅰ类 MHC 分子是抗原多肽的载体,分别提呈**外源性抗原**(exogenous antigen)和**内源性抗原**(endogenous antigen)。APC 摄取、加工和提呈抗原也主要有两条途径,包括**MHC Ⅱ类途径**(MHC class Ⅱ presentation pathway)和**MHC Ⅰ类途径**(MHC class Ⅰ presentation pathway)。在某些条件下,两条途径可以交叉,称为**交叉提呈**(cross presentation)。近年来的研究表明,交叉提呈途径在特异性免疫应答过程中发挥着重要作用,是目前该领域内的研究热点。

根据来源,抗原分为两大类(图 10-3):①来源于细胞外的抗原称为外源性抗原,例如可被吞噬细胞吞噬的细菌、细胞、可溶性蛋白质抗原等,它们需被 APC 摄取入细胞内的吞噬颗粒中,再被加工并以抗原肽-MHC Ⅱ复合物的方式提呈给 CD4$^+$ T 细胞。未成熟 DC,尤其是皮肤中的朗格汉斯细胞(LC)以及单核/巨噬细胞具有很强的摄取抗原的能力。②细胞内合成的抗原称为内

Notes

源性抗原,例如病毒感染细胞合成的病毒蛋白、细胞内感染细菌的产物或裂解片段及肿瘤细胞内合成的蛋白等,内源性抗原在细胞内合成后存在于细胞质中,直接被细胞加工并以抗原肽-MHC Ⅰ复合物的方式提呈给 CD8$^+$ CTL。两条途径的差别见表 10-3。

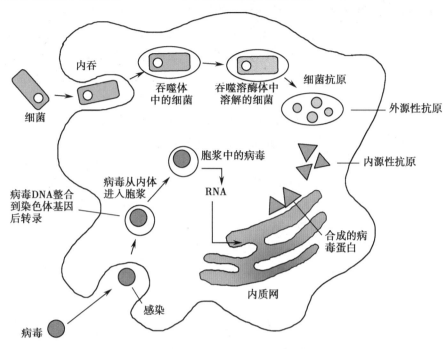

图 10-3 外源性抗原及内源性抗原的产生

表 10-3 抗原加工的两条途径

	MHC Ⅰ类途径	MHC Ⅱ类途径
抗原的主要来源	内源性抗原	外源性抗原
降解抗原的酶结构	蛋白酶体	溶酶体
加工抗原的细胞	所有有核细胞	专职性 APC
抗原与 MHC 分子结合部位	内质网	溶酶体及内体
参与的 MHC 分子	MHC Ⅰ类分子	MHC Ⅱ类分子
提呈对象	CD8$^+$ T 细胞(CTL)	CD4$^+$ T 细胞(Th)

● **MHC Ⅱ类途径提呈外源性抗原**

外源性抗原进入机体后,很快(数分钟)即在局部引流淋巴结被 APC 捕获,血液中的抗原则主要在脾脏被捕获。通常初次进入的抗原在淋巴结的 T 细胞区(淋巴结的皮质深区)和淋巴窦壁被 DC 和 Mφ 捕获,再次进入的抗原与已产生的抗体结合后在淋巴滤泡中被 FDC 捕获。不同 APC 摄取抗原的方式有一定的差异。

APC 通过胞吞作用(endocytosis)摄取外源性抗原。胞吞作用即指细胞膜内陷将颗粒状物质(细胞碎片、微生物等)、大分子物质(蛋白质、多糖等)或小分子物质(维生素、氨基酸等)包围成小泡并吞入细胞内的转运过程,又称**内化**(internalization),包括吞噬作用、胞饮作用、巨吞饮作用、受体介导的内吞作用。**吞噬作用**(phagocytosis)是指细胞吞入较大(> 0.5μm)的固体或分子复合物如细菌、细胞碎片等物质的过程,吞噬作用常常是某些组织细胞和血细胞(如 Mφ 及多形核粒细胞)的一种重要功能,因此,又称它们为吞噬细胞。在吞噬的过程中,被吞入细胞内的颗粒状及细胞性异物常被细胞膜包裹形成吞噬体(phagosome)。与此相对应,细胞吞入液态物质或极微小颗粒的过程为**胞饮作用**(pinocytosis)。**巨吞饮作用**(macropinocytosis)是指细胞吞入大

Notes

量的液体,每小时可达其细胞体积的一半,因此可摄取液体中的可溶性抗原。**受体介导的内吞作用**(receptor- mediated endocytosis)借助细胞膜表面的各种受体可以有效地、特异性捕捉浓度很低的相应抗原,然后通过膜囊泡系统完成物质的传送。受体介导的内吞作用具有高效性、特异性及饱和性的特点,不但可避免细胞摄入抗原分子时带入过多的细胞外液,也有选择性浓缩作用,即使某种溶质分子在细胞外液中浓度很低,也能被捕获摄入。与胞吞作用相反,细胞内一些由浆膜包裹的小体与细胞膜相融合,再将其内容物"吐"出胞外的过程,称为**胞吐作用**(exocytosis),细胞内的分子可以通过胞吐而分泌,也可以储存于胞内的膜小体中等待胞吐信号而对其分泌进行调节。

DC 摄取抗原的方式主要是巨吞饮作用、受体介导的内吞作用和吞噬作用。DC 不表达特异性受体,但表达 FcγRⅡ受体,可有效捕捉抗原抗体复合物;表达模式识别受体(甘露糖受体和 Toll 样受体等),可摄取含有甘露糖及岩藻糖的抗原以及含有不同病原体相关分子模式的抗原。受体介导内吞后,FcR 及 Ig 与抗原一起被降解,而模式识别受体可在吞噬体的低 pH 环境中释放出其配体,并进入再循环过程,从而少量受体可捕捉和浓集较多的抗原物质。DC 仅在发育的某些特定阶段,具有一定的吞噬功能。从皮肤中新鲜分离的 LC 在体外可以摄入完整的细菌、$0.5 \sim 3.5 \mu m$ 的溶胶微粒,但并不能像巨噬细胞那样吞噬绵羊红细胞及胶体碳。外周组织中的未成熟 DC 摄取抗原后迁移至淋巴器官,在迁移过程中逐渐成熟,表现为摄取抗原的能力下降,而抗原提呈功能增强。

单核/巨噬细胞具有强大的吞噬作用,也能通过吞饮作用和受体介导的内吞作用摄取抗原。其细胞膜上还存在的许多特异性的载体蛋白和通道,使小分子或离子能有效地出入细胞。

B 细胞通过两种方式摄取抗原,即非特异的胞饮作用和通过其表面的抗原特异性受体(即膜表面免疫球蛋白)介导的内吞作用,后一方式能以高亲和力受体浓集抗原于 B 细胞表面后摄入胞内,故在抗原浓度非常低的情况下也能有效摄取和提呈抗原。

外源性抗原的加工在内体(endosome)**中进行,抗原肽与 MHC Ⅱ类分子的沟槽结合**　外源性抗原加工过程约需 3 小时,有 Ii、HLA- DM、HLA- DO 和其他蛋白酶参与。APC 摄取抗原后,受体介导的内吞作用和胞饮作用在胞浆内形成一种包裹蛋白质抗原的膜性细胞器——早期内体(early endosome)。早期内体类似分类站,可快速分离多余的液体并排出细胞,同时将空受体再循环到细胞表面,留下负载(cargo)的受体和抗原,约 8 ~ 15 分钟,早期内体成熟为多泡体——晚期内体(late endosome)。内体能与内质网、高尔基复合体或溶酶体融合,形成一种富含 MHC Ⅱ类分子的溶酶体样细胞器,又称为 **MHC Ⅱ类小室**(MHC class Ⅱ compartment, MⅡC),因此晚期内体等同于 MⅡC。吞噬体与溶酶体融合形成吞噬溶酶体。在高水解活性的巨噬细胞中,抗原被彻底消化;而在低水解活性的 APC 中,抗原被水解成肽段,可较长期存在,亦形成晚期内体。细胞自噬(autophagy)形成的自噬体(autophagosome)能与溶酶体融合形成自噬溶酶体,也属晚期内体,这是经 MHC Ⅱ类分子途径加工、提呈胞浆抗原和核抗原的一种方式。

进入内体的蛋白质在酸性环境中被附着于内体膜上的酸性蛋白酶水解为约 10 ~ 30 个氨基酸残基的多肽片段,其中仅有小部分是与 MHC Ⅱ类分子结合的抗原肽,其他多肽被进一步完全降解。内体和吞噬溶酶体是 APC 加工抗原的主要场所,目前对内体和溶酶体的超微结构及内含的酶类已了解得较为清楚。

抗原肽(antigenic peptide)是指抗原上的能够结合 MHC 分子沟槽并被 APC 提呈给 T 细胞的关键性免疫原性肽段。抗原肽通常形成 α 螺旋,螺旋的一面为疏水面并有能与特定 MHC 亚型的抗原结合沟槽结合的锚着残基,该面是与沟槽结合的部分;螺旋的另一面为亲水面,暴露在抗原肽- MHC 分子的外侧,以利于 T 细胞表面的 TCR 识别。

在内质网中新合成的 MHC Ⅱ类分子异二聚体(α/β)是与一种称为恒定链(invariant chain, Ii)的伴侣分子非共价连接在一起形成(αβIi)$_3$ 九聚体(图 10-4)。其他一些伴侣分子也参与

Notes

MHC Ⅱ类分子的组装。Ii 的主要功能是：①促进 MHC Ⅱ类分子二聚体的形成，包括组装和折叠；②促进 MHC Ⅱ类分子二聚体在细胞内的转运，尤其是从内质网向高尔基复合体和 M Ⅱ C 的转运；③阻止 MHC Ⅱ类分子在内质网内与某些内源性多肽结合。

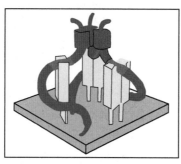

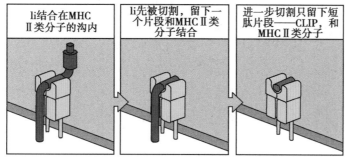

| Ii结合在MHC Ⅱ类分子的沟内 | Ii先被切割，留下一个片段和MHC Ⅱ类分子结合 | 进一步切割只留下短肽片段——CLIP，和 MHC Ⅱ类分子 |

图 10-4　（αβIi）₃ 九聚体与 CLIP 的形成

MHC Ⅱ/Ii 九聚体由内质网经高尔基复合体融合入 M Ⅱ C。在 M Ⅱ C 内 Ii 被组织蛋白酶（cathepsin）和天冬酰胺内肽酶（asparaginyl endopeptidase）降解，但在 MHC Ⅱ类分子的抗原肽结合沟槽内留有一个由 24 个氨基酸残基组成的小片段，即Ⅱ类分子相关的恒定链多肽（class Ⅱ - associated invariant chain peptide，CLIP），再由 HLA-DM 分子（小鼠的 H-2M）催化 CLIP 与抗原肽结合沟槽解离，从而使具有锚着残基的抗原肽与 MHC Ⅱ类分子沟槽形成稳定的抗原肽-MHC Ⅱ类分子复合物。在不同 APC，不同的组织蛋白酶在 M Ⅱ C 中发挥降解抗原产生抗原肽和降解 Ii 的关键作用。例如在 DC 和 B 细胞中组织蛋白酶 S 起主要作用，而在 MΦ 则是组织蛋白酶 F。

HLA-DM 分子的基因也位于 MHC Ⅱ基因群，但该蛋白并不表达于细胞表面，而是存在于 M Ⅱ C 中，主要有以下作用：①结合和稳定空载 MHC Ⅱ类分子沟槽；②多肽转运蛋白（催化 CLIP 解离和辅助抗原肽结合沟槽）；③HLA-DM 并不与 CLIP 或抗原肽结合，而是与 MHC Ⅱ类分子沟槽结合和再结合，从而可置换那些与沟槽结合不牢固的抗原肽（包括 CLIP）使牢固结合的抗原肽保留在沟槽中；④加速抗原肽与 MHC Ⅱ类分子的沟槽的结合。

HLA-DO 分子可调节 HLA-DM 的功能。DO 结合 DM 的部位与 MHC Ⅱ类分子结合 DM 的部位相同，因此 DO 能竞争性抑制 DM 的作用。

在 MHC Ⅱ类分子沟槽开放后，一些较大的肽段甚至是未折叠的完整蛋白质也能与沟槽结合，然后再由 M Ⅱ C 中的蛋白酶将其修饰成 10～30 个氨基酸残基的短肽。

在 M Ⅱ C 中形成的稳定的抗原肽-MHC Ⅱ类分子复合物然后被转运至细胞膜（图 10-5），可在细胞膜上留存数天，以利 T 细胞识别。抗原肽与 MHC Ⅱ类分子的结合几乎是不可逆的，牢固的结合一方面可保护抗原肽不被蛋白酶降解，同时也能防止其他细胞外蛋白干扰抗原提呈。复合物被提呈后或未被提呈，均可重新被细胞内化和降解，以避免免疫系统被长期激活。

部分外源性抗原也可不通过 Ii 依赖性途径与 MHC Ⅱ类分子结合，而是直接与胞膜表面的空载 MHC Ⅱ类分子结合；或者抗原被吞噬进入细胞后在内体中被降解为多肽，这些抗原肽随后与再循环至胞内的空载的成熟 MHC Ⅱ类分子结合，形成稳定的抗原肽-MHC Ⅱ类分子复合物，

Notes

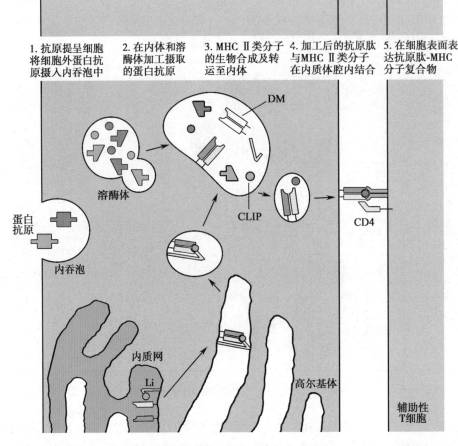

图 10-5　外源性抗原的加工过程

①外源性抗原的内化；②内体与溶酶体融合成为吞噬溶酶体；③在内质网中合成 MHC Ⅱ类分子与 Ii 形成九聚体；④转运到高尔基复合体；⑤形成 MⅡC；⑥吞噬溶酶体与 MⅡC 融合；⑦经分泌囊泡将抗原肽-MHC Ⅱ类分子复合物表达在细胞表面；⑧APC 提呈抗原肽-MHC Ⅱ类分子复合物供 T 细胞表面的 TCR 识别

转运至细胞膜。

● **MHC Ⅰ类途径提呈内源性抗原**

内源性抗原在胞浆中大多需经泛素化后才能被蛋白酶体(LMP)降解　内源性抗原主要通过 MHC Ⅰ类途径加工。所有有核细胞(包括专职性 APC)均表达 MHC Ⅰ类分子,因此,所有有核细胞均具有通过 MHC Ⅰ类途径加工抗原的能力。内源性抗原是胞浆中的蛋白质,主要包括细胞内感染的病毒和细菌的产物、突变细胞产生的突变蛋白质以及同种异型抗原,正常胞浆中的自身蛋白质也可能经 MHC Ⅰ类途径加工。被吞噬的病原体可能穿破吞噬溶酶体的膜,使病原体或其产物进入胞浆经 MHC Ⅰ类途径加工,例如李斯特菌产生的李斯特溶素(listeriolysin)可溶解吞噬颗粒的膜结构,使细菌进入胞浆。

完整的抗原必须首先在胞浆中降解成多肽　普遍存在于真核细胞胞浆内的高度保守的**蛋白酶体**(proteasome)在内源性抗原和细胞内蛋白质的降解中发挥着重要的作用。蛋白酶体又称低分子量多肽或巨大多功能蛋白酶(low molecular weight polypeptide or large multifunctional protease,LMP),为 700kDa(20S)的 4 环圆柱体。2 个外环各含 7 个 α 亚单位。2 个内环各含 7 个 β 亚单位,7 个亚单位中 β1(δ)、β2(Z)和 β5(MB1)具有蛋白酶活性,可将各种胞浆蛋白降解成为肽段,不会完全降解成氨基酸,以维持细胞内环境的稳定。在蛋白酶体两端各有一个相同的 19S 的多亚基复合物,其功能是识别和结合泛素化的胞浆蛋白质、通过脱泛素酶去除结合在蛋白质

Notes

上的泛素、通过去折叠酶(unfoldase)使蛋白质成为直链肽以利于进入蛋白酶体被酶解为肽段。

IFN-γ 能诱导 β1i(LMP2)、β2i(MECL-1) 和 β5i(LMP7) 取代 β1、β2 和 β5,诱导 11S 多亚基复合物(包括 6~7 个 PA28α 和/或 PA28β 亚单位) 取代 19S 多亚基复合物,形成**免疫蛋白酶体**(immunoproteasome)(图 10-6)。免疫蛋白酶体在酶切蛋白质抗原时,可通过构象变化防止抗原肽被从中切断,从而得到完整的可被提呈的抗原肽。此外,免疫蛋白酶体还能在炎症时激活 NF-κB 诱导产生细胞因子。缺陷小鼠研究表明,β1i、β2i 和(或)β5i 缺陷可防止不同自身免疫病模型小鼠发病。

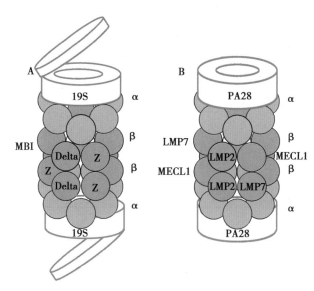

图 10-6　蛋白酶体和免疫蛋白酶体

蛋白酶体只能降解未折叠的蛋白质。内源性抗原首先在胞浆内与泛素(ubiquitin)结合,泛素化的蛋白质打开空间结构变成线形蛋白质进入免疫蛋白酶体中被水解成 6~30 个残基的肽段,这些肽段的 C 末端大多为碱性或疏水氨基酸,有利于肽段与 MHC Ⅰ 类分子的抗原结合沟槽结合。未成熟 DC 所含蛋白酶体和免疫蛋白酶体相等,而成熟 DC 只有免疫蛋白酶体。此外,某些 MHC Ⅰ 类分子相关抗原的加工和提呈不依赖泛素和蛋白酶体,可能的机制之一是内质网腔内合成的膜蛋白或分泌性蛋白被内质网腔内的蛋白酶降解,再经 MHC Ⅰ 类抗原加工途径被提呈。

内源性抗原肽被 TAP 转运入内质网　抗原在胞浆经蛋白酶体降解形成肽段后,需转移至内质网(ER)腔内与新组装的 MHC Ⅰ 类分子结合。两个同源基因参与了该过程,它们编码的**抗原加工相关转运体**(transporter associated with antigen processing,TAP)是一种异二聚体(TAP1/2),TAP1 和 TAP2 各跨越内质网膜 6 次,共同形成一个"孔"样结构,依赖 ATP 对肽段进行主动转运。小鼠 TAP 由 Cimb 等位基因编码,主要转运羧基端为疏水性氨基酸或芳香族氨基酸的肽段;人类 TAP 由 Cima 等位基因编码,对底物肽段无明显的选择性,但较易转运 C 末端疏水氨基酸或碱性氨基酸的肽段,而且人类 MHC Ⅰ 类分子通常与以疏水性氨基酸、芳香族氨基酸作为锚定氨基酸的肽段结合。

TAP1 和 TAP2 属于 ABC(ATP binding cassette) 转运器家族,TAP 对肽段的转运过程为:肽段首先与孔样结构的胞浆区结合,ATP 结合在 TAP1 和 TAP2 的羧基端(胞浆区),经水解后导致 TAP 异二聚体的构型改变,暴露膜内区的结合位点,从而使肽段进入内质网腔。一个细胞每分钟大约能转运 20000 个多肽,足够与 MHC Ⅰ 类分子结合。TAP 对长度为 8~16 个氨基酸的肽段的亲和力最高,该长度与 MHC Ⅰ 类分子结合的肽段长度相近。TAP 也能转运较长和较短的肽段,只是亲和力较低。TAP 对肽段的特异性要求并不严格,但通常不转运在 2 位和 3 位上含有脯

Notes

氨酸残基的肽段,然而这类肽段仍然可被 MHC Ⅰ类分子提呈,原因可能是该类肽段可以被进一步"修剪"而成为可运转的肽段。此外,TAP 不但能将肽段转运入内质网,也能将内质网中的游离肽段转运到胞浆中,使内质网中不致有太多的肽段堆积。

MHC Ⅰ类分子的合成需要多种伴侣分子参与　新合成的 MHC Ⅰα 链处于不稳定的部分折叠状态,首先由葡糖苷酶将 N-糖链降解成 N-葡萄糖,以便在 α 链折叠和装配的不同阶段结合不同的伴侣分子。N-葡萄糖结合伴侣分子钙连蛋白(calnexin)可稳定 α 链并帮助 α 链折叠和结合 β2 微球蛋白(β2m)。然后 N-葡萄糖结合钙网蛋白(calreticulin)可形成由 MHC Ⅰ类分子-钙网蛋白-Erp57-tapasin 组成的抗原肽负载复合物(peptide loading complex)(图 10-7)。钙网蛋白与稳定 MHC Ⅰ类分子有关;Erp57 是一种二硫键异构酶,能在分子间断裂和重建二硫键,进一步稳定复合物并使抗原结合沟槽更适合抗原肽;TAP 相关蛋白(tapasin)可在部分折叠的 MHC Ⅰ类分子与 TAP 之间形成桥联等候负载抗原肽,并有稳定 TAP、促进 TAP 合成、帮助高亲和力抗原肽结合 MHC Ⅰ类分子和增强 MHC Ⅰ类分子和抗原肽结合的稳定性等作用。

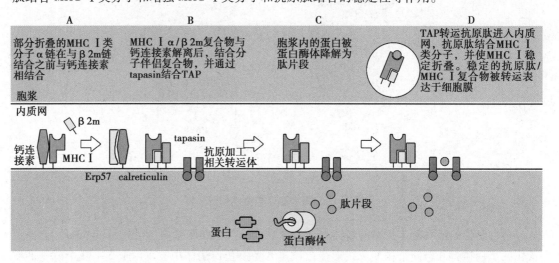

图 10-7　MHC Ⅰ类分子的合成

A. calnexin 帮助未完全折叠的 MHC Ⅰ类分子 α 链与 β2m 结合;B. MHC Ⅰ类分子与 calnexin 解离,形成 MHC Ⅰ负载复合物并经 tapasin 结合 TAP;C. 胞浆中的内源性蛋白质被蛋白酶降解为抗原肽;D. TAP 将抗原肽转运入内质网,抗原肽与 MHC Ⅰ分子沟槽结合,并以稳定的抗原肽/MHC Ⅰ类分子复合物的形式经高尔基复合体表达

在内质网内,形成抗原肽/MHC Ⅰ类分子二聚体　被 TAP 转运入内质网的肽段,可结合部分折叠 MHC Ⅰ类分子的抗原结合沟槽。负载抗原肽后,MHC Ⅰ类分子才能与伴侣分子解离、稳定地表达在内质网膜上并经高尔基复合体转运到细胞膜上,然后提呈给相应的 T 细胞(图 10-8)。未结合抗原肽的 MHC Ⅰ类分子二聚体很不稳定,很难被转运出内质网,大多在内质网中被降解。与 MHC Ⅰ类分子的抗原结合沟槽大小相适应的抗原肽可直接结合沟槽;较长的抗原肽在被内质网中的内质网氨基肽酶修剪成合适长短后再结合沟槽,或与沟槽结合后,其外露部分再被修剪。

一些膜蛋白、进入胞浆的外源性抗原等的提呈不依赖 TAP 途径,这些蛋白经未知途径进入内质网腔内,与内质网内合成的膜蛋白或分泌性蛋白一样可被内质网腔内的蛋白酶降解,再与 MHC Ⅰ类分子结合而被提呈。

● **抗原提呈过程包括细胞间的黏附、抗原特异性活化、共刺激作用和细胞因子信号的参与**

天然的、变性的、化学修饰的抗原均可能被 APC 加工后转变为抗原肽而提呈给 T 细胞。CD4$^+$T 细胞识别 APC 上的抗原肽/MHC Ⅱ类分子,而 CD8$^+$T 细胞识别靶细胞表面的抗原肽/MHC Ⅰ类分子。抗原提呈是指转移至 APC(或靶细胞)表面的抗原肽-MHC 分子复合体被提呈

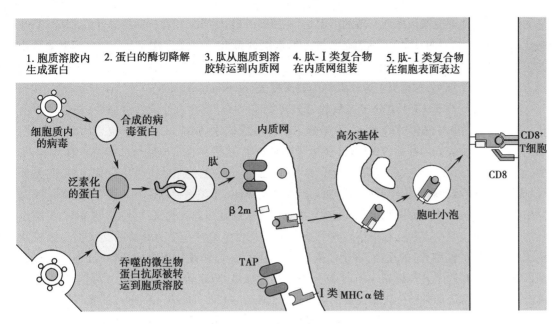

图 10-8　内源性抗原的加工过程

给 T 细胞，与 T 细胞表面的 TCR 结合为 TCR/抗原肽/MHC 三元体从而活化 T 细胞的全过程。但并非所有肽段均能与 MHC 分子结合，即使已经形成抗原肽-MHC 复合体，某些个体的 T 细胞库中也不一定存在能表达识别此复合体 TCR 的 T 细胞。因此并不是所有抗原肽均能被提呈而诱导免疫应答。

　　TCR 的 αβ 链经 CDR1 和 CDR2 主要识别 MHC 分子抗原结合槽的两侧，CDR3 主要识别沟槽中的抗原肽，相互结合达到一定亲和力后才能引起 TCR 构象改变，进而引起 CD3 向 T 细胞内传递活化信号。T 细胞的两个重要亚群 Th 和 CTL 分别表达 CD4 分子和 CD8 分子，CD4 分子与 MHC II 类分子抗原结合槽的外侧结合，CD8 分子与 MHC I 类分子抗原结合槽的外侧结合。CD4 和 CD8 分子不但大幅增加了 TCR 与抗原肽-MHC 复合体结合的敏感性和牢固性，也能向细胞内传递信号，与 CD3 传递的信号共同构成 T 细胞活化的第一信号。这些信号触发 T 细胞高表达一些共刺激分子、黏附分子和细胞因子及其受体。

　　除了第一信号外，T 细胞通过表面的共刺激分子（例如 CD28 等）与 APC 表面的相应配体（例如 CD80、CD86 等）结合，向 T 细胞传递细胞活化的第二信号或共刺激信号。共刺激信号对 T 细胞的完全活化十分重要，仅仅获得抗原信息（第一信号）而缺乏共刺激信号时，T 细胞不能有效活化或发生失能。T 细胞表面的黏附分子（如 ICAM-1、ICAM-3 和 LFA-1 等）与 APC 表面的相应配体结合也加强了细胞之间的接触，若缺乏黏附分子与其配体的作用，表达抗原-MHC 复合体的细胞和 T 细胞之间就会很快解离。黏附分子也能向 T 细胞提供共刺激信号。

　　活化的 T 细胞高表达一些细胞因子受体并分泌大量细胞因子，其中最重要的是 IL-2 和 IL-2R，IL-2 和 IL-2R 通过自分泌或旁分泌作用刺激 T 细胞本身或周围的 T 细胞增殖。缺乏共刺激信号的 T 细胞产生的 IL-2 水平非常低，T 细胞不能有效增殖，甚至会产生耐受。细胞因子信号有时也称为 T 细胞活化的第三信号。

　　因此，无论抗原是通过 MHC I 类途径还是 MHC II 类途径加工，其提呈过程均包括四个部分：细胞间的黏附、抗原特异性活化、共刺激作用、细胞因子信号的参与。

　　● **交叉提呈：MHC I 类分子也能提呈外源性抗原，而内源性抗原可通过 MHC II 类途径加以提呈**

　　当病毒进入机体或细胞发生突变，机体就会通过适应性免疫应答利用 CTL 细胞来清除感染或突变的细胞。CTL 所介导的杀伤主要是通过识别感染细胞或突变细胞表面 MHC I 类分子提

Notes

呈的病毒蛋白或突变基因序列实现的。但是,在感染的最初阶段,相应抗原特异性的 CD8$^+$ T 细胞比例很低,初始型的 CD8$^+$ T 细胞必须被 APC 表面的 MHC Ⅰ类分子提呈相应的抗原肽来活化并扩增。如果 APC 自身不能合成该抗原,那么它必须从外界获取抗原并以 MHC Ⅰ类分子提呈的方式提呈给 T 细胞,这种提呈方式就称为**交叉提呈**(cross presentation)。

外源性抗原被 MHC Ⅰ类分子提呈的方式可能有:①APC 吞入外源性抗原后,在内体中消化,其抗原肽直接与内体中的 MHC Ⅰ类分子结合形成抗原-MHC Ⅰ类分子复合物而被提呈;②内体与从细胞表面内吞的含 MHC Ⅰ类分子的颗粒融合,外源性抗原肽结合再循环的 MHC Ⅰ类分子而被提呈;③内体或吞噬溶酶体可与内质网融合,其中的抗原肽可直接负载 MHC Ⅰ类分子,或被逆向转运到胞浆再经蛋白酶体加工后循经典 MHC Ⅰ类途径加工和提呈;④吞噬体或内体中的外源性抗原或抗原肽直接进入胞浆,甚至直接从细胞外进入胞浆,再经经典 MHC Ⅰ类途径加工和提呈。其中直接从吞噬体转移到胞浆的交叉提呈途径是最为有效的交叉提呈颗粒性抗原(病毒、凋亡细胞等)的途径,该途径依赖两个因素:一是溶酶体低降解活性,二是能使抗原从吞噬体转移到胞浆并负载到 MHC Ⅰ类分子上的吞噬体-胞浆转运途径。已知脾脏 CD8$^+$ cDC 富含 GTP 酶-Rac2 和脂肪分化相关蛋白(adipose differentiation-related protein),前者可维持吞噬体中的碱性环境,抑制蛋白酶活性,有利于蛋白抗原保持完整;后者可使吞噬体膜不稳定,有利于抗原释放到胞浆。

DC、巨噬细胞和 B 细胞等专职性 APC 均能加工内源性抗原和以抗原肽/MHC Ⅰ类分子的形式提呈抗原信息给 CD8$^+$ CTL。这种交叉提呈的意义在于:①APC 通过提呈内源性抗原诱导初始 CD8$^+$ CTL 活化和增殖,从而使它们能进一步识别和杀伤携有该抗原肽的靶细胞(图 10-9),这是细胞免疫杀伤的起始步骤;②APC 通过提呈内源性抗原诱导初始 CD8$^+$ CTL 活化,该 CTL 如果没有被携有该抗原肽的靶细胞进一步激活则发生活化后凋亡从而被清除,因此诱导特异性外周免疫耐受;③一些病毒(反转录病毒、痘苗病毒和脑膜炎病毒等)感染 DC 后可产生病毒物质抑制抗原加工和提呈,此时其他 APC 的交叉提呈在抗病毒感染中就显示出重要作用。

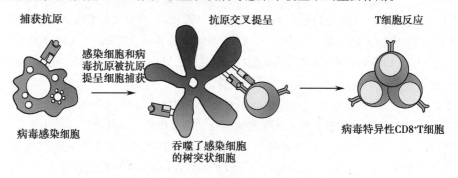

图 10-9　APC 交叉提呈抗原给 CD8$^+$ CTL

感染了胞内病原微生物如病毒的细胞被 APC 尤其是 DC 捕获,病原微生物抗原被分解并和 APC 的 MHC 分子一起被提呈在细胞表面。T 细胞识别表达在 APC 表面的病原微生物抗原和协同刺激分子从而被激活

某些条件下,内源性抗原如果从胞浆进入了内体或吞噬溶酶体,也能经 MHC Ⅱ类途径加工和提呈,这也是一种交叉提呈。细胞应激时在胞内形成的自噬体可与内体或溶酶体融合而经 MHC Ⅱ类途径加工和提呈,也可属交叉提呈。

● **抗原肽结合空载 MHC 也可被提呈**

在正常 pH 条件下,APC 表面的空载 MHC Ⅱ和 MHC Ⅰ类分子能稳定维持一段时间,此时细胞外的抗原肽可结合空载 MHC 分子从而被提呈给 T 细胞。因此,将抗原肽直接加入到体外培养的 APC 是研究 APC 的功能及其与 T 细胞相互作用的常用方法,也是用 DC 等 APC 作为治疗性免疫疫苗的理论基础之一。

● **非经典 MHC 分子**（CD1）**也具有提呈抗原的功能，但主要提呈的是脂类抗原，其加工抗原的方式类似 MHC Ⅱ类途径**

CD1 分子是非 MHC 编码产物，与 MHC Ⅰ类分子有 30% 同源性，属非经典 MHC Ⅰ分子。CD1 主要有 4 种亚型，CD1a、CD1b 和 CD1c 表达于专职 APC 表面，而 CD1d 主要表达于肠上皮细胞和造血干细胞。CD1 亦与 β2 微球蛋白形成复合体，也有抗原结合沟槽，其沟槽可结合不同长度的乙酰基团，主要提呈脂类抗原（糖脂或其他含脂抗原）。可被 CD1 提呈的脂类抗原需含有疏水的分支烃链。此外，CD1 也能提呈抗原肽，其结合的抗原肽长度类似于 MHC Ⅱ类分子。

CD1 加工抗原的方式类似 MHC Ⅱ类途径。不同的 CD1 分子在内质网合成后被不同的胞内接头蛋白分别转运到早期内体、晚期内体或溶酶体。在内体酸性环境中 CD1 发生变构，有利与被 APC 摄取的外源性脂类抗原结合，内体中的酶可降解脂类抗原的其他成分使脂质结合 CD1。脂质以其疏水部分结合 CD1，亲水部分外露。内源性抗原，如细胞内的分枝杆菌分泌或脱落的脂类抗原，可经未知途径进入内体囊泡，结合 CD1。不同亚型 CD1 存在于不同的内体囊泡中并优势结合不同脂类抗原。例如 CD1a 优先结合含不饱和短烃链的脂类抗原；而 CD1b 主要提呈具有饱和长烃链的脂类抗原。

脂类抗原-CD1 分子复合物和抗原肽-CD1 分子复合物均可提呈给 CD1 限制性 T 细胞。CD1 限制性 T 细胞主要包括 NKT 细胞、TCRγδ T 细胞和 CD4⁻CD8⁻ T 细胞。CD1 抗原提呈途径在机体抗微生物感染和脂类抗原的免疫应答中起重要作用，也为疫苗研制提供了新的思路。

小　结

在机体免疫应答过程中，最重要的 APC 是 DC、Mφ、B 细胞。DC 是机体内功能最强和最重要的 APC，是机体获得性免疫应答的启动者，能够显著刺激初始型 T 细胞活化和增殖。广泛分布于全身各处的非成熟 DC 在摄取抗原后迁移至淋巴器官，在迁移过程中逐渐成熟，摄取抗原的能力下降，而抗原提呈功能增强。Mφ 是体内功能最为活跃的细胞之一，在机体的防御体系及提呈来源于细菌等感染性微生物的抗原中发挥了重要作用。Mφ、B 细胞仅能刺激已活化的或记忆性 T 细胞。外源性抗原被摄取后主要通过 MHC Ⅱ类途径加工，并提呈给 CD4⁺ T 细胞。内源性抗原主要通过 MHC Ⅰ类途径加工，并提呈给 CD8⁺ T 细胞。但也存在交叉提呈现象。

（曹雪涛）

参考文献

1. 何维. 医学免疫学. 第 2 版. 北京：人民卫生出版社，2010

2. Abul K. Abbas, Andrew H. Lichtman, Shiv Pillai. Cellular and Molecular Immunology. 11ᵗʰ ed. Philadelphia：Elsevier，2012

3. Kenneth Murphy, Paul Travers & Mark Walport. Janeway's Immunobiology, 8th ed., New York：Garland Science，2011

4. Macpherson G, Austyn J. Exploring immunology：concepts and evidence. Weinheim：Wiley-Blackwell；2012

5. Zhang M, Tang H, Guo Z, et al. Splenic stroma drives mature dendritic cells to differentiate into regulatory dendritic cells. Nat Immunol 2004；5(11)：1124-1133

6. Merad M, Sathe P, Helft J, et al. The dendritic cell lineage：ontogeny and function of dendritic cells and their subsets in the steady state and the inflamed setting. Annu Rev Immunol 2013；31：563-604

7. Blum JS, Wearsch PA, Cresswell IP. Pathways of antigen processing. Annu Rev Immunol 2013；31：443-473

8. Van Dyken SJ, Locksley RM. Interleukin-4- and interleukin-13- mediated alternatively activated macrophages：

Notes

roles in homeostasis and disease. Annu Rev Immunol 2013;31:317-343

9. Salio M,Silk JD,Jones EY,et al. Biology of CD1-and MR1-restricted T cells. Annu Rev Immunol 2014;32:323-366

10. Basler M,Kirk CJ & Groettrup M. The immunoproteasome in antigen processing and other immunological functions. Curr Opin Immunol 2013;25:74-80

11. Huotari J,Helenius A. Endosome maturation. EMBO J. 2011;30:3481-3500

12. 曹雪涛. 免疫学前沿进展. 第3版. 北京:人民卫生出版社,2014

Notes

第十一章　T 细胞及其介导的细胞免疫应答

T 细胞来源于骨髓中的淋巴样祖细胞,在胸腺中分化、发育、成熟。在胚胎发育的早期,T 细胞的前体干细胞(又称胸腺前 T 细胞)经血流输送到胸腺,从胸腺的浅皮质区向深皮质区、髓质区移行发展,在胸腺微环境中多种因素作用下决定 T 细胞的分化、增殖和选择性发育。成熟的 T 细胞转移到淋巴结、脾脏等外周淋巴组织,接受抗原提呈细胞表面特异性抗原肽及其他信号的共同刺激,成为效应性和记忆性 T 细胞,参与适应性免疫应答和免疫记忆的维持。T 细胞根据其表面标志和功能特征,可以分为不同的亚群,各亚群之间相互调节,共同发挥其免疫功能。

第一节　T 细胞的发育

淋巴细胞是不均一的细胞群体,包括许多具有不同免疫功能的亚群。T 细胞和 B 细胞是其中最主要的两大群体。T 细胞来源于骨髓或胚肝淋巴样干细胞分化发育的早期 T 细胞系前体(early T lineage precursor,ETP)。ETP 从进入胸腺皮质后至离开胸腺前,均称胸腺细胞(thymocyte)。胸腺细胞发育为成熟 T 细胞进入外周血液和外周淋巴组织。

ETP 进入胸腺后,从皮质外层进入皮质深层,通过皮髓连接处(cortico-medullary junction)进入髓质,在由胸腺基质细胞(thymic stroma cell,TSC)、细胞外基质(extra-cellular matrix,ECM)和细胞因子等组成的胸腺微环境作用下不断分化和发育,先后发生各种分化抗原的表达,各种细胞受体的表达,并通过阳性选择和阴性选择过程,最终形成 T 细胞库。成熟的 T 细胞由胸腺迁出,大部分通过皮髓质连接处的毛细血管后静脉进入血液,少数通过淋巴管入血。尚未接触抗原的成熟 T 细胞称初始(naive)T 细胞。它们依靠其细胞表面的归巢受体(homing receptor)到外周淋巴器官中的胸腺依赖区(thymus dependent area)定居;在受到相应的抗原刺激后,即发生活化、增殖并分化为效应 T 细胞和记忆 T 细胞,并经血液→组织→淋巴→血液再循环周游全身,以发挥免疫调节和细胞免疫功能。

● T 细胞在胸腺中发育成为成熟的 T 细胞

T 细胞在胸腺发育的不同阶段,可表达不同的细胞表面分子,作为不同发育阶段的表面标志,同时也一定程度上影响着 T 细胞的发育。最早的胸腺前体 T 细胞进入胸腺后,定向分化为 T 细胞所需的最关键信号是 Notch。胸腺基质细胞(TSC)表达的 Notch 配体与 T 细胞前体的 Notch 相互作用后,传递的信号及其他细胞因子和胸腺激素的作用,决定了 T 细胞的定向分化。T 细胞胸腺发育可分为两个阶段:①早期 T 细胞表型为 CD4$^-$CD8$^-$,称为双阴性细胞(double negative cell,DN),主要在皮质区域分化。②随后 DN 细胞分化为 CD4$^+$CD8$^+$双阳性细胞(double positive cell,DP),开始表达 TCR,并进入髓质,而后经阳性选择获得 MHC 限制性识别能力;经阴性选择获得对自身抗原的耐受性,最终发育为成熟的、仅表达 CD4 或 CD8 的单阳性(single positive cell,SP)T 细胞,然后迁出胸腺,移居至周围淋巴器官。T 细胞发育的各阶段,表面分子表达各异。

T 细胞受体(TCR)**的发育**　根据 TCR 组成链的不同,可将 T 细胞分为 αβT 细胞和 γδT 细胞,其中,αβT 细胞约占 T 细胞的 95% ~99% ,γδT 细胞约占 1% ~5% 。T 细胞发育过程中,围绕 TCR 的发育和成熟,发生一系列基因的有序表达和关闭。最早开始表达的 T 细胞系特异性基因是 CD3δ；随即出现 pre-TCR 替代轻链 pTα（gp33）的 mRNA，以及 TCRβ 的胚系转录本；其后是 RAG-1（recombination activation gene-1）和 RAG-2 的表达。胸腺细胞在双阴性（DN）阶段的一个时期，即 CD44^{low}CD25$^+$ 阶段，在 RAGs 的作用下，TCRβ 基因开始进行 V、D、J 基因重排及表达，表达 β 链蛋白并与 pTα 组装成的 pre-TCRpTα：β 二肽链，表达于 CD44$^-$CD25$^-$ 阶段的细胞表面，并与低水平表达的 CD3γ、δ、ε 链共同开始行使信号转导功能，诱导 T 细胞克隆扩增和关闭 TCRβ 基因的进一步重排，分化至 CD4$^+$CD8$^+$pTα：βCD3^{low} 的 DP 阶段，细胞停止增殖，TCRα 基因开始重排，表达成熟的功能性的 TCRαβ。只有表达功能性 TCRαβ 的细胞才能经历阳性和阴性选择过程。

T 细胞发育过程中的阳性选择（positive selection）　功能性表达 TCRαβ 的 CD4$^+$CD8$^+$（DP）细胞仍属非成熟细胞。在胸腺皮质中，该类细胞同胸腺上皮细胞表达的自身肽-MHC Ⅰ 类或 MHC Ⅱ 类分子复合物以适当亲和力进行特异结合，可继续分化为 CD4$^+$ 或 CD8$^+$SP 细胞。若 DP 细胞的 TCRαβ 能与胸腺皮质的基质细胞表面 MHC Ⅰ 类分子以中等亲和力结合，则 DP 细胞表面 CD8 分子表达水平增高，CD4 分子表达水平降低直至丢失，转变为 CD4$^-$CD8$^+$SP 细胞；若 DP 细胞的 TCRαβCD4 分子表达水平增高，CD8 分子表达水平降低直至丢失，转变为 CD4$^+$CD8$^-$SP 细胞；若 DP 细胞以高亲和力与 MHC 分子结合或不能结合，则在胸腺皮质中发生凋亡而被清除，凋亡细胞占 DP 细胞的 95% 以上。此过程称为胸腺的阳性选择（图 11-1）。这种选择过程赋予 CD4$^-$CD8$^+$T 细胞和 CD4$^+$CD8$^-$T 细胞分别具有 MHC Ⅰ 类和 MHC Ⅱ 类限制性识别能力。

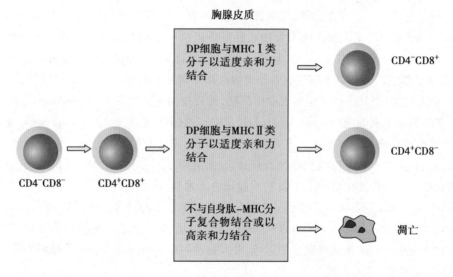

图 11-1　T 细胞发育过程中的阳性选择

T 细胞发育过程中的阴性选择（negative selection）　经历阳性选择的 SPT 细胞还须通过阴性选择，才能发育为成熟的、能识别外来抗原的 T 细胞。位于胸腺皮质与髓质交界处的**树突状细胞**（dendritic cell，DC）和巨噬细胞均高表达 MHC Ⅰ 类和 MHC Ⅱ 类分子，MHC 分子与自身抗原肽结合成复合物。胸腺中通过阳性选择的 T 细胞若能与自身抗原肽-MHC 分子复合物高亲和力结合，即被激活而发生程序性死亡，或处于失能（anergy）状态，以保证外周淋巴器官的 T 细胞库中不含有针对自身成分的 T 细胞，从而获得对自身抗原的耐受性；不能识别该复合物的 T 细胞则继续发育为成熟的、能识别外来抗原的 T 细胞（图 11-2）。

胸腺细胞经历了上述与 MHC 相关的复杂选择过程，才分化为成熟的、具有 MHC 限制性识别能力、具有自身耐受性的 CD4$^+$CD8$^-$T 或 CD4$^-$CD8$^+$ 单阳性细胞，即具有免疫功能的成熟 T 细胞。

● **T 细胞在外周淋巴器官中的发育**

从胸腺进入外周淋巴器官尚未接触过抗原的 T 细胞称为初始 T 细胞，主要定位于外周淋巴

Notes

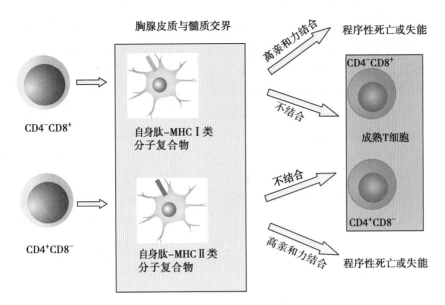

图 11-2　T 细胞发育过程中的阴性选择

器官中的胸腺依赖区。T 细胞的准确定位与它在胸腺发育中获得了相应的**归巢受体**(homing receptor)有关,如 L- 选凝素。T 细胞在外周淋巴器官与抗原接触后,最终分化为具有不同调节功能的 T 细胞亚群,并获得新的"归巢"功能。

初始 T 细胞在外周淋巴器官中接受 APC 提呈的抗原后迅速被激活、增殖并分化成为不同的效应/记忆 T 细胞。树突状细胞是目前已知抗原提呈能力最强的细胞,它提呈抗原的能力比腹腔巨噬细胞和 B 细胞至少强 10 倍以上。APC 分布于全身各处,在抗原入侵处捕获抗原并移行至次级淋巴器官将抗原呈递给相应的初始 T 细胞,而使之致敏、活化、增殖并分化为不同功能的 T 细胞。

第二节　T 细胞的表面分子及其作用

机体发生的免疫应答是一个非常复杂的生理过程,需要 T 细胞和其他许多免疫细胞相互协作,共同协调来完成。T 细胞的表面分子就是 T 细胞与其他细胞和分子间的相互识别和作用的物质基础。

● **TCR- CD3 复合物是 T 细胞特有的重要标志**

TCR- CD3 复合物(TCR- CD3 complex)参与 T 细胞的抗原识别和活化信号的传递。它表达在所有 T 细胞表面,是由 T 细胞的**抗原识别受体**(T cell receptor,TCR)和一组 CD3 分子以非共价键结合的方式形成的复合物,T 细胞依靠 TCR 识别特异性抗原,并通过 CD3 分子向细胞内传递该信号。

每个 T 细胞表面约有 3000 ~ 30 000 个 TCR 分子。TCR 分子是二硫键连接而成的异二聚体,由 α 链和 β 链,或是由 γ 链和 δ 链组成。据此 T 细胞可以分成 αβT 细胞和 γδT 细胞,前者较为常见。

T 细胞在胸腺中发育成熟过程中,TCR 基因按照一定的顺序发生重排。TCR 基因的重排顺序和表达与免疫球蛋白基因的重排和表达十分相似。编码人 TCRα 链和 β 链的基因分别定位于第 14 号和 7 号染色体。α 链是由 V、J、C 基因片段编码的;β 链则由 V、D、J、C 基因片段编码。V、D、J、C 等基因座位又各有不同的等位基因。这些基因与 Ig 基因一样,在 T 细胞分化发育的早期经历基因重排,TCRβ 链基因座的重排要先于 α 链,它的功能性重排和表达,诱导了 TCRα 基因的重排,进而转录翻译出相应的肽链。TCR 的特异性分别由 α 链和 β 链的 V-J 及 V-D-J 基因

Notes

片段决定,故两条链基因重排后可形成千万种不同特异性的 TCR 分子,可识别环境中多种多样的抗原。一般情况下,抗原分子必须与细胞表面的自身 MHC 分子结合才能被 TCR 识别,所以 TCR 只能识别抗原肽-MHC 分子复合物,这是与 B 细胞识别抗原的主要不同点。另一种 TCR 是由 γ 和 δ 链组成的异二聚体,分别由 γ 和 δ 基因编码。γ 基因位于人类 7 号染色体短臂 7p14-15 区内,基因结构与 β 链基因类似,有 2 个 J·C 基因相互作用的分子簇,内含 5 个 J 基因片段和 2 个 C 基因片段。δ 基因位点很特殊,整个位于 Vα 基因位点内。在人类,δ 基因包括 4 个 V 基因片段和一个 C 基因片段,与 3 个 J 和 2 个 D 片段连接。γ、δ 基因重排的机制与 Ig 及 TCRαβ 基因相同。只有少量 γ、δ 基因的事实表明,TCRγδ 细胞的多样性是有限的。

　　TCRα 和 β 链基因的重排和表达同 Ig 基因的重排和表达一样,也有等位基因排斥现象,如果在一条染色体上 TCR 基因的重排是有效的,那么就可以抑制另一条染色体相应等位基因座的重排。当一条染色体上 α 链或 β 链基因座的重排、转录或翻译无效时,则另一条染色体上相应 α 或 β 链相应的等位基因座开始发生重排。如果两条染色体上 TCRα 或 β 链基因重排都无效,则未成熟的 T 细胞死亡。

　　α 链和 β 链属于免疫球蛋白超家族成员,其分子结构和 Ig 分子有高度的同源性。α 链和 β 链都由胞外区、跨膜区及胞质区组成,胞外区包含一可变区(V 区)和一恒定区(C 区),其中 V 区是 TCR 识别结合抗原-MHC 复合物的功能区。在 C 区和跨膜区之间有一短铰链区。TCR 的跨膜区有带正电荷的氨基酸残基(如赖氨酸和精氨酸等)与 CD3 分子跨膜区中带负电荷的氨基酸间形成离子键,进而形成 TCR-CD3 复合物。TCR 的胞质区很短,没有传导活化信号的功能。TCR 识别结合抗原所产生的活化信号是由 CD3 分子传导到 T 细胞内的。

　　抗原与 TCR 结合时,TCR 通过 CD3 分子向 T 细胞胞内传递活化信号。因此,CD3 分子的功能是转导 TCR 识别抗原所产生的活化信号。抗 CD3 单克隆抗体与 CD3 分子结合时,也可能刺激活化 T 细胞。但抗原只选择性地刺激特异性 T 细胞克隆,而抗 CD3 单克隆抗体可以活化多个抗原特异性不同的 T 细胞克隆群。

● CD4 分子和 CD8 分子参与 T 细胞活化信号转导

　　成熟的 T 细胞一般只表达 CD4 或 CD8 分子,即 CD4⁺ T 细胞或 CD8⁺ T 细胞。CD4 识别 MHC Ⅱ类分子,CD8 识别 MHC Ⅰ类分子,发挥辅助 TCR 识别结合抗原和参与 T 细胞活化信号转导作用。

　　CD4 和 CD8 分子是跨膜糖蛋白分子,属于 Ig 超家族,都不具有多样性。两分子都是由胞外区、跨膜区及胞内区组成。CD4 分子是以单体形式存在,除了疏水跨膜区和胞内区外,其胞外区由四个 Ig 超家族样功能区组成,其中近氨基端的两个功能区能与 MHC Ⅱ类分子的 β2 结构域结合,辅助 TCR 识别结合 Ag-MHC 复合物。而 CD8 分子是由 α 链和 β 链通过二硫键组成的异二聚体。α 链和 β 链的胞外区各有一个 IgSF 样功能区,CD8 分子通过该区与 MHC Ⅰ类分子的 α3 功能区结合(图 11-3)。所以 CD4 和 CD8 分子的主要功能相类似:它们分别能与 MHC Ⅱ类和 MHC Ⅰ类分子结合,增强 T 细胞与抗原提呈细胞(APC)或细胞毒 T 细胞(CTL)与靶细胞的相互作用,并辅助 TCR 识别结合抗原,被称做 TCR 的"共受体"(co-receptor)。CD4 和 CD8 分子的胞内区结合有酪氨酸蛋白激酶(p56lck)。该激酶激活后,可以使 CD3 分子胞内区的 ITAM 基序的酪氨酸磷酸化,从而产生活化级联反应,活化 T 细胞。所以,CD4 和 CD8 分子还具有转导活化信号的功能。此外,它们还参与 T 细胞在胸腺内

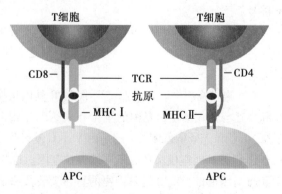

图 11-3　共受体 CD4 与 CD8 分子的作用

Notes

的分化发育及成熟过程。

CD4 分子也是 HIV 病毒的特异性受体，能与 HIV 包膜蛋白 gp120 结合，从而参与介导 HIV 感染 CD4$^+$T 细胞。

● **CD2 分子是 T 细胞旁路活化分子**

CD2 即 LFA-2(lymphocyte function associated antigen-2)，又称为绵羊红细胞受体，在体外绵羊红细胞可以通过 CD2 分子与人 T 细胞结合。90% 以上的成熟 T 细胞、50% ~70% 的胸腺细胞及部分 NK 细胞表面都表达 CD2 分子。CD2 分子属于**免疫球蛋白超家族**(immunoglobulin super-family，IgSF)成员，其胞外段有两个 Ig 样结构域，一个 V 区和一个 C 区。CD2 分子与其配体 LFA-3(CD58)、CD59 或 CD48 分子结合后，能加强 T 细胞与其他细胞间的黏附，促进 T 细胞的活化。另外，CD2 分子可以直接介导 T 细胞的旁路活化：即 T 细胞在没有 TCR-CD3 信号时，某些抗 CD2 抗体与该分子结合，能活化 T 细胞，使其增殖并分泌细胞因子。

● **CD28 和 CTLA-4 参与调控 T 细胞活化的状态**

CD28 和 CTLA-4 分子都属于 IgSF 成员，且两分子之间具有高度的同源性。90% CD4$^+$T 细胞和 50% CD8$^+$T 细胞表达 CD28 分子；而 CTLA-4 只表达在活化的 T 细胞表面。CD28 和 CTLA-4 的天然配体都是 B7 分子，包括 CD80(B7.1)和 CD86(B7.2)分子。B7 主要表达在 APC 表面，在 APC 细胞通过抗原-MHC 分子复合物特异性识别、结合 TCR-CD3 分子，并向 T 细胞传递第一活化信号时，B7 与表达在静止 T 细胞表面的 CD28 结合，为 T 细胞活化提供重要的第二信号，能促进 T 细胞增殖和 IL-2 等细胞因子生成。而活化的 T 细胞开始表达 CTLA-4 分子，该分子对 B7 的亲和力明显高于 CD28 分子，且 CTLA-4 与其配体结合后，向活化的 T 细胞传导抑制信号，从而避免 T 细胞的过度激活(图 11-4)。这是机体调控免疫应答强度的一个重要的反馈机制。

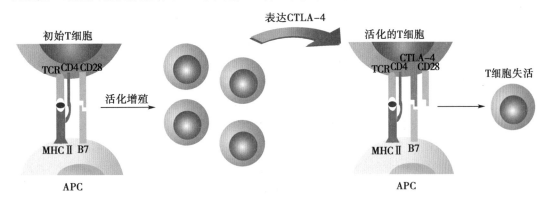

图 11-4 CD28 与 CTLA-4 分子的作用机制

● **CD45 分子的异构型是区别 T 细胞亚群的重要标志**

CD45 分子是单链跨膜蛋白分子，在所有白细胞上都有表达，所以又称为白细胞共同抗原(leukocyte common antigen，LCA)。该分子的一个明显特点是存在结构和分子量不同的异构型(isoform)。除了蛋白骨架成分存在多样性外，翻译后糖基化修饰不同，更增加了 CD45 分子的多样性。不同的 T 细胞亚群表达的 CD45 分子不同，而不同的 CD45 异构型可与不同配体相结合。用特异性单抗可将 CD45 异构型区分为 CD45RA、CD45RB、CD45RC 及 CD45RO 等几种。CD45RA 分子主要表达在初始 T 细胞上，而 CD45RO 分子存在于活化或记忆性 T 细胞上。根据 T 细胞表达的 CD45 分子的类别的不同，我们将 T 细胞分为 CD45RA$^+$初始 T 细胞(naïve T cell，Tn)和 CD45RO$^+$**记忆 T 细胞**(memory T cell，Tm)。CD45 分子通过与其他细胞表面分子，如 CD2、CD4、CD8、CD28 等相互作用，调节白细胞的信号转导和效应。

● **CD40L 是促进 B 细胞活化及功能发挥的重要分子**

CD40L 也称 gp39、肿瘤坏死因子相关激活蛋白(TNF-associated activation protein，TRAP)或 T

Notes

细胞-B 细胞活化分子（T cell-B cell-activating molecule，T-BAM），是分子量为 33kDa 的 II 型跨膜糖蛋白。CD40L 主要表达于活化的 CD4⁺T 细胞、部分活化的 CD8⁺T 细胞、嗜碱性粒细胞、肥大细胞、NK 细胞等，胸腺肿瘤细胞系 EL-4 也表达 CD40L。T 细胞表面的 CD40L 与表达在 B 细胞上的 CD40 结合，可以调节 B 细胞的活化，并可以促进记忆性 B 细胞的产生，挽救凋亡的 B 细胞；CD40/CD40L 交联对 T 细胞的功能和记忆 T 细胞的生成也具有调节作用；CD40/CD40L 相互作用还可以刺激胸腺上皮细胞、树突状细胞及其他抗原提呈细胞表达 B7，参与胸腺中 T 细胞的阴性选择。另外，CD40/CD40L 结合也可以促进树突状细胞、巨噬细胞表达 BCL-2，挽救凋亡细胞以及释放细胞因子。

- **LFA-1 分子介导细胞间的凝集、黏附**

淋巴细胞功能相关抗原-1（lymphocyte function associated antigen 1，LFA-1）分子是属于白细胞整合素家族的一类黏附分子，是由 α 和 β 亚单位通过二硫键连接而成的异二聚体。其配体是细胞间黏附分子-1（intercellular adhesion molecule 1，ICAM-1）。LFA-1/ICAM-1 的结合参与 T 细胞的活化、增殖、分化及归巢等多种生理过程。T 细胞在受到外来抗原等信号刺激后可相互凝集，这种凝集作用就依赖于 LFA-1/ICAM-1 的相互作用，而这两种黏附分子在活化淋巴细胞的表达水平并没有显著增加。静止淋巴细胞表达一定水平的 LFA-1 和 ICAM-1，NK 细胞和某些 CTL 细胞系更是表达较高水平的 LFA-1/ICAM-1 分子，但它们不相互凝集。

- **CD31 是一种 T 细胞激活后表达水平不发生明显变化的表面标志，在不同的 T 细胞亚群上有不同的表达**

CD31 是一种血小板-内皮细胞间黏附分子，属于免疫球蛋白超家族成员，主要表达在 CD45RA⁺CD4⁺ 细胞表面。该家族其他成员，如 LFA-1、LFA-3、CD2 和 CD29（VLA-β 链）等黏附分子主要表达在 CD45RO⁺T 细胞表面。抗 CD31 单克隆抗体作用于初始 T 细胞能触发其与 VLA-4 结合介导的黏附作用；内皮细胞表面 CD31 及其配体与 T 细胞表面 CD31 及其配体相互作用可触发整合素介导的黏附作用。在外周血 CD4⁺T 细胞中，CD31⁺ 亚群多表达 CD45RA 分子，对 B 细胞合成 IgG 的辅助作用不明显，对 ConA 和自身 MHC（自身混合淋巴细胞）反应较为敏感；而 CD31⁻ 的 CD4⁺ 细胞群中，有大量能辅助 B 细胞合成 IgG 的活性细胞，及对某些蛋白抗原能产生免疫记忆效应的细胞。CD45RA⁺CD4⁺T 细胞大量激活后，尽管细胞表面 CD45RA 分子表达下调，但 CD31 的表达不发生明显变化；而 CD45RO⁺CD45RA⁻ 的 CD4⁺ 细胞激活后没有 CD31 表达。

- **丝裂原结合分子及其他表面分子也具有重要作用**

有丝分裂原（mitogen）属于外源性凝集素，多来自植物蛋白或细菌产物，能与多种细胞膜糖基分子等促有丝分裂原受体结合，促使细胞活化并诱导细胞分裂，故可认为有丝分裂原是非特异性多克隆活化剂。它与抗原特异性的克隆活化是不同的：一种特定的抗原，只能激活具有相应抗原受体的淋巴细胞克隆，而有丝分裂原能使某群淋巴细胞中的所有克隆都被激活。T 和 B 淋巴细胞表面都有多种有丝分裂原受体。刀豆素 A（ConA）、植物血凝素（PHA）是最常用的 T 细胞丝裂原。美洲商陆丝裂原（PWM）除诱导 T 细胞活化外，还可诱导 B 细胞活化。

各种生理状态的 T 细胞都会表达多种细胞因子受体，可以接受细胞因子的作用。另外还有 FcR、补体受体等。

第三节　T 细胞亚群

根据 T 细胞的表型及功能特征，可以将 T 细胞分成许多不同的类别及亚群，各亚群淋巴细胞的表型、生物学特性和功能，及其在免疫应答中所起的作用也各不相同。

Notes

● **根据 T 细胞的分化状态、表达的细胞表面分子以及功能的不同,T 细胞可分为初始、效应和记忆性 T 细胞**

初始 T 细胞(naive T cell)是没有接受过抗原刺激的成熟 T 细胞。胸腺中发育成熟的 T 细胞转移到淋巴结、脾脏等外周淋巴组织,在没有接触抗原分子刺激前,处于相对静止状态,称为初始 T 细胞。这些细胞处于细胞周期的 G_0 期,存活期短,表达 CD45RA 分子和高水平的 L-选凝素($CD62L^{high}$),能参与淋巴细胞的再循环。初始 T 细胞在 TCR 结构上显示高度的异质性,分别识别、结合不同的特异性抗原。在未经免疫的机体内,抗原特异性初始 T 细胞的频率一般都很低,即某种抗原特异性 T 细胞占总 T 细胞的比例常只有 1/100 000 ~ 1/10 000。在感染或用疫苗免疫时,特异性抗原进入机体,选择性的激活某些表达特异性 TCR 的初始 T 细胞克隆,而该细胞克隆随即以非抗原依赖的方式迅速增殖,并在周围微环境的影响下分化成效应性 T 细胞,发挥特定的细胞免疫功能。

效应性 T 细胞(effector T cell)是执行机体免疫效应功能的细胞,由初始 T 细胞发育而来的效应性 T 细胞存活期也较短。它们表达 CD45RO 分子和高水平的 IL-2 受体,不参与淋巴细胞的再循环,而是向外周组织迁移。在接受相同的刺激条件后,$CD8^+$ 初始 T 细胞较 $CD4^+$ 初始 T 细胞容易分化成效应/记忆 T 细胞,所以体内抗原特异性 $CD8^+$ 效应性 T 细胞的频率往往高于 $CD4^+$ T 效应细胞。在对抗原物质应答的后期,绝大部分效应性 T 细胞都发生凋亡,少量存活下来的细胞分化成记忆性 T 细胞,参与增强性的再次免疫应答。效应性 T 细胞是机体免疫功能的执行细胞。不同的细胞亚群介导不同的功能,如 CTL 可以直接杀伤靶细胞;Th 细胞辅助 T 细胞和 B 细胞等。

记忆性 T 细胞(memory T cell)维持机体免疫记忆功能,与初始 T 细胞相似,处于细胞周期 G_0 期,但其存活期很长,可达数年,甚至几十年。记忆性 T 细胞表达 CD45RO 分子,并能向外周炎症组织迁移。记忆性 T 细胞介导再次免疫应答,再次接受抗原刺激后迅速活化,分化成效应 T 细胞和新生记忆性 T 细胞。根据 CCR7(一种可以介导淋巴细胞穿透小静脉后高柱状内皮细胞的归巢分子)的表达情况,可以将记忆性 T 细胞分为 $CCR7^+$ 和 $CCR7^-$ 两个亚群。$CCR7^-$ 记忆性 T 细胞主要存在于血液、脾脏和非淋巴组织,当受到抗原的刺激后能迅速地分化成效应细胞,产生效应分子,所以这些细胞被称为**效应型记忆 T 细胞**(effector memory T cell,T_{EM});而 $CCR7^+$ 记忆性细胞主要存在于淋巴结、脾脏和血液中而不存在于非淋巴组织,当受到抗原的刺激后,其分化成效应细胞及其产生细胞因子或对靶细胞的杀伤作用较慢,所以这些细胞又叫做**中央型记忆 T 细胞**(central memory T cell,T_{CM})。

在缺乏抗原或 MHC 分子刺激的情况下,记忆性 $CD4^+$ T 细胞和记忆性 $CD8^+$ T 细胞可以长期存活,但这些记忆性 T 细胞不是静止的,它们有规律地进行自发增殖来补充其数量,使其维持在一定的水平。细胞因子 IL-7 和 IL-15 在维持记忆性 $CD8^+$ T 细胞中起着十分重要的作用,而 IL-7 在维持 $CD4^+$ T 记忆细胞存活的作用上远远要比 IL-15 重要(表 11-1)。

表 11-1 初始 T 细胞与记忆性 T 细胞的特性比较

特性	初始 T 细胞	记忆性 T 细胞
CD45 分子型别	CD45RA	CD45RO
归巢受体表达水平	高	低
黏附分子表达水平	低	高
再循环途径	从血流到淋巴组织	直接移行至抗原所在部位
寿命	短(数日)	长(数月)
对抗原再次刺激的反应	-/+	+++

Notes

● 根据 T 细胞表面 TCR 分子组成的不同, T 细胞可分为 αβT 细胞和 γδT 细胞

αβT 细胞和 γδT 细胞的免疫学特性有很多不同之处。这两类细胞都是 $CD2^+CD3^+$ T 细胞。我们通常所说的 T 细胞是指 αβT 细胞,它们是机体免疫系统的主要 T 细胞群体。成熟的 αβT 细胞多是 $CD4^+$ T 或 $CD8^+$ T 单阳性细胞,而 γδT 细胞多是 $CD4^-CD8^-$ 双阴性细胞,也有部分细胞是 $CD8^+$ γδT 细胞。在外周血中,TCRαβT 细胞占成熟 T 细胞的 95%~99%,而 TCRγδT 细胞仅占 1%~5%。但 γδT 细胞在黏膜上皮中分布丰富。与 αβT 细胞相比较, γδT 细胞具有如下特点:①组成 TCR 的 γδ 链较 αβ 链更像 Ig;②γδT 细胞对抗原识别的特异性较低,识别多肽抗原时无 MHC 限制性,且多肽不需要处理成小分子肽段,可以被整体识别;③γδT 细胞不仅可以识别多肽抗原,还能识别一些非多肽抗原,如来自分枝杆菌的单烷基磷酸酯等,同时对热休克蛋白有特殊的亲和力;④γδT 细胞不识别抗原肽-MHC 分子复合物,但对某些 MHC I 类样分子(如 CD1)所结合提呈的抗原能产生应答;⑤γδT 细胞可能是机体非特异性免疫防御的重要组成部分,尤其是在皮肤黏膜局部及肝脏的抗感染免疫中起到重要作用(表 11-2)。

表 11-2 αβ 和 γδT 细胞特性的比较

特性	αβT 细胞	γδT 细胞
TCR	高度多态性	较少多态性
分布	外周血 60%~70%	外周血 1%~10%,表皮及肠黏膜上皮
表型特征		
$CD2^+CD3^+$	100%	100%
$CD4^+CD8^-$	60%~65%	<1%
$CD4^-CD8^+$	30%~35%	20%~50%
$CD4^-CD8^-$	<5%	>50%
识别的抗原	8~17 个氨基酸组成的肽	简单多肽、HSP、脂类、多糖
MHC 限制性	有	无
提呈抗原	经典 MHC 分子	MHC 类似分子
辅助细胞	Th 细胞	无
杀伤细胞	CTL 细胞	γδT 杀伤活性
发育	胸腺(发生晚)	胸腺;存在胸腺外途径

● 根据人成熟 T 细胞是否表达 CD4 或 CD8 分子, T 细胞可分为 $CD4^+$T 细胞和 $CD8^+$T 细胞

CD4 和 CD8 分子可同时表达于胸腺内早期胸腺细胞,称为双阳性胸腺细胞。而在成熟 T 细胞这两种分子是互相排斥的,只能表达一种分子。根据人成熟 T 细胞是否表达 CD4 或 CD8 分子,可以将其分成 $CD4^+$T 细胞和 $CD8^+$T 细胞。在外周淋巴组织中 $CD4^+$T 约占 65%, $CD8^+$T 约占 35%。

$CD4^+$T 细胞的 TCR 识别的抗原肽由 13~17 个氨基酸组成,由 MHC II 类分子呈递。$CD4^+$T 细胞能促进 B 细胞、T 细胞和其他免疫细胞的增殖与分化,协调免疫细胞间的相互作用。T 细胞在静止状态不产生细胞因子,活化后才能产生。根据细胞分泌产生的细胞因子谱的不同,可以将 $CD4^+$Th 细胞分成多种不同亚群。

$CD8^+$T 细胞的 TCR 识别的抗原肽由 8~10 个氨基酸组成,且由 MHC I 类分子呈递。$CD8^+$T 细胞也是一个不均一的群体,可根据其表面标志或细胞功能的不同而将其分群。如 $CD8^+$ 细

胞的一个亚群表达 CD28 分子,并可在活化信号下产生 IL-2;另一个亚群表达异二聚体 CD11b/CD18 分子,可对 IL-2 产生反应,但不产生 IL-2。CD8⁺T 细胞的功能亚群主要包括杀伤性 T 细胞(Tc)和抑制性 T 细胞(Ts)。根据 CD8⁺Tc 细胞分泌的细胞因子的不同,可以将 Tc 分成 Tc1 和 Tc2 两个亚群。其中 Tc1 能产生 IL-2、TNF-β、IFN-γ 等细胞因子,主要介导 CTL 细胞的细胞毒活性;而 Tc2 主要产生 IL-4、IL-5 和 IL-10 等,参与对 B 细胞的辅助。

有关 CD4⁺T 细胞和 CD8⁺T 细胞数量检测与疾病的相关性参见窗框 11-1。

● 根据 T 细胞在免疫应答中的功能的不同,可以将 T 细胞分成辅助性 T 细胞、细胞毒性 T 细胞和调节性 T 细胞

辅助性 T 细胞是能辅助 T、B 淋巴细胞应答的功能亚群　初始 CD4⁺T 细胞分化成为 T 辅助细胞(helper T lymphocyte,Th)。较早的研究认为 Th 细胞前体(Th cell precursor,Thp)在抗原刺激下,分化为中间阶段的 Th0。在不同因素的作用下,Th0 选择性向 Th1 或 Th2 细胞偏移、分化,这些因素包括细胞因子微环境、细胞膜表面分子、抗原的种类和剂量、抗原提呈细胞及其他一些细胞内的调控因子。Th1 细胞能合成 IFN-γ、IL-2 和 TNF-α 等,但不能合成 IL-4、IL-5 和 IL-13;而 Th2 能合成 IL-4、IL-5、IL-10 和 IL-13 等,不能合成 IFN-γ、IL-2 和 TNF-α 等(表 11-3)。

随着研究的进展,多种不同于 Th1、Th2 的细胞亚群被发现,如 Th17、Th22、Tfh 以及 Th9 细胞等(图 11-5)。

表 11-3　Th1 及 Th2 细胞特性和功能

特性	Th1 细胞	Th2 细胞
细胞因子分泌		
IL-2	+ + +	+
IFN-γ	+ + +	−
TNF-α	+ + +	−
IL-4	−	+ + +
IL-5	−	+ + +
IL-6	+	+ +
IL-10	+	+ + +
IL-13	+	+ + +
TNF-β	+ +	−
GM-CSF	+ +	+ +
表面标志		
CD30	+	+ + +
CCR	CCR5	CCR3
Tim-3	+	−
对细胞因子表达的调节		
IL-2	上调	上调
IL-4	下调	上调
IFN-γ	上调	下调
IL-10	下调	上调
对 IgE 的合成	−	+ + +

Notes

续表

特性	Th1 细胞	Th2 细胞
对 IgM、IgG、IgA 的合成	+	+ +
主要功能细胞毒作用	+ + +	-
参与迟发型超敏反应	+ +	-
辅助巨噬细胞活化	+	+
特征性转录因子	T-bet	GATA-3

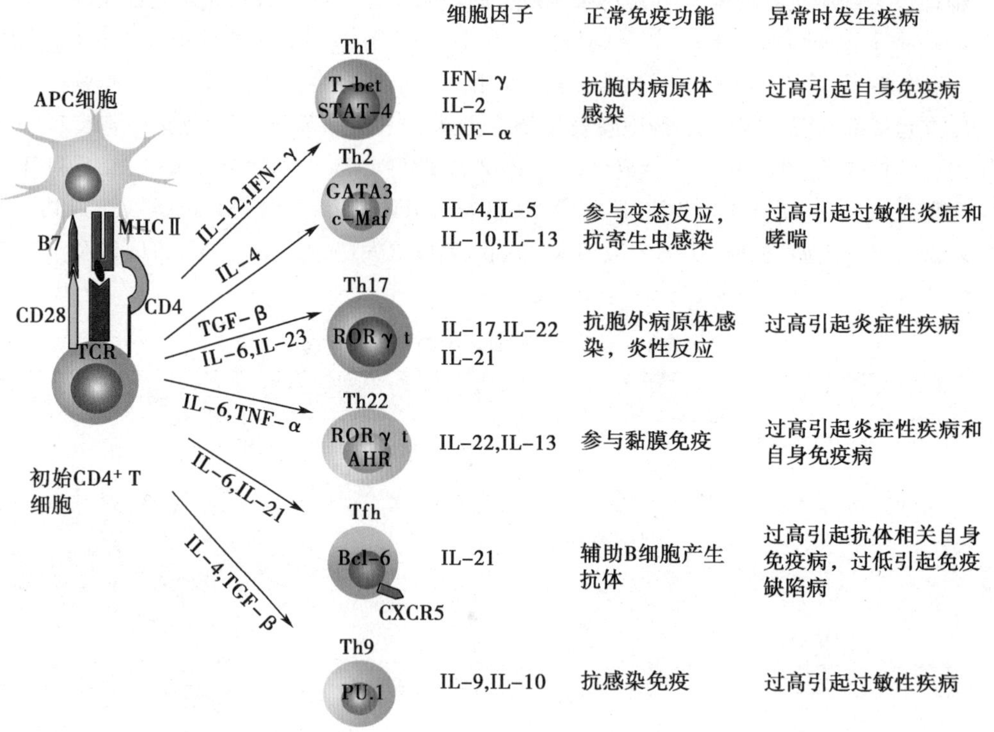

细胞因子
正常免疫功能
异常时发生疾病
APC细胞
B7
MHC Ⅱ
CD28
CD4
TCR
初始CD4⁺ T
细胞
IL-12,IFN-γ
IL-4
TGF-β
IL-6,IL-23
IL-6,TNF-α
IL-6,IL-21
IL-4,TGF-β
Th1
T-bet
STAT-4
IFN-γ
IL-2
TNF-α
抗胞内病原体感染
过高引起自身免疫病
Th2
GATA3
c-Maf
IL-4,IL-5
IL-10,IL-13
参与变态反应，抗寄生虫感染
过高引起过敏性炎症和哮喘
Th17
RORγt
IL-17,IL-22
IL-21
抗胞外病原体感染，炎性反应
过高引起炎症性疾病
Th22
RORγt
AHR
IL-22,IL-13
参与黏膜免疫
过高引起炎症性疾病和自身免疫病
Tfh
Bcl-6
CXCR5
IL-21
辅助B细胞产生抗体
过高引起抗体相关自身免疫病，过低引起免疫缺陷病
Th9
PU.1
IL-9,IL-10
抗感染免疫
过高引起过敏性疾病

图 11-5 Th 细胞的分化及效应

Th17 细胞主要产生 IL-17、IL-17F、IL-22 和 IL-21 等细胞因子。静息 T 细胞在 TGF-β 和 IL-6 共存的微环境中向 Th17 谱系分化，TGF-β 和 IL-6 可以诱导 T 细胞表达转录因子 RORγt。在胞外细菌、真菌感染，自身免疫疾病损伤时，Th17 细胞发挥重要的免疫应答和炎症损伤作用。

Th22 细胞是在 IL-6 和 TNF-α 的作用下，由 Th0 向 Th22 细胞方向分化产生，主要表达 IL-22、IL-13 和 TNF-α 等细胞因子。研究发现，IL-22 产生细胞能够表达皮肤趋化因子受体 CCR10，在皮肤免疫损伤进展发挥作用。

Tfh 细胞也称为滤泡辅助性 T 细胞，是在人的扁桃体中发现的定居在淋巴滤泡的一群 T 细胞亚群，主要产生 IL-21，表达趋化因子 CXCR5，具有辅助 B 细胞功能。Bcl-6 是控制初始 T 细胞分化为 Tfh 的转录因子，而 IL-6 和 IL-21 是诱导 Tfh 发育的关键细胞因子。

Th9 细胞主要产生 IL-9 和 IL-10，而将 IL-9 产生细胞作为一种新的独立的细胞亚群是最近才确定的。Th9 细胞可由静息 T 细胞在 TGF-β 和 IL-4 共存的培养环境中分化而成，也可以由 TGF-β 单独诱导 Th2 分化而成。IL-9 是 T 细胞、肥大细胞以及造血干细胞重要的生长因子，具有抑制细胞凋亡的作用。虽然有大量 IL-10 的产生，但 Th9 细胞不具有抑制功能，反而可以增强组织的炎症反应。

Notes

各类细胞亚群之间互相调节、互相制约，它们的失调与多种感染性疾病以及自身免疫性疾病的发生相关。

细胞毒性 T 细胞是具有免疫杀伤效应的功能亚群　细胞毒性 T 细胞(cytotoxic T lymphocyte,CTL 或 cytotoxic T cell,Tc)的特征性表型为 CD3$^+$CD4$^-$CD8$^+$CD28$^+$。静止的 CTL 以前体细胞(precursor)(CTL-P)形式存在,外来抗原进入机体被抗原提呈细胞(APC)加工处理,形成外来抗原与 APC 自身 MHC Ⅰ类抗原的复合物,被相应 CTL 细胞克隆表面的 TCR/CD3 所识别,在抗原刺激信号和 APC 释放 IL-1 共同存在的条件下,CTL-P 被活化,并表达 IL-2R、IL-4R、IL-6R 等多种细胞因子受体;在 IL-2、IL-4、IL-6、IFN-γ 等细胞因子诱导下,迅速增殖,并分化为成熟的效应性细胞毒性 T 细胞。CTL 特异性识别抗原,能识别并杀伤被特定病毒感染,且细胞膜上表达该病毒抗原的靶细胞。从肿瘤组织周围分离获得的 CTL 称为**肿瘤浸润淋巴细胞**(tumor infiltrating lymphocyte,TIL)。TIL 在体外加 IL-2 培养后,具有很强的杀伤肿瘤作用,目前已在临床上用于肿瘤治疗。

调节性 T 细胞是具有免疫抑制功能的功能亚群　调节性 T 细胞(regulatory T cell,Tr 或 Treg)是不同于 Th1 和 Th2 的、具有免疫调节功能的 T 细胞群体,具有免疫抑制功能,参与多种免疫性疾病发生、发展的病理过程,成为近年来免疫学领域研究的重要内容。根据调节性 T 细胞的表面标志、产生的细胞因子和作用机制的不同,调节性 T 细胞可分为 CD4$^+$CD25$^+$Tr 细胞、Tr1和 Th3 等多种亚型。CD4$^+$CD25$^+$Tr 细胞可高表达 IL-2 受体的 α 链(CD25 分子)和转录因子 foxp3,占正常人和小鼠的外周血及脾脏组织中 CD4$^+$T 细胞的 5% ~ 10%,具有诱导免疫无能和免疫抑制两大功能特征。Tr1 也是 CD4$^+$T 细胞,多在 IL-10 的诱导下生成。这种细胞增殖能力强,并具有旁观者抑制效应和免疫记忆力。Th3 型 CD4$^+$Tr 是在研究口服耐受机制的过程中发现的,主要分泌 TGF-β,对 Th1 和 Th2 都具有抑制作用(表 11-4)。此外,在 CD8$^+$T 细胞中也存在一群 CD8$^+$调节性 T 细胞,对自身反应性 CD4$^+$T 细胞具有抑制活性,并可抑制移植物排斥反应。

表 11-4　三类调节性 T 细胞的比较

特点	CD4$^+$CD25$^+$Tr	Tr1	Th3
归类	自然调节性 T 细胞		适应性调节性 T 细胞
诱导部位	胸腺	外周	外周
CD25 表达	+	+	+
转录因子 Foxp3	+	+	+
产生的细胞因子	TGF-β、IL-10、IL-35	IL-10、TGF-β	TGF-β
抗原特异性	自身抗原		组织特异性抗原和外来抗原
发挥效应作用的方式	细胞接触,分泌细胞因子		主要依赖细胞因子,细胞接触
功能	抑制自身反应性 T 细胞应答	抑制炎症性自身免疫反应和移植排斥反应	在口服耐受和黏膜免疫中发挥作用

第四节　T 细胞介导的免疫应答

机体发生的免疫应答是一个非常复杂的生理过程,需要 T 细胞和其他许多免疫细胞相互协调、共同作用完成。T 细胞介导的免疫应答是一个连续的过程,可人为分为三个阶段:①T 细胞特异性识别抗原;②T 细胞活化、增殖与分化;③效应 T 细胞发挥效应。

依据 TCR 结构的差异,T 细胞分为 αβT 细胞和 γδT 细胞两类,γδT 细胞的功能更具有固有免疫的特征,至少在进化上属于非特异性免疫应答和特异性免疫应答之间的代表物。因此,本

Notes

章讨论的 T 细胞特指 αβT 细胞。

● **T 细胞对抗原的识别**

初始或记忆性 T 细胞膜表面 TCR 与抗原提呈细胞（APC）表面 MHC-抗原肽复合物特异性结合的过程称为**抗原识别**（antigen recognition）。初次免疫应答中的抗原提呈细胞是 DC，再次免疫应答中的抗原提呈细胞可以是任意 APC，但主要是活化的 B 细胞。

● **免疫突触形成是 T 细胞抗原识别的结构基础**

T 细胞与 APC 之间的物理接触是抗原识别的基础。TCR 与 MHC-抗原肽复合物之间的亲和力较低，仅相当于抗原与抗体亲和力的 1/1000 左右，不足以单独介导 T 细胞与 APC 之间的稳定黏附。由 TCR 复合物介导的信号转导需要较长时间或反复的 TCR 与 MHC-抗原肽复合物之间的接合。因此，T 细胞与 APC 表面黏附分子之间相互作用使上述接合成为可能。T 细胞表面表达多种黏附分子（adhesion molecules），包括 CD4 和 CD8，CD28，整合素家族（integrin family）的 LFA-1 和 VLA-4，Ig 超家族的 LFA-2（CD2）、LFA-3、ICAM-1 和 ICAM-3，选择素家族（selectin family）的 L-选择素。具有抗原提呈功能的 APC 表面高表达 MHC I 和 II 类分子、CD80、CD86、CD40、ICAM-1 等黏附分子。T 细胞与 APC 表面之间黏附分子的受体-配体相互作用使两者得以紧密接触，并且形成了一个瞬时性的特殊结构，称为**免疫突触**（immunological synapse）。免疫突触以 TCR-MHC-抗原肽三元结构为簇状中心，周围环形分布黏附分子相互结合的结构。这一结构的形成有助于 T 细胞分辨潜在的抗原，提高了 TCR 与 MHC-抗原肽复合物之间的亲和力，从而启动了 T 细胞抗原识别与活化。研究表明，只有具有免疫突触的 T 细胞才发生增殖。事实上，T 细胞和 APC 间黏附分子相互作用不仅是 T 细胞的抗原识别和活化的重要基础，而且还贯穿于淋巴细胞迁移与功能发挥等多个免疫生理过程。

● **双重识别确保 T 细胞识别抗原的抗原特异性和 MHC 限制性**

T 细胞表面 TCR 与 APC 表面 MHC-抗原肽复合物的结合是高度特异性的。T 细胞只识别和结合由 APC 表面 MHC 分子所展示的抗原肽。在接触抗原之前，宿主体内针对抗原特异性初始 T 细胞的克隆频率是极低的。抗原识别的实质是携带 MHC-抗原肽复合物的 APC"寻找"抗原特异性初始 T 细胞克隆的过程。这一过程中，DC 发挥着十分重要的作用。人类在与环境的斗争中，历经亿万年的进化将其抵御病原微生物入侵的能力以 TCR 的遗传信息方式保存下来，抗原致敏是 APC 将抗原信息特异性地传达给特定的 TCR。TCR 只识别特定的抗原肽（表位），不同的 T 细胞克隆精确识别具有不同氨基酸残基的抗原表位。对于变化多端的抗原来说，T 细胞具有十分精细的辨别能力，这是 T 细胞抗原识别特异性的基础。

T 细胞的抗原识别具有 MHC 限制性（MHC restriction）。Zinkernigal 和 Doherty 在 20 世纪 70 年代中期发现，从 H-2k 品系小鼠体内分离的巨细胞病毒（CMV）特异性 CTL 只能杀伤同品系 CMV 感染的靶细胞，而对 CMV 感染的 H-2b 靶细胞则无杀伤作用。这一现象被理论性概括为 MHC 限制性。他们也由此荣获 1996 年诺贝尔医学和生理学奖的殊荣。任何个体 T 细胞仅识别由同一个体 APC 表面 MHC 分子提呈的抗原肽，此种 T 细胞抗原识别的特征也称为自身 MHC 限制性（self MHC restriction）。T 细胞免疫应答的自身 MHC 限制性是 T 细胞的胸腺发育过程中经历了阳性选择的结果。成熟 T 细胞的 TCR 可通过识别 MHC 的多态性氨基酸残基来区分"自己"与"非己"。尽管 T 细胞具有自身 MHC 限制性，但是它们也识别组织移植物中的非己 MHC 分子，并排斥非己移植物。

● **CD4 和 CD8 识别不同 MHC 分子，决定不同的效应格局**

T 细胞表面的 CD4 和 CD8 分子是 T 细胞识别抗原的辅助受体（co-receptor）。CD4 识别和结合 APC 细胞表面的 MHC II 类分子，CD8 识别和结合 APC 表面的 MHC I 类分子，两者均与 MHC 分子非多态性区域结合。这种结合增强了 TCR 与 MHC-抗原肽复合物的亲和力；在 T 细胞活化早期，向胞内传递活化信号，与 TCR 转导的信号一同启动 T 细胞活化；更为重要的是形成了不同

Notes

效应细胞的应答格局。

CD8⁺T 细胞识别 MHC Ⅰ类抗原肽,该抗原产生于 APC 的细胞质中,经蛋白降解,处理并由 MHC Ⅰ类分子在其表面提呈(MHC Ⅰ类限制性)。提呈 MHC Ⅰ类限制性抗原肽的 APC 大多为病毒、胞内感染细菌所感染的组织细胞或肿瘤细胞,是非专职的 APC。但研究发现,胞内微生物感染的细胞或肿瘤细胞可为专职 APC(尤其是 DC)所捕获,其病毒或肿瘤抗原可经 MHC Ⅰ类分子途径提呈给 CD8⁺T 细胞。这个过程称之为**交叉提呈**(cross presentation),指可同时通过 MHC Ⅰ和Ⅱ类分子两条途径提呈抗原。CD8⁺T 细胞针对细胞内病毒感染和基因突变细胞产生细胞毒效应,发挥 CTL 细胞的功能。

CD4⁺T 细胞识别 MHC Ⅱ类分子相关的抗原肽,该抗原由专职 APC(DC、巨噬细胞和 B 细胞)内化(internalization)摄取、处理并由 MHC Ⅱ类分子在其表面提呈(MHC Ⅱ类限制性)。CD4⁺T 细胞针对细菌感染等事件,通过细胞因子的产生与分泌,发挥 Th 细胞的功能,调节细胞免疫应答和体液免疫应答。

● **初始 T 细胞由树突状细胞活化,效应 T 细胞和记忆性 T 细胞识别多种 APC 提呈的抗原**

在活化初始 T 细胞和启动免疫应答方面,成熟的树突状细胞是最有效的。DC 的分布利于其捕获抗原,并将其转运到淋巴结。成熟的 DC 表面还表达高水平的Ⅰ和Ⅱ类 MHC 和共刺激分子,为初始 T 细胞活化提供双信号。其他 APC 包括巨噬细胞和 B 细胞,活化效应 T 细胞和记忆 T 细胞更有效力。与初始 T 细胞相比,效应 T 细胞和记忆性 T 细胞的活化更少依赖于协同刺激分子,仅需要少量抗原即可活化。

● **T 细胞的活化、增殖和分化**

T 细胞的活化　TCR 与 CD3 分子形成 TCR-CD3 复合物,TCR 负责识别抗原肽,CD3 负责将 TCR 介导的细胞外刺激信号传递到细胞内部,通过细胞内信号转导途径(signal transduction pathway)将细胞膜刺激信号转化成为细胞功能活化状态,这一过程称为 T 细胞活化的**信号转导**(signal transduction)。这种信号转导方式通常见于多种类型的细胞,其中包括 B 细胞。细胞膜受体与其配体结合后,形成分子簇化(molecular clustering),继而活化相关蛋白酪氨酸激酶(protein tyrosine kinase,PTK)。活化的酪氨酸激酶使簇化受体的胞浆区尾部的酪氨酸残基磷酸化,导致其他的激酶和信号分子的募集,促使转录因子活化、并转移到细胞核内,活化相关基因,表达功能相关信号蛋白,发挥生物学效应。

初始 T 细胞活化的必需条件的研究中,双信号活化假说(two-signal hypothesis)已获公认。初始 T 细胞的活化需要两个不同的细胞外信号的共同刺激:第一信号来自抗原,其提供方式为 APC 表面的 MHC-抗原肽复合物与 TCR(包括 CD4 和 CD8)的相互作用和结合,由 CD3 传入细胞内,该信号确保免疫应答的抗原特异性;第二信号为微生物产物或固有免疫针对微生物的应答成分即**共刺激分子**(co-stimulator),其提供方式为 APC 表面的共刺激分子与 T 细胞表面相应配体的相互作用和结合(图 11-6),该信号确保免疫应答在需要的条件下才能得以发生。

共刺激分子有很多,发现最早,作用机制较清楚、作用较重要的是一对相关的蛋白分子:表达在专职性 APC 表面的 B7-1(CD80)和 B7-2(CD86)。它们可与 T 细胞表面的 CD28 分子结合,CD28 向 T 细胞内传递信号促进 T 细胞的活化应答,包括促进产生 IL-2 和初始 T 细胞分化成为效应 T 细胞和记忆性 T 细胞等。其他的第二信号分子及配体有 ICAM-1/LFA-1、LFA-3/CD2、B7-H2/ICOS、CD40/CD40L 等。

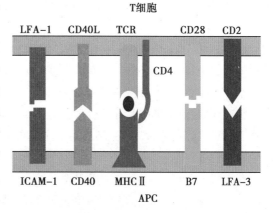

图 11-6　T 细胞与 APC 细胞之间相互作用的分子

当 T 细胞只有第一信号,缺乏第二信号时,T 细胞处于无应答状态(anergy);必须在第一信号和第二信号同时存在时,T 细胞才发生活化。T 细胞活化的双信号刺激模式实质是一种故障-安全机制(failure-safety)。第二信号确保在正确的时间与部位启动 T 细胞应答。协同刺激分子的表达与微生物入侵密切相关,微生物产物(如内毒素)以及固有免疫针对微生物产生的 IFN-γ 可显著增强 APC 表达 B7 分子。T 细胞表面的 CD40L 与 APC 表面的 CD40 分子相互作用也可增强 T 细胞应答,其机制为活化 APC 传递细胞内信号,促进 B7 分子的表达和 IL-12 的产生。活化的专职 APC 通过表达共刺激分子来提示机体处于危险之中,此时抗原特异性的应答才有针对性。正常组织及处于静息状态的 APC 不表达或低水平表达共刺激分子。缺乏第二信号可使自身反应性 T 细胞处于无应答状态,有利于维持自身免疫耐受。后来又发现 B7 家族分子的第二个受体 CTLA-4(CD152),而 CTLA-4/B7 相互作用传导 T 细胞活化抑制信号,可终结 T 细胞应答。

CD28 家族中的另一个抑制性受体是 PD-1,表达在活化的 T 细胞、B 细胞和单核细胞表面。PD-1 有两个配体:PD-L1 和 PD-L2。它们与 B7-1 和 B7-2 结构高度同源,在活化 DC、单核细胞以及其他细胞表面表达。PD-1 胞浆尾部含有 ITIM 和免疫酪氨酸的转换基序(immunoreceptor tyrosine-based switch motif,ITSM),可招募酪氨酸磷酸酶(SHP-1 和 SHP-2)阻断 T 细胞信号转导。

T 细胞活化信号转导以 Ras-MAP 激酶、钙-钙磷酸酶和蛋白激酶 C 三条信号途径为主
Ras-MAP 激酶信号途径是通过激活 MAP 激酶继而活化转录因子的过程。Ras 是 21kDa 鸟苷酸结合蛋白(小 G 蛋白)家族的成员之一。Ras 通过共价脂类分子与细胞浆膜相吸附。在未活化时,Ras 的鸟苷酸结合部位由 GDP 所占据。当结合的 GDP 为 GTP 所取代后,Ras 发生构型变化,具有募集或活化多种细胞内酶的活性。

T 细胞表面的分子簇化可使 Ras 活化,其中涉及适配蛋白 LAT 和 Grb-2。活化型 ZAP-70 可磷酸化 LAT,使其活化,并与 Grb-2 的 SH2 结构域结合。Grb-2 与 LAT 结合后募集细胞膜的称之为 Sos 的 Ras GTP/GDP 置换因子。Sos 促使 Ras 分子上的 GDP 置换为 GTP,Ras 发生变构性活化,产生称为丝裂原活化蛋白(mitogen-activated protein,MAP)激酶的活性。ZAP-70 磷酸化 Grb-2,使它成为 GTP/GDP 置换因子 Sos 的对接位点。Sos 将 Ras-GDP 转换为 Ras-GTP,引发酶促级联反应,并最终激活 MAP 激酶 ERK。

三种主要的 MAP 激酶   原形为**细胞外活化激酶**(extracellular receptor-activated kinase,ERK)活化后使 Elk 磷酸化,刺激 c-fos 转录。c-fos 为活化蛋白-1(AP-1)转录因子的一个成分。与 Ras 活化相平行发生的是,由 TCR-相关激酶磷酸化的适配蛋白也募集和活化一个称之为 Vac 的 GTP/GDP 置换蛋白。Vav 对另一个 21kDa 鸟苷酸结合蛋白 Rac 产生作用。活化的 Rac(Rac-GTP)可诱导细胞骨架的变化,参与 TCR 簇化和免疫突触的形成。活化型 Rac 启动一个酶促级联反应,导致称为 **JNK**(c-Jun N-terminal kinase)的 MAP 激酶活化。由于在许多细胞中 JNK 可为紫外线、渗透性、应激或炎症性细胞因子(TNF-α 和 IL-1)等刺激所激活,故又将其称为应激活化蛋白激酶(stress-activated protein kinase,SAPK)。活化型 JNK 可磷酸化 c-Jun。c-Jun 是活化蛋白-1(AP-1)转录因子的另一个成分。除了 ERK 和 JNK,MAP 激酶家族的第三个成员是 **p38**。它也可被活化型 Rac 所激活,继而活化多种转录因子。因此,由抗原识别诱导的活化 G 蛋白刺激了至少三种 MAP 激酶,并进一步激活了转录因子。

钙-钙磷酸酶和蛋白激酶 C 介导信号途径   是指以活化磷脂酶 C 为始动环节,通过其活化产物三磷酸肌醇和甘油二酯分别启动不同级联反应,活化钙调磷酸酶或蛋白激酶 C,并继而活化转录因子的过程。

磷脂酶 C(phospholipase C-γ1,PLC-γ1)是一种具有肌醇磷脂特异性的酶。活化型 ZAP-70 可使 LAT 磷酸化,磷酸化的 LAT 可将胞浆中的 PLC-γ1 募集到细胞膜内面。此处的活化型 ZAP-70 和其他激酶(如 Tec 家族的 Itk)可使 PLC-γ1 分子中的酪氨酸残基发生磷酸化而活化。这一

Notes

过程发生在 TCR 与其配体相互作用的数分钟内。活化的 PLC-γ1 可裂解细胞膜上的磷脂酰肌醇二磷酸(phosphatidylinositol 4,5-bisphosphate, PIP2),产生两个重要的信号分子:三磷酸肌醇(inositol 1,4,5-trisphosphate, IP3)和甘油二酯(diacylglycerol, DAG)。IP3 和 DAG 分别活化不同的下游信号途径。

经细胞膜磷脂代谢所产生的 T 细胞信号转导　T 细胞活化时,磷酸化的 LAT 接头蛋白结合胞浆中的 PLC-γ1,后者经 ZAP-70 和其他激酶(如 Itk)磷酸化而激活。激活的 PLC-γ1 水解细胞膜上的 PIP2 产生 IP3 和 DAG,前者引起胞浆内 Ca^{2+} 浓度增高,后者激活 PKC。增多的胞浆 Ca^{2+} 和活化的 PKC 随后激活不同的转录因子,引发细胞应答。

IP3 经胞浆扩散至内质网,与其受体结合并刺激胞膜 Ca^{2+} 通道开放,释放胞内钙储备,使细胞质内游离 Ca^{2+} 浓度快速升高。同时,TCR 介导的信号也可开放细胞膜的 Ca^{2+} 通道。上述反应结果使细胞质内 Ca^{2+} 浓度比静息状态高 6~10 倍。高浓度的游离 Ca^{2+} 发挥了信号分子的作用。Ca^{2+} 与胞浆内的钙调素(calmodulin,一个泛素化的钙依赖性的调节蛋白)结合形成钙-钙调素复合物,活化一个称为钙调磷酸酶(calcineurin)的丝氨酸/苏氨酸磷酸酶。活化的钙调磷酸酶可进一步活化转录因子 NFAT。

DAG 是疏水性的,形成后留存在细胞膜内面。游离态钙和 DAG 的组合作用使细胞膜相连的蛋白激酶 C(protein kinase C, PKC)得以活化。活化的 PKC 继而活化转录因子 NF-κB。

T 细胞的增殖与分化　T 细胞活化的细胞内信号转导触发了某些 T 细胞膜蛋白(如细胞因子受体)和细胞因子(如 IL-2)的基因转录和蛋白合成,这一结果引发了活化后细胞行为的两大变化:细胞分裂和细胞分化。T 细胞分裂的群体表现形式为细胞增殖,IL-2 与 IL-2 高亲和力受体的相互作用是始动和促进该过程的关键因素。初始 T 细胞大量增殖的实质是抗原特异性 T 细胞克隆扩增,使抗原特异性 T 细胞达到整体功能所需的数量水平。T 细胞分化并行于增殖过程。抗原的性质和分泌的细胞因子类型决定分化的结果。专职 APC 经 MHC Ⅱ 类途径提呈外源性抗原刺激初始 CD4[+]T 细胞活化、分化成为 T 辅助(Th)细胞。Th 前体细胞进一步分化成为Th1 细胞和 Th2 细胞。活化的 APC 可分泌 IL-12 刺激 T 细胞活化。APC 经 MHC Ⅰ 类途径提呈内源性抗原刺激初始 CD8[+]T 细胞活化、分化成为细胞毒 T 细胞。其间,Th1 细胞提供了重要辅助作用。T 细胞分化使活化的 T 细胞具有分泌细胞因子或细胞杀伤的功能。

随着抗原的清除,大多数活化 T 细胞死于细胞凋亡,以维系自身稳定的基础静息状态。少数抗原特异性 T 细胞分化成为长寿命的记忆性 T 细胞,在再次抗原刺激时发挥快速的免疫应答作用。

细胞因子分泌是 T 细胞活化主要的表现形式　在 T 细胞活化中,抗原和协同刺激分子传递的信号触发一些细胞因子的基因转录和蛋白合成。初始 T 细胞产生的最重要的细胞因子是 IL-2。IL-2 发挥 T 细胞生长因子的作用。在不同性质的抗原刺激下,初始 T 细胞还可分泌不同种类的细胞因子,产生不同的效应,尤其可导致初始 T 细胞的功能分化和作用发挥。同时,活化 T 细胞还可增强许多细胞因子受体的表达水平。活化的 T 细胞通常可通过检测其新合成表面蛋白的表达来加以鉴定,这些蛋白称之为活化标志,IL-2 受体 α 链就是活化标志之一。

IL-2 及受体基因表达是 T 细胞克隆性增殖的关键因素　IL-2 受体表达是 T 细胞活化的关键环节。当 T 细胞活化后,T 细胞表达 IL-2 受体的 α 链(CD25),与 IL-2 受体的 β、γ 链结合,形成高亲和力受体,导致对低水平的 IL-2 也有很高的反应性。在 T 细胞活化过程中,大多数 CD4[+]T 细胞和某些 CD8[+]T 细胞可有 1~2 天时间表达 IL-2。此间,IL-2 与 IL-2 高亲和力受体的作用可导致 T 细胞的分裂、增殖,IL-2 是 T 细胞增殖的主要生长因子。在 IL-2 诱导的 T 细胞增殖过程中,IL-4、IL-6、IL-7、IL-12、IL-15、IL-18 等其他细胞因子也发挥了作用。如 IL-1 增强IL-2 受体的表达,IL-4 和 IL-15 也通过受体提供刺激信号。IL-15 与 IL-2 相似,但主要由 APC和其他非淋巴细胞产生,刺激 CD8[+]T 细胞增殖,尤其是记忆性 CD8[+]T 细胞。

Notes

细胞增殖-抗原特异性 T 细胞克隆扩增   初始 T 细胞增殖的结果是抗原特异性 T 细胞克隆扩增,即由少量抗原特异性初始 T 细胞分裂,增殖到清除抗原所需的大数量水平。目前通常采用多肽-MHC 四聚体(peptide-MHC tetramers)、单个细胞酶联免疫吸附实验(single-cell enzyme-linked immunosorbent assay)和转基因 TCR 表达测定等方法检测正常个体内抗原特异性 T 细胞的存在频率。

未接触抗原前,对特定抗原特异性的初始 T 细胞克隆频率为 $1/10^5 \sim 10^6$ 淋巴细胞。抗原致敏后,抗原特异性 T 细胞的数量大幅度增高,可达 1/10 个 $CD8^+T$ 细胞和 $1/100 \sim 1000$ 个 $CD4^+T$ 细胞。有研究结果表明,小鼠在病毒感染后,抗原特异性 $CD8^+T$ 细胞发生 50 000 ~ 100 000 倍的数量增长,其脾脏 1/3 的 $CD8^+T$ 细胞具有抗原特异性。在人类,感染 EB 病毒或 HIV 病毒的急性期内,高达 10% 的循环 $CD8^+T$ 细胞具有抗原特异性。$CD4^+T$ 细胞克隆扩增的量级相对于 $CD8^+T$ 细胞要少些。随着抗原的清除,抗原特异性 T 细胞数量快速减少。平时存活的记忆性 T 细胞频率为 $1/10^4$。

细胞分化产生长寿命、功能静息的记忆性 T 细胞   某些抗原刺激的 T 细胞前体分化成为记忆性 T 细胞。记忆性 T 细胞介导快速和增强的再次免疫应答。记忆性 T 细胞可被低浓度抗原和细胞因子以及低水平的协同刺激分子所激活。在抗原被清除后,记忆性 T 细胞可以功能沉寂和缓慢细胞周期的形式在宿主体内存活多年。记忆性 T 细胞产生和存活机制至今尚不明了。有研究表明,长寿命、功能静息的记忆性 T 细胞的存活无须抗原识别。记忆性 T 细胞高表达 IL-7 受体,IL-7 可能对 $CD4^+$ 和 $CD8^+T$ 细胞的存活与维持有关。研究显示,记忆性 $CD8^+T$ 细胞产生无须 Th 和细胞因子的辅助,但可能依赖于 MHC 和协同刺激分子的存在。IL-15 在维系记忆性 $CD8^+T$ 细胞存活方面发挥重要作用,但对记忆性 $CD4^+T$ 细胞则没有此效应。记忆性 T 细胞随年龄增长而积聚,这与接触微生物和抗原有关。人类新生儿期,所有 T 细胞均是初始性的,而到成年期,一半或更多 T 细胞是记忆性的。记忆性淋巴细胞也趋向于在特定组织内集聚,如黏膜免疫组织。

第五节   T 细胞的效应功能

T 细胞参与了机体所有免疫应答的不同类型和过程,是机体免疫系统中非常重要的细胞群体。T 细胞的功能可以大概分成三种,即辅助功能、杀伤功能和抑制功能。

● Th 细胞辅助其他淋巴细胞发挥免疫活性

Th1 细胞能合成 IL-2、IFN-γ 和 LT 等,通过促进 CTL、NK 细胞及巨噬细胞的活化和增殖,介导细胞毒效应,在防御胞内病原体如胞内寄生菌、真菌、病毒感染时发挥了至关重要的作用。由于 TNF-β 和 IFN-γ 等可募集活化炎性细胞,故以 Th1 为主的免疫反应常和炎症反应及组织损伤有关,表现为迟发型超敏反应(delayed-type hypersensitivity responses,DTH),最典型的例子就是机体抗分枝杆菌感染的反应。此外,Th1 细胞与多种自身免疫性疾病的发病机理密切相关,如多发性硬化症、I 型糖尿病、风湿性关节炎以及克罗恩氏病等。

Th2 细胞的主要功能是刺激 B 细胞增殖,并产生抗体,参与体液免疫应答。Th2 细胞可以释放 IL-4 和 IL-5,IL-4 是诱导由 B 细胞分化成浆细胞并合成 IgE 的关键细胞因子,IL-5 则主要诱导嗜酸性粒细胞活化,这使得以 Th2 细胞为主的免疫反应中常有高水平的 IgE 及活化的嗜酸性粒细胞,如速发型超敏反应(immediate-type hypersensitivity,ITH)和寄生虫感染。当机体发生寄生虫感染时,虫体会促进 Th2 细胞的分化,从而有助于抵抗寄生虫的感染。Th2 型反应还与哮喘和过敏症时发生的气道特应性和高反应性有关。此外,Th2 细胞分泌的几种细胞因子也具有抗炎作用。如 IL-4 和 IL-13 可以抑制 IFN-γ 对巨噬细胞的活化作用;IL-10 可以直接抑制巨噬细胞的功能;而 TGF-β 可抑制白细胞的活化增殖等。这样 Th2 细胞可以通过这些细胞因子抑制急、慢性炎症反应。在以 Th1 反应为主的炎症反应的晚期往往会有逐渐增强的 Th2 反应出现,

Notes

其作用是阻止 Th1 反应介导的损伤。所以,Th2 细胞不仅是免疫效应细胞,也是一种具有免疫调节功能的细胞。

新发现的细胞亚群弥补了 Th1/Th2 介导效应机制的部分不足。这些细胞亚群发挥着不同的生物学功能。

Th17 细胞主要产生 IL-17、IL-17F、IL-22 和 IL-21 等细胞因子,IL-17 可以刺激多种细胞产生 IL-6、IL-1、TNF、GM-CSF、G-CSF 和趋化因子(CXCL1、CXCL8、CXCL10)等,募集、激活和趋化中性粒细胞至炎症感染部位,清除病原菌并介导炎性反应。短小棒状杆菌、克雷白氏杆菌、结核分枝杆菌和白色念珠菌感染都可诱导强烈的 Th17 反应。Th17 细胞也参与了自身免疫性疾病,如系统性红斑狼疮、特应性皮炎、银屑病、炎症性肠病、类风湿关节炎和多发性硬化症等的发生和发展。此外,Th17 细胞介导移植排斥和肿瘤的发生和发展。目前,已有研究报道 Th17 在肿瘤形成过程中起着十分重要的作用。小鼠模型中证实,抑制 IL-17 信号可以帮助治疗卵巢癌。IL-17 中和抗体可以降低结肠炎的发生以及肿瘤的形成。这种现象提示 IL-17 有一定的促进肿瘤发生的作用。然而,也有报道认为 IL-17 可以抑制肿瘤的发生。将肿瘤特异性 Th17 细胞转输给小鼠后,与对照组相比,可以降低肿瘤的形成。

Th22 细胞是一群以表达皮肤趋化因子受体 CCR4 和 CCR10 为特征的 CD4$^+$T 细胞。Th22 细胞产生 IL-22,但不产生 IL-17 和 IFN-γ。Th22 细胞分泌的成纤维细胞生长因子,可以有助于表皮创伤的修复,因此在皮肤疾病中发挥着重要的作用。Th22 细胞分泌的标志性细胞因子 IL-22 是 IL-10 家族的成员之一,在调节皮肤功能稳态及防御感染中也具有重要作用。

Tfh 细胞的最主要的功能是在生发中心辅助 B 细胞分化为效应细胞。以往认为 Th2 细胞是辅助 B 细胞的主要细胞亚群,但随着研究进展发现 Tfh 细胞才是辅助 B 细胞的最主要细胞。Tfh 细胞以表达 CXCR5 为特征,并且高表达 ICOS。Tfh 细胞产生 IL-21,IL-21 对 Tfh 细胞的分化以及迁移都非常重要,并且 Tfh 细胞辅助 B 细胞分化为浆细胞的过程也需要 IL-21。新近研究表明,Tfh 细胞的数量或功能异常与多种自身免疫性疾病的发生有关,如强直性脊柱炎、类风湿关节炎等;此外,与慢性感染,如小儿慢性腹泻、慢性乙肝也有关联;同时,在免疫缺陷病,如 HIV-1 感染时也具有重要作用。

Th9 细胞主要产生 IL-9 和 IL-10。虽然产生大量的 IL-10,但 Th9 细胞不具有调节功能,反而增强组织的炎症反应。Th9 细胞通过促进气道的收缩以及黏液的分泌,可以促进哮喘的发作。与 Th2 细胞的功能类似,Th9 细胞在抗寄生虫感染中起着重要作用。此外,实验表明 Th9 细胞还与自身免疫病的发病机理有关。

T 辅助细胞的多样性,使得免疫系统可以对环境中各种不同病原微生物和肿瘤细胞发生不同的反应。生理条件下,机体的各类细胞亚群之间处于动态平衡。如果平衡被打破,则可诱发病理改变。例如 Th1/Th2 平衡影响妊娠结局。正常妊娠表现为一种特殊的 Th2 细胞应答现象,Th1 细胞处于抑制状态,Th2 型细胞因子和一定水平的 GM-CSF 是正常妊娠所必需的。当 Th1 型细胞因子过度表达时,将导致流产的发生。不能解释的习惯性流产最主要的免疫学特征是 Th2 型细胞免疫应答功能低下,通过调节细胞因子网络干预 Th1/Th2 转换(即 Th1 向 Th2 偏离),诱导耐受而治疗此类疾病。

● **T 细胞杀伤功能是 Tc 细胞具备的对靶细胞的直接破坏功能**

CTL 细胞在 T 细胞免疫应答中起重要作用。CTL 的功能特点是可以在 MHC 限制的条件下,直接、连续、特异性的杀伤靶细胞。CTL 杀伤靶细胞的机理目前认为主要是通过释放多种介质和细胞因子介导的,如穿孔素(perforin)、颗粒酶(granzyme)、肿瘤坏死因子(tumor necrosis factor,TNF)。

● **T 细胞抑制功能是 T 细胞对机体应答的负调节功能**

活化的 CD4$^+$CD25$^+$Treg 主要通过接触抑制的方式抑制 T 细胞的活化和增殖。其机制是活化的 T 细胞表达 CTLA-4,CTLA-4 与 CD4$^+$CD25$^+$Tr 表面的 B7 分子结合后传递抑制信号,抑制

Notes

T 细胞的增殖和活化。Trl 发挥免疫调节作用主要是通过分泌 IL-10 等来实现的,IL-10 可通过直接和间接机制明显抑制抗原特异性 T 细胞的增殖。Th3 主要是通过分泌产生 TGF-β 来发挥其抑制作用的。

　　Treg 是近年来发现的一种具有免疫调节功能的细胞群体,深入研究其发生、生长及功能将有助于进一步阐明机体免疫调节机制,在此基础上,有望对自身免疫病及超敏反应性疾病的治疗取得新的突破(窗框 11-1)。

窗框 11-1　T细胞亚群分析在临床上的应用举例

　　根据 T 细胞的表型及功能特征,可以将 T 细胞分成许多不同的类别及亚群,各亚群淋巴细胞与某些疾病的发生发展具有相关性。

● **CD4$^+$、CD8$^+$T 细胞检测对传染性单核细胞增多症的临床意义**

　　EB 病毒与多种疾病相关,在儿科以传染性单核细胞增多症(infectious mononucleosis, M)为多见。而临床表现酷似 M 而非 EB 病毒感染所致者称为传染性单核细胞增多综合征(infection mononucleosis syndrome, 简称传单综合征),其常见病原为巨细胞病毒(CMV)、人疱疹病毒-6、HIV、腺病毒、单纯疱疹病毒(HSV)、肺炎支原体、化脓性链球菌、弓形虫等。

　　辅助 T 细胞(Th)及效应 T 细胞为 CD4$^+$T 细胞,而细胞毒性 T 细胞(Tc)和抑制性 T 细胞(Ts)为 CD8$^+$T 细胞。Th 释放细胞活性因子辅助 B 淋巴细胞及效应 T 细胞活化,而 Ts 则通过释放抑制因子抑制 B 淋巴细胞及效应 T 细胞活化。CD4$^+$ 及 CD8$^+$ T 细胞的比值反应机体免疫水平的高低,比值降低说明细胞免疫功能下降。

　　有研究对 M 和非典型 EB 病毒感染患者 CD4$^+$、CD8$^+$细胞变化作了比较,结果表明 M 的细胞亚群变化更明显,CD4/CD8 比值大都倒置,提示明确 EB 病毒感染,但临床症状不典型、辅助检查证据不足时,行 CD4$^+$、CD8$^+$T 细胞检测有助于 M 诊断及治疗。

● **调节性 T 细胞与自身免疫病**

　　研究发现在人或小鼠体内,自身免疫疾病的发生都与一种重要的调控性 CD4$^+$T 细胞有关。这种调节性 T 细胞的缺失,可以导致器官特异性或非器官特异性的自身免疫疾病,比如甲状腺炎、类风湿关节炎、系统性红斑狼疮等。增加这种调节性 T 细胞在体内的数量可以有效地预防或延缓这些疾病的发生。

　　调节性 T 细胞在风湿性关节炎(RA)发病机制中具体作用原理还不是非常清楚,但可以确定的是:调节性 T 细胞的免疫抑制功能的丧失导致免疫耐受失调,加速了疾病的发生。研究已经证实,早期 RA 患者外周血中的 CD4$^+$CD25$^+$Treg 的数量显著低于正常健康对照组,可能是因为这种细胞数量上的缺失,导致了免疫抑制功能的低下,给疾病的发生发展创造了条件。RA 患者外周血 Treg 细胞与正常对照的差异经常只能在病情活跃的患者组才能被发现,而在病情稳定的患者组则发现不了,提示 Treg 的数量可能与 RA 病情的发展情况有关。

　　近年来有很多关于调节性 T 细胞与系统性红斑狼疮(SLE)的研究。随着研究的深入,调节性 T 细胞在 SLE 发病机制中的地位逐渐得到重视,并成为现今领域研究的热点。研究发现 SLE 患者外周血中的 CD4$^+$CD25$^+$Foxp3$^+$Treg 的量比正常健康对照有明显的降低,而且病情处于活动期的 SLE 患者与稳定期的 SLE 患者相比也有显著的减少。用糖皮质激素对 SLE 患者进行治疗后,病人体内的 CD4$^+$CD25^{high}Treg 数量比用普通疗法治疗的 SLE 病人要高,提示可以用这种治疗方法来修复 SLE 病人 Treg 的免疫抑制功能。

Notes

小　结

　　T细胞的表面分子是T细胞与其他细胞和分子间相互识别和作用的物质基础。TCR-CD3复合物参与T细胞的抗原识别和活化信号的传递;CD4和CD8分子能辅助TCR识别结合抗原并参与T细胞活化信号的转导;CD2、CD28、CTLA-4、CD45、CD40L及LFA-1等膜蛋白分子参与了T细胞活化及T细胞与其他细胞间的相互作用,在T细胞的活化、增殖和分化等生理或病理过程中,发挥协同作用。

　　根据T细胞的分化状态、表达的细胞表面分子(如CD45)以及功能的不同,可以将它们分为初始、效应和记忆性T细胞。根据TCR构成的不同,T细胞也可以分成αβT细胞和γδT细胞,我们通常所说的T细胞都是αβT细胞,它们是机体免疫系统的主要T细胞群体。根据人成熟T细胞是否表达CD4或CD8分子,可以将其分成CD4$^+$T细胞和CD8$^+$T细胞,两群细胞都是一个不均一的群体,可根据其表面标志或细胞功能的不同而将其进一步分群。根据T细胞在免疫应答中的功能的不同,可以将T细胞分成辅助性T细胞、细胞毒性T细胞和调节性T细胞。

　　T细胞的功能可以大概分成三种,即辅助功能、杀伤功能和抑制功能。T细胞辅助功能是Th细胞辅助其他淋巴细胞发挥免疫活性的功能,Th1细胞与细胞免疫及迟发型超敏性炎症形成有关;Th2细胞可辅助B细胞分化为抗体分泌细胞,与体液免疫应答相关。CTL可以在MHC限制下,直接、连续、特异性地杀伤靶细胞。调节性T细胞是不同于Th1和Th2细胞的具有调节功能的T细胞群体,多具有免疫抑制功能,在多种免疫性疾病中起重要的调节作用。

（吴长有）

参考文献

1. 何维. 医学免疫学. 第2版. 北京:人民卫生出版社,2010
2. 吴长有,杨安钢. 临床免疫学. 北京:人民卫生出版社,2011
3. 曹雪涛. 医学免疫学. 第6版. 北京:人民卫生出版社,2013
4. 吴长有. 医学免疫学. 北京:高等教育出版社,2014
5. 曹雪涛. 免疫学前沿进展. 第3版. 北京:人民卫生出版社,2014
6. Sakaguchi S. Naturally arising Foxp3-expressing CD25$^+$CD4$^+$ regulatory T cells in immunological tolerance to self and non-self. Nat Immunol,2005;6:345-352
7. Zhou L,Chong MM,Littman DR. Plasticity of CD4$^+$ T cell lineage differentiation. Immunity,2009,30:646-655
8. Kanno Y,Vahedi G,Hirahara K,Singleton K,O'Shea JJ. Transcriptional and epigenetic control of T helper cell specification:molecular mechanisms underlying commitment and plasticity. Annu Rev Immunol, 2012;30:707-731
9. Mueller SN,Gebhardt T,Carbone FR,Heath WR. Memory T cell subsets,migration patterns,and tissue residence. Annu Rev Immunol,2013;31:137-161

Notes

第十二章　B细胞及其介导的体液免疫应答

B细胞通过合成和分泌抗体,介导体液免疫应答。早期研究发现,鸟类抗体产生细胞来源于法氏囊(Bursa of Fabricius),因而被命名为B细胞,以区别于胸腺(thymus)来源的主要介导细胞免疫应答的T细胞。哺乳动物没有法氏囊,骨髓(bone marrow)是其B细胞发育的主要场所。成年小鼠骨髓每天产生约 5×10^7 个B细胞,但仅有10%能够在严格的选择过程中存活下来,补充到外周B细胞池(B cell pool)。外周组织中静息态B细胞(又称初始B细胞)主要定位在脾脏、淋巴结及黏膜相关淋巴组织的**初级滤泡**(primary follicle)中,并经血液、淋巴液反复循环与重新分布。

抗体是B细胞发挥免疫功能的主要效应分子,其膜结合形式则构成了**B细胞受体**(B cell receptor,BCR)。在B细胞发育过程中,免疫球蛋白可变区编码基因经历随机重排,赋予B细胞各不相同的抗原特异性,并由此形成一个庞大的**B细胞受体库**(BCR repertoire)。另一方面,等位排斥机制使得单个B细胞所表达的免疫球蛋白分子具有完全相同的可变区,从而呈现单一的抗原特异性。在遭遇对应的抗原后,初始B细胞被激活,并大量增殖,子代细胞最终分化成为浆细胞和记忆B细胞。除分泌抗体外,活化B细胞还具有抗原提呈功能,并能分泌多种细胞因子,参与免疫调节。

第一节　B细胞的发育与分化

通常,B细胞发育与分化研究关注的主要是新生B细胞是如何产生的,也就是从造血干/祖细胞到初始B细胞的发育过程。但是,广义上的B细胞发育与分化还包括初始B细胞在抗原刺激下向浆细胞分化的过程。

● B细胞发育与分化的基本过程

在哺乳类动物胚胎发育过程中,B细胞发育始于胚肝,胚胎发育晚期及出生后,发育主要场所则转移到骨髓。在骨髓中,多能造血干细胞(HSC)经多能前体细胞(MPPs)分化为共同淋巴细胞前体(CLP),后者再经原B(pro-B)和前B(pre-B)细胞阶段,发育成未成熟B细胞(immature B cell)。其中原B细胞又细分为早期和晚期原B细胞,而前B细胞又分为活跃增殖的大前B细胞和静息态小前B细胞。未成熟B细胞迁出骨髓,继续在脾脏发育成成熟B淋巴细胞(图12-1)。

B细胞的骨髓发育是抗原非依赖性的,骨髓基质细胞来源的各种信号发挥关键性作用。其表面的FLT3L(receptor tyrosine kinase ligand,FLT3L),与多能前体细胞(MPPs)表达的受体酪氨酸激酶FLT3相互作用传导信号,促使其向共同淋巴细胞前体(CLP)分化;在CLP阶段,基质细胞通过VCAM-1与CLP的VLA-4相互紧密结合,基质细胞分泌的IL-7与CLP表面的IL-7受体相互作用,促使其向原B细胞分化;同时,基质细胞分泌趋化因子SDF-1(CXCL12),有助于滞留CLP;在原B细胞阶段,基质细胞表面干细胞因子SCF(stem-cell factor)与B细胞表面受体酪氨酸激酶Kit作用,诱导B细胞前体增殖并向前B细胞分化。从前B细胞到未成熟B细胞发育过程中可能涉及的外源信号迄今尚不清楚(图12-2)。

B细胞		重链基因	轻链基因	表达蛋白	表面标志
	干细胞 ◯				CD34 CD45 AA4.1
抗原非依赖	Early pro-B ◯	D-J 基因重排		RAG-1 RAG-2 TdT λ5,VpreB	CD34,CD45R AA4.1,IL-7R MHC class Ⅱ CD10,CD19 CD38
	Late pro-B ◯	V-DJ 基因重排		TdT λ5,VpreB	CD45R,AA4.1, IL-7R,MHC class Ⅱ CD10,CD19 CD38,CD20 CD40
	Large pre-B pre-B receptor ◯	VDJ 基因重排		λ5,VpreB	CD45R,AA4.1, IL-7R,MHC class Ⅱ pre-B-R,CD19, CD38 CD20,CD40
	Small pre-B 胞浆 ◯	VDJ 基因重排	V-J 基因重排	μ RAG-1 RAG-2	CD45R AA4.1 MHC class Ⅱ CD19,CD38 CD20,CD40
抗原依赖	Immature B IgM ◯	VDJ基因重排 μ链膜表达	VJ 基因重排		CD45R,AA4.1 MHC class Ⅱ IgM CD19,CD20 CD40
	Mature naive B IgD IgM ◯	VDJ基因重排 μ+δ链膜表达			CD45R MHC class Ⅱ IgM,IgD CD19,CD20 CD21,CD40

（骨髓 / 外周）

图 12-1　B 细胞骨髓发育各阶段的表面标志和重要事件

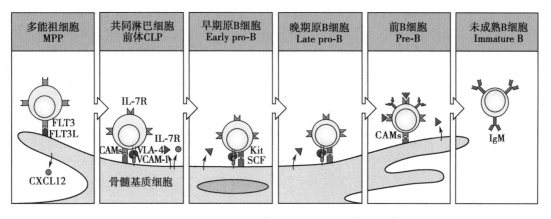

图 12-2　B 细胞在骨髓的分化发育

B 细胞的最终成熟一般认为是在脾脏中完成的。新近从骨髓迁至脾脏的未成熟 B 细胞又称作**过渡 B**(transitional B)细胞。该发育阶段的细胞在遭遇自身抗原后，或被诱导步入凋亡，或进入失能状态，而那些不具自身反应性细胞最终发育为成熟 B 细胞。伴随发育与分化过程，B 细胞逐步获得具有抗原识别功能的 BCR。BCR 是一个大的复合物，除负责抗原识别的 mIg，还包括信号转导分子 Igα(CD79a) 和 Igβ(CD79b)。在早期祖 B 细胞，Ig 重链可变区基因开始发生 *D-J*基因重排，晚期祖 B 细胞发生 *V-DJ* 重排。在大前 B 细胞阶段，Ig 重链基因已完成重排，但轻

Notes

链基因重排尚未进行。此时,细胞表达 λ5 和 V_{pre-B} 构成的**假性轻链**(surrogate light chain),并与 Ig 重链(μ 链)及 Igα/Igβ 一起组成替代性 BCR 复合物,表达于 pre-B 细胞表面。据认为,pre-BCR 能自发产生一种张力性信号(tonic signal)或与骨髓基质表达的某种配体结合产生配体依赖的信号,这种信号对于 pre-B 细胞的存活和增殖至关重要,并可能参与重链基因等位排斥的建立及轻链重排的启动。pre-BCR 构成成分和下游信号转导分子缺失通常导致 pro-B 到 pre-B 发育阻滞。小前 B 细胞阶段,轻链的 *VJ* 基因发生重排,进而发育为膜表面表达 mIgM 的未成熟 B 细胞,Ig 重链恒定区的不同剪切连接,导致 mIgM 和 mIgD 的合成与膜表达,B 细胞发育为成熟 B 细胞(图 12-3)。

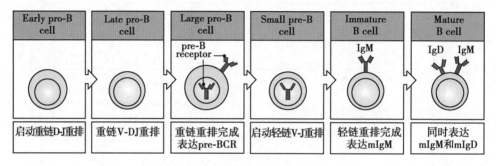

图 12-3　B 细胞受体(BCR)的发育

B 细胞在外周免疫器官中的分化发育为抗原依赖性。在外周免疫器官,成熟 B 细胞接受抗原刺激后,在淋巴滤泡增殖形成生发中心,并发生广泛的 Ig 可变区体细胞高频突变。突变后的 B 细胞凡能与滤泡树突状细胞(FDC)表面抗原以低亲和力结合或不能结合者,则发生凋亡;而能与抗原高亲和力结合的 B 细胞则继续发育为分泌抗体的浆细胞或分化为长寿记忆 B 细胞。该过程不但促进抗体成熟,而且同时伴有 Ig 重链类别转换。所分泌的抗体可更有效地保护机体免受外来抗原的侵袭。

● **免疫球蛋白编码基因的重排和抗体多样性产生机制**

与固有免疫细胞所表达的免疫识别受体不同,而与 T 细胞类似,B 细胞所表达的抗原识别受体也具有一个细胞克隆表达一种受体(或抗体)的特点。人体内的 B 细胞克隆总数约在 10^{12} 以上,每一个克隆表达一种不同抗原特异性的 BCR(或抗体分子)。以下主要介绍 B 细胞编码和表达如此众多不同特异性抗体的机制,共分为两个方面,一方面是 B 细胞在中枢免疫器官发育过程中的基因重排,另一方面是 B 细胞在外周遭遇抗原后发生体细胞高频突变,受体修正及类别转换造成抗体分子的多样性。

● **免疫球蛋白编码基因的重排**

BCR 及抗体分子分别是膜型和分泌型的**免疫球蛋白**(Immunoglobulin,Ig),Ig 基因在基因组中以基因簇(gene clusters)的特殊形式存在,其基因结构和表达程序与普通基因截然不同。在 B 细胞发育的过程中,Ig 基因首先在 DNA 水平上进行 ***VDJ* 重排**(*VDJ* recombination)形成功能性可变区编码序列,然后才能得以表达。

***Ig* 基因以基因簇形式存在,内含 *V*、*D*、*J* 和 *C* 4 种基因片段**　Ig 由重链(heavy chain,H chain)和轻链(light chain,L chain)组成。编码人重链、λ 轻链和 κ 轻链的基因簇分别位于第 14、22 和第 2 染色体上。每个 Ig 基因簇在染色体上的总长度为 80 万~200 万个碱基对,是普通基因长度的 50 倍以上(图 12-4)。Ig 基因簇中包括 *V*(variable)、*D*(diversity,限于重链基因)、*J*(joining)和 *C*(constant)四种基因片段(gene segments)。根据 WHO 命名委员会关于 Ig 分子多肽链及其编码基因写法规则,Ig 分子重、轻链分别写为 IgH、Igκ 和 Igλ;相应的编码基因群分别以大写斜体 *IGH*、*IGK* 和 *IGL* 代表;*IGH* 中的 *V*、*D*、*J* 和 *C* 基因片段分别写为 *IGHV*、*IGHD*、*IGHJ* 和 *IGHC*;*IGK* 和 *IGL* 基因群中的 *V*、*J*、*C* 基因片段分别写为 *IGKV*(或 *IGLV*)、*IGKJ*(或 *IGLJ*)和 *IGKC*

Notes

（或 *IGLC*）。

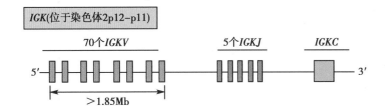

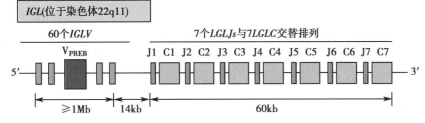

图 12-4　人 Ig 基因的结构

IGH 基因簇包括 95 个 *V*(大约 45 个是功能基因)、23 个 *D*、6 个 *J* 以及 9 个 *C* 基因片段。
IGHC 基因片段按照如下顺序排列: *IGHM*、*IGHD*、*IGHG3*、*IGHG1*、*IGHA1*、*IGHG2*、*IGHG4*、
IGHE、*IGHA2*。*IGL* 基因组包括 60 个 *V*(大约 30 个是功能基因)、1 个 *VpreB*、7 个 *J* 及 7 个
C 基因片段(3 个假基因)。人 *IGK* 基因群包括 70 个 *V* 大约 35 个是功能基因)、5 个 *J* 和 1
个 *C* 基因片段　Kb:千个碱基对;Mb:兆个碱基对

Ig 基因重排　Ig 基因重排指 B 细胞在发育过程中对 Ig 基因 *V*、(*D*)、*J* 基因片段的重排。如
图 12-4 所示,*Ig* 胚系基因中 *V*、*D* 和 *J* 片段的两端为重排信号序列(rearrangement signal sequence,
RSS),包括一个具有回文特征的 7 核苷酸序列(CACAGTG)、一个富含 A 的 9 核苷酸序列
(ACAAAAACC)以及两者之间的 12 或者 23 碱基对间隔序列,来自不同种属的基因重排信号序列
具有高度保守性。*V* 基因片段的下游为 12bp 间隔序列 RSS,*J* 基因片段上游为 23bp 间隔序列
RSS。基因重排时遵守"12-23 原则":带有 12bp-RSS 的基因片段只能与带有 23bp-RSS 的片段
进行重排,从而保证基因片段之间的正确重排和连接。重组活化基因 RAG-1 和 RAG-2(recom-
bination activating genes 1 and 2)的表达是 Ig 和 TCR 基因重排的必要条件之一。将小鼠 RAG-1
或者 RAG-2 基因敲除之后,其 Ig 和 TCR 基因既不能重排更不能表达,动物出现 T、B 淋巴细胞
联合严重型免疫缺损(SCID)的表现。人的 RAG 基因发生突变后同样导致严重的免疫缺陷。

发育中的 B 细胞按照上述原则通过"配件组合"的方式对 Ig 胚系基因进行重排。*IGH* 胚系
基因群中 *V*、*D* 和 *J* 每种基因片段都有数量不等的"库存"。发生基因重排时,一个 *D* 和一个 *J* 片
段通过 RSS 靠拢在一起,位于二者之间的 DNA 序列折叠成环状后被剪除(或发生倒位),相邻的
D 和 *J* 片段随之被 DNA 连接酶连接,形成 *DJ* 片段(图 12-5)。随后一个 *V* 片段以类似方式与 *DJ*
连接,形成完整的 IgH 链 *V* 区编码序列。重排后形成 *VDJ* 片段与其下游的 *J*、*IGHM* 和 *IGHD* 共同

Notes

被转录,所产生的 mRNA 以不同方式剪切后分别作为模板指导 Igμ 和 Ig δ 的翻译与合成,成熟 B 细胞因此表达 IgM 和 IgD 两种膜分子(图 12-6)。*IGH* 基因成功重排之后,一条染色体上的 *IGK* 基因开始重排。如果该 *IGK* 重排成功,B 细胞将表达 BCR 并进一步发育、分化成熟。否则,另一条染色体的 *IGK* 基因将被活化并重排。如果不成功,*IGL* 基因开始重排。如果 B 细胞所携带的所有 Ig 轻链基因均不能成功重排,B 细胞将被淘汰凋亡。

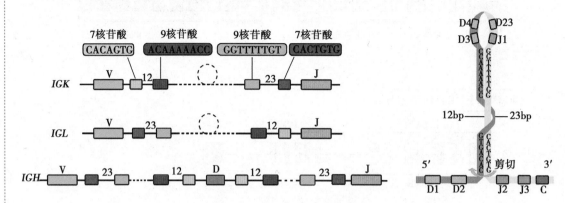

图 12-5　Ig 基因重排"12-23"原则

Ig 基因的重组信号序列 V、D 和 J 基因片段两端的重组信号序列按照图中
所示方向组成,以保证 V、(D)、J 片段之间的正确重排

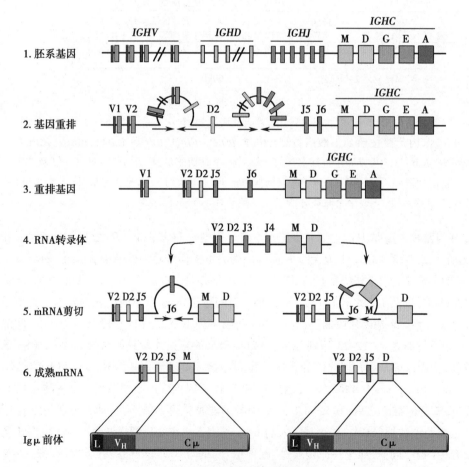

图 12-6　Ig 重链基因重排

一个 *IGHD* 和一个 *IGHJ* 基因片段通过其两侧的重排信号序列靠在一起,它们之间的 DNA 序列形成环状并被剪除,随后 *D-J* 被连接在一起。此后一个 *V* 区基因与该 *DJ* 片段以同样方式重排在一起。重排 *VDJ* 与下游的 *IGHM-IGHD* 共同被转录,mRNA 经剪切产生 Ig μ 和 Ig δ 链的编码基因

Notes

抗体分子多样性的产生主要与基因片段随机组合、连接中的变化有关 Ig 基因 V、(D)、J 片段的重排具有随机性和独立性,并由此导致了 BCR(或抗体)的多样性:①IGH 基因 V、D、J 之间的随机组合可达 6000 余种($45 \times 23 \times 6$)。虽然 D 片段只编码 2~6 个氨基酸,但其使用大大增加了 IgH 链的多样性。IGL 基因 V、J 片段的随机组合共有 400 种($35 \times 5 + 30 \times 7$);②在 V-D、D-J 以及 V-J 的连接过程中,常发生接头处核苷酸丢失现象,使所得到的重链 VDJ 多样性增加至少 100 倍,轻链 VJ 多样性至少增加 20 倍;③在 V-D、D-J 和 V-J 的过程中,常发生接头处核苷酸插入的现象,使所得到的重链 VDJ 多样性增加至少 100 倍,轻链 VJ 多样性至少增加 20 倍。总之,基因重排过程中的"配件组合"以及"不准确连接"等特点使得 B 细胞用为数不多的基因片段组合产生 10^{13}($6000 \times 100 \times 100 \times 400 \times 20 \times 20$)种以上具有独特抗原特异性的抗体分子。

● **活化 B 细胞的高频突变、受体修正及类别转换**

除由 VDJ 重排所致的多样性外,因抗原刺激而活化的 B 细胞会经历体细胞高频突变、受体修正及类别转换,进一步增加 BCR(或抗体)的多样性。

体细胞高频突变 Ig 基因的**体细胞高频突变**(somatic hypermutation)发生于 B 细胞活化后产生的生发中心母细胞,是抗体多样性形成的另一重要机制。Ig 重链和轻链可变区基因的体细胞突变率比其他基因高 1000~10000 倍。在每次细胞分裂中,Ig V 区基因中大约每 1000 个 bp 中就有一个发生突变,B 细胞 Ig 重链和轻链的 V 区基因各由约 360bp 组成,且每 4 次碱基改变中约有 3 次会造成编码蛋白质中一个氨基酸的改变,导致细胞每次分裂所产生的子代细胞的抗原受体约有 50% 的几率产生其中一个氨基酸的突变。这种在重链和轻链 V 区基因的点突变,会导致 B 细胞产生突变的 Ig 分子。体细胞高频突变有如下特点:①在特定的解剖部位即次级淋巴滤泡的生发中心,有抗原刺激下的抗体应答中才能产生,且需 T 细胞的参与;②突变的频率很高;③突变只发生于重排过的 V 基因;④突变的类型主要是点突变,偶见发生缺失、插入等方式;⑤突变是逐步引入且会累积,通过抗原选择逐步达到亲和力成熟。Ig V 基因中编码 Ig V 区中互补决定区(CDR)的核苷酸序列最容易发生突变。由此形成极为多样性的 B 细胞克隆。

抗原受体编辑或修正 B 细胞在骨髓发育成熟的过程中,Ig 基因重排是随机发生的,因而有可能产生识别自身抗原的 B 细胞克隆。未成熟的自身反应性 B 细胞克隆在识别自身抗原后可能会重新激活重组活化基因 RAG,导致编码 Ig 轻链编码基因二次重排,以改变其抗原特异性,此即抗原**受体编辑**(receptor editing)。该机制有助于清除自身反应性 B 细胞。

类似的过程也可发生于周围淋巴器官的淋巴滤泡生发中心。在生发中心,发生高频突变的 B 细胞有可能丧失对原来所识别抗原的亲和性,甚至变成自身反应性细胞。此时,借助 Ig 基因二次重排可能修正这类"错误",此为**受体修正**(receptor revision)。Ig 基因的二次重排可发生于 $V(D)J$ 与其 5′ 上游的其他 V 节段之间,也可在 $V(D)J$ 与其 3′ 下游的其他 J 节段之间。

Ig 类别转换 成熟 B 细胞识别外来抗原后在 Th 细胞的帮助下开始活化、扩增,所产生的 B 淋巴母细胞一部分分化为分泌 IgM 抗体的浆细胞,其他细胞则在 Th 细胞及其分泌的细胞因子诱导下对 IgH 基因 C 区编码序列进行重排,在不改变抗原识别特异性的情况下,将恒定区置换为其他类别,如 IgG、IgA 或 IgE,这一过程称作**类别转换**(class switching)。有关类别转换的分子机制见图 12-7。

B 细胞发育过程中,Ig 位点可变区基因片段进行 VDJ 重排以产生功能性编码基因;成熟 B 细胞受抗原刺激活化后,可变区发生体细胞高频突变以提高抗体亲和性,而恒定区则经历类别转换重组以产生具有不同效应功能的 Ig 分子。这些重组和突变对 B 细胞功能正常发挥是必要的,但偶尔也可能伴发一些有害的遗传学改变,如原癌基因的突变或过度活化。原癌基因编码多种蛋白质分子,涉及细胞生理功能的不同方面,尤其是细胞的生长与死亡。正常情况下,它们的表达和功能受到严格调控,但某些遗传改变,如染色体易位可以导致其表达失调,进而引起细

Notes

胞异常增生和恶性转化(窗框 12-1)。

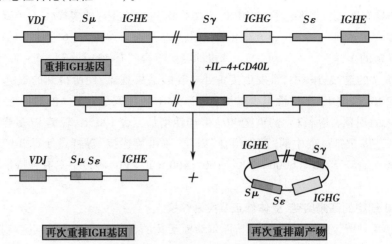

图 12-7   类别转换的分子机制

每种重链 C 区编码片段前含有类别转换所需的信号序列(Sμ、Sγ、Sε),
在 Th 细胞提供的 CD40L 信号和细胞因子信号(如 IL-4)诱导下,相应位
点被打开,类别转换相关重组酶识别信号序列,两个信号序列之间序列
环出,并被切除,使 V 区编码序列(VDJ)下游和新的 C 区编码序列(如
IGHE)连接在一起,所产生的基因编码新的 Ig(类别如 IgE)

窗框 12-1   B 细胞淋巴瘤与染色体易位

20 世纪 60 年代,细胞遗传学研究即发现包括淋巴瘤和白血病在内的多种肿瘤细胞
存在有染色体易位,即两个非同源染色体上的部分区域发生互换。20 年后,这种遗传改
变的意义才逐渐被认识。有关 B 淋巴瘤的研究工作首先揭示,染色体易位导致其他染色
体来源的 DNA 序列出现在第 14 号染色体 IgH 位点附近。这些易位而来的序列多是一些
原癌基因,鉴于 Ig 位点在 B 细胞中处于极为活跃的转录状态,这些原本应该沉默的基因
在易位后被异常激活。

染色体易位广泛存在于淋巴瘤中,但不同淋巴瘤所涉及的染色体和基因位点不尽相
同。Burkitt 淋巴瘤中,最常见的易位为 t(8;14)(q24;q32),令原本位于第 8 号染色体 q24
区的 MYC 基因易位到第 14 号染色体 q32 区的 IgH 位点。而其他一些相对少见的易位,
如 t(8;22)(q24;q11)、t(2;8)(p12;q24)分别使 MYC 基因易位至 Ig 位点。MYC 编码一
种转录因子,调控多种与细胞增殖相关的基因的表达,其持续活化可能直接参与了 Burkitt
淋巴瘤的发生与发展。弥漫性大 B 细胞淋巴瘤(DLBCL)是另一种常见淋巴瘤。DLBCL
存在有多种不同的染色体改变,其中发生频率最高的是第 3 号染色体 q27 区的易位,涉及
的基因为 BCL-6,后者编码一种转录抑制因子,参与细胞周期及基因组稳定性调控。不同
于其他基因的是,BCL-6 易位导致启动子置换和表达下调,从而不能有效发挥其转录抑制
作用。滤泡淋巴瘤最典型的易位是 t(14;18)(q32;q21)。该易位将 BCL-2 基因置于 IgH
增强子之下,导致 BCL-2 组成性高表达,干扰正常细胞凋亡过程。套细胞(mantle cell)淋
巴瘤更为少见,其中的 t(11;14)(q13;q32)易位将 CCND1 基因与 IgH 位点联系在一起,
令细胞过表达 Cylin D1,直接影响 G1/S 期转变。不同 B 细胞淋巴瘤染色体易位及所涉及
的基因总结在附表内。

Notes

附表 B 细胞淋巴瘤染色体易位及所涉及的基因

淋巴瘤类型	染色体易位	涉及基因
Burkitt 淋巴瘤	t(8;14)(q24;q32)	*MYC*
	t(8;22)(q24;q11)	
	t(2;8)(p12;q24)	
弥漫性大 B 细胞淋巴瘤	3q27 至不同染色体	*BCL-6*
滤泡淋巴瘤	t(14;18)(q32;q21)	*BCL-2*
套细胞淋巴瘤	t(11;14)(q13;q32)	*CCND1*

● B 细胞免疫耐受的形成

新产生的 B 细胞中含有大量自身反应性克隆,机体通过克隆清除、受体编辑、克隆失能等多种机制建立起 B 细胞免疫耐受(图 12-8)。

克隆清除(clonal deletion) 骨髓中每天产生大约 2×10^7 BCR$^+$ 细胞,输出至外周的仅约 2×10^6。体外研究表明,未成熟 B 细胞受到抗原刺激后不仅不能被活化,反而会被诱导步入凋亡。因此推测未成熟 B 细胞遭遇自身抗原可能导致相应克隆被清除。Nemazee 和 Burki 从 anti-H-2K^k 特异性 B 细胞克隆中分离免疫球蛋白重链和轻链编码基因,制备 BCR 转基因小鼠,在不同遗传背景下分析子代小鼠中带有转基因 BCR 的 B 细胞情况。在不表达 H-2K^k 抗原的 H-2^d 小鼠中,大量外周成熟 B 细胞表达转基因 BCR,而在 H-2$^{d/k}$ 背景下,尽管骨髓中仍有大量表达 H-2K^k 特异性 BCR 的未成熟 B 细胞,但成熟 B 细胞中未见有转基因 B 细胞。该研究为克隆清除提供了坚实的证据。

受体编辑(receptor editing) 对 anti-H-2K^k BCR 转基因小鼠更为深入的分析发现,其体内仍

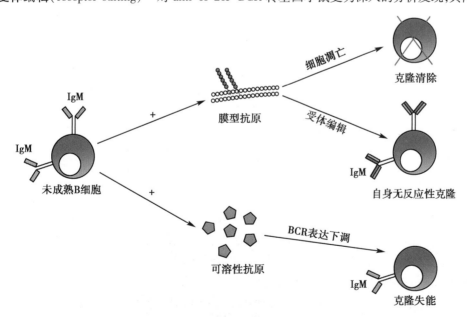

图 12-8 B 细胞发育过程的阴性选择

未成熟 B 细胞遭遇自身抗原后,大多数细胞被诱导步入凋亡,导致克隆清除,部分细胞则通过受体编辑改变其抗原特异性,变成对自身抗原无反应性的克隆;与可溶性自身抗原结合则导致 BCR 下调,造成克隆失能

有相当数量的 B 细胞表达转基因 BCR 重链,但转基因轻链已被内源性轻链取代,从而改变了其抗原特异性。部分未成熟 B 细胞受抗原刺激后上调 RAG1 和 RAG2 表达,重排内源性 Ig 位点,产生新的重链或轻链(主要是后者),从而改变 BCR 抗原特异性,使之不再与自身抗原结合,这一机制称为受体编辑。

克隆失能(clonal anergy)　不同于 H-2K^k 类膜表达抗原所诱导的克隆清除,可溶性自身抗原刺激更倾向于诱导克隆失能,表现为 BCR 表达显著下调,从而丧失对抗原刺激的不应答能力。决定克隆清除或克隆失能的主要因素可能是 BCR 信号强度:可溶性抗原常以单体形式存在,虽能与 B 细胞表面 BCR 结合,但不能使 BCR 交联;而膜抗原(或其他多价抗原)易于引起 BCR 的广泛交联。

第二节　B 细胞表面重要分子

不同种类的淋巴细胞很难从形态上区分,但它们各自表达一些特征性的表面分子,这些分子不仅是一种标志,而且与细胞的功能密切相关。B 细胞表面也有众多的膜分子,它们或参与抗原识别,或涉及 B 细胞功能的精确调控。

● **膜结合免疫球蛋白**(mIg)**和 Igα/Igβ 共同构成 B 细胞抗原受体**(BCR)

Ig 位点的转录产物经不同剪切后分别编码膜结合型或分泌型蛋白,其中膜结合型 Ig 以单体形式表达于 B 细胞表面,能特异性识别相应抗原,发挥受体功能。最早表达于未成熟 B 细胞表面的是 mIgM。至成熟 B 细胞阶段,细胞同时表达 mIgM 和 mIgD,但 mIgD 的功能尚不清楚,缺失对 B 细胞的发育和功能并无明显影响。在抗原刺激下,B 细胞分化为浆细胞或记忆 B 细胞,前者不再表达 mIg,后者则可以因 Ig 的类别转换而表达 mIgG、mIgA 或 mIgE。mIg 的胞内部分通常较短:mIgM 和 mIgD 的胞内区仅有 3 个氨基酸(KVK);mIgA 和 mIgE 的胞内区略长;胞内区最长的 mIgG 有 28 个氨基酸。这一结构特点决定 mIg 不能传递抗原刺激信号,需要其他辅助分子的参与。mIg 的穿膜区大约有 25 个氨基酸,内含较多的含羟基的氨基酸,并借此与 Igα/Igβ(即 CD79a/ CD79b)形成 BCR 复合物(图 12-9)。

Igα/Igβ 分别由 mb-1 和 B29 基因编码。它们均是 Ig 基因超家族的成员,有胞外区、穿膜区和相对较长的胞内区。Igα/Igβ 在胞外区近胞膜处藉二硫键相连,构成二聚体,其穿膜区富含极性氨基酸,藉静电吸引而与 mIg 组成复合物。Igα 和 Igβ 的胞内区含有免疫受体酪氨酸激活基序(ITAM),磷酸化后可以招募下游信号分子,转导抗原与 BCR 结合所产生的信号。此外,Igα/Igβ 还参与 Ig 从胞内向胞膜的转运,mb-1 基因敲除小鼠 B 细胞中 Ig 只表达于胞浆,而不能表达于胞膜。

● **B 细胞共受体**(coreceptor)**增强 BCR 信号**

CD19、CD21 和 CD81 以非共价键相联形成的复合体称为 B 细胞共受体。其中的 CD21 分子(又称 CR2)是补体活化片段 C3d 的受体,通过结合 BCR 所识别的抗原上沉积的补体成分,将共受体与 BCR 交联在一起。CD19 分子有一个较长的胞内区,上面的 6 个酪氨酸残基在 BCR 信号激活的蛋白激酶催化作用下发生磷酸化,磷酸化后的 CD19 能够招募多种信号分子,从而放大 BCR 传递的活化信号。CD19 基因敲除小鼠 B 细胞活化明显减弱,同时对大多数抗原的抗体应答都受到显著抑制,充分展示了共受体在 B 细胞活化中的作用。

● **共刺激分子介导 T-B 细胞相互作用**

抗原与 BCR 结合,所产生的信号经由 CD79a/ CD79b 转导至细胞内,此为 B 细胞活化的第一信号。但多数情况下,B 细胞的有效活化还需有 Th 细胞提供的第二信号,主要是由 Th 细胞表达的 CD154 与 B 细胞表面的 CD40 相互作用所介导。另一方面,活化的 B 细胞向 T 细胞提呈细胞抗原,同时由 CD80 和 CD86 为 T 细胞活化提供协同刺激信号。

CD40 组成性地表达于成熟 B 细胞,而 CD40 的配体(CD40L,CD154)仅表达于活化 T 细胞。

Notes

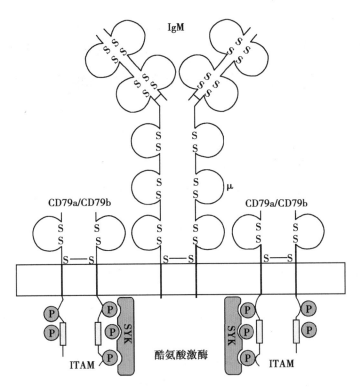

图 12-9　BCR 复合物模式图

膜型 IgM 与 CD79a/CD79b 二聚体相联,组成 BCR 复合物。IgM 识别抗原后产生的
信号由 CD79a/CD79b 胞质区的 ITAM 向细胞内传递信号

CD40 和 CD40L 相互作用所产生的信号对于 B 细胞增殖、生发中心反应及最终分化为浆细胞至关重要。

CD80 和 **CD86** 在静息态 B 细胞不表达或低表达,而在活化 B 细胞中高表达。在活化 B 细胞向 T 细胞提呈抗原过程中,CD80 和 CD86 与 T 细胞表面的 CD28 分子结合,为 T 细胞活化提供共刺激信号。

● **抑制性受体精确调控 B 细胞活化**

除活化型受体外,B 细胞表面还表达有多种抑制性受体,它们所介导的负调控信号对于防止 B 细胞过度活化有重要意义。

CD22 特异表达于 B 细胞,并在活化 B 细胞中呈上调表达。CD22 分子胞内端含有免疫受体酪氨酸抑制基序(ITIM),B 细胞活化导致 ITIM 发生磷酸化,进而招募酪氨酸磷酸酶,后者催化 BCR 下游信号转导分子去磷酸化,从而参与 B 细胞活化的精确调控。CD22 基因敲除小鼠 B 细胞活化水平增高,并易于发生自身免疫反应。

CD32(FcγRII-b)为 IgG Fc 受体的一种,也是仅有的一种胞内段包含 ITIM 的 Fc 受体。抗原-IgG 抗体复合物形成后,一面通过抗原结合 BCR,一面借由 IgG 结合 CD32,令 BCR 与 CD32 交联。CD32 发生磷酸化后招募酪氨酸磷酸酶,导致 BCR 信号转导分子去磷酸化,进而终止信号转导,防止抗体过量产生。

CD72 是 C 型凝集素超家族成员,组成性地表达于除浆细胞外的所有不同分化阶段 B 细胞,其配体为 CD100。类似于其他负调控分子,CD72 胞内段的 2 个 ITIM 磷酸化后可以招募酪氨酸磷酸酶,从而抑制 B 细胞活化。

● **其他分子**

CD20 表达于除浆细胞外的所有不同分化阶段的 B 细胞,本质上是一种钙通道蛋白。该分子之所以备受关注是因为它是一种用作淋巴瘤治疗的单克隆抗体的靶点(窗框 12-2)。

Notes

黏附分子在 T-B 细胞间的相互作用中发挥重要功能,对于细胞-细胞接触的形成和稳定至关重要。表达于 B 细胞的黏附分子有 ICAM-1(CD54)、LFA-1(CD11a/CD18)等。

窗框 12-2　抗 CD20 单克隆抗体与非霍奇金淋巴瘤治疗

淋巴瘤是淋巴组织内淋巴细胞恶性增生的肿瘤,可分为何杰金淋巴瘤(Hodgkin's lymphoma,HL)和非霍奇金淋巴瘤(non-Hodgkin's lymphoma,NHL)两类。NHL 约占所有淋巴瘤80% ~90%,其中有三分之二原发于淋巴结,三分之一原发于淋巴结外器官或组织,如消化和呼吸道、甲状腺等。NHL 按照恶变的淋巴细胞种类,又分为前 B 细胞/前 T 细胞肿瘤、成熟 B 细胞肿瘤、外周 T 细胞/NK 肿瘤等几大类、约十几种肿瘤。其中成熟 B 细胞肿瘤(如慢性淋巴细胞白血病)在全球范围约占所有 NHL 的85%。虽然放、化疗仍是临床首选的治疗方法,但理想的抗淋巴瘤生物制剂应当是能够特异性靶向淋巴细胞表面分子、而对其他正常组织细胞无结合及反应特性的药物或分子。

抗 CD20 单克隆抗体已成为治疗非霍奇金淋巴瘤的最有前景的治疗药物。CD20 是跨膜磷酸蛋白,是继膜结合形式(mIg)之后的第一个被确定的人类 B 细胞分化抗原,表达于大多数早期 B 细胞和成熟 B 细胞阶段;分化为浆细胞后,CD20 表达消失。CD20 可能作为钙离子通道发挥某些信号作用,参与 B 细胞成熟与分化的调节。95 % 以上的 B 细胞淋巴瘤表达 CD20,且表达量上调。且抗 CD20 单抗与 CD20 结合后不会诱导 CD20 内化或脱落,使其成为单克隆抗体治疗淋巴瘤的理想靶抗原。不仅如此,利用抗 CD20 与 B 淋巴瘤细胞的特异结合,在单抗上偶联其他放射性元素、毒物或酶类,还可成为生物导弹发挥更强的特异性抗肿瘤作用,如偶联了 ^{90}Y 的抗 CD20 单抗 – Zevalin。

以抗 CD20 单抗为代表的针对 B 细胞表面分化抗原的单克隆抗体,近年来对 B 细胞淋巴瘤的治疗取得了实质性的进展,因此,已成为有希望取代传统放、化疗手段的淋巴瘤治疗新制剂。如商品名为 Rituximab(中国商品名为美罗华)的抗 CD20 人 – 鼠嵌合单抗,自 1998 年被美国 FDA 批准上市、2000 年被中国 SDA 批准上市以来,每年的全球销售额超过数十亿美元,是单抗药物中疗效最明显的明星分子。

请问:已知 T 细胞应答通过特异性杀伤作用在抗肿瘤免疫保护中发挥关键作用,那么抗 CD20 单克隆抗体有效治疗 B 细胞淋巴瘤的分子机制是什么? 至少有三种重要的免疫机制参与了对淋巴瘤的抑制或杀伤。

第三节　B 细胞的亚群

根据其表型、组织定位、功能以及在个体发育中产生的先后,成熟 B 细胞可以分为 B-1 和 B-2 两大亚群:B-1 细胞在人和小鼠仅占 B 细胞总数的5% ~10%,(但具有类似特性的细胞在兔和牛是主要的 B 细胞群体);B-2 细胞也即我们通常所说的 B 细胞,是体内主要的抗体产生细胞。

● B-1 细胞属于固有免疫细胞

B-1 细胞最早被认为是腹膜和胸膜腔中存在的一群独特的 B 细胞,高表达 CD5 分子,不表达或仅低水平表达 sIgD。这群细胞产生于胚胎发育过程,出生后主要通过现存细胞的分裂实现自我更新。B-1 细胞抗原受体可变区序列相对保守,识别的主要是广泛存在于多种病原体表面的碳水化合物一类的抗原,其活化无需 T 细胞的辅助。活化后,很少发生类别转换,所以产生的主要为 IgM 型抗体。因为缺少体细胞高频突变和亲和力成熟,B-1 细胞产生的抗体亲和性较低。因此,这种抗体能以相对低的亲和力与多种不同的抗原表位结合,该现象称为多反应性(polyreactivity)。此外,即使无明显外来抗原刺激,B-1 细胞也能自发分泌针对微生物脂多糖和某些自

Notes

身抗原的 IgM 型抗体,即所谓天然抗体(natural antibody)。基于上述特性,B-1 细胞一般被归为固有免疫细胞。在经常接触病原微生物的腹膜腔等部位,B-1 细胞迅速产生 IgM 抗体,构成抗感染的第一道防线。此外,B-1 细胞产生的多反应性自身抗体可能有助于清除变性的自身抗原,但一些致病性自身抗体可能会诱导自身免疫病。

新近研究发现,B-1 细胞还存在于肠道固有层,甚至脾脏中也有少量 CD5⁺ 的 B 细胞。腹膜腔 B-1 细胞除 CD5⁺ 者外,尚有 CD5⁻ 者,后者和 B-2 的差别在于其表达 CD11b。这两群细胞分别称作 B-1a 和 B-1b。与 B-1a 不同,B-1b 主要参与适应性免疫应答。有人认为,B-1b 可能是一种来源于 B-2 的特化的 IgM 型记忆细胞。

● **B-2 细胞主要参与适应性体液免疫应答**

B-2 细胞在个体发育中出现较晚,而且群体的维持有赖于骨髓中持续产生的新细胞的补充。B-2 细胞主要定居于脾脏、淋巴结及黏膜相关淋巴组织,是适应性体液免疫应答的主要执行者。受特异性抗原刺激后,在 T 细胞辅助下,这群细胞大量增殖,形成生发中心。在此,细胞经历类别转换、体细胞高频突变和亲和力成熟,最终分化为浆细胞,产生高亲和性抗体。同时,另有少量细胞分化为记忆 B 细胞。表 12-1 总结了 B-1 细胞与 B-2 细胞的异同。

表 12-1　B-1 细胞与 B-2 细胞的异同

特性	B-1 细胞	B-2 细胞
来源	产生于胚胎期,其后主要通过自我更新补充	由骨髓中前体细胞持续产生
主要定位	腹膜腔、胸膜腔	次级淋巴器官
对 T 细胞辅助的需求	否	是
自发性 Ig 的产生	高	低
特异性	多反应性	单特异性,尤在免疫后
分泌的 Ig 类别	高水平 IgM	高水平 IgG
体细胞高频突变	低/无	高
主要针对抗原类型	碳水化合物	蛋白质
免疫记忆	少或无	是

滤泡(follicular,FO)**B 细胞**是 B-2 细胞的主体,但脾脏中的 B-2 细胞尚包括一个因定位于边缘窦附近而获名的亚群——**边缘带**(marginal zone,MZ)**B 细胞**。这群细胞高表达 mIgM 和 CD21,而低表达 mIgD 和 CD23。MZ B 细胞属于固有免疫细胞,主要介导针对血源性颗粒抗原的 T 细胞非依赖性的快速应答。此外,MZ B 细胞可以通过 CD21 分子捕获免疫复合物,同时它还高表达 MHC II 类抗原以及 CD80 和 CD86 分子,所以具有较强的抗原提呈能力。表 12-2 比较了 MZ B 细胞及 FO B 细胞的异同。

表 12-2　MZ B 细胞及 FO B 细胞的比较

特性	MZ B 细胞	FO B 细胞
表型	IgMʰⁱIgDˡᵒCD23ˡᵒCD21ʰⁱ	IgMˡᵒIgDʰⁱCD23⁺CD21⁺
参与淋巴细胞再循环	−	+
不依赖 T 细胞的应答	+ + +	+
依赖 T 细胞的应答	+	+
分泌的 Ig 的类别	高水平 IgM	高水平 IgG
抗原提呈作用	+ + +	+

第四节　特异性 B 细胞应答

在遇到对应的抗原以前,初始 B 细胞在外周的存活需要 BCR 提供的一种配体非依赖性的"张力性"(tonic)信号。此外,TNF 家族 B 细胞活化因子(BAFF)来源的信号对 B 细胞存活也至关重要。接触相应的抗原后,由 BCR 介导的第一信号和协同刺激信号共同作用,诱导 B 细胞活化、增殖、分化成浆细胞,产生抗体发挥免疫效应。由于抗体存在于体液中,故将 B 细胞介导的免疫应答称为**体液免疫应答**(humoral immune response)。B 细胞应答过程随抗原的种类不同而各异:对胸腺依赖抗原(TD- Ag)的应答需 Th 细胞辅助;而胸腺非依赖抗原(TI- Ag)则可直接活化 B 细胞,诱导抗体产生。

● **B 细胞对 TD 抗原的免疫应答**

B 细胞对 TD 抗原的识别与活化　BCR 由膜型 Ig(mIg)构成,不同发育和分化阶段的 B 细胞,构成 BCR 的 mIg 类别各异,不成熟 B 细胞为 mIgM;成熟 B 细胞为 mIgM 及 mIgD;记忆 B 细胞可为 mIgG、mIgA 或 mIgE。BCR 对抗原的识别与 TCR 识别抗原有所不同:①BCR 不仅能识别蛋白质抗原,还能识别多肽、核酸、多糖类、脂类和小分子化合物;②BCR 可特异性识别完整抗原的天然构象,或识别抗原降解所暴露的表位的空间构象;③BCR 识别的抗原无需经 APC 的加工和处理,也无 MHC 限制性。

BCR 在识别抗原、B 细胞激活中有两个相互关联的作用:①BCR 与抗原特异性结合,产生刺激 B 细胞活化的第一信号;②作为抗原提呈细胞,B 细胞通过胞吞作用将 BCR 结合的抗原内化,并进行加工处理,抗原降解后产生的抗原肽与 MHC Ⅱ类分子结合,提呈给特异性 Th 细胞。而活化的 Th 细胞表达 CD40L,又可提供 B 细胞活化的第二信号。

B 细胞活化的第一信号　与激活 T 细胞相似,激活 B 细胞也需要两个信号和多种细胞因子参与。BCR 与抗原表位特异性结合,启动第一信号,又称抗原刺激信号,由 BCR-Igα/Igβ 和 CD19/CD21/CD81 共同传递(图 12-10)。

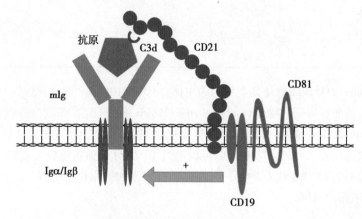

图 12-10　B 细胞激活的第一信号

BCR 识别抗原后经 CD79a/CD79b 传导 B 细胞活化的第一信号。同时,CD21 通过结合 BCR 所识别的抗原上沉积的补体成分 C3d 将 BCR 与 CD19/CD21/CD81 共受体复合物交联在一起,CD19 被磷酸化后招募多种信号转导分子,发挥放大 BCR 信号作用

BCR- Igα/Igβ 信号　由于 BCR 胞浆区短,信号转导有赖于 BCR 复合物中的 Igα/Igβ。与 TCR- CD3 复合物中 CD3 分子相似,Igα/Igβ 的胞浆区有 ITAM 基序。当 BCR 识别并结合抗原后,BCR 交联导致 Lyn 等 Src 家族蛋白酪氨酸激酶被活化,催化 Igα/Igβ 胞浆区的 ITAM 磷酸化,继而 ITAM 中磷酸化的酪氨酸与 Syk(与 TCR 信号转导中的 ZAP- 70 属同一家族的蛋白酪氨酸激酶)的 Src 同源区 2(SH2)结构域结合,募集并激活 Syk。活化的 Syk 磷酸化接头蛋白 SLP-65,后

Notes

者招募鸟嘌呤核苷酸置换因子(GEF)、PLC-γ 和 Btk。GEF 激活小 G 蛋白 Ras 与 Rac,并导致
MAPK 通路的级联活化;PLC-γ2 被 Syk 和 Btk 活化后裂解 PIP2,产生 IP3 和 DAG,导致钙调蛋白
和 PKC 通路激活。通过上述通路,BCR 信号最终导致 AP-1、NFAT、NF-κB 等转录因子的活化,
诱导一系列 B 细胞功能应答必需基因的表达(图 12-11)。

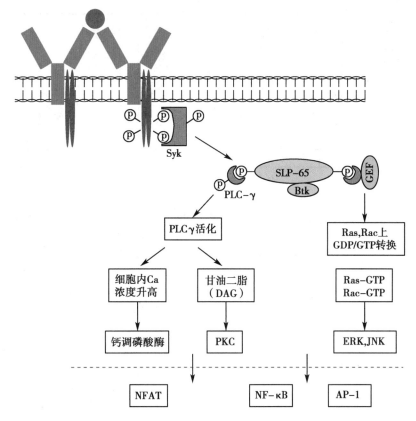

图 12-11　BCR 交联后细胞内信号转导

抗原交联并激活 BCR 后,与 CD79a/CD79b 胞内区相连的酪氨酸激酶 Btk、
Fyn 或 Lyn 等活化,使 CD79a/CD79b 胞内段的 ITAM 酪氨酸残基被磷酸化,
随即招募并活化 Syk,进而引起细胞内 NFAT、NFκB 及 AP-1 通路的活化

B 细胞共受体的增强作用　在成熟 B 细胞表面,CD19/CD21/CD81 以非共价键组成 B 细胞
活化的共受体。其中 CD21 亦称补体受体 2(CR2),其胞外区长,通过结合抗原上沉积的补体片
段(如 C3d)将 CD19 带至 BCR 近旁,使 CD19 胞浆区多个保守的酪氨酸残基发生磷酸化。磷酸
化 CD19 募集更多的 Lyn,进一步增强 Igα/Igβ 磷酸化。此外,CD19 还能激活其他信号通路,尤
其是 PI3K 通路,后者对于 Btk 和 PLC-γ2 的充分活化是必需的。总之,B 细胞共受体可降低抗原
激活 B 细胞的阈值,明显增强 B 细胞对抗原刺激的敏感性(图 12-10)。研究显示,共受体可使 B
细胞活化信号增强 1000 倍。C3、CR2 或 CD19 基因敲除的小鼠会导致明显的抗体产生缺陷。

B 细胞活化的第二信号　激活 B 细胞的第二信号(共刺激信号)由 CD4⁺ Th 细胞与 B 细胞
表面多个分子对间的相互作用所介导,其中最重要的是 CD40 与 CD40L(图 12-12)。CD40 表达
于 B 细胞,CD40L 表达于活化的 CD4⁺ Th 细胞,属于 TNF 家族成员。CD40L 与 CD40 的结合导
致 B 细胞表面的 CD40 分子募集,此时 CD40 的胞浆区可结合并活化一种称为 TNF 受体相关因
子(TNF receptor-association factor,TRAF)的胞浆蛋白。从而启动经 CD40 的信号转导途径。

在对 TD 抗原的应答中 B 细胞与 Th 细胞有相互作用　绝大多数蛋白质抗原为胸腺依赖性
抗原,B 细胞对这类蛋白质抗原的应答必须有 Th 细胞的辅助。如用这类抗原免疫缺乏成熟 T 细
胞的裸鼠,就不会诱导抗体的产生。Th 细胞对 B 细胞的辅助至少表现在两个方面:①提供 B 细

Notes

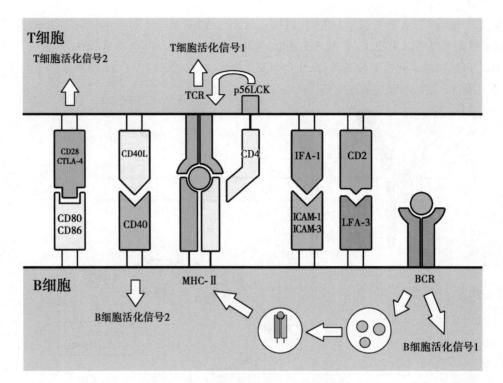

图 12-12   B 细胞与 Th 细胞间相互作用的细胞表面分子

BCR 识别、结合抗原产生 B 细胞活化的第一信号。同时,抗原-抗体复合物内化,抗原被加工成抗原肽后与 MHCII 类分子形成复合物,提呈给 T 细胞的 TCR,产生 T 细胞活化的第一信号。B 细胞识别抗原后表达 B7 分子,与 T 细胞表面的 CD28 结合提供 T 细胞活化的第二信号。活化的 T 细胞表达 CD40L,与 B 细胞表面组成性表达的 CD40 结合,产生 B 细胞活化的第二信号。Th 细胞与 B 细胞表面多个黏附分子对(如 LFA3/CD2、ICAM-1 或-3/LFA1、MHC Ⅱ类分子/CD4 等)相互作用,并发生极化形成了免疫突触,使 Th 细胞与 B 细胞的特异性结合更为牢固

胞活化必需的第二信号;②分泌细胞因子对 B 细胞的活化、增殖、分化起辅助作用。

　　Th 细胞的活化过程(参见第十一章)中诱导性表达多种膜分子,其中最重要者为 CD40L。其可与 B 细胞表面 CD40 结合,向 B 细胞提供协同刺激信号。CD40 与 CD40L 的结合可诱导静止期 B 细胞进入细胞增殖周期,是刺激 B 细胞活化最强的第二信号。同时,Th 细胞与 B 细胞表面多个黏附分子对(如 LFA3/CD2、ICAM-1 或-3/LFA1、MHC Ⅱ类分子/CD4 等)相互作用,并发生极化形成了免疫突触,使 Th 细胞与 B 细胞的特异性结合更为牢固。这种膜分子"极化"形成免疫突触的现象在 Th 细胞与 B 细胞的相互作用中具有重要意义。它保证两者间相互作用的特异性,使 Th 细胞分泌的细胞因子被局限在形成突触的小范围内,以维持局部高浓度,进而高效地发挥作用。

　　CD40L 与 CD40 的结合产生的作用是双向的,除了为 B 细胞活化提供第二信号,通过 CD40 转导的信号也可上调 B 细胞 CD80/CD86 的表达从而进一步刺激 T 细胞的活化。

　　Th1 细胞分泌的 IL-2 和 IFN-γ 等细胞因子,Th2 细胞分泌的 IL-4、IL-5 及 IL-6 等细胞因子有促进 B 细胞活化增殖的作用,是 B 细胞活化增殖不可缺少的条件(图 12-13)。

　　此外,Th 细胞在 Ig 类别转换、记忆 B 细胞的产生、生发中心的形成和阻断 B 细胞凋亡等方面也发挥重要作用。

　　在体液免疫应答中,Th 细胞可通过提供协同刺激信号、分泌细胞因子等方式辅助 B 细胞活化。另一方面,B 细胞作为抗原提呈细胞可通过加工、处理、提呈抗原的形式激活 Th 细胞。因为静止的 B 细胞不表达 B7 分子,在 B 细胞活化过程中 CD40-CD40L 结合产生的信号同时可诱导 B 细胞表达 B7 分子。所以作为抗原提呈细胞,B 细胞只能激活记忆 T 细胞,不能激活初始 T 细

Notes

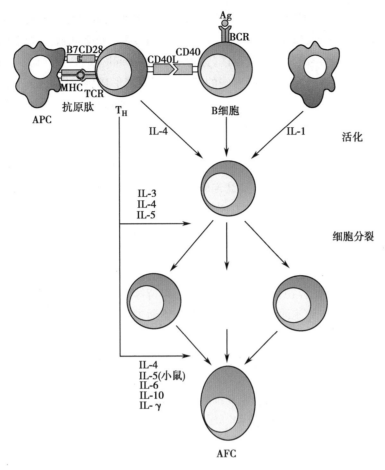

图 12-13　细胞因子在 B 细胞活化中的作用

专职抗原提呈细胞 APC 活化的 Th 细胞一方面通过表达 CD40L 为 B 细胞活化提供第二信号，
另一方面分泌 IL-3、IL-4、IL-5、IL-6 及 IL-10 等促进 B 细胞分裂及浆细胞的产生

胞。在初次应答中 Th 细胞主要通过识别树突状细胞加工提呈的抗原而激活。必须指出的是：抗原特异性 B 细胞与 Th 细胞识别的抗原表位是不同的，但两者必须识别同一抗原分子的不同表位，才能相互作用。

● **生发中心是 B 细胞增殖、分化成熟的场所**

生发中心是 B 细胞对 TD 抗原应答的重要场所。B 细胞在 TD 抗原诱导下分化为分泌抗体的浆细胞是一个复杂的过程，依赖于 DC、Th 细胞、B 细胞三者间复杂的相互作用。在 B 细胞活化、增殖、分化过程中，相继表达多种细胞因子受体，可接受抗原提呈细胞及 Th 细胞所分泌的细胞因子作用，如 IL-1、IL-2、IL-4、IL-5、IL-6 等，分别作用于 B 细胞增殖分化的不同阶段，促进 B 细胞的增殖分化。

抗原特异性 B 细胞识别、结合抗原后，在外周淋巴组织胸腺依赖区和胸腺非依赖区交界处与被同一抗原激活的抗原特异性 CD4+Th 细胞相遇，在 CD4+Th 辅助下活化、增殖分化，其分化增殖循两条途径：①一部分 B 细胞增殖、分化为可产生抗体的浆细胞，这些浆细胞多在 2 周内凋亡，此途径产生的特异性抗体在机体抗感染免疫中提供即刻防御效应；②另一部分 B 细胞（包括 CD4+Th 细胞）迁移至附近的非胸腺依赖区的初级淋巴滤泡，继续增殖并形成**生发中心**（germinal center，GC），此途径在慢性感染或宿主再次感染中提供更为有效的应答。

生发中心是机体对胸腺依赖抗原应答的主要场所，在抗原刺激后一周左右形成，主要由增殖的 B 细胞组成，大约 10% 为抗原特异性 T 细胞，此外尚有滤泡树突状细胞（FDC）。成熟的生发中心由内向外依次可分为**暗区**（dark zone）、**明区**（light zone）和**边缘区**（marginal zone）三个部

Notes

分。已活化的特异性 B 细胞迁移到初级淋巴滤泡后其中极少数 B 细胞以指数方式出现克隆性扩增,大约 6 小时分裂一次,仅 3 ~ 4 天即可达上万倍扩增,充满整个滤泡,并将初级淋巴滤泡中的小淋巴细胞推向外侧,形成月牙状的帽区,称为**冠状带**(mantle zone)。继而,初级淋巴滤泡中 B 淋巴母细胞发生极化移动,位于滤泡内侧的细胞紧密集聚形成生发中心的暗区,这些细胞具有极强的分裂能力,但不表达 mIg,称为**生发中心母细胞**(centroblast)。暗区滤泡树突状细胞(FDC)很少。生发中心母细胞继续增殖,并向 FDCs 丰富的外侧区移动形成明区,细胞在此聚集不甚紧密。同时生发中心母细胞经历体细胞高突变、Ig 类别转换、受体编辑等过程,分化为**生发中心细胞**(centrocyte)。生发中心细胞体积小,再度表达 mIg,细胞分裂速度逐渐减慢,乃至完全停止。在明区,生发中心细胞在 FDCs 和**滤泡辅助 T 细胞**(follicular helper T cell,Tfh)的协同作用下继续分化,经过阳性选择完成亲和力成熟的过程,只有表达高亲和力 mIg 的细胞才能继续分化发育,其余绝大多数生发中心细胞发生凋亡。少数经历了阳性选择的生发中心母细胞可返回暗区,再次进行一轮增殖、分化的过程。

生发中心为 B 细胞提供一个合适的发育微环境:①生发中心的 FDCs 通过其表面 Fc 受体和补体受体,将抗原和免疫复合物长期滞留在其表面,可持续向 B 细胞提供抗原信号;②B 细胞摄取、处理、提呈抗原,使 Th 细胞激活;③活化的 Th 细胞通过其表面 CD40L 及其分泌的多种细胞因子,辅助 B 细胞增殖和分化。

生发中心中绝大多数 B 细胞发生凋亡。部分 B 细胞在抗原刺激和 T 细胞辅助下继续分化发育,经历抗原受体修正、体细胞高频突变、抗原受体亲和力的成熟、Ig 类别转换等过程,最终分化为抗体亲和力成熟的浆细胞及记忆性 B 细胞。

● **体细胞高频突变和 Ig 亲和力成熟**

Ig 基因的体细胞高频突变发生于分裂中的生发中心母细胞,由此形成极为多样性的 B 细胞克隆。这些 B 细胞中,凡是 BCR 不能与附着于 FDC 上的免疫复合物中的抗原高亲和力结合者,均发生凋亡而被清除;极少数能与抗原高亲和力结合的 B 细胞,则可进入下一轮增殖和突变。经历如此反复选择,最终存活的是表达高亲和力 BCR 的抗原特异性 B 细胞,后者进一步分化为浆细胞,分泌高亲和力的抗体,此即**抗体亲和力成熟**(affinity maturation)。

● **Ig 类别转换为抗体发挥不同的功能创造了条件**

Ig 类别转换是指抗体可变区不变(即结合抗原的特异性相同),但其重链类型(恒定区)发生改变。Ig 类型转换由 Ig 恒定区基因重组形成,这也是生发中心发生的另一个重要事件。影响 Ig 类别转换的因素有:①抗原种类:B 细胞对 TI-1 抗原的应答不引起抗体类型转换,一般只诱导产生 IgM 类抗体;对 TI-2 抗原的应答主要产生 IgM,也可产生 IgG。对 TD 抗原的应答则常伴随类别转换。一般而言,病毒及细菌主要诱导抗体向 IgG 转换;寄生虫及变应原主要诱导抗体向 IgE 转换;②Th 细胞的辅助作用:活化的 Th 细胞表达的 CD40L 与 B 细胞表面 CD40 结合,不仅为 B 细胞活化提供了不可缺少的协同刺激信号,也促进了 Ig 类别转换。CD40L 或 CD40 缺失的个体类别转换不能发生,导致 IgM 增高同时缺乏 IgG、IgA 和 IgE。Th 细胞分泌的细胞因子对 Ig 类型转换也起着重要的调节作用:IL-4 促进抗体向 IgE 和 IgG1 转换,IL-5 促进 IgA 产生;IFN-γ 促进抗体向 IgG2a 和 IgG3 转换(表 12-3)。

表 12-3 细胞因子对 Ig 类型转换的调节作用

	IgM	IgG3	IgG1	IgG2b	IgG2a	IgE	IgA
IL-4	↓	↓	↑	–	↓	↑	–
IL-5	–	–	–	–	–	–	↑
IFN-γ	↓	↑	↓	–	↑	↓	–
TGF-β	↓	↓	–	↑	–	–	↑

注:"↓"表示抑制,"↑"表示诱导、增强,"–"表示无影响

Notes

此外,抗体的类别转换也与B细胞所处的解剖位置有关,如黏膜固有层的浆细胞主要产生sIgA。

● **B细胞在生发中心最终分化为两类细胞:浆细胞与记忆性B细胞**

生发中心大部分B细胞分化为抗体形成细胞即**浆细胞**(plasma cell,PC),其离开生发中心后一部分分布在脾脏红髓的脾索及淋巴结的髓索;一部分迁移至骨髓,并从骨髓基质细胞获得生存信号。这些细胞停止分裂,但可高效合成抗体。某些条件下,浆细胞可能发生恶性转化,形成多发性骨髓瘤(窗框12-3)。

窗框 12-3　多发性骨髓瘤

多发性骨髓瘤(MM),又称为浆细胞骨髓瘤/浆细胞瘤,是仅次于非霍奇金淋巴瘤的第二大造血系统恶性肿瘤,占全球新发癌症发病率及死亡率的1%。尽管在该病的治疗上取得很大的进展,但是目前仍不可治愈。

MM源于浆细胞异常增生,产生一种或多种异常单克隆蛋白(**M-蛋白**),50~70%骨髓瘤患者尿液含有免疫球蛋白重链或轻链异常的条带,极少数患者可以是不产生M蛋白的未分泌型MM。MM常伴有多发性溶骨性损害、高钙血症、贫血、肾脏损害。由于正常免疫球蛋白的生成受抑,因此容易出现各种细菌性感染。我国发病率估计为1~4/10万,男女比例为1.5:1,大多患者年龄>40岁。实验室检查表现为:1)血清异常球蛋白增多,而白蛋白正常或减少。尿凝溶蛋白半数阳性。2)贫血多呈正细胞、正色素性,血小板正常或偏低。3)骨髓检查:浆细胞数目异常增多,可伴有形态异常。4)骨骼X线检查可见多发性溶骨性穿凿样骨质缺损区或骨质疏松、病理性骨折。

目前,国内通用的MM诊断标准主要是标准WHO(2001)和国际MM工作组(IMWG)(2003)MM诊断标准。WHO的诊断标准偏重骨髓浆细胞的比例及数目,组织活检证实浆细胞瘤,以及M蛋白水平。浆细胞比例稍低或形态异常无法纳入诊断。国际MM工作组(IMWG)在2003年按有无器官损害将MM重新定义为有症状、无症状MM。这个诊断标准更为强调的是骨髓瘤相关的器官损害,如果有器官的损害,恶性浆细胞的数目并不成为诊断MM的障碍。治疗原则:无症状稳定期骨髓瘤无须治疗,定期随访;血或尿中M蛋白进行性升高或出现临床症状者,必须治疗。除了一般对症治疗外,不适合做自体移植的患者主要采用含有美法仑的联合治疗方案,常用药物包括:万珂、地塞米松、沙利度胺、来那度胺、美法仑等。免疫治疗:α-干扰素能提高患者的化疗完全缓解率,延长无病生存率。白细胞介素-2主要用于清除残留病灶。年龄小于70岁的患者,若条件允许尽量进行造血干细胞移植。与骨髓微环境相关的研究是本病目前研究的热点。

记忆性B细胞(memory B cell)为长寿命、低增殖细胞,记忆性B细胞表达CD27,并较初始B细胞表达较高水平的CD44,其表达mIg,但不能大量产生抗体。它们离开生发中心后分布在外周淋巴组织并参与淋巴细胞再循环,一旦再次遭遇同一特异性抗原,即迅速活化、增殖、分化,产生大量高亲和力特异性抗体。

维持记忆细胞的存活的因素尚不清楚。有研究认为抗原可能以免疫复合物形式持续存在于生发中心中FDC的树突的表面,"不断"刺激"经过"生发中心的记忆B细胞,为其提供存活信号。也有人提出是独特型和抗独特型B细胞间的相互作用使免疫记忆无限期保持,而无须抗原的持久存在。

● **B细胞对TI抗原的免疫应答**

胸腺非依赖性抗原(TI-Ag)如细菌多糖、多聚蛋白质及脂多糖等,能激活初始B细胞诱导抗

Notes

体产生,无须 Th 细胞辅助,也不引起 T 细胞应答。根据激活 B 细胞的方式及其结构特点的不同,可将 TI 抗原分为 TI-1 和 TI-2。

低、高剂量 TI-1 抗原分别可诱导 B 细胞特异性或非特异性免疫应答   TI-1 抗原主要是细菌胞壁成分,例如革兰阴性菌的脂多糖。TI-1 抗原具有丝裂原成分。在高浓度时,TI-1 抗原中的丝裂原能够与 B 细胞表面的丝裂原受体结合,非特异性地激活多克隆 B 细胞。低剂量 TI-1 抗原(为多克隆激活剂量的 $10^{-3} \sim 10^{-5}$)仅激活表达特异性 BCR 的 B 细胞(图 12-14),因为此类 B 细胞的 BCR 可从低浓度抗原中竞争性结合到足以激活自身的抗原量。B 细胞针对低浓度 TI-1 抗原产生应答,使机体在胸腺依赖性免疫应答发生前(即感染初期)即可产生特异性抗体,而无须辅助性 T 细胞致敏与扩增。

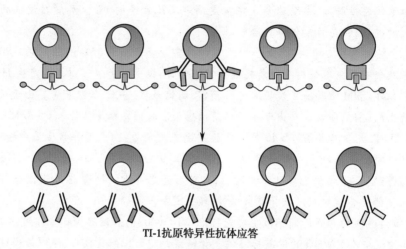

低浓度TI-1抗原

TI-1抗原特异性抗体应答

图 12-14   B 细胞对 TI-1 抗原的应答
高浓度 TI-1 抗原可导致非特异性地激活多克隆 B 细胞。
低剂量 TI-1 抗原活化特异性 B 细胞

TI-2 抗原可活化 B1 细胞   TI-2 抗原如细菌荚膜多糖、聚合鞭毛素具有许多重复性抗原决定簇。这类抗原不容易被蛋白酶降解,可以长时间地存在于淋巴结包膜下和脾脏边缘窦内的巨噬细胞表面。TI-2 抗原通过其重复性抗原决定簇令 BCR 交联而刺激 B1 细胞(图 12-15)。TI-2 抗原表位的密度在 TI-2 抗原激活 B 细胞过程中起重要作用。密度太低,BCR 交联的程度不足以激活 B 细胞。密度太高,会使 BCR 过度交联可使 B 细胞产生耐受。TI-2 抗原只能激活成熟 B 细胞。由于人体内 B1 细胞至 5 岁左右才发育成熟,婴幼儿体内的 B 细胞多为不成熟 B 细胞,不能有效产生抗多糖抗原的抗体,故婴幼儿易感染含 TI-2 抗原的病原体。

B1 细胞对 TI-2 抗原的应答具有重要的生理意义,它为机体提供了抗某些重要病原体的快速的反应。某些细菌的荚膜多糖是细菌抵御吞噬细胞吞噬的保护层。B1 细胞针对此类 TI-2 抗原所产生的抗体,可发挥调理作用,促进巨噬细胞对病原体的吞噬,并有利于巨噬细胞将抗原提呈给特异性 T 细胞。Wiskott-Aldrich 综合征是一种原发性 X-性连免疫缺陷病,该病患者对 TI-2 抗原的抗体应答能力降低,对有荚膜的细菌特别易感。

虽然用 TI-2 抗原免疫裸鼠可产生抗体,但敲除编码 TCRβ 链和 δ 链基因的小鼠对 TI-2 抗原不产生应答。

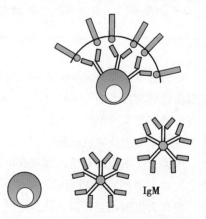

IgM

图 12-15   B 细胞对 TI-2 抗原的应答
TI-2 抗原通过其重复性抗原决定
簇将 B 细胞受体交联而刺激 B1 细胞

Notes

若给这种小鼠输入少量 T 细胞,就能使它们对 TI-2 抗原的应答增强。但 T 细胞在此过程中的作用尚不清楚。推测 T 细胞产生的细胞因子可能增强 B1 细胞的应答,并诱导产生抗体类别转换。

B 细胞对 TD 抗原和 TI 抗原应答的比较见表 12-4。

表 12-4 TD 、TI-1 与 TI-2 抗原诱导 B 细胞应答的异同

	TD 抗原	TI-1 抗原	TI-2 抗原
诱导婴幼儿抗体应答	+	+	−
刺激无胸腺小鼠产生抗体	−	+	+
无 T 细胞条件下的抗体应答	−	+	−
T 细胞辅助	+	−	−
多克隆 B 细胞激活	−	+	−
对重复序列的需要	−	−	+
举例	白喉毒素、PPD、病毒血凝素	细菌多糖、多聚蛋白、LPS	肺炎球菌脂多糖、沙门菌多聚鞭毛

第五节　体液免疫应答的一般规律

病原体初次侵入机体所引发的应答称为**初次免疫应答**(primary immune response)。在初次应答的晚期,随着抗原被清除,多数效应 T 细胞和浆细胞均发生死亡,同时抗体浓度逐渐下降。但是,应答过程中所形成的记忆性 T 细胞和记忆性 B 细胞具有长寿命而得以保存,一旦再次遭遇相同抗原刺激,记忆性淋巴细胞可迅速、高效、特异地产生应答,此即**再次免疫应答**(secondary immune response),亦称回忆应答(anamnestic response)。

● **B 细胞初次免疫应答产生的抗体量少、亲和力低**

机体初次接受抗原刺激后,抗体产生的过程可人为划分为若干阶段:①潜伏期(lag phase):历时较长,主要受机体状况、抗原的性质及其进入机体的途径等因素影响,在此期体内不能检出抗体;②对数期(log phase):抗体水平呈指数增长,抗体量增高变化曲线的坡度取决于所谓的"倍增时间"(doubling time),即抗体浓度增加一倍所需的时间,与抗原的性质、剂量等因素有关;③平台期(plateau phase):抗体水平相对稳定,到达平台期所需时间及平台期的抗体水平和持续时间,依抗原不同而异;④下降期(decline phase):由于抗体被降解或与抗原结合而被清除,体内抗体水平逐渐下降。此期的长短也取决于前面所提的各种因素。初次应答主要产生 IgM 类抗体,后期可产生 IgG,所产生的抗体总量及其与抗原结合的亲和力均较低,抗体的维持时间短。

● **由记忆性 B 细胞介导的再次免疫应答表现为快速反应、抗体水平高和亲和力高以及持续时间长**

当机体再次受到相同或相近抗原刺激时,免疫系统会产生记忆应答。值得注意的是,若入侵的抗原与机体以往接触的抗原含共同或相似的表位,针对这类表位的应答将占主导地位,并抑制对入侵抗原可能包含的新表位的应答,此即所谓**抗原原罪现象**(original antigenic sin)。与初次应答相比,再次应答或记忆应答呈现以下特点:①潜伏期短;②抗体浓度增加,到达平台期快,平台高,其平台期抗体水平可比初次应答高 10 倍以上,且持续时间长;③下降期平缓且持久,因为机体会长时间合成抗体;④二次应答中产生的抗体主要为 IgG;⑤抗体的亲和力高,且较均一(图 12-16)。再次应答的强弱取决于抗原的强弱与两次抗原注射的间隔长短。间隔短则应答弱,因为初次应答后存留的抗体可与注入的抗原结合,形成抗原-抗体复合物而被迅速清除。间

Notes

隔太长,反应也弱,因为记忆细胞尽管长命,但并非永生。再次应答的能力可持续存在数月或数年,故机体一旦被感染后可持续相当时间不再感染相同病原体。

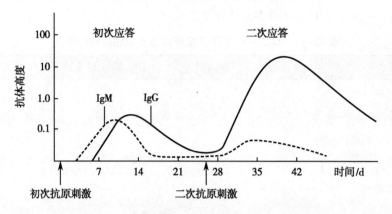

图 12-16　初次应答和再次应答中抗体产生的变化

初次应答潜伏期长,主要产生 IgM 类抗体,与抗原结合的亲和力较低,抗体的维持时间短;
二次应答潜伏期短,产生的抗体主要为 IgG,抗体的亲和力高,抗体的维持时间长

　　记忆应答的优势特征来源于初次应答过程中产生的记忆性 B 细胞。由于记忆细胞的存在,针对特定抗原的特异性 B 细胞频率明显增加。更重要的是伴随初次应答中的生发中心反应,亲和力成熟和类别转换令由此产生的记忆细胞表达高亲和力 BCR,很低浓度的抗原即可有效启动再次免疫应答。尽管记忆 B 细胞在再次抗体应答中处于中心地位,但更有效的应答还需要记忆性 T 细胞的参与。记忆 B 细胞高亲和力 BCR 能更有效地摄取抗原。由于高表达 MHC II 类分子和共刺激分子 B7,记忆 B 细胞具有更强的抗原提呈功能。记忆性 Th 细胞活化后表达的多种膜分子及其分泌的细胞因子作用于记忆性 B 细胞,使之迅速增殖并分化为浆细胞,合成并分泌抗体。另外,记忆 B 细胞还高表达一些固有免疫相关受体(如 TLR),这也显著增加了它们的反应性。

　　在体液免疫应答中,各类抗体产生有一定的顺序,先有 IgM,后有 IgG、IgA 等类别抗体,这种次序有重要的实际意义。在预防接种或免疫动物制备抗体时,可根据抗体产生的规律制订合理的免疫方案,以达到最佳的免疫效果。此外,临床上对传染病进行血清学诊断时,应结合病程动态观测血清中抗体含量的变化,恢复期血清抗体效价比急性期增高 4 倍或以上,才有诊断意义。检测特异性 IgM 类抗体有助于传染病的早期诊断。

第六节　体液免疫应答的效应

体液免疫应答的主要效应分子是特异性抗体,它主要通过下列机制发挥作用。

● **抗体具有中和细菌外毒素与中和病毒的作用**

　　细菌外毒素、昆虫和蛇的毒素通常由两种亚单位组成:结合亚单位可与宿主细胞表面的相应受体特异性结合,使毒素被内化;导致毒素亚单位进入细胞质,发挥毒性作用。高亲和力 IgG 和 IgA 可阻断毒素结合亚单位与相应受体结合,从而阻止毒素进入宿主细胞。具有此作用的抗体习惯称为抗毒素。

　　病毒通过与细胞表面受体结合而侵入宿主细胞。抗体可与病毒表面蛋白结合,通过阻止其吸附宿主细胞而发挥中和作用。具有此作用的抗体称为中和抗体。可以是 IgG、IgM 或 IgA。它们主要作用于游离于细胞外的病毒,在防止病毒在体内扩散及病毒的再感染中发挥重要作用。

Notes

- **抗体具有免疫调理作用**

IgG、IgA 类抗体通过其 Fab 段与细菌等病原体结合,其 Fc 段则可与吞噬细胞表面相应的 FcR 结合,从而促进吞噬细胞吞噬病原体,此效应即抗体介导的调理作用。

- **抗原抗体复合物通过经典途径激活补体**

IgG1、IgG2、IgG3 和 IgM 类抗体与抗原结合形成免疫复合物,可通过经典途径激活补体系统,从而发挥补体介导的杀菌、溶菌作用。这主要在抗细菌及抗寄生虫感染中起作用。

另外,补体激活所产生的 C3b、C4b 结合在病原体表面,可与巨噬细胞表面 C3bR 结合,从而促进巨噬细胞吞噬病原体,此为补体介导的调理作用。

- **通过抗体依赖性细胞介导的细胞毒作用(ADCC)杀伤靶细胞**

IgG 类抗体的 Fab 段与靶细胞表面抗原结合后,其 Fc 段可与 NK 细胞、巨噬细胞、中粒性细胞和嗜酸性粒细胞表面的 FcγR Ⅲ结合,介导效应细胞杀伤携带特异性抗原的靶细胞,此为 ADCC 作用。杀伤的靶细胞主要是病毒感染的细胞,亦可为胞内菌感染的细胞及某些寄生虫的幼虫。

- **抗体可阻止病原体黏附细胞**

细菌等病原体可通过其表面的黏附素(adhesin)与宿主黏膜上皮细胞黏附,此乃病原体致病的重要环节。抗黏附素的分泌型 IgA 抗体可抑制病原体的黏附作用,从而阻止病原体感染机体。其他如抗疟原虫裂殖子的抗体与疟原虫裂殖子结合,可阻断其黏附红细胞,使其失去入侵红细胞的能力。

- **抗体也可导致免疫损伤**

B 细胞应答所产生的抗体除上述对机体有利的作用外,在一定条件下也可能导致某些病理过程的发生。

- **抗体参与超敏反应与自身免疫病的发生**

由抗体引起的免疫损伤可见于 Ⅰ、Ⅱ、Ⅲ型超敏反应和自身免疫病。Ⅰ型超敏反应由 IgE 介导,Ⅱ、Ⅲ型超敏反应主要由 IgG、IgM 介导。某些自身免疫病损伤与 Ⅱ、Ⅲ型超敏反应有关。

- **抗体参与移植排斥反应**

受者体内存在针对移植物抗原的预存抗体(IgG),可导致超急性排斥反应。另外,体液免疫应答在急、慢性排斥反应中也有一定作用。

- **抗体可促进肿瘤生长**

肿瘤患者产生的某些 IgG 亚类可作为封闭因子,阻碍特异性 CTL 识别和杀伤肿瘤细胞,从而促进肿瘤生长。

窗框 12-4　T 细胞在 B 细胞对蛋白抗原应答中的作用

20 世纪 50 年代末至 60 年代初的一系列的研究证实机体的淋巴细胞至少可分为 T 淋巴细胞与 B 淋巴细胞二大类,分别负责细胞免疫及体液免疫。1967 年,Claman 和 Mitchell 等证明了诱导 B 细胞产生 IgG 类抗体必须要有 T 细胞的辅助,下面所列举的是当时所进行的主要实验。

一、小鼠体内实验

近交系小鼠在实验开始前先接受大剂量 X-线照射以摧毁其免疫功能,随机分为四组,每组分别注入同系小鼠骨髓细胞、胸导管细胞及骨髓细胞 + 胸导管细胞,同时用绵羊红细胞(SRBC)免疫,检测脾脏抗体形成细胞(AFC)。结果见附表 1。

附表1　T细胞在B细胞对蛋白抗原应答中的作用（体内实验）

组别	B细胞来源	T细胞来源	抗原	抗体形成细胞
I	骨髓细胞	–	SRBC	–
II	–	胸导管细胞	SRBC	–
III	骨髓细胞	胸导管细胞	SRBC	+
IV	骨髓细胞	胸导管细胞	–	–

二、体外细胞培养

在体外分别培养小鼠脾脏细胞、从上述细胞中分离纯化的 B 细胞、T 细胞以及 B 细胞 + T细胞，抗原用绵羊红细胞（SRBC），检测各组经 SRBC 诱导刺激后抗体形成细胞（AFC）产生的情况，结果见附表2。

附表2　T细胞在B细胞对蛋白抗原应答中的作用（体外实验）

培养细胞	抗原	抗体形成细胞
未经分离纯化的脾细胞	SRBC	+
脾脏 B 细胞	SRBC	–
脾脏 T 细胞	SRBC	–
脾脏 B 细胞 + T 细胞	SRBC	+
脾脏 B 细胞 + T 细胞	–	–

请对此实验结果进行分析讨论。

请问：在 B 细胞对 TD-Ag 的应答中，T 细胞是如何协同辅助的？

小　结

早期 B 细胞分化和发育与骨髓造血微环境密切相关。B 细胞分化阶段可分为在中枢免疫器官中的抗原非依赖期和在外周免疫器官中的抗原依赖期。B 细胞在中枢免疫器官中的分化发育发生于骨髓，并经历早期 pro B、晚期 pro B、大前 B、小前 B、未成熟 B 和成熟 B 细胞等阶段。BCR 的发育始于 Ig 重链 D-J、V-DJ 重排，至轻链 VJ 基因重排后，发育为 mIgM$^+$ 的未成熟 B 细胞，再经阴性选择后发育为 mIgM$^+$mIgD$^+$ 的成熟 B 细胞。成熟 B 细胞的 Ig 基因是通过"配件组合"的方式对 Ig 胚系基因重排而成。除此之外，体细胞高频突变、Ig 类别转换，抗原受体编辑也导致了抗体分子多样性的产生。

B 细胞在离开骨髓进入周围淋巴器官后，在抗原刺激下，迁移进入原始淋巴滤泡，形成生发中心，并在生发中心发生抗原受体修正、体细胞高频突变、抗原受体亲和力成熟及类别转换，最后分化为浆细胞或记忆 B 细胞。体液免疫应答产生抗体遵循初次应答、再次应答的规律。体液免疫产生的抗体具有中和毒素、中和病毒、阻止病原体黏附细胞的作用，与抗原结合后可激活补体、介导调理吞噬及 ADCC 效应。在一定条件下也可导致免疫损伤。

Notes

（张　毓）

参考文献

1. Abbas AK，Lichtman AH，Pillai S. Cellular and Molecular Immunology. 8th ed. Philadelphia，W. B. Sauders Company，2015

2. Delves PJ，Martin SJ，Burton D，et. al. Roitt's Essensial Immunology. 12th ed. Blackwell Publishers，2011

3. Rothenberg EV. Transcriptional control of early T and B cell developmental choices. Annual Review of Immunology，2014，32：283-321

4. Honjo TK，Kinoshita and Muramatsu M. Molecular mechanism of class switch recombination：linkage with somatic hypermutation. Annual Review of Immunology，2002，20：165-196

5. Kawano Y，Moschetta M，Manier S，Glavey S，Görgün GT，Roccaro AM，Anderson KC，Ghobrial IM. Targeting the bone marrow microenvironment in multiple myeloma. Immunol Rev. 2015，263：160-72

6. Lim SH1，Levy R. Translational medicine in action：anti-CD20 therapy in lymphoma. J Immunol. 2014，193：1519-1524

7. Matsuuchi L，Gold MR. New views of BCR structure and organization. Cur Opin Immunol，2001，13：270-277

8. Murphy KM，Travers P，Walport M. Janeway's Immunobiology. 8th ed. New York：Garland Publishing，2011

9. Tan D，Chng WJ，Chou T，Nawarawong W，Hwang SY，Chim CS，Chen W，Durie BG，Lee JH. Management of multiple myeloma in Asia：resource-stratified guidelines. Lancet Oncol，2013，14：e571-81

10. Weiner HL，da Cunha AP，Quintana F，Wu H. Oral tolerance. Immunol Rev. 2011，241：241-259

11. Yarkoni Y，Getahun A，Cambier JC. Molecular underpinning of B cell anergy. Immunol Rev. 2010，237：249-263

12. 龚非力. 医学免疫学. 第3版. 北京：科学出版社，2012

13. 金伯泉. 医学免疫学. 第5版. 北京：人民卫生出版社，2013

14. 何维. 医学免疫学. 第2版. 北京：人民卫生出版社，2010

Notes

第十三章 免疫调节

免疫调节（immunoregulation）是指免疫应答过程中免疫系统内的各种免疫细胞间、免疫细胞与免疫分子间、免疫分子与免疫分子间以及免疫系统与其他系统间的相互作用，构成一个相互协调、相互制约的网络结构，从而维持机体内环境的稳定。免疫调节作用是精细的、复杂的和多层次的。免疫应答作为一种生理功能，无论是对自身成分的耐受，还是对"非己"抗原的排斥都是在免疫调节机制严格控制下进行的。如果免疫调节功能异常，对自身成分产生强烈的免疫攻击，造成细胞破坏，功能丧失，就会发生自身免疫病。如果对外界病原微生物感染产生不适度的反应可对机体造成有害作用（反应过低可造成严重感染，反应过强则发生过敏反应）。因此，免疫调节机制不仅决定了免疫应答的发生，而且决定了反应的性质和结果。有关免疫分子和免疫细胞的免疫调节作用已在有关章节有所介绍，本章对某些重要调节机制加以总结。

第一节 免疫应答各阶段的免疫调节

T、B 细胞介导的特异性细胞免疫和体液免疫应答均可分为三个阶段：①抗原识别阶段；②免疫细胞活化、增殖和分化阶段；③效应阶段。免疫调节贯穿在免疫应答的各个阶段，通过精细调节使免疫应答被限制在一定的强度和时间内；既能有效消除外来抗原，又能避免免疫应答对自身组织、细胞的损伤，从而维持机体内环境稳定（homeostasis）。

● **在抗原识别阶段，免疫调节促进或抑制免疫应答的启动，也可影响免疫应答的格局**

在抗原识别阶段，T 细胞、B 细胞分别通过 TCR、BCR 特异性识别抗原。某些免疫分子以及免疫细胞可通过不同机制促进或抑制抗原的识别，从而对整个免疫应答产生影响。树突状细胞（DC）活化后可通过分泌细胞因子影响免疫应答的类型，如，DC 细胞分泌的 IL-12 诱导 Th0 细胞分化为 Th1 细胞；分泌的 IL-4 诱导 Th0 细胞分化为 Th2 细胞。当抗原浓度低时，B 细胞可以通过 BCR 介导的内化方式摄取抗原，提呈抗原给 T 细胞，以补偿其他抗原提呈细胞（APC）对低浓度抗原提呈功能的不足。补体激活过程中产生的活性片段，如 C3b、C4b，可与抗原抗体复合物结合，形成 Ag-Ab-C3b/C4b 复合物，进而与 APC 上的 CR1 结合，促进 APC 吞噬抗原，进而向 T 细胞提呈抗原。在免疫应答过程中所产生的特异性抗体通过封闭作用，抑制抗原和 BCR 结合，对免疫应答的持续性进行负调节。

● **免疫调节可促进或抑制免疫细胞活化、增殖和分化**

T、B 细胞的活化需要双信号，即抗原刺激产生的第一信号和协同刺激分子与相应受体结合产生的第二信号。活化的 T、B 细胞在多种细胞因子的调节作用下，进一步增殖和分化，最终形成效应性 T 细胞或浆细胞，并分泌免疫效应分子（细胞因子和抗体）。在此阶段，免疫相关分子和免疫细胞通过多种机制促进或抑制 T、B 细胞的活化、增殖和分化。例如：补体激活过程中产生的活性片段 C3d 或 C3dg，可结合于细菌的表面，通过 B 细胞表达的辅助受体（CD19-CD21-CD81）促进 B 细胞的活化。特异性抗体与相应抗原结合形成的抗原抗体复合物可使 B 细胞表面的 FcγRⅡ与 BCR 发生交联，从而向 B 细胞传入抑制性信号，阻断 B 细胞的活化。T 细胞表面的协同刺激分子受体 CD28 与 APC 表面的相应配体 B7 分子结合，提供 T 细胞活化的第二信号，

T 细胞活化后,诱导抑制性协同分子受体 CTLA-4 的表达,CTLA4 与 B7 分子高亲和力结合,传入抑制性信号,抑制活化 T 细胞的增殖,从而负调节免疫应答的进程。另外,调节性免疫细胞亚群可通过分泌抑制性细胞因子或接触依赖的机制抑制 T、B 细胞的活化和增殖。

- **在效应阶段,免疫调节主要影响免疫应答的类型和产生负反馈**

在免疫应答的效应阶段,免疫效应细胞和效应分子共同发挥作用,清除"非己"抗原物质,维持机体正常的生理状态。在此阶段,具有调节作用的免疫相关分子和免疫细胞主要对免疫应答的类型进行调节,使机体以足够的免疫能力排除外来抗原。此外,调节机制还使免疫应答适时终止,以免过度的免疫反应损伤自身组织。例如:Th1、Th2 亚群产生不同的细胞因子(IFN-γ 或 IL-4),这些细胞因子不仅决定效应性 Th 细胞的功能,还参与相应细胞亚群的活化和增殖,它们发挥作用时相互拮抗,最终使免疫应答类型发生转变,产生不同的免疫效应,表现为以细胞免疫为优势的免疫应答,有效清除细胞内寄生的病原体;或表现为以体液免疫为优势的免疫效应,清除细胞外寄生的病原体。在免疫应答效应阶段,活化的 CTL 细胞表达大量的 FasL,能与表达 Fas 的靶细胞结合通过凋亡途径杀伤靶细胞。另外,当效应性 T 细胞发挥效应后,其表面也表达 FasL,这些 FasL 与 T 细胞表达的 Fas 结合通过凋亡途径诱导活化 T 细胞的死亡,这种**活化诱导的细胞死亡**(activation induced cell death,AICD)可对免疫应答起重要的负反馈调节作用,从而终止免疫应答,避免活化 T、B 细胞的蓄积以及由此所引起的免疫病理性损伤。

以上概述了在免疫应答各阶段的免疫调节作用,很显然机体的免疫调节涉及免疫应答中多种免疫相关分子和免疫细胞的作用,是整体调控下的复杂过程,以下各节将分别论述其作用机制。

第二节 免疫分子的免疫调节

具有免疫调节作用的分子很多,包括抗体、补体、细胞因子及其膜表面分子等。

- **抗体可正向或负向调节免疫应答**

抗体与抗原形成的**免疫复合物**(immune complex,IC)具有正反馈调节作用,可增强对该抗原的免疫应答,其机制如下:①抗原抗体复合物激活补体经典途径,产生 C3dg 片段,C3dg 共价结合在细菌(抗原)表面。C3dg 与 B 细胞表面的 C3dg 受体(CD21)结合后,通过与 CD21 相关的 CD19 结合传送信号。CD19、CD21 和 CD81 为 B 细胞膜表面的辅助受体,辅助受体与 BCR 交联导致 CD19 的酪氨酸残基磷酸化,之后通过磷脂酰肌醇 3 激酶(PI3K)信号转导途径导致 B 细胞活化。②通过激活补体,免疫复合物可进一步结合补体成分形成 Ag-Ab-C 复合物,从而借助与 CR2 的相互作用或直接与 Fc 受体作用停留在滤泡树突状细胞(FDC)的表面,持续提供抗原,促进免疫应答。

特异性抗原刺激而产生的相应抗体,可对体液免疫应答产生抑制作用,称为**抗体反馈性抑制**(antibody feedback inhibition)或抗体负反馈调节。其机制可能是:①免疫应答产生的抗体与抗原结合后促进吞噬细胞对抗原的吞噬,加速对抗原的清除,从而减少抗原对免疫活性细胞或记忆细胞的刺激,由此可抑制抗体的进一步产生;②抗体的封闭作用:特异性的 IgG 型抗体可与 B 细胞的 BCR 竞争结合抗原,结果减少了抗原对 B 细胞的刺激与活化;③受体交联效应:与相应 IgG 型抗体形成免疫复合物的抗原,同时也与 B 细胞上的 BCR 结合,而免疫复合物上的抗体 Fc 段与同一 B 细胞上的 FcγRⅡ结合,从而形成了 BCR 与 FcγRⅡ交联。受体交联后,Fc 受体(FcrR Ⅱb)通过与之相连接的酪氨酸磷酸酶 SHP-1,干扰与抗原受体相偶联的酪氨酸激酶的作用而影响细胞的活化,阻断 B 细胞的应答(图 13-1)。在免疫应答中,IgM 首先产生,形成的免疫复合物促进免疫应答;当 IgG 产生时,也标志着体液免疫应答达到高峰,所形成的免疫复合物抑制免疫应答。因此,抗体类型转换的本身也间接地调控免疫应答的强度。

Notes

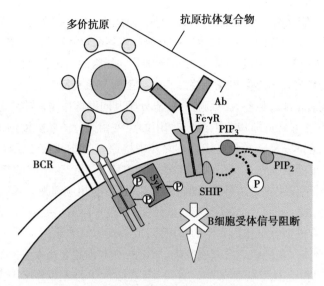

图 13-1　受体交联介导的抗体反馈性抑制

抗原与游离的 IgG 型抗体及 B 细胞表面的抗原受体(mIg)结合,同时,结合抗原的 IgG 的 Fc 段与同一 B 细胞上的 Fc 受体(FcγRⅡ)结合,从而形成了 BCR 与 FcγRⅡ交联。受体交联后,Fc 受体(FcrRⅡb)通过与之相连接的酪氨酸磷酸酶 SHIP-1,干扰与抗原受体相偶联的酪氨酸激酶的作用而影响细胞的激活,阻断 B 细胞的应答

● 补体活化片段可上调免疫应答,而补体抑制因子则可下调免疫应答

补体活化后的片段可以通过不同的机制增强免疫。　①免疫调理作用:补体激活过程中产生的 C3b、C4b 和 iC3b 均是重要的调理素,能够结合中性粒细胞或巨噬细胞表面相应受体 CR1(C3b/C4Br、CD35)、CR3(Ic3Br、Mac-1、CD11b/CD18)、CR4(CD11c/CD18),促进吞噬细胞对黏附有 C3b、C4b 或 iC3b 的微生物的吞噬;②促进 APC 提呈抗原:APC 通过 CR1 捕获和转运抗原,滤泡树突状细胞和 MΦ 通过 CR1 易于捕获 C3b-Ag-Ab 复合物,提高提呈抗原的效率;③促进 B 细胞的活化:B 细胞表面具有 CR1 和 CR2(CD21),可分别与 C3b-Ag-Ab 复合物或 C3d、iC3b 和 C3dg 抗原复合物结合,提高 B 细胞捕获抗原的能力并促进 B 细胞活化。

补体抑制因子可下调免疫应答。　正常情况下,补体系统自身存在多种抑制补体激活的负反馈调节机制,严格控制补体激活的强度和持续时间,使之既能有效杀灭病原体又能防止因补体过度激活造成补体消耗和组织损伤,维持补体固有成分的生理稳定状态。补体调节蛋白通过调节补体激活途径的关键酶,可调控补体活化的强度和范围,例如:C1INH 可与 C1r 和 C1s 以共价键结合,使 C1 解聚,从而丧失对 C4 和 C2 的酶解作用,阻断经典激活途径;C4 结合蛋白、补体受体 1(CR1)、H 因子、I 因子等通过抑制或灭活 C3 转化酶而调节补体激活;C8 结合蛋白和 CD59 通过抑制 MAC 形成而对补体效应发挥负调控,保护正常组织细胞免遭补体激活所致溶细胞效应。

● 免疫细胞表面活化性受体、抑制性受体分别上调或下调免疫应答

免疫细胞可表达激活性受体和抑制性受体,两种受体的胞内段存在两种独特的结构,即免疫受体酪氨酸激活基序(ITAM)和免疫受体酪氨酸抑制基序(ITIM)。活化性受体胞内区含有 ITAM,基本结构为 YxxL 或 YxxV,其中 Y 为酪氨酸、L/V 为亮氨酸或缬氨酸、x 代表任意氨基酸。活化性受体与相应的配体结合后,在细胞膜相连的一类**蛋白酪氨酸激酶**(protein tyrosine kinase,PTK)的作用下,酪氨酸发生磷酸化,进一步招募游离于胞浆中的其他蛋白激酶或接头蛋白,向细胞内传导活化信号。抑制性受体胞内段携带有 ITIM,基本结构是 I/VxYxxLYxxL,即其酪氨酸残基一侧相隔一个任意氨基酸后必须是异亮氨酸(I)或缬氨酸(V)等疏水性氨基,蛋白酪氨酸激酶使酪氨酸发生磷酸化后,进一步招募**蛋白磷酸酶**(Protein phosphatase,PTP),使磷酸化的蛋白激酶去磷酸化,阻断由蛋白激酶参与的激活信号转导通路,从而抑制细胞的活化。

Notes

T细胞表面的活化受体和抑制性受体分别介导活化和抑制信号　协同刺激受体在免疫应答中发挥重要的调节作用,活化受体 CD28 和抑制性受体 CTLA-4 的配体都是 B7 分子。由于 CD28 胞内段带有 ITAM,故 CD28 与配体 B7 分子结合,提供 T 细胞激活第二信号。而 CTLA-4 胞内段带有 ITIM,故 CTLA-4 与 B7 结合介导抑制信号的转导。CTLA-4 的表达发生在 T 细胞活化约 24 小时之后,并且 CTLA-4 与 B7 分子的亲和力显著高于 CD28。因此,在 T 细胞活化的晚期,CTLA-4 与 B7 的相互作用可下调免疫应答(图 13-2)。由协同刺激分子与 CTLA-4 结合产生的抑制信号,亦可防止 AICD 的发生,不引起活化的淋巴细胞凋亡,但该过程可阻止细胞因子(如 IL-2)的产生和抑制活化 T 细胞的增殖,具有负调节作用。应用 CTLA4-Ig 融合蛋白或抗 CD28 抗体抑制特异性 T 细胞活性,或应用抗 CTLA-4 抗体增强特异性 T 细胞活性,此类免疫干预研究已在器官移植、自身免疫病和抗肿瘤防治中初见成效。

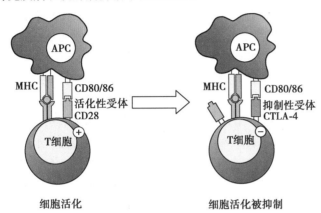

图 13-2　T 细胞表面的活化受体和抑制性受体

CD28 和 CTLA-4 的配体都是 B7 分子,在免疫应答的早期,T 细胞组成性表达 CD28,胞内段带有 ITAM 的 CD28 与配体 B7 分子结合提供活化信号;免疫应答的后期,活化的 T 细胞诱导 CTLA-4 的表达,胞内段带有 ITIM 的 CTLA4 以高亲和力竞争性结合 B7 提供抑制信号

除 CTLA-4 外,能发挥抑制功能的协同刺激分子的受体还包括 **PD-1**(programmed death-1)。PD-1 表达于活化的 T 细胞、B 细胞、髓系细胞表面,其胞浆段含 ITIM。PD-1 的配体为 PD-L1(B7-H1)和 PD-12(B7-DC),属 B7 家族成员,可组成性表达于 T 细胞、B 细胞、巨噬细胞和 DC 等。PD-1 与 PD-L1 结合,可抑制 T 细胞增殖并促进抑制性细胞因子 IL-10 产生,从而在免疫应答起始和效应阶段均发挥抑制作用,防止过强免疫损伤和自身免疫病发生,有利于维持免疫自稳。

NK 细胞表面的活化受体和抑制性受体分别介导活化和抑制信号　NK 细胞可表达两种不同的受体:一种是能够激发 NK 细胞杀伤作用的活化性受体;另一种是能够抑制 NK 细胞杀伤作用的抑制性受体。活化性受体可借助其自身胞浆区的 ITAM 或与其结合的其他分子胞浆区中的 ITAM 传递活化信号,产生杀伤细胞效应。抑制性受体胞浆区内含 ITIM,可转导抑制性信号,抑制 NK 细胞活性。在正常生理情况下,NK 细胞表面的抑制性受体和活化性受体与正常组织细胞表面的 MHC I 类分子结合,由于抑制性受体与 MHC I 类分子的亲和力高,故抑制性受体的作用占主导地位,表现为 NK 细胞对自身正常组织细胞不产生杀伤作用。当靶细胞表面 MHC I 类分子表达异常,如病毒感染细胞和肿瘤细胞表面 MHC I 类分子表达减少或缺失,或由于抗原肽-MHC I 类分子的结构发生异常(如病毒肽/肿瘤肽取代自身肽,形成病毒肽/肿瘤肽-MHC I 类分子复合物,表达于细胞表面),NK 细胞的抑制性受体丧失识别“自身”的能力,此时 NK 细胞表面的另一类活化性受体(NCR 和 NKG2D)识别靶细胞表面的非 MHC I 类分子,发挥杀伤作用(参见第九章)。在生理条件下,胎盘滋养层细胞高表达 HLA-G/HLA-E,从而使抑制性受体激活,有利于保护胎儿在分娩前不被母体排斥。在病理条件下,抑制性受体的过度激活,可能造成感染病毒的细胞不易被杀伤,使病毒逃脱免疫监视。

细胞因子可发挥促进或抑制免疫应答的作用　免疫细胞可通过分泌不同的细胞因子发挥免疫

Notes

效能,根据细胞因子的作用不同,可将细胞因子分为两大类:一是促进免疫应答的细胞因子,如,IL-2、IFN-γ 等,IL-2 可促进 T 细胞和 B 细胞增殖,IFN-γ 可通过增强巨噬细胞的吞噬和杀伤功能增强免疫反应。二是具有免疫负调控分子的细胞因子,如,IL-10、TGF-β,它们可通过抑制效应性 T 细胞、B 细胞或巨噬细胞的功能,发挥免疫负调控作用,对保持机体的免疫平衡发挥重要作用。

第三节　免疫细胞的免疫调节

免疫细胞可通过分泌细胞因子或直接接触,进行自身或细胞之间的相互作用,从而对免疫应答进行直接或间接地调节,以维持免疫功能的正常状态。

● **免疫细胞的自身调节机制**

免疫应答后期,活化的 T 细胞可通过被动死亡和活化诱导的细胞死亡被清除,使免疫应答及时终止。免疫应答后期,随着抗原的清除,抗原的刺激降低,活化的免疫细胞缺乏刺激信号,进而启动线粒体凋亡通路,发生被动死亡(passive cell death)。如果抗原持续和反复地刺激活化的免疫细胞,将启动受体介导的凋亡通路,诱导活化细胞的死亡,**即活化诱导的细胞死亡**(activation induced cell death,AICD),对免疫应答产生自身的负反馈调节。AICD 是一种程序性主动死亡,即**凋亡**(apoptosis),主要是由 Fas 和 FasL 结合实现的。抗原激活的 T 细胞表达大量的 FasL,当活化的 T 细胞增殖和分化成效应细胞时,其表面 Fas 的表达也同时上调。效应性 T 细胞发挥排除抗原的效应,则通过其表面高密度表达的 Fas 与自身表达的 FasL 或其脱落的 FasL 结合诱导**顺式自杀**(suicide in cis);也可以与其他活化的 T 细胞表达的 FasL(或其脱落的 FasL)结合**诱导反式自杀**(suicide in trans)(图 13-3)。B 细胞接受抗原刺激后进行增殖、活化和分化后,Fas 表达亦增加,当发挥免疫效应后,可与活化的 T 细胞所表达的 FasL 结合,诱导 AICD。所以当抗原逐渐被清除后,抗原活化的 T 和 B 效应细胞通过 AICD 也逐渐被清除,免疫应答因此得以终止。这就避免了在产生免疫应答后,活化 T 和 B 细胞的蓄积以及由其蓄积所引起的自身免疫性损伤,防止自身免疫性疾病的发生。

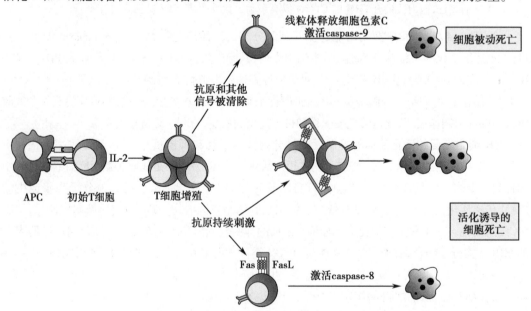

图 13-3　活化淋巴细胞的被动死亡和活化诱导的细胞死亡
活化 T 细胞的死亡包括两种方式:被动死亡和活化诱导的细胞死亡。随着抗原的清除,抗原的刺激降低,活化的免疫细胞由于缺乏刺激信号而启动线粒体凋亡通路被动死亡;如果抗原持续、反复地刺激活化的免疫细胞,将启动受体介导的凋亡通路,诱导活化细胞的死亡,即活化诱导的细胞死亡

活化诱导的细胞死亡所发挥的负反馈效应具有明显的克隆依赖性,因为被清除的效应成分是受到抗原活化并发生克隆扩增的 T、B 淋巴细胞。淋巴细胞一旦被激活,也就为它的死亡创造

Notes

了条件。由此可见,这种调节作用是一种高度特异性的生理性反馈调节。

● **T 细胞亚群发挥重要的免疫调节作用**

Th1 与 Th2 细胞亚群产生相互抑制效应 Th1 和 Th2 细胞产生不同的细胞因子。Th1 细胞主要分泌 IFN-γ,Th2 主要分泌 IL-4 和 IL-10。这些细胞因子不仅决定细胞亚群的功能,还参与相应细胞亚群活化和增殖,并且它们发挥作用时相互拮抗,使得 Th1 和 Th2 细胞表现为功能上相互抑制(图 13-4)。例如,Th1 细胞分泌的 IFN-γ 可进一步促进 Th1 亚群的分化,但却抑制 Th2 亚群的增殖。而 Th2 细胞产生的 IL-4 可促进 Th2 细胞的分化,所产生的 IL-10 可抑制 Th1 细胞的活化。Th1 和 Th2 细胞的平衡是维持机体自身稳定的重要机制,任何一群的比例过高或活化过强,均可导致特定类型免疫应答效应呈现优势,称为**免疫偏离**(immune deviation)。

利用 Th1 和 Th2 细胞亚群相互抑制性调节的特点,可对相关的临床疾病进行免疫干预。例如,麻风杆菌感染者体内 Th2 细胞往往大量增殖,产生的 IL-4 和 IL-10 可抑制巨噬细胞活化,使其中的麻风杆菌长期滞留,病情难以控制。应用 IFN-γ 进行治疗,可抑制 Th2 细胞亚群的增值,同时促进 Th1 细胞亚群的增殖,使患者体内两种细胞的比例发生逆转,促使主宰细胞免疫的 Th1 发挥功能,Th1 细胞将激活巨噬细胞,杀伤寄生于胞内的麻风杆菌。

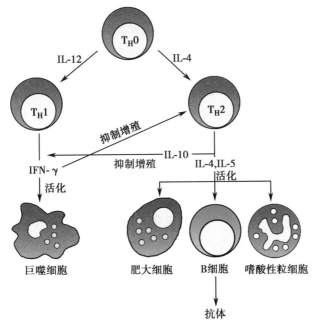

图 13-4 Th1 和 Th2 细胞亚群的相互抑制性

Th1 细胞分泌的 IFN-γ 可进一步促进 Th1 亚群的分化,但却抑制 Th2 亚群的增殖。反之亦然,
Th2 细胞产生的 IL-4 可促进 Th2 亚群的分化,而 Th2 细胞产生的 IL-10 抑制 Th1 细胞的活化

调节性 T 细胞可下调免疫应答 调节性 T 细胞(regulatory T cell,Treg)是指能抑制其他免疫细胞活化、增殖的一类 T 细胞亚群,在维持自身稳定、防止自身免疫性疾病和抑制排异反应的发生中发挥重要作用,并参与肿瘤的免疫逃逸。Treg 包括 CD4 调节性 T 细胞、CD8 调节性 T 细胞、NKT 细胞和双阴性 T 细胞等。最近几年对 $CD4^+CD25^+Foxp3^+$ 调节性 T 细胞的研究较多,其特征比较清楚,目前根据其来源可分为两类:一类是**天然性调节性 T 细胞**(naturally occurring Treg,nTreg)或胸腺来源的调节性 T 细胞(thymus-derived Treg,tTreg):它们在胸腺产生,约占 $CD4^+T$ 细胞的 5～10%;另一类为**诱导性调节性 T 细胞**(induced regulatory T cells,iTreg)**或外周诱导的 Treg**(peripherally induced Tregs,pTreg),在抗原和 TGF-β 或 IL-10 等因素存在的条件下,在体内或在体外由 $CD4^+T$ 细胞诱导产生。这两类 Tregs 可通过细胞接触或释放抑制性细胞因子(IL-10、TGF-β)抑制效应性免疫细胞的活化和增殖(图 13-5),在维持机体自身稳定中发挥重要的负调控作用。有关研究情况参见窗框 13-1。

Notes

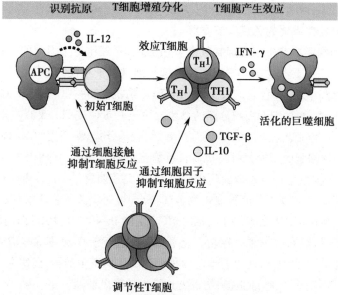

图 13-5　调节性 T 细胞对免疫应答的负调节

调节性 T 细胞可以通过接触依赖或释放抑制性细胞因子(IL-10、TGF-β)

抑制效应性免疫细胞的活化和增殖

窗框 13-1　Treg 的研究进展和临床应用策略

调节性 T 细胞(Treg)是一类在发育和功能上独立的、具有免疫负调控作用的 T 细胞亚群,在保持免疫平衡、维持自身免疫耐受中发挥不可替代的作用。近十年来,由于 Treg 特异性转录因子-Foxp3 的发现,Treg 的研究得到了飞速的发展。在基础研究方面,已有的大量研究解释了 Treg 细胞的分化发育、活化效应及存活维持的基本特点和调控机制,特别是发现转录因子 Foxp3 不仅是 Treg 标志,而且在 Treg 的发育和功能中发挥关键作用,并从基因遗传学和表观遗传学的角度研究了 FoxP3 的表达调控的机制。通过对 Treg 基本特性及其与疾病关系的研究,对 Treg 扩增、诱导或清除技术和方法的建立,目前以 Treg 为靶点的免疫治疗方法已经进入临床试验。

目前基于 Treg 的免疫策略主要有以下两个方面:一是清除或抑制 Treg 细胞功能,治疗肿瘤。已有的研究表明在大多数肿瘤(如乳腺癌、肺癌、肝癌)的微环境中,有大量浸润的 Treg,通过抑制效应性 CD8[+]T 和 CD4[+]T 细胞的抗肿瘤效应,进而促进肿瘤的发展,因此选择性抑制或清除 Treg 已成为肿瘤治疗的新策略。目前针对 Treg 细胞的抗肿瘤免疫治疗有:(1)清除 Treg:由于 CD25 是 Treg 的重要标志、CCR4 选择性高表达于 Treg 细胞,故可作为 Treg 清除的特异性靶点。目前用抗 CD25 或抗-CCR4 抗体清除 Treg 治疗肿瘤已进入临床试验阶段。(2)阻断 Treg 对免疫细胞的抑制作用:已知 Treg 可通过其表达的免疫负调控分子 CTLA-4 和 PD-1 发挥免疫负调控作用,故通过抗-CTLA-4 和 PD-1 的抗体阻断 Treg 的抑制功能,进而增强效应性免疫细胞的功能,已经进入临床-Ⅱ期～Ⅲ期试验。(3)用化学药物抑制 Treg 的功能:已知环磷酰胺(cyclophosphamide)和氟达拉滨(fludarabine)可通过特异性抑制 Treg 的功能,发挥抗肿瘤作用。二是通过转输体外诱导或扩增 Treg,治疗移植排斥或自身免疫性疾病:已知 Treg 数量降低或功能减弱是移植排斥和多种自身免疫性疾病(如类风湿性关节炎)的免疫机制之一,故转输体外诱导、扩增 Treg 已成为这些疾病的治疗策略之一,目前用 Treg 治疗骨髓移植后的 GVHD 已经进入临床试验。

Notes

● **其他免疫细胞也可下调免疫应答**

细胞的免疫调节效应 近期发现 B 细胞也存在调节性 B 细胞(regulatory B cell,Breg)亚群,可通过产生 IL-10 或 TGF-β 等抑制过度炎症反应,并可介导免疫耐受。Breg 在某些慢性炎性疾病(如肠炎、类风湿性关节炎、多发性硬化症)、感染和肿瘤等的发生、发展中起重要调节作用。

DC 的免疫调节作用 已发现体内存在能负向调节免疫应答并维持免疫耐受的调节性 DC(regulatory DC,DCreg),如脾脏 CD11c^{low} CD11b^{high} MHC II^{low} 和 CD11^{low} CD45RB^{high} DCreg 亚群。DCreg 可通过诱导 Treg 细胞分化、分泌 IL-10 等抑制因子和高表达吲哚胺2,3-双加氧酶(IDO)等机制介导 CD4$^+$ 和 CD8$^+$ T 细胞低反应性。

巨噬细胞(MΦ)的免疫调节作用 MΦ 属异质性细胞群,依据活化状态和功能,可分为 M1 型(经典活化的 MΦ)和 M2 型(替代性活化的 MΦ)。M2 又称调节性 MΦ,其抗原提呈能力较弱,可通过分泌抑制性细胞因子(IL-10、TGF-β 等)而发挥负调控作用。

NK 细胞的免疫调节作用 NK 细胞可通过分泌细胞因子而发挥免疫调节作用。

第四节 神经-内分泌-免疫网络调节

机体各系统相互协调、相互制约,构成一个有机的整体。每一系统在行使功能时,必然受到其他系统的影响和调节。同样,免疫系统也受其他系统的影响和调节,其中影响最大的是神经和内分泌系统。神经、内分泌系统对免疫系统具有调控作用,反之,免疫系统对神经、内分泌系统亦产生影响。

● **神经-内分泌系统通过神经递质、激素和细胞因子调节免疫应答**

研究证明,几乎所有的免疫细胞上都有不同的神经递质及内分泌激素受体,如促肾上腺皮质激素受体(ACTH)、促 ACTH 释放激素受体、促甲状腺激素受体、促甲状腺激素释放激素(TRH)受体、生长激素(GH)受体、促生长激素释放激素(GHRH)受体、催乳激素受体、糖皮质类固醇激素的受体、肾上腺素 β 受体、甲状腺素受体和内啡肽受体、多巴胺受体、乙酰胆碱受体等,神经介质和激素就是通过与免疫细胞上特异性受体的结合而影响免疫功能,引起免疫细胞功能的增高或降低(表13-1)。另外,神经细胞及内分泌细胞可合成多种细胞因子,如 IL-1、IL-2、IL-6、TNF-α、TGF-β、IFN-α、IFN-β、IFN-γ 等,故神经、内分泌系统尚可通过产生细胞因子调节免疫功能。

● **免疫系统通过分泌细胞因子、激素和神经肽影响神经-内分泌系统**

免疫系统可以通过多种途径影响神经、内分泌系统功能。神经、内分泌组织及细胞表达多种细胞因子和胸腺素的受体,故免疫细胞可以通过产生细胞因子和胸腺素作用于神经、内分泌系统,发挥其调节作用(表13-2)。另外,免疫细胞本身也可产生和释放多种内分泌激素和神经肽,如 ACTH、脑啡肽、促甲状腺激素(TSH)、生长激素(GH)、催乳素、绒毛膜促性腺激素(CG)、血管活性肠肽(VIP)、生长抑素等(表13-3),进而发挥对神经、内分泌系统的广泛影响。

总之,神经-内分泌系统与免疫系统相互影响,相互调节,共同维持机体内环境的平衡(图13-6)。

Notes

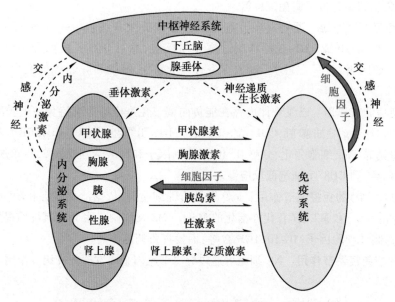

图 13-6   神经-内分泌系统与免疫系统相互作用网络

神经-内分泌系统通过神经递质、激素和细胞因子调节免疫应答，
免疫系统通过分泌细胞因子、激素和神经肽影响神经-内分泌系统

表 13-1   激素和神经内分泌肽对免疫的调节

激素和内分泌肽	免疫功能
促肾上腺皮质激素（ACTh）	抑制 Ig 和 IFN-γ 的合成，抑制 IFN-γ 介导的吞噬活性；促进 B 细胞增殖
α-内啡肽	抑制 Ig 的合成，抑制抗原特异性的 T 细胞辅助因子的产生
β-内啡肽	增加 Ig 和 IFN-γ 的合成，调节 T 细胞增殖；增加 Tc 的产生；增强 NK 细胞的活性；增加单核细胞和白细胞的趋化作用
亮氨酸和甲硫氨酸脑啡肽	抑制 Ig 合成；增加 IFN-γ 的活性；增强 NK 细胞活性；增加单核细胞趋化活性
促甲状腺素（TSH）	促进 Ig 的合成
生长因子	促进淋巴细胞、巨噬细胞、NK 细胞、中性粒细胞、胸腺细胞的分化和功能
精氨酸加压素和催产素	促进 IFN-γ 和 IL-2 的表达
生长抑制素	抑制组胺和白细胞 D4 从嗜碱性粒细胞中释放，抑制 T 细胞增殖
人绒毛膜促性腺激素（HCG）	抑制 Tc 细胞和 NK 细胞的活性；抑制 T 细胞增殖；抑制混合淋巴细胞反应
雌激素	促进 IgG 和 IgA 的合成，抑制细胞免疫功能
雄激素	抑制体液免疫和细胞免疫
糖皮质激素	抑制 T、B 细胞的发育；下调 APC 的抗原提呈功能；抑制 NK 细胞的活性
甲状腺激素	促进免疫系统功能
胰岛素	抑制 ADCC 作用，促进单个核细胞的吞噬功能；提高多形核白细胞趋化作用

Notes

表 13-2 细胞因子和胸腺素的神经内分泌作用

细胞因子	神经内分泌作用
IFN-α 和 IFN-β	促进肾上腺类固醇生成;诱导黑色素生成;促进甲状腺细胞吸收碘
IL-1	发热、促进下丘脑 CRH 释放;促进垂体 ACTH 和内啡肽释放
胸腺素 α1	增加 ACTH 和糖皮质类固醇生成
胸腺素 α2	促进下丘脑 LHRH 释放

表 13-3 免疫系统产生的激素和神经内分泌肽

激素和肽	细胞或组织来源
ACTH	淋巴细胞和巨噬细胞
脑啡肽	Th 细胞
促甲状腺激素(TSH)	T 细胞
生长激素(GH)	淋巴细胞
催乳素	淋巴细胞
绒毛膜促性腺激素(CG)	T 细胞
血管活性肠肽(VIP)	单核细胞、肥大细胞和多核细胞
生长抑素	单核细胞、肥大细胞和多核细胞
精胺酸加压素(AVP)	胸腺
催产素	胸腺

第五节 免疫应答的遗传控制

所有个体都具备多种反馈性调节机制对免疫应答进行调节,以维持机体内环境的稳定。但针对某一特定抗原的刺激,不同的个体所产生免疫应答的水平是不同的,免疫应答发生与否及其发生的强弱均受控于遗传因素,这是由个体遗传背景所决定的。控制免疫应答的基因主要包括 MHC 基因和非 MHC 基因。

● MHC 基因多态性影响免疫应答的水平

个体间免疫应答能力的差异是由免疫应答基因(Ir 基因)所决定,现已证明 Ir 基因即是特定的 MHC 等位基因(或单元型)。也就是说,MHC 等位基因不同的个体,其免疫应答能力存在差异。实验证明,MHC 单元型不同的小鼠品系对特定抗原产生抗体应答的能力有明显差异,表现为高反应品系与低反应品系的不同。

MHC 多态性控制 T 细胞对抗原的识别,从而影响免疫应答的强度或有无。群体中不同个体所携带的 MHC 等位基因型别不同,所编码的 MHC 分子结合特定抗原肽的能力也不同。由于 T 细胞所识别的抗原必须是与 MHC I 类或 MHC II 类分子结合的抗原肽,因此,MHC 分子的多态性制约 T 细胞的激活,使不同个体表现出不同的免疫应答效应。在一个特定群体中,MHC 基因不同的个体,其免疫应答能力不同。MHC 基因对免疫应答的影响在群体水平赋予物种极大的适应与应变能力。有关 MHC 的免疫调节作用请参阅第八章。

● 非 MHC 基因也可影响免疫应答

MHC 基因区域外的一些基因也可制约免疫应答,与 MHC 基因相比这些基因的多态性较少,因而它们不会像 MHC 基因那样在群体中产生大量的变异,造成对疾病的易感性。但这些基因对免疫应答的影响已被实验证实。例如,在一些具有过敏倾向的家族中,高水平 IgE 的产生与染色体 11q 上存在的特应性基因有关。

小　结

免疫调节是指在免疫应答过程中免疫细胞间、免疫细胞与免疫分子间、免疫分子与免疫分子间以及免疫系统与其他系统间的相互作用,使免疫应答维持在适宜的强度和时限,以保证免疫系统功能的高效和机体内环境的稳定。免疫调节贯穿整个免疫应答过程,其机制主要由免疫相关分子、免疫细胞、神经内分泌系统所介导。

具有免疫调节作用的免疫相关分子主要有抗体、补体、细胞因子以及免疫细胞表达的活化和抑制性受体。在细胞水平上,主要通过 Th 细胞亚群、调节性 T 细胞以及活化诱导的细胞死亡对免疫应答进行调节。在整体水平上,神经内分泌系统与免疫系统相互作用,使机体产生整体协调反应。

免疫应答还受到遗传因素的控制。MHC 基因的多态性制约 T 细胞的激活,使不同的个体表现不同的免疫应答效应,从而在群体水平赋予物种极大的适应与应变能力。

（张利宁）

参考文献

1. Mueller DL. Mechanisms maintaining peripheral tolerance. Nat Immunol. 2010 Jan;11(1):21-27.

2. Wing K, Sakaguchi S. Regulatory T cells exert checks and balances on self tolerance and autoimmunity. Nat Immunol. 2010 Jan;11(1):7-13.

3. Heath WR, Carbone FR. Dendritic cell subsets in primary and secondary T cell responses at body surfaces. Nat Immunol. 2009 Dec;10(12):1237-1244.

4. 何维. 医学免疫学. 第 2 版. 北京:人民卫生出版社,2010

Notes

第十四章 免疫耐受

免疫系统的重要功能之一是识别抗原并对抗原物质产生免疫应答。理论上，机体的免疫系统可对所有抗原物质产生免疫应答，但在实际生理条件下，免疫系统仅对"非己"抗原刺激产生较强的免疫应答，以清除抗原，称为**免疫正应答**；而对自身组织细胞表达的自身抗原或某些病毒抗原一般不产生较强的应答或无应答，称**免疫负应答**。这种在一定条件下机体免疫系统接触某种抗原刺激后所表现出的特异性免疫低应答或无应答状态，称为**免疫耐受**（immunological tolerance 或 immunotolerance）。其特征是机体再次接触同一抗原时，不发生可查见的免疫反应，但对其他抗原仍保持正常的免疫应答。诱导免疫耐受形成的抗原称为**耐受原**（tolerogen）。同一抗原物质在不同情况下既可以是耐受原，也可以是**免疫原**（immunogen），这主要取决于抗原的理化性状、剂量、进入机体途径和被免疫个体的遗传背景等因素。免疫耐受具有免疫特异性，即仅对某一特定的抗原无应答或低应答，但对其他抗原仍保持正常免疫应答能力。免疫耐受的作用与机体的正免疫应答相反，但两者均是免疫系统的重要功能组成。免疫耐受与免疫应答之间的平衡对于保持免疫系统和机体的自身稳定（homeostasis）相当重要。对自身抗原的耐受可以避免自身免疫病的发生，但若对外来抗原如病原体或突变的细胞产生耐受，将可导致严重感染的发生和肿瘤的形成。

一百多年前，Paul Ehrlich 就提出机体免疫系统有可能攻击自身组织，导致自身中毒禁忌（horror autotoxicus）状态，机体势必有某种机制防止这类自身攻击的发生。这是免疫耐受的最早概念。但直到 1938 年，Traub 才证实小鼠宫内感染淋巴细胞性脉络丛脑膜炎病毒（LCMV），成年后受 LCMV 攻击不能诱生中和抗体。1945 年，Owen 发现部分异卵双胎小牛由于共享胎盘血管，体内存在来自另一个体的造血细胞，并对这些外来的细胞呈现永久的耐受（图 14-1）。Burnet 和 Fenner 进而推测，生命早期暴露于特定抗原可诱导免疫耐受。1957 年 Medawar 等人通过在新生期注射同种异体细胞诱导出具有高度特异性的对同种异体皮肤移植物的免疫耐受（图 14-2）。

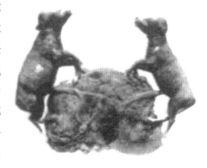

图 14-1　异卵双生小牛的嵌合现象（天然免疫耐受）

1945 年 Owen 首先发现天然免疫耐受现象。遗传背景不同的异卵双生小牛体内各有不同的血型抗原，由于两者胎盘血管吻合而发生血液相互交流，呈天然联体共生；出生后每一个体均含对方不同血型的血细胞而不发生排斥，相互间进行皮肤移植也不被排斥，即表现为对同种异型抗原的特异性耐受

基于这些研究，Burnet 提出克隆选择理论，认为抗原能够从高度多样性的免疫细胞库中选择出对应的 B 细胞或 T 细胞，出生后，抗原刺激将导致特异性淋巴细胞活化与增殖，而在胚胎期和新生期个体的淋巴细胞尚未发育成熟，此时接触抗原，相应特异性淋巴细胞克隆非但不发生克隆扩增，反被抑制为"禁忌克隆"（forbidden clone）或通过阴性选择而发生凋亡，即克隆清除（clonal deletion），从而使免疫系统在早期分化发育阶段即对该抗原形成耐受，且成年个体因缺乏特异性淋巴细胞克隆而对该抗原终身耐受。在胚胎期，机体针对自身抗原的淋巴细胞克隆通过上述机制而被清除，从而形成对自身抗原的免疫耐受（图 14-3）。Burnet 因提出了"克隆选择学说"获得了 1984 年的医学与生理学诺贝尔奖。

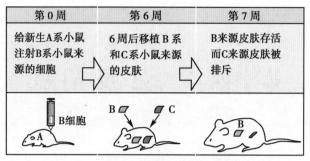

图 14-2 Medawar 的人工免疫耐受实验

Medawar 等将 CBA 品系小鼠（B 系）脾细胞输给新生期 A 品系小鼠，在其出生后 6 周移植 CBA 小鼠皮肤，结果皮肤移植物能长期存活而不被排斥，而对其他品系（C 系）来源的皮肤发生排斥反应。证实处于发育阶段的免疫细胞若接触抗原可诱导免疫耐受

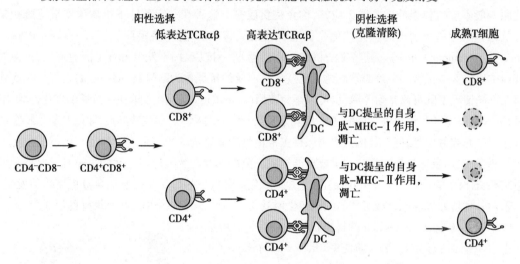

图 14-3 免疫耐受机制的克隆清除学说

体内事先存在具有不同抗原受体的免疫细胞克隆（Clone），不同抗原选择性地与相应受体结合并激活该克隆，使之增殖分化，产生特异性免疫应答。胸腺内未成熟 $CD4^+$ 或 $CD8^+$ T 细胞，若接触 DC 提呈的自身肽-MHC- I /MHC- II 类分子复合物，将发生凋亡而被克隆清除或抑制，称为禁忌克隆（forbidden clone），从而产生免疫耐受；而未与自身肽-MHC 分子复合物作用的 $CD4^+$ 或 $CD8^+$ T 细胞则继续发育

第一节 免疫耐受的分类及特性

免疫耐受的产生是抗原刺激机体免疫系统的结果。免疫耐受的形成可发生于个体的发育早期，也可在发育成熟后诱生；可以针对自身抗原，也可针对外来抗原；可以是 T、B 细胞均耐受，也可表现为或 T 或 B 细胞的免疫耐受，而且，不同种类的免疫耐受其免疫学特性不尽一致。

● **免疫耐受可根据其产生的时间、性质等的不同进行分类**

先天免疫耐受和后天免疫耐受　在免疫系统发育成熟前如胚胎期接触某种抗原，出生后当再次遇到相同抗原时，表现为对该抗原的特异性无反应性，称为**先天免疫耐受**，如机体对自身组织抗原的自身耐受。在出生后或免疫系统发育成熟后，通过改变抗原性状、剂量或免疫途径等诱导产生的免疫耐受，称之为**后天免疫耐受**。如人工注射某种抗原后诱导的获得性耐受。先天免疫耐受可天然形成，也可人工诱生，而后天免疫耐受则多为病原感染或人工诱导。

完全免疫耐受和部分免疫耐受　机体对耐受原的刺激，即无细胞免疫应答，也无体液免疫

Notes

应答,称为**完全免疫耐受**(complete immunotolerance);仅出现低水平的细胞免疫应答或体液免疫应答,称为**部分免疫耐受或不完全免疫耐受**(incomplete or partial immunotolerance)。完全免疫耐受表现为是机体的 T、B 细胞均不应答;而不完全免疫耐受则仅表现为 T 细胞或 B 细胞的免疫耐受。单纯细胞免疫耐受因 T 细胞耐受所致,而体液免疫耐受的形成则可能因 T 细胞耐受所致,也可能是 B 细胞耐受(表 14-1)。

表 14-1 T 细胞耐受与 B 细胞耐受的比较

		T 细胞耐受	B 细胞耐受
耐受形成		较易	较难
耐受诱导期		较短(1~2 天)	较长(约 70 天)
耐受维持时间		较长(数月)	较短(数周)
诱导抗原种类		TD 抗原	TD 和 TI 抗原
		不加佐剂的可溶性蛋白抗原	某些多聚体
需抗原量		较少(低带耐受)	很大(高带耐受)
TD 抗原	高剂量	可耐受	可耐受
	低剂量	可耐受	不耐受
TI 抗原	高剂量	不耐受	可耐受
	低剂量	不耐受	不耐受
耐受机制	中枢	克隆清除	克隆流产
	外周	缺乏共刺激分	抑制 sIgM 表达
		子致克隆失能	致克隆失能
克隆排除发生部位		胸腺	可能在骨髓、外周

中枢耐受和外周耐受 根据免疫耐受形成时期的不同,可将免疫耐受分为中枢耐受及外周耐受。**中枢耐受**(central tolerance)发生在中枢免疫器官,是指在胚胎期及出生后 T、B 细胞发育过程中(T、B 细胞未成熟时)遇到自身抗原所形成的耐受;**外周耐受**(peripheral tolerance)则发生在外周淋巴器官,是指成熟的 T、B 细胞遇到自身(内源性)或非己(外源性)抗原所形成的耐受。

● **免疫耐受具有抗原特异性、可诱导性和可转移性等特性**

免疫耐受的类型多样,但其基本特点是对特异性抗原的作用低应答或不应答。这种低应答或不应答表现以下特性。

抗原特异性 系指机体仅对诱发免疫耐受的某一特定抗原无应答,而对其他抗原仍保持正常免疫应答能力。因此,它有别于**免疫抑制**(immunosuppression)、**免疫缺陷**(immunodeficiency)和**免疫麻痹**(immunologic paralysis)所导致的非特异性免疫无反应(表 14-2)。即:抗原特异性的免疫无应答为免疫耐受;抗原非特异性的免疫无应答为免疫抑制;对所有抗原缺乏全部或某一特定类型的免疫应答为免疫缺陷;对所有抗原均无应答为免疫麻痹。

表 14-2 免疫耐受与免疫抑制的比较

	免疫耐受	免疫抑制
直接原因	特异性免疫细胞被清除或不能被活化	免疫活性细胞发育缺损或增殖分化障碍
产生条件	可为先天形成或后天获得,前者发生于免疫功能未成熟时,后者则多见于免疫力减弱或抗原性状改变时	先天性免疫缺损或药物、射线等人为产生

Notes

续表

	免疫耐受	免疫抑制
特异性	高	无
临床应用	实验性预防和治疗阶段	已用于超敏反应、自身免疫病和移植排异的治疗和预防
合并症	无	感染或肿瘤

诱导性　免疫耐受是特异性抗原作用的结果。从这一意义上讲,所有的免疫耐受均为抗原诱导。后天免疫耐受是因病原感染或人为给与抗原诱导,先天免疫耐受虽然发生于免疫系统成熟前,但亦是抗原所诱生。

转移性　免疫耐受的细胞学基础是 T 或(和)B 细胞对特异性抗原的不应答性。这些对特定抗原的耐受性可通过耐受的 T、B 细胞转移给非耐受的个体。1971 年 Chiller 和 Weigl 等在研究免疫耐受的细胞学基础中发现,用去凝聚的人丙种球蛋白(HGG)诱导纯系小鼠产生免疫耐受,然后取耐受小鼠的胸腺细胞(T 细胞)和骨髓细胞(B 细胞)与来自正常小鼠的骨髓细胞和胸腺细胞混合,分别注入 X 线照射的无免疫功能的同系小鼠体内,再用 HGG 免疫各小鼠,结果凡是接受耐受 T 和/或耐受 B 细胞的小鼠均不能对 HGG 产生抗体应答(图 14-4),表明免疫耐受性可因耐受细胞的注入而转移。

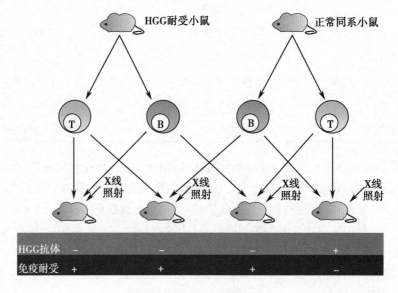

图 14-4　免疫耐受的转移性

以免疫耐受剂量的 HGG 免疫纯系小鼠诱导免疫耐受的产生,取耐受小鼠的胸腺细胞作为 T 细胞、骨髓细胞作为 B 细胞,与来自正常小鼠的骨髓细胞和胸腺细胞混合,分别注入 X 线处理(去除 T、B 细胞功能)的同系小鼠体内,再以免疫剂量的 HGG 免疫各鼠,观察抗 HGG 抗体的产生情况

第二节　免疫耐受的形成和维持

免疫耐受的形成是耐受原作用于机体免疫系统的结果,但需一定的条件。通常,发育早期(如胚胎期或新生儿期)的免疫系统容易建立免疫耐受,而抗原本身的生物学特性也很大程度上影响着免疫耐受的形成。

● **免疫耐受可天然存在,亦可人工诱生**

天然免疫耐受现象　随着对机体免疫应答认识的深入,人们一直关注这样一个问题,即非己抗原刺激机体可引起较强的免疫应答,而自身物质或外源抗原在生命早期为何不引起机体的免疫系统产生较强的应答。1938年,Traub给胎鼠接种LCMV后,发现该鼠可终生带毒,且以同种病毒攻击后不诱生中和抗体的产生;1945年,Owen观察到遗传背景不同的异卵双生小牛各有不同的血型抗原,但在其胎盘血管吻合而发生血液相互交流时不仅不相互排斥,反而呈天然联体共生;并且在出生后,每一孪生个体均含有对方不同血型的血细胞,成为血型嵌合体(chimeras)(图14-1);Medawar进而发现它们彼此间相互进行植皮也不发生排斥反应,表明在胚胎期接触抗原可诱导免疫耐受的形成。这种与生俱有的对某一抗原特异性的无应答,称为**天然免疫耐受**。Burnet推测这种免疫耐受的形成与免疫系统早期发育阶段接触抗原导致反应性淋巴细胞缺失或失活有关。

人工诱导的免疫耐受 为证实Burnet的这一假设,1954年,Bilingham、Bren和Medawar将B(H-2^k)品系小鼠的骨髓输给新生期的A品系(H-2^a)的小鼠,在A系小鼠出生6周后,移植B系鼠的皮肤,此移植的皮肤能长期存活,不被排斥,而移植C系鼠的皮肤则出现明显的排斥反应(图14-2)。该实验不仅证实了Owen的现象,并证实免疫细胞处于早期发育阶段,人工诱导可产生对"非己"抗原的耐受的假设。据此,Burnet于1957年提出了**克隆选择学说**(clonal selection theory),认为:体内事先存在具有不同抗原受体的免疫细胞克隆(Clone),不同抗原选择性地与相应受体结合并激活该克隆,使之增殖分化,产生特异性免疫应答;免疫系统在胚胎期受抗原刺激,可导致该克隆的清除或抑制,称为禁忌克隆(forbidden clone),从而产生免疫耐受;在某些情况下,禁忌克隆可复活或突变,成为与自身成分反应的克隆,导致自身免疫应答或自身免疫性疾病(图14-3)。由于并非所有的免疫细胞均在出生前成熟,许多淋巴细胞在产生后仍不断发育直至成熟,因此,Ledergerg(1959年)完善了该学说,认为抗原作用机体的免疫细胞是产生免疫耐受抑或免疫应答的关键并非免疫细胞的发育阶段,而依赖于免疫细胞的成熟度:成熟的免疫细胞接受抗原刺激后产生免疫应答,而不成熟的免疫细胞受抗原刺激则产生克隆流产(clonal abortion),引起免疫耐受。

● **免疫耐受的形成和维持既取决于机体因素也受抗原本身的影响**

机体因素 免疫耐受是机体对抗原所呈现的一种负应答现象。因此,机体免疫功能状态、免疫系统发育成熟程度、遗传背景等在很大程度上影响免疫耐受的形成和维持。

免疫系统发育成熟程度低易诱导免疫耐受。胚胎期或新生儿期个体的免疫系统不成熟,未成熟的免疫细胞较成熟者易诱导免疫耐受;免疫功能成熟的成年个体则不易致耐受,因为成熟的免疫细胞诱导耐受所需的抗原量较未成熟细胞大30倍。新生儿免疫系统较新生小鼠免疫系统成熟得多,故人类出生不久即可接种疫苗,而不产生免疫耐受。

动物种属与品系间对免疫耐受诱导的易感性差异较大。免疫耐受诱导和维持的难易程度随动物种属、品系而异。通常家兔、猴及有蹄类动物仅在胚胎期才能建立免疫耐受性,而小鼠、大鼠对诱导耐受敏感,即使在出生后也能诱发产生耐受。即使同一种属动物的不同品系,其诱导耐受的难易程度也各异。

抑制成人免疫功能易诱导免疫耐受。单独应用抗原难以诱导健康成年个体产生耐受,联合照射、抗淋巴细胞血清、抗Th细胞抗体、环磷酰胺、环孢素A、糖皮质激素等则可人为破坏已成熟的免疫淋巴系统,造成类似新生期的免疫不成熟状态,使诱导免疫耐受成为可能。

抗原因素 免疫耐受因抗原刺激而诱导,又为抗原特异性,故抗原在诱导和维持免疫耐受中扮演着十分重要的角色。抗原的理化性状、剂量、接种途径、接种方式及刺激的持续时间等是决定是否能诱导免疫耐受建立的决定因素。

抗原理化性状与免疫耐受诱导关系密切。一般而言,小分子、可溶性、非聚合单体物质(如非聚合的血清蛋白、多糖、脂多糖等)以及与机体遗传背景接近的抗原,常为耐受原,易

Notes

诱发免疫耐受。分子量小的抗原较分子量大的抗原容易诱发免疫耐受；可溶性抗原较颗粒抗原容易诱发免疫耐受。颗粒性大分子及蛋白质的聚合物（如血细胞、细菌及丙种球蛋白聚合物）为良好的免疫原，易为抗原提呈细胞（APC）摄取、处理并以强免疫原性的形式递呈给免疫活性细胞。例如，以牛血清白蛋白（BSA）免疫小鼠，可产生抗体。若将 BSA 先经高速离心，去除其中的聚体，再行免疫小鼠则致耐受，不产生抗体。BSA 单体不易被巨噬细胞吞噬处理和提呈，继而 T 细胞不能被活化，而 BSA 是 TD-Ag，没有 Th-B 细胞协同，B 细胞则不能活化进而产生抗体。

过高或过低的抗原剂量易引起免疫耐受。1964 年 Mitchison 发现不同剂量的 BSA 免疫小鼠，产生抗体应答的水平不同：注射低剂量（10^{-8}M）及高剂量（10^{-5}M）BSA 均不引起抗体产生，只有注射适宜剂量（10^{-7}M）才致高水平的抗体产生。这种因抗原剂量太低及太高引起的免疫耐受，分别称为**低带耐受**（low zone tolerance）及**高带耐受**（high zone tolerance）。低带耐受与高带耐受在诸多方面各异（表 14-3）。如 APC 活化 T 细胞时，其表面必须有 10～1000 个相同的多肽-MHC 分子，与相应数目的 TCR 结合；低于此数目不足以使 T 细胞活化。抗原剂量太高，则诱导应答细胞凋亡或可能诱导 T 抑制细胞活化，抑制免疫应答，致高带耐受。

表 14-3   低带与高带耐受的主要特征

	低带耐受	高带耐受
参与细胞	T 细胞	T,B 细胞
产生速度	快	慢
持续时间	长	短
抗原种类	TD 抗原	任何抗原

诱导 T、B 细胞免疫耐受的抗原剂量和 T、B 细胞的免疫耐受特性不同（表 14-1）。通常，T 细胞致耐所需抗原剂量较 B 细胞小 100～10 000 倍，发生快（24 小时内达到高峰），且持续久（数月）；B 细胞形成耐受不但需要抗原量大，且发生缓慢（1～2 周），持续时间短（数周）。低、高剂量 TD 抗原均可诱导耐受；TI 抗原高剂量才能诱导 B 细胞高带耐受。此外，致耐受所需抗原剂量因抗原种类、动物种属及年龄等而异。致耐所需的抗原量与个体年龄有关，即随年龄增长而相应增大，个体年龄越幼，一般则越易诱导耐受。与抗原的类别也有关，强免疫原性抗原大量注入时也能致耐，再注入少量抗原，可延长耐受性。T 及 B 细胞产生耐受所需抗原剂量明显不同。TI 抗原高剂量才能诱导 B 细胞耐受，而 TD 抗原低剂量与高剂量均可诱导耐受。低剂量可诱导 T 细胞低带耐受，高剂量诱导 T 及 B 细胞高带耐受（图 14-5）。

抗原免疫途径与免疫耐受诱导密切相关。通常，经口服和静脉注射抗原最易诱导免疫耐受；皮下及肌肉注射易诱导免疫应答。口服诱导耐受的机制是：口服抗原经胃肠道消化可能使抗原大分子降解而降低其免疫原性。不同部位静脉注射引起的后果不尽相同，循门静脉进入机体的抗原易诱发免疫耐

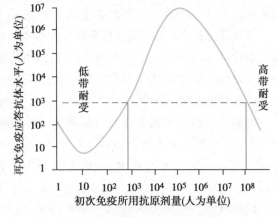

图 14-5   不同抗原剂量诱导的低带和高带免疫耐受
以不同剂量的 BSA 初次免疫动物，以 1×10^3 人为剂量再次免疫后测定抗 BSA 抗体水平。横坐标为 BSA 初次免疫小鼠的剂量，纵坐标为抗 BSA 抗体水平

Notes

受。例如:IgG 或白蛋白注入门静脉能致耐受,注入周围静脉则引起免疫应答。另外,抗原辅以佐剂易诱导免疫应答,而单独免疫原刺激易致耐受;低剂量抗原长期在体内存在易诱导免疫耐受。

抗原分子中抗原表位的数量和结构影响免疫耐受的诱导和维持。以鸡卵溶菌酶(hen egg lysosome,HEL)蛋白免疫 H-2ᵇ 小鼠,可致免疫耐受。其原因是 HEL-N 端氨基酸构成的表位能诱导 T 抑制细胞活化,从而抑制 Th 细胞功能,如除去 HEL 的 N 端的 3 个氨基酸,则去除其活化 T 抑制细胞的表位,而使 Th 细胞活化,Th-B 细胞协同,使 B 细胞活化产生抗体。

抗原变异也可引起免疫耐受。抗原变异一方面可使野生型抗原诱导的免疫应答不能与变异的抗原作用,同时,与 T、B 细胞表面的抗原受体结合后不能传递免疫细胞活化的第一信号,从而使机体对变异的抗原也产生免疫耐受。这些现象在如人类免疫缺陷病毒(HIV),丙型肝炎病毒(HCV)等易发生变异的病原体感染中可见。

耐受原的持续存在是维持免疫耐受的首要因素。持续存在于体内的抗原易导致免疫耐受,并可维持较长时间。实验性免疫耐受模型中,停止给予耐受原可使耐受逐渐消失,并恢复对抗原的特异性应答;持续存在的耐受原则可使免疫耐受得以维持和加强。由于机体不断产生新的免疫活性细胞,持续存在的耐受原可使新生细胞保持耐受状态。有生命的耐受原(如自身细胞、某些病毒、细菌等)可长期在体内存在,故已建立的免疫耐受不易消退,长期维持;无生命的耐受原在体内降解较快,故免疫耐受维持的时间短。如易降解、无自我复制能力的耐受原,需要多次重复给予才能维持耐受。

第三节　免疫耐受的产生机制

免疫耐受的产生是抗原诱导的免疫负应答现象。目前,对免疫耐受产生的机制并不完全明了。然而,典型的免疫正应答产生的机制已较为熟知,涉及抗原的摄取和提呈、Th 细胞的活化和效应细胞如 CTL、B 细胞的诱生。由于免疫耐受与免疫正应答均为抗原特异诱生,仅表现为作用相反,因此,抗原作用于机体不诱生免疫正应答而导致免疫耐受的产生,其发生机制可能也存在于抗原的摄取和提呈、T、B 细胞的活化和效应的诱生。另外,中枢免疫耐受和外周免疫耐受因其针对的免疫细胞状态不同(前者为未成熟的免疫细胞,而后者则为成熟的免疫细胞),因而诱导中枢耐受和外周耐受的机制也不尽一致。

● **中枢免疫耐受机制包括克隆清除、受体编辑、克隆禁忌、克隆流产和克隆失能**

克隆清除(clonal deletion)　胚胎期的免疫细胞由于基因重排,形成无数具有不同反应特异性的细胞克隆,每个克隆均表达特异性抗原识别受体,可与相应抗原表位发生反应,但胚胎期和新生期个体的淋巴细胞尚未发育成熟,此时接触抗原则相应的克隆即通过阴性选择而发生凋亡。阴性选择针对 CD4⁺ 或 CD8⁺ 单阳性且上调表达 CCR7 的细胞,在髓质上皮细胞分泌的 CCL19 和 CCL21 的趋引之下,这些细胞已发育至表达功能性抗原识别受体(TCR-CD3)阶段,由皮质迁入髓质,TCR 通过与微环境中如巨噬细胞,DC 等 APC 所携带自身抗原-MHC 复合物相作用,呈高亲和力结合的 T 细胞启动凋亡致克隆清除(图 14-6)。

在胚胎发育阶段,免疫系统主要接受自身抗原刺激,导致自身反应性淋巴细胞克隆在早期即被淘汰,故发育成熟的免疫系统因缺乏该特异性淋巴细胞克隆,不会对自身抗原产生应答,导致对自身抗原的终身耐受,但却仍保留对异物抗原的应答能力。

与 T 细胞相似,发育中的未成熟的 B 细胞表达功能性 BCR 复合物后,遭遇自身抗原时,若所表达的 BCR 能与自身抗原呈高亲和力结合,则也可能导致 B 细胞凋亡和克隆清除。体外研究发现成熟 B 细胞接受抗原刺激后大量增殖,而未成熟 B 细胞对抗原刺激表现则步入凋亡。在体

Notes

内也可能存在类似的机制,诱导骨髓中未成熟的自身反应性 B 细胞发生凋亡,进而建立 B 细胞免疫耐受。

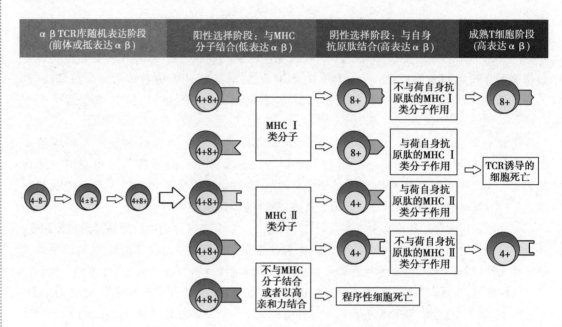

图 14-6　胸腺细胞阴性选择导致的 T 细胞克隆清除

胸腺中的前 T 细胞经历阳性选择后,其 TCR 与微环境中 APC 细胞接触,凡能识别这些 APC 所携带 MHC-自身抗原肽复合物,并呈高亲和力结合的 T 细胞,则发生程序性细胞死亡而被克隆清除;不能与 MHC-自身抗原肽复合物结合,则被选择,进一步发育为成熟的 T 细胞

　　受体编辑(receptor editing)　部分自身反应性 B 细胞在受到自身抗原刺激后虽然没有发生凋亡,但可重新启动免疫球蛋白基因重排,产生具有新 BCR 的 B 细胞克隆,不再对自身抗原产生应答,称为**受体编辑**。受体编辑主要涉及轻链,但偶尔也涉及重链,而且正常情况下仅限于骨髓中未成熟 B 细胞。受体编辑虽然可改变 BCR 特异性,但并不能删除早先已经产生的自身反应性重链或轻链基因,只是使得这些基因沉默。在某些情况下,被沉默的自身反应性重链或轻链基因可能再次表达,从而引发自身免疫病。受体编辑也可见于胸腺 T 细胞发育过程。

　　克隆禁忌(clonal forbidden)　免疫系统在其发育早期或胚胎发育阶段接受抗原刺激,不但不能使其发生克隆性增生,相反被抑制而成为禁忌克隆(forbidden clone)。当该个体出生后接触同一抗原时,则即表现为对此抗原的无反应性,即天然免疫耐受。

　　克隆流产(clonal abortion)　Nossal 于 1974 年提出,认为在骨髓 B 细胞发育早期,若前 B 细胞在发育为成熟 B 细胞前接触抗原,则 B 细胞发育终止,导致 B 细胞中枢耐受。由此可见,T、B 细胞通过克隆清除和克隆流产可显著减少出生后的自身免疫病的发生。如胸腺及骨髓微环境基质细胞缺陷,出生后易患自身免疫病。

　　克隆失能(clonal anergy)　在 B 细胞的分化发育过程中,Vitetta 认为可能存在 BCR(mIgM)抑制机制。未成熟的 B 细胞表面表达的 mIgM-Igα/Igβ BCR 复合物,在骨髓及外周血中高亲和力结合可溶性自身抗原时,可产生胞内抑制信号,抑制 mIgM 继续表达,使抗原特异性 B 细胞的发育终止,这时 B 细胞虽未死亡,但不再对相应抗原产生应答,形成克隆失能。失能的 B 细胞对有丝分裂原刺激仍可发生应答。此外,骨髓未成熟 B 细胞(仅表达 mIgM)接触膜型自身抗原后,也可通过内源性轻链基因重排的受体编辑而改变其 BCR 特异性,避免对自身抗原的识别,从而产生免疫耐受。

Notes

在中枢发育过程中,虽然 T 细胞的中枢免疫耐受机制主要以克隆清除为主,但也发现存在有克隆失能现象,这可能与阴性选择和胸腺内固有调节性 T 细胞的存在有关。

● **外周免疫耐受机制则涉及克隆忽略、克隆失能、克隆清除、抑制性调节、信号转导障碍和免疫隔离等多种**

中枢耐受机制尚不能完全清除、禁锢和失能自身反应性 T 及 B 细胞克隆。在成人个体的外周免疫器官中,可发现具有潜在自身免疫反应性的淋巴细胞,其原因可能为:①胸腺及骨髓基质细胞仅表达各组织细胞普遍表达的共同自身抗原(ubiquitous self- antigen),而针对外周器官组织特异性抗原(tissue- specific antigen)的自身反应性淋巴细胞并未在胸腺和骨髓中被清除;②自身反应性淋巴细胞的抗原识别受体与胸腺和骨髓上皮细胞表面多肽-MHC 分子复合物亲和力过低,从而逃避阴性选择,进入外周血循环;③有些自身抗原在胸腺中没有表达,故不能诱导未成熟淋巴细胞的清除。这些细胞可能通过外周耐受机制在外周免疫器官被清除或使其丧失功能。

克隆忽略(clonal ignorance) 系指机体有自身抗原的存在,但自身反应性 T 及 B 细胞克隆未能察觉,且与相应的自身组织抗原共存,不引起自身免疫应答,称为克隆忽略。其原因可能为:①自身抗原浓度过低或免疫原性太弱,不能提供足够强度的第一活化信号;②T 细胞克隆的 TCR 对组织特异性自身抗原亲和力低;③有些自身抗原不能被自身的 APC 有效加工,提呈;④体内存在某些生理性屏障,可将自身反应性细胞与某些自身抗原组织隔离,从而形成**免疫赦免区**(immunologically privileged site),如胸腺,睾丸,眼和脑等。但是,由于针对免疫豁免部位自身抗原的淋巴细胞依然存在,一旦这类抗原因外伤、感染等原因释放出来,仍能诱导特异性免疫应答,使之成为自身攻击的靶点。如交感性眼炎。

克隆失能(clonal anergy) 虽然自身反应性的成熟的 T、B 细胞克隆未被清除,但却为克隆不活化状态,不能对相应的特异性抗原产生免疫正应答,发挥相应的免疫效应,称为克隆失能。在外周免疫器官中,T、B 细胞均可发生克隆失能。克隆失能的核心是 T、B 细胞不能被有效的活化。凡是导致 T、B 细胞不能完全活化的因素均可使 T、B 细胞克隆失能,如无共刺激信号或 T 细胞表面抑制性受体(CTLA-4)与 B7 结合导致 T 细胞即使接触抗原也不能充分活化,而处于无反应性的失能状态(图 14-7)。

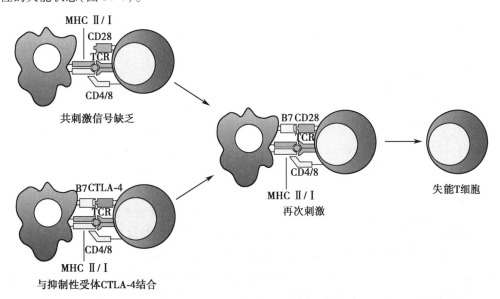

图 14-7 缺乏共刺激分子导致的 T 细胞克隆失活

T 细胞的完全活化需要双信号的刺激:pMHC 复合物提供 T 细胞活化的第一信号,B7- CD28 等共刺激分子提供 T 细胞活化的第二信号。如 APC 细胞提呈抗原活化 T 细胞时不能提供共刺激分子,则 T 细胞不仅不能活化,相反处于特异性的无反应状态

T 细胞活化除了需要 TCR 介导的信号外,还有赖于共刺激分子提供的第二信号。在共刺激信号缺失时,TCR 刺激不仅不能诱导 T 效应细胞的产生,而且还会导致细胞对后续刺激的无反应性,这种状态称为克隆失能(clonal anergy)。CD28 是第一个被发现的 T 细胞活化的共刺激分子。CTLA4 则是转导抑制信号的共刺激分子。T 细胞活化后上调 CTLA4 表达,从而防止 T 细胞的过度活化,直接参与失能的形成。PD-1 是 CD28 家族的另一个抑制性成员,它的缺失能够导致自身免疫,同时其配体 PD-L1 的阻断抗体可以逆转 T 细胞失能状态,提示 PD-1 信号也参与了失能的诱导和维持。

可溶性单体抗原分子占据自身反应性 B 细胞表面的 mIgM,使其仅表达对抗原刺激不敏感的 mIgD,导致对抗原的无反应性;去除聚体的外来可溶性抗原与 B 细胞表面 BCR 结合,但不能使 BCR 交联,B 细胞不能活化,也可致 B 细胞克隆失能;处于失能状态的 Th 细胞对 B 细胞的调节也可致 B 细胞克隆失能。

克隆清除(clonal deletion)   存在于外周免疫器官的成熟的 T、B 细胞也可通过克隆清除机制诱导免疫耐受。但克隆清除的机制与中枢耐受机制有所不同。外周组织特异性自身抗原应答的 T 细胞克隆的 TCR 对组织特异自身抗原具有高亲和力,如这种组织特异自身抗原浓度高,则经 APC 提呈,致此类 T 细胞克隆清除。在转基因小鼠模型中发现,外周成熟 T 细胞接触自身抗原后,能通过 Fas/FasL 途径介导的激活诱导的细胞死亡(activation-induced cell death,AICD)清除自身反应性细胞,是维持外周 T 细胞耐受的主要机制。外周 B 细胞被抗原激活而高表达 Fas,与高表达 FasL 的 T 细胞相互作用导致活化的 Fas$^+$ B 细胞发生凋亡,从而维持自身耐受。

抑制性调节机制   机体可能存在针对自身反应性 T 细胞激活的负反馈调节,如免疫调节(抑制)细胞的作用。这类细胞为 CD4$^+$CD25$^+$Foxp3$^+$ 的 T 细胞,称为**调节性 T 细胞**(regulatory T cell,Treg)。静息状态下,Treg 约占外周 T 细胞总数的 5% ~ 10%,它们绝大多数来源于胸腺,被称为**自然调节性 T 细胞**(natural Treg,nTreg);外周初始 CD4$^+$ T 细胞在适当诱导条件下也可诱导分化成具有抑制活性的细胞,称为**诱导性调节性 T 细胞**(inducible Treg,iTreg)。此外,T 细胞分泌的抑制性细胞因子及生长因子如(TGF-β、IL-10)均可抑制自身反应性淋巴细胞激活和扩增,从而维持免疫耐受。

Foxp3(forkhead box P3)是 Treg 特异表达的一个转录调控分子与自身免疫病密切相关。一种名为 Scurfy 的 Foxp3 突变鼠呈现严重自身免疫性改变,如贫血,肝、脾、淋巴结肿大,以及多组织中大量淋巴细胞浸润。在人类 Foxp3 基因的突变导致一种以自身免疫为特征的 X 连锁隐性遗传病——IPEX 综合征(immunodysregulation,polyendocrinopathy,enteropathy,X-linked syndrome)。Foxp3 直接控制着 Treg 的发育和功能,其缺失或突变导致 Treg 细胞减少或功能异常,而其过表达能使初始 CD4$^+$ T 细胞获得类似 Treg 的表型和功能。Foxp3 作为转录因子,能够上调 CD25、CTLA-4 和 GITR,同时抑制 IL-2、IFN-γ 和 IL-4 表达。

Treg 的抑制作用不具有抗原特异性,但它的发育却依赖于 TCR 信号。在 RAG 缺陷背景下,TCR 转基因鼠一般不能产生 Treg 细胞,但在 RAG 功能健全的 TCR 转基因鼠体内可见有 Treg,这些 Treg 细胞表达转基因 α 链和内源性 β 链。除 TCR 信号外,共刺激信号,如 CD28 也参与了 Treg 发育调控。CD28 基因敲除小鼠体内 Treg 细胞数量显著减少,CD28 缺失同时导致 IL-2 产生整体减少,而 IL-2 信号本身对 Treg 的发育也很重要。即使给予外源性 IL-2,CD28$^{-/-}$ 鼠胸腺 Treg 仍明显减少,提示 CD28 对 Treg 发育非常重要。

IL-2 或其受体缺失小鼠体内胸腺 Treg 数仅约野生型一半,在合并其他细胞因子(如 IL-7 和 IL-15)缺失时 Treg 发育几乎完全阻滞。IL-2 对于 Treg 存活、Foxp3 和 CD25 的持续表达、甚至抑制功能都有重要影响。TGF-β 对 iTreg 的产生至关重要,但在 nTreg 发育中的作用还有待澄清。在 T 细胞中特异性敲除 TGF-βR I 编码基因后,幼年鼠(3 ~ 5 天)CD4$^+$

Notes

CD25$^+$Foxp3$^+$胸腺细胞显著下降,但很快得以恢复,原因可能在于 TGF-βR I 信号缺失导致 IL-2 水平的升高,后者促进了 Treg 群体的增殖。TGF-βR I 和 IL-2 双敲除导致 nTreg 完全缺失。

Treg 通过多种机制发挥免疫抑制效应。首先,Treg 组成性高表达抑制性受体 CTLA4,后者以更高的亲和力竞争性结合共刺激受体 CD28 的配体 B7,导致 T 细胞活化必需的第二信号减弱或缺失。其次,Treg,尤其是 iTreg 可以分泌包括 TGF-β、IL-10、IL-35 在内的多种抑制性细胞因子,对免疫应答发挥负向调控作用。此外,Treg 尚能通过分泌穿孔素/颗粒酶直接杀伤效应 T 细胞,或通过其高亲和力受体耗竭微环境中的 IL-2 间接导致效应 T 细胞因"受体饥饿"而凋亡。

除 Treg 外,近年来还发现多种其他类型的免疫调节细胞,如调节性 B 细胞(regulatory B cell,Breg)、调节性 DC、髓源性抑制细胞(myeloid derived suppressor cell,MDSC)等,它们也可能在外周免疫耐受维持中起一定作用。

信号转导障碍　在 T、B 细胞的活化过程中,Lyn 可使 FcrR II-B 及 CD22 胞浆内 ITIM 中的酪氨酸磷酸化,进一步募集蛋白酪氨酸磷酸酶 SHP-1 及 SHP,而传导负调控信号,使不能最终活化转录因子,启动相应基因的表达,导致免疫细胞不被活化,而致免疫耐受。B 细胞的失能可能与负调控分子 CD5 的高表达有关。T 细胞的克隆失能与胞内高表达酪氨酸磷酸酶、caspase3、信号分子降解分子及促使基因沉默的分子有关。信号转导中负调控信号的缺如,可破坏已建立的免疫耐受状态,致自身免疫应答或自身免疫性疾病。

免疫隔离　机体的某些部位如脑、胎盘及眼的前房等,由于在生理条件下免疫细胞不能到达或有抑制性细胞因子如 TGF-b、IL-4 及 IL-10 的产生,因此即使移植同种异型组织或遗传有父亲的 MHC 的胎儿也不诱导应答而发生排斥反应。这些部位称为免疫隔离部位(immunologically privileged sites)。在免疫隔离部位的表达组织特异性抗原的细胞,几乎无机会活化自身抗原应答 T 细胞克隆,因而这些 T 细胞克隆处于免疫忽视状态。

其他免疫调节机制　如免疫分子的负调节、独特型-抗独特型网络的作用等。

免疫耐受的发生机制非常复杂,值得注意的是抗原提呈也可能是免疫耐受发生的重要环节,抗原提呈实质是传递特异性免疫应答信息。已发现,抗原提呈细胞(尤其是能主动摄取抗原的吞噬细胞)对自身抗原和非己抗原具有很强的识别能力。因此,机体对特定抗原物质产生正应答抑或负应答(免疫耐受),实际在抗原提呈环节已被限定。抗原提呈细胞具有上述识别能力的原因是,其在发育过程中也经历类似于淋巴细胞的阴性选择。抗原提呈细胞的阴性选择可能持续存在。

第四节　免疫耐受的终止

影响免疫耐受的形成和维持的因素包括机体和抗原。因此,改变机体的免疫状态和抗原的生物学性质,都有可能导致免疫耐受的终止。

● **免疫耐受可自然终止**

免疫耐受可因耐受原在体内被逐渐清除而自发性终止。机体对自身抗原所建立的天然耐受在某些情况下也可被终止,并导致自身免疫病,例如:机体组织受损而暴露隐蔽抗原;自身抗原分子结构发生改变;与自身抗原有交叉成分的外来抗原侵入机体等。

● **改变机体的免疫状态或抗原的性状可人为终止免疫耐受**

通过改变耐受原的分子结构或置换半抗原载体,可特异性终止已建立的免疫耐受。在新型疫苗的分子设计中,如何打破某些病原体慢性感染所致的免疫耐受,已成为研制治疗性疫苗的重点方向,其关键策略之一即构建成分相似而具不同分子结构或构象的疫苗,或改变抗原的提呈途径,从而有可能终止耐受,重建对抗原的特异性免疫应答。

● **免疫耐受的终止涉及中枢和外周机制**

中枢免疫耐受终止机制　主要涉及克隆清除和克隆失能的改变。如某些特定型别的MHC 分子可能阻止 T 细胞在胸腺中的选择过程,导致自身反应性 T 细胞不能通过阴性选择而被清除;某些调节性 T 细胞不能通过阳性选择而存活,丧失对自身反应性 T 细胞的抑制性调节作用。另外,特定型别的 MHC 分子可能对微生物抗原特异性的 T 细胞进行阴性选择,清除病原微生物特异性的免疫细胞,病原微生物一旦感染机体,即可长期持续存在,导致慢性感染的发生。

外周免疫耐受终止机制　主要涉及克隆忽略、克隆失能和克隆清除功能的改变。隐蔽性自身抗原的释放,可被 APC 提呈给自身反应性 T 细胞,引起自身免疫应答;某些外来抗原(如微生物)与自身抗原具有的交叉反应性,可激活自身反应性 T 细胞,从而终止自身耐受;某些细胞因子如 IL-2 的异常产生,可使失能的自身反应性 T 细胞发生逆转,从而诱发自身免疫应答;免疫调节功能紊乱可能引发自身免疫应答。例如,Th1 细胞向 Th2 细胞偏离可诱导耐受;Th2 细胞功能缺陷或 Th1 细胞功能过强可导致免疫耐受的破坏。口服抗原优先活化 Th2 细胞,通过分泌 IL-4和 IL-10 而诱导耐受。某些情况下多克隆刺激物可非特异性激活多克隆的淋巴细胞,其中包括自身反应性淋巴细胞。例如,细菌脂多糖可是多克隆 B 细胞激活,从而使某些“失能”的自身反应性 B 细胞克隆也被激活,产生多种自身抗体;各种细菌来源的超抗原可刺激大量 T、B 细胞克隆激活,导致自身耐受的终止并产生自身免疫应答。

第五节　免疫耐受与医学临床

免疫系统对“自己”和“非己”的有效识别是免疫学理论研究的核心问题之一。建立对“自己”的免疫耐受和对“非己”的特异性免疫应答对维持机体免疫稳定和正常生理功能至关重要。免疫耐受的形成、维持及免疫耐受的终止与医学临床密切相关。自身免疫性疾病可能是机体自身免疫耐受打破的结果;慢性持续性病原感染的发生又可归因于机体对该病原免疫耐受的形成;在抗肿瘤免疫中,人们努力探索打破肿瘤免疫耐受的新途径;而对移植排异反应而言,建立免疫耐受状态又是人们长期奋斗的目标。因此,探讨免疫耐受产生的机制并通过人为干预建立或中止免疫耐受,具有重要的理论和临床应用意义。

● **多种途径和方法可人工建立免疫耐受**

针对机体免疫系统本身或抗原的生物学特性的多种途径和手段,都可一定程度地建立免疫耐受状态。降低机体的免疫反应性和使免疫原成为耐受原是建立免疫耐受的两种主要的思路。

改变抗原进入机体的途径　人体对于每天摄入的大量食物来源的抗原很少产生免疫应答,口服免疫原可致局部肠道黏膜特异免疫而抑制全身免疫应答。再经静脉途径给以相同免疫原时不能诱导免疫应答。如小鼠的实验性变态反应性脑脊髓炎(EAE)及非肥胖性糖尿病(NOD)分别由 Th1 应答诱导的迟发型超敏反应或 CTL 应答导致靶细胞的损害。口服 MBP 或胰岛素可使 CD4$^+$T 细胞产生 TGF-β 及 IL-4,诱导局部特异应答 B 细胞产生 IgA 型抗体,抑制 Th1 应答,从而缓解 EAE 和 NOD。口服耐受的机制可能与剂量相关:高剂量抗原常诱导 T 细胞失能或克隆清除;低剂量抗原主要诱导产生 Treg 细胞。

静脉注射大剂量可溶性抗原或单体的抗原,也可诱导免疫耐受。在器官移植前,静脉注射供者的表达同种异型抗原的血细胞,能建立一定程度的免疫耐受,延长移植器官存活。其原理可能与缺乏共刺激信号导致 T 细胞失能或因抗原持续存在导致活化诱导的细胞凋亡有关。

Notes

选择适当的动物和抗原性状 某些抗原对某些特定遗传背景的动物具有很强的免疫原性,但对另外一些遗传背景的动物则不能诱导有效的免疫正应答,而致免疫耐受;新生个体比成年个体易于形成耐受;因此,选择生命早期或免疫力低下的机体以及可溶性抗原易于建立免疫耐受状态。可溶性抗原比颗粒性抗原更易诱导免疫耐受。

进行骨髓或胸腺移植 鉴于T及B细胞分化发育阶段,接触适量抗原,可通过阴性选择,诱导免疫耐受。因此,在免疫系统成熟前,进行中枢免疫器官如骨髓或胸腺移植,可诱导克隆清除或失能,导致免疫耐受的产生。在小鼠同种异型器官移植前以同种异型骨髓及胚胎胸腺移植,既可以预防移植物抗宿主反应,又可延长移植物存活时间。在人的自身免疫病如SLE的长期病程中由于多种自身抗原特异应答性T及B细胞的产生,致造血微环境的损害及造血干细胞的缺陷,给病人移植以骨髓、骨(保持造血微环境)及胚胎胸腺,可部分建立正常免疫系统的网络调节功能,减轻或缓解自身免疫病。

诱生或输注免疫调节性细胞 调节性T细胞具有抑制免疫细胞的作用,诱导调节性T细胞的产生可建立免疫耐受状态。通过改变Th1和Th2的极化状态,也可改变机体的免疫状态,抑制相对应的免疫效应。在小鼠EAE模型中,Th1细胞免疫应答是导致病理过程的重要细胞,此特异Th1细胞表达的独特型TCR,可经独特型抗独特型网络调节,诱导抗独特型T细胞产生,拮抗此Th1细胞功能,从而抑制EAE。分析克隆免疫攻击细胞的TCR类型及其编码基因,经基因工程制备重组蛋白,作为免疫原,诱导免疫调节细胞产生,能特异拮抗对自身组织有攻击作用的效应细胞,这是理解和特异治疗自身免疫疾病的一个重要方向。

阻断共刺激信号 由于T、B细胞活化除抗原受体介导的信号外,均需要共刺激信号。因此可通过阻断共刺激信号成功诱导出对多种抗原的耐受,包括以CTLA-4/Ig融合蛋白阻断B7-CD28相互作用,以抗CD40L抗体阻断CD40-CD40L分子间相互作用,以抗LFA-1抗体阻断LFA-1-ICAM-1的相互作用等。

应用自身抗原肽拮抗剂 自身免疫性疾病是由自身抗原肽诱生的自身免疫应答所致,因此,获得该自身抗原肽可根据该自身肽,在人工肽库中筛选其拮抗肽,也可通过置换少数氨基酸获得变构肽,以拮抗竞争抑制使机体本身的抗原肽不能与相应T及B细胞的TCR及BCR结合,此外拮抗肽可与MHC分子结合,但不能诱导TCR二聚体发生必要的构型改变,或不能构成TCR-多肽-MHC分子复合物,从而不能有效的经TCR传递信号或仅传递阴性信号和传递部分信号,不能有效激活特异性T细胞,或改变Th极化类型,从而导致免疫耐受的形成(图14-8)。在小鼠类风湿关节炎和实验性变应性脑脊髓炎模型中均证实变构肽策略显示出良好的治疗效果。

采用其他方法 反复应用抗原引起免疫细胞克隆衰竭诱导耐受;通过免疫偏离诱导耐受;应用某些细胞因子可选择性控制免疫应答的类型;应用Th2型细胞因子(IL-10)抑制Th1细胞活性,拮抗后者的免疫损伤效应,从而有助于建立免疫耐受;防止感染等方法都可一定程度上诱导免疫耐受的产生。

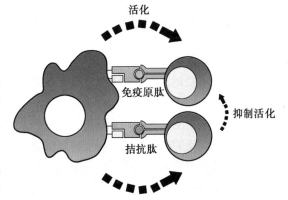

诱导调节性T细胞的产生

图14-8 拮抗剂诱导免疫耐受的可能机制

● **建立免疫耐受具有重要临床意义**
人工诱导免疫耐受具有重要的理论和实践意义。在理论上,通过建立免疫耐受状

拮抗肽与机体的抗原竞争结合相应T、B细胞的TCR和BCR以及MHC分子,产生无效信号,特异性T细胞不能被激活,导致免疫耐受

Notes

态,可有利于阐明免疫识别、免疫应答以及免疫效应的分子和细胞机制,是研究免疫生物学和临床免疫学的重要平台。在临床方面,建立免疫耐受状态,将有利于同种异体甚至异种移植抑制、超敏反应性疾病和自身免疫性疾病的防治。

建立免疫耐受在器官移植排斥中的作用　通过建立异基因嵌合体、阻断 T 细胞的共受体和阻断 T 细胞的迁移,可诱导移植器官免疫耐受,显著延长移植物的存活时间。在实验研究和临床实践中,已使用免疫抑制剂造成机体免疫功能低下,继而应用耐受原诱发免疫耐受。间断使用免疫抑制剂可延长移植物存活,其机制之一是:停用免疫抑制药物后,机体免疫细胞将代偿性增生,新生的免疫细胞与耐受原接触易形成耐受。异基因嵌合是指来源于遗传背景不同的两个个体的组织或器官,在同一机体内共存和生长。实验研究证实:将两个非纯系动物(如兔)的动脉和静脉彼此交叉吻合,彼此可建立针对对方组织细胞的免疫耐受,表现为嵌合生长。妊娠也可被视为自然状态下发生的嵌合生长。对嵌合生长现象的研究有助于了解免疫耐受建立和维持的机理,并且找到人工建立免疫耐受的有效途径。

建立免疫耐受在自身免疫病中的作用　生理状态下,机体对自身成分呈耐受状态。但由于胚胎期建立的自身反应性细胞克隆因某种原因重新恢复了对自身组织的免疫应答,则易产生自身免疫病。通过可溶性抗原的诱导、拮抗性抗原肽的作用以及阻断第二信号等途径可重新建立对自身成分的免疫耐受,有利于自身免疫性疾病的防治。

建立免疫耐受在超敏反应性疾病中的作用　超敏反应性疾病是过敏原过度或过强活化免疫细胞的结果。通过过敏原改造及小剂量多次给予、诱导调节性免疫细胞、改变 Th 极化应答,可诱导抗原特异性的低反应,达到预防和治疗超敏反应性疾病的目的。

● **多种策略可打破免疫耐受**

与建立免疫耐受途径相对应的方法都有可能打破免疫耐受,重新唤起机体对特点抗原的特异性免疫应答。

改变抗原提呈　有效的抗原提呈是诱生免疫应答的前提。通过增强 APC 对抗原的摄取、处理和提呈,有望打破已建立的免疫耐受。改变耐受原的物理性状、重构耐受原、融合内质网引导序列等都可分别增强 APC 对抗原的摄取、处理和提呈。加速 APC 的成熟和活化,也是打破免疫耐受的重要途径。

增加抗原与免疫细胞的接触　破坏免疫隔离部位的结构,使免疫细胞与相应抗原接触,可打破因免疫隔离所致的免疫耐受;人为趋化更多的 APC 到抗原局部,使 APC 有更多的机会接触抗原、摄取抗原,从而使更多的 APC 活化,也可打破免疫耐受。

增强免疫活性细胞的活化　T、B 细胞的活化都需要多信号的作用。提供更多的第二信号或激活性细胞因子,可更大程度上使 T、B 细胞活化,易于打破免疫耐受。

去除抑制性因素　调节性 T 细胞和负调控性细胞因子可很大程度上抑制免疫应答的发生,易于诱导免疫耐受的产生。因此,去除这些负性调控细胞可因子,可有利于免疫耐受状态的消除。

● **打破免疫耐受是疾病防治策略之一**

机体免疫耐受的建立虽然有利于抗移植排异反应和自身免疫性疾病的防治,但却可导致肿瘤的免疫逃逸和病原体慢性持续性的感染。因此,打破免疫耐是肿瘤防治和病原慢性持续性感染清除的重要途径。

打破免疫耐受在肿瘤防治中的作用　肿瘤的免疫逃逸很大程度上是机体对肿瘤相关抗原呈现的免疫耐受的结果。打破机体对肿瘤的免疫耐受,可重建机体的抗肿瘤免疫应答,预防或抑制肿瘤的发生。通常,肿瘤细胞表达的肿瘤特异性抗原(TSA)或相关抗原(TAA)的密度较低,免疫原性较弱,而且其表面 MHC 分子表达下调或丢失,因此在肿瘤表面不易形成足够的抗原肽 – MHC 分子复合物,不足以活化免疫应答 T 细胞,有时亦缺乏 T、

Notes

B细胞活化的第二信号,不能诱导有效的抗肿瘤免疫应答,出现对肿瘤的免疫耐受。因此,通过增强肿瘤抗原的免疫原性、提高第二信号等,可打破免疫耐受,对肿瘤的免疫生物防治具有重要的应用价值。

打破免疫耐受在清除病原感染中的作用　病原的慢性持续性感染是严重的公共卫生问题,机体缺乏有效的免疫应答(免疫耐受)是导致病原持续感染的重要原因。因此,重新唤起机体对该病原的免疫应答,打破免疫耐受性,对应清除持续感染的病原,治疗慢性感染具有重要作用。通过疫苗的分子设计,构建新型治疗性疫苗是近年打破免疫耐受,防治病原慢性感染的重要途径。

窗框14-1　用于分析自身免疫耐受机制的转基因小鼠模型

在研究自身免疫耐受的试验研究中遇到了两大重要技术难题,首先,由于在T/B细胞中枢发育过程经过阴性选择,自身反应性T/B细胞已被清除或者被天然调节性T细胞(nTreg)有效抑制处于失能(anergy)状态,因此在动物模型中,难以通过功能试验鉴定自身反应性淋巴细胞。其次,在天然人体或动物体内,几乎没有可能界定自身抗原的性质、分布和表达量。因此过去对于自身耐受的研究,主要通过将外来抗原以导致耐受的免疫途径给予小鼠,再研究其特异性免疫应答,这种以外来抗原诱导免疫耐受的结果来推导自身免疫耐受机制缺乏合理性。

转基因小鼠技术为研究自身耐受提供了非常有价值的模型。将重排的抗原受体基因转入T或B细胞进行转基因表达,由于等位基因排斥,将抑制内源性的抗原受体基因座位的重排,则该转基因小鼠体内大部分的T、B细胞将只表达外源导入的抗原受体,则这种已知抗原特异性的淋巴细胞可在小鼠体内终身定量性检测。转基因技术的第二种应用是在小鼠不同组织内表达特定抗原,由于这些抗原在小鼠发育全程中表达,因此成为自身抗原,则可以研究对这一已知的自身抗原的自身免疫应答和免疫耐受机制。

利用上述转基因动物模型已很好地研究了B细胞的中枢耐受和外周耐受机制。对于B细胞的中枢耐受机制,至少有三种:①针对强免疫原性的自身抗原特异性B细胞,将发生凋亡,即克隆清除;②针对较强免疫原性自身抗原的B细胞,可能发生凋亡,也可能在骨髓中激活B细胞mIg的受体编辑,改变B细胞的抗原特异性后,再迁移至外周;③对于一般抗原,自身抗原特异性B细胞通过下调表面特异性mIgM的水平等机制,发生B细胞失能(anergy)。而对B细胞的外周耐受机制,至少有两种:①BCR在外周识别自身抗原后传导信号受阻,从而发生失能(anergy);②自身反应性B细胞在进入淋巴结前被清除,即克隆清除(clonal deletion)。上述机制通过附图1和附图2所示的几种转基因小鼠模型的研究得以阐明。

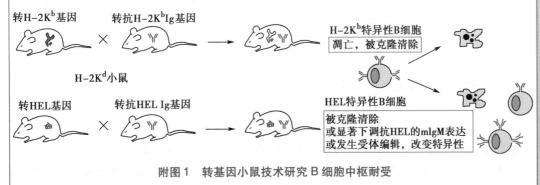

附图1　转基因小鼠技术研究B细胞中枢耐受

Notes

MHC 抗原是最强的主要组织相容性抗原,将 H-2K^b 作为强免疫原性的自身抗原,通过转基因技术,令 H-2K^d 小鼠表达,成为自身抗原;同时,将抗 H-2K^b Ig 基因组织特异性转入 H-2K^d 小鼠,令 B 细胞表达抗 H-2K^b IgM,即 H-2K^b 特异性 BCR。将两种转基因小鼠杂交,获得同时表达 H-2K^b 和 H-2K^b 特异性 BCR(B 细胞)的 F1 转基因小鼠,检测其骨髓和外周 H-2K^b 特异性 B 细胞的水平和特征,发现:骨髓内 H-2K^b 特异性 B 细胞发生凋亡,外周不能检测到该自身反应性 B 细胞,即发生克隆清除。同理,将另一种较强的模式抗原–鸡卵清白蛋白(HEL)作为自身抗原,经转基因技术,获得同时表达 HEL 和 HEL 特异性 BCR(B 细胞)的 F1 转基因小鼠,发现:中枢的自身(HEL)反应性 B 细胞有三种结局:①凋亡,被克隆清除(clonal deletion);②显著下调 B 细胞表面 HEL 特异性 BCR(mIgM)的表达水平,进入外周,但对 HEL 的刺激不能产生应答,即克隆失能(anergy);③在骨髓内启动受体编辑,即 BCR 可变区基因的二次重排,使抗原特异性发生改变,再进入外周,此时 B 细胞已丧失自身抗原特异性。

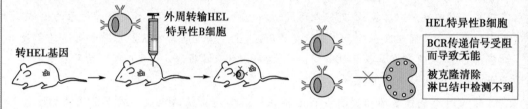

附图 2   转基因小鼠技术研究 B 细胞外周耐受

将较强的模式抗原–鸡卵清白蛋白(HEL)作为自身抗原,经转基因技术,获得表达 HEL 的转基因小鼠,HEL 成为自身抗原;同时由于胸腺内表达 HEL,HEL 特异性 T、B 细胞克隆已被中枢克隆清除。而后外周注射 HEL 特异性 B 细胞,即外周人为导入自身反应性 B 细胞。此时,自身反应性 B 细胞在外周遭遇自身抗原,且缺乏 Th 细胞的辅助,检测发现自身反应性 B 细胞有两种结局:①BCR 识别 HEL 后传导信号受阻,从而发生失能(anergy);②在进入淋巴结前被清除,因此淋巴结内检测不到,即克隆清除(clonal deletion)。

窗框 14-2   食物过敏与口服耐受疗法

食物过敏(food allergy)是对常见食物的肠道超敏反应(hypersensitivity),其原因是患者未能建立或打破了已建立的对食物的口服耐受(oral tolerance)。由于生活质量的提高、偏食倾向扩大等社会问题,近十年来食物过敏在儿童的发病率显著提高。根据美国的最新统计,6% 的三岁以下儿童及 4% 的成人均有不同程度的食物过敏,并且在近十年中增长近 18%。在中国,由于经济快速发展和饮食观念的改变,儿童食物过敏的发生率也居高不下。最易发生过敏的食物依次是牛奶、鸡蛋和鱼,而对花生、芒果等食物的过敏,可导致严重的速发型 I 型超敏反应,抢救不及时可致死。因此,了解食物过敏的机制、如何重新建立对食物的口服耐受成为重要的学术和公共健康问题。

口服耐受即对口服食物、肠道正常菌群的特异性免疫无反应,由人体的肠道相关淋巴系统(Gut-associated lymphoid system)来建立。肠道黏膜系统是人体最大的免疫器官,由上皮和上皮下结构疏松、散在的淋巴细胞所组成。食物和肠道正常菌群经肠道黏膜系统的 APC 进行抗原提呈后,诱导的不是免疫激活,而是免疫抑制,从而建立对食物的免疫耐受。

Notes

口服耐受的建立主要依赖 T 细胞应答。食物抗原经 APC 提呈后,通过 MHC-肽复合物(第一信号)和共刺激分子(第二信号)以及细胞因子的共同作用,激活食物抗原特异性效应 T 细胞(主要为 Th2 型免疫应答,伴随 IgE 类别转换)。正常人体有两种机制来抑制食物特异性效应 T 细胞功能,使对食物无反应:低剂量耐受(low-dose tolerance)和高剂量耐受(high-dose tolerance),机制不尽相同。在对牛奶等食物的口服耐受的建立过程中,发现对牛奶抗原的提呈有效诱导了调节性 T 细胞(Treg)的产生,通过膜型 TGF-β 的细胞-细胞接触抑制机制或通过 Tr1 分泌的 IL-10 或通过 Th3 分泌的 TGF-β 对牛奶特异性效应 T 细胞发挥有效抑制作用,导致对牛奶的免疫无反应,即耐受。而在高剂量耐受中,主要由 DC 通过缺乏共刺激分子(或诱导共抑制分子)使效应 T 细胞缺乏二信号而发生免疫失能(anergy);或通过 CD95L 与 T 细胞 CD95 作用,诱导效应 T 细胞凋亡,即克隆清除(clonal deletion)。由于过度的 Th2 应答与食物过敏相关,因此抗体类别的不同也显著影响食物过敏,通常 IgE、IgG1 在过敏体质患者中高度诱导,而非过敏体质者在相同食物作用下,易诱导 Th1 偏向型免疫,产生 IgG4 和肠道 SIgA。SIgA 又称非炎症抗体,对黏膜具有抗感染和保护作用。此外,食物过敏还与食物的可溶性、食物给予途径以及宿主的遗传背景、年龄密切相关。通常,可溶性抗原和口服途径容易诱导耐受,即颗粒性抗原和皮下免疫等方式易诱导免疫应答;某些遗传背景小鼠和人具有遗传倾向性过敏;免疫未成熟幼龄接触食物容易诱导耐受。

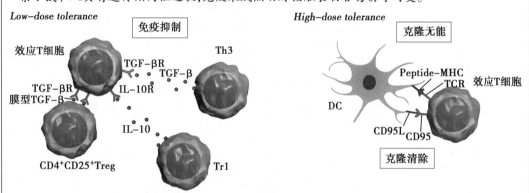

附图 口服耐受的两大机制

食物抗原经 APC 提呈后,激活食物抗原特异性效应 T 细胞。正常人体有两种机制来抑制食物特异性效应 T 细胞的功能:低剂量耐受(low-dose tolerance)和高剂量耐受(high-dose tolerance)。对牛奶抗原的提呈有效诱导了调节性 T 细胞(Treg)的产生,通过膜型 TGF-β 的细胞-细胞接触抑制机制或通过 Tr1 分泌的 IL-10、或通过 Th3 分泌的 TGF-β 对牛奶特异性效应 T 细胞发挥有效抑制作用,导致对牛奶的免疫耐受。而在高剂量耐受中,主要由 DC 通过缺乏共刺激分子使效应 T 细胞发生免疫失能(anergy);或通过 CD95L 与 T 细胞 CD95 作用,诱导效应 T 细胞的克隆清除(clonal deletion)。

如何通过免疫治疗手段有效预防或治疗食物过敏?目前已有良好的试验进展,主要手段包括:①婴幼儿期逐步持续接触少量过敏原食物,易建立口服耐受。调查发现在提供婴幼儿花生类食物的国家,花生过敏率有所下降。②以改变的免疫途径和改变的过敏原表位主动免疫过敏体质者,诱导对过敏抗原的免疫耐受。如已发现花生的主要过敏原是 Arah1/2/3,其中的 IgE-结合表位是主要的过敏表位,将其中 1 至几个氨基酸置换后,以重组抗原的形式单次经直肠免疫易感 C3H 小鼠,可有效预防花生过敏。③临床脱敏治疗(de-sensitization),主要针对已诱导食物特异性 IgE、且 IgE 已预结合在肥大细胞表面致敏的个体,在较长时间范围内,采取以小剂量(μg)而后逐步放大剂量(mg,g)的过敏原食物按照一定流程逐步给予患者口服,使致敏肥大细胞逐步释放活性介质颗粒,解除危险致敏状态,并逐步诱导特异性耐受。主要有两种策略:舌下免疫治疗(Sublingual Immunotherapy,SLIT)和口服免疫治疗(Oral Immunotherapy,OIT)。目前在临床已开展了对牛奶、鸡蛋、鱼、花生、榛仁等的脱敏治疗,历时4~18个月,已获得50%左右的治疗效果。比较试验已表明,积极主动的诱导耐受或脱敏疗法显著好于不接触过敏食物的排除饮食(elimination diet)。经过积极治疗,30%~50%过敏患者可获得对接近日常饮食剂量食物的耐受;而排除饮食则对过敏毫无改善。

小　结

免疫系统的重要功能之一是识别外来抗原并对抗原物质产生免疫应答,继而清除之,而对自身成分则维持着无反应性,即先天免疫耐受性。免疫耐受就是机体免疫系统在一定条件下接触某种抗原刺激后所表现出的特异性免疫低应答或无应答状态,是机体对抗原的一种特殊的免疫应答状态,但不能清除抗原。诱导免疫耐受形成的抗原为耐受原。免疫耐受可分为先天免疫耐受和后天免疫耐受、完全免疫耐受和部分免疫耐受、中枢耐受和外周耐受。这些不同类型的免疫耐受反映了免疫耐受的不同阶段、不同性质和不同机制。但免疫耐受有其共性,即具有特异性、诱导性、转移性和非遗传性。

免疫耐受的形成是耐受原作用于机体的免疫系统的结果。与生俱有的对某一抗原特异性的无应答,为天然免疫耐受,与免疫系统早期发育阶段接触抗原导致反应性淋巴细胞缺失或失活有关。但免疫耐受也可人为诱生。免疫耐受的形成和维持既取决于机体因素也受抗原本身的影响。机体因素包括免疫系统成熟程度、动物种属与品系、机体生理状态等;抗原的理化性状、剂量、接种途径、接种方式及刺激的持续时间等也决定免疫耐受形成可否。

免疫耐受产生的机制并不完全明了。但中枢免疫耐受和外周免疫耐受一定程度上解释了免疫耐受的产生和维持的机制。前者涉及克隆清除、克隆禁忌、克隆流产和克隆失能;后者则包括克隆忽略、克隆失能、克隆清除以及抑制性调节机制、信号转导障碍、免疫隔离等。上述任一机制失灵均可能导致自身反应性细胞活化,引起自身免疫性损伤。另一些时候,不适当的免疫耐受可能导致机体不能有效清除病原体或突变的肿瘤细胞。因此,免疫耐受产生和维持的机制一直是免疫学的核心问题。

免疫耐受可自然终止,但改变机体的免疫状态或抗原的性状也可人为终止免疫耐受。免疫耐受与临床医学密切相关。许多途径可人为建立免疫耐受状态。免疫耐受状态的建立对于抗器官移植排斥反应、自身免疫病和超敏反应性疾病的防治具有重要的实践意义;目前,也有许多的尚处实验阶段的方法可打破机体的免疫耐受状态。免疫耐受状态的打破在抗感染、抗肿瘤免疫中将发挥重要作用。

(熊思东)

参考文献

1. Kenneth Murphy,Paul Travers & Mark Walport. Janeway's Immunobiology,8th ed. ,New York:Garland Science,2011
2. Abbas AK,Andrew H. Lichtman & Shiv Pillai. Cellular and Molecular Immunology. 7th ed. Philadelphia:Saunders,2012

Notes

3. Page E,K,Dar W. A,and Knechtle S. J. Tolerogenic therapies in transplantation. Front Immunl. 3：1-14,2012

4. Nurieva RI,Liu X,Dong C. Molecular mechanisms of T cell tolerance. Immunol Rev. 2011,241：133-144

5. Sakaguchi S. Regulatory T cells：history and perspective. Methods Mol Biol. 2011;707:3-17

6. 龚非力. 医学免疫学. 第 3 版. 北京:科学出版社,2012

7. 曹雪涛. 医学免疫学. 第 6 版. 北京：人民卫生出版社,2013

8. 何维. 医学免疫学. 第 2 版. 北京:人民卫生出版社,2010

Notes

第十五章　黏膜免疫

黏膜免疫（mucosal immunity）指机体与外界相通的胃肠道、呼吸道、泌尿生殖道等黏膜组织及某些腺体的局部免疫。其主要功能是清除通过黏膜表面入侵机体的病原微生物。黏膜免疫系统独立于全身免疫系统之外，但又与全身免疫系统密不可分。人体黏膜表面积巨大，例如仅小肠黏膜表面积就达 400m²，是人体皮肤面积的 200 倍，是与外界抗原直接接触的门户，是病原体等抗原性异物入侵机体的主要途径，因此黏膜免疫构成机体防御外来有害物质入侵的第一道防线。

第一节　黏膜免疫系统的组成和特征

黏膜免疫系统（mucosal immune system，MIS）也称**黏膜相关淋巴组织**（mucosa-associated lymphoid tissues，MALTs），主要由分布在呼吸道、胃肠道及泌尿生殖道等黏膜组织中的免疫组织、免疫细胞、免疫分子组成。包括位于肠道的**肠相关淋巴组织**（gut-associated lymphoid tissue，GALT）、鼻咽部的**鼻咽相关淋巴组织**（nasopharynx-associated lymphoid tissue，NALT）、上呼吸道和下呼吸道的**支气管相关淋巴组织**（bronchus-associated lymphoid tissue，BALT）、泌尿生殖道的黏膜相关淋巴组织以及与之相关联的外分泌腺，如：眼结膜和泪腺、唾液腺及泌乳期的乳腺等。其分布特点为器官化及散在的淋巴组织和细胞并存，是免疫系统的重要组成部分，是黏膜免疫应答发生的主要部位。MIS 具有独特的结构和功能，机体近 50% 淋巴组织存在于黏膜系统，是机体最大的免疫组织。

● **肠相关淋巴组织是肠黏膜免疫细胞识别抗原和活化的部位**

GALT 是位于肠黏膜下的淋巴组织，由小肠派氏集合淋巴结（Peyer's patch，PP）、散在于整个肠道的独立淋巴滤泡（isolated lymphoid follicle）、肠系膜淋巴结（mesenteric lymph node，MLN））、阑尾（vermiform appendix）以及弥散的免疫细胞组成。PP 和独立淋巴滤泡经淋巴管与 MLN 相连（图 15-1），是肠黏膜免疫细胞识别抗原和活化的部位。

小肠派氏集合淋巴结（PP）　位于肠黏膜下，向肠腔呈凸起形成穹窿部（sub-epithelial dome），由一层滤泡相关上皮（follicle-associated epithelium，FAE）将其与肠腔隔开，主要由含有生发中心的 B 细胞滤泡和滤泡间 T 细胞区域所组成，在穹窿部富含 DC、T 细胞及 B 细胞（图 15-1）。PP 在胚胎期发育形成，人的小肠中约有 100～200 个，是启动肠道黏膜免疫应答的重要部位。

滤泡相关上皮（FAE）　主要由肠上皮细胞组成，其中散在微皱褶细胞，称为 **M 细胞**（micro-fold cell）、淋巴细胞和 DC。M 细胞存在于 FAE 之间，与肠上皮细胞紧密排列在一起，形成上皮屏障，M 细胞是一种特化的对抗原具有胞吞转运作用的上皮细胞，可高效摄取并转运抗原，但无抗原加工及提呈能力。M 细胞的肠腔面有很多皱褶，无微绒毛，不能分泌消化酶和黏液，这些结构特点使其容易与肠腔内的微生物等抗原接触，便于肠腔中的抗原物质转运至 PP，M 细胞基底膜向细胞内凹陷形成口袋状结构，其中含有多种免疫细胞，如 T 细胞、B 细胞、巨噬细胞（Mφ）及 DC 等。M 细胞通过吸附、胞饮和内吞等方式摄取肠腔内的抗原物质，并以囊泡形式转运至 PP，此过程称为"**转吞作用**（transcytosis）"。转运的抗原被抗原呈递细胞（APC）摄取，从而诱导黏膜免疫应答或免疫耐受。人的颚和鼻咽部的扁桃体及增殖腺由鳞状上皮覆盖,其隐窝较深部位也有 M 细胞的存在,在转运呼吸道抗原物质给局部免疫细胞的过程中起重要作用。M 细胞特有的结构也成为一些病原体(如鼠伤寒沙门氏菌、痢疾杆菌、耶尔森菌、传染性朊病毒等)的侵入通道。

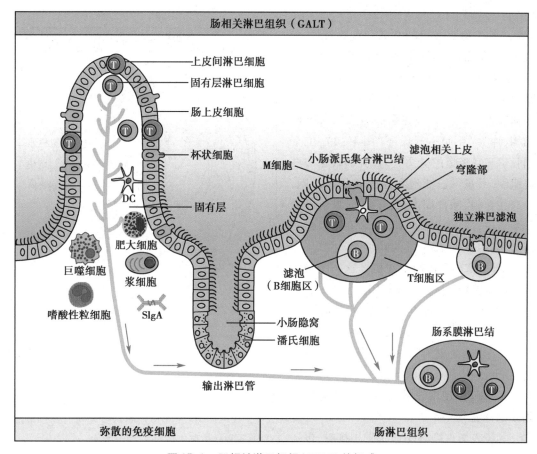

图 15-1　肠相关淋巴组织(GALT)的组成

小肠的肠黏膜是由一层消化食物和吸收营养的上皮细胞(粉色)和覆盖的纤毛(黑色)组成。肠上皮细胞不断地被来源于隐窝处的干细胞更新。在上皮细胞下的组织称为固有层(白色)。淋巴细胞与器官化的淋巴组织,例如 PP(绿色)、独立淋巴滤泡(黄色)和弥散的免疫细胞形成 GALT。这些组织位于肠壁,由上皮层将其与肠腔内容物隔开,肠道引流淋巴结是通过输出淋巴管(橘黄)与 PP 和肠黏膜相连的 MLN(绿色),MLN 是机体最大的淋巴结。这些器官化的组织是抗原提呈的位点和免疫应答的场所。PP 和 MLN 均含有 T 细胞区(绿色)和 B 细胞滤泡(黄色),独立淋巴滤泡主要由 B 细胞组成。淋巴细胞散在于整个黏膜组织,主要为效应 T 细胞和抗体分泌浆细胞。效应淋巴细胞存在于上皮间和固有层,淋巴液从固有层引流到 MLN

独立淋巴滤泡　数千个独立淋巴滤泡散在于整个肠道,由一层含有 M 细胞的上皮所覆盖(图 15-1)。淋巴滤泡是在出生后对肠道共生菌抗原的应答而形成,主要由 B 细胞组成。

阑尾　位于盲肠与回肠之间,阑尾固有层含有大量的淋巴滤泡。

肠系膜淋巴结(MLN)　是体内最大的淋巴结,含 T 细胞区和淋巴滤泡,通过输入淋巴管与 PP、独立淋巴滤泡相连,是启动针对肠道抗原的免疫应答和诱导黏膜耐受的重要场所。

弥散免疫细胞　包括弥散在固有层的黏膜**固有层淋巴细胞**(lamina propria lymphocyte,LPL)和肠道上皮间的**上皮间淋巴细胞**(intraepithelial lymphocyte,IEL)以及固有免疫细胞。

Notes

● **鼻咽相关淋巴组织和支气管相关淋巴组织主要是抵御经空气和食物传播的病原微生物的感染**

NALT 包括腭扁桃体（palatine tonsil）、咽扁桃体（adenoid）（又称腺样体）、舌扁桃体（lingual tonsil）及鼻后部其他淋巴组织，NALT 表面为 FAE 所覆盖，其中散在 M 细胞，上皮细胞间含有 IELs。

NALT 可直接接触空气和食物抗原，M 细胞可将抗原转运至固有层免疫细胞。NALT 主要作用是抵御经空气和食物入侵的病原微生物的感染。其中由腭扁桃体、咽扁桃体和舌扁桃体共同在咽部组成咽淋巴环结构，称为"Waldeyer"氏环（图 15-2），位于消化道和呼吸道的交会处，含有器官化的淋巴组织，大量淋巴滤泡和弥散的免疫细胞，分布在舌根、咽部周围，是接触抗原引起局部免疫应答的部位，咽部是饮食和呼吸的必经之路，每天接触大量的病原微生物和异物，咽部丰富的淋巴组织在机体这一特殊区域的防御保护中发挥重要作用。

BALT 主要分布于呼吸道、各肺叶的支气管上皮下，由淋巴细胞聚集而成的滤泡所构成，在健康的成人肺脏检测不到，在感染情况下可产生相应的黏膜免疫应答。

● **黏膜免疫系统具有不同于其他免疫组织的特征**

黏膜表面直接与外来物质相接触，包括食物、共生菌（commensal microorganism）、病原微生物（细菌、病毒、真菌和寄生虫等）、过敏原、致癌物等，因此 MIS 具有不同于其他免疫组织的特征。

MIS 的解剖学特征　MIS 主要组成为器官化的及散在的淋巴组织和细胞，具有独特的抗原摄取机制，通过黏膜上皮及淋巴组织间密切的相互作用发挥效应。

MIS 的效应机制特征　MIS 构成强大的屏障作用，保护机体的内表面。对抗原具有选择性的应答，即对无害抗原的耐受和对有害抗原的应答。在正常情况下，由于食物和共生菌的持续刺激，使 MIS 处于持续性生理性炎症状态，效应和记忆淋巴细胞处于优势，SIgA 为 MIS 的主要抗体。效应淋巴细胞只在黏膜组织中再循环，局部黏膜组织活化的效应细胞可归巢至体内其他的黏膜部位，发挥作用。效应细胞及调节细胞互相制约，维持机体的稳态。

MIS 特定的免疫抑制微环境　MIS 存在抑制性巨噬细胞及诱导耐受的 DC，同时存在大量的抑制性 T 细胞和抑制性的分子，使 MIS 处于免疫抑制微环境，对食物、共生菌等无害物质低应答或无应答。

"Waldeyer"氏环

咽扁桃体
腭扁桃体
舌扁桃体

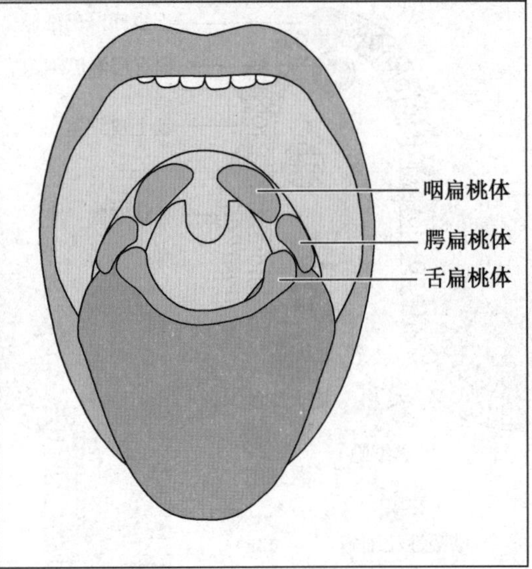

图 15-2　"Waldeyer"氏环的组成

围绕着消化道和呼吸道交汇处的环形淋巴组织，称为"Waldeyer"氏环，由咽扁桃体、腭扁桃体和舌扁桃体组成。咽扁桃体有 2 个，位于咽的后壁，颚扁桃腺有 2 个，位于扁桃体窝（舌腭弓与咽腭弓之间的三角形凹陷）内，舌扁桃体位于舌根和咽前壁。

第二节　黏膜免疫系统的固有免疫特性

MIS 中的固有免疫系统是由黏膜屏障、黏膜固有免疫细胞及分子组成。主要分布于黏膜表面和黏膜淋巴组织中。其主要功能是抵御有害抗原的入侵和启动适应性免疫应答。

Notes

● 病原微生物可通过多种途径入侵黏膜组织

病原微生物可通过多种途径入侵黏膜组织。①黏附并进入 M 细胞,杀死 M 细胞,感染肠道上皮细胞并进入固有层;②直接感染肠道上皮细胞进入到固有层;③吞噬细胞伸出伪足穿越上皮细胞间隙捕获抗原时被肠腔内的细菌感染。例如引起食物中毒的伤寒沙门氏菌,可通过三种途径穿过肠道上皮层,而志贺氏菌主要通过 M 细胞进入,感染邻近的上皮细胞。

● 黏膜免疫屏障是抵御微生物入侵的第一道防线

黏膜组织是病原微生物进入体内的主要部位。完整的黏膜组织构成了机体的第一道防御外来病原微生物入侵的屏障,其中黏膜组织中的固有免疫发挥极其重要的作用(窗框 15-1)。

窗框 15-1　黏膜免疫系统的屏障作用

黏膜免疫系统的物理屏障　黏膜的上皮组织构成了机体内表面的物理屏障,主要包括上皮层和黏液层。上皮层由紧密连接的上皮细胞组成,主要包括肠细胞(enterocyte)、肠内分泌细胞(enteroendocrine cell)、杯状细胞(goblet cell)、M 细胞和潘氏细胞(Paneth cell)等,黏膜上皮层的杯状细胞分泌的黏液覆盖于黏膜表面形成重要的物理屏障。

胃肠道和上呼吸道上皮细胞带有纤毛(cilia),纤毛的拍打可使由杯状细胞分泌的黏液向一定方向流动,阻止病原体和大分子附着,加快病原体的排出。

黏膜免疫系统的化学屏障　黏膜上皮细胞可分泌多种抗感染效应分子,如防御素、溶菌酶类(溶菌酶、PLA2、过氧化物酶和乳铁蛋白等)及胃酸等物质,构成机体抵御外界病原微生物入侵的化学屏障。

防御素(defensin)由黏膜上皮细胞分泌,随黏液在黏膜表面游动,具有广谱抗菌活性,构成宿主防御细菌、真菌、病毒等入侵的重要分子屏障。呼吸道、泌尿生殖道黏膜上皮细胞可产生 β-防御素,小肠隐窝基底部的潘氏细胞可产生 α-防御素(也称隐窝素),破坏细菌、真菌细胞膜,从而溶解细胞,杀死病原微生物。

溶菌酶(lysozyme)肠道溶菌酶可由小肠的潘氏细胞,小肠隐窝处的上皮细胞产生。在生理情况下,溶菌酶的主要作用是杀死肠道共生菌,在维持机体肠道共生菌的稳态中起重要作用。当病原微生物入侵时,溶菌酶能有效地水解 G⁺ 细菌细胞壁,直接杀死细菌,在机体对病原微生物的防御中发挥重要作用。

胃酸　胃黏膜上皮细胞可分泌大量的胃酸,可抑制或杀死大部分入侵的微生物。

黏膜免疫系统的微生物屏障　人体的共生菌主要由聚集在皮肤表面、消化道、呼吸道、泌尿生殖道等黏膜组织的具有特征性分布的共生菌群组成,其中绝大多数存在于肠道黏膜表面。一个健康机体的肠道至少有上千种细菌与宿主共生,称为共生菌或微生物群(microbiota)。这些"共生菌群"是黏膜表面的优势菌群,通过与病原微生物竞争空间及养料,产生抗微生物物质(如大肠杆菌产生的大肠菌素),使病原微生物无生存之地,从而构成了抵御病原微生物入侵的微生物屏障。

● 黏膜固有免疫应答引起局部炎症反应

黏膜固有层含有多种固有免疫细胞,包括 Mφ、DC 及少量嗜酸性粒细胞和肥大细胞(图 15-1)。正常情况下抑制性 Mφ 和诱导耐受的 DC 维持机体对无害抗原的耐受状态,当病原微生物突破黏膜屏障入侵机体时,MIS 的固有免疫细胞、效应分子迅速应答,引起局部炎症反应,最终清除病原微生物。

入侵黏膜的病原微生物其表面的 PAMP 被黏膜上皮细胞、吞噬细胞、DC 等表达的 PRR 所识别,触发抗感染的固有免疫应答。病原微生物活化的上皮细胞可分泌抗菌肽和溶菌酶等活性物质,溶解病原微生物。肠道上皮细胞内的 NALP3 活化产生 IL-1、IL-18,促进上皮细胞抵抗细菌的入侵,IL-18 可刺激上皮细胞的更新和修复。活化的上皮细胞、DC 和 Mφ 产生 CXCL8,招募中性粒细胞和单核细胞到达感染部位;细胞内的 PRR(TLR、NOD1/2、RIG-I 等)可识别病原微生物的某些成分及其产物,产生一系列促炎性细胞因子和 IFN-I,引起局部炎症反应,IFN-I 可活化 NK 细胞,产生 IFNγ,发挥免疫调节作用。活化的 Mφ 产生的 TNFα、IL-1β 和 IL-6 可引起机体发热,诱导肝脏产生急性期蛋白,抑制病原微生物增殖和增强对其的免疫应答(图 15-3)。

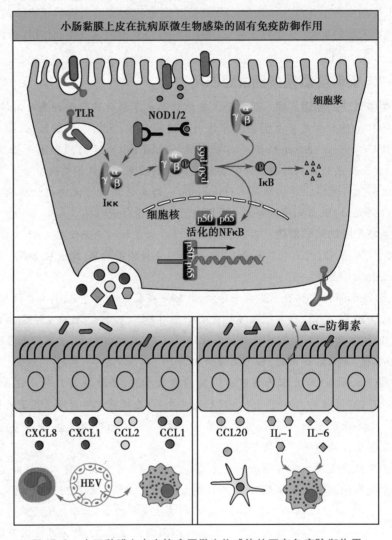

图 15-3 小肠黏膜上皮在抗病原微生物感染的固有免疫防御作用

肠上皮细胞表达多种模式识别受体,在上皮细胞表面、基底面表达的 TLR,胞浆中存在 NLR,它们可识别入侵病原微生物的不同成分,发挥对黏膜稳态的调控作用和固有免疫的防御作用。当病原菌入侵时,肠上皮细胞可通过上皮细胞表面的 TLR 识别肠道致病微生物;内吞细菌可被在细胞内体中的 TLR 识别,进入到肠上皮基底面的细菌的鞭毛可被基底面表达的 TLR5 识别,直接进入到胞浆的细菌或他们的产物可被 NLR NOD1 和 NOD2 识别;如细菌的胞壁酰二肽。TLR 和 NLR 识别病原微生物后使胞浆中的 Iκκ 复合物磷酸化,磷酸化的 Iκκ 继而磷酸化 IκB,磷酸化的 IκB 被泛素化降解,释放出 NFκB;NFκB 由 2 个亚单位 p50 和 p65 组成,NFκB 转位进入细胞核中,活化多种基因的转录,使肠上皮细胞产生一系列促炎性因子、趋化因子以及抗菌肽,诱发黏膜炎症性免疫应答。肠上皮细胞产生趋化因子 CXCL8、CXCL1、CCL1、CCL2,趋化中性粒细胞和巨噬细胞到达炎症部位;肠上皮细胞产生趋化因子 CCL20,招募未成熟的 DC 到达炎症部位;加快抗原的提呈,启动适应性免疫应答;肠上皮细胞产生 α-防御素分泌到肠腔,溶解病原微生物;肠上皮细胞产生 IL-1 和 IL-6,活化 Mφ,诱导产生急性期反应,加快病原微生物的排出,这些促炎性分子在抗病原微生物感染的固有免疫防御中发挥了重要作用

Notes

● 黏膜固有免疫应答启动适应性免疫应答

黏膜组织的 DC 摄取病原微生物及其产物,使 DC 高表达共刺激分子,活化的 Mφ 产生的 IL-12 和 TNFα 促进 DC 的成熟和活化,DC 将抗原信息呈递给 MIS 的 T 细胞,启动适应性免疫应答,最终清除病原微生物。

● 固有免疫应答也可协助病原微生物入侵和感染的扩散

当病原微生物入侵到黏膜下,触发宿主的固有免疫应答,而宿主的免疫应答又会促进病原微生物的入侵。例如抗病原微生物的免疫应答产生的一系列炎性细胞因子,如 L-1β、TNFα 可改变正常的黏膜上皮屏障结构,使病原微生物容易从肠腔进入到肠黏膜组织,造成感染扩散。

第三节　黏膜免疫系统的适应性免疫应答特性

黏膜免疫应答的主要作用是抵御病原微生物的入侵。在正常情况下由于肠道黏膜表面存在的大量共生菌和食物抗原对淋巴细胞的持续刺激,绝大部分淋巴细胞表现出效应细胞和记忆细胞的特性。这些细胞在 MIS 中再循环并归巢至机体黏膜组织的不同部位发挥效应,正常情况对无害抗原表现为无应答或低应答,当病原微生物入侵,启动保护性免疫应答,最终清除病原微生物。

● 上皮间淋巴细胞是存在于上皮细胞之间的效应或记忆淋巴细胞

IEL 是一类存在于上皮细胞之间的效应或记忆淋巴细胞,主要分布在不同的上皮组织内,如皮肤、大小肠上皮、胆管、口腔、肺脏、上呼吸道及生殖道等。其中最主要的 IEL 分布于小肠和大肠黏膜上皮细胞间,90% 以上为 T 细胞,其中 80% 为 CD8$^+$T 细胞,IEL 表达趋化因子受体 CCR9 及 $\alpha_E\beta_7$ 整合素(CD103),使其与肠上皮细胞表达的 CCL25 及 E-钙粘蛋白(cadherin)相结合,并定位于肠道上皮间。肠道 IEL 主要分为 aIEL 和 bIEL 两类(图 15-4)。

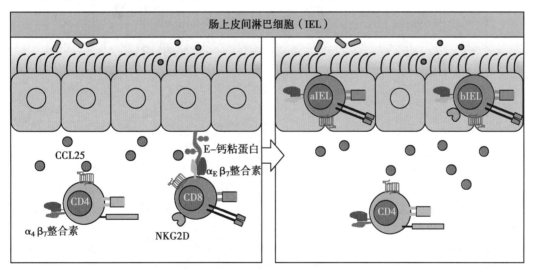

图 15-4　肠上皮间淋巴细胞

CD8$^+$T 细胞表达肠道归巢受体 CCR9 及 $\alpha_E\beta_7$ 整合素,在肠上皮细胞表达的 CCL25 趋化下,与肠上皮细胞表达的 E-钙粘蛋白相结合,使其定位于肠道上皮间,成为 IEL。肠道 IEL 主要有 2 种形式 aIEL 和 bIEL,aIEL 表达 $\alpha\beta$TCR 和 CD8$\alpha\beta$ 异源二聚体;bIEL 表达 $\alpha\beta$-TCR 或 $\gamma\delta$TCR 和 CD8$\alpha\alpha$ 同源二聚体以及高水平的 NKG2D。

● 黏膜 aIEL 通过 TCR 特异性识别 MHC-抗原肽发挥抗黏膜感染的作用

aIEL 主要是经抗原活化的传统的 CD8$^+$CTL,表达 $\alpha\beta$TCR 和 CD8$\alpha\beta$ 异源二聚体,TCR 的多样性有限,可被特异性 MHC-抗原肽直接活化,发挥抗黏膜感染的作用,其作用机制:① aIEL 通过特异性识别由感染上皮细胞的 MHC-I 分子提呈的病毒或其他胞内病原菌的肽段被活化,通过

Notes

释放穿孔素和颗粒酶,杀死感染细胞;②通过 aIEL 表达的 FasL 与上皮细胞表达的 Fas 结合,诱导上皮细胞的凋亡(图 15-5A)。

● **黏膜 bIEL 通过 NKG2D 受体识别抗原发挥抗黏膜感染的作用**

bIEL 属于固有免疫样淋巴细胞,由胸腺直接迁入,表达 αβTCR 或 γδTCR 及 CD8αα 同源二聚体,表达高水平的 C- 型凝集素受体 NKG2D。bIEL 不需预先活化,可通过 NKG2D 受体直接识别由于上皮细胞损伤、应激、突变以及某些食物肽段或病毒感染而上调表达的非经典的 MHC I 类分子样分子 MICA 和 MICB,通过释放穿孔素和颗粒酶杀死上皮细胞,IL-15 可以促进这一过程。bIEL 的 CD8αα 通过与上皮细胞表达的 TL 结合促进 bIEL 的功能(图 15-5)。

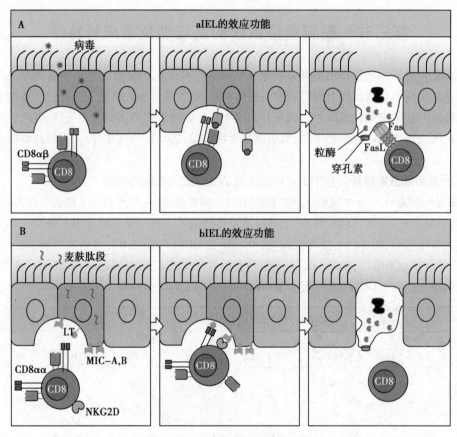

图 15-5 上皮间淋巴细胞的功能

图 A:a IELs 是抗原特异性的 CD8 $^+$ CTL,可通过 αβTCR 和 CD8αβ 异源二聚体共受体识别特异性肽-MHC I 复合物。病毒感染黏膜上皮细胞,感染细胞提呈 MHC I-病毒肽复合物给 aIEL,活化的 aIEL 通过释放穿孔素、粒酶杀死感染的上皮细胞。也可以通过 T 细胞上的 FasL 与上皮细胞上的 Fas 结合诱导上皮细胞的凋亡。

图 B:上皮细胞在感染、突变或者是在来源于小麦中的 α- 麦胶蛋白的肽段的作用下使细胞处于应激状态,非经典 MHC- I 类分子 MICA 和 MICB 表达上调并产生 IL-15,邻近的 bIELs 被 IL-15 激活并通过 NKG2D 受体识别 MIC- A 和 MIC- B,释放穿孔素和粒酶杀死应激的上皮细胞。CD8αα 同源二聚体可与上皮细胞表面的非经典的 MHC- I 类分子 TL 结合促进 bIELs 的功能

● **黏膜固有层 T 细胞是归巢到黏膜固有层的效应或记忆性 T 细胞**

LPL 绝大多数是效应或记忆性 T 细胞,表达 CD45RO、肠道归巢受体 $α_4β_7$ 整合素和 CCR9,在血管内皮细胞表达的 CCL25 趋化下,迁移到黏膜固有层的静脉血管,$α_4β_7$ 整合素可与黏膜血管内皮细胞表达的黏膜地址素细胞黏附分子-1(Mucosal addressin cell adhesion molecule-1,MAd-CAM-1)结合,使其穿过血管内皮(图 15-6)。CCR9 与肠上皮细胞表达的 CCL25 相结合定位于肠道固有层。肠黏膜固有层 T 细胞主要包括 CD4 $^+$ T 细胞(Th1、Th2、Th17)、黏膜 Treg、CD8 $^+$ T 细

Notes

胞。CD4$^+$与CD8$^+$T细胞的比例约3:1。正常情况下Th17只分布在结肠及回肠部位,可能与此部位细菌数目较大有关。

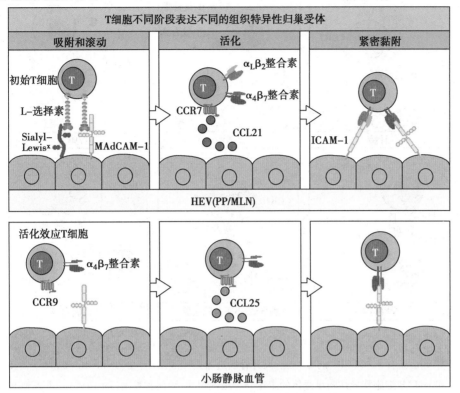

图 15-6 黏膜固有层 T 细胞的特异性归巢

初始 T 细胞表达 L-选择素和 CCR7,从胸腺进入到血液循环,在 PP 和 MLN 的 HEV,血管内皮细胞表达的 MAdCAM-1 和 Sialyl-Lewisx 可与 L-选择素结合,介导 T 细胞滚动,HEV 分泌的 CCL21 与初始 T 细胞 CCR7 的相互作用的信号活化整合素,在 HEV 稳定的黏附主要是由活化的 α$_L$β$_2$ 整合素与 ICAM-1 相互作用介导细胞的紧密黏附。进入到在 PP 和 MLN 的 T 细胞被特异性抗原活化,活化的效应 T 细胞不表达 L-选择素和 CCR7,表达 α$_4$β$_7$ 与 CCR9,CCR9 与小肠静脉血管内皮细胞分泌的 CCL25 相互作用使 α$_4$β$_7$ 整合素活化。α$_4$β$_7$ 与 AdCAM-1 结合使 T 细胞稳定的黏附与血管内皮,并穿过血管内皮,归巢到小肠固有层

● **健康肠道处于耐受状态的黏膜固有层 T 细胞在感染时呈现保护性免疫应答**

正常肠道 MIS 呈现出生理性炎症的特点。肠道黏膜组织表面存在大量的共生菌和食物抗原,PP 中的 T 细胞受抗原的持续刺激,在正常情况下肠道黏膜固有层即含有大量效应和记忆 T 细胞,这些 T 细胞被抗原刺激后增殖能力较弱,对无害抗原低应答或无应答,同时存在大量的 Treg 细胞,在稳定宿主与肠道共生菌的共生关系以及对无害抗原的耐受中发挥重要作用。

病原微生物感染的肠道 MIS 呈现保护性免疫应答。当病原微生物入侵或共生菌的大量流入,引起肠道黏膜组织 DC 的完全活化,表达高水平的共刺激分子并分泌一系列细胞因子,诱导 T 细胞分化为 Th1 和 Th2 和 Th17 效应细胞。Treg 的分化及功能降低,使效应性 Th1、Th2 及 Th17 的功能不再受到制约,从而诱导针对病原微生物的保护性免疫应答,而不适的免疫应答可导致肠道的病理损伤。

● **归巢到黏膜固有层的黏膜 B 细胞主要为 IgA$^+$B 细胞**

黏膜 B 细胞主要分布在 PP 的生发中心(germinal centers,GC)、独立淋巴滤泡以及肠道的固有层,主要为 IgA$^+$B 细胞。PP 的 GC 形成和 IgA$^+$B 细胞的产生需有共生菌或外来微生物抗原的刺激及 T 细胞的辅助。IgA$^+$B 细胞表达 α$_4$β$_7$ 整合素、CCR9 和 CCR10(配体 CCL28 为大肠上皮细胞表达),迁移并定位于肠道固有层(图 15-7)。

Notes

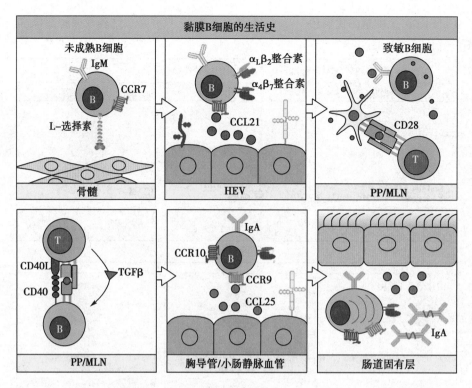

图 15-7　黏膜 B 细胞的归巢和再循环

表达 IgM、L-选择素和 CCR7 的 B 细胞,离开骨髓进入到血液循环,在 PP 和 MLN 的 HEV,组织特异性和 IgM⁺B 细胞特异性归巢受体的表达介导细胞滚动、活化和黏附(图 16-5)。进入到 PP 和 MLN 的 IgM⁺B 细胞在滤泡区域与特异性抗原相遇成为致敏的 IgM⁺B 细胞,与识别相同抗原不同表位的 T 细胞相互作用,活化 T 细胞分泌 TGFβ,在 TGFβ 作用下 B 细胞发生亚型转换,成为 IgA⁺ B 细胞,表达 CCR9、CCR10 和 α₄β₇ 整合素。活化的 B 细胞经胸导管进入血液到达固有层,最终分化为产生 IgA 的浆细胞,产生 IgA 抗体

● **SIgA 是黏膜免疫系统的主要抗体**

在正常情况下肠道 PP 中的 B 细胞,受肠道共生菌抗原持续刺激,黏膜中 DC 诱导 B 细胞上调 TGFβ 受体的表达,在 T 细胞和 DC 产生的 TGFβ 调控下发生亚型转换,分化为 IgA⁺B 细胞,表达 α₄β₇ 整合素、CCR9 及 CCR10,使 B 细胞迁移至黏膜固有层发挥效应。

IgA⁺B 细胞一旦到达黏膜固有层,将最终分化为黏膜局部浆细胞,产生 IgA。IgA 主要以二聚体形式存在,经黏膜上皮细胞转运至肠腔,位于肠道隐窝基底部的上皮细胞表达多聚体免疫球蛋白受体(polymeric immunoglobulin receptor,pIgR),pIgR 可与带有 J 链的二聚体 IgA 高亲和力结合,通过“转吞作用”将 IgA 经上皮细胞内传送至肠腔,酶切后释放至肠腔,成为**分泌型 IgA**(secretory IgA,SIgA)(图 15-8)。SIgA 是 MIS 占主导地位的抗体,在正常肠道有超过 75 000 个 IgA 产生的浆细胞,每天可产生 3~4g SIgA,在黏膜组织的不同区域分布不同,主要存在于胃肠道和支气管分泌液、乳汁、唾液和泪液中。

● **SIgA 在肠道黏膜组织的免疫防御中发挥重要作用**

SIgA 在黏膜组织通过多种方式发挥防御病原微生物入侵肠道黏膜的作用,主要功能包括:①SIgA 具有抑制微生物黏附于上皮组织的作用;②在肠道黏膜表面的 SIgA 可以结合和中和病原微生物和毒素;③SIgA 能够结合并中和已内化进入内体的抗原;④IgA 分泌时可以从固有层输出毒素和病原菌;⑤固有层 IgA 可抑制补体活化,降低 NK 细胞活性,促进中性粒细胞的吞噬作用和嗜酸性粒细胞的脱颗粒;⑥婴儿可从母乳中获得 SIgA,发挥免疫防御作用(图 15-9)。

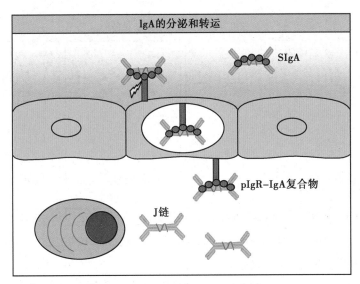

图 15-8 分泌型 IgA 向肠腔的转运

黏膜局部浆细胞产生的 IgA,由 J 链将 2 个 IgA 连接为二聚 IgA 分子,位于肠道隐窝上皮细胞的基底面表达一种特殊的受体,称为多聚体免疫球蛋白受体(pIgR),该受体可以捕获带有 J 链的二聚体 IgA,并与其高亲和力结合,pIgR 与二聚体 IgA 结合形成 pIgR-IgA 复合物,被上皮细胞内化,pIgR-IgA 复合物以囊泡的形式通过上皮细胞的胞浆转运至上皮细胞的表面,这个过程称为"转吞作用"。转运至上皮细胞表面的 pIgR-IgA 复合物,pIgR 的"颈部"被酶切后,释放含有多聚体免疫球蛋白受体分泌片的二聚体 IgA 到肠腔中,称为分泌型 IgA,即 SIgA

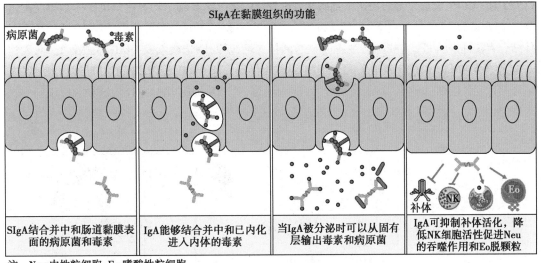

注：Neu:中性粒细胞 Eo:嗜酸性粒细胞

图 15-9 黏膜 SIgA 在黏膜上皮表面和固有层的效应功能

● **机体 IgA 缺陷时可以被 IgM 取代**

当机体 IgA 缺陷时 IgM 可以取代 IgA 作为优势抗体分泌,已发现在 IgA 缺陷病人肠黏膜产生 IgM 的浆细胞明显升高,因此 IgA 缺陷的病人对病原微生物并非易感。

● **黏膜免疫系统 DC 具有独特的抗原摄取途径**

黏膜免疫系统存在独特的抗原摄取途径,主要有 4 种:①M 细胞对抗原的非特异性转运,M 细胞可将肠腔内的抗原物质内吞并转运至 PP,DC 摄取抗原;②FcRn 依赖的抗原转运,肠腔内的物质还可通过与特异性抗体结合,经表达 FcRn 的上皮细胞摄取并转运给黏膜固有层的 DC;③凋亡依赖的抗原转运,DC 还可通过吞噬含有抗原物质的凋亡上皮细胞获取抗原;④DC 跨越黏膜上皮屏障捕获抗原,DC 或巨噬细胞可伸出细胞伪足穿越上皮细胞间隙捕获肠腔内的抗原(图 15-10)。

Notes

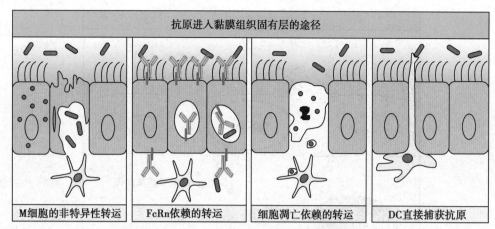

图 15-10　黏膜免疫系统的抗原摄取途径

● 健康肠道的"生理性炎症"状态

肠道黏膜组织表面存在大量的共生菌和食物抗原,正常肠道 MIS 受到抗原的持续刺激,使黏膜固有层中含有大量的效应和记忆性淋巴细胞及白细胞,这种现象称为**生理性炎症**(physiological inflammation),这是黏膜免疫系统所特有的,在稳定宿主与肠道共生菌的共生关系中发挥重要作用。

● **黏膜免疫系统淋巴细胞只在黏膜免疫系统内再循环**

MIS 的效应淋巴细胞只在黏膜组织中再循环,这种特定的再循环及其选择性归巢到局部黏膜组织是由淋巴细胞和黏膜局部产生的特有的趋化因子和黏附分子所介导的。

在黏膜组织的血管内皮细胞均表达 MAdCAM-1,高内皮小静脉(HEV)的血管内皮细胞表达 CCL21 和 CCL19,胸腺发育的初始 T 细胞和骨髓发育的未成熟 B 细胞均表达归巢受体 CCR7(配体为 CCL21 和 CCL19)和 L-选凝素,经血流到达黏膜组织部位,通过与黏膜组织 HEV 表达的相应配体结合直接进入到 PP,这些淋巴细胞一旦遇到特异性抗原,L-选凝素及 CCR7 表达停止,而表达 $\alpha_4\beta_7$ 整合素和 CCR9,成为致敏 T 和 B 细胞,从输出淋巴管离开 PP,经 MLN 到达胸导管,最终经血液迁移回到肠道黏膜固有层或上皮层成为效应或记忆 T 和 B 细胞(图 15-11),这种效应细胞的肠道特异性归巢主要是由淋巴细胞表达的特定的 $\alpha_4\beta_7$ 整合素或 $\alpha_E\beta_7$ 整合素和 CCR9 所决定的。

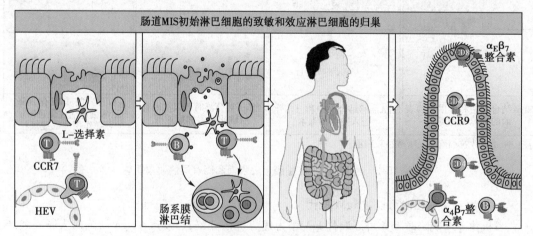

图 15-11　MIS 初始 T 淋巴细胞的致敏和效应 T 细胞的再循环

初始 T 细胞表达 CCR7 和 L-选择素,使其从血流经 HEV 直接进入到 PP,在 PP 的 T 细胞区域,通过 M 细胞转运的抗原被局部 DC 摄取并呈递给 T 细胞,在活化期间,在肠道来源的 DC 的选择性作用下,T 细胞不再表达 L-选择素和 CCR7,表达 CCR9 和 $\alpha_4\beta_7$,成为致敏 T 细胞,经引流淋巴管进入 MLN,最终到达到胸导管,从胸导管进入到血流,血流载运效应细胞返回到肠壁。效应细胞表达 CCR9 和 $\alpha_4\beta_7$ 整合素,被特异性的吸引离开血流归巢进入到纤毛的固有层和小肠上皮层

Notes

● 黏膜局部抗原致敏的淋巴细胞可至黏膜的不同部位发挥保护性免疫

黏膜组织局部受抗原刺激产生的抗原特异性效应和记忆淋巴细胞可再循环归巢至机体黏膜组织的不同部位发挥效应,这种现象称为共同黏膜免疫系统(common mucosal immune system)。这是 MIS 的特征。由于所有黏膜组织血管内皮细胞均表达黏附分子 MAdCAM-1,效应和记忆淋巴细胞均表达 $\alpha_4\beta_7$ 整合素,不同黏膜部位表达不同的黏膜组织特异性的趋化因子,因此在一个黏膜部位致敏的淋巴细胞可以在其他黏膜组织诱导保护性免疫。共同黏膜免疫系统的意义在于在 GALT、NALT 致敏的淋巴细胞可经血液循环归巢至呼吸道、泌尿生殖道、乳腺等部位发挥作用,因此,经口腔、鼻腔或肠道等不同的免疫途径接种抗原可诱导全身性黏膜免疫应答,例如 HIV 疫苗经鼻黏膜免疫,可使泌尿生殖道获得抗 HIV 的免疫应答;经黏膜的自然感染或疫苗接种,可在乳汁中检测到特异性的 IgA。

第四节　黏膜稳态的维持及黏膜免疫耐受

肠道内绝大部分抗原物质来自于食物及共生菌,由于 MIS 已建立了一套精细的方式区分有害抗原和无害抗原,因此 MIS 对这些大量的无害抗原处于耐受状态,MIS 在维持针对大量有害抗原的保护性免疫应答与免疫稳态之间的平衡中发挥关键的作用。

在正常情况下 MIS 炎症反应和免疫负调并存,MIS 中存在大量的负调细胞,这些细胞使正常黏膜组织的抑制环境处于优势,使效应和记忆 T 细胞对无害抗原保持低应答或无应答状态。如果病原菌或大量共生菌侵入黏膜固有层,可打破抑制环境,使 DC 完全活化并产生针对入侵微生物的保护性免疫应答。

● 黏膜组织中特有的 DC 调控黏膜免疫应答

在黏膜组织存在大量 DC,具有诱导黏膜免疫耐受和调节肠道免疫应答的功能,是维持机体对无害抗原的耐受状态和启动 MIS 对有害抗原适应性免疫应答的重要细胞,黏膜局部微环境赋予了 DC 不同的特征,从而决定了不同形式的黏膜免疫应答。

PP 的 DC 主要分布于穹窿部和 T 细胞区域,其功能各不相同。穹窿部 DC 主要为 CD8⁻ CD11b⁺CCR6⁺DC 亚群,在静息状态下,主要位于黏膜下,摄取无害抗原后产生 IL-10,抑制 T 细胞活化。T 细胞区的 DC 主要为 C11b⁻ D8α⁺ 或者 CCR6⁻ DC 亚群,产生促炎性细胞因子 IL-12,参与炎症反应。当病原微生物(如沙门氏菌)感染时,FAE 产生 CCL20 招募 DC 进入 PP 的上皮层,摄取抗原后迁移至 PP 的 T 细胞区,病原微生物及其产物导致 DC 完全活化,上调共刺激分子的表达,继而活化抗原特异的初始 T 细胞,使其分化为效应 T 细胞。

黏膜固有层中的 DC 的主要作用是维持机体对无害抗原的耐受,特别是食物抗原。多数黏膜固有层 DC 为 CD103⁺DC(CD103DC),在正常情况下,肠上皮细胞产生 TGFβ、视黄酸(retinoic acid,RA)、PEG2 和胸腺基质淋巴细胞生成素(thymic stromal lymphopoietin,TSLP)、Mφ 产生 IL-10,均可抑制 DC 的成熟,使 DC 处在一个非炎性的静息状态,CD103DC 可以从食物或共生菌获得抗原,离开黏膜并通过输入淋巴管迁移到 MLN 的 T 细胞区,弱表达共刺激信号,分泌 IL-10,局部 Mφ、基质细胞产生的 TGFβ,诱导 CD4⁺T 细胞分化为 Treg;产生的 RA,诱导 T 和 B 细胞表达肠道归巢受体,这些细胞再循环返回到肠道,T 细胞迁移至肠黏膜固有层和肠上皮间,成为 LPL 和 IEL,在维持肠道对无害食物蛋白的耐受及与共生菌的共存中起重要作用。

● 黏膜抑制性巨噬细胞可诱导黏膜免疫耐受

在正常肠道的抑制性微环境中,Mφ 下调 PRR 和 CD14 的表达,不表达共刺激分子和趋化因子,下调促炎性细胞因子的产生,表现为炎症无能状态,但保留吞噬和杀伤能力,可以迅速清除入侵黏膜组织的病原微生物而不引起局部炎症反应。其中 CD103⁻ CX3CR1⁺ Mφ,在肠道免疫耐受中发挥重要作用。CD103⁻ CX3CR1⁺ Mφ 位于肠道固有层,在正常情况下,该细胞分泌 IL-10

Notes

和 TGFβ,在肠道耐受中发挥重要作用。在病原微生物存在下可分泌 IL-6、IL-23、TNFα、NO,促进效应 T 细胞向 Th17 分化,促进 B 细胞向 IgA 亚型转换,发挥宿主防御功能。最近研究发现 CD103⁻CX3CR1⁺ Mφ 可将抗原转运给固有层 CD103⁺DC,荷载抗原的 CD103⁺DC 迁移到 MLN,在诱导免疫耐受中发挥重要作用。

● **黏膜调节性 T 细胞在黏膜稳态的维持中发挥重要作用**

MLN 是诱导 Treg 产生的主要场所,摄取抗原的 CD103⁺DC 在 MLN 诱导 CD4⁺T 细胞分化为 Foxp3⁺Treg 或 Th3,这些细胞再循环返回到肠道局部并对无害抗原维持耐受。Treg 所产生的 TGFβ 具有多种抑制免疫应答的方式,可刺激 B 细胞向 IgA 的类别转化,通过诱导效应细胞的耐受及非炎性 IgA 的产生,防止了针对食物蛋白和共生菌的炎症反应的发生。Treg 产生的 IL-10 对 Th1、Th2 和 Th17 活化及功能起到制约及平衡作用。Treg 具有很强的调节肠道炎症反应的能力,有实验显示将 Treg 输给诱导型自身免疫炎症性肠病(IBD)小鼠模型,可以抑制肠炎的进展。

● **黏膜固有层效应性淋巴细胞通过产生免疫分子负调黏膜免疫应答**

在健康的肠道,黏膜固有层效应性 CD4⁺T 细胞可产生细胞因子 IL-4、IL-5、IL-6、IL-21、TGFβ、IL-17、IL-22 和 IL-10 等,负调免疫应答,促进 B 细胞的 IgA 亚型转换和黏膜组织的修复和再生。Th17 分泌的 IL-17 和 IL-22 可促使上皮细胞间紧密结合、黏液分泌、抗菌肽的产生、黏膜上皮损伤后修复及再生。固有层的浆细胞产生的 SIgA 可以抑制局部效应 T 细胞的应答,参与维持 MIS 的免疫耐受和宿主与共生菌互利共存状态。

● **黏膜上皮细胞参与黏膜稳态的维持**

黏膜上皮细胞表达 IL-17 受体和 IL-22 受体,黏膜上皮细胞还可分泌免疫抑制细胞因子(如:IL-10、TGFβ、TSLP、PEG2、RA 等),通过抑制黏膜局部 T 细胞的增殖及活化、辅助 B 细胞产生非炎性 SIgA 以及抑制 DC 的成熟来维持肠道的耐受状态。

● **经黏膜进入的抗原可诱导黏膜免疫系统的免疫耐受**

黏膜表面也是大量食物进入机体的门户,肠道可暴露于大量的食物来源的蛋白质。每人每年大约要接触到 30~35 公斤食物蛋白。正常肠道黏膜对食物抗原呈现出无应答状态,这种 MIS 对经黏膜进入的抗原的无应答状态统称为**黏膜耐受**(mucosal tolerance)。

小肠黏膜免疫系统对威胁宿主的抗原产生保护性免疫,例如病原微生物及其产物。而对无害抗原产生免疫耐受,例如食物蛋白和肠道共生菌抗原。食物蛋白通常在胃肠道并未完全降解而被肠道吸收,但因缺失活化局部抗原递呈细胞的危险信号,机体对口服的蛋白抗原产生低水平应答或不产生应答(图 15-12A)。实验研究发现给小鼠口服卵清蛋白(OVA),一周后经皮下给予加佐剂的 OVA,2 周后检测血清抗体和 T 细胞功能,发现口服 OVA 小鼠对再次给与 OVA 的特异性全身性免疫应答明显降低(图 15-12B)。抗原通过鼻腔吸入途径进入机体也可诱导对该抗原的耐受,这种经黏膜进入的蛋白质抗原导致的全身对该抗原的无应答状态统称为**口服耐受**(oral tolerance)。是外周免疫耐受的一种形式,与保护性免疫不同,它可使全身的免疫系统对同一抗原不应答。机体对各种蛋白抗原经口服诱导耐受的机制是不同的,均以 T 细胞耐受为主,其耐受机制主要包括:①口服高剂量抗原诱导抗原特异性的 T 细胞凋亡或无能;②口服低剂量抗原诱导调节性 T 细胞(Treg、Th3、Tr1 等)产生;③Mφ 在吞噬凋亡细胞过程中产生 TGFβ,诱导 Treg 细胞分化;④MLN 是诱导全身免疫应答抑制的重要部位,该部位 DC 共刺激分子表达明显降低。

● **食物成分对黏膜免疫应答具有调节作用**

食物中的主要营养成分,如碳水化合物、蛋白质、脂肪、维生素及食物纤维等的摄入量、类型及平衡对肠道共生菌群的组成具有重要影响,对肠道免疫细胞的发育分化及功能具有重要的调节作用。例如,食物中维生素 A 的代谢产物 RA 可以诱导 Treg、Th2、效应性 T 细胞、产生 IgA 的 B 细胞及记忆性 B 细胞的分化;同时还可直接或间接地抑制 Th1 和 Th17 的分化。RA 作为信号

Notes

分子对维持肠道的免疫稳态具有重要作用。维生素 D 也可通过抑制 Th1 及增强 Th2 活性改变 B 细胞及 T 细胞的应答。

A	免疫防御与口服耐受的异同点	
	免疫防御	口服耐受
抗原	入侵的细菌病毒、毒素	食物蛋白共生菌
Ig产生	肠道IgA,血清中有特异性抗体	局部IgA,血清中低或无抗体
T细胞初次应答	局部和全身效应产生记忆T细胞	无局部效应T细胞应答
T细胞再次应答	增强应答(记忆性T细胞)	低或无应答

B	口服耐受	

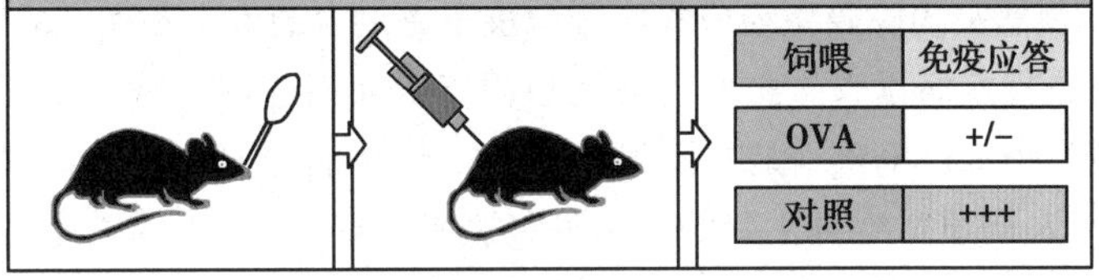

饲喂	免疫应答
OVA	+/-
对照	+++

图 15-12 免疫防御和口服耐受是机体对抗原的两种不同应答结果

图 A:小肠 MIS 对病原微生物及其产物产生保护性免疫应答,IgA 抗体主要在局部产生,血清中以 IgG 为主,在肠道 MIS 和外周免疫器官病原微生物活化的效应 T 细胞具有记忆特性,当再次遇到抗原迅速应答。而对食物蛋白或来于共生菌的抗原即可诱导局部耐受也可诱导全身耐受。例如食物蛋白,没有局部 IgA 抗体产生,没有初次系统性的抗体应答,也没有效应 T 细胞活化。局部和全身对于食物抗原的免疫应答被抑制,这一现象称为口服耐受。

图 B:给正常小鼠饲喂卵清蛋白(OVA)诱导口服耐受。首先,给小鼠分别饲喂 OVA 或无关蛋白作为对照,7 天后,小鼠皮下免疫 OVA 和佐剂,2 周后,检测系统的免疫应答,包括血清抗体和 T 细胞功能。结果显示饲喂 OVA 的小鼠系统性免疫应答明显低于饲喂对照蛋白组。

● **机体的黏膜免疫系统与共生菌互利共存**

健康肠道有大量的共生菌,但正常情况下共生菌并不刺激机体肠道黏膜组织对其产生有害免疫应答,而是呈现出对共生菌耐受的状态,因此共生菌在正常情况下不会导致疾病的发生,机体的 MIS 和共生菌共同维持机体与共生菌互利共存的状态。肠道共生菌还可辅助营养物质的摄取、代谢和降解毒素,抑制有利于病原微生物入侵的上皮组织炎症反应,维持上皮组织屏障以阻止病原微生物的入侵和聚居,保证肠道微环境的稳定。

● **共生菌可促进机体黏膜免疫系统的发育、成熟及调控免疫功能**

共生菌对 MIS 的影响主要包括:①共生菌促进肠道 MIS 的发育与功能成熟,无菌小鼠的 MIS 及全身淋巴组织的成熟明显缺陷。肠道共生菌可促进 PP 及独立淋巴滤泡的形成,增加淋巴细胞向肠黏膜固有层的迁移以及诱导 B 细胞合成 SIgA。肠道共生菌群的组成可调节效应 T 细胞的亚群分化。②共生菌组成机体黏膜组织的微生物屏障,黏膜共生菌可通过 TLR 介导的与肠上皮细胞之间的相互作用参与上皮组织的自身稳定,因此,共生菌在维持上皮屏障的完整性,阻止病原菌入侵中发挥重要作用。③共生菌参与免疫应答和免疫调节,人肠道共生菌群中的梭状芽胞杆菌属的多种菌株可诱导 CD4[+]Foxp3[+]Treg 细胞的分化及 IL-10 的产生。小鼠肠道 Th17 细胞的存在依赖于共生菌,梭状芽胞杆菌相关的分段丝状菌(Clostridium-related segmented filamentous bacterium,SFB)可诱导 Th17 细胞的分化。④共生菌抑制黏膜免疫应答,一些共生菌通过活化核

Notes

受体 PPARγ,在核中与 NFκB 结合,从而阻断 NFκB 的基因转录;一些共生菌可以阻断磷酸化的 IkB 的降解,阻止 NFκB 转位到细胞核,从而抑制有利于病原微生物入侵的上皮组织炎症反应, 避免肠道的组织损伤。

● **机体黏膜免疫系统对共生菌呈耐受状态**

机体 MIS 可通过多种方式对共生菌处于耐受状态。①黏膜的物理屏障作用,阻止肠道共生菌到达机体的其他无菌部位,从而阻止机体免疫系统对共生菌的免疫应答。②MIS 对共生菌的低应答状态,共生菌致病性较弱且主要存在于黏膜表面,因此少量穿过上皮层的共生菌不能诱发很强的免疫应答。③肠道 MIS 持续的"生理性炎症"状态,在无病原微生物存在情况下,局部黏膜固有层中即含有大量的效应性淋巴细胞及白细胞,在稳定宿主与肠道共生菌的共生关系中发挥重要作用。当共生菌大量进入黏膜组织可刺激 MIS 对其产生异常免疫应答,导致组织损伤和疾病。

第五节　黏膜免疫系统与疾病

● **机体抗寄生虫感染的黏膜免疫应答类型取决于寄生虫的大小及寄生的环境**

肠道寄生虫感染性疾病是寄生虫在人体肠道内寄生而引起的疾病。常见的有原虫和蠕虫感染。原虫病主要有阿米巴痢疾、鞭虫、贾第虫病等。蠕虫病主要由蛔虫病、钩虫病、猪肉绦虫病、囊虫病、蛲虫病等,肠道寄生虫主要的进入途径就是黏膜表面,不同寄生虫引发不同的黏膜免疫应答,取决于寄生虫的大小、寄生的环境及其生活周期。

原虫类主要是细胞内寄生,倾向诱导黏膜 Th1 应答。当原虫感染,进入 Mφ 的原虫不会在吞噬体中被消灭,Th1 产生大量 IFNγ,使 Mφ 过度活化,有效地杀死寄生虫。同时 CD8$^+$ CTL 特异性的识别感染细胞并分泌 IFNγ,进一步活化 Mφ,杀死寄生虫。

蠕虫类主要是细胞外寄生虫,是体积较大的多细胞生物,主要诱导黏膜 Th2 应答。肠道蠕虫感染诱导机体很强的 Th2 应答,Th2 产生一系列的细胞因子 IL-3、IL-4、IL-5、IL-9、IL-13 等,招募和活化 M2 Mφ、嗜酸性粒细胞、肥大细胞等到达感染部位,通过促进黏液分泌、平滑肌收缩、上皮的修复、B 细胞抗体亚型转换为 IgE 及介导 ADCC 效应等功能加速寄生虫的排除和保护性免疫的产生。肠道蠕虫感染诱导机体 DC 产生 IL-12,IL-12 促进 T 细胞向 Th1 极化,Th1 产生 IFNγ,活化 M1 Mφ,产生一系列促炎性细胞因子,引起局部不适的免疫应答。IFNγ 活化 B 细胞,诱导抗体亚型转换为 IgG2a,活化补体。不适的免疫应答和补体活化造成组织损伤并导致蠕虫持续性感染和慢性肠道病变(图 15-13)。

● **黏膜免疫应答在机体抗细菌感染的防御中至关重要**

病原菌感染性疾病是细菌通过破坏黏膜的方式进入宿主体内,黏膜免疫应答在机体抗细菌感染的防御中发挥至关重要的作用。

常见的胞外菌感染性疾病很多,例如霍乱、食物中毒、中毒性休克以及幽门螺旋杆菌(Helicobacter pylori)引起的胃溃疡、通过泌尿生殖道感染的淋病、梅毒等。大量的胞外菌可通过 FAE 的 M 细胞进入肠道黏膜组织,胞外致病菌感染活化黏膜上皮细胞、DC 和 Mφ,产生的 IL-1、IL-6 和 IL-23 可诱导 Th17 细胞的分化,并活化和招募中性粒细胞;Th17 产生的 IL-22 刺激小肠潘氏细胞产生抗菌肽;革兰氏阴性菌的 LPS 可以激活 Mφ,诱导大量促炎性细胞因子和趋化因子产生,诱发高热和内毒素休克。体液免疫应答和补体在抗胞外菌感染中发挥重要作用。病原菌的 TI 和 TD 抗原均可活化 B 细胞产生抗体,抗体可通过中和作用、调理作用、激活补体等方式清除病原菌。

Notes

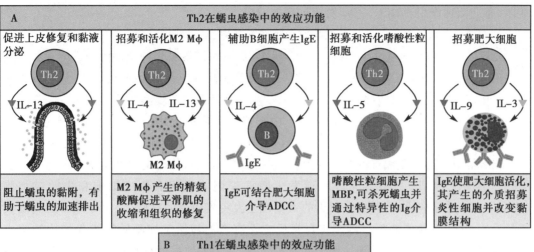

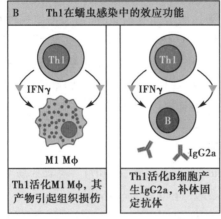

图 15-13 机体对蠕虫感染的保护性应答和病理性应答

图 A:绝大多数蠕虫诱导 CD4⁺T 细胞的保护性和病理性应答。Th2 应答倾向于保护性应答,产生一个不利于蠕虫的环境,导致寄生虫被排出并产生保护性免疫。M2 Mφ 是选择性激活的 Mφ。

图 B:如果 CD4⁺T 细胞对蠕虫的应答被极化,产生优势的 Th1 效应 T 细胞(例如被 DC 产生的 IL-12 极化),就不能清除寄生虫。Th1 应答导致寄生虫持续性感染和慢性肠内的病理学改变。M1 Mφ 是经典活化的 Mφ。

常见的胞内菌感染性疾病,例如伤寒沙门氏菌引起的食物中毒、志贺菌引起的肠道疾病、结核分枝杆菌引起的肺结核等。黏膜免疫对胞内菌的防御主要是中性粒细胞的活化,产生毒性物质和分泌防御素,胞内致病菌感染也可使 DC 产生 IL-18 和 IL-12,诱导抗原特异性的 Th1 细胞、NK 细胞和 CTL 对感染细胞的直接杀伤和分泌 IFNγ,IFNγ 使 Mφ 的过度活化,从而提高 Mφ 杀死已经摄入的病原菌的能力。

● 黏膜免疫系统的多重免疫机制参与了机体抗病毒的免疫应答

病毒感染性疾病中病毒通过黏膜表面入侵机体,例如麻疹病毒、流感病毒、SARS 病毒、肠道病毒(包括脊髓灰质炎病毒、科萨奇病毒(Coxsackie virus)、致肠细胞病变人孤儿病毒(enteric cytopathic human orphan virus,ECHO 简称埃可病毒)、新型肠道病毒等,MIS 的细胞免疫、体液免疫、补体均参与了抗病毒作用。在病毒侵入的早期,IFN-α/β 使机体呈现抗病毒状态并活化 NK 细胞,NK 细胞直接杀伤病毒感染细胞并分泌 IFNγ 活化 Mφ,分泌一系列细胞因子和趋化因子,促进 DC 成熟并启动抗病毒的适应性免疫应答,肠道 Th1 细胞产生 IFNγ 能有效地抑制肠道巨细胞病毒的复制。黏膜固有层的 CD8⁺效应性 T 细胞可有效地杀死病毒感染细胞和产生 IFNγ,在抗病毒感染的免疫防御中发挥重要作用。CD4⁺T 细胞分泌一系列细胞因子,活化 B 细胞诱导体液免疫应答,浆细胞产生大量的特异性抗体,激活

Notes

补体,通过调理作用、ADCC、CDC发挥抗病毒效应。

● 黏膜免疫系统对肠道共生菌的异常免疫应答导致炎症性肠病

炎症性肠病(inflammatory bowl disease,IBD)是一种胃肠道非特异性的肠道肉芽肿性炎症性疾病,伴有溃疡、肉芽肿、瘢痕形成和关节炎等病理变化。包括溃疡性结肠炎(ulcerative colitis,UC)和克罗恩病(Crohn's disease,CD)。其发病的免疫学主要机制为:①肠道共生菌群失调是IBD的主要免疫病理成因。由于遗传及环境变化(饮食、感染及抗生素)造成的肠道共生菌群变化可导致宿主的免疫应答异常。在遗传易感的个体中,肠道共生菌群的变化可能导致肠道黏膜屏障的完整性受损和通透性增强,使得病原菌易于穿过黏膜上皮屏障。②Th17和Th1应答异常。肠道发生菌群失调造成固有免疫细胞和T效应细胞(Th1、Th17)的异常活化,促炎性因子的大量产生及免疫耐受的打破,最终导致肠道炎症反应的发生。③Trg功能缺陷。将含有自身反应性克隆的初始T细胞转输给T细胞缺陷小鼠,这些细胞在MLN活化后到达肠道固有层,在固有层的致病性自身反应性T细胞可以引起IBD,如果转输CD4$^+$CD25$^+$Treg,IBD被阻断。这些CD4$^+$CD25$^+$Treg归巢到MLN和结肠,增殖并分泌IL-10,并与DC和自身反应性TC相互作用,抑制致病性效应T细胞的活化和功能,最终IBD治愈,CD4$^+$CD25$^+$Treg细胞与DC和致病性的效应T细胞成簇留在黏膜固有层。有关炎症性肠病情况参见窗框15-2。

窗框 15-2　炎症性肠病

炎症性肠病(Inflammatory bowel diseases,IBD)　炎症性肠病包括溃疡性结肠炎(ulcerative colitis,UC)和克罗恩病(Crohn's disease,CD)。

溃疡性结肠炎(ulcerative colitis,UC)　溃疡性结肠炎是1859年由英国伦敦的Samuel Wilks医生首先提出的。他在对一名死于腹泻和发烧的42岁妇女进行尸体解剖时发现在直肠和回肠末端透壁性溃疡性炎症,指出这是一种有别于细菌性痢疾的肠道炎症性疾病。

克罗恩病(Crohn's disease,CD)　1761年意大利病理解剖学家Giovanni Battista Morgagni等报道1例"回肠梗阻"病例,1913年苏格兰内科医生T. Kennedy Dalziel在英国内科学会报道了9例具有回肠炎、间质性空肠炎、结肠炎的病例,1923年美国肠病学家Burrill Bernard Crohn等人强调了这是一种临床和病理学上独立的疾病,主要侵犯机体远端回肠的炎症,使人们对本病有了较清晰地认识,为克罗恩病的临床病理学模式奠定了基础。1973年世界卫生组织科学组织委员会正式定名为克罗恩病(Crohn's disease,CD)。

CD的病理损伤在整个消化道均可发生,但主要累及末端回肠和邻近结肠,病变呈节段性分布,而UC只局限于结肠及直肠。IBD主要症状为腹痛、腹泻、呕吐、消瘦。

IBD由多种因素相互作用造成,包括遗传、环境及肠道菌群的改变。其发病机制可能是遗传易感者,由于外界因素使肠道共生菌群发生变化或肠黏膜损伤,激活致敏肠道淋巴细胞,导致对肠道共生菌的病理性免疫应答,出现慢性、持续的炎症性反应。目前已鉴定出160多个与IBD易感性相关的遗传位点,与300个已知基因相关。对这些基因的功能研究发现许多基因与淋巴细胞的活化,细胞因子的产生及宿主对细菌感染的反应相关。研究还发现一个NOD2、IL-10及CARD9相关的作用网络,提示IBD和参与宿主与肠道菌群相互作用的基因密切关联。

● 黏膜免疫系统对麦胶蛋白的不适免疫应答导致乳糜泻

乳糜泻(Celiac disease)是一类炎症性小肠黏膜疾病,病理改变为小肠绒毛萎缩。镜下可见小肠黏膜固有层有大量淋巴细胞与浆细胞浸润。主要表现为腹泻,典型者为脂肪泻,营养吸收不良,可伴有腹胀、腹鸣等。乳糜泻患者血液、小肠分泌物及粪便中可检测到抗麦胶蛋白抗体(IgA)。停止摄入麦粉类食物,症状缓解,3~6个月后,该抗体可以消失。乳糜泻与遗传因素有关。超过95%的病人表达HLA-DQ2等位基因,孪生兄弟的发病为10%,同卵双生者可达80%。乳糜泻的免疫学发病机制主要由针对麦粉中麦胶蛋白(gluten)的黏膜免疫应答所致:①固有层CD4$^+$T细胞对小肠上皮细胞损伤机制:麦胶蛋白产生的肽段经转谷氨酰胺酶(transglutaminase,tTG)修饰后与MHC Ⅱ类分子结合,活化麦胶蛋白特异性的CD4$^+$T细胞,CD4$^+$T细胞通过Fas-FasL途径杀死黏膜上皮细胞,同时分泌IFNγ,活化上皮细胞。②IEL对小肠上皮细胞损伤机制:麦胶蛋白产生的肽段可刺激上皮细胞上调表达MHC Ⅰ类样分子MICA和MICB,并产生IL-15。IL-15活化bIEL,并通过NKG2D受体识别MICA和MICB,释放穿孔素和颗粒酶,杀死损伤的上皮细胞,bIEL的CD8αα通过与上皮细胞表达的TL结合促进bIEL的功能。③抗tTG的自身抗体产生的机制:在乳糜泻病人体内没有对tTG特异性T细胞,但是存在抗tTG的自身抗体。tTG活化的B细胞内吞麦胶蛋白-tTG复合物,加工提呈麦胶蛋白的肽段给麦胶蛋白特异性的CD4$^+$T细胞,活化的CD4$^+$T细胞辅助B细胞产生抗tTG的自身抗体,因此乳糜泻病人有自身免疫病的特征。

● **黏膜免疫系统对食物抗原的耐受被打破引起食物过敏**

由于食物抗原对MIS的耐受被打破,食物蛋白(鸡蛋、牛奶、海产品、坚果果仁、某些药物等)触发黏膜免疫应答,多种免疫细胞参与,释放大量活性介质,引起的Ⅰ型超敏反应(见第十六章)。

● **抗生素不当使用致菌群失调引起肠道感染性疾病**

长期大量使用抗生素,可造成菌群失调,为肠道机会致病菌提供增殖环境,引起肠道感染性疾病的发生。例如*C. Difficile*梭状芽胞杆菌在正常菌群存在的环境下不能增殖,抗生素杀死大量共生菌为致病菌生长腾出了空间,使梭状芽胞杆菌获得了一个立足点,梭状芽胞杆菌增殖产生毒素,引起黏膜损伤;中性粒细胞和红细胞从损伤的部位渗漏进入到肠道,引起严重的血性痢疾(图15-14)。

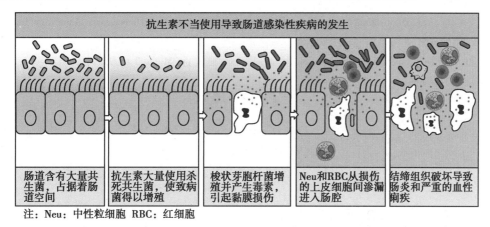

注:Neu:中性粒细胞 RBC:红细胞

图 15-14 共生菌与 MIS 的平衡打破可诱发疾病

MIS具有整体免疫系统的共性,也具有不同于其他免疫组织的特征。在机体免疫应答中所涉及的面积最大,细胞和抗原种类最多,是机体最大的免疫组织。黏膜是绝大多数病原微生物入侵机体的部位和感染的主要途径。黏膜感染性疾病在全球范围内每年造成上万名儿童的死亡,对黏膜免疫系统及其防御机制的研究,研发针对黏膜感染性疾病的有效治疗方案和预防疫苗至关重要。因此黏膜免疫研究已成为当今免疫学研究的一个备受关注且发展迅速的研究领域。

小　结

MIS 主要由分布在胃肠道、呼吸道、泌尿生殖道等黏膜组织中的免疫组织、免疫细胞、免疫分子组成,其分布特点为器官化的淋巴结构及散在的淋巴组织和细胞并存,主要抗体为 SIgA。

MIS 是机体防御外来病原微生物入侵的第一道屏障,含有机体近 50% 的淋巴组织,MIS 在肠道共生菌和食物抗原的持续刺激下处于生理性炎症状态,绝大部分淋巴细胞表现为效应细胞和记忆细胞的特性,在 MIS 中再循环并归巢至机体黏膜组织的不同部位发挥效应,表现为"共同黏膜免疫系统"的独特特征。

MIS 炎症反应和免疫负调并存,多种抑制性细胞、抑制性分子使正常黏膜组织处于抑制环境,效应和记忆淋巴细胞对无害抗原保持低应答或无应答。当病原微生物入侵打破抑制环境,使 DC 完全活化并产生特异的免疫应答,清除病原微生物,因此 MIS 在机体维持针对有害抗原的保护性免疫应答与免疫稳态之间的平衡中发挥重要的作用。而不适的免疫应答可导致肠道的病理损伤和黏膜自身免疫性疾病的发生。

（田志刚）

参考文献

1. Kenneth Murphy, Paul Travers & Mark Walport. Janeway's Immunobiology, 8th ed. , New York：Garland Science, 2011

2. Phillip D. Smith, Thomas T. MacDonald, Richard S. Blumberg. Principles of Mucosal immunology, New York：Garland Science, 2013

3. Lora V. Hooper, Dan R. Littman, Andrew J. Macpherson. Interactions Between the Microbiota and the Immune System. Science. 2012;336:1268-1273

4. Hill DA and Artis D. Intestinal Bacteria and the Regulation of Immune Cell Homeostasis. Annu. Rev. Immunol. 2010,28:623-667

5. Cerutti A, Chen K, and Chorny A. Immunoglobulin Responses at the Mucosal Interface. Annu. Rev. Immunol. 2011,29:273-293

Notes

第三篇　临床免疫学

第十六章 超 敏 反 应

适应性免疫应答可提供针对细菌、病毒、寄生虫及真菌所致感染的特异性防御。特别是,适应性免疫应答具有免疫记忆性,针对相同或相似外源性微生物或毒素的再次刺激,能够产生快速的应答反应。然而,由于某些特定原因,使机体产生的免疫应答反应过度或不适当,通常称之为**超敏反应**(hypersensitivity)。

1963 年 Coombs 和 Gell 根据反应发生的速度、发病机制和临床特征将超敏反应分为 Ⅰ、Ⅱ、Ⅲ和Ⅳ型。Ⅰ ~ Ⅲ型超敏反应由抗体介导,可经血清被动转移;而Ⅳ型超敏反应由 T 细胞介导,可经细胞被动转移。

第一节 Ⅰ 型超敏反应

Ⅰ 型超敏反应(type Ⅰ hypersensitivity)在四型超敏反应中发生速度最快,一般在第二次接触抗原后数分钟内出现临床症状,故称**速发型超敏反应**(immediate hypersensitivity)或**变态反应**(allergy)。Pirquet 提出变态反应一词,意指机体第二次接触相同抗原后,出现了不同于抗感染免疫应答的变化了的免疫应答反应。Richet 和 Portie 将因多次注射动物抗血清所引起的异常反应称为**过敏症**(anaphylaxis),以示与抗感染免疫的保护性反应(prophylaxis)相区别。1921 年 Prausnitz 应用过敏者的血清和相应的特异性抗原建立了著名的 P- K 试验,将引起过敏反应的血清中的致病因子称为反应素(reagin)。1966 年 Ishizaka 发现,并证明 IgE 抗体是介导 Ⅰ 型超敏反应的主要抗体,至此人类终于揭开了反应素的化学本质。此后,Ⅰ 型超敏反应的发病机制、特异性体外诊断方法、变应原鉴定和纯化技术,以及临床干预治疗手段等相关领域的研究均获得了快速发展。

● **变应原、肥大细胞、嗜碱性粒细胞和 IgE 介导 Ⅰ 型超敏反应**

变应原是诱发 Ⅰ 型超敏反应的始动因素 凡经吸入或食入等途径进入体内后能引起 IgE 类抗体产生,并导致变态反应发生的抗原性物质称为**变应原**(allergen)。多数天然变应原的分子量为 10 ~ 70kD 。分子量过大不能有效地穿过呼吸道和消化道黏膜,而分子量过小则难以与致敏肥大细胞和嗜碱性粒细胞膜上两个相邻的 IgE 抗体结合,使高亲和性 IgE Fc 受体(FcεR Ⅰ)间形成桥联,不能触发活性介质释放。

按照进入机体的途径分类,引起变态反应的重要变应原有吸入性变应原和食物变应原两大类。

吸入性变应原广泛存在于自然界中,预防接触吸入性变应原较难。①种类繁多的植物花粉:花粉产量大,授粉期长,质轻,颗粒小,致敏花粉多属风媒花粉。花粉的播散具有明显的区域性和季节性特点。在北美,豚草(ragweed)是主要的致敏花粉,我国北方地区秋季主要的致敏花粉是野生植物蒿属花粉。②真菌:真菌在自然界中分布极广,其孢子和菌丝等是重要的变应原。③螨:属节肢动物门蜘蛛纲,屋尘螨、粉尘螨和土内欧螨具有相同的抗原性,均可引起变态反应。每 0.1g 被褥坐巾中含屋尘螨可高达 3000 个。④上皮变应原:家养狗、猫和兔等宠物的脱落上皮、毛、唾液、尿液等已成为人类,尤其是儿童的重要变应原。⑤羽毛:衣服、被褥、枕芯、垫料、地毯、壁毯等中的鸡鸭鹅鸽等羽毛也是变应原。有文献报道农牧民、兽医、饲养员、屠宰人员、毛皮革制造业者和科研人员对动物毛、皮和排泄物的过敏较常见。⑥昆虫变应原:飘散在空气中的飞蛾、蜜蜂、甲虫、蟑螂、蚊蝇等动物的鳞片、毫毛、脱屑和排泄物可引起致敏,养蚕工人可对蛾毛、蛾尿、蚕丝和蚕尿过敏。⑦植物变应原:除上述豚草和蒿属花粉外,植物纤维如木棉和除虫菊等吸入后可引起过敏。烟草的致敏作用国内外均有报道。⑧屋尘:屋尘的成分非常复杂,它可能含有动物上皮脱屑、毛、脱落的人上皮、螨、蟑螂和昆虫的碎片及其排泄物、真菌、细菌、花粉、工业品、丝、棉、麻、尼龙、化纤等。

食物变应原存在于常见的过敏性食物中,如蛋白质含量较高的牛奶、鸡蛋、花生和坚果果仁等;海产类食物如无鳞鱼、海蟹、虾、海贝等;真菌类的食物,如各种蘑菇和竹荪等食用菌。因保鲜食品、冷藏食品及人工合成饮料日益增多,食物添加剂(染料、香料等)、防腐剂、保鲜剂和调味剂已成为一类新的重要变应原。

药物可经口服、注射和吸入等途径进入体内,少数患者用药后出现局部或全身药物过敏反应,如药疹、阿司匹林过敏性哮喘、青霉素过敏性休克等。

肥大细胞和嗜碱性粒细胞表面表达高亲和性 IgE Fc 受体介导 I 型超敏反应发生。

肥大细胞和嗜碱性粒细胞均来自髓样干细胞前体。肥大细胞可分为两种类型,一类主要分布于皮下小血管周围的结缔组织中,称为结缔组织肥大细胞;另一类主要分布于黏膜下层,称为黏膜肥大细胞。嗜碱性粒细胞主要分布于外周血中,数量较少,它们也可被招募到变态反应部位发挥作用。肥大细胞和嗜碱性粒细胞表面均具有**高亲和性 IgE Fc 受体**(FcεR I),胞质内含有类似的嗜碱性颗粒,被变应原激活后释放的生物活性介质的生物学作用也大致相同。

FcεR I 由一条 α 链、一条 β 链和两条相同的 γ 链组成。α 链为配基结合链,其胞外功能区能与 IgE Fc 段结合。β 链和 γ 链可介导信号转导,其中 β 链跨膜 4 次,N 端和 C 端均位于胞浆内,C 端含有一个免疫受体酪氨酸活化基序(ITAM),为跨膜蛋白;γ 链在胞外 N 端经二硫键相连组成二聚体,胞浆内 C 端各含一个 ITAM(图 16-1)(参见第四章)。

嗜酸性粒细胞主要分布于呼吸道、消化道和泌尿生殖道黏膜组织中,在血液循环中仅有少量存在。嗜酸性粒细胞不组成性表达 FcεR I ,有很高的脱颗粒临界阈。被抗原或某些细胞因子如 IL-3、IL-5、GM-CSF 或血小板活化因子(PAF)激活后,可表达 FcεR I ,并使表面 CR1 及 FcγR 表达增加。该变化使细胞脱颗粒的临界阈降低,导致细胞脱颗粒,释放一系列生物活性介质。生物活性介质中一类是具有毒性作用的颗粒蛋白及酶类物质,主要包括嗜酸性粒细胞阳离子蛋白、主要碱性蛋白、嗜酸性粒细胞衍生的神经毒素和嗜酸性粒细胞过氧化物酶、嗜酸性粒细胞胶原酶等,可杀伤寄生虫和病原微生物,也可引起组织细胞损伤。另一类介质与肥大细胞和嗜碱性粒细胞释放的脂类介质类似。肥大细胞、嗜碱性粒细胞和嗜酸性粒细胞特性比较见表 16-1 。

● **致敏肥大细胞表面 FcεR I 结合的 IgE 通过变应原介导产生桥联反应,促发过敏介质释放,导致 I 型超敏反应发生**

IgE 的生成和调节是发生 I 型超敏反应的关键因素 特异性 B 细胞受抗原刺激后产生的 IgE 抗体具有嗜细胞性,迅速与肥大细胞和嗜碱性粒细胞表面 FcεR I 结合,在过敏原和效应细胞间建立功能联系。IgE 的生成主要受五个因素影响,即遗传因素、接触变应原的机会、抗原的性质、Th 细胞和参与应答的细胞因子。

遗传因素与特应症的发生有关。特应症(atopy)是一类与遗传密切相关的速发型变态反应,也就是过敏性素质(体质)或对环境中常见抗原产生 IgE 抗体应答的倾向性,对变态反应性疾病的易感性。常见在一个家庭成员中高 IgE 水平**与特应症**发生之间存在相关性。与正常人相比,患者的血清 IgE 明显升高,肥大细胞数量较多,胞膜表达的 FcεR I 也较多。

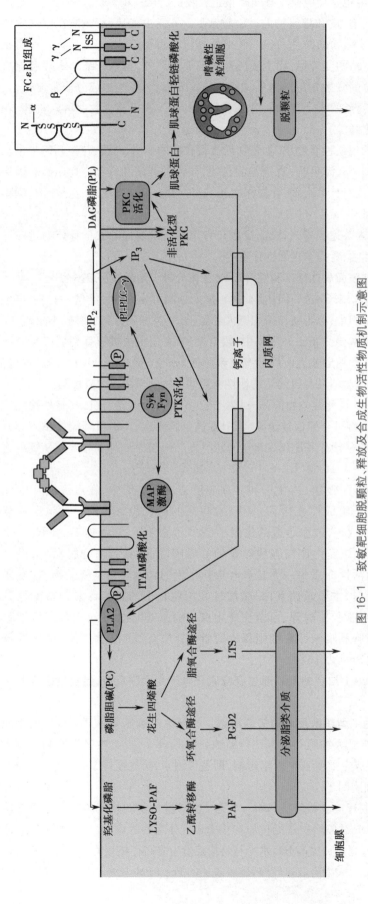

图 16-1　致敏靶细胞脱颗粒、释放及合成生物活性物质机制示意图

变应原再次进入后，与致敏肥大细胞和嗜碱性粒细胞膜表面上的 IgE 抗体结合，使膜上两个相邻近的 FcεR I 发生相互连接（桥联），启动脱颗粒，释放出颗粒中预合成的介质和合成新的介质两个同时同时平行发生的过程。FcεR I 通过 γ 链 C 端 ITAM 的磷酸化作用，使 Syk 和 Fyn 酪氨酸激酶（PTK）活化，通过以下两条作用途径诱导靶细胞脱颗粒，释放或及合成生物活性介质：①使 γ 异构型磷脂酰肌醇特异性磷脂酶 C（PI—PLCγ）活化，后者催化细胞膜磷脂酰肌醇二磷酸（PIP₂）水解，产生三磷酸肌醇（IP₃）和甘油二酯（DAG）。IP₃ 可激发胞内钙库（内质网）开放，使之轻链磷酸白，使胞浆内 Ca²⁺ 浓度升高。DAG 能与胞浆内非活化型蛋白激酶 C（PKC）结合，并在膜磷脂和 Ca²⁺ 协同作用下使之活化。活化的 PKC 作用于胞浆内肌球蛋白，使之轻链磷酸化，从而导致脱颗粒，释放组胺等生物活性介质。②使丝裂原启动蛋白（MAP）激酶活化，后者与 Ca²⁺ 协同作用可使磷脂酶 A₂（PLA₂）活化。活化 PLA₂，使膜磷脂胆碱（PC）分解产生花生四烯酸，脂氧合酶途径合成酶途径产生花生四烯酸，进而通过环氧合酶、脂氧合酶途径合成前列腺素（prostaglandins D₂，PGD₂）和白三烯（leukotrienes，LTs）；使烃基化磷脂分解生成 LYSO-PAF，后者经乙酰转移酶作用生成血小板活化因子（Platelet activated factor，PAF）

表 16-1 肥大细胞、嗜碱性粒细胞、嗜酸性粒细胞特性

特性	肥大细胞	嗜碱性粒细胞	嗜酸性粒细胞
前体细胞来源	CD34$^+$血液生成细胞	CD34$^+$血液生成细胞	CD34$^+$血液生成细胞
主要成熟部位	结缔组织	骨髓	骨髓
血循环中细胞数量	–	占血液白细胞总数的0.5%	占血液白细胞总数的2.7%
成熟细胞从血循环进入结缔组织	–	+	+
结缔组织中成熟细胞	+		+
成熟细胞增殖能力	+	–	–
生命周期	几周到数月	几天	几天到几周
生成细胞因子	干细胞因子	IL-3	IL-5
表达FcεR1	高	高	低
颗粒主要成分	组胺、肝素和或蛋白酶、硫酸软骨素	组胺、蛋白酶、硫酸软骨素	碱性蛋白、嗜酸性阳离子蛋白、水解酶

家系调查表明,特应症由常染色体显性遗传,但同一家系中的不同成员所患特应症的过敏原可以不同。它们产生高水平IgE抗体的能力可能与MHCⅡ类分子中的某些特殊位点有关。有研究报告屋尘螨特异性CD4$^+$T细胞克隆对螨的应答受HLA-DRAB1和HLA-DRAB3基因产物的限制,表明这些基因产物影响T细胞对变应原的识别。

Ⅰ型超敏反应相关基因的定位研究证明,染色体11q12~13区编码FcεRⅠ的β亚单位。5q31~33区编码一组与Th2细胞活化密切相关的细胞因子基因位点,包括IL-3、IL-4、IL-5、IL-9、IL-13和GM-CSF,通过增加IgE转换、肥大细胞增殖和嗜酸性淋巴细胞存活,促进Th2细胞活化。过敏个体的研究显示,启动能够增加IL-4表达的基因,一定伴随IgE水平的升高。

接触变应原的机会是决定特异性IgE抗体产生水平的重要因素。一般而言,反复接触某一变应原才会引起对该变应原的特应性反应。有些过敏性鼻炎或哮喘患者易地迁居后,由于地理环境的改变,避开了原居住地固有的植物花粉而使病情减轻甚至缓解。食物引起的过敏反应在婴幼儿较多见,这与婴幼儿胃肠黏膜屏障尚未成熟,致使食物蛋白质等变应原较易突破耐受机制有关。昆虫可通过螫刺、吸入、接触和食入等方式而使人致敏,其中对昆虫毒液的过敏最具重要性,如蜜蜂、黄蜂在其尾部有内含毒液的毒囊。当蜂类螫刺人体时,毒囊从尾部脱落,排毒管刺入皮肤并将毒液注入人体内。蜂毒液中引起过敏反应的蛋白质毒素主要是磷脂酶A2。而蚊、蚤、蚂蚁、臭虫等通过其唾液管将唾液排入人体皮内而引起荨麻疹、红斑等局部皮肤过敏性反应。

抗原性质和进入途径影响超敏反应的发生。以相同途径进入人体的抗原,有的引起强速发型超敏反应,有的则不能。确切原因尚不十分清楚,可能与抗原本身的特性,特别是T细胞识别表位的特性有关。有些药物如青霉素,能引起强烈的IgE抗体应答。这些药物分子与蛋白质结合,形成半抗原(药物)-载体(蛋白质)结合物,成为具有免疫原性的完全抗原。

有些蛋白质抗原与有利于IgE抗体生成的具有佐剂作用的物质天然共存,如在同一寄生虫

Notes

体内可能同时存在具有抗原和佐剂效应的不同组分。又如在接触环境中变应原时,伴有呼吸道病毒感染对总 IgE 和特异性 IgE 抗体的产生起佐剂作用。悬浮于空气中的直径小于 $1\mu m$ 的柴油废气颗粒(diesel exhaust particulates,DEP)对动物的 IgE 抗体生成起佐剂作用。流行病学研究显示 DEP 在城市空气中的浓度可高达 $2\sim5\mu g/m^2$,变态反应性鼻炎和哮喘发病率的增加与空气污染和柴油废气排放的增加相平行。

第二次接触抗原的途径与速发型反应的类型可能有关。全身性过敏反应一般与抗原直接进入血液循环有关,如昆虫毒液或药物所致的超敏反应。外源性哮喘和花粉症常由于吸入抗原所致,而荨麻疹和过敏性胃肠炎是食物变态反应的常见表现。

T 细胞决定 I 型超敏反应的发生与发展。T 细胞非依赖性抗原不能诱发 IgE 抗体的产生,B 细胞产生 IgE 抗体需要 Th 细胞辅助,IgE 抗体的类别转换取决于 Th 细胞。Th1 细胞分泌 IL-2、IFN-γ 和 TNF-α 等诱导细胞免疫应答、巨噬细胞活化、补体结合型抗体生成的关键细胞因子,Th2 细胞分泌 IL-4、IL-5、IL-6、IL-9、IL-10 和 IL-13 等在抗体形成及超敏反应过程中发挥作用的细胞因子,Th1 和 Th2 细胞之间通过细胞因子互相调节。超敏反应与变应原特异性 Th1 和 Th2 细胞平衡失调有关,表现为 **Th2 细胞反应性过强**。研究显示过敏者的应答局部 T 细胞数量增加,并表达高水平的 Th2 型细胞因子和受体(IL-4、IL-5、IL-13、IL-4R、IL-5R),出现一个 Th2 细胞高反应状态。如果反复发作并发慢性炎症损伤时,Th2 型细胞因子表达升高的同时,Th1 型细胞因子 IFN-γ 表达也随之升高。经治疗缓解后,患者外周血单个核细胞的 Th2 型细胞因子表达水平和局部变应原特异性 T 细胞数量下降。

肥大细胞与 Th2 细胞相似,能够分泌 IL-4 和 IL-5,但不分泌 IFN-γ 和 IL-2。GM-CSF、IL-3、IL-4、IL-9 和组胺释放因子(histamine releasing factors,HRFs)等能影响肥大细胞数目、活化状态,以及调控作用于组胺等介质释放的细胞因子的表达,可使变态反应加重。肥大细胞表达 TLRs,TLRs 激活剂可直接或间接诱导肥大细胞释放细胞因子、趋化因子和炎症性介质,参与过敏性疾病的炎症过程。肥大细胞通过 CD40L-CD40 信号途径增强 B 细胞表达 IgE,提高机体对过敏原的敏感性。

近年的研究发现 Treg 细胞和 Th17 细胞参与哮喘发病机制中气道炎症和高反应性。哮喘患者 Treg 细胞数量和功能均下调,痰液、支气管肺泡灌洗液中 IL-17 的 mRNA 和蛋白水平表达增加,气道组织有 Th17 细胞浸润,Th17 细胞分泌的 IL-17 和 IL-22 浓度与 Th1 和 Th2 型细胞因子的浓度呈负相关,输入正常 $CD4^+CD25^+Foxp3^+$ T 细胞可减轻支气管黏膜局部的炎症反应(参见窗框 16-1)。

细胞因子调节 IgE 的生成和免疫应答的模式。细胞因子调控 Ig 的类别转化,在不同细胞因子的参与下,B 细胞生成 IgG、IgM、IgA、IgD 和 IgE 不同类型免疫球蛋白。IL-4 是十分重要的 B 细胞功能调控因子,参与 Ig 生成和类别转换的全过程。**IL-4 是生成 IgE 的重要因子**,其他细胞因子的参与能够促进 IgE 向其他 Ig 类别转换。**IL-4 能够促进 IgE 合成,IFN-γ 能够抑制 IL-4 诱导的 IgE 表达**,二者相互制约的平衡调节是 IgE 合成的重要决定因素。特应症患者有较多产生 IL-4 的变应原特异性 T 细胞,能分泌较多 IL-4。IL-4 能在 mRNA 水平上抑制 IFN-γ、IL-1、TNF-α 和 PGE2 的产生,进而阻断这些细胞因子对 IgE 合成的抑制作用。

除 IL-4 外,单核细胞、B 细胞、内皮细胞和 T 细胞产生的 IL-6 也能增加 IgE 的合成,IL-6 可能为增加 IgE 合成提供了一类非特异性信号。IL-3 和 IL-5 对 IL-4 诱导的 IgE 合成具有协同作用。IL-10 和 TGF-β 能抑制 T 细胞产生 IFN-γ,间接地上调了 IgE 合成。然而,在整体的宏观网络调控中,IL-10 和 TGF-β 更多的是表现出对炎症应答和气道高反应性的抑制作用。近年来的研究也关注了 IL-13、IL-18 在超敏反应迟发相伴随的炎症损伤和抗寄生虫感染应答中的重要作用。

NK 细胞刺激因子 IL-12 是已知的由 B 细胞产生的 IL 中,对人 T 细胞和 NK 细胞的增殖、细

Notes

胞毒性和淋巴因子的产生有直接调节作用的细胞因子,是 IgE 抗体合成的强抑制剂。IL-12 可通过诱导 T 细胞和 NK 细胞增加 IFN-γ 合成途径抑制 IgE 合成;通过非 IFN-γ 依赖的途径使 IgE 合成下降或通过 Ig 类别转换因子样作用下调 IgE 合成。IL-12 很小的剂量就能显示很强的生物学效应,在 I 型超敏反应性疾病的防治中可能具有潜在的应用前景。

有研究表明,调节性 T 细胞也与 I 型超敏反应有关(参见窗框 16-1)。

窗框 16-1 卫生学假说、调节性 T 淋巴细胞与 I 型超敏反应

流行病学研究显示,I 型超敏反应的发病率发达国家高于不发达国家,不发达国家的发达地区高于卫生条件较差的偏远落后地区,据此提出了"卫生学假说"(hygiene hypothesis)。该假说认为,在人群的基因组未发生变化的情况下,过去 50 年中 I 型超敏反应的发病率显著增加,环境因素起了重要作用。随着疫苗、抗生素的应用以及卫生条件的改善,人群中微生物暴露水平及感染性疾病发病率下降,导致免疫系统 Th1/Th2 平衡失调,特异性 Th2 细胞、Th2 类细胞因子(IL-4、IL-5、IL-9、IL-10、IL-13 等)以及 Th2 相关趋化因子(TARC、MDC)增加,导致了特应症和哮喘的发生。

近年研究认为,幼儿时期发生感染机会与黏膜免疫耐受形成和抑制 I 型超敏反应发生密切相关,调节性 T 淋巴细胞(Treg)在相关机制中扮演重要作用。肠道旁氏淋巴组织中的 $CD4^+CD25^+Foxp3^+$ Treg 表达 CD152(CTLA-4),通过细胞与细胞接触抑制效应 T 细胞,表达 IL-10 和 TGF-β 抑制性细胞因子,通过内分泌和旁分泌方式抑制效应 T 细胞参与维持机体内环境稳定。过敏性哮喘患者的 $CD4^+CD25^+$ Treg 细胞对 $CD4^+CD25^-$ T 细胞增殖的抑制作用减弱,发病期患者 $CD4^+CD25^+$ Treg 的免疫抑制功能下调更显著。另有学者报告,$CD4^+CD25^+$ Treg 对 T 细胞增殖和 IFN-γ 的产生有着正常的抑制作用,但对 Th2 应答的抑制作用减弱。

高亲和力 IgE Fc 受体是介导 I 型超敏反应的重要膜分子 IgE 重链 Fc 段受体(FcεR)有两类,第一类称为高亲和力 IgE 受体,以 FcεR I 表示;第二类为低亲和力 IgE 受体,以 FcεR II 表示。它们均能与 IgE 结合,但两者的表达细胞、分子结构和生物学功能均不同。FcεR I 存在于肥大细胞和嗜碱性粒细胞膜表面,在 I 型超敏反应中发挥重要作用。当变应原通过膜结合的 IgE 或抗 FcεR I 抗体直接作用,使这些细胞膜上相邻的两个 FcεR I 桥联,则引发一系列生化反应继而释放诸如组胺等各种与变态反应和炎症有关的生物学活性物质。有报道人皮肤中的朗格汉斯细胞上也表达有 FcεR I。

肥大细胞和嗜碱性粒细胞膜上有大量 FcεR I,每个肥大细胞表面 FcεR I 的数目约 4 万~10 万。呼吸道和胃肠道黏膜及特异性反应的局部皮肤内均有大量肥大细胞。初次应答产生的 IgE 抗体与细胞膜表面 FcεR I 高亲和力地结合,使肥大细胞和嗜碱性粒细胞致敏,这时如不再接触相应的变应原则不会出现任何临床症状。一旦再次接触了相应变应原,则变应原与致敏肥大细胞和嗜碱性粒细胞膜表面上的 IgE 抗体结合,从而使膜上两个相邻近的 FcεR I 发生相互连接(桥联)。FcεR I 桥联后触发细胞内的一系列生物化学反应和细胞外 Ca^{2+} 内流,启动细胞脱颗粒释放出颗粒中预合成的介质和合成新的介质两个同时平行发生的过程。作用机制如图 20-1 所示,交联聚集 FcεR I 通过 γ 链 C 端 ITAM 的磷酸化作用,使 Syk 和 Fyn 酪氨酸激酶(PTK)活化,通过:①γ 异构型磷脂酰肌醇特异性磷脂酶 C(PI-PLCγ)信号链活化,使胞浆内肌球蛋白轻链磷酸化,从而导致脱颗粒、释放组胺等生物活性介质;②活化丝裂原启动蛋白(MAP)激酶信号通路,使膜磷脂胆碱(PC)分解产生花生四烯酸,进而通过环氧合酶、脂氧合酶途径合成前列腺素 D2(prostaglandins D2,PGD2)和白三烯(leukotriene,LT);使烃基化磷脂分解生成 LYSO-PAF,后者经乙酰转移酶

Notes

作用生成血小板活化因子(platelet activated factor,PAF)。

FcεR Ⅱ又称为CD23,是一种C型凝集素,在结构上与FcεRI不相关。在B细胞、活化的T细胞、单核细胞、嗜酸性粒细胞、血小板、滤泡树突细胞以及一些胸腺上皮细胞表达,对IgE抗体水平的调节起重要作用。抗原提呈细胞表达的FcεR Ⅱ可以捕获变应原-IgE复合物,增强机体对变应原的特异性应答,敲除FcεR Ⅱ基因的小鼠则不会出现这一现象。

Ⅰ型超敏反应的介质诱导产生血管通透性增强、腺体分泌增加、平滑肌痉挛等病理改变
肥大细胞等参与Ⅰ型超敏反应的细胞释放的介质按其作用方式可归成三类:一是具有**趋化活性的物质**,包括中性粒细胞趋化因子(neutrophil chemotactic factor,NCF)、过敏性嗜酸性粒细胞趋化因子(eosinophil chemotactic factor,ECF-A)和LTB4,其作用是将中性粒细胞等炎症细胞吸引到肥大细胞活化应答的部位;二是**致炎物质**,包括组胺、PAF、类胰蛋白酶和激肽原酶,它们引起血管舒张、水肿和组织损伤;三是**致痉挛物质**,包括组胺、PGD2、LTC4和LTD4,它们直接引起支气管平滑肌痉挛(表16-2)。

组胺与靶细胞上的特异性受体结合,组胺受体有H1、H2和H3三种,很多种类的细胞均有组胺受体。

前列腺素D2、白三烯和血小板活化因子这三类新合成的介质均为脂类介质。

PGD2与平滑肌细胞上的受体结合,是血管扩张剂和支气管收缩剂。阿司匹林和其他非甾体类抗炎药能通过抑制环氧合酶作用途径阻断PGD2合成。

表16-2　肥大细胞源性介质的作用

作用方式	介质名称	合成方式	效应
趋化	NCF	预合成	中性粒细胞
	ECF-A	预合成	嗜酸性粒细胞
	LTB4	新合成	单核细胞
			嗜碱性粒细胞
致炎	组胺	预合成	血管舒张和血管通透性
	PAF	新合成	形成小血栓
	类脂蛋白酶	预合成	蛋白水解酶活化C3
	激肽原酶	预合成	作用于激肽→血管舒张→水肿
致痉	组胺	预合成	致痉剂使支气管平滑肌收缩、黏膜水肿和黏液分泌
	PGD2	新合成	
	LTC4	新合成	
	LTD4	新合成	

注:LTs:白三烯;PGD2:前列腺素D2;PAF:血小板活化因子;NCF:中性粒细胞趋化因子

肥大细胞产生的LT与平滑肌细胞上的特异性受体结合,引起长时间的支气管收缩。若注入皮内,则产生长时间的红肿反应。LT在速发型超敏反应的迟缓相反应(4~6小时出现反应)中起重要作用,是引起支气管收缩的主要介质。至今尚无能阻断人花生四烯酸5-脂氧合酶途径代谢的抑制药,阿司匹林由于能够抑制环氧合酶途径、增强5-脂氧合酶途径,产生更多的LT而使哮喘病情加重。

PAF主要由嗜碱性粒细胞产生,具疏水性,在胞浆内可被酶迅速破坏。PAF有直接收缩支气管的作用,引起内皮细胞退缩和松弛血管平滑肌。PAF在Ⅰ型超敏反应的迟缓相中能激活炎症细胞。

Notes

细胞因子作为功能相关细胞活化后合成、释放的免疫应答调质,参与超敏反应已经得到广泛实验证明。肥大细胞能产生 TNF-α、IL-1、IL-4、IL-5、IL-6 和各种集落刺激因子(colony-stimulating factors,CSF)如 GM-CSF 和 IL-3。IgE 介导肥大细胞活化时释放的细胞因子主要与迟缓相反应有关,速发型超敏反应的迟缓相(late phase reaction)与迟发型超敏反应的炎症相(inflammatory phase)之间的主要区别是细胞因子的来源。前者经 IgE 传递,由肥大细胞介导;而后者由 T 细胞传递,T 细胞直接分泌相关的细胞因子。

除抗原与致敏肥大细胞、嗜碱性粒细胞表面 IgE 抗体结合使 FcεRⅠ桥联而引起脱颗粒释放介质的经典机制外,尚有其他非过敏原因素也能引起脱颗粒和释放出介质。如过敏毒素 C3a 和 C5a、蜂毒素(mellitin)以及合成的 ACTH、可待因和吗啡等均能直接引起肥大细胞脱颗粒。植物凝集素(lectin)通过与 IgE 分子上的受体结合使 IgE 交联而引起脱颗粒,以及 IL-18 诱导非抗原特异性的肥大细胞应答。近年来,非抗原特异性因素介导的肥大细胞释放生物活性物质的病理生理机制已经受到关注。

● **花粉症、支气管哮喘、特应性皮炎和食物过敏为Ⅰ型超敏反应常见的疾病**

Ⅰ型超敏反应性疾病涉及皮肤、呼吸道、耳鼻咽喉、眼、消化道、血液系统、神经系统和循环系统等多个系统的百余种疾病,本章仅对该型常见病中的花粉症、支气管哮喘、特应性皮炎和食物过敏作一简介。

花粉症即枯草热,也称变态反应性鼻炎,主要因吸入植物花粉致敏引起,因此具有明显的季节性和地区性分布特点。流行病学调查显示该病发病率约为人群的 10%,临床表现主要为鼻塞、流鼻涕和打喷嚏,检查可见鼻黏膜苍白水肿、眼结膜充血等。根据症状及花粉浸液皮肤试验结果诊断并不困难。抗组胺药能显著控制临床症状,也可在鼻、眼局部应用类固醇和肥大细胞稳定剂如色甘酸钠等药物。花粉季节前脱敏治疗常能收到较好效果。

支气管哮喘是变应原或其他因素引起的支气管高反应状态下出现的广泛而可逆的气道狭窄性疾病。好发于儿童和青壮年,有明显家族史。反复发作、病程迁延、并发症较多。我国的发病率约 2%~5%,是儿科和内科重要的呼吸道疾病。发达国家的发病率高于发展中国家,且有逐年增加趋势。引发哮喘的因素十分广泛复杂,吸入性和食入性变应原以及感染,特别是呼吸道病毒感染均为哮喘发生的重要原因。主要病理变化是小支气管平滑肌挛缩,毛细血管扩张、通透性增加,小支气管黏膜水肿、黏膜腺体分泌增加、黏液栓形成,因而气道变窄。患者感觉胸闷、呼吸困难,哮喘持续状态是非常凶险的情况,美国每年因哮喘死亡约 2000~3000 例。哮喘的临床症状和病理生理变化主要是 LTs 和组胺的生物学作用所致。支气管哮喘的分型、鉴别诊断、防治和预后的研究已取得很大进展,但仍有大量问题有待解决。

特应性皮炎也称异位性皮炎,是常见的皮肤变态反应性疾病,约 70% 患者有阳性家族史。患者血清 IgE 水平升高,病变以皮疹为主,特点是剧烈瘙痒。急性期的病理改变是细胞间质水肿和上皮内疱疹形成,真皮浅层可有水肿,血管扩张和淋巴细胞、嗜酸性粒细胞浸润。亚急性期表皮内有小疱和角化现象,有大量淋巴细胞浸润。慢性特应性皮炎主要表现表皮角化和增生、皮肤增厚、苔藓化、血管周围大量炎性细胞浸润,常有色素沉着。皮疹好发于肘窝、腘窝、颈部和面部。此病可分婴儿型、儿童型和成人型。婴儿的特应性皮炎也称婴儿湿疹,多在生后 4~6 个月发病,病变有渗出型和干燥型两种。儿童型多见于 4~10 岁,病变较局限化,以四肢屈侧为主。皮损表现有痒疹型和湿疹型两种。成人型多在青年期发病,表现为泛发的融合的扁平丘疹,病损皮肤增厚和苔藓化。特应性皮炎对理化等刺激异常敏感。大多患者间歇发作,冬季易复发。诊断主要依据典型的皮肤表现和阳性家族史。

食物过敏反应一般临床症状出现于进食后数分钟至 1 小时,表现为口周红斑、唇肿、口腔疼痛、舌咽肿、恶心、呕吐和风团样皮疹等,严重者可伴有腹泻,哮喘,甚至过敏性休克。引起幼儿

Notes

过敏的常见食物为鸡蛋、牛奶、海鲜、鱼和坚果等。

● **Ⅰ型超敏反应的实验室诊断主要为变应原皮试和特异 IgE 测定**

体内特异性诊断　利用标准化的变应原溶液作皮肤试验,其中有贴斑试验(patch test),抓伤试验(scratch test),点刺试验(prick test),皮内试验(intradermal test 或 intracutaneous test),眼结膜试验(conjunctional test)等。必须注意的是,Ⅰ型超敏反应性疾病的患者是一类过敏体质人群,过敏原直接进入机体具有一定危险,试验过程需在医生的监护下进行(参见窗框 16-2)。

窗框 16-2　P-K 试验(P-K test)

　　Prausnitz 博士的好友 Kustner 博士是对鱼类食物的过敏者,但其本人是对鱼类食物没有过敏反应的正常人。1921 年 Prausnitz 博士将对鱼过敏者 Kustner 博士的血清注入自己的前臂内,48 小时后再将鱼提取液注入相同位置,结果在注射局部很快出现红晕和风团反应。这一实验被后人命名为 P-K 试验。

　　后来研究表明,P-K 试验免疫学原理如下:过敏者血清中存在的抗原特异性 IgE,经被动转移致正常人体内后,与局部肥大细胞结合,使正常人的肥大细胞致敏;当注入特异性抗原后,与致敏肥大细胞表面的 IgE 结合,介导局部肥大细胞释放相应的活性介质,诱发Ⅰ型超敏反应。

　　生物学意义:①证明了Ⅰ型超敏反应是由体液中的免疫活性物质介导,可经患者血清被动转移给正常人;②依据这一原理在临床中建立了皮肤过敏实验广泛应用于临床,为判断个体对某一抗原是否过敏或确定某一过敏者对何种抗原过敏提供了可靠的检测手段。

体外血清特异性 IgE 和总 IgE 检测　目前检测方法常用酶联免疫吸附试验(ELISA)。血清 IgE(sIgE)测定是体外检测变应原特异性 IgE 的重要手段,避免了过敏原直接进入机体的危险,试验的灵敏度及特异性都很高,特别是对花粉、螨类、宠物皮屑、牛奶、鸡蛋、坚果等变应原的 sIgE 测定,灵敏度和特异度都可在 90% 以上,甚至可接近 100%。应该注意变应原有明显的地域性,使用的变应原有进口产品,生产国的变应原与我国的不一定完全符合。外国很普遍的变应原如豚草,在我国并不多见。我国很常见的变应原如篝草,国外也不常见。此外,植物还大量存在同属不同种现象。如我国皮试抗原常用产黄青霉(*Penicillium chrysogenum*),但 sIgE 测定时所用的是特异青霉(*Penicillium notatum*),这些都可能造成皮试与 sIgE 结果不一致。某些小分子的变应原(半抗原)sIgE 测定的灵敏度不高,如青霉素降解物,如果不能检测出针对这些变应原的特异性 sIgE,并不能除外过敏的可能性。

● **预防和治疗Ⅰ型超敏反应的主要措施为变应原特异性脱敏、控制抗原抗体反应和控制生物活性介质释放**

预防和治疗Ⅰ型超敏反应主要有以下措施:

一是明确变应原、进行特异性脱敏治疗

采用异种免疫血清的脱敏治疗:应用特异性抗蛇毒血清治疗毒蛇咬伤患者是机制明确的特异性治疗方法,一般注射抗血清 4～6 小时后患者临床症状逐步缓解。对抗毒素皮试阳性但又必须使用者,可采用小剂量多次注射方法进行脱敏治疗。其作用机制可能是小剂量变应原进入体内与有限的致敏靶细胞作用后,释放的生物活性介质较少,不足以引起严重的临床症状,同时介质作用时间短、无累积效应。因此短时间小剂量多次注射变应原(免疫血清)可使体内致敏靶细胞分期、分批脱敏,以致最终解除致敏状态。此时再应用大剂量(治疗剂量)抗毒素血清就不会发生严重过敏反应。但此种脱敏是暂时的,经一定时间后机体又可重新被致敏。

Notes

采用小剂量多次注射变应原进行特异性脱敏治疗：对已查明变应原如花粉、尘螨等的特应征患者，可采用小剂量、间隔较长时间，反复多次皮下注射相应变应原的方法进行特异性脱敏治疗。其作用机制可能是：①通过改变抗原进入途径，诱导 IgE 抗体发生类别转换，产生大量特异性 IgG 类抗体，降低 IgE 抗体应答；②变应原特异性 IgG 类抗体可通过与变应原结合，影响或阻断变应原与致敏靶细胞上的 IgE 结合，因此，这种 IgG 抗体又称**封闭抗体**。

二是采用药物防治，抑制生物活性介质合成和释放、拮抗其效应并改善效应器官反应性

采用抑制生物活性介质合成和释放的药物：①阿司匹林为环氧合酶抑制剂，可抑制前列腺素等介质生成。②色甘酸钠可稳定细胞膜，阻止致敏肥大细胞和嗜碱性粒细胞脱颗粒释放生物活性介质。③肾上腺素、异丙肾上腺素和前列腺素 E 可通过激活腺苷酸环化酶促进 cAMP 合成，使胞内 cAMP 浓度升高；甲基黄嘌呤和氨茶碱则可通过抑制磷酸二酯酶阻止 cAMP 分解，使胞内 cAMP 浓度升高。两者殊途同归，均可抑制靶细胞脱颗粒、释放生物活性介质。

采用生物活性介质拮抗药物：这类药物主要包括：苯海拉明、氯苯那敏、异丙嗪等抗组胺药物，可通过与组胺竞争结合效应器官细胞膜上组胺受体而发挥抗组胺作用；阿司匹林为缓激肽拮抗剂；多根皮苷酊磷酸盐对 LTs 具有拮抗作用。

采用改善效应器官反应性的药物：肾上腺素不仅可解除支气管平滑肌痉挛，还可使外周毛细血管收缩升高血压，因此在抢救过敏性休克时具有重要作用。葡萄糖酸钙、氯化钙、维生素 C 等除可解痉外，还能降低毛细血管通透性和减轻皮肤与黏膜的炎症反应。

三是尝试新型免疫疗法

在认识 IgE 介导 I 型超敏反应和有关 IgE 生成调控机制的基础上，人们试图应用下述一些免疫新方法对 I 型超敏反应进行治疗：①人源化抗-IgE Fc 单克隆抗体已经进入临床治疗，可以降低机体对抗原的敏感性，显著减少哮喘患者急性期的发病。该抗体针对 IgE 分子与 Fcε R I 的结合部位，能够与循环中游离的 IgE 结合，竞争性阻止 IgE 与肥大细胞和嗜碱性粒细胞表面 Fcε R I 结合。②将起佐剂作用的 IL-12 等分子与变应原共同使用，可使 Th2 型免疫应答向 Th1 型转换，下调 IgE 的产生。③用编码变应原的基因与 DNA 载体重组制成 DNA 疫苗进行接种，可成功诱导 Th1 型应答。④重组可溶性 IL-4 受体（sIL-4R）与 IL-4 结合，阻断其生物学效应，降低 Th2 细胞的活性，减少 IgE 抗体的产生。⑤经口摄入 BCG 等具有广泛免疫活性的非特异性抗原，诱导黏膜免疫调节功能，促进 IgE 抗体的类别转换和 Treg 细胞的功能上调。

第二节 II 型超敏反应

II 型超敏反应（type II hypersensitivity）是由 IgG 和 IgM 类抗体与靶细胞表面抗原结合后，通过募集和激活炎症细胞及补体系统所致的以细胞裂解和组织损伤为主的病理性免疫反应。因此，II 型超敏反应又称**抗体依赖的细胞毒超敏反应、溶细胞型或细胞毒型超敏反应**。参与 II 型超敏反应的抗体能与自身抗原或与自身抗原有交叉反应的外来抗原特异性结合，或以游离形式存在于血液循环中。抗体、补体、巨噬细胞和 NK 细胞均参与该型反应，累及的靶细胞主要是血细胞和某些组织细胞成分。

● **抗体与血液细胞上相应抗原结合引发组织细胞损伤**

II 型超敏反应最常见的形式是由直接针对组织或细胞表面抗原的特异性 IgG、IgM 抗体所引起，抗体与细胞表面抗原结合，激活补体进而导致细胞崩溃死亡、组织损伤或功能异常。参与 II 型超敏反应的抗原、抗体及组织损伤机制分述如下：

抗原 II 型超敏反应中的靶细胞主要是**血液细胞，白细胞、红细胞和血小板**均可成为反应的攻击目标。**肺基底膜和肾小球毛细血管基底膜**由于特殊的解剖学结构也是常见的

Notes

损伤部位。

机体产生针对细胞表面抗原或组织抗原的抗体原因可能有:①同种异型抗原或抗体的输入:同种不同个体间血型不匹配的输血引起的输血反应以及母子间因 Rh 或 ABO 血型不符所致的新生儿溶血症是典型的例子。②感染:病原微生物特别是病毒感染可导致自身细胞或组织抗原的抗原性改变,致使机体将它们视为外来物发生免疫应答;有些病原微生物与自身组织抗原有交叉反应性,如有的链球菌株细胞壁与人肺泡基底膜及肾小球毛细血管基底膜具有交叉抗原性,因此抗链球菌的抗体也能与肺、肾组织中的交叉抗原结合并引起损伤。③药物:多数药物为半抗原,它们可吸附在血细胞表面,成为具有免疫原性的新抗原被机体免疫系统识别。④免疫耐受机制的破坏:因物理、化学、生物、外伤等因素致使机体对自身组织的免疫耐受机制受到破坏,从而产生了抗自身抗原的抗体。

抗体　介导Ⅱ型超敏反应的抗体主要属 **IgG** 和 **IgM** 类,是针对自身细胞或组织抗原的,因此多为自身抗体。IgM 为五聚体,能最有效地结合抗原、激活补体和介导吞噬作用。IgG 的 CH2 和 IgM 的 CH4 功能区均有与 C1q 结合的位点。

抗体引起靶细胞或组织损伤的主要机制为:①补体介导的细胞溶解:IgM 或 IgG 类自身抗体与靶细胞的抗原特异性结合后,激活补体的经典途径,形成膜攻击复合物直接引起靶细胞的膜损伤,细胞溶解死亡。②炎症细胞的募集和活化:在抗体应答的局部由于补体活化产生的过敏毒素 C3a 和 C5a 对中性粒细胞和单核细胞(Mφ)具有趋化作用,因此常可见有这两类细胞的聚集。活化的中性粒细胞和 Mφ 产生水解酶和细胞因子等而引起细胞或组织损伤。③**覆盖有抗体的靶细胞被吞噬**:吞噬细胞表面表达 IgG Fc 受体,IgG 抗体与靶细胞结合后通过 Fc 受体介导吞噬细胞对靶细胞的吞噬。如自身免疫性溶血性贫血时,机体产生了抗自身红细胞的抗体,被自身抗体结合和调理的红细胞易于被肝脏和脾脏中的 Mφ 所吞噬,红细胞减少引起贫血。④**依赖抗体的细胞介导的细胞毒作用**(ADCC):覆盖有低浓度 IgG 抗体的靶细胞能通过细胞外非特异性杀伤机制,包括被非致敏淋巴网状细胞非特异性地杀伤。因淋巴网状细胞表面有能与 IgG Fc 的 CH2 和 CH3 功能区结合的特异性受体,这种杀伤作用称为 ADCC。吞噬的和非吞噬的髓样细胞以及 K 细胞均有 ADCC 活性。如人单核细胞和 IFN-γ 活化的中性粒细胞可通过 FcγR Ⅰ 和 FcγR Ⅱ 杀伤覆盖有抗体的肿瘤细胞,而 NK 细胞则通过 FcγR Ⅲ 杀伤靶细胞。ADCC 机制中效应细胞与靶细胞间的接触十分重要,细胞松弛素 B 因干扰细胞的移动而能抑制 ADCC 反应。聚合 IgG 因 Fc 段牢固地结合,进而阻断效应细胞与靶细胞表面上的抗体相互作用,抑制 ADCC 反应。在体外,嗜酸性粒细胞能杀伤覆盖有 IgG 或 IgE 抗体的血吸虫幼虫。ADCC 在体内的作用如何尚待阐明,但这种细胞毒机制对寄生虫和实体瘤等难以通过吞噬方式杀伤的靶细胞而言可能有积极意义。抗细胞表面受体、抗激素、抗交叉抗原等自身抗体也具有重要致病作用。

● **Ⅱ型超敏反应可导致多种疾病**

一是针对同种异型抗原的Ⅱ型超敏反应导致输血反应、新生儿溶血及移植排斥反应

输血反应:ABO 血型是人红细胞膜上最主要的抗原系统。AB 型血的人带有 A 和 B 基因,其红细胞表面表达 A 和 B 抗原。O 型血的人没有 A 和 B 基因,故只合成 H 物质。A 型血的人血清中有天然抗 B 抗体,B 型血的人有抗 A 抗体,而 O 型血的人有抗 A 和抗 B 抗体。这些同族血细胞凝集素一般为 IgM 类抗体,供血者与受血者间血型不符,则红细胞与同族血细胞凝集素结合,激活补体,红细胞被破坏出现溶血、血红蛋白尿等临床表现。结合了同族血细胞凝集素的红细胞也可被吞噬细胞吞噬消灭。母子间 ABO 血型不符引起的新生儿溶血症在我国并不少见,病情虽较轻,但至今尚无有效的预防措施。

新生儿溶血症:Rh 血型是一重要的抗原系统,其中 RhD 抗原最重要。如果母亲为 Rh 阴性,胎儿为 Rh 阳性情况下,在首次分娩时胎儿血细胞进入母体,诱导母亲免疫系统产生了以 IgG 类为主的抗 Rh 抗体。当再次妊娠时,抗 Rh 抗体经胎盘进入胎儿体内,与胎儿红细胞膜上的 RhD

Notes

抗原结合,溶解破坏红细胞。分娩后 72 小时内给母体注射抗 RhD 血清或进行血浆置换能成功的预防 Rh 血型不符所引起的溶血症(详见第十七章)。

移植排斥反应:器官移植后的排异反应是受者的淋巴细胞针对供者同种异型抗原发生的免疫应答,细胞免疫和体液免疫在排斥反应的不同时段发挥作用。超急性排斥反应为受者体内预存的抗体所介导,抗体与血管内皮表面上的抗原结合,可引起血小板黏附、血栓形成、移植物缺血功能丧失。急性期和慢性期主要是针对移植抗原的细胞免疫应答,前者通过直接识别机制由供者的抗原提呈细胞激活受者的 T 细胞,后者通过间接识别机制由受者的抗原提呈细胞激活受者的 T 细胞,生成 CTL 对移植物产生直接细胞毒性攻击(详见第二十章)。

二是自身抗原相关的 II 型超敏反应是多种自身免疫病的发病机制

自身免疫性溶血性贫血:患者体内产生了抗自身红细胞的抗体,主要为 IgG 类。引起红细胞溶血的主要机制包括通过激活补体经典途径,形成膜攻击复合体直接溶解红细胞;通过补体介导的调理作用,覆盖有 IgG 抗体和 C3b 的红细胞被肝脾中的吞噬细胞吞噬消化。引起红细胞溶解的自身抗体有温抗体和冷抗体两类,它们分别在 37℃ 和 20℃ 以下发挥作用。

肺出血肾炎综合征:即 Goodpasture 综合征,是由针对 IV 型胶原的自身抗体引起的以肺出血和严重肾小球肾炎为特征的疾病。自身抗体与肺泡和肾小球毛细血管基底膜中 IV 型胶原结合,并在局部激活补体和中性白细胞,在攻击靶抗原的同时,损伤邻近的血管内皮细胞。显微镜下可见组织坏死、白细胞浸润及抗体和补体沿基底膜呈线状沉积。

自身免疫性受体病:为抗细胞表面受体的自身抗体与相应受体结合导致细胞功能紊乱,但无炎症现象和组织损伤。细胞功能的异常可以表现为受体介导的对靶细胞的刺激作用,也可表现为抑制作用。

甲状腺功能亢进又称为 Graves 病,是抗体介导受体产生刺激性作用的一个例子。患者产生抗甲状腺上皮细胞表面甲状腺刺激激素(thyroid-stimulating hormone,TSH)受体的自身抗体。TSH 由垂体细胞生成,生理功能是刺激甲状腺上皮细胞产生甲状腺素。自身抗体与 TSH 受体结合产生的作用与 TSH 本身相同,因而导致垂体对甲状腺上皮细胞释放甲状腺素的调节失控,甚至在无 TSH 存在的情况下也能产生过量甲状腺激素,出现甲状腺功能亢进。Roitt 称这种刺激型超敏反应为 V 型超敏反应,但多数人认为它是 II 型超敏反应的一种特殊表现形式。

重症肌无力是抗受体抗体介导器官功能受抑制的疾病。80% 以上患者有针对神经-肌肉突触后膜上乙酰胆碱受体的抗体,补体参与发病过程。神经-肌肉传导障碍导致渐进性骨骼肌无力,主要累及眼轮匝肌、表情肌和呼吸肌等频繁收缩的肌肉。临床表现为晨轻暮重、活动后加重、休息可减轻,部分患者可伴有胸腺肿瘤。病理可见因受体内吞和胞内的降解,受体数目减少。

胰岛素抗性糖尿病是抗受体抗体阻断受体与配体结合,进而抑制器官功能的疾病。有些对胰岛素治疗无反应的糖尿病患者血清中检测到抗胰岛素受体的自身抗体。自身抗体与胰岛素受体结合后,阻断了胰岛素与其受体结合的正常途径。因此,患者临床表现为对胰岛素补充治疗不敏感。

交叉反应性抗原的抗体所致的疾病:急性风湿热是针对与自身蛋白质有交叉反应的外来抗原的抗体所致疾病的最好例子。溶血性链球菌细胞壁蛋白质与人心肌细胞有交叉抗原。溶血性链球菌感染诱导机体产生的针对细菌成分的抗体与心肌细胞上的交叉抗原结合而引起心肌损伤,导致心脏瓣膜损伤、心内膜炎和心肌炎。

三是 II 型超敏反应与某些药物反应有关

药物多为小分子的半抗原,结合于血液有形成分的表面后成为具有免疫原性的细胞-药物

Notes

复合物,可诱导免疫系统产生细胞毒抗体。例如与持续服用氯丙嗪或非那西丁有关的溶血性贫血,与服用氨基匹林或奎尼丁有关的粒细胞缺乏症,服用司眠脲引起的血小板减少性紫癜等均属此类。

第三节　Ⅲ型超敏反应

　　Ⅲ型超敏反应(type Ⅲ hypersensitivity)的抗体与Ⅱ型超敏反应中的抗体相似,主要也是 IgG 和 IgM 类抗体。但不同之处是这些抗体与相应可溶性抗原特异性结合形成抗原抗体复合物(免疫复合物),并在一定条件下沉积在肾小球基底膜、血管壁、皮肤或滑膜等组织中。免疫复合物激活补体系统,产生过敏毒素和吸引中性粒细胞在局部浸润;使血小板聚合,释放出血管活性胺或形成血栓;激活巨噬细胞释放炎性细胞因子。结果引起以充血水肿、局部坏死和中性粒细胞浸润为特征的炎症性反应和组织损伤,此型超敏反应亦称**免疫复合物介导的超敏反应**(immune complex-mediated hypersensitivity)。

　　● **抗原抗体免疫复合物激活补体及炎性介质释放引发组织损伤**

　　可溶性免疫复合物的形成与沉积是Ⅲ型超敏反应的始动环节,受以下因素影响:

　　循环免疫复合物的大小　是决定能否在基底膜沉积的主要因素。过小的免疫复合物容易从肾脏排出,或在血液中循环,不易发生沉积,大的免疫复合物易被单核吞噬细胞吞噬和清除。一般而言分子量约 1000kDa 左右的中等大小的可溶性免疫复合物易于沉积在组织中。

　　机体清除免疫复合物的能力　与免疫复合物在组织中沉积的程度成反比。循环免疫复合物的清除由单核吞噬细胞系统以及结合补体蛋白质的功能的完整性所决定。吞噬细胞功能缺陷促进免疫复合物持续存在,并继而在组织中沉积。C2 或 C4 先天性缺陷的患者常可引起Ⅲ型超敏反应,其原因是抗原抗体形成的免疫复合物激活补体经典途径反应所产生的 C3b 不足,或因缺乏补体介导的吞噬调理作用而导致免疫复合物在血流中持续循环,致使沉积在组织中的免疫复合物通过补体非依赖的机制或通过激活 C3 旁路使炎症细胞聚集在免疫复合物沉积的局部。

　　抗原和抗体的理化特性　与免疫复合物形成以及沉积有关。抗原和抗体的表面电荷、结合的亲和力、抗体的类别等均影响免疫复合物的形成和沉积。复合物中的抗原如带正电荷,那么这种复合物就很容易与肾小球基底膜上带负电的成分相结合,因而沉积在基底膜上,这种复合物产生的组织损伤一般较重而且持续时间较长。

　　解剖学和血流动力学因素　对于决定免疫复合物的沉积位置十分重要。为行使形成尿液或滑膜液的功能,肾小球和滑膜中的毛细血管是在高流体静压下通过毛细血管壁而超过滤的,因此它们成为免疫复合物最常沉积的部位之一。

　　炎症介质的作用　促进免疫复合物沉积。免疫复合物与炎症细胞结合并刺激它们在局部分泌细胞因子和血管活性胺等介质,使血管通透性增加。同时由于内皮细胞之间的间距增大而增加了免疫复合物在血管壁的沉积,结果放大了组织损伤,使病情加重。

　　在体内,免疫复合物形成的结局不但取决于抗原和抗体的绝对量,而且还取决于它们的相对比例。抗原抗体的相对比例决定了复合物的性质以及在体内的分布。抗体过剩和轻度抗原过剩的复合物迅速沉积在抗原进入的局部,被吞噬细胞吞噬处理。

　　免疫复合物引起组织损伤和致病的机制　在免疫应答过程中,抗原抗体复合物的形成是一种常见现象,大多可被机体的免疫系统清除,因此不具有致病作用。但是当复合物的数量、结构、清除情况或局部功能和解剖学的特性等因素发生异常,造成大量复合物沉积在组织中时,则引起组织损伤。

Notes

　　抗原抗体复合物与补体结合 补体被激活,释放出过敏毒素 C3a 和 C5a。过敏毒素引起肥大细胞脱颗粒、释放出组胺、趋化因子等生物活性介质从而使血管通透性增加。趋化因子吸引中性粒细胞流动和汇集,在局部吞噬免疫复合物,释放蛋白水解酶、胶原酶、弹性纤维酶等,损伤局部组织和加重炎症反应。活化的补体 C567 附着在细胞表面并结合 C8 和 C9 进而形成补体的膜攻击复合体,通过反应性溶解作用使损伤进一步加重。**抗原抗体复合物激活补体系统是Ⅲ型超敏反应中引起炎症反应和组织损伤的最主要原因。**

　　免疫复合物引起血小板聚合导致 5-羟色胺等**血管活性胺释放**以及**血栓**形成,后者使血流停滞或血管完全堵塞导致局部组织缺血。可溶性免疫复合物被巨噬细胞吞噬后不易被消化,而成为一个持续的活化刺激动因,巨噬细胞被激活释放出 IL-1 等细胞因子,加重了炎症反应(图 16-2)。

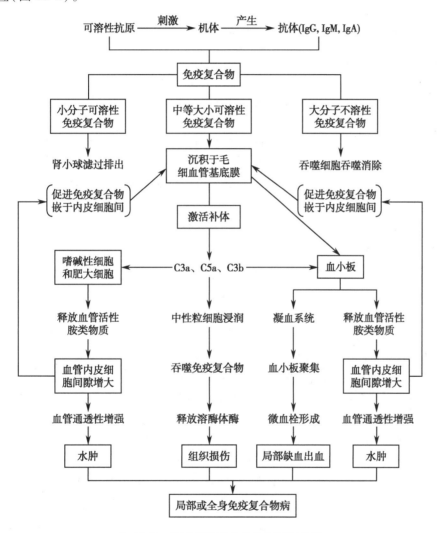

图 16-2　Ⅲ型超敏反应发生机制示意图

● **常见的Ⅲ型超敏反应性疾病分为局部免疫复合物病和全身性免疫复合物病**

局部免疫复合物病

　　Arthus 反应: 用马血清皮内注射免疫家兔,几周后再次重复注射同样血清后在注射局部出现红肿反应,3~6 小时反应达高峰。红肿程度随注射次数增加而加重,注射 5~6 次后,局部出现缺血性坏死,反应可自行消退或痊愈,此即 Arthus 反应。其机制是所注射的抗原与血管内的抗体结合形成可溶性免疫复合物并沉积在注射部位的小动脉壁上,引起免疫复合物介导的血管炎。补体活化后迅速产生的过敏毒素引起肥大细胞脱颗粒。血小板聚合并释放出血管活性胺,

Notes

使红肿加剧。皮损中有大量中性粒细胞浸润。

对吸入抗原的反应：吸入外源性抗原的肺内 Arthus 型反应与人类很多超敏反应性疾病有关，多表现为与职业有关的超敏反应性肺炎，如患者吸入嗜热放线菌孢子或菌丝后 6~8 小时内出现严重呼吸困难，是吸入的抗原与特异性 IgG 抗体结合成免疫复合物所致。临床上有许多与此相类似的肺部Ⅲ型超敏反应，并根据患者的职业或致敏抗原的性质而给予相应的病名，如养鸽者病（因吸入鸽干粪中的血清蛋白质）、干奶酪洗涤者肺（因吸入青霉菌孢子）、蔗尘肺、皮革者肺（吸入牛皮蛋白质）、剥枫树皮者病（吸入 Cryptostrama 孢子）、红辣椒者病和盖草屋顶者病等。这些都是由于反复吸入工作环境中的抗原性物质而产生的抗原抗体复合物所介导的职业性疾病。

对内源性抗原的反应：感染因子在局部释放的抗原常可引起Ⅲ型超敏反应，如淋巴管中的死丝虫引起的炎症反应，使淋巴流动受阻。有高水平抗体的患者治疗过程可使抗原突然释放，与抗体结合产生免疫复合物介导的Ⅲ型超敏反应。如用氨苯砜（dapsone）治疗结节性麻风患者后皮肤上出现的红斑结节，用青霉素治疗梅毒患者发生的 Jarisch-Herxheimer 反应（治疗后梅毒加剧反应）等。

循环免疫复合物所致的全身性免疫复合物病

血清病：与 Arthus 反应不同，血清病是一种由循环免疫复合物引起的全身的Ⅲ型超敏反应性疾病。用马抗白喉或破伤风类毒素的抗血清被动免疫以预防和治疗这些严重疾病时，有些患者在注射动物抗血清后 7~10 天出现体温升高、全身荨麻疹、淋巴结肿大、关节肿痛等症状。有的还可有轻度急性肾小球肾炎和心肌炎，血清中补体水平严重下降。由于该病主要因注射异种动物血清所致，故称为血清病。用抗蛇毒抗血清治疗蛇咬伤，用鼠源性单克隆抗体治疗恶性肿瘤或自身免疫病，用抗淋巴细胞或抗胸腺细胞血清治疗移植排斥反应时也可出现血清病。在停止注入上述血清后，症状一般不经治疗可自行消退。

由于一次注射大量异种蛋白抗原引起的血清病称急性血清病，其特征是有大量免疫复合物沉积。因反复注射异种蛋白抗原所致者称慢性血清病，免疫复合物形成较少，并常沉积在肾、动脉和肺中。

血清病的发病机制是由于注射的抗原量过大，致使在机体产生相应抗体时血液循环中仍存在有较多所注射的抗原。一旦抗原、抗体相遇就形成比例不等的可溶性复合物。当中等大小的复合物未能被单核吞噬细胞系统吞噬清除，则附着在皮肤、关节、肾脏和心脏等处。免疫复合物为什么特别容易沉积在某些组织局部的确切机制仍不明，最近研究认为一个可能的机制是在抗体合成开始之前，该组织已有抗原在局部沉积（暴露），因而抗体出现后就与存在于该组织上的抗原结合，免疫复合物是在局部而非在血液循环中形成。

免疫复合物性肾小球肾炎：在有慢性感染和自身免疫病的情况下，因抗原持续存在而使免疫复合物的沉积长期存在。很多肾小球肾炎与循环免疫复合物有关，如系统性红斑狼疮（患者肾中有 DNA/抗 DNA/补体沉积物），肾原性（nephritogenic）链球菌菌株感染以后所引起的肾病，以及与三日疟有关的儿童肾病综合征。病毒慢性感染过程中也可出现免疫复合物性肾炎，如淋巴细胞性脉络丛脑膜炎病毒感染小鼠引起的肾小球肾炎。

复合物在身体其他部位的沉积：脉络膜丛是一个主要的过滤场所，故也有利于免疫复合物的沉积，这是系统性红斑狼疮患者出现中枢神经系统症状的原因，患者脑脊液中 C4 水平常下降。在亚急性硬化性全脑炎患者的神经组织中有麻疹抗原和相应抗体的复合物沉积。在血清病和系统性红斑狼疮的皮疹中，其表皮与真皮连接的基底膜上有 Ig 和 C3 沉积。结节性多动脉炎病损部位含有乙型肝炎病毒的免疫复合物。青霉素等药物与人体蛋白质结合后具有抗原性，与相应抗体结合的复合物亦可引起Ⅲ型超敏反应。

Notes

第四节　Ⅳ型超敏反应

Ⅳ型超敏反应(type Ⅳ hypersensitivity)与上述由特异性抗体介导的三种类型的超敏反应不同,是由特异性致敏T细胞介导的细胞免疫应答的一种类型,该型反应均在接触抗原24小时后才出现临床表现,故称为**迟发型超敏反应**(delayed type hypersensitivity,DTH)。在豚鼠、大鼠和小鼠实验模型中,对绝大多数蛋白质抗原的DTH反应均可经CD4$^+$T细胞被动转移。新近研究证明CD8$^+$T细胞也可被动转移DTH样反应。如抗病毒的DTH反应主要是由CD8$^+$T细胞介导的。而对侵入人体内的蛋白质或细胞外的抗原主要由CD4$^+$T细胞所介导。DTH反应中的最终效应细胞是活化的单核吞噬细胞。

DTH反应可见于胞内寄生菌如分枝杆菌、单核细胞增多性李斯特菌、病毒、真菌的感染,某些简单化学物质引起的接触性皮炎,以及器官移植中的排斥反应。

● **典型的皮肤DTH反应**

Jones-Mote反应:是一种以可溶性抗原单独注射或抗原加不完全福氏佐剂免疫动物后所出现的皮肤DTH反应。24小时反应达到高峰,红肿明显,但硬结持续时间较短,皮肤反应消退较早。其组织学改变的主要特征是皮损中有大量嗜碱性粒细胞浸润,故亦称此反应为皮肤嗜碱性粒细胞超敏反应(cutaneous basophil hypersensitivity,CBH)。不过致敏T细胞仍是引起CBH的主要细胞,因注射抗T细胞血清后CBH被抑制,提示嗜碱性粒细胞的大量浸润可能是一种较早出现的继发反应的表现。

结核菌素反应:临床上具有诊断意义的结核菌素试验是DTH的原形。在被试者前臂皮内注射结核菌素(结核分枝杆菌菌体脂蛋白)或结核分枝杆菌的纯化蛋白衍生物(purified protein derivative,PPD)后,如被检者曾有结核感染史但已痊愈或接种过卡介苗,则在注射后约4小时,中性粒细胞聚集在注射部位的后毛细静脉周围,随即中性粒细胞的浸润迅速消退。约12小时,注射部位小静脉周围代之以T细胞和单核细胞浸润(各约占50%)。这些小静脉的内皮细胞肿胀,细胞的生物合成增加,血浆大分子外漏,纤维蛋白原从血管进入周围组织中变成纤维蛋白。由于注射部位血管外组织间隙内纤维蛋白的沉积和T细胞及单核细胞的聚集而引起组织红肿和硬结。硬结为DTH反应的最主要特征,注射后约18小时出现,24~48小时达高峰,之后红肿和硬结自行消退。

对常见抗原如念珠菌抗原DTH反应阴性提示T细胞功能缺陷,因而患者对正常情况下能抵抗的微生物如结核分枝杆菌和真菌极易感。如抗原在组织中持续存在,则结核菌素样反应可进展演变成肉芽肿反应。

肉芽肿:肉芽肿样超敏反应是临床上最重要的迟发型超敏反应,由于致病因子(通常为微生物如结核分枝杆菌等)持续存在于Mφ内而又不能被清除灭活,引起的一种特征性炎症反应。偶尔抗原抗体复合物或非免疫性物质如滑石粉等也可引起肉芽肿。肉芽肿一般需2周才出现反应,4周时反应达到高峰。在DTH反应晚期,活化Mφ的细胞质和细胞器均增加。参与肉芽肿的活化的Mφ组织形态学类似皮肤上皮细胞,故称上皮样巨噬细胞。有时数个活化Mφ融合成有多个核的巨大细胞。若这些细胞在抗原如分枝杆菌四周融合包绕,则出现明显可触及的炎症性结节,此即肉芽肿。如将可溶性蛋白质抗原吸附在乳胶颗粒上,则因乳胶颗粒不能被消化可在组织中长期存在而引起实验性肉芽肿。

● **CD4$^+$T细胞介导Ⅳ型超敏反应并引发组织损伤**

血清抗体不能将DTH反应从致敏的个体转移给正常个体。DTH的转移需要淋巴样细胞,特别是T细胞。在人类,活的外周血白细胞以及从它们中提取的低分子量的转移因子均已使DTH转移成功。转移因子可能含有多种能刺激已致敏T细胞介导DTH的物质。

Notes

急性 DTH 是细胞介导的免疫应答的一种形式。在反应中,CD4⁺T 细胞识别可溶性蛋白质抗原,CD8⁺T 细胞识别细胞内微生物抗原,它们通过分泌细胞因子对抗原进行应答。其中 TNF 激活后毛细静脉的血管内皮细胞,将中性粒细胞,继之将淋巴细胞和单核细胞募集到组织中。INF-γ 则能使聚集的单核细胞分化成 Mφ,在局部清除抗原。如抗原持续存在,则 Mφ 处于慢性活化状态,并分泌更多细胞因子和生长因子,导致损伤组织被纤维组织所代替。在 DTH 早期,浸润的炎症细胞中富集具有活化细胞表型特征(如 IL-2 受体 P55 表达增加)的 CD4⁺T 细胞和活化的 Mφ。而 DTH 晚期,上皮样 Mφ 和巨细胞与成纤维细胞数量,以及新血管数目均有增加。

DTH 反应包括三个连续的过程,它们是:

识别相(cognitive phase)　CD4⁺T 细胞和 CD8⁺T 细胞识别由抗原提呈细胞(APC)处理、提呈的外来蛋白质抗原。

在皮肤 DTH 中,将抗原提呈给 CD4⁺T 细胞并启动 DTH 反应的 APC 可能有三类,第一类是存在于上皮中的特定的 APCs,如朗格汉斯细胞。它们能将抗原运输到引流淋巴结并在此与抗原特异性 T 细胞接触,活化的 T 细胞在数目和跨越内皮屏障的能力方面均有增加。第二类是皮肤中的 Mφ 和单核细胞,它们一旦离开血液循环并进入 DTH 反应部位的血管外组织中就分化成 DTH 的最终效应细胞,即活化的巨噬细胞。单核细胞分化成效应细胞称为巨噬细胞活化。活化过程是新的基因或原有基因转录增加的结果,表现为各种基因表达产物量的增加。活化的 Mφ 能完成诸如杀灭被吞细菌等静止单核细胞所不能完成的功能。可溶性细胞因子特别是 IFN-γ 和脂多糖等细菌产物均能引起基因转录和 Mφ 活化。活化的 Mφ 通过分泌炎症介质参与局部炎症反应,清除微生物抗原,促进 DTH 消退。第三类 APCs 是后毛细静脉内皮细胞。吞噬抗原的局部小静脉内皮细胞在 DTH 中的作用除激活记忆 T 细胞外,还能调节白细胞的趋化和浸润,在炎症反应中具有重要作用。人、狒狒和狗的小静脉内皮细胞表达与提呈抗原有关的 MHC Ⅱ 类分子,诱导内皮细胞表达 MHC Ⅱ 类分子是 DTH 反应中最早的表现之一。由 CD8⁺T 细胞介导的对病毒抗原的 DTH 反应中,内皮细胞提呈抗原与 MHC Ⅰ 类分子密切相关。但需指出,上述 APCs 中没有一类 APC 能单独在所有种属、所有组织启动各种抗原的 DTH 反应。

激活相(activation phase)　为 T 细胞分泌细胞因子和增殖阶段。一旦 T 细胞被 APCs 激活,就能通过分泌细胞因子而介导 DTH。下面三种细胞因子对炎症反应的发生最为重要:**IL-2,**能引起抗原活化 T 细胞的自泌性和旁泌性增殖。IL-2 还能放大 CD4⁺T 细胞合成 IL-2、IFN、TN 和淋巴毒素(lymphotoxin,LT)。**IFN-γ,**能作用于内皮细胞和 Mφ 等 APCs,增加 MHC Ⅱ 类分子表达,提高将抗原提呈给局部 CD4⁺T 细胞的效率,这也是诱导 DTH 的一个重要放大机制。IFN-γ 能增强炎症部位浸润的单核细胞消灭抗原的能力。IFN-γ 不仅是最强的激活 Mφ 的细胞因子,也是 DTH 中最重要的细胞因子。**TNF 和 LT:**它们能放大小静脉内皮细胞结合和活化白细胞的能力,从而导致炎症反应。

效应相(effector phase)　在 DTH 中,效应相可分成炎症和消退两步。炎症指的是血管内皮细胞被细胞因子激活,血流中的白细胞聚集于抗原进入的局部组织中。消退是由于外来抗原被细胞因子活化的巨噬细胞所清除。

● **接触性皮炎等为常见的Ⅳ型超敏反应性疾病**

接触性皮炎　是一种由环境中抗原诱导 T 细胞应答导致的湿疹样皮肤病。引起本病的抗原主要是天然的或合成的有机化合物和金属,如镍、染料、磺胺等药物和有毒植物等,在美国 50% 的接触性皮炎由毒葛和槲叶毒葛抗原引起。外来半抗原物质可能与皮肤的朗格汉斯细胞表面分子结合形成新抗原,富含 MHC 分子的朗格汉斯细胞将抗原加工处理并提呈给 T 细胞。病理特征为小静脉周围有淋巴细胞浸润包绕,上皮细胞有水疱和坏死,有嗜碱和嗜酸性粒细胞浸润,间隙纤维蛋白沉积,皮肤和上皮水肿。急性皮损表现为红肿和水疱,重症者可有剥脱性皮炎,慢性表现为丘疹和鳞屑。

Notes

移植排斥反应　B 细胞和 T 细胞均参与移植排斥反应,但在移植排斥反应的不同阶段,发生的机制不同,参与应答的细胞也不同。迟发型超敏反应介导的移植排斥反应是受者针对供者移植物的同种异型抗原产生的细胞免疫应答。在经典的同种异体移植排斥反应中,包括直接识别和间接识别二种机制,前者是供者的 DC 将抗原信号直接提供给受者,后者是受者的 DC 识别、处理供者的抗原信息后提供给自己的免疫系统。受者的免疫系统被供体的组织抗原激活,克隆增殖、分化,产生 CTL 细胞和效应分子在局部识别移植物中的同种异体抗原发生细胞免疫应答,导致淋巴细胞和单个核细胞局部浸润等炎症反应甚至移植器官的坏死(详见第二十章)。

与自身免疫病的关系　引起自身免疫的主要机制包括:多克隆淋巴细胞的激活;与自身抗原有部分交叉反应性的外来抗原的侵入;以及免疫调节功能的异常。大多数自身免疫病的确切发病机制尚不清楚,很多器官特异性自身免疫病认为是由自身反应性 T 细胞活化引起的,在某些胰岛素依赖性糖尿病患者胰岛四周观察到淋巴细胞和 Mφ 浸润,细胞破坏。将患自发性糖尿病的大鼠或小鼠的 CD4$^+$T 细胞转移给正常鼠可引起相似损伤。

实验性变态反应性脑脊髓炎(experimental allergic encephalomyelitis,EAE)是研究细胞免疫损伤的经典动物模型。EAE 是模拟人类神经科疾病多发性硬化症的疾病过程制备的动物疾病模型,免疫学机制是 T 细胞针对组成神经髓鞘的髓鞘碱性蛋白(myelin basic protein,MBP)产生的特异性细胞免疫应答。以髓鞘碱性蛋白(myelin basic protein,MBP)免疫小鼠后,能够诱导针对神经髓鞘的细胞免疫损伤。临床表现为受累神经支配的肌肉瘫痪。病理显示损伤部位脑和脊髓神经周围有巨噬细胞、淋巴细胞浸润,髓鞘破坏。该病可经 MBP 特异性的 CD4$^+$T 细胞转移。实验性自身免疫性甲状腺炎也有类似迟发超敏反应的炎症现象。

与感染性疾病的关系　Ⅳ型超敏反应的组织损伤与某些感染性疾病的临床病理表现关系密切。结核病的肺空洞纤维化形成、干酪化和全身毒血症,以及麻风患者皮肤肉芽肿均与细胞介导的超敏反应有关。抗原持续存在引起局部慢性迟发型超敏反应,致敏 T 细胞连续释放出淋巴因子导致大量 Mφ 聚集。天花和麻疹的皮疹以及单纯疱疹的皮损主要是由于细胞毒性 T 细胞杀伤病毒感染细胞的迟发超敏反应引起。在念珠菌病、皮肤真菌病、球孢子菌病、组织胞浆菌病等真菌病以及血吸虫病等寄生虫病的免疫应答过程中,均已证明有细胞介导的超敏反应(详见第二十一章)。

小　结

Ⅰ型超敏反应主要由 IgE 抗体介导,无补体参与,由肥大细胞等释放的介质引起的,以组织器官功能紊乱为主要特征的疾病,症状发生以及消退迅速,与遗传关系也最明显。

Ⅱ型超敏反应由抗组织和细胞表面抗原的 IgG 或 IgM 类抗体介导,血细胞是主要靶细胞,补体活化、炎症细胞聚集并活化以及受体功能异常为该型反应机制。

Ⅲ型超敏反应由循环可溶性抗原与 IgM 或 IgG 类抗体形成的复合物介导,补体参与反应,白细胞聚集和激活。

Ⅳ型超敏反应由 CD4$^+$T 细胞介导,引起组织损伤的机制是 Mφ 和淋巴细胞的局部浸润、活化及细胞因子的产生。

临床实际情况是复杂的。一是常可见两型甚至三型反应并存。因大多免疫应答体液免疫和细胞免疫均参与,如移植排斥反应和结核分枝杆菌感染时的发病机制和组织损伤绝非由单独Ⅳ型超敏反应所能解释,可能以某一型为主或在疾病发展的不同阶段由不同型超敏反应所主宰。二是一种抗原在不同条件下可引起不同类型的超敏反应。典型的例子是药物如青霉素,它可引起Ⅰ型过敏性休克;结合于血细胞表面可引起Ⅱ型反应;如与血清蛋白质结合可能出现Ⅲ型超敏反应,而青霉素油膏局部应用可引起Ⅳ型超敏反应。

(高　扬)

参考文献

1. William E. Paul. Fundamental Immunology 6th ed. Philadelphia：Lippincott Williams &Wilins. ,2008

2. Kenneth Murphy，Paul Travers，Mark Walport. Immunobiology 7th ed. New York：Garland Science,2008

3. David Male，Jonathan Brostoff，David B Roth，et al. Immunology. 8th ed. London ：Mosby,2013

4. Abul KA，Andrew HL. Cellular and molecular immunology. 4th ed. Philadelphia：Saunder,2000

5. 何维. 医学免疫学. 北京：人民卫生出版社,2010

6. 叶世泰. 变态反应学. 北京：科学出版社,1998

7. 曹雪涛. 免疫学前沿进展. 北京：人民卫生出版社,2014

第十七章　自身免疫性疾病

自身免疫性疾病(autoimmune disease)是因免疫自身稳定的打破而引起的疾病状态。**免疫自身稳定**(immune homeostasis)是指机体的免疫系统对自身的细胞或分子形成免疫耐受状态而不发生病理性免疫应答的状态。在胚胎发育过程中,由于 T 细胞受体(TCR)和 B 细胞受体(BCR)基因的随机重排,人体的免疫系统出现了多样性极为丰富的淋巴细胞库,其中的淋巴细胞克隆可达 1×10^9。这些克隆中的淋巴细胞几乎可以识别所有的微生物抗原、外源性抗原和自身抗原,并具有相应的免疫应答能力。虽然,在淋巴细胞发生的过程中,针对自身抗原的 T 淋巴细胞和 B 淋巴细胞可发生克隆删除(clonal deletion)或失活(inactivation),形成免疫自身稳定,但在人体内仍存在**自身反应性 T 淋巴细胞**(self-reactive T cells)和**自身反应性 B 淋巴细胞**(self-reactive B cells)克隆。在某些情况下,这些自身反应性 T 或 B 淋巴细胞可被激活并攻击自身的细胞或分子,产生**自身免疫**(autoimmunity)反应,持续迁延的自身免疫反应则会引发自身免疫性疾病。

第一节　概　　述

自身免疫反应是机体免疫系统对自身细胞或分子发生的免疫应答,存在于所有的个体。短时的自身免疫反应通常不引起病理性的损伤,适度的自身免疫反应可以帮助维持免疫自身稳定。人体对外来抗原免疫应答的结局通常是清除外来的抗原,如细菌毒素、细菌或病毒等。在对自身细胞或分子发生免疫应答时,人体的免疫系统不能或不易清除自身的细胞或分子,失去控制的自身免疫反应持续不断地对自身组织进行攻击,结果造成细胞的破坏或组织的损伤,引发疾病。

与其他疾病相比,自身免疫性疾病可能有下述特点:①患者体内可检测到针对自身抗原的**自身抗体**(autoantibody)和(或)**自身反应性 T 淋巴细胞**;②自身抗体和(或)自身反应性 T 淋巴细胞对机体发起了损伤性攻击;③病情的转归与自身免疫反应强度密切相关;④易反复发作,慢性迁延。

自身免疫性疾病分为器官特异性自身免疫性疾病和全身性自身免疫性疾病。**器官特异性自身免疫性疾病**(organ specific autoimmune disease)患者的病变一般局限于某一特定的器官,其产生原因是针对自身抗原的体液免疫和(或)细胞免疫应答通过效应机制损伤了靶器官或腺体的细胞。此外,某些自身抗体可通过对靶器官或腺体的正常功能过度刺激或抑制而引发器官特异性自身免疫性疾病。典型的器官特异性自身免疫病有:桥本甲状腺炎(Hashimoto's thyroiditis)、毒性弥漫性甲状腺肿(Graves' disease)和胰岛素依赖的糖尿病(insulin-dependent diabetes mellitus,IDDM)。全身性自身免疫性疾病又称为**系统性自身免疫性疾病**(systemic autoimmune disease),由针对多种器官和组织靶抗原的自身免疫反应引起,患者的病变可见于多种器官和组织。系统性红斑狼疮(systemic lupus erythematosus,SLE)是典型的全身性自身免疫性疾病,病变分布广泛,如皮肤、肾脏和脑等均可发生病变,表现出各种相关的体征和症状。

第二节　自身免疫性疾病发生的相关因素

自身免疫性疾病的确切致病原因尚不十分清楚,研究表明遗传与表观遗传因素、抗原识别机制、免疫调节紊乱、性别因素、环境影响等多种因素与自身免疫性疾病的发生发展存在关联。

● **遗传与表观遗传因素与自身免疫性疾病的易感性相关**

遗传背景在一定程度上决定个体对自身免疫性疾病发生的易感性。自身免疫性疾病患者的直系亲属患病概率高于常人。异卵双生子共同患某种自身免疫性疾病的几率约为 5%,而同卵双生子的这一概率约为 30%。许多自身免疫性疾病拥有共同的易感基因。而某些基因位点的遗传变异则可以对应多个自身免疫性疾病的发生易感性,如 PTPN22 基因的多态性同系统性红斑狼疮、类风湿关节炎、1 型糖尿病等疾病相关。随着**全基因组关联研究**(Genome Wide Association Studies,GWAS)的开展,以及二代测序技术的应用,越来越多的自身免疫性疾病的遗传易感位点被发现。

● **单基因自身免疫性疾病发生较少**

AIRE 基因的缺失突变可以造成胸腺内对自身反应性 T 细胞的克隆删除的异常,大量的自身免疫性 T 细胞克隆得以存活,并攻击内分泌腺体,造成自身免疫性多内分泌腺病—念珠菌病—外胚层营养不良(Autoimmune polyendocrinopathy - candidosis- ectodermal dystrophy,APECED)综合征。Foxp3 基因是调节性 T 细胞的关键转录因子,这一基因的突变可以导致一种综合了免疫功能失调、多内分泌病变以及肠病的 X 染色体性联遗传症候群(immune dysregulation,polyendocrinopathy,enteropathy,X- linked,IPEX)。而自身免疫性淋巴组织增生性综合征(autoimmune lymphoproliferative syndrome,ALPS)的易感基因为 Fas,Fas 可以介导免疫细胞激活诱导的细胞凋亡过程,对维持免疫自身稳定有重要作用。

● **多数自身免疫性疾病属于多基因疾病**

对应某种自身免疫性疾病或某自身免疫性疾病的特定表现,通过连锁分析可以发现与之相关联的染色体区段,即**遗传易感位点**(susceptibility loci),每个遗传易感位点通常包含多个基因。与遗传易感位点相对应,对于某种自身免疫性疾病同样存在着**遗传抗性位点**(resistance loci),即对自身免疫性疾病的发病具有抵抗作用的染色体区段。遗传易感位点和遗传抗性位点共同决定了个体对特定自身免疫性疾病的**遗传易感性**(genetic susceptibility)。对于多基因自身免疫性疾病,单一遗传位点或基因的遗传变异通常不能促使疾病的发生,而是需要疾病相关的多个遗传位点的共同存在。对于患有同种自身免疫性疾病的不同患者,决定其遗传易感性的位点也不完全相同。自身免疫性疾病的众多遗传易感位点都包含了具有重要免疫调节功能的基因,这些基因位点与淋巴细胞克隆选择、先天免疫信号通路调节、调节淋巴细胞激活及清除自身凋亡细胞相关。

与淋巴细胞克隆选择相关的基因位点　HLA 基因编码的 HLA 分子在 T 细胞的胸腺发育的过程中,向 T 细胞提呈自身抗原使其经历有效的阴性选择,以除去自身反应性 T 细胞克隆;在抗原特异性免疫反应过程中,HLA 分子负责向 T 细胞提呈抗原分子,以激活适应性免疫。如果特定的 HLA 基因编码的 HLA 分子在胸腺发育的过程中,不能很好地向发育中的 T 细胞提呈自身抗原使其经历有效的阴性选择,导致相应的自身反应 T 细胞克隆在个体发育成熟后依然存在,在一定条件下就可以对自身抗原发动免疫攻击。如携带 DR3、DR4 基因的个体的 HLA Ⅱ类分子与被提呈多肽的亲合力较低,致使在发育过程中胰岛细胞特异性的 T 淋巴细胞的阴性选择不充分,这种个体发生胰岛素依赖性糖尿病(IDDM)的危险性是不携带 DR3、DR4 等位基因个体的 25 倍。另外,特定的 HLA 基因编码的 HLA 分子可能具备更好地提呈与自身抗原相似的病原体抗原的能力,以分子模拟的方式引发自身免疫性疾病。如携带 HLA B27 基因的个体有较强的提

Notes

呈与自身抗原相似的病毒抗原的能力,在病毒感染后更容易出现识别自身抗原的 CTL,造成脊柱细胞的损伤,进而引发强直性脊柱炎(ankylosing spondylitis,AS)。作为重要的抗原提呈分子 HLA 基因与多种自身免疫性疾病具有相关性:DR3 与重症肌无力、系统性红斑狼疮、胰岛素依赖性糖尿病、突眼性甲状腺肿;DR4 与类风湿关节炎、寻常性天疱疮、胰岛素依赖性糖尿病;B27 与强直性脊柱炎;DR2 与肺出血肾炎综合征、多发性硬化;DR5 与桥本甲状腺炎(淋巴瘤性甲状腺肿)等。

与先天免疫信号通路调节相关的基因位点　先天免疫细胞可以识别外源或内源的刺激分子,从而启动免疫反应。作为重要的免疫调节细胞,先天免疫细胞可以介导适应性免疫反应的启动。先天免疫细胞在识别危险信号后,可以通过一系列的先天免疫信号通路诱导炎症因子的表达和分泌,从而调控免疫反应的进行。参与调节先天免疫信号传递的分子的遗传变异能够导致自身免疫反应的发生,如 IRAK1 基因,作为 TLR 信号通路的关键分子,IRAK1 位点同系统性红斑狼疮的发病相关;除此以外 IRF5、STAT4 等参与干扰素的产生和干扰素下游信号传递的分子的多态性也同系统性红斑狼疮的发病相关;原发性胆汁肝硬化(primary biliary cirrhosis)和 IL12A 和 IL12RB2 位点的基因型密切相关,这提示 IL-12 免疫调节信号通路参与原发性胆汁肝硬化的发生。

与调节淋巴细胞激活相关的基因位点　淋巴细胞激活需要协同刺激分子的参与,这类分子的遗传多态性很有可能影响了淋巴细胞的激活过程,进而促进了自身免疫反应的发生,如 CTLA-4 基因缺陷的个体易发生糖尿病、甲状腺疾病和原发性胆管硬化等自身免疫性疾病。在这种个体中,由 CTLA-4 传递的免疫细胞激活的抑制信号失活,会导致免疫细胞的过度激活。

另外,参与调控淋巴细胞存活的基因的遗传变异也同自身免疫性疾病的易感性相关,如 Bcl-2 基因的多态性就同系统性红斑狼疮的发病相关;同时有研究表明 Bcl-2 的易感位点同 IL-10 的易感位点同时存在时,系统性红斑狼疮的发病风险提高了 40 倍。

与清除自身凋亡细胞相关的基因位点　补体成分 C1q、C2 和(或)C4 基因缺陷的个体易发生自身免疫性疾病。与正常人相比,系统性红斑狼疮患者的吞噬细胞吞噬处理凋亡细胞(apoptotic material)的能力明显下降。巨噬细胞表达 C1q 受体,可强效吞噬 C1q 包被的细胞碎片。C1q 基因敲除小鼠会发生狼疮样肾炎。这种小鼠的肾脏活检标本中有大量的凋亡细胞的碎片。除 C1q 外,C2 或 C4 缺陷的个体也易发生自身免疫性疾病。C2 缺陷的个体脾脏清除免疫复合物的能力明显下降,输入新鲜血浆补充 C2 后可提高其清除免疫复合物的能力。清除免疫复合物的能力明显减弱,体内的免疫复合物的含量增加,易发生系统性红斑狼疮。

DNA 酶基因缺陷的个体,由于清除凋亡细胞产生的 DNA 分子的功能发生障碍,易发生由抗核抗体和细胞核物质结合形成的免疫复合物,进而引发的自身免疫性疾病,如系统性红斑狼疮。

虽然遗传背景决定了个体对自身免疫性疾病的遗传易感性,但是具备特定的遗传背景并不一定会患自身免疫性疾病。在某些患自身免疫性疾病的单卵孪生子中发现,双胞胎不一定同时患病,提示在这类患者中可能存在基于非基因序列改变的基因表达调控功能的紊乱。表观遗传学即是研究在没有基因组序列改变的情况下,基因表达功能发生可逆的、可遗传的改变。表观遗传学的研究内容主要包括:DNA 的甲基化、组蛋白的修饰、染色质重塑等。表观遗传学概念的提出,为自身免疫性疾病的研究提供了新的视角。

近年来,通过对 DNA 甲基化和组蛋白修饰的分析证实,表观遗传学的改变可能在自身免疫反应中发挥了至关重要的作用。例如,在 SLE 的发病机制中,DNA 低甲基化普遍存在于 SLE 患者的 T 细胞中,DNA 低甲基化可以促进狼疮相关基因的表达(如 LFA-1、CD11a/CD18、CD70、CD40L 和 IFNγ 等);同时 DNA 低甲基化通过促进协同刺激分子的表达,可以使 T 细胞自身反应性升高,促使 B 细胞活化和大量自身抗体的产生。又如,RA 患者外周血单核细胞中 IL-6 启动子的 CpG 岛低甲基化与局部炎症反应过度活化有关;在 RA 患者关节滑液中的单核细胞的 DR-3 启动子区 CpG 岛的甲基化修饰的异常能导致细胞凋亡受阻。活动期的 SLE 患者 CD4$^+$T 细胞中组蛋白 H3 和 H4 的总体乙酰化水平降低,并且 H3 的乙酰化水平与疾病活动呈负相关。乙酰转移酶突变的小鼠会出现大量的抗 ds-DNA 抗体和肾小球肾炎等严重的狼疮样病变。

● 免疫隔离部位抗原暴露、自身抗原变化以及分子模拟可引发自身免疫性疾病

免疫隔离部位抗原的释放　在人体,脑、睾丸、眼球、心肌和子宫存在着免疫隔离部位(immunologically privileged sites),其中的某些抗原成分和免疫系统相对隔离。在免疫系统发育的过程中,针对这些隔离抗原的淋巴细胞克隆未被删除或失活。在正常状态下,隔离抗原不进入血液循环和淋巴液;自身反应性淋巴细胞也不能进入免疫隔离部位。在某些情况下,如手术、外伤、感染时,免疫隔离部位的抗原可释放入血液或淋巴液,得以与免疫系统接触,刺激自身反应性淋巴细胞发生免疫应答,引发自身免疫性疾病。如因眼外伤释放的隔离抗原刺激机体产生特异性 CTL,对健侧眼睛的细胞发动攻击,引发自身免疫性交感性眼炎(sympathetic ophthalmia)。

自身抗原的改变　生物、物理、化学以及药物等因素可以使自身抗原发生改变,引起自身免疫病。如肺炎支原体可改变人红细胞的抗原性使其刺激机体产生抗红细胞的抗体,引起溶血性贫血。抗原性发生变化的自身 IgG 可刺激机体产生针对此 IgG 的自身抗体,这类抗自身抗体也被称为类风湿因子(rheumatoid factor,RF)。RF 和自身变性 IgG 形成的免疫复合物可引发包括关节炎在内的多种自身免疫性疾病。有时吸附到红细胞上的小分子药物,如青霉素、头孢菌素可获得免疫原性,刺激机体产生自身抗体,引起药物诱导的溶血性贫血。

分子模拟　有些微生物与人的细胞或细胞外成分有相同或类似的抗原表位,在感染人体后激发的针对微生物抗原的免疫应答,也能攻击含有相同或类似表位的人体细胞或细胞外成分,这种现象被称为分子模拟(molecular mimicry)。分子模拟可引发多种自身免疫性疾病。如 EB 病毒等编码的蛋白和髓磷脂碱性蛋白(MBP)有较高的同源性,这些病毒的感染可能引发多发性硬化的症状;柯萨奇病毒感染激发的免疫应答可攻击人胰岛的 β 细胞,引发糖尿病;化脓性链球菌感染刺激产生的特异性抗体可引发急性肾小球肾炎和风湿热(rheumatic fever);肺炎衣原体感染和冠状血管疾病的发生也有一定的关联。

● 免疫应答多个环节功能失常均可诱发自身免疫性疾病

MHC Ⅱ类分子的异常表达　除了抗原提呈细胞之外,正常细胞几乎不表达 MHC Ⅱ类分子。若某些因素使非抗原提呈细胞表达出较高水平的 MHC Ⅱ类分子,这种细胞就可能成为自身反应性 T 淋巴细胞的靶细胞。研究发现 IFN-γ 转基因小鼠的胰岛 β 细胞分泌 IFN-γ。由于 IFN-γ 刺激 MHC Ⅱ类分子的表达,这种小鼠的胰岛 β 细胞也表达较高水平的 MHC Ⅱ类分子,易发生自发糖尿病。临床观察也表明,健康人的胰岛 β 细胞不表达 MHC Ⅱ类分子;胰岛素依赖的糖尿病患者的胰岛 β 细胞表达高水平的 MHC Ⅱ类分子。

免疫忽视的打破　免疫忽视(immunological ignorance)是指免疫系统对低水平抗原或低亲合力抗原不发生免疫应答的现象。在胚胎发育的过程中,由于免疫忽视,针对低水平表达的或低亲合力的自身抗原的淋巴细胞克隆并未被删除,而保持着对这些自身抗原的反应性,是潜在的自身反应性淋巴细胞。

多种因素可打破这些淋巴细胞克隆对自身抗原的免疫忽视,如在微生物感染的情况下,树突状细胞(DC)可被激活并表达高水平的协同刺激分子,该 DC 若提呈被免疫忽视的自身抗原就可能激活自身反应性的淋巴细胞克隆,引起自身免疫性疾病。多克隆刺激剂如细菌超抗原可激活处于耐受状态的 T 淋巴细胞,使其向 B 淋巴细胞发出辅助信号刺激其产生自身抗体,进而引发自身免疫性疾病。对自身抗原的免疫忽视也可通过 TLR 的激活被打破。在正常情况下,人体内出现的凋亡细胞碎片会被很快清除。若清除发生障碍,凋亡细胞碎片中的 DNA 片段可被 DNA 特异性的 B 淋巴细胞所识别并内化。结合于 B 细胞的 DNA 片段可通过 BCR 启动激活信

Notes

号,内化的 DNA 片段可结合细胞内体上的 TLR9,启动 TLR9 介导的激活信号。在这些激活信号的作用下,B 淋巴细胞可产生抗 DNA 抗体,进而引发自身免疫性疾病。

调节性 T 细胞的功能失常 CD4⁺CD25⁺调节性 T 细胞(Treg)的免疫抑制功能异常是自身免疫性疾病发生的原因之一。CD4⁺CD25⁺Treg 细胞功能缺陷小鼠易发生自身免疫性疾病,将正常小鼠的 CD4⁺CD25⁺Treg 过继给这种小鼠可抑制其自身免疫性疾病的发生。

淋巴细胞的多克隆激活 B 淋巴细胞的多克隆激活可引起自身抗体的产生,这些自身抗体可识别并结合自身抗原,造成人体的免疫损伤。革兰阴性细菌感染可造成 B 淋巴细胞的多克隆激活。多种病毒如巨细胞病毒、EB 病毒、人类免疫缺陷病毒(HIV)也是 B 细胞的多克隆刺激剂。研究表明,EB 病毒可刺激免疫系统产生抗 T 细胞抗体、抗 B 细胞抗体、抗核抗体和类风湿因子等自身抗体;AIDS 患者体内可出现高水平的抗红细胞抗体和抗血小板抗体。

表位扩展 一个抗原分子可能有多种表位,存在**优势表位**(dominant epitope)和**隐蔽表位**(cryptic epitope)。优势表位,也称原发性表位(primary epitopes),是在一个抗原分子的众多表位中首先激发免疫应答的表位。隐蔽表位,也称**继发性表位**(secondary epitopes),是在一个抗原分子的众多表位中后续刺激免疫应答的表位。免疫系统针对一个优势表位发生免疫应答后,可能对隐蔽表位相继发生免疫应答,这种现象被称为**表位扩展**(epitope spreading)。在自身免疫性疾病发生的过程中,在分子内表位扩展发生时,优势表位和隐蔽表位存在于同一个抗原分子上。在分子间表位扩展发生时,优势表位和隐蔽表位存在于不同的抗原分子上,可能与分子模拟有关。

表位扩展是自身免疫性疾病发生发展的一种机制。针对自身抗原隐蔽表位的免疫细胞克隆在淋巴细胞发育过程中可能未经历在骨髓或胸腺中的阴性选择,成为自身反应性淋巴细胞克隆。在自身免疫性疾病的进程中,机体的免疫系统可不断扩大所识别的自身抗原表位的范围,对自身抗原不断发动新的免疫攻击,使疾病迁延不愈并不断加重(图 17-1)。在系统性红斑狼疮的发生过程中可观察到表位扩展现象,患者体内可先发生对组蛋白 H1 的免疫应答,继而出现对 DNA 的免疫应答。mDC 在类风湿关节炎、多发性硬化和胰岛素依赖性糖尿病患者也观察到了表位扩展的现象。

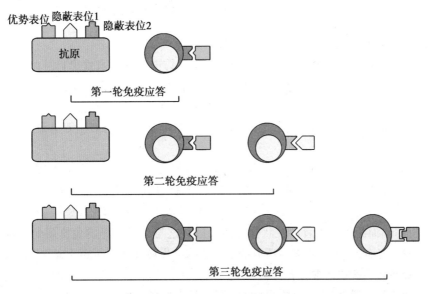

图 17-1 表位扩展示意图

细胞因子过度产生 在免疫应答中,细胞因子是不可缺少的细胞间的信号传导分子。在产生失控的情况下,细胞因子也参与自身免疫性疾病的病理过程。

近年来,IL-23-Th17 通路(IL-23-Th17 axis)的活化和自身免疫性疾病发生的关系引起了关注。Th17 细胞表达 IL-23 受体,IL-23 刺激多发性硬化 Th17 细胞增生,Th17 细胞分泌 IL-17,如此构成 IL-23-Th17 通路。IL-23-Th17 通路的激活与类风湿关节炎、银屑病和多发性硬化等自身免疫性疾病的发生相关。如图 17-2 所示,DC 分泌的 IL-23 刺激 Th17 细胞分泌 IL-17。IL-17 刺激类风湿关节炎患者的关节细胞产生 IL-6、IL-1、TNF、CXCL8(interleukin-8)和基质金属蛋白酶。基质金属蛋白酶破坏细胞外基质并引起骨吸收。IL-17 刺激未致敏的 T 细胞分化成 Th17 细胞,构成一个正反馈的激活通路。

IL23/p19 基因敲除小鼠分泌 IL-17 的 Th17 细胞生成发生障碍。与正常小鼠不同,这种小鼠可在胶原诱导后不发生胶原诱导的关节炎(collagen-induced arthritis,CIA)。

IL-23-Th17 通路的激活也参与银屑病(见上述)和多发性硬化(multiple sclerosis)的发生。在多发性硬化患者的血液和脑脊液中有高水平的 IL-17,其水平和疾病的严重程度呈正相关。

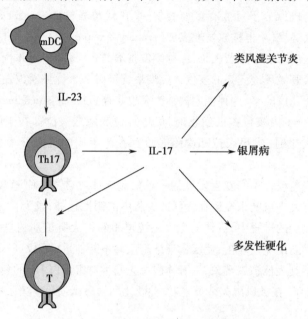

图17-2   IL23-Th17 通路的活化和自身免疫性疾病的发生

● 性别因素与自身免疫性疾病的发生相关

自身免疫性疾病的发病率约为 5%,其中女性患者约占 78%。女性患自身免疫性疾病的风险是男性的 2.9 倍。系统性红斑狼疮、干燥综合征的患者中女性患者人数是男性的 9 倍,在类风湿性关节炎、多发性硬化中为 3 倍。但也有少数疾病男性患者偏多,例如强直性脊柱炎的男女比例为 2:1。目前认为决定自身免疫性疾病的性别差异的相关因素主要有雌性激素和 X 染色体。

性激素具有重要的免疫调节功能。雌激素能够增强体液免疫,促进 Th2 型淋巴细胞增生,雄性激素则能够促进细胞免疫反应,偏向激活 Th1 型淋巴细胞增生。生理浓度的雌激素可以促进炎症细胞因子的分泌。系统性红斑狼疮患者的雌激素水平普遍升高,妊娠期雌激素上调,会加重 SLE 的病情,而绝经后患者的症状会有所缓解。这与雌激素影响免疫耐受和抗体产生相关。值得注意的是,雌激素并不是对所有的自身免疫性疾病都具有同样的调节作用,在妊娠时,类风湿关节炎患者的病情通常减轻。

除了性激素的差异外,性染色体的组成不同也是影响自身免疫性疾病发生的重要因素。研究表明,X 染色体上的基因突变足以引起疾病。例如,一种综合了免疫功能失调、多内分泌病变以及肠病的 X 染色体性联遗传症候群(immunodysregulation, polyendocrinopathy, enteropathy, X-linked syndrome,IPEX)就是一种 X 连锁隐性遗传的自身免疫性疾病。该病患者 X 染色体上的特异性表达于 CD4$^+$CD25$^+$Treg 细胞中的关键转录因子 FoxP3 基因发生突变,引起 Treg 细胞的

Notes

功能异常,而导致自身免疫疾性病的发生。

X 染色体失活是指为了保持两性个体之间 X 染色体编码的基因的产物的剂量平衡,在胚胎发育早期,雌性的两条 X 染色体中的一条会随机发生表观遗传学修饰,这种修饰在个体发育过程中得以在体细胞中维持和传递,并保持该条染色体编码的基因处于沉默状态。X 染色体失活的异常可以造成免疫相关基因过度表达,使机体对自身免疫性疾病易感。

有研究表明微嵌合体是造成自身免疫性疾病的性别差异的原因之一。微嵌合体是指个体体内含有其他个体来源的细胞或 DNA 成分。通常微嵌合体形成于母婴之间,母亲妊娠期间与胎儿之间的双向物质交换,是母体和胎儿体内存在对方来源的细胞或 DNA 的主要原因。有报道称微嵌合体与全身性硬化症相关,研究发现女性全身性硬化症患者外周血单核细胞中存在胎儿来源的 DNA。

● **环境因素与某些自身免疫性疾病的发生相关**

遗传易感性是自身免疫性疾病发生的内在的必要条件,但是通常仅有遗传学改变并不一定造成疾病的发生。环境刺激往往是自身免疫性疾病发生的外部诱发因素。与自身免疫性疾病相关的环境刺激多种多样,大体上包括感染、紫外线暴露、药物、吸烟、化学接触和环境污染等。

通过诸如分子模拟等机制,感染可以使个体丧失自身耐受,如 EB 病毒等编码的蛋白和髓磷脂碱性蛋白有较高的同源性,这些病毒的感染可能引发多发性硬化的症状。另外,长期的感染可以导致体内免疫系统的过度活化,炎症因子的长期刺激则可成为自身免疫性疾病发生的始动因素。紫外线能够加重系统性红斑狼疮病人的病情。紫外线会增加 DNA 的免疫原性。另外,紫外线能诱导细胞凋亡,而凋亡过程可造成隐蔽抗原暴露于免疫系统。临床数据表明多种药物具有诱发自身免疫性疾病的能力。对于系统性红斑狼疮至今已发现多种药物可以引起狼疮样疾病表现或加重狼疮患者的病情,其中相关性较强的药物有氯丙嗪、肼屈嗪、异烟肼、普鲁卡因胺等。吸烟是类风湿性关节炎的风险因素之一。目前对吸烟如何促进类风湿性关节炎的发病还不很清楚。流行病学研究指出了吸烟同遗传学改变之间的紧密联系,在具有 HLA-DRB1 和 PTPN22 基因易感位点的人中吸烟可以大幅增加类风湿关节炎的患病概率。

第三节　自身免疫性疾病的免疫损伤机制

自身抗体、自身反应性 T 淋巴细胞、固有免疫的细胞和分子都可以引发自身免疫性疾病。

● **自身抗体通过破坏细胞、阻断分子结合、激活或阻断受体、结合分子以及形成免疫复合物等机制导致自身免疫性疾病**

细胞膜或膜吸附成分自身抗体引起的自身免疫性疾病　自身抗体可引起自身免疫性血小板减少性紫癜(autoimmune thrombocytopenic purpura)和自身免疫性中性粒细胞减少症(autoimmune neutropenia)。自身免疫性血小板减少性紫癜是由针对血小板表面成分的抗体引起的血小板破坏性疾病,患者可发生凝血功能障碍。自身免疫性中性粒细胞减少症是由针对中性粒细胞膜成分的抗体引起的中性粒细胞破坏性疾病,患者易发生化脓菌的感染。

某些药物可吸附在红细胞的表面并改变红细胞的抗原性,进而刺激人体产生自身红细胞的抗体,进而引起红细胞的裂解。

针对细胞膜或其吸附成分的自身抗体可通过下述方式引起自身细胞的破坏:①自身抗体识别和结合细胞膜上的抗原性物质后激活补体系统,在膜表面形成攻膜复合物而破坏细胞;②结合自身抗体的细胞循环至脾脏时,由表达 Fc 受体的吞噬细胞清除;③自身抗体包被的细胞被自然杀伤细胞通过抗体依赖的细胞介导细胞毒作用(ADCC)杀伤;④自身抗体包被的细胞(抗原抗体复合物)激活补体系统,进而招募中性粒细胞到达发生反应的局部并释放酶和介质引起细胞损伤。

脾是清除包被自身抗体的红细胞、血小板或中性粒细胞的主要场所。因此,脾切除是治疗自身免疫性溶血性贫血、自身免疫性血小板减少性紫癜和自身免疫性中性粒细胞减少症的一种疗法。

恶性贫血不是由血细胞膜成分自身抗体,而是由内因子(intrinsic factor)的自身抗体引起的自身免疫性疾病。内因子是胃壁细胞产生的一种蛋白,可协助维生素 B_{12} 在小肠的吸收。内因子被自身抗体结合后,不能协助维生素 B_{12} 在小肠吸收,造成维生素 B_{12} 缺乏。维生素 B_{12} 的缺乏使个体的红细胞生成障碍,发生贫血。注射维生素 B_{12} 可治疗恶性贫血。

细胞表面受体自身抗体引起的自身免疫性疾病 ①激动型抗受体自身抗体:有些自身抗体可激动细胞表面的受体引发自身免疫性疾病。毒性弥漫性甲状腺肿(Grave's disease)是由血清中针对促甲状腺激素受体(thyroid stimulating hormone receptor,TSHR)的 IgG 抗体引起的自身免疫性疾病。正常情况下,甲状腺激素的产生受腺垂体分泌的甲状腺刺激激素(thyroid-stimulating hormone,TSH)调节。TSH 结合 TSHR 后可刺激甲状腺激素的合成。体内甲状腺素水平升高会对 TSH 的产生发生负反馈抑制。这种调节使人体的甲状腺激素维持在适当的水平。TSHR 抗体(IgG)结合 TSHR 可持续刺激甲状腺细胞分泌过多的甲状腺素,使患者出现甲状腺功能亢进(hyperthyroidism)。这种 TSHR 自身抗体也被称为长效甲状腺刺激抗体(long-activating thyroid-stimulating antibody)。自身抗体可以过继相应的自身免疫性疾病,如患毒性弥漫性甲状腺肿母亲血液循环中的自身 TSHR 激动 IgG 抗体可通过胎盘进入婴儿体内。这种婴儿在出生后前几周表现甲状腺功能亢进的症状。此症状可随母源 IgG 抗体水平下降而逐渐消失,一般不产生持久性的损害。通过血浆置换去除母源抗体是治疗此类疾病的一种方法。某些低血糖症患者体内存在胰岛素受体激动剂样自身抗体,此种抗体通过刺激胰岛素受体使胰岛细胞分泌过多的胰岛素,引起低血糖症。②阻断型抗受体自身抗体:有些自身抗体可阻断细胞受体的功能引发自身免疫性疾病,如重症肌无力。重症肌无力(myasthenia gravis,MG)是一种由乙酰胆碱受体(acetylcholine receptor)自身抗体引起的以骨骼肌进行性无力为特征的自身免疫性疾病。患者体内的乙酰胆碱受体自身抗体可在神经肌肉接头处结合乙酰胆碱受体,使之内化并降解,致使肌肉细胞对运动神经元释放的乙酰胆碱的反应性进行性降低,阻碍了神经系统信号向肌肉细胞的传递。患者的早期症状可以是眼睑下垂。若不加以治疗,病情会进行性恶化,甚至会发生严重的吞咽和运动障碍。一些胰岛素耐受性糖尿病患者体内存在胰岛素受体拮抗剂样自身抗体,这种抗体可抑制胰岛素受体和胰岛素结合,引起糖尿病,患者可出现高血糖和酮症酸中毒。

细胞外成分自身抗体引起的自身免疫性疾病 细胞外抗原的自身抗体也可引起自身免疫性疾病,如肺出血肾炎综合征。肺出血肾炎综合征(Goodpasture's syndrome)是由抗基底膜Ⅳ型胶原自身抗体引起的自身免疫性疾病。Ⅳ胶原广泛分布在肾脏、肺和内耳的基底膜。在肾脏,基底膜Ⅳ胶原可被抗基底膜Ⅳ胶原自身抗体所识别,所以肺出血肾炎综合征患者都会因肾小球基底膜受损而发生肾炎。约40%的肺出血肾炎综合征的患者发生肺出血。发生肺出血的患者几乎都是吸烟者。在正常情况下,肺基底膜位于血管内皮细胞和肺泡上皮细胞之间,血管内皮细胞间形成的紧密连接使血液中的抗基底膜Ⅳ胶原抗体不能到达基底膜。吸烟可破坏肺泡毛细血管的内皮细胞屏障,使抗基底膜Ⅳ胶原抗体得以结合于肺基底膜引起损伤性炎症,进而引起肺出血。

自身抗体-免疫复合物引起的自身免疫性疾病 自身抗体和相应抗原结合形成的免疫复合物可引起的自身免疫性疾病,如系统性红斑狼疮。系统性红斑狼疮(systemic lupus erythematosus,SLE)多发生在 20~30 岁的女性,男女的发病比例约 1∶10。患者体内存在多种针对 DNA 和组蛋白的自身抗体,也可存在抗红细胞、血小板、白细胞和凝血因子等自身抗体。这些自身抗体和自身抗原形成的大量的免疫复合物可沉积在皮肤、肾小球、关节、脑等部位的小血管壁,激活补体,造成组织细胞损伤。损伤的细胞释放的核抗原物质又刺激机体产生更多的自身抗体,结果形成更多的免疫复合物,进一步加重病理损伤。患者可表现多器官、多系统的病变,广泛而严重的小血管炎症性损伤若发生在重要器官(如肾、脑等)会危及患者的生命。抗双链 DNA 抗体、抗单链 DNA 抗体、抗核蛋白抗体、抗组蛋白抗体和抗 RNA 抗体的检测对诊断系统性红斑狼疮有重要的参考价值。

● **自身反应性 T 淋巴细胞通过特异性细胞毒作用引发自身免疫性疾病**

体内存在的针对自身抗原的自身反应性 T 淋巴细胞在一定条件下可引发自身免疫性疾病,胰岛素依赖性糖尿病(IDDM)患者体内存在的自身反应性 T 淋巴细胞可持续杀伤胰岛中的 β 细胞,致使胰岛素的分泌严重不足。

髓鞘碱性蛋白(MBP)特异性 Th1 细胞在小鼠可引起实验性变态反应性脑脊髓膜炎(experimental autoimmune encephalomyelitis,EAE),过继转移 MBP 特异性的 Th1 细胞克隆可使小鼠发生这种疾病。人类的多发性硬化(multiple sclerosis,MS)的发病机制和 EAE 相似。在多发性硬化的患者体内的自身反应性 T 淋巴细胞可浸润脑组织,引起典型的炎性损害。活动期 MS 患者的脑脊液中可检出激活的自身反应性 T 淋巴细胞。

有的自身免疫性疾病的发生是自身抗体和自身反应性 T 淋巴细胞共同作用的结果,如有些重症肌无力(MG)患者的体内既存在抗乙酰胆碱受体的自身抗体,也存在乙酰胆碱受体自身反应性 T 淋巴细胞。

● **固有免疫过度激活导致自身免疫性疾病**

近年来的研究表明,一些自身免疫性疾病如 SLE 和银屑病的发生与固有免疫的过度激活密切相关。

固有免疫与 SLE 发生的关系近年来引起了领域的关注。长期应用 IFN-α 的治疗的肿瘤患者会出现抗 dsDNA 抗体,发生狼疮样症状。SLE 患者血液循环中存在着高水平的 IFN-α,IFN-α 水平与患者抗 dsDNA 抗体的产生、补体激活、IL-10 的产生相关,也与疾病的进展和活动性相关。一些长期应用重组 IFN-α 治疗的慢性丙型肝炎患者可发生 SLE 样症状。SLE 患者血清中的 DNA 和抗 DNA IgG 组成的免疫复合物可刺激 pDC 产生 IFN-α。在一定条件下,机体自身的 DNA 和 RNA 也可成为 TLRs 的内源性配体,刺激 IFN-α 的产生,诱发包括 SLE 在内的自身免疫性疾病。

关于 IFN-α 促进 SLE 发生发展的机制可如图 17-3 所示。在特定的病理生理条件下,机体损伤的细胞释放的 DNA 和 RNA 可刺激抗 DNA 或 RNA 抗体的产生。由自身 DNA 和抗自身 DNA 或 RNA 抗体组成的免疫复合物(immune complex,IC)可被 pDC 表面的 Fc 受体(FcγⅡR)识别结合。通过 FcγⅡR 的介导,该免疫复合物被 pDC 摄入,其中的 DNA 或 RNA 被 TLR9 或 TLR7 识别,启动相应的信号转导,刺激 pDC 产生大量的 IFN-α。病毒来源的核酸也可通过 TLR9 或 TLR7 活化 pDC 使其分泌 IFN-α。pDC 来源的 IFN-α 可激活自身反应性 B 细胞,促进其分化成产生自身抗体的浆细胞。自身反应性 B 细胞可被自身 DNA 和抗自身 DNA 或 RNA 抗体组成的免疫复合物通过 Fc 受体和 BCR 途径激活。B 细胞表面的 Fc 受体能与该免疫复合物中自身抗体的 Fc 段结合,Fc 受体介导该复合物的摄入。在细胞内,该复合物中的自身 DNA 被 TLR9 识别,自身 RNA 被 TLR7 识别,进而 TLR9/TLR7 信号通路被激活而引起自身反应性 B 细胞的活化。自身反应性 B 细胞表面的 BCR 也直接结合并介导自身 DNA 或 RNA 分子的内化,进而被激活。激活的自身反应性 B 细胞产生的抗自身 DNA 或 RNA 抗体又会形成更多的抗自身 DNA 或 RNA 抗体组成的免疫复合物。这些复合物可沉积在机体的各处引发 SLE 的病变,也可刺激 pDC 产生更多的 IFN-α,使机体进入 SLE 发病的恶性循环。

Notes

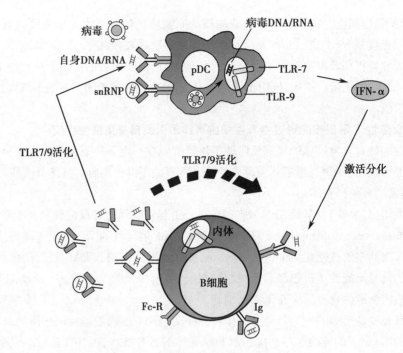

图 17-3　固有免疫的激活和 SLE 发生

固有免疫反应也可促进银屑病(psoriasis)的发生。将人的银屑病病损皮肤移植给小鼠可造成研究人银屑病发病机制及相关治疗药物的异种移植动物模型。在采用该模型的研究中发现了下述现象:①银屑病病损皮肤 T 细胞浸润区存在 pDC,而在健康皮肤观察不到这种现象;②银屑病病损皮肤中的 pDC 处于激活状态(高表达 CD86);③银屑病病损皮肤中的 pDC 细胞内可检出 IFN-α;④在移植 13 天后静脉注射抗 BDCA-2 抗体(人 pDC 特异性单克隆抗体)可使银屑病病损皮肤中 IFN-α 的表达减少 >90%;⑤抗 BDCA-2 抗体可以完全抑制银屑病病损皮肤中致病性 T 细胞的激活和扩增,抑制银屑病表型的出现和加重;⑥在应用抗 BDCA-2 抗体的同时应用重组人 IFN-α 可激活银屑病病损皮肤中致病性 T 细胞,使其显著扩增,并使银屑病加重,在正常皮肤则观察不到这种变化。这一研究表明,皮肤移植物中 pDCs 产生的 IFN-α 参与了银屑病的发生和发展。

另一项研究揭示,损伤可刺激上皮细胞产生 LL37(一种抗微生物肽),LL37 与自身 DNA 分子结合形成一种致密的聚合物。这种聚合物可被 pDCs 内化,并被递送去激活 TLR9,引发 pDCs 产生大量的 IFN-α。这说明,内源性的抗微生物肽可以打破机体对自身 DNA 的免疫耐受,促进自身免疫性疾病如银屑病的发生。

采用基因芯片对银屑病患者活检病损皮肤细胞基因表达的研究也支持 IFN-α 参与银屑病发病的观点。在病损组织的细胞中 I 型干扰素基因、I 型干扰素诱导基因和 I 型干扰素信号通路中相关信号分子基因都有活跃的表达。

除了 IFN-α,多种细胞因子,如 TNF-α、IFN-γ、IL-1β、IL-6、IL-12、IL-17、IL-22、IL-23、CLCX8、CLCX9、CLCX10、CLCX11 和 CCL20 也参与了银屑病的发生。

关于固有免疫应答在银屑病发生中的作用可用图 17-4 表示。角质细胞、NK 细胞、浆细胞样树突状细胞和巨噬细胞可通过产生细胞因子激活髓样树突状细胞(myeloid dendritic cell,mDC)。激活的 mDC 通过分泌 IL-12 激活 Th1 细胞,通过分泌 IL-23 激活 Th17 细胞。激活的 Th1 细胞分泌 TNF-α 和 IFN-γ,激活的 Th17 细胞分泌 IL-17A、IL-17F 和 IL-22。在这些细胞因子的作用下,角质细胞被激活,分泌多种细胞因子,这些细胞因子又可以正反馈的形式刺激巨噬细胞。角质细胞在激活后增生,增生后的角质细胞分泌更多的细胞因子,刺激更多的角质细胞增生,最终引起银屑病的发生。

Notes

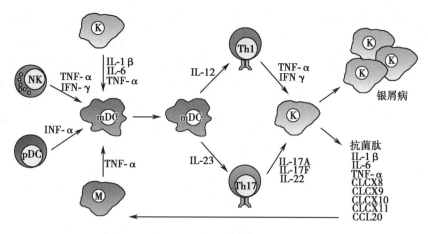

图 17-4　固有免疫的激活和银屑病的发生

第四节　常见的自身免疫性疾病

● **系统性红斑狼疮**

系统性红斑狼疮(systemic lupus erythematosus, SLE)是一种慢性的自身免疫性结缔组织疾病,可以累及心脏、关节、皮肤、肺、血管、肝、肾、神经系统和人体的任一其他部位。由于可累及各种器官和组织,SLE 患者可表现出各种各样的症状和体征。约有 30% 的 SLE 患者出现皮肤症状(dermatological symptoms),30% ~50% 的 SLE 患者面部出现蝶形红斑,65% 的 SLE 患者出现关节症状,50% ~70% 的患者出现狼疮肾炎,一些 SLE 患者的皮肤出现盘状红斑(discoid lupus)。血清中存在大量的自身抗体是 SLE 的特征之一。其中与 SLE 相关的自身抗体有抗 dsD-NA 抗体、抗组蛋白抗体、抗 SM 抗体、抗 Ro 抗体和抗 RNP 抗体等。特定种类的抗体同特定的临床表现相关,可用于辅助诊断。SLE 易发生在女性,男女的发病比例为 1∶9。SLE 在美国的发病率为 53/100 000,在北欧为 40/100 000。

目前尚无根治 SLE 的药物。皮质激素(corticosteroids)和免疫抑制剂(immunosuppressants)可减轻 SLE 的症状和体征。抗疟疾药(hydroxychloroquine)也被用于 SLE 的治疗。在美国、加拿大和欧洲,经治疗后,SLE 患者的 5 年生存率为 95%,10 年生存率为 90%,20 年生存率为 78%。

携带某些基因型的个体易患 SLE。人第 6 号染色体的 HLA Ⅰ类、Ⅱ类和Ⅲ类基因的基因型与 SLE 的发生相关,与 SLE 发生相关的基因还有 IRF5、PTPN22、STAT4、CDKN1A、ITGAM、BLK、TNFSF4 和 BANK1。其他与 SLE 发生相关的因素有:病毒和细菌感染、药物、应激、雌激素和接触紫外线等。

在遗传和环境因素的共同作用下,体内凋亡细胞增加且伴有凋亡细胞的清除障碍,凋亡细胞释放的核酸和核蛋白因而增加,刺激人体产生抗核抗体。抗核抗体和核酸或核蛋白形成大量的免疫复合物。这些免疫复合物沉积在各种器官的血管壁和肾小球,主要通过Ⅲ型变态反应引起 SLE。

● **类风湿关节炎**

类风湿关节炎(rheumatoid arthritis, RA)是以炎性滑膜炎为主的慢性系统性自身免疫性疾病。其特征是手、足小关节的对称性、侵袭性的多关节炎症,可以导致关节畸形及功能丧失。RA经常伴有关节外器官受累,其患者血清类风湿因子呈阳性。女性发病率为男性的 2 ~3 倍。任何年龄都可发作,高发年龄为 40 ~60 岁。遗传、感染、性激素等都与 RA 的发病有关。

RA 的病理特征主要为滑膜衬里细胞增生、大量炎性细胞浸润到间质、微血管的新生、软骨和骨组织的破坏等。RA 患者的主要症状有:晨僵;关节受累、畸形;关节外表现,如发热、类风湿

Notes

结节、类风湿血管炎等,亦或是心脏受累、呼吸系统受累、肾脏表现等;Felty 综合征;缓解性血清阴性、对称性滑膜炎;成人 Still 病(AOSD)等。

RA 治疗的策略主要是减轻关节炎症,防止不可逆的骨质破坏,争取达到病情完全缓解或降低活动度。RA 的治疗药物主要包括非甾类抗炎药,如双氯芬酸、塞来昔布等;糖皮质激素;免疫抑制剂,如甲氨蝶呤,环孢素等;生物制剂,如 Infliximab;Etanercep;阿达木单抗(修美乐);抗 CD20 单抗 Rituximab(美罗华);白细胞介素-6 受体阻断药 tocilizumab 等。

目前研究发现,RA 的发病同一些遗传学改变有关,如 DPP4 内含子的 rs12617656,CCR6 基因附近的 rs1854853,CDK5RAP2 编码区的 rs12379034 等。另外,也发现 HLADRB1 和 PTPN22 等基因同 RA 的发病相关。其他的例如性别相关因素、吸烟、饮酒、感染等外部环境因素都可以导致 RA 的易感。

RA 的发病包括疾病的起始阶段,如滑膜细胞受炎症因子的刺激进而分泌细胞因子和趋化因子,继而招募并激活先天免疫细胞;在疾病的进行阶段,慢性炎症促进适应性免疫细胞的活化,例如 T 细胞活化,Th17 细胞的分化等,加重免疫反应;最后在免疫系统产生的慢性炎症的作用下,软骨破坏等骨损伤的发生,造成患者关节的破坏。

窗框 17-1　1 型糖尿病

1 型糖尿病(diabetes mellitus type 1),也称胰岛素依赖性糖尿病(insulin- dependent diabetes mellitus,IDDM),是因胰腺产生胰岛素的胰岛 β 细胞受到破坏而发生的一种糖尿病。在生理情况下,胰岛素的主要功能是将糖(葡萄糖)、淀粉转化成供人体日常生理活动所需的能量。因胰岛 β 细胞大量破坏,1 型糖尿病患者不能产生满足生理需要的胰岛素而发生糖尿病。

1 型糖尿病患者因胰岛素的缺乏而发生高血糖和糖尿,表现为多尿(polyuria)、口渴(polydipsia)、易饥饿(polyphagia)和体重下降(weight loss)等多种症状和体征。治疗 1 型糖尿病的疗法主要是胰岛素替代疗法,即应用外源的胰岛素。目前使用的胰岛素多为用基因工程技术生产的重组人胰岛素,应用方法有注射、吸入和皮下植入胰岛素泵等。1 型糖尿病的患者需终生应用胰岛素,若不补充胰岛素,1 型糖尿病是致死性疾病。

1 型糖尿病的患者也可发生低血糖(low blood sugar),进而引发痉挛(seizures)或意识丧失。

高血糖(high blood sugar)可引发心血管疾病(cardiovascular disease)、神经系统疾病(neuropathy)、视网膜病(diabetic retinopathy)和关节的疾病等。若控制饮食、胆固醇和血压,超重或肥胖的 1 型糖尿病患者更易发生上述病变。

除应用胰岛素外,也开始常使用胰岛细胞移植(islet cell transplantation)的方法来治疗 1 型糖尿病。同种异体胰岛细胞移植的部位通常是患者的肝脏。移植的胰岛细胞可在患者的肝脏定居并产生胰岛素。肝脏比胰腺更能接纳移植的胰岛细胞,也可为胰岛细胞产生胰岛素提供适合的环境。研究表明,在胰岛细胞移植 1 年后,58% 的受者可产生满足需要的胰岛素。为了减弱抑制排斥反应,接受胰岛细胞移植的患者需接受免疫抑制疗法。将猪的胰岛细胞装入保护囊后给人移植可治疗 1 型糖尿病。在人体内,猪的胰岛细胞可分泌胰岛素,但不直接接触人的免疫细胞。

1 型糖尿病的发生与环境因素和遗传因素有关。环境因素对 1 型糖尿病的发生有很大的影响。采用同卵双生子进行的研究表明,基因型相同的同卵双生子均发生 1 型糖尿病的概率为 30% ~ 50%。在环境因素中,病毒感染是引起关注的致病因素。由病毒感染(如柯萨奇病毒感染或风疹病毒感染)激发的抗病毒免疫反应在攻击病毒感染细胞同时

可攻击胰腺的胰岛 β 细胞。1 型糖尿病是多基因疾病(polygenic disease)。位于人第 6 号染色体的 MHC Ⅱ 类基因区基因和 1 型糖尿病发生的关系最为密切,为 1 型糖尿病的最强关联基因(strongest gene)。在人的第 11 号和第 18 号染色体上,存在 1 型糖尿病的弱关联基因(weaker genes)。

　　1 型糖尿病是一种自身免疫性疾病。某些环境因素如病毒感染可引起胰岛 β 细胞的破坏,抗原递呈细胞吞噬被破坏的胰岛细胞,成为胰岛 β 细胞特异性抗原提呈细胞(islet-beta-cell-specific antigen presentation cell)。在胰腺引流淋巴结,CD4$^+$ T 淋巴细胞通过胰岛 β 细胞抗原肽特异性 T 细胞受体识别由 HLA Ⅱ 类分子提呈的胰岛 β 细胞抗原肽(beta-cell peptides)而激活,启动对胰岛细胞的自身免疫应答。在免疫应答的过程中,CD8$^+$ CTL 杀伤胰岛的 β 细胞。在 1 型糖尿病患者,80% ~ 90% 的胰岛 β 细胞可被破坏。在研究中,常采用 BB 大鼠和 NOD 小鼠作为糖尿病研究的动物模型。

第五节　自身免疫性疾病的防治

● **自身免疫性疾病的预防**

到目前为止,虽然针对自身免疫性疾病的发病原因存在着众多假说,但是仍不能确切指出自身免疫性疾病的致病通路。现有研究结果表明,自身免疫性疾病的发生受遗传、环境等多种因素的影响,而且自身免疫性疾病的患者之间存在着极大的个体差异,至今仍然没有可靠的普遍适用的预防自身免疫性疾病发生的方法。根据目前对自身免疫性疾病的认识,可以有意识地减少暴露于具有潜在风险性的环境之中,例如采用疫苗和抗生素控制微生物的感染,尤其是控制微生物持续性感染,这样可降低某些自身免疫性疾病的发生率;又如吸烟是 RA 的风险因素,所以减少或者不吸烟可以降低相关疾病发生的概率。

● **自身免疫性疾病的治疗**

目前,自身免疫性疾病的治疗仍缺乏理想的方法。通常针对免疫应答的各个环节进行阻断或调解以影响疾病进程,或是根据疾病的病理变化和组织损伤所致的后果进行相应处理,来达到治疗的目的。

抗炎药物　糖皮质激素可以诱导抗炎分子的合成、抑制炎症因子的产生、诱导炎性细胞凋亡、抑制免疫反应、抗休克等功能,因此可以有效地抑制自身免疫性疾病的炎症反应。

免疫抑制剂　免疫抑制剂是治疗自身免疫性疾病的有效药物。一些真菌代谢物如环孢素和 FK506 对多种自身免疫性疾病的治疗有明显的临床疗效。环孢素 A(cyclosporinA)是一种广为使用的免疫抑制剂,是一种不溶水性的真菌代谢产物,能有效地阻断 T 细胞的 IL-2 的合成和分泌,使 T 细胞的增殖和分化受阻。环孢素 A 还具有抗有丝分裂的作用,对多种自身免疫性疾病都有治疗作用,如早期 Ⅰ 型糖尿病、牛皮癣、SLE、多发性肌炎、克罗恩病、原发性胆汁性肝硬化、重症肌无力症、RA 均有一定的治疗效果。FK-506 是继环孢素 A 后发现的另一种真菌代谢物,作用与环孢素 A 相似,且副作用较小。

　　其他的非特异性免疫抑制剂还包括:硫唑嘌呤、环磷酰胺、氨甲蝶呤等,这些药物通常与糖皮质激素联合应用作为常规免疫抑制剂,用于治疗自身免疫性疾病。

生物制剂药物　治疗自身免疫性疾病的生物药物(biologics)的研制是一个活跃的领域。在这方面,治疗类风湿关节炎生物药物的研制有了很多突破(图 17-5)。

Notes

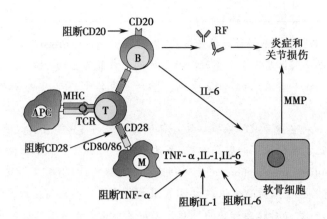

图 17-5　类风湿关节炎生物治疗药物及靶点

TNF-α 阻断药　infliximab（英利昔单抗，Remicade®）是被批准治疗 RA 的第一个生物药物。infliximab 是一种 TNF-α 特异性人鼠嵌合抗体（chimeric antibody），可以中和跨模型和游离的 TNF-α。临床应用方式为静脉输入，每 4 ~ 8 周应用一次，剂量 3 ~ 10mg/kg，MTX 联合应用。infliximab 抑制 TNF-α 促进骨吸收的作用，可阻止关节的破坏。infliximab 可通过抗体依赖的细胞介导的细胞毒作用或补体依赖的细胞毒作用裂解表达膜型 TNF-α 的细胞。

在 infliximab 成功应用的基础上，另有四种 TNF-α 阻断药（etanercept、adalimumab、certolizumab pegol 和 golimumab）也陆续获得批准，成为治疗 RA 的生物药物。

etanercept（Enbrel®）是一种全人源化 TNF-α 受体融合蛋白，由两个 p75 TNF-α 受体结合点和人 IgG1 Fc 段构成，可以阻断 TNF-α 与其受体的结合。临床应用方式为皮下注射，单独应用。与 infliximab 不同，etanercept 也结合淋巴毒素-α（lymphotoxin- alpha），不引发表达膜型 TNF-α 细胞的裂解。

adalimumab（Humira®）为人源化 IgG1 TNF-α 特异性单克隆抗体，可抑制 TNF-α 与其受体的结合。临床应用方式为皮下注射，每周 40mg，与 MTX 联合应用。adalimumab 也可通过 ADCC 或 CDC 作用裂解表达膜型 TNF-α 的细胞。

certolizumab pegol（Cimzia®）是不含 Fc 段的聚乙二醇化抗 TNF 制剂，不介导表达膜型 TNF-α 的细胞 ADCC 和 CDC。临床应用方式为皮下注射。

golimumab（Simponi®）是在 infliximab 基础上改进的人源化 TNF-α 特异性单克隆抗体。临床应用方式为皮下注射。

TNF-α 阻断药可有严重的不良反应，接受治疗的 RA 患者可发生严重的感染。引起感染的病原体有革兰阳性菌、肺炎球菌、结核分枝杆菌和机会致病菌。患者可发生结核病复发、肺炎球菌脓毒血症、侵袭性真菌感染（invasive fungal infections，IFIs）、下呼吸道感染、胃肠炎、泌尿道感染等。有研究报告，在接受 TNF 抑制剂治疗的母亲生产的婴儿中有 59% 表现一种或多种先天性异常，异常可发生在气管、食管、心室、肾脏和肛门（肛门闭锁）等部位。接受 TNF-α 阻断药治疗的患者易发生其他的自身免疫性疾病如 SLE、皮肤血管炎（cutaneous vasculitis）、间质性肺疾病（interstitial lung disease）和 Behcet 病。

白细胞介素-6 受体阻断药　tocilizumab（Actemra®）是人源化的抗人 IL-6 受体抗体，为白细胞介素-6 受体阻断药（interleukin-6 receptor blocker）。IL-6 与 RA 疾病的发展密切相关。Tocilizumab 可以结合 IL-6 受体，阻断 IL-6 信号传导，从而减少 C 反应蛋白的增加，降低血沉；降低铁调素产物；减少 B 细胞活化；抑制 Th17 细胞的形成；减少骨吸收和软骨转化。该药已经被批准治疗 RA。

白细胞介素 1 受体阻断药　anakinra（Kineret®）是重组的非糖基化的 IL-1 受体阻断药（interleukin-1 receptor blocker），已批准用于儿童或成人的早发性多系统炎症性疾病（NOMID）治疗。

cryopyrin 蛋白相关的周期性综合征(CAPS)是一类伴随终身会引起人体严重衰弱的疾病,NO-MID 是该类疾病中最严重的,与 IL-1 的过度分泌有关。该药物能够控制如发热、皮疹、头痛、关节痛等症状,对稳定中枢神经系统的功能有确切的疗效。临床应用方式是皮下注射,单独应用或与 MTX 联合应用。

BAFF 阻断药 Belimumab(Benlysta®)是人源的针对 B 细胞刺激因子(B cell activating factor,BAFF)的单克隆抗体。B 细胞的异常激活和抗体的过度产生是许多自生免疫性疾病(尤其是 SLE)的特征之一。BAFF 对 B 细胞的发育和存活至关重要。在 SLE 患者体内可以检测到高水平的 BAFF,同时 BAFF 的表达水平同抗双链 DNA 抗体的水平以及疾病的活动性呈正相关。应用 Belimumab 治疗 SLE 可以明显降低患者体内抗双链 DNA 抗体的水平和 CD20$^+$ B 细胞以及浆细胞的数量。目前,Belimumab 已经被美国、加拿大以及欧洲批准用于治疗系统性红斑狼疮。

B 细胞清除药 Rituximab(Rituxan®)是一种针对 CD20 的人鼠嵌合抗体。CD20 主要存在于 B 细胞表面。CD20 的功能尚还不完全清除,可能与 B 细胞的钙离子调节和 B 细胞的分泌抗体等效应有关。Rituximab 可以通过抗体依赖的细胞毒作用、补体依赖的细胞毒作用以及促进凋亡等方式减低 B 细胞的数量。基于它的特异性去除 B 细胞的功能,Rituximab 被用于治疗白血病、移植排斥和自身免疫性疾病,如 RA、MS、自身免疫性贫血和 SLE 等。

小分子化合物类药物 艾拉莫德(Iguratimod)是一种用于治疗 RA 的小分子化合物,其结构为 N-[3-(甲酰胺基)-4-氧-6-苯氧基-4H-1-苯并吡喃-7-基]甲烷磺酰胺。艾拉莫德具有抗炎作用,能够抑制免疫球蛋白生成,抑制细胞因子产生,抗骨吸收,促骨形成的作用。

对症治疗 在治疗器官特异性的自身免疫性疾病时,通常需针对器官损伤所造成的代谢或功能障碍进行药物调节,以达到控制病情的效果,如自身免疫性甲状腺炎的黏液性水肿患者采用甲状腺替代疗法,I 型糖尿病患者用胰岛素控制血糖,甲状腺功能亢进者用抗甲状腺药物等。

小　结

　　自身免疫是人体免疫系统对自身细胞或自身成分发生免疫应答的能力。自身免疫性疾病是机体对自身细胞或自身成分发生免疫应答而导致的疾病状态。

　　自身免疫性疾病分为器官特异性自身免疫性疾病和全身性自身免疫性疾病。器官特异性自身免疫性疾病的病变局限于某一特定的器官,由对器官特异性抗原的免疫应答引起。全身性自身免疫性疾病,又称系统性自身免疫性疾病,其病变可见于多种器官和组织。

　　自身抗体和(或)自身反应性 T 淋巴细胞介导的对自身细胞或自身成分发生的免疫应答是自身免疫性疾病发生的原因。自身抗体可通过破坏自身细胞、改变细胞表面受体的功能、攻击细胞外成分和形成免疫复合物等方式引发自身免疫性疾病。自身抗体的检测对一些疾病有辅助诊断意义。体内存在的针对自身抗原的自身反应性 T 淋巴细胞在一定条件下可引发自身免疫性疾病。有的自身免疫性疾病的发生是自身抗体和自身反应性 T 淋巴细胞共同作用的结果。固有免疫的过度激活也会引发自身免疫性疾病,如 SLE 和银屑病等。

　　导致自身免疫性疾病发生包括三方面因素:①抗原方面的因素:免疫隔离部位抗原的释放、自身抗原改变和分子模拟;②免疫系统方面的因素:MHC II 类分子的异常表达、免疫忽视的打破、调节性 T 细胞功能失常、AICD 障碍、淋巴细胞的多克隆激活、表位扩展和细胞因子产生过度等;③遗传方面的因素:HLA 等位基因的基因型,补体成分 C1q、C2 和(或)C4 基因缺陷,DNA 酶基因缺陷,CTLA-4 基因缺陷。

　　通过控制微生物感染,应用免疫抑制剂和生物药物可对自身免疫性疾病进行防治。

(沈　南)

Notes

参考文献

1. Fundamental Immunology 6th Edition, Lippincott William & Wilkins, 2012

2. Clinical Immunology Principles and Practice 4th Edition, Saunders, 2012

3. Costenbader KH, Gay S, Alarcón-Riquelme ME, et al. Genes, epigenetic regulation and environmental factors: which is the most relevant in developing autoimmune diseases? Autoimmun Rev, 2012, 11: 604-609

4. Costa-Reis P, Sullivan KE. Genetics and epigenetics of systemic lupus erythematosus. Curr Rheumatol Rep, 2013, 15: 369

5. Quintero OL, Amador-Patarroyo MJ, Montoya-Ortiz G, et al. Autoimmune disease and gender: plausible mechanisms for the female predominance of autoimmunity. J Autoimmun, 2012, 38: J109-J119

6. S. T. Ngo, F. J. Steyn, P. A. McCombe. Gender differences in autoimmune disease. Frontiers in Neuroendocrinology, 2014, 35: 347-369

7. Sandra V Navarra, Renato M Guzmán, Alberto E Gallacher, et al. Efficacy and safety of belimumab in patients with active systemic lupus erythematosus: a randomised, placebo-controlled, phase 3 trial. The Lancet, 2011, 377: 721-731

8. Anne Davidson. The rationale for BAFF inhibition in Systemic Lupus Erythematosus. Curr Rheumatol Rep. 2012, 14: 295-302

9. T Shaw, J Quan, and M Totoritis. B cell therapy for rheumatoid arthritis: the rituximab (anti-CD20) experience. Ann Rheum Dis. 2003, 62: ii55-ii59

10. 何维. 医学免疫学. 第2版. 北京: 人民卫生出版社, 2010

Notes

第十八章 免疫缺陷病

免疫缺陷病(immunodeficiency disease,IDD)是因免疫系统先天发育障碍或后天损伤而致的一组综合征。患者可出现免疫细胞发育、分化、增生、调节和代谢异常,并导致因免疫功能障碍所出现的临床综合征。根据病因可将免疫缺陷病分为**原发性免疫缺陷病**(primary immunodeficiency disease,PIDD)和**获得性免疫缺陷病**(acquired immunodeficiency disease,AIDD)。原发性免疫缺陷病由遗传因素或先天性免疫系统发育不全造成的免疫功能障碍所致;继发性免疫缺陷病由后天因素(营养不良、感染、药物、肿瘤、放射线等)所造成的免疫功能障碍所致。根据主要累及的免疫系统组分,免疫缺陷病可分为 B 细胞免疫缺陷、T 细胞免疫缺陷、联合免疫缺陷、吞噬细胞功能缺陷和补体缺陷,表现出与这些功能障碍密切相关的一些重要共同特点:一是对病原体的易感性明显增加。因免疫防御功能障碍导致易发生反复感染且难以治愈,感染往往是患者首现的重要临床表现,是造成死亡的主要原因。二是某些肿瘤的发病率增高。因免疫监视功能障碍或对潜在致癌因子的易感性增加导致患者尤其是 T 细胞缺陷患者,恶性肿瘤(以白血病和淋巴系统肿瘤居多)的发生率远高于同龄正常人群,在 PIDD 中可较同龄正常人群高 100 ~ 300 倍。三是易发自身免疫病和超敏反应性疾病。因免疫自稳和免疫调节功能障碍导致患者的自身免疫病和超敏反应性疾病的发病率远高于正常人群。患者的 SLE、RA 和恶性贫血等自身免疫病的发病率可高达 14%,而正常人仅 0.001% ~ 0.01%。

第一节 原发性免疫缺陷病

原发性免疫缺陷病(PIDD)又称为先天性免疫缺陷病(congenital immunodeficiency disease,CIDD),发生机制较为复杂,主要由免疫系统遗传基因异常或先天性免疫系统发育障碍所致。PIDD 的种类已多达 110 余种,根据主要累及的免疫系统组分,可分类为原发性 B 细胞缺陷、原发性 T 细胞缺陷、联合免疫缺陷、补体系统缺陷和吞噬细胞缺陷(表 18-1)。PIDD 在人群中总发病率为 0.01%,其中约半数为抗体缺陷,20% 为联合免疫缺陷,18% 为细胞免疫缺陷,10% 为吞噬细胞缺陷,2% 为补体系统缺陷。随着分子生物学技术的发展,目前已对某些 PIDD 的基因突变或缺陷进行了定位,为阐明其发病机制、临床诊断和治疗奠定了基础。

● **原发性 B 细胞缺陷增加机体对病原体的易感性**

原发性 B 细胞缺陷是一类抗体合成减少的疾病,多以 Ig 水平低下为特征,由 B 细胞发育缺陷或 B 细胞对 T 细胞传递的信号反应低下所致的抗体生成障碍。另外,Th 细胞的功能缺陷也可导致抗体合成障碍。原发性 B 细胞缺陷患者血清中 Ig 水平降低或缺失,外周血 B 细胞数减少或缺乏,T 细胞数正常。患者淋巴结内淋巴滤泡减少或缺失,淋巴滤泡内无生发中心。患者对化脓性细菌、肠道细菌、病毒及某些寄生虫的易感性增加。

X-连锁无丙种球蛋白血症(X-linked agammaglobulinemia,XLA) 又称为 Bruton 病,是第一个被发现的 PIDD,也是最常见的一种原发性 B 细胞缺陷病,由 B 细胞成熟缺陷所致。见于男性婴幼儿,通常于出生后 6 ~ 9 个月后发病(此时从母体获得的 IgG 类抗体已降解和消耗),以反复化脓性感染为特征。约 20% 患者伴有自身免疫病,原因不详。患者外周血及淋巴组织中 B 细胞

表 18-1　原发性免疫缺陷病及基因缺失

病名	发病机制	免疫缺陷	遗传方式	缺陷基因位点	对感染的易感性
B 细胞缺陷病					
X-性连锁无球蛋白血症	Btk 缺陷	无成熟 B 细胞	XL	Xq21	胞外菌,病毒
X-性连锁高 IgM 综合征	CD40L 缺陷	无 IgM 类别转换	XL	Xq26	胞外菌
选择性 IgA 缺乏综合征	未确定	低或无 IgA	AR 或 AD	未明	呼吸道感染
T 细胞缺陷病					普遍
DiGeorge 综合征	胸腺发育不全	T、B 细胞发育障碍	AD	22q11	普遍
T 细胞信号转导缺陷	CD3ε 或 γ 链基因缺陷	TCR-CD3 表达或功能受损	未明		
联合免疫缺陷病					普遍
严重联合免疫缺陷病(SCID)	RAG-1/RAG-2 缺陷	无 TCR 和 Ig 基因重排	AR	11p13	
	ADA 缺陷	T、B 细胞代谢障碍	AR	20q13	
	PNP 缺陷	T、B 细胞代谢障碍	AR	14q13	
	JAK-3 缺陷	IL-2,4,7,9,15 信号缺陷	AR	19p13	
	MHC II 类基因 启动子缺陷(裸淋巴细胞综合征)	无 MHC II 类分子	AR	16p13	
XSCID	Γc 链缺失	无 T 细胞	XL	Xp11	
Wiskott-Aldrich 综合征	WASP 基因缺陷	对多糖的抗体应答缺陷 T 细胞和血小板受损	XL	Xp11	胞内菌,病毒
IFN-γ 受体缺陷病	IFN-γ 受体缺陷	抗分枝杆菌免疫受损	AR	6q23	呼吸道感染
毛细血管共济失调	同源 PI3 激酶缺陷	T 细胞减少	AR	11q22	
吞噬细胞缺陷病					胞外菌,真菌

Notes

续表

病名	发病机制	免疫缺陷	遗传方式	缺陷基因位点	对感染的易感性
慢性肉芽肿	Cyt p91^{phox} 缺陷	无杀菌性呼吸爆发	XL	Xp21	
	Cyt p67^{phox} 缺陷	无杀菌性呼吸爆发	AR	1q25	
	Cyt p22^{phox} 缺陷	无杀菌性呼吸爆发	AR	16q24	
Chédiak-Higashi 综合征	细胞间转运蛋白缺陷	溶菌作用缺乏	AR	1q42	
白细胞黏附缺陷病	整合素 β2 缺陷	白细胞外渗	AR	21q22	胞外菌
补体缺陷病	补体固有成分缺陷	免疫复合物病和反复感染	AR		
阵发性夜间血红蛋白尿	Pig-α 基因缺陷	红细胞膜缺乏 DAF 和 MIRL			
遗传性血管神经性水肿	C1INH 缺陷	C2a 产生过多	AD		

注：AR：常染色体隐性遗传；AD：常染色体显性遗传；XL：X-性连锁；ADA：腺苷脱氨酶；PNP：嘌呤核苷磷酸化酶

Notes

数减少或缺失,淋巴结中无生发中心;外周组织及骨髓内缺乏浆细胞;扁桃体缺如;血清中 IgG 含量低于 2.0g/L 甚至低于 1.0g/L,其他各类 Ig 通常难以检出。患者 T 细胞的成熟过程、数量及功能均正常。

　　XLA 为 X 性连锁隐性遗传,女性为携带者,男性发病。发病机制是由位于 X 染色体(Xq21.3-q22)上的 Bruton 酪氨酸激酶(Bruton's tyrosine kinase,Btk)基因缺陷导致 B 细胞成熟障碍。Btk 表达于所有 B 细胞(包括前 B 细胞)及中性粒细胞。前 B 细胞抗原受体(称为替代性 BCR 复合体)与尚不清楚的配体结合,产生前 B 细胞进一步分化所必需的刺激信号。该信号的转导过程中,Btk 被磷酸化后,与 G 蛋白及 Src 家族成员结合,参与细胞内的活化信号转导。由于 XLA 患者 Btk 基因缺陷,Btk 合成障碍,使 B 细胞发育过程停滞于前 B 细胞阶段而不能继续发育,导致成熟 B 细胞的减少或缺失。

　　选择性 IgA 缺陷(selective IgA deficiency)　有些 B 细胞缺陷病患者表现为选择性缺乏某一类或若干类 Ig,发病机制与 B 细胞分化缺陷或 Th 细胞功能缺陷有关。选择性 IgA 缺陷是最多见的选择性免疫球蛋白缺陷。有些患者属偶发病例,无家族史;有家族史患者多数(75%～90%)是由常染色体显性或隐性遗传所致,少数(10%～25%)可继发于苯妥英钠治疗。约 20% 同时缺乏 IgG2 和 IgG4。主要免疫学异常为血清 IgA 水平降低(通常 <50mg/L),sIgA 水平极低,血清 IgG 和 IgM 水平正常或略高,细胞免疫功能正常。约半数无明显症状,或仅有呼吸道、消化道泌尿道的反复感染,一般预后良好,少数患者可出现严重感染。患者常伴有自身免疫病或超敏反应性疾病,例如,RA、SLE 以及过敏性鼻炎等。选择性 IgA 缺陷可能由于 B 细胞不能分化为能分泌 IgA 的浆细胞。因为患者 α 链基因正常,B 细胞能够表达正常水平的膜表面 IgA。

　　选择性 IgG 亚类缺陷(selective IgG subclass deficiencies)　通常由 B 细胞分化异常所致,极少数病例是由于编码恒定区(Cγ)基因的缺失。患者的免疫学异常主要包括血清 IgG 水平正常,但 IgG 的某一亚类或若干亚类水平低于正常水平。选择性 IgG3 缺陷多见于成人;选择性 IgG2 缺陷则多见于儿童,并伴有选择性 IgA 缺陷。多数患者无临床症状,有些患者则有反复性细菌感染。

　　高 IgM 综合征　是较为罕见的免疫缺陷病,由于 Ig 类别转换机制缺陷,患者血清中缺乏 IgG、IgA 和 IgE,而 IgM 水平则呈代偿性升高,有时高达 10mg/ml(正常为 1.5mg/ml);外周血中 B 细胞数量正常,但几乎没有产生 IgG、IgA 的活化 B 细胞;外周血及淋巴组织中有大量分泌 IgM 的浆细胞;组织特别是胃肠道组织被产生 IgM 的细胞浸润;淋巴结中无生发中心;血清中含大量的抗中性粒细胞、血小板和红细胞和其他血液成分以及抗组织的 IgM 类自身抗体。主要临床表现是反复感染,尤其是呼吸道感染,比其他类别 Ig 缺陷病表现更为严重。对机会性感染(如卡氏肺囊虫)的易感性显著增加,表明患者的体液免疫和细胞免疫均有缺陷。约 70% 高 IgM 综合征患者呈 X 连锁隐性遗传,故患者多为男性。导致 Ig 类别转换机制缺陷的原因是 T 细胞的 CD40 配体(CD40L)基因发生突变,致使 T 细胞表达的 CD40L 不能与 B 细胞表达的 CD40 结合,或者即使能与 CD40 结合,也不能形成 Ig 类别转换所需的协同刺激信号。CD40L 基因位于 X 染色体的长臂,这类高 IgM 综合征又称为 X 性连高 IgM 综合征(X-linked hyper-IgM syndrome)。少数高 IgM 综合征的遗传方式是常染色体隐性遗传,这类高 IgM 综合征由脱氨酶基因缺陷所致,该酶与免疫球蛋白的类别转换和亲和力的成熟有关。

　　● **原发性 T 细胞缺陷导致细胞和体液免疫功能异常**

　　原发性 T 细胞缺陷是一类由遗传因素所致的 T 细胞发育、分化和功能障碍的免疫缺陷病。T 细胞缺陷不仅导致细胞免疫缺陷,也会间接导致体液免疫缺陷和单核-巨噬细胞功能缺陷。虽然某些患者血清 Ig 正常,但机体并不能对抗原刺激产生特异性抗体,患者易感染各类寄生菌,且过敏性疾病、自身免疫病和淋巴瘤发生率也远高于正常人。

　　DiGeorge 综合征　又称为**先天性胸腺发育不全**(congenital thymic hypoplasia,CTH)是典型的原发性 T 细胞缺陷。该综合征起因于 22 号染色体 q11.2 缺失,致使 6～8 周胎儿的第三和第

Notes

四对咽囊管的分化发育障碍。患者胸腺、甲状旁腺、心脏及主动脉弓、唇和耳等多种脏器发育不全,具有鱼状唇、眼间距较宽和耳朵位置偏低等面部特征。患者还存在心脏和主动脉畸形及由低血钙引起的手足抽搐等。主要免疫学异常包括外周血无 T 细胞或 T 细胞数减少、缺乏 T 细胞应答;B 细胞数正常,抗体水平正常或降低。TD 抗原不能诱导特异性抗体的产生。DiGeorge 综合征患者对原虫、病毒、真菌和胞内寄生菌的易感性增加,如未得到适当治疗,一般在生后一年内因严重感染而死亡。接种卡介苗、牛痘、麻疹等减毒活疫苗可发生严重不良反应,甚至导致死亡。胸腺移植可有效治疗患者的 T 细胞缺陷。

T 细胞活化和功能缺陷　　患者外周血 T 细胞数目正常,但因 T 细胞膜分子表达异常或缺失导致 T 细胞活化和功能缺陷。如 CD3ε 或 γ 链基因变异引起的 TCR-CD3 复合体表达或功能受损;共刺激分子(如 CD28)表达缺失;细胞因子受体表达缺失;ZAP-70 基因变异,不能产生 ZAP-70 蛋白,导致 TCR 信号向下游转导障碍,T 细胞不能增生及不能分化为效应细胞。

● **联合免疫缺陷导致更严重的适应性免疫应答缺陷和难以控制的感染**

联合免疫缺陷(combined immunodeficiency disease,CID)是由 T 和 B 细胞均出现发育障碍或缺乏细胞间相互作用所致的疾病,临床表现更为严重,常发生反复难以控制的细菌、病毒和真菌感染,多见于新生儿和婴幼儿。

重症联合免疫缺陷病(severe combined immunodeficiency disease,SCID)是最严重的原发性免疫缺陷病,存在严重的体液免疫和细胞免疫缺陷,患者多为新生儿和婴幼儿,如不接受骨髓移植治疗,一般在出生 2 年内夭折。患者于出生不久即可发生反复感染,例如,轮状病毒和细菌感染引起的腹泻;由卡氏肺囊虫感染引起的肺炎;口腔和皮肤的白念珠菌感染等。如果接种活疫苗(脊髓灰质炎疫苗或卡介苗),患者可死于疫苗病原体进行性感染。外周血淋巴细胞 <3000/ml,淋巴组织内的淋巴细胞极少甚至无淋巴细胞存在。胸腺内无淋巴样细胞和 Hassall 小体。SCID 的病因是与淋巴细胞成熟有关的基因突变或缺陷。

X-性连锁重症联合免疫缺陷病(X-SCID)是最常见的一类 SCID,占 SCID 的 50% ~ 60%。患者胸腺上皮细胞发育异常,T 细胞和 NK 细胞的成熟障碍导致外周血 T 细胞和 NK 细胞大量减少,由于缺乏 T 细胞对抗体生成的辅助作用,B 细胞数量正常但缺乏功能,血清 Ig 水平低下。X-SCID 由 X 染色体的基因缺陷所致。该基因编码 IL-2、IL-4、IL-7、IL-11 和 15 受体的信号转导链,即 γ 链。IL-7 的作用是促进胸腺细胞的成熟。由于 γ 链基因缺陷,IL-7 受体不能转导刺激胸腺细胞增生和成熟所需的信号,使 T 细胞的发育停滞于 pro-T 细胞阶段。另外,IL-15 是刺激NK 细胞增生的细胞因子。同样由于 γ 链基因缺陷,IL-15 也不能刺激 NK 细胞的增生。另一类SCID 以常染色体隐性遗传,其特点与 X-SCID 相同,但发生机制不同。导致这类 SCID 的不是 γ链基因的缺陷,而是 JAK3 激酶基因的突变。JAK3 激酶与 γ 链耦联,参与 γ 链介导的信号转导过程。由于 JAK3 激酶基因的突变,阻断 IL-7 和 IL-15 受体的信号转导过程,从而导致 SCID。

腺苷酸脱氨酶缺陷导致的 SCID 是由第 20 号染色体(20q13-ter)上腺苷酸脱氨酶(adenosine deaminase,ADA)基因突变或缺失使 ADA 缺乏所致。为常染色体隐性遗传,约占总 SCID 的15%。腺苷酸脱氨酶的作用包括:①参与嘌呤降解的补救途径(salvage pathway);②催化腺苷酸和 2′-脱氧腺苷酸脱氨,生成次黄嘌呤核苷和 2′-脱氧次黄嘌呤核苷。ADA 的缺陷将导致脱氧腺苷酸、S-腺苷同型半胱氨酸和三磷酸脱氧腺苷酸(dATP)的堆积。这些副产物抑制 DNA 合成所必需的核糖核苷还原酶,影响淋巴细胞的生长和发育。虽然 ADA 存在于大多数细胞内,但是,处于发育过程中淋巴细胞降解 dATP 生成 2′-脱氧腺苷酸的能力不如其他细胞。所以,ADA 缺陷极易诱导淋巴细胞成熟障碍。ADA 缺陷将导致 T 细胞和 B 细胞数减少。淋巴细胞数量于出生时正常;出生后 1 年内淋巴细胞数量则急剧下降。少数患者的 T 细胞数量接近正常,但功能受损,对抗原性刺激不发生增生性应答。

嘌呤核苷磷酸化酶缺陷导致的 SCID 是由第 14 号染色体上(14q13-1)嘌呤核苷磷酸化酶

Notes

(PNP)基因突变或缺失使 PNP 缺乏所致。为常染色体隐性遗传,约占总 SCID 的 4%。PNP 催化次黄嘌呤核苷转变为次黄嘌呤和催化鸟嘌呤核苷转变为鸟嘌呤。PNP 缺陷将导致脱氧鸟嘌呤核苷和三磷酸鸟嘌呤核苷的堆积,这些产物对不成熟淋巴细胞,主要是不成熟的 T 细胞具有毒性作用。

MHC Ⅱ类分子缺陷症又称为裸淋巴细胞综合征,是一种极其罕见的原发性免疫缺陷病和 SCID,为常染色体隐性遗传。患者的 B 细胞、巨噬细胞和树突状细胞不表达或几乎不表达 HLA-DP、HLA-DQ 或 HLA-DR 分子。即使在 IFN-γ 刺激下,这些细胞也不能表达 MHC Ⅱ类分子。MHC Ⅰ类分子和 β2-微球蛋白表达水平正常或略低于正常水平。由于不能表达 MHC Ⅱ类分子,这些细胞不能作为抗原提呈细胞向 CD4$^+$T 细胞提呈抗原。胸腺基质细胞 MHC Ⅱ类分子表达异常,导致 T 细胞阳性选择障碍,影响 CD4$^+$T 细胞的发育成熟。患者表现为迟发型超敏反应和对 TD 抗原的抗体应答缺陷,对病毒的易感性增加。患者多于出生后 1 年内发病,除非进行骨髓移植,否则患者将死于反复感染,特别是胃肠道感染。MHC Ⅱ类基因的转录受某些蛋白分子的调控。多数 MHC Ⅱ类分子缺陷症的发病机制是由于这些调控蛋白的编码基因发生突变的结果。已经证实,Ⅱ类反式活化子(CⅡTA)基因的突变导致 MHC Ⅱ类分子的表达障碍。转录因子 RFX5 基因和 RFXAP 基因的突变不能合成与 MHC Ⅱ类分子 5′启动子相结合的蛋白分子。

MHC Ⅰ类分子缺陷症为常染色体隐性遗传,某些 MHC Ⅰ类分子缺陷症是由 TAP-1 和 TAP-2 基因突变引起,是一种 SCID。由于 TAP 基因的突变,内源性抗原不能经 TAP 转运至内质网中。未结合抗原肽的 MHC Ⅰ类分子难以表达于细胞表面,致使 CD8$^+$T 细胞介导的细胞免疫应答缺乏。患者常患呼吸道细菌性感染而不是病毒感染。

Wiskott-Aldrich 综合征(Wiskott-Aldrich syndrome,WAS)是 X 性连锁免疫缺陷病,男性发病。特点为湿疹、血小板体积小、数量减少,淋巴细胞数正常而体积小于正常淋巴细胞,故又称为伴湿疹血小板减少的免疫缺陷病。患病初期,免疫功能缺陷主要表现为对多糖抗原的抗体应答低下,临床表现为反复的细菌感染(尤其是由具有荚膜的细菌引起的感染)、血小板减少和皮肤湿疹。随着年龄的增长,淋巴细胞数减少及功能障碍,细胞免疫缺陷加剧,可伴发自身免疫病和恶性肿瘤。WAS 的发病机制是编码 WAS 蛋白(WASP)的基因缺陷,该基因位于 X 染色体短臂。WASP 表达于胸腺和脾淋巴细胞和血小板,作用是与小分子 G 蛋白 Cdc42 结合,调节细胞骨架的组成。WASP 的另一作用是与接头蛋白(如 Grb2)结合,调控细胞内的信号转导。所以,WASP 对淋巴细胞和血小板的发育具有关键性作用。WASP 基因缺陷时,将导致淋巴细胞和血小板发育障碍和免疫细胞间相互作用受阻,使患者细胞和体液免疫应答能力下降或缺陷。另外,WAS 患者的 CD43 编码基因也缺陷,导致患者淋巴细胞、巨噬细胞、中性粒细胞和血小板的 CD43 表达水平降低。

毛细血管扩张共济失调综合征(Louis-Bar syndrome,LBS)是由于患者细胞的第 7 和第 14 对染色体断裂,断裂位置在 TCR 基因和 Ig 重链基因所在位置,表明调控 DNA 修复的机制存在缺陷。调控 DNA 修复的基因位于第 11 对染色体,编码的蛋白与磷脂酰肌醇 3-激酶有关,在 DNA 修复中发挥作用。临床表现为进行性小脑共济失调;眼结膜和面部毛细血管扩张;反复发生呼吸道感染;T 细胞数目和功能下降,迟发型超敏反应减弱,肿瘤发生率增高;血清 IgA、IgG$_2$ 和 IgG$_4$ 减少或缺乏,体液免疫应答能力下降。

● **补体缺陷病导致机体补体系统功能异常**

补体缺陷病　是最为罕见的原发性免疫缺陷病,多数补体缺陷病为常染色体隐性遗传,少数为常染色体显性遗传。补体系统的固有成分、补体调节蛋白和补体受体都可发生遗传性缺陷,其遗传方式和基因定位也已明确。

补体固有成分缺陷将直接影响吞噬细胞的吞噬功能、免疫复合物的清除及炎症应答。所以,患者除主要表现为抗感染能力低下,易发生化脓性细菌感染之外,发生免疫复合物疾病(如系统性红斑狼疮)的倾向性也增加。

补体受体缺陷包括 CR3(CD11b/CD18)和 CR4(CD11c/CD18)缺陷,由 CD18 基因突变所致。

Notes

因补体受体缺陷引起的疾病称为白细胞黏附缺陷症(见吞噬细胞缺陷)。

补体调节蛋白缺陷的后果是补体激活的失控,导致补体固有成分的过度消耗。有些调节蛋白缺陷的临床表现与补体固有成分的缺陷相似,例如,I因子和H因子缺陷的患者也表现为抗感染能力低下和发生免疫复合物疾病的倾向性增加。而有些调节蛋白缺陷则表现某些特有的症状和体征,如ClINH缺陷所致的遗传性血管神经性水肿和CD59缺陷引起的阵发性夜间血红蛋白尿。

遗传性血管神经性水肿(hereditary angioneurotic edema,HAE)由ClINH缺陷引起,是一种常染色体显性遗传性疾病。临床表现包括周期性皮肤和黏膜水肿以及由此引起的腹痛、呕吐、腹泻、甚至呼吸道阻塞,严重的喉头水肿可导致窒息死亡。ClINH是丝氨酸蛋白酶抑制剂。C1r和C1s在经典途径的识别阶段被激活后,ClINH作为$C1r_2$-$C1s_2$的底物被裂解,并与$C1r_2$-$C1s_2$共价结合,导致$C1r_2$-$C1s_2$与C1q的解离,从而中止经典途径的激活。ClINH缺乏使C1的激活失控,C4和C2被大量降解,生成过量的C4a和C2a。C2a具有激肽样作用,故称为C2激肽。另外,ClINH也是Ⅻ因子和激肽释放酶抑制剂。ClINH缺乏将使Ⅻ因子和激肽释放酶的激活失控,生成大量的缓激肽。C2激肽和缓激肽都能增加血管通透性,导致水肿的形成。HAE分两型,I型HAE是ClINH基因缺损,无转录物,可通过检测ClINH进行诊断;Ⅱ型HAE是ClINH基因点突变,有缺损的ClINH分子产生,故单纯检测ClINH不能诊断,需同时测定血清C4浓度始终低时才有助于诊断。

阵发性夜间血红蛋白尿 是由衰变加速因子(decay accelerating factor,DAF,即CD55)和膜反应性溶解抑制物(membrane inhibitor of reactive lysis,MIRL,即CD59)缺陷引起的疾病。DAF和MIRL通过与细胞膜糖基化磷脂酰肌醇(glycosyl phosphatidylinositol,GPI)形成的共价键锚定在红细胞、内皮细胞等细胞表面。DAF通过竞争性抑制C2与C4b的结合,进而抑制C3转化酶(C4b2b)在细胞表面形成。MIRL则通过与C8结合阻断膜攻击复合物(MAC)的形成。DAF和MIRL都是补体细胞溶解效应的抑制因子。阵发性夜间血红蛋白尿(PNH)患者由于编码N-乙酰葡萄糖胺转移酶的pig-α基因突变,不能合成GPI,致使DAF和CD59不能锚定在红细胞表面,导致在红细胞表面形成膜攻击复合物及红细胞被溶解。临床表现为慢性溶血性贫血、全血细胞减少和静脉血栓形成,晨尿中出现血红蛋白。

● **吞噬细胞缺陷以化脓性细菌或真菌反复感染为特征**

吞噬细胞缺陷 包括吞噬细胞数减少和功能异常、吞噬细胞移动和(或)黏附功能异常、吞噬细胞杀伤功能异常以及单核/巨噬细胞功能异常(如IgG Fc受体缺陷),临床表现为化脓性细菌或真菌的反复感染,轻者仅累及皮肤,重者则感染重要器官而危及生命。

中性粒细胞数量减少 的主要原因是遗传因素导致的髓样干细胞分化发育障碍。临床分为粒细胞减少症和粒细胞缺乏症,前者外周血中粒细胞数低于1.5×10^9/L,后者几乎无此类细胞。患者常出现严重咽炎,重症者可死于败血症或脑膜炎。

白细胞功能异常 是白细胞懒惰综合征(1azy-leukocyte syndrome)、白细胞黏附缺陷(leukocyte adhesion deficiency,LAD)、慢性肉芽肿病(chronic granulomatous disease,CGD)和Chediak-Higashi综合征等疾病的主要原因。

LAD包括LAD-1和LAD-2。LAD-1是一种罕见的常染色体隐性遗传性疾病,发病机制是由CD18基因的突变或缺陷导致患者白细胞缺乏或表达低水平的β2整合素。β2整合素包括LFA-1(CD11a/CD18)、Mac-1(CD11b/CD18)和p150/P95(CD11c/CD18),是重要的黏附分子。β2整合素的缺乏可导致白细胞的黏附依赖性功能缺陷,包括白细胞与内皮细胞的黏附、中性粒细胞聚集和趋化作用、吞噬功能以及中性粒细胞、NK细胞和淋巴细胞介导的细胞毒作用。患者的临床表现以反复细菌或真菌感染和创伤愈合障碍为特点。LAD-2的临床表现与LAD-1相似,但不是由于CD18基因突变或缺陷,而是由于岩藻糖转运蛋白(fucose transporter)基因的突变。

Notes

中性粒细胞表面的 E-选择和 P-选择素配体是含有唾液酸化 Lewis X 寡糖的糖蛋白。由于岩藻糖转运蛋白基因的缺陷,导致白细胞表面缺乏 E-选择素和 P-选择素配体,可影响白细胞与内皮细胞之间的黏附作用。

CGD 是常见的吞噬细胞功能缺陷性疾病,因编码 NADPH 氧化酶系统的基因缺陷所致。当吞噬细胞吞噬病原微生物时,吞噬细胞氧化酶可将分子氧还原为氧的中间产物(ROIs)发挥杀菌作用。在该反应中 NADPH 作为氧化酶的辅助因子发挥作用。慢性肉芽肿患者因 NADPH 缺乏,吞噬细胞吞噬微生物后不能生成足量 ROIs,故不能有效杀死吞噬的细菌和真菌,被吞噬的微生物在细胞内仍能存活和繁殖,并随吞噬细胞播散至其他组织和器官。持续存在的慢性感染可使吞噬细胞在感染局部聚集,对 CD4$^+$T 细胞的持续性刺激导致肉芽肿的形成。患者表现为反复化脓性感染,在淋巴结、肺、脾、肝、骨髓等多种器官内形成化脓性肉芽肿。

Chediak-Higashi 综合征　是一种吞噬细胞功能缺陷疾病,为常染色体隐性遗传。临床特征为反复的化脓性细菌感染、眼和皮肤白化病及多器官的淋巴细胞浸润。中性粒细胞、单核细胞和淋巴细胞含有异常巨大的胞浆颗粒。由于巨大的溶酶体不能与吞噬小体融合成吞噬溶酶体,导致细胞内杀菌功能缺陷。已知位于第一对染色体的某一基因缺陷与 Chediak-Higashi 综合征有关。该基因编码的蛋白广泛表达于胞液,但尚不知该蛋白的缺陷导致 Chediak-Higashi 综合征的机制。

第二节　获得性免疫缺陷病

获得性免疫缺陷病是继发于其他疾病或由其他因素所致的免疫缺陷病。获得性免疫缺陷病的诱因包括:①肿瘤(白血病、淋巴瘤、骨髓瘤等);②感染(结核分枝杆菌、麻风杆菌、HIV、EB 病毒、麻疹病毒、风疹病毒、巨细胞病毒和寄生虫);③遗传性疾病(染色体异常、酶缺乏);④外科手术及创伤(脾切除、胸腺切除、麻醉等);⑤特殊器官或系统功能不全及消耗性疾病(糖尿病、尿毒症、肾病综合征等);⑥免疫抑制剂(激素、环孢素 A);⑦营养不良;⑧衰老等。

● **药物引起的免疫缺陷主要与免疫抑制剂应用有关**

近十余年来,对药物的免疫抑制作用或免疫增强作用的机制已有了相当的了解。能够抑制免疫功能的药物称为免疫抑制剂。通常将免疫抑制剂分为三类:抗炎药物(糖皮质固醇类药物)、细胞毒性药物(环磷酰胺,甲氨蝶呤)和真菌或细菌衍生物(环孢素、FK506、西罗莫司)。免疫抑制剂主要用于治疗移植排斥反应、自身免疫病、变态反应性疾病等。免疫抑制剂的作用广泛,长期或大剂量免疫抑制疗法可使机体的免疫功能遭受严重抑制甚至缺陷,导致机会感染和肿瘤的发病率增加。

糖皮质固醇　是作用最强的天然免疫调节剂,可抑制多种免疫细胞的功能。糖皮质固醇可引起暂时性循环白细胞(单核细胞、中性粒细胞和淋巴细胞)数量显著减少,于 24 小时后白细胞数恢复至正常水平。然而,嗜酸性粒细胞和嗜碱性粒细胞减少的持续时间则较长。糖皮质固醇抑制 T 细胞合成 IL-2;抑制 B 细胞合成各类 Ig。生理水平和药理水平的糖皮质固醇抑制多种细胞因子(IL-1、IL-2、IL-4、IL-6、IL-10、TNF-α 和 IFN-γ)的合成。但对细胞因子的生物学活性的影响不明显。

环磷酰胺　属烷化剂类免疫抑制剂,环磷酰胺本身不能与 DNA 发生烷化,但其代谢产物(环磷酰胺氮芥)能与 DNA 发生烷化。处于增生和分裂阶段的 T 细胞和 B 细胞对烷化剂较敏感。环磷酰胺除了使 T 细胞和 B 细胞数减少外,还抑制 T 和 B 细胞的功能。环磷酰胺对 T 和 B 细胞的作用因剂量不同而异。在低剂量条件下,B 细胞数减少甚于 T 细胞,CD8$^+$T 细胞数减少甚于 CD4$^+$T 细胞。由于 CD8$^+$T 细胞减少较 CD4$^+$T 细胞更明显,CD4$^+$T 细胞的功能相对增强,所以,低剂量环磷酰胺对免疫功能的影响主要是抑制细胞免疫而不是体液免疫。高剂量条件

Notes

下,各类淋巴细胞数减低程度相近,主要抑制抗体的生成。

甲氨蝶呤(MeThotrexate,MTX) 作用原理在二氢叶酸还原酶催化下、以还原型烟酰胺腺嘌呤二核苷酸磷酸作为供氢体,二氢叶酸被还原,形成四氢叶酸。四氢叶酸是一碳单位的载体,在嘌呤和嘧啶核苷酸的生物合成中起重要作用。叶酸类似物能与二氢叶酸还原酶发生不可逆结合,阻断了四氢叶酸的生成,从而抑制了有四氢叶酸参与的各种一碳单位转移反应。甲氨蝶呤是叶酸类似物,其主要作用点是胸腺嘧啶核苷酸合成反应中的一碳单位转移反应。长期使用甲氨蝶呤(常于3个月后)可引起各类免疫球蛋白合成减少。对T细胞及单核/巨噬细胞的影响尚无一致的报告。甲氨蝶呤抑制二氢叶酸还原酶活性导致的另一后果是腺苷的释放。腺苷对活化的多形核白细胞具有很强的抑制作用,因此,甲氨蝶呤也是炎症反应抑制剂。

环孢素 A(cyclosporine A,CsA)、**FK506**(tacrolimus)、**西罗莫司**(sirolimus) 是导致免疫缺陷的常见免疫抑制药物。CsA的作用是阻断IL-2依赖性T细胞增生和分化。作用机制是CsA与细胞内的环孢亲和素(cyclophilin)结合,形成的复合物与钙调磷酸酶结合并抑制其活性。对钙调磷酸酶活性的抑制使胞浆转录因子NF-AT不能向核内转移,从而阻断了IL-2基因的转录。FK506的结构与CsA不同,属大环内酯类药物。但是,FK506的作用机制与CsA相似,也是通过抑制钙调磷酸酶阻断IL-2基因的转录。所不同的是FK506不与环孢亲和素结合,而与细胞内的FK结合蛋白(FKBP)结合。FK506的优点是对肾脏的毒性作用比CsA低得多。西罗莫司也与FKBP结合,形成西罗莫司-FKBP复合物。与该复合物作用的分子称为西罗莫司靶分子(mammalian target of rapamycin,MTOR)。西罗莫司的作用是抑制T细胞增生,机制是抑制IL-2依赖性信号转导通路,但确切机制尚待阐明。

● **营养不良是获得性免疫缺陷最常见诱因之一**

营养缺乏是获得性免疫缺陷最常见的诱因之一 许多因素可造成营养不良,除食物短缺外,肿瘤恶病质、特殊器官系统功能不全及消耗性疾病等,可引起Ig或白细胞丢失;慢性肾病、消化系统疾患等可因营养不良而导致免疫功能障碍。营养不良通常影响细胞免疫、体液免疫、吞噬细胞功能、补体系统及细胞因子(IL-2、TNF等)的合成。

营养不良极易造成淋巴样组织的损伤和功能不全 淋巴组织萎缩是营养不良导致的最显著的形态学特征。胸腺对营养不良最为敏感,营养不良儿童的胸腺除了体积和重量明显减低外,组织学观察显示皮质-髓质界限消失,皮质和髓质内淋巴样细胞极少,Hassall小体增大、变性或钙化。脾萎缩见于脾小动脉周围区,淋巴结萎缩见于副皮质区。

蛋白-能量营养不良(PEM)影响免疫功能 中度/重度PEM影响淋巴细胞数量及功能,包括CD4$^+$T细胞数减少;CD4$^+$T/CD8$^+$T细胞比值下降;CD4$^+$T细胞对B细胞的辅助功能降低;有丝分裂原诱导的淋巴细胞增生性应答降低;外周血中不成熟T细胞增多(可能与白细胞脱氧核苷酸转移酶活性增高有关);胸腺因子(thymulin)活性减低(可能是T细胞数和功能异常的诱因);常见疫苗诱导的分泌性IgA抗体应答减弱(是黏膜感染率升高的原因)。PEM不影响吞噬细胞对微生物的摄入,但降低其细胞内杀灭微生物的能力。对吞噬功能的影响也与PEM导致的C3、C5和B因子合成减少有关,因为C3b是重要的调理素。PEM患者的溶菌酶合成轻度减低、黏膜表面有大量细菌黏附、创伤愈合功能受损,表明PEM也影响天然免疫。

微量元素与维生素可影响免疫功能

锌缺乏 可见皮肤迟发型超敏反应低下、CD4$^+$T细胞/CD8$^+$T细胞比值低于正常以及T细胞功能缺陷。锌缺乏引起的特殊病征是血清胸腺因子活性减低和淋巴样器官萎缩。锌缺乏引起的另一特殊病征是免疫功能的代间效应(inter-generation effect)。动物实验发现,锌缺乏孕鼠的F1代、F2代、甚至F3代小鼠合成IgM的细胞数和IgM抗体水平均低于正常小鼠,锌缺乏的这种作用称为代间效应。

铁缺乏 影响淋巴细胞和吞噬细胞功能,因其需要铁-依赖性酶的参与,所以,铁缺乏时中

Notes

性粒细胞杀伤细菌和真菌的能力下降;有丝分裂原或抗原诱导的淋巴细胞应答水平降低;NK 细胞功能受损。

硒缺乏   对于免疫应答很重要。病毒在硒缺乏者体内更易发生突变,致病力也发生变化。例如,从硒缺乏小鼠分离的柯萨奇病毒可引起更为严重的心肌损伤。克山病的心肌损伤与柯萨奇病毒引起的小鼠心肌损伤相似。补充硒可缓解克山病患者的病情。

维生素 A 缺乏   导致上皮化生,由于上皮结构的改变,使黏附于上皮的细菌数增加。另外,维生素 A 缺乏还能导致某些亚群的淋巴细胞数减少和对有丝分裂原的应答水平降低。维生素 B_6 和叶酸缺乏可使细胞免疫和体液免疫受损。

营养干预疗法   已有可能用于预防高危人群的原发性和继发性感染。营养不良的住院患者是并发机会感染的高危人群。高营养饮食可增强其免疫力,降低发生败血症等并发症的危险和促进创伤的愈合。适度补充微量元素和维生素可提高老年人的免疫力,降低呼吸道感染的发病率和减少抗生素的用量。

● **获得性免疫缺陷综合征对全球人类健康产生严重威胁**

继发性免疫缺陷患者容易发生致命的机会性细菌感染和病毒感染,但与感染**人免疫缺陷病毒**(Human Immunodeficiency Virus,HIV)所致的**获得性免疫缺陷综合征**(Acquired Immunodeficiency Syndrome,AIDS)相比,继发性免疫缺陷患者所发生的机会性细菌感染和病毒感染对人类健康的影响要小得多。据估计,全球有超过 2300 万人死于 AIDS,另有近 4000 万人感染 HIV。每年几乎有 300 万人死于 AIDS,其中 30 多万为儿童。撒哈拉以南非洲的状况更糟,年轻人的死亡有大约 20% 是由 AIDS 引起的。自 2004 年以来,虽然某些西方国家的 HIV 感染率已有所下降,但在东欧和中亚,HIV 的感染率已上升了 50% 以上。二十多年来,尽管已对 HIV 的生物学特征有了大量的了解,但这种病毒复杂而狡猾,目前尚无一种有效疫苗。

已知的人免疫缺陷病毒有 2 种类型:HIV-1 和 HIV-2。HIV-1 广泛分布于世界各地,在西半球最常见。HIV-2 几乎仅局限于西非地区。HIV-1 和 HIV-2 都是逆转录病毒,属于慢病毒属,可导致细胞病变,也就是说它们通常会杀死被感染的细胞。即使有相应的体液免疫应答和细胞免疫应答,典型的慢病毒仍然可在其宿主体内持续存在,而且只有经过一段长时间的潜伏期后才能检测到临床疾病。尽管 HIV-1 和 HIV-2 也感染巨噬细胞和 DCs,但引起 AIDS 的主要原因是这些病毒对 $CD4^+T$ 细胞的破坏。由于 HIV-1 生物学特征已被更广泛研究,因此本章将重点阐述 HIV-1 的生物学特征。

HIV 具有独特的生命周期,主要通过体液交流而传播。HIV 病毒体主要通过性接触时突破黏膜或使用被污染的注射针进行药物注射而进入机体。HIV 也可在出生前、分娩时或通过母乳喂养由母亲传播给小孩。图 18-1 所示为 HIV 感染 $CD4^+T$ 细胞后的生命周期。一旦越过黏膜屏障,病毒表面蛋白便与 CD4 共受体和趋化因子受体同时结合,促进病毒进入宿主细胞①。然后,病毒体被内在化②,其外保护层被宿主细胞的酶去掉③。一旦病毒基因组及相关蛋白被释放到细胞质中,**病毒的逆转录酶**(Reverse Transcriptase,RT)便开始将病毒 RNA 基因组逆转录为 DNA④。病毒 DNA 与病毒整合酶(Integrase,INT)结合后被转运到宿主细胞的细胞核⑤,在细胞核内,整合酶催化病毒 DNA 插入到宿主细胞基因组中⑥。这种整合形式的病毒 DNA 被称为前病毒 DNA 或前病毒。宿主基因组中的前病毒可在相当长一段时间内不被转录,不影响所感染的细胞。但是,当前病毒的转录被最终触发的时候⑦,将产生病毒 RNA 新拷贝⑧。这些病毒 RNA 迁移到细胞质后,有些病毒 RNA 担任病毒基因组⑨,而其他病毒 RNA 则翻译产生包装病毒基因组和组装子代病毒体所必需的病毒蛋白⑩。子代病毒体通过宿主细胞膜出芽⑪,获得包膜⑫。然后,新的传染性病毒体散播全身,感染新的宿主细胞,而已支撑这些病毒体产生的 $CD4^+T$ 细胞则发生死亡。同时,其他未被感染的 $CD4^+T$ 细胞也会通过一些未知的机制被 HIV 杀死。由此导致的 $CD4^+T$ 细胞系统性缺失使被感染者容易发生致命的机会性感染及肿瘤发生。

Notes

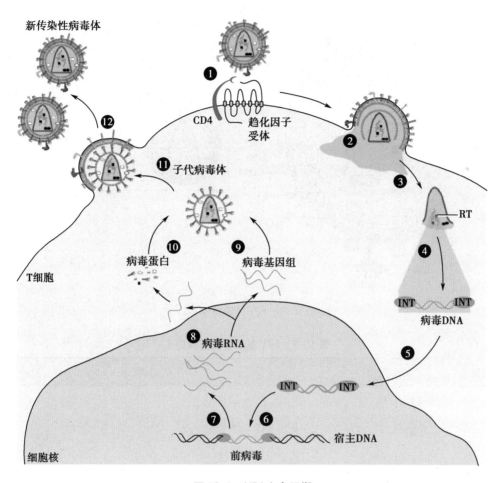

图 18-1　HIV 生命周期

HIV-1 具有明确的基因组和结构,该病毒体具有多层结构,由包膜、基质和衣壳组成 (图 18-2)。表 18-2 概括了 HIV 蛋白及其编码基因。HIV 包膜为子代病毒体从被感染的宿主细胞膜出芽时所获得的磷脂双分子层。镶嵌于包膜中的是各种病毒蛋白和宿主细胞蛋白,其中最主要的是由糖蛋白 gp41 和 gp120 组成的病毒包膜刺突。gp41 和 gp120 是由宿主蛋白酶作用于病毒多蛋白前体 Env 所产生的,所产生的膜结合型蛋白 gp41 与非膜结合型的球状蛋白 gp120 非共价结合,然后 3 个 gp41-gp120 单元组合形成一个刺突。与宿主细胞受体结合的是富含糖的 gp120 蛋白。HIV 包膜也含少量的宿主细胞表面蛋白,如黏附分子 ICAM-1、CD44、CD43、LFA-1 和 RCA 蛋白 DAF、MIRL、MCP。HIV 基质为支撑包膜、包裹衣壳的球形层。基质主要由病毒结构蛋白 p17 组成,p17 被锚定到病毒包膜,形成支架,周围覆盖包膜。位于基质内的是附属蛋白 Vif、Vpr、Vpu 和 Nef。HIV 衣壳呈锥形,保护着组成 HIV 基因组的两个 RNA 分子。衣壳由大约 1200 个结构蛋白 p24 组成。在衣壳内,每个 RNA 分子都结合几个前病毒产生及整合入宿主基因组所需的病毒 RT 和 INT 酶。此外,还有剪切两种病毒多蛋白前体 Gag 和 Pol 所必需的病毒蛋白酶(Protease,PR)。PR 剪切多蛋白 Gag 产生 p17 和 p24,剪切多蛋白 Pol 产生 RT 和 INT。有关 HIV 感染的一些细节参见窗框 18-1。

Notes

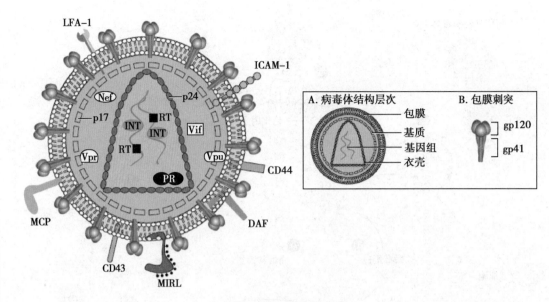

图 18-2 HIV 病毒体结构

表 18-2 HIV 基因和主要蛋白

基因	蛋白	功能
	结构蛋白/酶	
Gag	基质蛋白 p17	充当 HIV 包膜支架
	衣壳蛋白 p24	保护 RNA 基因组
Pol	逆转录病毒（RT）	逆转录病毒 RNA 为病毒 DNA
	整合酶（INT）	将病毒 DNA 插入宿主 DNA 以形成前病毒
	蛋白酶（PR）	剪切 *gag* 和 *pol* 编码的多蛋白为更小的功能蛋白
Env	跨模型包膜蛋白 pg41	促进病毒与宿主细胞膜融合的包膜刺突组成成分
	非跨模型包膜蛋白 pg120	结合宿主细胞受体以启动病毒进入的包膜刺突组成成分
	调节蛋白	
Tat	Tat	维持宿主细胞转录前病毒 DNA
Rev	Rev	促进病毒 mRNA 到宿主细胞质的转运与翻译
	附属蛋白	
Vif	Vif	通过抑制宿主抗病毒蛋白促进病毒 cDNA 合成
Vpr	Vpr	促进病毒 DNA 转运入细胞以便整合为前病毒;诱导细胞周期阻滞;是未整合的病毒 DNA 表达所必需的。
Vpu	Vpu	可能促进子代病毒体出芽
Nef	Nef	以多种方式发挥作用,促进支撑病毒 DNA 合成的宿主细胞的生存与激活

Notes

窗框 18-1　HIV 感染分子事件

● HIV 具有独特的病毒嗜性

病毒嗜性指病毒可感染的宿主细胞的范围。虽然 HIV 感染的主要对象是 CD4$^+$T 细胞,但它可攻击其他也表达 CD4 的多种细胞类型,包括巨噬细胞、LC 和真皮 DC。但是,HIV 要进入细胞也需要病毒与趋化因子受体结合。辅助 CD4 以促进病毒进入细胞的趋化因子受体主要是 CCR5 和 CXCR4。CCR5 表达于 CD4$^+$T 细胞、DC 和巨噬细胞,而 CXCR4 表达于 CD4$^+$T 细胞和 DC,不表达于巨噬细胞。与 HIV 感染后的 T 细胞不同,HIV 感染后的巨噬细胞和 DC 可完全抵抗 HIV 的细胞病变效应,在疾病过程中不会被大量杀死。因此,被感染的巨噬细胞和 DC 就成了宿主体内 HIV 得以远离免疫系统进行繁殖的重要贮藏库。

只结合 CXCR4 的 HIV 毒株为"X4 病毒",主要感染 T 细胞(及少量 DC 细胞)。在过去,这些 X4 毒株被称为"T 细胞病毒或嗜 T 型病毒"。只结合 CCR5 的 HIV 毒株为"R5 病毒",它们感染巨噬细胞和 T 细胞(及少量 DC 细胞)。过去,为了区分 R5 毒株和嗜 T 型毒株,R5 毒株被称为"巨噬细胞毒株或嗜 M 型毒株"。既结合 CCR5 又结合 CXCR4 的 HIV 毒株被称为 R5X4 毒株。对于大部分病人,感染早期所产生的 HIV 病毒体都是 R5 病毒。随着感染的发展和病毒基因组突变的积聚,从这些 R5 毒株产生了 R5X4 或 X4 毒株。X4 病毒一般比 R5 病毒复制快;在感染晚期,X4 病毒加速了 AIDS 的发展。

● HIV 通过相关受体进入宿主细胞

当 HIV 包膜蛋白 gp120 与 CD4 结合的时候,gp120 的构象发生改变,使得趋化因子受体结合区得以暴露出来。CD4-gp120 复合物与趋化因子受体的相互作用则进一步改变了整个包膜刺突的构象,使 gp41 与宿主细胞膜接触。gp41 插入宿主细胞膜,促进细胞膜与病毒包膜融合,病毒得以进入细胞内部。HIV 也能利用捕获了病毒并将病毒内化入特定胞内囊泡的 DC 进入 T 细胞。感染了 HIV 的 DC 迁移至局部淋巴结,与淋巴结中的 CD4$^+$T 细胞接触,形成被称为传染性突触的细胞间接触面,以利于病毒从 DC 快速转移(通过未知的机制)到 T 细胞内。

● HIV 进入宿主细胞后形成前病毒并激活病毒复制

HIV 包膜与宿主细胞膜融合后,病毒核心被释放入宿主细胞的细胞质。保护病毒基因组的衣壳被宿主细胞蛋白酶去除,留下病毒前整合复合物。在复合物内,与病毒 RNA 结合的 HIV RT 迅速合成病毒 DNA,基质蛋白引导病毒 DNA、病毒 INT 和其他相关病毒蛋白转运入宿主细胞核。一旦进入细胞核,INT 就将一个拷贝的病毒 DNA 插入宿主细胞 DNA,产生前病毒;这时的病毒被认为是以潜伏形式存在的。被感染的、处于该活化前阶段的 T 细胞不会对前病毒进行有任何实际意义的转录,几乎不会形成子代病毒颗粒。但是,如果 T 细胞受到 TCR 信号或细胞因子结合的刺激,启动宿主细胞内新的转录的胞内信号转导就会被激发。除各种宿主基因外,HIV 调节基因也开始表达。然后,编码结构蛋白、附属蛋白及酶的 HIV 基因开始表达,产生子代病毒体。

HIV 感染是艾滋病直接病因。HIV 主要通过性接触进入机体,直肠黏膜和阴道黏膜特别容易受到 HIV 的攻击。在最早期,即 HIV 急性感染的无症状期,HIV 黏附到 DC 上并感染定居于直肠或阴道固有层的巨噬细胞和 CD4$^+$T 细胞。携带病毒的 DC 和被感染的 T 细胞将病毒传播给局部淋巴结中其他静止的初始 CD4$^+$T 细胞,而病毒则以指数速率进行复制。在感染病毒的 2~6 周内,被感染的人可能会出现急性发热和传染性单核细胞增多症样症状(图 18-3A)。其循环中的病毒体数量(病毒载量)高且可在血液中检测到有重要意义的 p24 抗原水平(图 18-3B)。

Notes

当被感染的淋巴细胞逐渐将病毒体传播到其他淋巴组织的时候,被感染者可能根本没有怀疑是
HIV 感染,这时候其传染性最强。受感染者所产生的抗-HIV 抗体的水平非常低,只有用最灵敏
的方法才能检测到(图 18-3C)。在感染后大约 4 ~ 8 周,由于 CD4$^+$T 细胞被大量杀死而抗-HIV
的 CTL 应答达到峰值,导致 CD4$^+$T 细胞和 CD8$^+$T 细胞的比率从正常的 2∶1 急剧下降
(图 18-3D)。这时,感染被部分抑制(但没有从机体完全清除),临床症状减轻,病毒血症减弱。

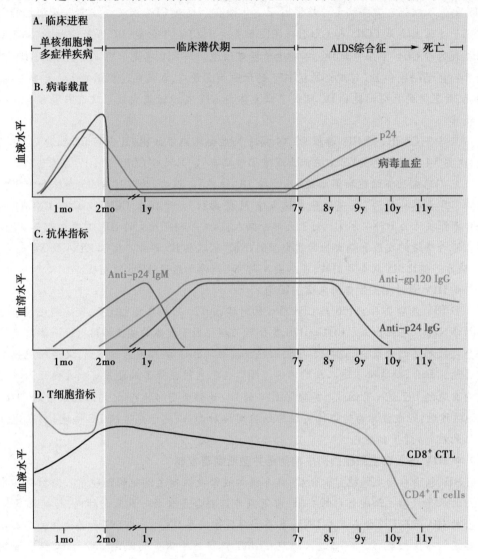

图 18-3   HIV 感染临床与免疫学进程

HIV 感染导致机体异常免疫应答。尽管 HIV 不是高传染性病原体,但从现象上看,它已经
成功了。这种成功部分源于 HIV 仅缓慢作用于其宿主。这样,它就有充足的时间在整个世界人
群中广泛传播。更重要的是,HIV 利用复杂的机制使得它得以既逃避免疫应答又破坏免疫系统
细胞(表 18-3)。

表 18-3   HIV 对宿主免疫应答的影响

免疫应答成分	HIV 感染的影响
Th 应答	破坏被感染的和未被感染的 CD4$^+$T 细胞
	干扰细胞存活途径
	残存 CD4$^+$T 细胞失能

Notes

续表

免疫应答成分	HIV 感染的影响
CTL 应答	因缺乏 CD4$^+$T 细胞辅助,抑制初始 CD8$^+$T 细胞应答
	由于 CD4 表达的诱导,破坏 CD8$^+$T 细胞克隆
	由于遗传性逃逸突变株的产生,不能产生记忆性 CTL 应答
	CD8$^+$T 细胞上 Fas 的诱导和与其相互作用的 CD4$^+$T 细胞上的 FasL 导致 CD8$^+$T 细胞凋亡
	因 Nef 诱导的 MHC-I 类分子表达下调,对靶细胞的识别减弱
抗体应答	低质量的中和性抗体应答
	所产生的抗体可能不能中和 HIV 抗原变异株
	非特异性 gp120 结合诱导的 B 细胞多克隆活化导致免疫复合物形成和克隆耗竭
	因缺乏 CD4$^+$T 细胞辅助,初始 B 细胞应答减弱;无高亲和力抗体产生
细胞因子	细胞因子产生异常,特别是 TNF 水平升高
NK 细胞	游离的 Tat 可能抑制天然细胞毒性
补体	出芽时宿主 RCA 蛋白被捕获于病毒包膜中
	募集 H 因子到病毒体表面
	补体受体下调

HIV 感染 Th 细胞,影响 Th 细胞应答。至少在 HIV 感染的最初阶段,HIV 特异性 Th 细胞在控制病毒载量中起着关键作用。这些细胞提供的细胞因子辅助可促进能杀死被感染的巨噬细胞、DCs 和 T 细胞的 HIV 特异性 CTLs 的分化,从而减轻病毒血症。但是,在大部分 HIV 感染者体内,病毒很快发生突变,逃避 CTLs 并肆意感染大量 Th 细胞。病毒的存在干扰了 Th 细胞存活基因的表达,促进 Th 细胞凋亡。少数存活的 Th 细胞似乎已无反应性。结果,感染后仅有微弱的(如果有的话)抗-HIV Th 应答产生,从而影响了 CTL 应答的产生。于是,出现持续的病毒血症;如果没有抗逆转录病毒药物的话,这种持续的病毒血症一般无法控制。尽管如此,一些被称为长期不进展者的 HIV 感染者却能在没有药物的情况下控制其病毒血症。许多长期不进展者仍有大量的 HIV 特异性 Th 细胞,可产生强有力的 Th1 应答。长期不进展者抵抗 HIV 的机制还在调查研究中。

HIV 干扰机体正常 CTL 应答。如上所述,HIV-1 复制和病毒血症最先被强有力的 CTL 应答所抑制。这些应答是抗 gp120 的表位或 Pol、Nef、Gag 蛋白的高度保守区的。已发现,一些反复接触 HIV 但仍然是 HIV 阴性的人存在 HIV 特异性 CTL 活性。HIV 特异性 CTLs 主要通过穿孔素/颗粒酶介导的细胞溶解而不是细胞毒性细胞因子的分泌来破坏 HIV 感染的细胞。但在大多数情况下,由于 Th 细胞的灾难性丢失,抗-HIV CTL 应答最终无法发挥作用。不断突变的病毒产生携带新表位的遗传性逃避突变株,就需要越来越多的初始 CD8$^+$Tc 细胞的活化。在没有足够的 Th 辅助的情况下,这些细胞就不能被充分活化。此外,在 HIV 存在的情况下,CD4 经常被诱导表达于初始 CD8$^+$Tc 细胞表面,使得这些 CD8$^+$Tc 细胞成为 HIV 介导的破坏的靶标。病毒的存在也上调 CTLs 上 Fas 的表达,使这些细胞容易发生由表达 FasL 的 CD4$^+$T 细胞所诱导的凋亡。最后,由于 HIV Nef 蛋白下调表面 MHC I 类分子的表达,抑制了抗 HIV CTL 应答。由于表面 MHC I 类分子表达下调,导致被感染细胞表面的 pMHC 减少,从而抑制 CD8$^+$CTLs 对被感染细胞的识别。

HIV 感染导致异常抗体应答。如图 18-3 所示,尽管产生了抗 HIV 的体液免疫应答,但其并无显著效应。对于大部分其他病原体的抗原,可检测水平的抗体出现于感染后的前 2 周内,而

Notes

HIV 感染和血液中可测量水平的抗 HIV IgM 抗体出现之间的间隔时间则是至少 3 周,而且往往是更长的时间。此外,所产生的许多抗体并不能中和病毒。造成这种失败的原因至少部分是由于 HIV 极高的抗原变异,因为感染早期所产生的中和性抗体往往不能识别感染后期的突变株的表位。的确,随着大部分 HIV 感染的进展,所出现的病毒株似乎已被选择,可完全抵挡抗体的中和。

尽管 HIV 并不在 B 细胞内复制,但病毒却严重影响 B 细胞的功能。gp120 可与 Ig 重链 V 区的一个位点(抗原结合槽外)结合,非特异性活化多克隆 B 细胞。这种无关 B 细胞扩增的结果是,在对 HIV 感染的应答中所产生的抗体,只有大约 20% 是真正抗 HIV 的。非特异性抗体加速循环免疫复合物的形成,促进许多 HIV 感染者的自身免疫反应。更重要的是,被 gp120 非特异性激活的 B 细胞克隆包括那些针对许多细菌和真菌的 B 细胞克隆。这些 B 细胞的最终克隆耗竭使病人的免疫系统丧失了感染后期抵抗细菌和真菌等病原体所必需的关键武器。除这些 B 细胞克隆的丢失外,CD4$^+$Th 细胞群的大量死亡也削弱了任何残留的、抗-HIV 的初始 B 细胞克隆的活化。

HIV 感染引起异常细胞因子分泌。HIV 感染导致细胞因子分泌谱异常,引起许多 AIDS 综合征。在疾病的早期阶段,HIV 感染者的 TNF、IL-1、IL-2、IL-6 和 IFN 血清水平升高。特别是TNF,它是 HIV 前病毒的强活化因子,可诱导 AIDS 相关消耗综合征。IL-1 与 AIDS 相关的发热和痴呆有关。

HIV 感染干扰 NK 细胞活性。HIV 也对 NK 细胞有不利影响。有证据显示,HIV 感染后细胞释放到细胞外的 Tat 蛋白一旦与靶细胞结合就可干扰 NK 细胞的天然细胞毒性。这样,即使HIV 下调了被感染 T 细胞上的 MHC I 类分子的表达,NK 细胞也无能为力,被感染的 T 细胞将逃避死亡。

HIV 感染下调补体系统活性。HIV 通过三种方式阻断补体介导的防御。一是在新的子代病毒穿过宿主细胞膜出芽的时候,将宿主 RCA 蛋白合并到了其包膜之中,从而可以阻止 MAC 沉积。二是 HIV 包膜有多个结合位点,可募集可溶性 RCA 蛋白 H 因子到 HIV 病毒体表面,H 因子抑制补体旁路途径活化。三是 HIV 感染下调宿主细胞上 CR 的表达,因此,当补体成分结合到被感染的细胞上的时候,调理吞噬的可能性将下降。

● **HIV 感染防治主要包括疫苗防治和抗逆转录病毒药物治疗**

AIDS 的影响和不可治愈性已使 HIV 疫苗的开发成为全球优先任务。20 世纪 90 年代由于该病毒已被迅速鉴定,因此乐观地认为利用现代生物技术可轻易制造有效的疫苗。遗憾的是,HIV 的抗原变异及多种逃避和破坏人体免疫系统的策略已极大地阻碍了疫苗的发展。目前尚不清楚该病毒的哪些表位应该被用于疫苗之中,哪种类型的应答(体液免疫、细胞免疫或这两种免疫一起)将是最有效的,抗 HIV 应答应该在哪儿(黏膜或全身)被诱导。不过,少数不断接触HIV 却从不被感染的人及感染了病毒却要经过很长一段时间才发展为 AIDS 的长期不进展者再次为能够在普通人群中诱导相似水平抗 HIV 保护性免疫的 HIV 疫苗的最终研制成功带来了希望。

HIV 疫苗发展遇到诸多障碍。负责对疫苗产生应答的免疫细胞被大量破坏,已成为 HIV 疫苗发展的巨大障碍。另外,还有其他许多因素构成 HIV 疫苗开发障碍,如:①由于高度担心 HIV安全问题,导致无法使用减毒疫苗。已经在动物模型中证明,减毒活疫苗通常是保护机体抵抗自然感染最有效的方法。但将这种方法应用于人 HIV 疫苗的问题是,减毒可能不能提供足够的疫苗安全性保证。在猴子体内,一些减毒 SIV 毒株利用它们的易错逆转录酶修复基因中的基因工程缺失,已表现出不同寻常的逆转能力。此外,研究已显示减毒 SIV 可在新生猴子体内引起AIDS 样疾病。②HIV 在个体内及群体间高度抗原变异性。虽然亚单位疫苗相对较安全,但 HIV极高的变异性却给该方法的运用提出了巨大的挑战。可诱导能识别来自大多数病人的多种主

Notes

要病毒分离株的抗体或 CTL 的 HIV 免疫原仍需被鉴定。而识别某一进化株的中和性抗体一般不能识别另一进化株。③集中使用一种表位往往会促使遗传性逃避突变株的出现。④HIV 中最保守的表位往往是免疫原性最弱的，而那些有免疫原性的表位又容易出现高度的抗原漂移；⑤实验室保存的 HIV 毒株的生物学行为表现与最初从病人获得的 HIV 分离株并不完全一样，使得所获得的结果难以推延至人体。⑥与人类情况相似的 AIDS 动物模型的缺乏。尽管猴子和小鼠模型在研究某些方面的 HIV 生物学中非常有用，但在这些模型中的感染却明显不同于人类的 HIV 自然感染，因此，在这些模型中测试成功的疫苗可能不能推广到人体。⑦适当的人体细胞外测试系统的缺乏等。这些因素预示着研制一种可在某一人群的大部分个体内诱导产生保护性免疫的疫苗的前景不妙，更不用说可在不同的人群间诱导产生保护性免疫的疫苗了。

抗逆转录病毒药物治疗 是在有效的 HIV 疫苗研制成功之前，人类所拥有的抗 AIDS 的最好武器。这些药物是 20 世纪 90 年代后期发达国家中 AIDS 的进展速度受到控制，及与 AIDS 有关的死亡显著下降的原因。目前有 4 类获得批准的、作用于病毒传播所必需的蛋白的抗逆转录病毒药物：蛋白酶抑制剂、核苷类逆转录酶抑制剂、非核苷类逆转录酶抑制剂和融合抑制剂（表 18-4）。从技术上讲，这些类型的抑制剂中的任何一种对病毒复制的抑制都可减少 HIV 复制周期数，应该可降低病人的病毒载量。但是由于 HIV 的遗传性逃避倾向，每次只用一种抗病毒药物会很快选出对该药物有抗性的 HIV 毒株，再次逐步升级对免疫系统的攻击。所以临床医生常采用**高效抗逆转录病毒疗法**（Highly Active Anti-retroviral Therapy, HAART）治疗 HIV 病人，HAART 是以来自两种不同类型的 3 种或 3 种以上抗病毒药物的组合为其特点的一种治疗方案（"鸡尾酒"疗法）。例如，逆转录酶抑制剂可以与蛋白酶抑制剂和融合抑制剂组合。除可长期有效抑制病毒复制外，这种多药疗法还极大减少了病毒产生同时耐受鸡尾酒疗法中所有药物的次代株的机会。如此，病人的免疫系统得到了一定恢复时间，HIV 特异性 T 细胞应答以及抗其他病原体的应答至少可以得到一定的恢复。HAART 疗法已经在延长 HIV 病人生命方面取得了极大的成功，但条件是病人已严格遵从了医嘱。

表 18-4 逆转录病毒药物

抑制剂类型	举例	机制	潜在副作用
蛋白酶抑制剂	因地那韦、沙奎那韦、利托那韦、阿扎那韦、替拉那韦	小分子竞争性结合 HIV 蛋白酶活性位点	腹泻、高脂血症、皮疹、皮肤干燥、恶心、呕吐；与其他药物相互作用
核苷类逆转录酶抑制剂	齐多夫定（AZT, zidovudine）、司坦夫定、拉米夫定（3TC）、阿巴卡韦、替诺福韦	核苷类似物竞争性抑制逆转录酶所催化的病毒 DNA 合成	脂代谢紊乱、乳酸中毒、骨髓抑制、末梢神经痛、肌病、口腔溃疡、恶心、呕吐
非核苷类逆转录酶抑制剂	奈韦拉平、依法韦仑、依曲韦林	不同结构的分子诱导使逆转录酶构象改变导致失活	皮疹、肝毒性、与其他药物相互作用
融合抑制剂	恩夫韦地	基于 gp41 的多肽，阻断病毒包膜融合到宿主细胞膜	头昏眼花、严重过敏反应、对细菌性肺炎的易感性增加
整合酶抑制剂	试验药物	阻断 HIV 整合酶功能从而阻断 HIV cDNA 整合进宿主基因组	研究中
趋化因子抑制剂	试验药物	阻断 HIV 接近 CCR5 或 CXCR4	研究中。至今所知，有难以接受的毒性

Notes

第三节　免疫缺陷病的治疗原则

● **抗感染治疗减少免疫缺陷患者死亡**

感染是引起免疫缺陷病患者死亡的主要原因。用抗生素、抗真菌、抗原虫、抗支原体和抗病毒药物控制和长期预防感染是治疗大多数患者的重要手段之一。

● **免疫重建治疗原发性免疫缺陷病**

根据免疫缺陷的类型和机制,针对性地进行同种异体胸腺、骨髓或干细胞移植,替代受损的免疫系统以实现免疫重建。骨髓移植已成功地用于 SCID、Wiskott-Aldrich 综合征、DiGeorge 综合征、慢性肉芽肿、裸淋巴细胞综合征、LAD 等原发性免疫缺陷病。

● **基因治疗是原发性免疫缺陷病的理想方法**

理论上,基因疗法是治疗由淋巴细胞的前体细胞基因缺陷所致的原发性免疫缺陷病的理想治疗方法。成功的基因疗法不仅要求能够将治疗性基因引入到干细胞内,而且还要求干细胞能够在体内长期存活,引入的治疗性基因能够高表达。但是,离实现这一目标尚存在相当长的距离。最大的障碍是当前尚无理想的纯化和鉴定干细胞的技术,将治疗性基因引入到干细胞内的技术也尚未满足要求。至今,基因疗法仅在少数单基因缺陷所致的疾病中获得了成功。应用基因疗法最早获得成功的实例是 ADA 的基因疗法,是用反转录病毒载体将正常腺苷脱氨酶(ADA)基因转染患者淋巴细胞,然后将转染的淋巴细胞输入患者体内。这种基因疗法可使患者体内 ADA 水平恢复至正常水平的 25%,免疫功能也趋向正常。基因疗法也可用于治疗 IL-2Rγ链、JAK-3、ZAP-70 等基因缺陷。

● **免疫制剂治疗免疫缺陷病**

静脉输入免疫球蛋白(IVIg)一般用于体液免疫缺陷,如 XLA、性连锁高 IgM 综合征和普通易变型免疫缺陷病。这种疗法只能替代 IgG 而不能重建免疫功能。IVIg 不能用于选择性 IgA 缺陷,除了因为 IVIg 中的 IgA 含量很低,还因为 IVIg 可引起严重的甚至致死性过敏反应。重组 IFN-γ 可用于治疗慢性肉芽肿病,重组 IL-2 可用于增强 AIDS 患者的免疫功能,重组 ADA 用于治疗 ADA 缺陷。

● **酶替代疗法为暂时缓解免疫缺陷病手段**

酶替代疗法已试用于治疗 ADA 和 PNP 缺陷病。方法是给患者输入红细胞(作为 ADA 和 PNP 的来源),可暂时改善临床症状。

小　结

免疫缺陷病是因免疫系统先天发育障碍或后天损伤所致的一组综合征,可分为原发性免疫缺陷病(PIDD)和获得性免疫缺陷病(AIDD)两类。PIDD 由遗传因素或先天性免疫系统发育不全造成的免疫功能障碍所致;AIDD 由后天因素如营养不良、感染、药物、肿瘤、放射线等所造成的免疫功能障碍所致。各类免疫缺陷病在临床表现上均呈现一些共同特点,包括对感染的易感性增加、肿瘤的发病率增高、自身免疫病的发生率增高以及具有遗传倾向,其主要表现是对感染的易感性增高,而感染的性质取决于免疫缺陷的类型。免疫缺陷病患者的自身免疫病的发病率也远高于正常人群。

AIDS 是 HIV 感染 CD4$^+$ 免疫细胞所致。HIV 包膜蛋白 gp120 与 CD4 及宿主趋化因子受体间的相互作用使得病毒得以进入巨噬细胞、DC 和 CD4$^+$T 细胞。在新感染者体内,HIV 攻击 DC、巨噬细胞和 CD4$^+$T 细胞。随后,病毒使其 gp120 蛋白发生突变并优先感染 CD4$^+$T 细胞。HIV 也通过未知机制杀死未被感染的 CD4$^+$T 细胞。B 细胞和 CD8$^+$T 细胞

Notes

可对 HIV 感染应答,但所产生的病毒特异性抗体和 CTLs 根本不足以抑制病毒。由于免疫系统不能发挥作用,病毒复制加速,由此引起的 CD4$^+$T 细胞的大量丢失导致重症免疫缺陷和机会性感染或恶性肿瘤所致的死亡。

目前预防 HIV 感染的主要措施是控制和切断传播途径、禁毒、控制性行为传播、严格检验和管理血液及血制品、防止医院交叉感染等,有效的 HIV 疫苗尚未问世。用抗生素、抗真菌、抗原虫、抗支原体和抗病毒药物控制和长期预防感染是治疗大多数免疫缺陷病患者的重要手段。免疫重建、基因疗法等新型策略有望为 PIDD 的治疗提供有效手段。

(吴玉章)

参考文献

1. Wasserman RL. Hizentra for the treatment of primary immunodeficiency. Expert Rev Clin Immunol. 2014,10 (10):1293-1307.

2. Al Ustwani O,Kurzrock R,Wetzler M. Genetics on a WHIM. Br J Haematol. 2014,164(1):15-23

3. Younai FS. Thirty years of the human immunodeficiency virus epidemic and beyond. Int J Oral Sci. 2013,5(4): 191-199

4. Kang Y,Guo J,Chen Z. Closing the door to human immunodeficiency virus. Protein Cell. 2013,4(2):86-102

5. Gupta S,Louis AG. Tolerance and autoimmunity in primary immunodeficiency disease:a comprehensive review. Clin Rev Allergy Immunol. 2013,45(2):162-169

6. Limberis MP. Phoenix rising:gene therapy makes a comeback. Acta Biochim Biophys Sin(Shanghai). 2012 Aug;44(8):632-640

7. 何维. 医学免疫学. 第 2 版. 北京:人民卫生出版社,2010

8. 塔克·马可,玛丽·桑德斯,吴玉章. 免疫应答导论. 北京:科学出版社,2012

第十九章 肿瘤免疫

肿瘤免疫学(tumor immunology)是研究肿瘤的免疫原性、杀伤肿瘤的免疫效应机制、肿瘤免疫逃逸机制以及肿瘤免疫诊断与防治的一门学科。

肿瘤是细胞的异常增生,可由原发部位向他处浸润转移,侵犯要害器官引起功能衰竭,最后导致机体死亡。肿瘤是危害人类生命与健康的主要疾病之一。20 世纪以来,随着生物化学、细胞生物学、分子生物学及分子免疫学的发展和新技术的应用,肿瘤的起因、肿瘤细胞的本质以及肿瘤与宿主间的相互关系等肿瘤相关基础研究有了长足的进步。20 世纪初,Paul Ehrlish 即提出"异常胚系"(aberrant germs)的概念,认为"异常胚系"即肿瘤细胞,在机体内是经常发生和存在的,因为有了免疫系统的"不断检查"(keep in check),机体才幸免于难。因此,免疫系统是可以识别肿瘤并可对其产生免疫应答的,这引发了人们尝试通过激活免疫系统达到治疗肿瘤的目的。20 世纪 50 年代初期,利用化学致癌剂在近交系小鼠诱发肿瘤模型证明了肿瘤存在特异性肿瘤抗原。此后在其他致瘤因素导致的肿瘤中也证实了肿瘤抗原的存在,并证明其所诱导的免疫应答有抗肿瘤作用,从而使免疫学在肿瘤的诊断和治疗中的作用引起重视。免疫系统的功能是由极其复杂精确的调节网络所控制,其中任何一个环节发生异常都会使正常免疫调节失去平衡而影响免疫功能的发挥。免疫功能能够影响肿瘤的生长,同时荷瘤宿主也存在免疫功能的改变,两者之间的关系相当复杂。随着分子生物学和分子遗传学的迅速发展,对肿瘤抗原及其相关基因、机体抗瘤效应、肿瘤逃避机体免疫监视等有了更深入的认识,寻找调节免疫系统识别并促使肿瘤消退的方法已成为肿瘤免疫学研究的热点。随着对其研究的深入,也必将为肿瘤的免疫学诊断和防治开辟新的途径。肿瘤的免疫治疗具有广阔的应用前景。

第一节 肿瘤抗原

肿瘤抗原是细胞在癌变过程中出现的新抗原或者过度表达的抗原物质的总称。肿瘤免疫学的理论与实践的基础就是肿瘤细胞表达肿瘤抗原,从而使之有别于正常细胞。肿瘤抗原不仅能诱导宿主体内细胞免疫和体液免疫应答,也可以应用于肿瘤的免疫学诊断和肿瘤的靶向免疫治疗,因此肿瘤抗原是肿瘤免疫学的核心。肿瘤抗原成分非常复杂,其产生的分子机制主要包括:①在细胞转化和癌变过程中产生的新的蛋白质分子;②糖基化等原因所导致的异常细胞蛋白质独特的降解产物;③正常蛋白质分子结构的改变;④隐蔽的自身抗原分子的暴露;⑤膜蛋白质分子的异常聚集;⑥胚胎抗原或分化抗原的畸变表达;⑦某些蛋白质的翻译后修饰障碍。

肿瘤抗原有多种分类方法,其中被普遍接受的有两类:

● **根据抗原特异性,肿瘤抗原可分为肿瘤特异性抗原和肿瘤相关抗原**

肿瘤特异性抗原(tumor specific antigen,TSA)指仅表达于某种肿瘤细胞表面而不存在于正常细胞的新抗原,故又称**独特肿瘤抗原**(unique tumor antigen)。此类抗原可存在于不同个体同一组织类型的肿瘤中,如人黑色素瘤基因编码的黑色素瘤特异性抗原可存在于不同个体的黑色素瘤细胞,但正常黑色素细胞不表达。TSA 也可为不同组织学类型的肿瘤所共有,如突变的 ras 癌基因产物可表达于消化道癌、肺癌等,由于其氨基酸序列与正常原癌基因 ras 表达产物存在差异,因此可被机体的免疫系统所识别,激发机体的特异性免疫应答并清除肿瘤细胞。物理或化学因素诱生的肿瘤抗原、病毒诱导的肿瘤抗原及自发性肿瘤抗原多属此类。TSA 特异性强,是肿瘤免疫诊断和免疫治疗的有效靶点。

TSA 的发现可追溯到 20 世纪 50 年代,通过同系动物移植排斥实验证实,一些放射性物质或化学致癌物质可诱发肿瘤细胞表达某些肿瘤抗原分子。例如甲基胆蒽(methylcholanthrene,MCA)可诱导近交系小鼠产生肉瘤,将这些肉瘤细胞植回原来经过手术切除同种肿瘤后的小鼠或移植给预先用放射线灭活的此肿瘤细胞免疫后的同系小鼠,会产生肿瘤的特异性排斥反应;但是将这些肉瘤细胞移植给其他未经过上述处理的正常同系小鼠,则肿瘤可生长,最后荷瘤小鼠会因此死亡。这种通过动物肿瘤移植排斥反应而证实的肿瘤特异性抗原也称为肿瘤特异性移植抗原(tumor specific transplantation antigen,TSTA)。实验表明该肿瘤具有特异性抗原,免疫小鼠只对该种肿瘤细胞产生特异性的抵抗力,说明此种肿瘤特异性抗原诱导的排斥反应具有获得性免疫应答的典型特点,即特异性和记忆性。但是,移植排斥试验的敏感性较低,尚不能测出一些可以诱导机体抗肿瘤免疫应答但不足以导致肿瘤排斥的免疫原性较弱的肿瘤抗原。

实验进一步揭示,免疫小鼠的抗肿瘤能力还可通过细胞毒性 T 淋巴细胞(CTL)过继给同系小鼠,说明肿瘤特异性抗原诱导的主要是 T 细胞免疫,并能被所诱导产生的特异性 CTL 所识别。此后又应用肿瘤特异性 CTL 克隆结合分子生物学技术从基因水平上证实了肿瘤特异性抗原的存在(图 19-1)。通过这种方法,发现了很多肿瘤特异性抗原。1991 年 Boon 通过自体 CTL 识别法鉴定了第一个 T 细胞识别的人类肿瘤特异性抗原——黑色素瘤特异性抗原,大致过程如图 19-1。还有很多其他方法用于肿瘤抗原的筛选,如酸洗脱技术,洗脱下与 HLA 分子结合的肽段,然后用该肽段刺激效应细胞观察是否诱导生成 CTL。最简便可行的技术是直接从 cDNA 文库筛选肿瘤抗原并利用患者血清进行鉴定。

肿瘤相关抗原(tumor associated antigen,TAA)指既存在于肿瘤组织或细胞,也存在于正常组织或细胞的抗原物质,只是在肿瘤细胞的表达量远超过正常细胞,仅表现为量的变化而无严格的肿瘤特异性。由于 TAA 多为正常细胞的一部分,而且免疫原性较弱,故一般难以刺激机体产生有效的抗肿瘤免疫应答。目前在肿瘤研究中的抗原多为 TAA,胚胎抗原以及分化抗原等均属此类抗原。TAA 在肿瘤的临床实践中有很重要的作用,不但可用作肿瘤早期诊断的辅助指标及治疗的靶点,而且对疗效的评估、复发转移及预后的判断都有一定的指导意义。

胚胎抗原(fetal antigen)是一类在正常情况下表达在胚胎组织而不表达在成熟组织上的蛋白分子。它们在成人肿瘤细胞表面获得表达,认为是相应编码基因脱抑制的结果。由于胚胎抗原在其发育阶段是以自身蛋白的形式出现,宿主对其已形成免疫耐受,故在宿主体内难以激发有效的抗肿瘤免疫应答。尽管如此,肿瘤胚胎抗原的研究为肿瘤免疫诊断提供了有效手段。**甲胎蛋白**(alpha-fetoprotein,AFP)、**癌胚抗原**(carcinoembryonic antigen,CEA)、胚胎性硫糖蛋白抗原(fetal sulfoglucoprotein antigen,FSA)、α2-H 铁蛋白、胎盘碱性磷酸酶、胃癌相关抗原及 γ 胚胎蛋白等均属于胚胎抗原,其中甲胎蛋白和癌胚抗原研究得最多。正常成人血清甲胎蛋白含量在 4~10μg/L 之间,原发性肝癌等恶性肿瘤患者血清含量明显增加,其与肝癌的关系参见窗框 19-1;癌胚抗原主要表达于 2~7 个月龄胎儿的肠、肝、胰腺组织,分子量为 180kDa,正常成人血清含量小于 2.5μg/L,在消化道及乳腺恶性肿瘤患者血清中含量明显增加,能达到 40~100μg/L(参见窗框 19-1)。

Notes

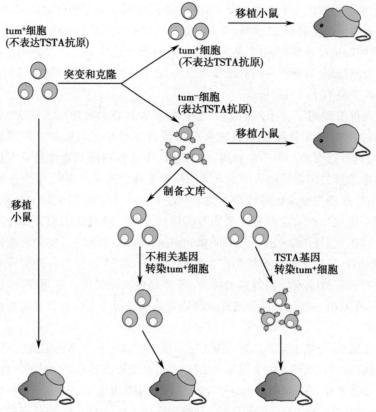

图 19-1　肿瘤特异性抗原的证实

tum⁺为缺乏免疫原性,能在小鼠体内形成实体肿瘤的肿瘤细胞株;tum⁻为 tum⁺经化学试剂处理后不能在小鼠体内形成实体肿瘤的肿瘤细胞株。强免疫原性 tum⁻肿瘤细胞株注射入小鼠体内,其表达的肿瘤抗原被 T 细胞识别,诱导 T 细胞特异性应答,提示该肿瘤细胞系经诱导后获得了细胞表面的TSTA,并用肿瘤特异性 CTL 克隆从基因水平上证实了 TSTA 的存在。所得的克隆细胞有一些不能在小鼠中形成实体肿瘤,从注射这些 tum⁻细胞的小鼠中获得的脾 T 细胞能够杀死 tum⁻肿瘤细胞,但不能杀伤 tum⁺肿瘤细胞,说明 tum⁻肿瘤细胞表面存在 TSTA,并用肿瘤特异性 CTL 克隆,从基因水平证实了 TSTA 的存在

窗框 19-1　AFP 与肝癌

　　AFP 是我们认识较早的很有价值的肝癌相关的肿瘤标志物,在临床上应用已超过了30 年。AFP 是一种单链糖蛋白,相对分子量为 70kDa。AFP 在胎儿期主要由卵黄囊和胎肝合成,是胎儿血清中的主要蛋白之一,可占白蛋白的 10%。在胎儿出生后 18 个月,其他白蛋白合成逐渐增加,AFP 合成下降,正常成人血清中 AFP 低于 $10\mu g/L$,其中妊娠可导致血清 AFP 升高,妊娠 6 个月后 AFP 可达 $500\mu g/L$。良性肝脏疾病如肝炎、肝硬化患者血清中的 AFP 也会升高,但是一般不会超过 $200\mu g/L$。大约 80% 肝癌患者血清中的 AFP升高,大约 50% 肝癌患者血清中的 AFP 可以升到相当高,能超过 $1000\mu g/L$。所以,AFP是临床上重要的肝癌诊断辅助指标。如果 AFP 超过 $500\mu g/L$,谷丙转氨酶基本正常,意味着很可能是肝癌了。目前,在很多国家,尤其是我国,均采用 AFP 作为普查肝癌的筛选指标,建议参考值上限为 $20\mu g/L$。灵敏的 AFP 检测方法结合 B 超常常能发现早期肝癌,从而为肝癌的治疗争取时间。AFP 还用于肝癌治疗疗效监测和预后判断,AFP 水平较高的患者一般存活期较短;患者 AFP 急剧增长意味着肝癌转移;手术后 AFP 仍较高,表明肝癌组织未完全切除或有转移;手术一段时间后 AFP 突然重新升高,表明肝癌复发。

Notes

　　分化抗原(differentiation antigen)存在于正常细胞表面,为特定组织类型以及该组织正常分化的特定阶段所特有,又称组织特异性抗原。由某种组织产生的肿瘤通常异常表达该组织的分化抗原,如红细胞血型抗原常出现在人胃癌细胞,这种不恰当表达的抗原对确定转化细胞有一定价值。

　　MUC-Ⅰ就是一种典型的 TAA。MUC-Ⅰ是黏蛋白(mucin)成员,又称为上皮细胞黏蛋白(epithelial cell mucin)、多肽性上皮黏蛋白(polymorphic epithelial mucin)或 episialin,是一种大分子量糖蛋白。MUC-Ⅰ表达于腺上皮细胞,通过其羧基端的疏水性穿膜区与细胞膜连接,其胞外区很长,由 1000~2200 个氨基酸组成。正常情况下,MUC-Ⅰ黏蛋白高度糖基化,在腺上皮细胞的分布局限于细胞的顶部,即朝向腺腔的部分。而腺癌细胞 MUC-Ⅰ黏蛋白异常表达或表达量明显增加,其表达量为正常的 10 倍以上,增加的程度与肿瘤的恶性程度成正比;而且其分布极性消失,除细胞顶部外,整个腺上皮细胞表面及细胞质中均表达 MUC-Ⅰ,而且糖链的糖基化不全,糖链变短、变少、结构简单,导致新表位形成或者隐蔽表位的暴露,成为可被免疫系统识别的肿瘤相关抗原。

　　● **根据诱发肿瘤的原因和肿瘤发生情况,可分理化因素诱发的肿瘤抗原、生物因素诱发的肿瘤抗原和自发性肿瘤抗原**

　　物理或化学因素诱发的肿瘤抗原　机体受到物理辐射或化学致癌剂的作用,细胞 DNA 受到损伤,导致某些基因发生突变、染色体断裂或者异常重排,细胞均可表达新抗原。此种因理化因素在纯系动物诱发表达的肿瘤抗原的特点之一是肿瘤抗原具有个体特异性,同一物理方法或同一化学致癌剂诱发的肿瘤在不同种系、同一种系的不同个体、甚至是同一个体的不同部位发生的肿瘤都可能具有不同的抗原特异性,而且各个肿瘤抗原间很少有交叉反应,这为肿瘤的免疫诊断和免疫治疗带来很大的难度;特点之二是肿瘤抗原的免疫原性较弱,很难激发有效的抗肿瘤免疫应答。多数人类肿瘤抗原不是这种抗原。

　　生物因素诱发的肿瘤抗原　病毒基因的导入可诱发细胞发生转化,表达出可为免疫系统所识别的新的病毒相关抗原。1947 年,有学者在 Rous 肉瘤细胞中观察到病毒颗粒,称为 Rous 肉瘤病毒,这是经过证实的第一株动物肿瘤病毒。目前已发现 600 多种动物肿瘤病毒。人类 T 淋巴细胞病毒(human T cell lymphotropic virus,HTLV-Ⅰ)能够感染并转化人 CD4⁺ T 细胞,引起成人急性 T 细胞白血病;某些亚型乳头状瘤病毒(HPV)和疱疹病毒感染与子宫颈癌有关;乙型肝炎和丙型肝炎病毒感染与人类原发性肝癌有关;EB 病毒与鼻咽癌及某些类型淋巴瘤(Burkitt 淋巴瘤、霍奇金病、NK/T 细胞淋巴瘤)有关。

　　病毒诱发的肿瘤抗原与物理或化学因素诱发的肿瘤抗原具有显著不同的特点,同一种病毒诱发的不同类型肿瘤均可表达相同的肿瘤抗原,并且具有较强的免疫原性。由于此类抗原是由病毒基因编码的又不同于病毒本身的抗原,因此又称为病毒肿瘤相关抗原。

　　自发性肿瘤抗原　自发肿瘤是指无明确诱发因素的肿瘤,人类大部分肿瘤属于此类。实验证实自发性肿瘤细胞表面抗原与物理化学因素或病毒诱发的肿瘤的抗原相比,免疫原性弱得多,有些类似于物理化学因素诱发的肿瘤具有明显的个体特异性,另一些类似于病毒诱发的肿瘤具有共同抗原。

　　常见的人类肿瘤抗原及其产生机制详见表 19-1。

表 19-1　不同机制产生的常见人类肿瘤抗原

产生机制	肿瘤抗原	肿瘤
异常表达的胚胎抗原	甲胎蛋白(AFP)	肝癌
	癌胚抗原(CEA)	消化道肿瘤、乳腺癌等

Notes

续表

产生机制	肿瘤抗原	肿瘤
基因突变产物	突变的 P53 蛋白	约50% 人类肿瘤
	突变的 Ras 蛋白	约10% 人类肿瘤
癌基因产物	过表达的 Her-2/neu	乳腺癌等
静止基因异常活化	黑色素瘤抗原（MAGE）-1、MAGE-3 等	黑色素瘤等
致癌病毒产物	人乳头瘤病毒 E6 和 E7 蛋白	宫颈癌
	EB 病毒核抗原 1（EBNA-1）蛋白	EBV 相关淋巴瘤、鼻咽癌
	猿猴空泡病毒 40（SV40）T 抗原	SV40 诱导的啮齿类动物肿瘤
过量表达的细胞蛋白	gp100,MART	黑色素瘤
糖基化蛋白异常	神经节苷脂 GM2 和 GD2	黑色素瘤
	黏蛋白 MUC-I	黑色素瘤、腺癌等
异常表达的组织特异	CD20	B 淋巴瘤
性分化抗原	前列腺特异性抗原（PSA）、前列腺膜特异性抗原	前列腺癌

第二节　肿瘤免疫效应机制

免疫系统的三大功能为免疫防御、免疫监视和免疫自稳,其中**免疫监视**(immune surveillance)的对象就是体内转化的肿瘤细胞,机体的免疫系统能够识别和清除肿瘤细胞。机体抗肿瘤的免疫效应包括细胞免疫应答和体液免疫应答,两者共同参与抗肿瘤免疫效应。抗肿瘤免疫功能主要由细胞免疫所介导,发挥免疫效应的细胞主要包括 T 细胞、NK 细胞、巨噬细胞等;抗体参与的体液免疫不是抗肿瘤免疫的主要成分,体液免疫仅在某些情况下起协同作用,有时甚至能促进肿瘤的生长。机体的免疫系统对肿瘤抗原免疫原性不同的肿瘤所产生的免疫效应机制也不完全相同,对于大多数免疫原性强的肿瘤,特异性免疫应答是重要环节,而对免疫原性较弱的肿瘤,非特异性免疫应答更显重要。由于肿瘤是一种全身性疾病,因此机体抗肿瘤的免疫应答,不但取决于肿瘤的免疫原性和宿主的免疫功能,还应考虑其他因素的影响如肿瘤微环境的影响等。

● **肿瘤免疫以细胞免疫应答为主**

抗肿瘤免疫应答,即免疫监视过程,以细胞免疫应答为主(图 19-2)。T 细胞介导的免疫应答在对免疫原性较强的肿瘤细胞所产生的免疫应答中起很重要的作用。参与抗肿瘤免疫的 T 细胞亚群主要以 CD8$^+$ T 细胞和 CD4$^+$ T 细胞为主。

CD8$^+$ CTL 负责杀伤肿瘤细胞,是肿瘤免疫应答最主要的效应细胞　CD8$^+$ CTL 是在双重信号作用下活化和克隆增殖的。加工处理后的肿瘤抗原肽与 MHC Ⅰ类分子形成复合体,表达于细胞表面并呈递于 CD8$^+$ T 细胞,与 T 细胞表面 TCR-CD3 复合物结合,该 T 细胞表达 IL-2 和 IFN-γ 受体,受CD4$^+$ Th1 细胞产生的相应细胞因子刺激而活化为 CD8$^+$ CTL。CD8$^+$ CTL 对肿瘤细胞的直接杀伤作用方式主要有两种:CTL 与靶细胞接触产生脱颗粒作用,排出穿孔素(perforin)插入靶细胞膜上,形成膜通道,使颗粒酶(granzyme)、TNF、分泌性 ATP 等效应分子进入靶细胞,导致靶细胞死亡,其中穿孔素造成靶细胞膜损伤,颗粒酶使 DNA 断裂,导致细胞凋亡;CTL 激活后表达 Fas 配体(FasL),它被释放到胞外与靶细胞表面的 Fas 分子结合,传导凋亡信号进入胞内,活化靶细胞内的 DNA 降解酶,引起靶细胞凋亡。另外,CD8⁺ CTL 也可以通过分泌细胞因子如 TNF 等间接地杀伤肿瘤细胞。

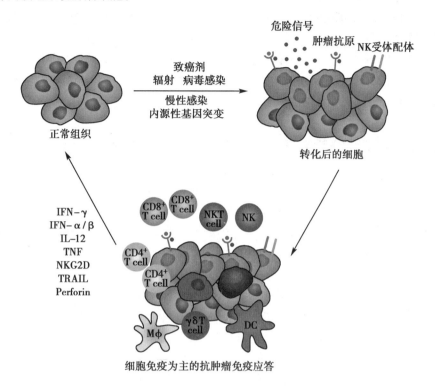

图 19-2 以细胞免疫为主导的抗肿瘤免疫应答过程(免疫监视)

CD4⁺ Th 细胞发挥抗肿瘤免疫的重要辅助作用 在接受专职 APC 上的 MHC Ⅱ类分子与抗原肽复合物和共刺激分子双重信号后,CD4⁺ T 细胞发生克隆增殖,并释放出多种细胞因子,其中主要为 IL-2、IFN-γ、TNF 等。这些因子在调节 CTL、NK 细胞、巨噬细胞和 DC 抗肿瘤效应中起重要作用。CD4⁺ T 细胞能够增强 CD8⁺ CTL 抗肿瘤效应。随着肿瘤特异性 CD4⁺ T 细胞在许多肿瘤患者体内的发现,人们开始对 CD4⁺ T 细胞所识别的 MHC Ⅱ类分子限制性肿瘤抗原进行研究,已经找到了 tyrosinase、TPI、CDC27、LDLR-FUT、gp100、MAGE-3、Melan-A/Mate-1、Eph 受体、NY-ESO-1 等能被 CD4⁺ T 细胞所识别的肿瘤抗原。此类肿瘤抗原的鉴定,对于全面理解 CD4⁺ T 细胞和 CD8⁺ T 细胞抗肿瘤的机制,以及肿瘤疫苗的开发、肿瘤的治疗等有着重要的意义。最好的肿瘤疫苗应该能同时激活 CD4⁺ T 细胞和 CD8⁺ T 细胞,因此采用联合 MHC Ⅰ类和 MHC Ⅱ类限制性肿瘤抗原治疗肿瘤可能更为有效。

γδT 细胞可以通过非 MHC 限制性方式杀伤肿瘤细胞 γδT 细胞由 γ 链和 δ 链组成 TCR 分子,多数为 CD4⁻CD8⁻ T 细胞,少数为 CD8⁺ T 细胞。在正常人外周血淋巴细胞中仅占 1% ~ 10%,但在肠道、呼吸道和泌尿生殖道黏膜组织中可达 20% ~ 50%。在各种实体肿瘤浸润淋巴细胞(TIL)中均发现 γδT 细胞及其抗肿瘤效应,多数学者认为 γδT 细胞可能是肿瘤免疫监视作用的一道防线。γδT 细胞杀伤肿瘤细胞等靶细胞的机制与 NK 细胞和 CTL 细胞相似,即通过穿孔素/颗粒酶途径和 Fas/FasL 途径非特异性杀伤肿瘤细胞。γδT 细胞还可表达 NK 细胞抑制性受体,调控其对肿瘤细胞的杀伤活性,溶解 MHC Ⅰ类分子缺失的靶细胞。

活化的 NKT 细胞可杀伤肿瘤细胞 NKT 细胞最早是从 C57BL/6 小鼠胸腺中检测出的一种特殊类型的 T 淋巴细胞,除表达 TCR 和 CD3 等 T 细胞特有标记外,同时可表达 NK 细胞系所特有的抗原受体 NK1.1(小鼠)、CD56(人)和抑制性受体 Ly49 等。NKT 细胞具有区别于常见 T 细

Notes

胞 MHC 限制性的 CD1d 限制性。CD1d 是哺乳动物体内的一种保守蛋白,属于非 MHC 编码的 MHC Ⅰ类分子样蛋白家族。在缺乏外来抗原的情况下,NKT 细胞可特异性识别 CD1d 分子并活化,在短时间内分泌大量细胞因子,为免疫反应中某些效应细胞的活化提供早期帮助。NKT 细胞可通过表达穿孔素和颗粒酶介导广谱细胞毒性。NKT 细胞在肿瘤免疫中发挥重要的作用,已证明部分 NKT 细胞是 IL-12 相关的体内抗肿瘤免疫应答所必需的效应细胞亚群。在没有预先致敏的情况下,IL-12 活化的 NKT 细胞对多种肿瘤细胞系和自体肿瘤组织均有明显的细胞毒性,并且这种细胞毒性是 NKT 细胞本身的直接细胞杀伤,并非其分泌的细胞因子介导的间接反应。

活化的 NK 细胞可杀伤肿瘤细胞   NK 细胞是淋巴细胞的一个亚群,约占外周血淋巴细胞的 5%～10%,可直接杀伤某些肿瘤细胞,并且不受 MHC 限制。未活化的 NK 细胞抗肿瘤谱非常窄,只是对少数血液来源的肿瘤有效。如 K562(人红白血病细胞系)是人 NK 杀伤敏感细胞株,通常作为实验室测定 NK 活性的靶细胞。当 NK 细胞被 IL-2、IFN-γ 等细胞因子活化后,其抗肿瘤谱和杀伤效率大幅度提高。NK 细胞的活性受活化性和抑制性受体所调节。NK 细胞活化性受体(killer-cell activating receptor,KAR)能识别结合分布于某些肿瘤细胞、病毒感染细胞和自身组织细胞上的糖基配体,其胞浆区内有 ITAM 结构,可转导活化信号,触发 NK 细胞的杀伤作用。NK 细胞抑制性受体(killer-cell inhibitory receptor,KIR),主要识别 HLA-B 和 HLA-C 编码的基因产物(MHC Ⅰ类分子),NK 细胞表面还表达由 CD94 分子和 NKG2 构成的异二聚体分子,识别非多肽样分子 HLA-E,具有抑制受体活性。对肿瘤细胞和病毒感染细胞而言,由于表面 MHC Ⅰ类分子表达减少或消失而影响 NK 细胞表面抑制性受体对相应配体的识别,使 NK 细胞表面活化受体的作用占主导地位,表现为 NK 细胞活化产生杀伤作用,使肿瘤细胞等靶细胞溶解破坏或发生凋亡。NK 细胞释放的杀伤介质穿孔素、NK 细胞毒因子(NKCF)、TNF 等使靶细胞溶解破裂。NK 细胞还可以通过人抗肿瘤抗体 IgG1 和 IgG3 作为桥梁,其 Fab 端特异性识别肿瘤,Fc 段与 NK 细胞 FcγR 结合,产生抗体依赖的细胞介导的细胞毒(ADCC)作用,进而杀伤肿瘤细胞。

巨噬细胞在抗肿瘤免疫中具有双重作用   巨噬细胞具有抗原提呈功能,参与调节特异性 T 细胞免疫。未活化的巨噬细胞对肿瘤细胞无杀伤作用,活化后作为效应细胞产生非特异性杀伤和抑制肿瘤作用,它可产生多种杀伤靶细胞的效应因子,其中包括:过氧化氢(H2O2)、氧离子(O2⁻)、一氧化氮(NO)、TNF 及溶酶体产物等。巨噬细胞还可通过 ADCC 途径杀伤靶细胞。但肿瘤局部的巨噬细胞常被肿瘤微环境内的某些因子诱导分化为抑制性巨噬细胞,不仅不具有抗肿瘤作用,还能促进肿瘤的生长。因而具有抗肿瘤与促进肿瘤生长的双重作用。

淋巴因子激活的杀伤细胞(lymphokine-activated killer cell,LAK)具有肿瘤杀伤活性   LAK 细胞是在 IL-2 诱导下生成的,具有广谱的抗肿瘤作用,对正常细胞影响较小。其对肿瘤细胞的杀伤是非特异性的。LAK 分为 NK-LAK 和 T-LAK,NK-LAK 是由 NK 细胞衍生而来,无 MHC 限制性;而 T-LAK 细胞是由 T 细胞衍生而来,具有 MHC 限制性。体内单纯输入 LAK 细胞抗肿瘤作用较弱,与 IL-2 联合应用效果较好。

中性粒细胞在抗肿瘤免疫中具有双重作用   中性粒细胞可通过释放活性氧分子、细胞因子(如 TNF 和 IL-1 等)、PGE 及白三烯等物质发挥抑瘤作用。中性粒细胞是一种天然免疫细胞,其功能和效应机制与单核-巨噬细胞有许多共同之处,对肿瘤细胞的杀伤是非特异性的。在某些情况下中性粒细胞参与慢性炎症,分泌促进肿瘤生长与转移的因子,由此,中性粒细胞在抗肿瘤免疫中也具有双重性。

● **体液免疫应答的抗肿瘤作用有限,并有阻碍肿瘤免疫应答的可能**

肿瘤患者血清可测出对肿瘤应答的抗体,这支持了在人类肿瘤中体液免疫应答的潜在作

Notes

用,但体液免疫并非抗肿瘤免疫应答的主要因素。

ADCC 作用　IgG 类抗体能使多种效应细胞如巨噬细胞、NK 细胞、中性粒细胞等发挥 AD-CC 效应,使肿瘤细胞溶解。该类细胞介导型抗体在肿瘤形成早期即可在血清中检出,对防止肿瘤细胞的血行转移具有一定作用。

补体依赖的细胞毒作用(complement dependent cytotoxicity,CDC)　补体细胞毒性抗体(IgM)和某些 IgG 亚类(IgG1 和 IgG3)与肿瘤细胞结合后,可激活补体系统,溶解肿瘤细胞。CDC 在一定程度上可防止癌细胞转移。

免疫调理作用　吞噬细胞对肿瘤细胞的吞噬和杀伤作用可通过其表面的 Fc 受体与肿瘤细胞表面的某些抗体的结合而得到增强,具有这种调理作用的抗体多为 IgG 的某些亚类(IgG1 或 IgG2)。

抗体可封闭肿瘤细胞表面某些受体　抗体可通过封闭肿瘤细胞表面的某些受体影响肿瘤细胞的生物学行为。例如转铁蛋白可促进某些肿瘤细胞的生长,其抗体可通过封闭转铁蛋白受体,阻碍其功能,从而抑制肿瘤细胞的生长;抗肿瘤抗原 p185 的抗体能与肿瘤细胞表面 p185 分子结合,抑制肿瘤细胞增殖。

抗体干扰肿瘤细胞的黏附特性　抗体与肿瘤细胞抗原结合后,可修饰其表面结构,阻断肿瘤细胞表面黏附分子与血管内皮细胞或其他细胞表面的黏附分子的配体结合,使肿瘤细胞黏附特性发生改变甚至丧失,从而有助于控制肿瘤细胞的生长和转移。

体液免疫在肿瘤免疫中具有双重作用,既可通过以上机制发挥其抗肿瘤作用,又在有些情况下具有促进肿瘤生长的作用。如某些肿瘤特异性抗体具有封闭抗体(blocking antibody)的作用,它能与肿瘤细胞表面的肿瘤抗原结合而影响特异性细胞免疫应答对肿瘤细胞的识别与攻击,有利于肿瘤细胞的继续生长。但是,针对肿瘤细胞表面抗原所制备的某些特异性单克隆抗体具有明显的抗肿瘤作用,部分已经在临床用于肿瘤的靶向治疗。

机体的免疫系统与肿瘤之间的关系相当复杂,免疫系统能够识别和清除肿瘤细胞,但有时也能促进肿瘤的发生和发展。肿瘤免疫学家因此提出了肿瘤免疫编辑(cancer immunoediting)理论(窗框 19-2)。

窗框 19-2　肿瘤免疫编辑理论

肿瘤免疫编辑(cancer immunoediting)理论认为肿瘤与免疫系统的相互作用主要可以分为三个阶段,免疫监视只是其中的第一个阶段;第二个阶段是免疫平衡(equilibrium)阶段,肿瘤细胞能够通过不断地变异逃避免疫系统的杀伤,在这一阶段,免疫系统因为肿瘤细胞的变异无法完全清除肿瘤细胞,而肿瘤细胞也因为免疫系统的杀伤无法显著增殖,两者形成一个动态的平衡;第三个阶段是免疫逃逸(escape)阶段,此时肿瘤细胞通过变异成功发展出了能够逃避免疫细胞杀伤的肿瘤细胞,该肿瘤细胞在免疫选择下不断克隆增殖,从而发展成为临床上可见的肿瘤。体内转化的肿瘤细胞绝大部分终止于第一阶段,少部分处于第二阶段,真正到了第三阶段的属于极少数的情况。但是临床上的肿瘤患者都是处于第三阶段,此时要治疗经过机体免疫系统选择压力下发展起来的肿瘤将非常困难。

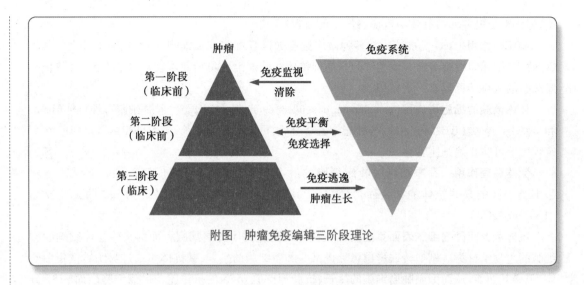

附图　肿瘤免疫编辑三阶段理论

第三节　肿瘤免疫逃逸机制

正常人体每天有 10^{14} 个细胞处于分裂中,其中大约有 $10^7 \sim 10^9$ 个细胞可发生突变,免疫系统通过免疫监视功能识别和清除这些突变的细胞以维持机体的生理平衡和稳定。尽管机体存在免疫监视机制,但由于免疫监视作用有一定的限度,因此难以完全清除突变的细胞,机体肿瘤因此得以发生发展。如前所述,机体免疫系统能够产生抗肿瘤的免疫应答,但自然状态下有时免疫系统不能有效地控制肿瘤的发生发展。因此,研究肿瘤细胞是通过何种机制逃避免疫系统攻击,使机体不能产生有效的抗肿瘤免疫应答是肿瘤免疫学的一项很重要的内容。肿瘤免疫逃逸的机制十分复杂,在肿瘤发生、发展的不同阶段,发挥作用的主要机制可能各异。对此目前尚未完全阐明,但总体上可从肿瘤细胞本身因素及宿主免疫状态两方面来解释。

● **肿瘤的免疫逃逸机制复杂,涉及多个免疫应答环节**

肿瘤细胞之间存在着免疫原性的差异,那些免疫原性较强的肿瘤细胞可以诱导有效的抗肿瘤免疫应答,易被机体消灭清除,而那些免疫原性相对弱的肿瘤细胞则能逃脱免疫系统的监视而选择性地增殖,这一过程称为**免疫选择**(immunoselection)。经过不断的选择,肿瘤的免疫原性越来越弱。宿主对肿瘤抗原的免疫应答导致肿瘤细胞表面抗原减少、减弱或消失,从而使免疫系统不能识别,此过程称为**抗原调变**(antigenic modulation)作用。免疫选择使免疫原性相对弱的肿瘤能逃脱免疫系统的监视而选择性地增殖,抗原调变使免疫系统不能识别免疫应答中减弱或消失的肿瘤细胞表面的抗原。

肿瘤细胞表面抗原封闭或覆盖可影响对肿瘤的免疫识别与攻击　肿瘤细胞表面抗原被某些物质覆盖的现象称为抗原覆盖。由于肿瘤细胞可表达高水平的包括唾液酸在内的黏多糖或其他肿瘤激活的凝聚系统,这些成分覆盖肿瘤抗原就可以干扰免疫效应细胞的识别与攻击。如有些人胶质细胞瘤可合成并分泌糖蛋白,这些糖蛋白分布于肿瘤细胞表面,可阻止 CTL 对肿瘤细胞的识别与杀伤。血清中存在的封闭因子(blocking factor)可封闭肿瘤细胞表面的抗原表位或效应细胞的抗原识别受体,从而使肿瘤细胞不易被机体免疫系统识别,逃避淋巴细胞的攻击。封闭因子的本质可能是封闭抗体(blocking antibody)、可溶性抗原或抗原-抗体复合物。

CTL 识别障碍使其不能有效杀伤肿瘤细胞　肿瘤细胞表面分子如 MHC 分子、共刺激分子表达下调,使 CTL 不能识别肿瘤细胞表面抗原而逃避宿主免疫系统的攻击。某些肿瘤细胞表面 MHC I 类分子表达降低或缺失,其特异性 CTL 不能识别肿瘤细胞表面抗原,因此可逃避宿主免疫系统的攻击。MHC I 类分子表达缺失的原因可能有二:一是缺失编码 MHC I 类分子重链基因的第 6 号染色体,部分缺失 MHC I 基因或 MHC I 等位基因转录下调。这一机制已在一系列

Notes

人类肿瘤如黑色素瘤、Burkitt 淋巴瘤等中得到证实,其中一部分肿瘤可通过 IFN-γ 治疗使 MHC
Ⅰ类分子表达增加。二是由于 LMP2、LMP7、TAP1 和 TAP2 等信号缺失或功能异常所致。同时
肿瘤细胞表面可异常表达某些非经典的 MHC Ⅰ类分子(如 HLA-E、HLA-G 等),被 NK 细胞表
面 KIR 识别,从而启动抑制性信号,抑制 NK 细胞的肿瘤杀伤作用。

共刺激分子的缺乏导致 CTL 不能有效激活   T 细胞表面的多种黏附分子如 CD28、LFA-1、
LFA-2 等分别可与肿瘤靶细胞表面相对应的配体 B7、ICAM-1、LFA-3 等结合,可提供 T 细胞活
化的共刺激第二信号。研究较多的是共刺激分子 B7(包括 CD80 和 CD86),它们在肿瘤细胞表
面的表达缺如。研究还表明,淋巴瘤表面 ICAM-1 及 LFA-3 均为低表达。肿瘤细胞可以通过其
表面的 MHC 分子将肿瘤抗原直接提呈给 T 细胞,由于缺乏共刺激信号,不能激活 T 细胞,相反
却诱导产生了 T 细胞耐受。

Fas 分子表达障碍可导致肿瘤细胞抵抗 FasL 介导的细胞凋亡   在正常情况下,肿瘤细胞表
达 Fas,活化的肿瘤特异性 T 细胞高表达 FasL,两者结合介导肿瘤细胞凋亡。人类多种肿瘤细胞
有 Fas 的转录水平下调现象,有些肿瘤还发生 Fas 基因突变,从而阻断了 FasL 介导的细胞凋亡,
使得肿瘤细胞逃避免疫攻击。

**LMP-2、LMP-7、TAP-1、TAP-2 表达低下可导致肿瘤细胞内 MHC 分子抗原加工、提呈肿
瘤抗原的功能障碍**   MHC Ⅰ类分子提呈功能的缺乏常常是导致肿瘤免疫逃逸的主要原因之一,
可由 MHC Ⅰ类分子 mRNA 转录水平的降低、基因组的丢失、β2 微球蛋白基因的突变等引起。
Restifo 等人研究了大量人肿瘤细胞系,发现这些细胞内抗原加工和提呈所必需的 LMP-2、LMP-
7、TAP-1、TAP-2 四种蛋白的 mRNA 表达低下或无法测出。恶性转移肿瘤 LMP 和 TAP 丢失频率
比原发肿瘤明显增高,可能转移性肿瘤具有更高的遗传不稳定性。同时转移性肿瘤 LMP 和 TAP
丢失频率的增高也反映出肿瘤细胞在克隆形成过程中的免疫选择现象。研究还表明,荷瘤宿主
外周血获得的 DC 往往对抗原提呈有障碍,而取自荷瘤宿主骨髓细胞在体外与 GM-CSF、IL-4、
TNF-α 共同培养诱导扩增的 DC 抗原提呈功能良好,表明肿瘤宿主的 DC 可能从骨髓释放到体
内的成熟过程中受到了荷瘤宿主体内某些因素的干扰而削弱了对肿瘤抗原的提呈作用。

T 细胞信号转导缺陷导致 CTL 不能有效活化   肿瘤宿主的 T 细胞在体外对有丝分裂原的
反应性降低,体内的迟发型超敏反应也降低,这是由于肿瘤宿主的 T 细胞缺陷所致。MHC 分子
提呈的抗原肽与 T 细胞受体结合后需经 TCR/CD3 以及一系列信号转导系统,最后才能激活相
关的基因而发挥生物学功能。CD3 分子由 γ、δ、ε、ζ 和 η 五种肽链组成,通过盐桥与 TCR 形成稳
定的复合物结构,肿瘤患者 T 细胞 CD3 分子的 ζ 链常常表达下降,且信号转导过程中涉及的
p56lck 和 p59fyn 等分子的表达也会出现异常。这些都会导致 T 细胞的活化障碍,信号转导缺陷
的 T 细胞也容易被破坏。这种 T 细胞活化障碍在体外用 CD3 和 CD28 分子的单抗以及 IL-2 刺
激,可以使之恢复。

Fas/FasL 反向攻击(Fas/FasL counterattack)**导致肿瘤特异性 CTL 细胞的凋亡**   T 细胞表
面一般都表达 Fas 分子,某些肿瘤细胞高表达 FasL,它们与浸润到肿瘤周围的 T 细胞上的 Fas 结
合,诱导这些 T 细胞的凋亡。肿瘤患者 Fas/FasL 系统的改变影响机体抗肿瘤免疫效应,但 Fas/
FasL 反向攻击作为肿瘤免疫逃避机制的阐明,也为肿瘤的免疫治疗提供了新策略:①阻断 Fas
介导的对抗肿瘤 T 细胞的杀伤作用;②增强肿瘤细胞表达 Fas 分子,恢复肿瘤细胞对 FasL 的敏
感性;③封闭肿瘤细胞表达的 FasL 或应用 Fas 抗体,以改善体内 T 细胞的免疫作用。同时肿瘤
患者 Fas/FasL 系统的检测,也可以用于肿瘤复发转移和预后的判断。

**肿瘤细胞可分泌免疫抑制性细胞因子如 IL-10、TGF-β 和 PGE2 等直接抑制宿主免疫
应答**   肿瘤细胞自身可分泌一系列免疫抑制性细胞因子直接抑制宿主的免疫应答
(表 19-2),如 IL-10、TGF-β 和 PGE2。这些抑制物积累聚集于肿瘤局部,形成一个较强的
免疫抑制区,抑制进入其中的免疫细胞的功能。IL-10 是一种重要的负向免疫调节因子,

Notes

能够直接或者间接的抑制多种免疫细胞的功能。IL-10 在很多人类肿瘤中都有过量表达,如肾癌、结肠癌、乳腺癌、胰腺癌、黑色素瘤及神经母细胞瘤等。TGF-β 是迄今发现的最强的肿瘤诱导产生的免疫抑制因子,多种肿瘤细胞分泌 TGF-β,在很多肿瘤的宿主血清中也发现有 TGF-β。TGF-β 能促进肿瘤的浸润和转移;能拮抗 IL-2、TNF 和干扰素等细胞因子的免疫促进作用;能抑制 NK 细胞的杀伤活性,抑制抗原特异性 CTL 的诱导产生及 T、B 细胞的增殖反应。有些肿瘤分泌 TGF-β 的量还与它们的进展和预后有关。前列腺素 E2(PGE2)是免疫反应的生理调节因子,活化的巨噬细胞和许多肿瘤产生前列腺素,如人的乳腺癌、头颈部癌中的 PGE2 水平明显增高。PGE2 能引起免疫抑制,能抑制 T 细胞反应,下调肿瘤细胞表面的 HLA-DR 分子。IL-10、TGF-β 和 PGE2 等还可抑制树突状细胞(DC)前体细胞向成熟 DC 转化,并抑制其表达 MHC Ⅱ类分子和 B7 分子,导致 DC 诱导 CTL 对肿瘤抗原产生耐受。此外,其他细胞因子如 IL-1、TNF-α 和 IFN-γ 等既具有抗肿瘤作用,也有促进肿瘤转移和发展的作用(表 19-2)。

表 19-2   与免疫逃逸相关的肿瘤来源的各种因子

肿瘤来源的因子	免疫抑制机制
细胞因子	
GF-β	抑制 T 细胞和 NK 细胞功能,促进 Treg 扩增
IL-10	具有广泛的免疫抑制作用,促进 Treg 扩增
GM-CSF	促进 TAM 扩增,招募 MDSC 至肿瘤局部
IL-6、IL-8、TNF-α、IL-1β	促进慢性炎症,参与促炎细胞因子级联反应
小分子物质	
PGE2	抑制 T 细胞反应,下调肿瘤细胞表面的 HLA-DR 分子
腺苷(adenosine)	上调白细胞中 cAMP 水平,抑制白细胞功能
活性氧簇(ROS)	抑制 T 细胞和 NK 细胞介导的细胞毒作用
酶	
精氨酸酶(arginase)1	参与 L-精氨酸代谢,抑制 T 细胞反应
IDO	清除色氨酸,抑制 T 细胞反应
诱导型 NO 合成酶(iNOS)	产生免疫抑制性的 NO
COX-2	产生免疫抑制性的 PGE2
死亡受体的配体	
FasL、TRAIL、TNF-α	诱导表达相关死亡受体的免疫细胞凋亡
免疫调节性配体	
PD-L1(B7-H1)	结合 T 细胞和 DC 表达的 PD-1 抑制其功能
MICA/MICB	结合 NK 细胞受体 NKG2D 抑制其活性

调节性 T 细胞(regulatory T cell,Treg)   Treg 是 1995 年首次由 Sakaguchi 等提出的一群具有抑制其他免疫细胞功能的免疫负调控细胞,特异性表达转录因子 Foxp3。肿瘤患者中 Treg 数目增多,如在乳腺癌、卵巢癌、肺癌以及肝癌等多种实体肿瘤患者外周血和肿瘤局部微环境中,Treg 比例增高,且数目与患者肿瘤进展程度和预后、生存率呈负相关。这些升高的 Treg 细胞能抑制抗肿瘤免疫、降低肿瘤免疫治疗的效果。去除 Treg 或封闭其抑制功能,可以增强抗肿瘤免疫反应。Treg 是肿瘤治疗领域关注的热点,如何清除或逆转 Treg 的抑制作用是肿瘤免疫治疗的一个关键问题。

Notes

肿瘤相关巨噬细胞(tumor associated macrophage,TAM)研究发现,肿瘤内浸润有丰富的巨噬细胞,称为肿瘤相关巨噬细胞,TAM非但没有抗肿瘤作用,而且还是肿瘤的"帮凶",能够抑制抗肿瘤免疫应答、通过各种途径促进肿瘤的生长。在原位,TAM能够促进肿瘤血管形成,促进肿瘤的侵袭和转移;在转移部位,TAM能够事先营造易于肿瘤转移的环境,促进肿瘤细胞外渗(extravasation)、存活和持续增殖;TAM还能够直接抑制CTL细胞和NK细胞对肿瘤的杀伤作用。TAM是肿瘤免疫治疗的一个重要靶点。

髓系来源的抑制性细胞(myeloid-derived suppressor cell,MDSC)MDSC是一群具有免疫抑制功能的异质性细胞,主要由未成熟的粒细胞、未成熟的DC和未成熟的巨噬细胞组成,其免疫抑制功能主要是由其表达的精氨酸酶1(arginase 1)介导的。肿瘤能够从骨髓招募大量的MDSC聚集于肿瘤微环境中,抑制抗肿瘤免疫应答。MDSC能够直接抑制CD4$^+$ T细胞、CD8$^+$ T细胞、DC、NK细胞的功能,也能够诱导Treg的产生。

第四节 肿瘤的免疫学诊断

肿瘤的免疫学检测主要涉及肿瘤的免疫学诊断和评估宿主的免疫功能状态。

● **肿瘤的免疫学诊断主要限于检测TAA**

针对TAA的抗体已用于体外鉴定未分化肿瘤的细胞起源,尤其是淋巴细胞起源;免疫组织化学染色用于证实可疑转移灶;放射性核素标记抗体已在体内用于检测相关的小肿瘤灶。

TAA可用于肿瘤诊断与监测 一个理想的肿瘤标志物应该具有肿瘤特异性、敏感性、与肿瘤细胞数量呈现正相关及在所有肿瘤患者都存在。但至今,尚未发现这类肿瘤标志物,临床肿瘤确诊主要还是凭借病理学检测。在临床肿瘤诊断中,TAA检测是广泛应用的辅助性诊断手段。

血清肿瘤相关标志物检测 多数肿瘤释放到血液循环里的抗原大分子能够用于免疫检测(表19-3)。肿瘤标志物在协助早期诊断、监视患者疗效及预测肿瘤复发上有重要意义。

表19-3 肿瘤标记物分布

肿瘤标记物	主要肿瘤	其他部位组织相关恶性肿瘤	其他生理病理状态
AFP	肝癌	胃、胆囊和胰腺	硬化症、病毒性肝炎、妊娠
CEA	结直肠癌	胸、肺、胃、膀胱、胰腺、骨髓、甲状腺、头颈部、子宫、肝脏、淋巴瘤、黑色素瘤	吸烟、胃溃疡、感染性肠炎、胰腺炎、甲状腺功能减退、硬化症、胆汁阻塞
CA19-9	胰腺癌、胆管癌	结肠、食管和肝脏	胰腺炎、胆囊疾病、硬化症
CA125	卵巢癌	子宫内膜、输卵管、乳腺、肺、食管、胃、肝脏、胰腺	月经、妊娠、纤维瘤、卵巢囊肿、盆腔炎、硬化症、腹水、胸膜心包积液、子宫内膜异位
PSA	前列腺癌		前列腺炎、前列腺肥大、前列腺损伤

细胞表面肿瘤标志物检测 常用免疫组织化学染色法或流式细胞仪分析技术。可用于体外鉴定未分化肿瘤的细胞起源和检测骨髓、脑脊液、淋巴器官和其他的可疑转移灶等。例如对淋巴瘤和白血病细胞表面各种CD分子的检测有助于淋巴瘤和白血病的诊断和分型。

检测TAA的抗体 黑色素瘤患者血清中可检测到抗自身黑色素瘤抗体,鼻咽癌和Burkitt淋巴瘤患者的血清中可检测出抗EB病毒抗体,且抗体水平的变化与病情的发展和恢复有关。

体内肿瘤的放射免疫成像诊断 将放射性核素标记的肿瘤相关抗原的抗体从静脉注入体

内或腔内注射均可将放射性核素导向肿瘤所在部位,体内显像分析可以准确定位肿瘤浸润的范围,是肿瘤定位显像最好的方法。经美国 FDA 批准已将该方法用于人结直肠癌、肺癌、卵巢癌、前列腺癌等的临床研究。比如,放射性核素标记的单克隆抗体 B72.3 可识别泛肿瘤抗原(pan-carcinoma antigen)TAG-72(tumor-associated glycoprotein-72),用于肿瘤定位研究以发现隐蔽肿瘤的位置。尽管肿瘤特异性抗体很少,但通过肿瘤相关抗原分子的抗体可检测到抗原量的增加或在非正常位置肿瘤抗原的表达,这在肿瘤诊断上还是非常有价值的。

● 对肿瘤患者免疫功能状态评估有助于判断肿瘤发展及预后

肿瘤患者免疫功能状态并不能直接反映机体抗肿瘤免疫效应,但对于动态观察肿瘤的生长转移及患者预后有一定参考价值。一般而言,免疫功能正常者预后较好,晚期肿瘤或有广泛转移的患者其免疫功能常明显低下。常用的免疫功能状态评估指标包括 T 细胞及其亚群、巨噬细胞、NK 细胞等的功能及血清中某些细胞因子的水平等。

第五节　肿瘤的免疫治疗

肿瘤免疫治疗是指通过调动宿主的免疫防御机制或给予某些生物活性物质以取得或者增强抗肿瘤免疫效应的治疗方法的总称。免疫治疗只能清除少量的、播散的肿瘤细胞,对于晚期的实体瘤疗效有限,常将其作为一种辅助疗法与手术、化疗、放疗联合应用,以提高肿瘤综合治疗效果。2013 年 Science 杂志将肿瘤的免疫治疗列为值得关注的六大领域之一,表明肿瘤免疫治疗的良好应用前景。

● 肿瘤主动特异性免疫治疗——肿瘤疫苗

用经过处理的肿瘤细胞或细胞提取物制备的疫苗或基因工程疫苗进行免疫接种,激发或增强肿瘤患者的特异性抗肿瘤免疫应答,可阻止肿瘤生长、扩散和复发,称为肿瘤主动特异性免疫治疗(active specific immunotherapy, ASI)。肿瘤疫苗主要包括肿瘤细胞型疫苗、肿瘤亚细胞疫苗、分子瘤苗和基因瘤苗四种类型。

肿瘤细胞型疫苗　是将肿瘤细胞灭活后制备成的治疗肿瘤的疫苗,是一种研究最多、使用时间最长的肿瘤疫苗,其优越性在于自体肿瘤细胞包含所有肿瘤抗原。20 世纪 90 年代初,研究者用病毒处理自体或异体肿瘤细胞疫苗,在临床上取得一定效果,病毒在其中起到了较好的佐剂效应。通过基因修饰增强肿瘤细胞的免疫原性或提高其免疫刺激功能是增强此类瘤苗治疗效果的一种新的思路。常用于转导的基因包括细胞因子及其受体基因、共刺激分子基因、HLA 基因等。另一策略是去除肿瘤的免疫抑制机制,提高免疫效果。如应用 IL-2 基因和 TGF-β 反义基因联合导入的肿瘤疫苗能有效激活免疫系统和抑制肿瘤生长。还可采用 DC 与肿瘤细胞体外融合,相当于多基因转导,形成 DC-肿瘤细胞嵌合体,回输体内,可弥补肿瘤细胞的抗原提呈功能的缺陷,补充了共刺激分子,在动物体内可诱导产生较强的抗肿瘤免疫反应。

亚细胞瘤苗　必须经过可靠的灭活才能用于免疫,否则有肿瘤种植的风险。用反复冻融或机械匀浆等方法裂解细胞,获取细胞粗提成分极为简单,进入体内也更安全。如应用同种异体黑色素瘤细胞裂解物在 I、II 期临床研究中客观反应率达 20%,长期存活达 8%。应用 IL-2 基因重组痘苗病毒转染小鼠黑色素细胞瘤,将其裂解的沉淀物作为瘤苗治疗荷瘤鼠,也明显延长了小鼠生存期。DC 分泌的 exosomes(外泌小体)属于亚细胞结构,具有多种抗原提呈分子和 T 细胞共刺激分子。肿瘤抗原肽刺激的 DC 产生的 exosomes 能够提呈肿瘤抗原,活化 CTL,抑制和根除已形成的小鼠肿瘤,所以 exosomes 瘤苗也具发展潜力。

分子瘤苗　包括肿瘤多肽疫苗、病毒相关肿瘤疫苗、独特型疫苗、DC 提呈的肿瘤抗原多肽疫苗、热休克蛋白-肽复合物肿瘤疫苗。伴随着肿瘤抗原、抗原提呈、T 细胞识别机制研究的进展,分子瘤苗发展极快。

Notes

肿瘤多肽疫苗　借助人工合成的 TAA 多肽,或构建表达肿瘤抗原的重组病毒,可制备肿瘤多肽疫苗。肿瘤抗原肽多可以产业化生产,不会有肿瘤种植的危险,不存在肿瘤细胞产生的抑制成分。缺点是此类抗原肽受 MHC 限制,MHC I 类分子相同的患者才能用同一种多肽,并且已知抗原肽尚少,对不均一的肿瘤,缺乏免疫所共用抗原肽的肿瘤,便会逃避免疫的攻击。随着 T 细胞识别肿瘤抗原表位的不断发现,肿瘤多肽疫苗的应用会不断扩大。

病毒相关肿瘤疫苗　有 20% 的肿瘤与病毒感染有关。已有几种与 EB 病毒及人乳头状瘤病毒有关的病毒疫苗用于临床试验。因为肿瘤表面可表达相关的病毒抗原,因此这类病毒疫苗可能会诱导出针对肿瘤的免疫应答,这又称为病毒对肿瘤相关抗原的放大作用。据此,还可以制备肿瘤抗原肽与灭活病毒的重组疫苗,免疫后可增强机体对肿瘤抗原的免疫应答。这种重组疫苗现已用于动物肿瘤模型的治疗。选用的肿瘤抗原有黑色素瘤的 GP97、癌胚抗原、p53 基因突变型、p185(neu 癌基因)及腺癌的核心肽等,选用的病毒有 SV-40、痘苗病毒、腺病毒、NY 病毒、AL 病毒等。

独特型疫苗　抗体的抗原结合部位本质上也是一种抗原,也能诱导产生相应的抗体,这类抗体称为抗独特型抗体(anti-idiotype),可作为抗原的内影像(internal image)模拟抗原。已经尝试以肿瘤抗独特型抗体代替相应肿瘤抗原,特别是对某些不易获得的肿瘤抗原或难以精确分离纯化的肿瘤抗原,作为肿瘤抗原独特型瘤苗,在临床上也见到一定疗效。独特型疫苗的最大优点是不包含实际的肿瘤抗原或肿瘤多肽,避免了癌基因及病毒的污染。但抗独特型抗体为鼠源性单克隆抗体,在人体应用的共同问题是可产生中和抗体,所以单链抗体、人源化抗体型疫苗也在研究中。为增强免疫效果可将抗独特型抗体与大分子载体偶联,也可以与 GM-CSF、IL-2 或其他细胞因子合用,增强抗独特型抗体疫苗的效果。

DC 提呈的肿瘤抗原多肽疫苗　肿瘤抗原多肽与 DC 共同孵育后,多肽片段富集在 DC 表面,分析发现 DC 表面 MHC I、II 类分子表达率明显增高,抗原提呈能力明显增加,该细胞在体内外均可诱导显著的抗肿瘤免疫作用。富集肿瘤多肽片段的 DC 在体内用量小而效率高。

热休克蛋白-肽复合物肿瘤疫苗　肿瘤细胞内的 HSP(HSP70、HSP90、HSPgp96)参与抗原的加工处理过程,它们结合了所有的肿瘤抗原肽。将结合肿瘤抗原肽的 HSP 提取后,作为瘤苗,可活化肿瘤特异性 CD8$^+$ CTL,产生抗肿瘤作用。已经证实从肿瘤中纯化的 HSP70 或 HSP70 高表达的肿瘤免疫后,在体外可扩增出大量高杀伤活性的 CD4$^-$CD8$^-$TCRγδ$^+$T 细胞,此杀伤细胞不受 MHC 限制,正常细胞的 HSP70 则不能产生该反应,所以它们识别的是 HSP70 与肿瘤抗原复合物。由于肿瘤不表达或低表达 MHC I、II 类分子,因此 HSP-多肽复合物诱导抗肿瘤免疫备受关注。

核酸疫苗　基因瘤苗在临床研究中也初现端倪,以往认为不能作为肿瘤排斥性抗原的 CEA,将其基因插入痘苗病毒进行体内免疫可以诱导 CTL 特异性杀伤 CEA 阳性的肿瘤细胞。把已知 T 细胞识别的肿瘤抗原多肽基因串联在一起插入病毒载体也是一种较好的瘤苗方式。用癌基因 erbB2/neu 质粒 DNA 免疫小鼠可降低 erbB2/neu 高表达肿瘤的生长和转移。核酸疫苗的优点是:在体内可以不断产生抗原刺激免疫系统;易于诱导 CTL;核酸疫苗不与染色体 DNA 整合,使用安全;摄入 DNA 不会诱导宿主产生抗 DNA 抗体;可大量生产,不需低温保存。缺点是:目的基因表达水平不理想;长期低水平表达抗原可能引起免疫耐受。已开展的研究表明将肿瘤抗原基因导入 DC 与肿瘤抗原肽富集于 DC 表面后作为肿瘤疫苗效果好于单纯肿瘤抗原基因或肿瘤抗原肽直接体内免疫。

Notes

● **肿瘤的被动免疫治疗是肿瘤免疫治疗的重要内容**

肿瘤的被动免疫治疗方法多样,是目前肿瘤免疫治疗的重要内容。

抗体为基础的肿瘤被动免疫治疗　生物导弹是一个理想的思路,发挥抗体的导向作用,应用毒素、放射性核素、化疗药物与肿瘤相关抗体连接由静脉注入体内,使药物集中于瘤内,既增强疗效又减少对机体的毒副作用。

抗体导向化学疗法(antibody-guided chemotherapy)以化疗药物如多柔比星、丝裂霉素 C、顺铂、长春新碱等与抗肿瘤单克隆抗体偶联,进行靶向治疗。还可将单克隆抗体与脂质体药物偶联。结合了单克隆抗体的包裹了脂质体的化疗药可以被定向运送到肿瘤组织,减少了药物的用量。

免疫毒素疗法(immunotoxin therapy)　单克隆抗体与蛋白质毒素的偶联物称为免疫毒素。所用的毒素有植物毒素和细菌毒素,主要包括蓖麻毒素 A 链(ricinA)、相思子毒素、铜绿假单胞菌外毒素 A(PEA)、白喉毒素(DT)、破伤风毒素等。

放射免疫疗法(radioimmunotherapy)　其原理与免疫毒素相似,但发挥肿瘤杀伤作用的是放射性核素。在放射性核素中广泛应用的是放射 β 粒子的^{131}I。很多用于放疗的药物也可用脂质体包裹。

抗体-超抗原融合蛋白导向疗法　抗肿瘤抗体与超抗原通过化学偶联或蛋白融合法融合成杂交分子,当杂交分子到达肿瘤灶时,其抗体部分与肿瘤细胞表面抗原特异性结合,而超抗原部分则可激活 T 淋巴细胞杀伤肿瘤细胞。

异质交联抗体(heteroconjugate antibody)　将肿瘤抗原特异性抗体与一种抗 NK 或 CTL 表面蛋白的抗体共价偶联,形成异质交联抗体,可促进 NK 或 CTL 与肿瘤细胞的结合并杀伤肿瘤细胞。

以血管为靶的抗体导向疗法　近期抗肿瘤血管生成治疗肿瘤是研究热点之一。动物模型中用抗血管生成因子(FGF-B、VEGF)抗体封闭血管内皮生长因子取得了抑制肿瘤生长作用。

抗体导向酶解前药疗法(antibody directed enzyme prodrug therapy)　对于恶性肿瘤的化疗,最大的缺点就是特异性差,很容易对正常组织造成破坏,抗体导向酶解前药治疗就是为了解决这个问题而提出的。前药(prodrug)或者药物前体,治疗活性较低或完全没有活性,须在体内经过代谢分解转化后才具有疗效。将单克隆抗体与前药特异性活化酶偶联,借助抗体将其带到肿瘤灶,同时给予经化学修饰的前药,前药到达肿瘤部位后,被活化为具有细胞毒性的药物,在局部杀伤肿瘤组织,有效地解决了药物在肿瘤组织内浓度过低和对正常组织损伤的问题,从而降低了药物对全身的毒副作用。

基因工程抗体(genetic engineering antibody)　用人抗体的部分氨基酸序列代替某些鼠源性抗体的氨基酸序列,保留其特异性抗原结合部位,经修饰而成。基因工程抗体经改造后具有更佳的生物学效应,免疫原性大大降低,不良反应明显减少。基因工程抗体包括嵌合抗体、部分人源化抗体、完全人源化抗体、单链抗体(ScFV)、双价抗体和双特异性抗体等。

细胞因子疗法　由于生物工程的发展,已克隆成功大多数的细胞因子的基因,并在原核细胞和真核细胞中获得高效表达,可大量投入生产,提供实验室和临床研究及应用的需要。有一批基因重组细胞因子已成为正式的药物,与肿瘤治疗相关的包括干扰素、白细胞介素、集落刺激因子等。干扰素对多种肿瘤近期疗效较好,如白血病、淋巴瘤、Kaposi 肉瘤、皮肤瘤、肾肉瘤、神经胶质瘤和骨髓瘤等。干扰素可抑制肿瘤细胞增殖,诱导 NK、CTL 等杀伤细胞,上调肿瘤细胞表面 MHC Ⅰ类分子的表达从而增强杀伤细胞的敏感性。白细胞介素在治疗肿瘤方面现已获得批准上市的包括 IL-2 和 IL-12。IL-2 是重要的免疫正向调节细胞因子,能促进 T 细胞增殖,诱导和活化 NK 及 CTL 等细胞毒性效应细胞,促进 B 细胞的增殖、分化及抗体的形成。IL-2 用于黑色素瘤、肾癌等的治疗,疗效较为确切。IL-12 可用于治疗因放疗和化疗造成的血小板减少,

Notes

对于减少肿瘤放疗、化疗造成的胃肠道出血等不良反应，提高肿瘤患者对放疗和化疗的耐受量具有重要作用。IL-12 在先天性和获得性抗肿瘤免疫中均发挥重要作用，具有良好的抗癌应用价值。集落刺激因子在癌症中主要用于防止和对抗放疗、化疗造成的各种血细胞的下降。肿瘤坏死因子(TNF)由于能促进肿瘤组织出血坏死而命名，对肿瘤细胞具有较强的杀伤作用，但由于不良反应大，限制了其临床应用。

过继性细胞免疫治疗　指将具有抗肿瘤活性的体外培养的免疫细胞过继于荷瘤宿主内以达到治疗肿瘤的目的。1985 年，Rosenberg 用 LAK 细胞过继免疫治疗肿瘤，在肿瘤研究领域曾引起较大轰动。20 世纪 80 年代末 LAK 热潮席卷我国，此间尝试了各种治疗方案，其中包括异体 LAK、肿瘤局部注射、协同其他生物反应调节剂(BRM)、化疗药物等，降低了 IL-2 使用剂量。至今，除了 LAK 外还报道了 A-LAK(黏附性 LAK)、CD3AK(IL-2 和抗 CD3 抗体共同诱导激活淋巴细胞)、TAK(在前者基础上加入肿瘤抗原提取物)、CIK 等。从临床疗效来看，这些方法对癌性腹水治疗效果较好，对黑色素瘤、肾癌、淋巴瘤有效率一般为 20%～30%，对于其他肿瘤的疗效相对较低。近年来兴起了新型肿瘤过继免疫细胞治疗，例如嵌合抗原受体修饰的 T 细胞(CAR-T)过继免疫疗法在白血病临床实验治疗中效果显著，给肿瘤免疫治疗领域带来新的亮点。

逆转免疫抑制和靶向肿瘤患者免疫细胞卡控点的肿瘤免疫治疗　近几年研发的靶向肿瘤患者免疫细胞卡控点(checkpoint)的抗 CTLA-4，PD-1，PD-L1 等单抗对黑色素瘤等恶性肿瘤的免疫治疗效果受到广泛关注。调节性 T 细胞(Treg)是免疫学研究的重点和热点，Treg 在肿瘤中的重要作用也越来越受到重视，基于 Treg 的肿瘤治疗新策略，引起了研究者越来越多的兴趣。肿瘤患者体内 Treg 明显增加，成为肿瘤免疫逃逸和抗肿瘤免疫治疗效果不佳的重要原因之一。因此，减少患者体内 Treg 数量或干预其功能在抗肿瘤免疫治疗方面可能有重要的意义。基于 Treg 的肿瘤免疫治疗的主要策略有：一是剔除 Treg，如用抗 CD25 单克隆抗体剔除体内的 CD4$^+$CD25$^+$Treg，可促进 CD8$^+$ T 细胞对黑色素瘤细胞的特异性杀伤作用；二是阻断 Treg 介导的免疫抑制功能，Treg 细胞表面高表达免疫抑制性配体，如 CTLA-4、PD-L1 和糖皮质激素诱导的 TNF 受体(GITR)，抗 CTLA-4 单克隆抗体已成功应用于临床，阻断 PD-L1/PD-1 通路疗法也用于临床试验过程中，GITRL 或抗 GITR 抗体封闭 GITR 也能降低 Treg 的免疫抑制活性；三是提高效应 T 细胞抵抗 Treg 的抑制作用的能力，使 Treg 失去对效应 T 细胞的抑制作用，提高了效应 T 细胞抵抗 Treg 的抑制作用的能力。

肿瘤的免疫基因治疗　即把特定的遗传物质导入细胞，以取代突变基因，表达所缺乏的基因产物，或者通过免疫基因调控的方法，有目的地抑制异常基因的表达，有效激发抗肿瘤免疫应答，以治疗肿瘤。抗肿瘤免疫基因治疗主要目的是通过诱导和增强机体免疫系统对肿瘤的识别、杀伤而起到抗肿瘤效果，目前该方面的临床试验方案在肿瘤基因治疗领域开展得最多。抗肿瘤免疫基因治疗主要包括细胞因子免疫基因治疗、DC 免疫基因治疗、共刺激分子免疫基因治疗等。将细胞因子基因导入肿瘤细胞，使肿瘤细胞局部细胞因子浓度增加，可诱导免疫反应，杀伤肿瘤细胞；将相应的细胞因子基因导入免疫效应细胞，使之活化后回输体内，可达到治疗肿瘤的目的。可将编码目的抗原的基因以重组表达载体的形式转入 DC 等抗原提呈细胞，借助宿主细胞的表达加工体系合成目的抗原，从而激发抗肿瘤细胞免疫和体液免疫。将共刺激分子基因导入肿瘤细胞，使其在肿瘤细胞表面表达，可增加机体免疫系统的抗肿瘤免疫反应。

从 20 世纪 80 年代初基因治疗方案的提出到 90 年代进入临床试验，研究者对肿瘤的基因治疗充满希望。但目前肿瘤基因治疗临床应用难以开展，主要是尚有许多问题没有解决，主要包括基因治疗载体系统在体内的转染率低，以及肿瘤靶向性差、表达可调控性弱等。如何提高基因治疗载体系统的转染效率、靶向特异性、表达调控性及其安全性，是目前肿瘤基因治疗以及肿瘤免疫基因治疗所要解决的关键问题(窗框 19-3)。

Notes

窗框 19-3   嵌合抗原受体修饰 T 细胞的肿瘤免疫治疗

近年来,研究者尝试使用基因修饰的免疫细胞来治疗肿瘤。基因修饰的免疫细胞是利用基因重组技术,按照自己的需求对天然存在的免疫细胞进行改造,能很好地解决肿瘤特异性和体内持续杀瘤活性的问题。基因修饰的 T 细胞分为两大类,一类是 TCR 修饰的,而另一类是嵌合抗原受体(Chimeric antigen receptor,CAR)修饰的。Science 杂志将肿瘤免疫治疗列为 2013 年十大科学突破的首位,其中一个重大发展就是采用 CAR-T 细胞的免疫细胞治疗。CAR-T 细胞治疗从 1989 年 Gross 等最初提出这一治疗概念,到目前临床试验治疗白血病上取得突破性进展,用了将近 25 年时间。

1. CAR 的设计

CAR 是人工构建的融合基因编码的跨膜分子,由胞外区、胞内区和跨膜区构成。胞外区负责抗原的识别,胞内区负责信号的转导,跨膜区连接胞外区和胞内区,对每一个区域的不同设计直接影响 CAR-T 功能的发挥。

CAR 的胞外区基本设计就是针对肿瘤相关抗原(TAA)的单克隆抗体的 scFv 段。CAR 的胞外区抗体靶点(抗原)的选择是 CAR-T 细胞治疗有效性和安全性的关键决定因素。理论上来说"完美抗原"应仅在肿瘤细胞上表达,不会引起重要组织的不可逆损伤;如果其对肿瘤细胞的生存是必需的,它必将产生强大的效力;并且不会给免疫编辑和肿瘤逃逸提供任何机会。但实际上如此理想的抗原并不多,目前已经设计的针对 TAA 的 scFv 包括 CD19、CD20、EGFR、Her2/neu、GD2、PSMA、CAIX 及 ROR1 等。

CAR 的胞内区是负责信号转导的结构域,常用的 CAR 的胞内区主要是 CD3ζ 或 FcRγ。当 scFv 与其识别的抗原结合时,就会通过 CD3ζ 向胞内传导 TCR 样的信号。根据胞内区的不同,CAR 的发展经历了三个不同阶段(附图)。第一代的 CAR 是由胞外抗体分子 ScFv 和胞内含有免疫受体酪氨酸活化基序(ITAM)的 CD3ζ 直接连接而成的,由于其修饰的 T 细胞增殖能力和细胞因子分泌水平低下,无法提供持续的体内抗肿瘤效应而逐渐淘汰。第二代 CAR 通过增加协同共刺激分子的胞内结构域以延长其体内存活时间,促进其迅速扩增能力。常用的共刺激分子包括 CD28、4-1BB、OX40、DAP10 等。在第二代以 scFv-CM-ITAM 嵌合模式为特点的 CAR 的基础上,第三代 CAR 又包含了更多的共刺激分子结构域(通常为双共刺激分子),它们比第二代具有更好的增强 T 细胞活化、扩增、抗肿瘤能力,以及促进转基因表达的能力。选择不同共刺激分子会使 CAR-T 的细胞毒性、增殖活性、细胞因子分泌、存活时间以及抗瘤活性方面有所差异。

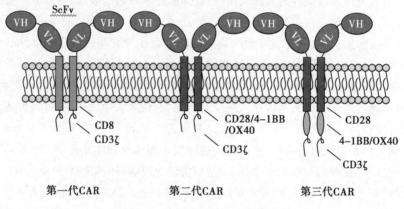

附图   三代嵌合抗原受体示意图

Notes

在对 CAR 进行设计时,除考虑胞外区和胞内区外,对跨膜区不同的设计影响导入的 CAR 基因的表达能力。目前设计用于 CAR 的跨膜区有许多种,比如 H2-Kb、FceRIc、CD4、CD7、CD8、CD28。

2. CAR-T 的临床应用

CAR-T 细胞治疗主要特点是通过基因修饰获得携带识别肿瘤抗原特异性受体 T 细胞的个性化治疗方法。与传统的 T 细胞识别抗原相比,经 CAR 识别肿瘤抗原无须 MHC 限制,同时 CAR 可以通过增加共刺激分子信号从而增强 T 细胞抗肿瘤的杀伤性。因此,CAR-T 细胞可以克服肿瘤细胞下调 MHC 分子和减少共刺激分子表达等免疫逃逸机制。

最初,由于 CAR-T 细胞制备的复杂性和在个性化治疗上尚无可循的盈利模式,其临床试验主要由几个美国研究机构主导。近年来,随着 CAR-T 细胞治疗临床试验在多个研究中心的成功,这一领域已成为商业投资的大热点。在国内,多家临床研究机构和生物科技公司也已经开展 CAR-T 细胞治疗的研究和临床试验。目前,CAR-T 细胞临床试验治疗的成功主要体现在血液肿瘤中的 B 淋巴细胞性白血病上,并且主要局限于表达 CD19 抗原的肿瘤。附表列举了正在进行临床试验的 CAR-T。

附表　CAR-T 的临床应用

时间	靶抗原	疾病类型	转导方法
2008	CEA	直肠癌	反转录病毒载体
2008	CD19	B 淋巴细胞肿瘤	反转录病毒载体
2012	CD4	HIV	反转录病毒载体
2012	HER2	乳腺癌	PiggyBac 转座子系统
2012	CD20	非霍奇金淋巴瘤	反转录病毒载体
2013	CD19	B 淋巴细胞肿瘤	睡美人系统
2014	PSCA	前列腺癌	慢病毒载体

3. CAR-T 面临的问题

越来越多的临床试验暴露出 CAR-T 细胞的安全问题。大多数靶抗原在正常组织中也会有少量的表达,导致 CAR-T 细胞与之发生反应而引起组织损伤,即为"脱靶效应"。2006 年首次报道的 CAR-T 疗法引起的脱靶效应,导致肝脏毒性损伤。最近报告应用第三代靶向 HER2/neu 的 CAR-T 淋巴细胞治疗导致 1 例晚期直肠癌患者死亡,推测由于肺、肝脏等正常组织均表达 HER2/neu 抗原,高剂量的 CAR-T 细胞引起了脱靶效应,导致患者多器官衰竭而死亡。此外,第二、三代 CAR 中引入了单或双共刺激分子,以有利于淋巴细胞的持续活化。然而信号泄漏或 T 细胞激活阈值的降低可能造成炎症细胞因子如 TNF-α、IL-1、IL-6、IL-12、IFN-α、IFN-γ 等大量释放入血,进而引起以急性呼吸窘迫综合征和多器官功能衰竭为主的"细胞因子风暴",是 CAR 临床应用中面临的又一重大问题。

2010 年美国重组 DNA 咨询委员会针对 CAR-T 细胞临床试验中出现的安全问题提出了几点建议:第一,引入自杀基因的人工调控开关,发生相关的毒性反应时通过诱导转染自杀基因的 T 细胞凋亡而减轻毒性反应;第二,严格按 I 期临床试验进行治疗,从低剂量的 T 细胞数目开始输注,防止速发的细胞毒性;第三,构建双靶抗原 CARs,提高肿瘤靶向性;第四,在应用第二、三代 CAR-T 细胞治疗时应不使用或谨慎使用 IL-2,降低潜在细胞毒性;第五,通过低剂量多次输注 CARs 修饰中枢记忆 T 细胞和干细胞样记忆 T 细胞可建立免疫记忆的潜能、增加抗肿瘤特异性和减少对健康组织的损伤。

　　肿瘤免疫治疗还处于刚刚起步阶段,CAR-T 细胞治疗也只是对部分血液肿瘤起到一定作用,对实质性肿瘤的治疗还有待突破。相信随着转化医学研究的不断深入,包括 CAR-T 细胞过继治疗在内的肿瘤的免疫治疗必定能带给人类战胜肿瘤的更大的希望。

小　结

　　肿瘤抗原包括细胞在癌变过程中出现的新抗原及过度表达的抗原物质。根据肿瘤的抗原特异性,可将肿瘤抗原分为只存在于肿瘤细胞的肿瘤特异性抗原(TSA)和既存在于肿瘤细胞也以非常低的含量存在于一些正常细胞的肿瘤相关抗原(TAA)。肿瘤抗原在肿瘤的发生、发展和诱导机体抗瘤免疫效应中发挥重要作用。

　　机体抗肿瘤免疫的机制包括细胞免疫和体液免疫两方面,它们相互协作共同杀伤肿瘤细胞。细胞免疫是抗肿瘤免疫的主要机制,体液免疫通常仅在某些情况下起协同作用。肿瘤细胞可以通过多种机制逃避免疫应答的监视,包括免疫选择及其本身抗原调变;细胞表面 MHC 分子、共刺激分子、Fas 分子表达改变;诱导 T 细胞信号转导缺陷;抗原提呈功能障碍;分泌免疫抑制性物质;调节性 T 细胞、肿瘤相关巨噬细胞、髓系来源抑制性细胞等的负向免疫调控作用等。

　　肿瘤免疫治疗的基本思路是通过相关的技术方法调动宿主免疫系统的抗肿瘤免疫应答能力,消灭已经形成的肿瘤细胞或抑制其进一步生长与转移。肿瘤免疫治疗包括主动特异性免疫治疗和被动免疫治疗,前者以各种肿瘤疫苗为代表,后者包括以抗体为基础的免疫疗法、细胞因子疗法以及 T 细胞过继免疫疗法等。

（曹雪涛）

参考文献

1. Abbas AK,Andrew H. Lichtman & Shiv Pillai. Cellular and Molecular Immunology. 7th ed. Philadelphia:Saunders,2012

2. Kenneth Murphy,Paul Travers & Mark Walport. Janeway's Immunobiology,8th ed. , New York:Garland Science,2011

3. 何维. 医学免疫学. 第 2 版. 北京:人民卫生出版社,2010

4. Josefowicz SZ,Lu LF,Rudensky AY. Regulatory T cells:mechanisms of differentiation and function. Annu Rev Immunol 2012;30:531-564

5. Noy R,Pollard JW. Tumor-associated macrophages:from mechanisms to therapy. Immunity 2014;41:49-61

6. Condamine T,Gabrilovich DI. Molecular mechanisms regulating myeloid-derived suppressor cell differentiation and function. Trends Immunol 2011;32:19-25

7. Tang K,Zhang Y,Zhang H,et al. Delivery of chemotherapeutic drugs in tumour cell-derived microparticles. Nat Commun 2012;3:1282

8. Schreiber RD,Old LJ,Smyth MJ. Cancer immunoediting:integrating immunity's roles in cancer suppression and promotion. Science 2011;331:1565-1570

9. 曹雪涛. 免疫学前沿进展. 第 3 版. 北京:人民卫生出版社,2014

10. 曹雪涛. 医学免疫学. 第 6 版. 北京:人民卫生出版社,2013

Notes

第二十章 移植免疫

移植(transplantation)是用自体或异体的正常细胞、组织或器官置换病变或功能缺损的细胞、组织或器官，以维持和重建机体生理功能的治疗方法。移植已成为治疗器官衰竭和多种恶性肿瘤的有效手段，然而移植后引起的移植**排斥反应**(graft reaction)是决定移植成败和病人生存的关键因素。移植排反应的本质是受者(或供者)免疫细胞对供者(或受者)移植物产生的免疫应答。

根据移植物的来源及其遗传背景不同，可将移植分为 4 类：①**自体移植**(autologous transplantation)：指移植物取自受者自身，不会发生排斥反应；②**同系移植**(syngeneic transplantation)：指遗传基因完全相同或基本近似个体间的移植，如，同卵孪生间的移植，或纯系动物间的移植，一般不发生排斥反应；③**同种异体移植**(allogeneic transplantation)：指同一种属内遗传基因不同个体间的移植，可发生不同程度的排斥反应，临床移植多属此类型；④**异种移植**(xenogeneic transplantation or xeno-transplantation)：指不同种属个体间的移植，由于异种动物间遗传背景差异甚大，受者体内可能存在抗异种供者组织细胞组分的天然抗体，移植后可能发生严重的排斥反应。

免疫生物学和免疫遗传学的进展极大促进了临床同种移植的开展。20 世纪 40～50 年代，Medwar 等提出的移植排斥的免疫学本质、诱导免疫耐受的理论以及 Dausset、Benacerraf 和 Snell 发现的组织相容性抗原为移植术的成功奠定了基础。在这些理论的指导下，1955 年 Murray 领导的团队成功地完成首例人同卵双生间肾移植，移植后患者获得长期存活，由此开辟了器官移植新纪元。1956 年 Thomas 施行首例人同卵双生间骨髓移植，成功重建了白血病患者的造血功能。此后，随着免疫抑制药物的应用，使器官移植从基因型相同的个体间移植到基因型不同的个体间的移植、从肾移植、骨髓移植发展到肝、心、肺等多种器官移植，其成功率明显提高，已成为临床多种疾病的重要治疗手段。但免疫抑制剂的毒副作用，以及难以避免的慢性移植排斥反应，仍是亟待解决的问题。

第一节 同种异体移植排斥反应的发生机制

同种异体间细胞、组织或器官的移植常会发生不同程度的排斥反应，本质上是受者免疫系统针对供者移植物的同种异型抗原或移植的供者免疫细胞对受者组织细胞的同种异型抗原产生的免疫应答。如图 20-1 所示，同普通抗原诱导的应答一样，移植排斥反应同样具有特异性和记忆性。T 细胞在移植排斥反应中起关键作用。

● **引起同种异型排斥反应的抗原包括主要组织相容性抗原、次要组织相容性抗原、血型抗原和组织特异性抗原**

引起移植排斥反应的抗原称为**移植抗原**(transplantation antigen)。同一种属不同个体间，由等位基因差异而形成的多态性产物，即为**同种异型抗原**(allogenic or allotypic antigen)，包括**主要组织相容性抗原**(major histocompatibility antigen，MHA)、**次要主要组织相容性抗原**(minor histocompatibility antigen，mHA)、血型抗原和组织特异性抗原。

主要组织相容性抗原指能引起快速、强烈排斥反应的移植抗原。即，由 MHC 编码的分子，

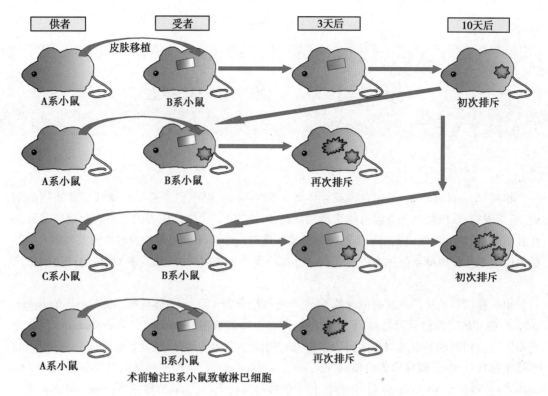

图 20-1　近交系小鼠皮肤移植实验

将 A 系小鼠皮片移植给 B 系小鼠，7~10 天后皮片移植物被排斥，此为初次排斥。若将已发生初次排斥的 B 系小鼠作为受者再次接受 A 系小鼠皮片的移植，则 3~4 天后会发生迅速而强烈的排斥反应，此为再次排斥。若已发生初次排斥反应的受者接受 C 系小鼠皮肤移植，则遵循初次排斥规律

是引起移植排斥反应的主要抗原。在人类主要组织相容性抗原即 HLA 分子。编码 HLA 分子的基因为 HLA 复合体，是迄今已知的人体最复杂的基因复合体，具有高度的多态性（详见第八章）。除了同卵双生或多生子外，无关个体间 HLA 型别完全相同的可能性极小，这为同种之间器官移植寻求配型合适的供体带来很大困难。供、受者间 HLA 型别的差异是发生移植排斥反应的主要原因。

次要组织相容性抗原指能引起弱而缓慢排斥反应的移植抗原。mHA 主要包括两类：①性别相关的 mHA：由雄性动物所具有的、由 Y 染色体上的基因编码，雄性小鼠的 H-Y 抗原即 mHA，表达于精子、表皮细胞及脑细胞表面。故在某些近交系小鼠或大鼠中，来源于雌性供者的移植物可被同系雄性受者所接受，但来源于雄性供者的移植物则被同系雌性受者排斥。②常染色体编码的 mHA：由常染色体编码的被 MHCI 类和 MHC Ⅱ 分子递呈的、具有多肽性的一些自身蛋白，有的广泛表达于机体的多种组织细胞，有的仅表达于造血细胞。如，人类的 HA-1~HA-5 等。

mHA 诱导同种异型排斥反应的特点为：①mHA 以 MHC 限制性方式被 CTL 和 Th 细胞识别，而不能被 T 细胞直接识别；②不同类型 mHA 可被不同型别 HLA 分子提呈；③不同 mHA 分子结构不同，其与特定 MHC 分子结合的亲合力亦各异，故在不同供、受者间进行移植，参与排斥反应的、占优势的 mHA 种类可能不同；④单个 mHA 不合一般引起缓慢的排斥反应，但多个 mHA 不相合也可能引起类似于 MHC 不相合所致的快速排斥反应。故在 HLA 全相同的供、受者间进行移植所发生的排斥反应，主要由 mHA 所致。因此，临床移植（尤其是造血干细胞移植）中宜在 HLA 型别相配的基础上兼顾 mHA。

血型抗原　指表达于红细胞及某些组织细胞表面、决定血型的抗原。如人类 ABO 血型抗原。ABO 血型抗原除表达于红细胞表面外，也可表达于血管内皮细胞和肝、肾等组织细胞表面。

Notes

因此,当供、受者间 ABO 血型不合也可引起移植排斥反应,特别是受者血清中的血型抗体可与供者移植物血管内皮细胞表面 ABO 抗原结合,通过激活补体而引起血管内皮细胞损伤和血管内凝血,导致超急性排斥反应。

组织特异性抗原　指特异性表达于某一器官、组织或细胞表面的抗原。同种异体不同组织器官移植后发生排斥反应的强度各异,从强到弱依次为皮肤、肾、心、胰、肝,其机制之一可能是不同组织特异性抗原的免疫原性不同。目前对两类组织特异性抗原进行了较深入研究:①**内皮细胞**(vascular endothelial cell,VEC)**抗原**。属主要组织相容性抗原,可诱导受者产生强的细胞免疫应答,从而在急性和慢性排斥反应中起重要作用,其编码基因与 MHC 紧密相连,或即为一种新的 MHC Ⅰ 类基因;②**皮肤 SK 抗原**。无同种差异性,以与 MHC 分子结合为复合物的形式存在,皮肤移植后供者 SK- MHC 复合物可通过直接提呈方式被受者 T 细胞识别并导致排斥反应发生。

- **T 细胞是识别同种异型抗原并介导移植排斥反应的主要细胞**

同种反应性 T 细胞是参与同种异体移植排斥反应的主要效应细胞。其实验依据如图 20-2 所示:先天性无胸腺的啮齿类动物(如裸鼠)体内无成熟 T 细胞,不能排斥移植物;新生儿期摘除正常大鼠或小鼠的胸腺,发生同样情况。在上述情况中,若注射同系正常小鼠 T 细胞,则小鼠即可对移植物产生排斥反应。

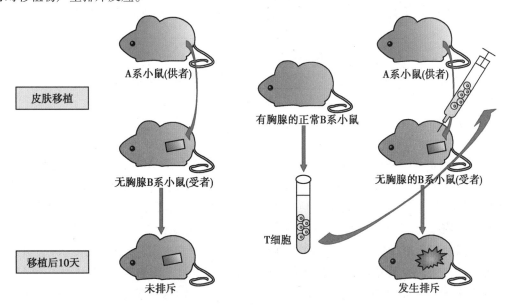

图 20-2　T 细胞是介导排斥反应的关键细胞

将 A 系小鼠皮片移植给 B 系小鼠,7 ~ 10 天后发生初次排斥;将已发生初次排斥小鼠的 T 细胞转输给正常 B 系小鼠,这种小鼠初次接受来自 A 系小鼠皮片的移植后 3 ~ 4 天发生排斥

- **T 细胞通过直接识别、间接识别和半直接识别三种模式识别同种异型抗原**

长期以来,有关宿主对同种异型抗原的识别和效应机制存在诸多令人困惑的问题。按照 Zinkernagel 和 Doherty 提出的经典 MHC 限制性理论,T 细胞仅可识别由自身 MHC 分子提呈的抗原。然而,移植排斥反应中受者 T 细胞可识别同种异型 MHC 分子并产生应答。因此,T 细胞如何"跨越"MHC 限制性的屏障而识别同种异型抗原,成为移植免疫学研究的基本问题之一。Lechler 和 Batchelor 于 20 世纪 80 年代初提出,受者 T 细胞可通过直接途径和间接途径识别移植物细胞表面的同种异型 MHC 分子;近年有人提出还存在另一种方式,即半直接识别途径。因此目前认为 T 细胞通过直接识别、间接识别和半直接识别三种模式识别同种异型抗原(图 20-3)。

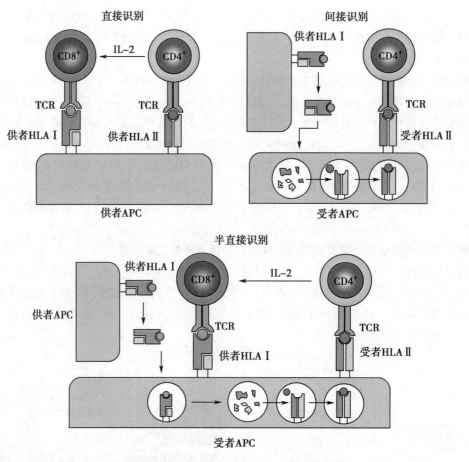

图 20-3　T 细胞识别同种异型抗原识别的三种模式

　　直接识别（direct recognition）　是指受者 T 细胞直接识别供者 APC 表面同种异型 MHC 分子的方式，直接识别在移植初期引发快速排斥反应。当移植物血管与受者血管接通后，移植物内供者过客白细胞（主要是成熟的 DC 和巨噬细胞等 APC）进入受者血液循环及局部引流淋巴组织，受者 T 细胞直接识别供者 APC 上的同种异体抗原，引发移植排斥反应。

　　直接识别所致排斥反应的特点：①无须经历抗原摄取和加工，故应答速度快；②识别同种异型抗原 T 细胞克隆数远远高于识别一般特异性抗原的 T 细胞克隆数，人体内，同种反应特异性 T 细胞克隆约占 T 细胞库总数的 1%～10%，而针对一般特异性抗原的 T 细胞克隆仅占 1/100 000~1/10 000，故同种反应强度大；③主要在急性排斥的早期发挥作用：由于移植物内 APC 数量有限，同时 APC 进入受者血循环即分布于全身，并随时间推移而逐渐消失，故直接识别主要在急性排斥反应早期发挥作用，而在急性排斥反应中、晚期或慢性排斥反应中则作用不大。

　　直接识别的机制：关于直接识别的确切机制目前尚不清楚，目前比较公认的观点是 T 细胞通过交叉识别模式直接识别供者 APC 细胞表面的抗原肽-MHC 分子。即，TCR 识别靶分子并非绝对专一，而是具有交叉识别性。供者同种异型 MHC 分子与外来或自身抗原肽所形成的构象表位与受者自身 MHC 分子与外来或自身抗原肽所形成的构象表位具有相似性，故可出现高频交叉识别（图 20-4）。这样供者 APC 表面所表达的多种含供者同种异型肽-MHC 复合结构，能被受者 T 细胞识别。

　　初始和记忆性细胞均具有交叉识别特性。具有直接识别能力的同种反应性 T 细胞并非单一克隆，它们实际上是受者体内识别外源性抗原、同时又可交叉识别同种异型抗原的多克隆细胞群，主要包括两类细胞：①同种异型初始 T 细胞：在胸腺分化成熟过程中获得对 MHC 识别具

Notes

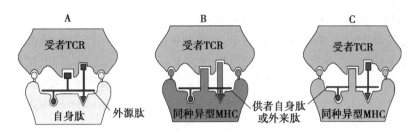

图 20-4　直接同种异型识别的机制

A. 正常免疫应答过程中,受者 TCR 特异性识别外来抗原肽-自身 MHC 分子所形成的复合结构;B 和 C. 同种异体移植时,受者同一 TCR 可识别供者自身肽-供者 MHC 分子构成的复合结构

有遗传性敏感和较高水平的交叉反应性;②同种异型记忆性 T 细胞:由既往的移植、输血、怀孕或病毒感染等诱导产生,特点是易被激活,对协同刺激分子依赖的阈值低,可产生细胞毒性分子,并易聚集至炎症局部,而初始 T 细胞则多停留于中枢免疫器官。由于免疫抑制药物对记忆性细胞的抑制效果不如对初始 T 细胞的作用,故记忆性同种异型 T 细胞更值得关注。研究证实,病毒特异性记忆 T 细胞病毒特异性记忆 T 细胞中,高达 45% 的细胞与 HLA 具有交叉反应,在同种反应性 T 细胞中占很高比例,此类细胞与 HLA I 和 HLA II 类分子均具交叉反应性。

间接识别(indirect recognition)　是指受者 T 细胞识别经自身 APC 加工提呈的供者 MHC 抗原肽,常引起较迟发生的排斥反应。移植术后,受者 APC 随血流进入移植物内,可摄取并加工移植物细胞脱落的同种异型 MHC 分子(等同于普通外源性抗原),并经 MHC II 分子途径提呈给受者 CD4$^+$T 细胞;被同种异型抗原激活的 CD4$^+$T 细胞分泌多种细胞因子,促进同种抗原特异性 CTL 及 B 细胞增殖,导致移植排斥发生。参与间接识别的 T 细胞仅占 T 细胞总数的 0 ~ 1%。在急性排斥反应早期,间接识别与直接识别机制协同发挥作用;在急性排斥反应中、晚期和慢性排斥反应中,间接识别机制起更为重要的作用。

半直接识别(semi-direct recognition)　指受者 T 细胞既可间接识别受者 APC 表面 MHC 分子提呈的来自供者 MHC 分子抗原肽复合物,又可直接识别被转移到受者 APC 表面的供者抗原肽-供者 MHC 分子复合物。如图 20-3 所示,受者 APC 表面表达同种异型 pMHC 的机制为:①供者 APC 通过细胞间直接接触,将其完整的细胞膜(包括供者的同种异型 MHC)转移给受者 APC,转移到受者的供者 MHC 分子被供者 CD8$^+$T 细胞直接识别;②供者 APC 所释放的分泌小体(含 MHC 分子)与受者 APC 胞膜融合,使后者获得完整的同种异型 MHC 分子。目前认为,半直接识别可能在移植排斥早期和中晚期均发挥作用。

第二节　同种异型移植排斥反应的效应机制

● T 细胞免疫在移植排斥反应效应机制中发挥主要作用

同种异体急性排斥反应中,CD4$^+$Th1 细胞是主要的效应细胞,其机制为:受者 CD4$^+$Th 细胞通过直接或间接途径或半直接识别移植抗原并被激活。在移植物局部所产生趋化因子等作用下,出现以单个核细胞(主要是 Th1 细胞和巨噬细胞)为主的细胞浸润。活化的 Th1 细胞等释放多种炎性细胞因子(如 IFN-γ、IL-2 等),导致迟发型超敏反应性炎症,造成移植物组织损伤。此外,CD8$^+$CTL 在移植物的损伤机制中也发挥重要作用。

近年发现一类新的 T 细胞功能亚群 Th17 细胞,其通过产生 IL-17 而发挥效应。已报道,Th17 细胞在急性排斥反应中发挥重要作用,且其作用时相早于 Th1 细胞。

Notes

● **体液免疫主要参与超急性排斥反应**

移植抗原特异性 CD4$^+$Th 细胞被激活后,可辅助 B 细胞分化为浆细胞,后者分泌针对同种异型抗原的特异性抗体。抗体可发挥调理作用、免疫黏附、ADCC 和 CDC 作用,损伤血管内皮细胞、介导凝血、血小板聚集、溶解移植物细胞和释放促炎性介质等,参与排斥反应发生。

近期临床研究显示,患者体内存在的供者特异性抗体(donor specific antibody,DSA)不仅介导超急性排斥反应,也在急性和慢性排斥反应发生和发展中起重要作用。

● **固有免疫是移植排斥反应的重要效应机制**

同种移植术首先引发固有免疫效应,导致移植物炎症反应及相应组织损伤,随后才发生特异性免疫排斥反应。因此,固有免疫是 T 细胞介导的供者抗原特异性应答的基础。

移植物非特异性损伤的始动　同种移植术中,诸多因素可启动移植物非特异性损伤:①外科手术所致的机械性损伤;②移植物被摘取→植入受者体内→恢复血液循环,此过程中不可避免有缺血和缺氧可致组织损伤;③移植物植入并恢复血液循环所致的缺血-再灌注损伤,通过产生大量氧自由基而损伤组织细胞。上述作用的综合效应是诱导细胞应激,继发炎性"瀑布式"反应,启动固有免疫应答,直接或激活适应性免疫应答,导致移植物组织细胞发生炎症、损伤和死亡(图 20-5)。

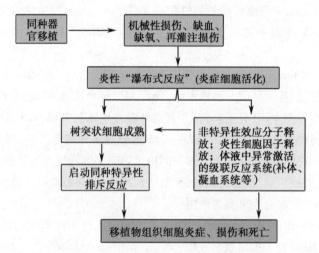

图 20-5　固有免疫效应机制启动抑制排斥反应

移植术中,损伤的组织细胞所释放的某些因子和由于细胞应激而释放的多种炎症介质均参与同种移植排斥反应的效应机制。参与同种排斥反应的主要非特异性效应分子如下:

损伤相关的模式分子(damage associated molecule patterns,DAMPs)　DAMPs 是指移植器官缺氧、再灌注损伤坏死的细胞可释放某些胞内蛋白,如,热休克蛋白(heat shock protein,HSP)、高迁移率族蛋白(high-mobility group box 1,HMGB1)等,它们与相应配体(如 TLR2、TLR4 等)结合可启动树突状细胞成熟及促进炎性细胞因子产生,增强移植组织细胞对缺血/再灌注损伤的敏感性。

促炎介质　促炎介质有很多,如:(1)炎性细胞因子:同种器官移植后,由于缺血-再灌注损伤(I/R 损伤)、缺氧等多种因素引起细胞应激反应,可瞬间产生大量氧自由基,促进 TNF-α、IL-1、IL-6 等炎性介质释放,导致血管内皮细胞丧失抗氧化屏障而被活化,继而上调 ICAM-1、VCAM-1 等多种粘附分子表达,并介导单个核细胞浸润移植物。(2)趋化因子:趋化因子是参与移植排斥反应的重要介质,其实验依据为:肾、肝、肺及心脏移植的动物模型和受者在发生排斥期间,其移植物局部高表达多种趋化因子,且表达量与炎症细胞浸润呈正相关;肾移植后 IL-8、MCP-1 和 RANTES 等趋化因子含量增高,此乃急性排斥反应的指标;心脏移植中,局部浸润的单个核细胞高表达 CCR1、CCR2、CCR5 和 CXCR3,组织局部 MCP-1、MIP-1、RANTES、IP-10 和 I-

Notes

TAC 表达也增加。(3)脂类炎症介质:包括参与花生四烯酸代谢的酶[如环氧化酶2(cyclooxyge-nase 2,COX2)]和代谢产物(如前列腺素、白三烯),以及血小板活化因子(platelet activating factor,PAF)等,主要由组织损伤后的内皮细胞和多种炎症细胞(如巨噬细胞、DC 等)产生,可参与炎症反应和导致移植物组织损伤。(4)自由基:包括氧自由基和 NO,由遭受缺血-再灌注损伤的组织细胞或炎症细胞产生,可导致细胞代谢障碍,并损伤细胞膜结构等。

体液(微环境)**中异常激活的级联反应系统**　体液中存在补体、凝血、纤溶、激肽等级联反应系统,它们通过相互影响和相互激活,在多种生理和病理过程中发挥重要作用,也参与移植排斥反应的效应机制。主要有:(1)补体系统:由于缺血-再灌注损伤或移植术中可能并发的细菌感染,导致急性期反应蛋白(如 C 反应蛋白和 MBL)、氧自由基等产生,通过激活补体而形成膜攻击复合体和多种活性片段(C3a、C5a 等),从而直接损伤移植物组织细胞或介导移植物局部炎症效应。(2)凝血系统:移植术中受损的组织细胞可释放组织因子,并激活凝血酶。上述因子均为重要的炎症因子,可直接或间接参与移植物损伤的效应机制。近年发现,在局部浸润的巨噬细胞、淋巴细胞和多种炎性因子作用下,移植物血管内皮细胞表达一种新的凝血酶原酶,可将凝血酶原裂解为有活性的凝血酶,导致微血管高凝状态、微血栓形成、微循环障碍,从而进一步损伤移植物血管内皮。

● **参与同种排斥反应的固有免疫效应细胞包括巨噬细胞、NK 细胞、NKT 细胞和中性粒细胞等**

巨噬细胞　在移植排斥不同阶段的作用各异:①移植早期发生缺血再灌注,移植物内巨噬细胞通过快速上调炎症反应而导致移植物组织二次损伤;②急性排斥反应中,移植物内浸润的巨噬细胞通过诱导炎症而加重组织损伤;③慢性排斥反应中,巨噬细胞是主要的效应细胞,可介导慢性炎症和纤维化。

NK 细胞　在宿主抗移植物反应和移植物抗宿主反应中均发挥重要作用。正常情况下,人 NK 细胞表面的抑制性受体可识别并结合自身组织细胞表面的 MHC Ⅰ类分子或自身抗原肽-自身 MHC Ⅰ类分子复合物,通过启动负调节信号而抑制 NK 细胞杀伤活性。同种移植术后,受者 NK 细胞表面的活化受体识别移植物细胞表面的同种异型 MHC 分子,从而使 NK 细胞激活并介导移植物损伤。此外,活化的 T 细胞所产生的多种细胞因子可激活 NK 细胞,增强细胞毒作用,参与对移植物的损伤效应。

NKT 细胞　主要通过分泌 IL-4 促进 Th2 细胞应答、抑制 Th1 细胞分化和功能,从而诱导移植耐受,并维持免疫豁免器官的免疫耐受。

中性粒细胞　参与早期炎症反应最重要的细胞成分。在移植物局部所产生的 CXC 亚族趋化因子和 CPAF、LTB4、补体 C5a 等协同作用下,中性粒细胞向发生缺血-再灌注损伤的移植物部位浸润。活化的中性粒细胞释放大量氧自由基和蛋白溶解酶等效应分子,可造成移植物组织损伤。

第三节　移植排斥反应的类型

移植排斥反应包括**宿主抗移植物反应**(host versus graft reaction,HVGR)和**移植物抗宿主反应**(graft versus host reaction,GVHR)两大类。前者见于一般实质脏器移植,后者主要发生于骨髓移植或其他含免疫细胞移植。

● **宿主抗移植物反应分超急性、急性和慢性排斥反应三类,其中急性排斥反应最常见**

HVGR 是宿主免疫系统对移植物发动攻击,可导致移植物被排斥。各类器官移植排斥反应的免疫学效应机制基本相同,根据排斥反应发生的时间、强度、机制、病理和临床表现,大致可分为超急性排斥、急性排斥、慢性排斥反应三类。

Notes

超急性排斥反应（hyperacute rejection）　是指移植器官与受者血管接通后数分钟至 24 小时内发生的排斥反应。该反应是由于受者体内预先存在抗供者组织抗原的抗体（多为 IgM 类），包括抗供者 ABO 血型抗原、血小板抗原、HLA 抗原及血管内皮细胞抗原的抗体，常见于反复输血、多次妊娠、长期血液透析或再次移植的个体。天然抗体可与供者移植的组织抗原结合，通过激活补体而直接破坏靶细胞，或通过补体激活所产生的活性片段引起血管通透性增高和中性粒细胞浸润，导致毛细血管内皮细胞的损伤、纤维蛋白沉积和大量血小板聚集，并形成血栓，从而使移植器官发生不可逆性缺血、变性和坏死。应用免疫抑制药物对治疗此类排斥反应效果不佳。

急性排斥反应（acute rejection）　是同种异基因器官移植中最常见的一类排斥反应，一般在移植术后数天至两周左右出现，80% ~ 90% 发生于术后一个月内。病理学检查可见，移植物组织出现大量巨噬细胞和淋巴细胞浸润。肾移植受者临床表现为移植区胀痛、少尿或无尿，血液中尿素氮升高、补体水平下降、血小板减少。尽早给予适当的免疫抑制剂治疗，急性排斥反应大多可缓解。

细胞免疫应答在急性排斥反应中发挥主要作用。$CD4^+$Th1 细胞介导的迟发型超敏反应是主要的损伤机制。此外，激活的巨噬细胞和 NK 细胞也参与急性排斥反应的组织损伤。

急性排斥反应的发生率极高，其临床表现取决于供-受者间组织相容性程度、移植后的免疫抑制方案以及诱发因素（如感染等）。一般而言，急性排斥反应发生越早，其临床表现越严重；移植后期发生的急性排斥大多进展缓慢，临床症状较轻。

慢性排斥反应（chronic rejection）　发生于移植后数月、甚至数年，其病变与慢性炎症相似，正常器官组织结构消失，器官功能进行性减退，甚至完全丧失。慢性排斥反应中，移植脏器功能衰退可能由免疫和非免疫两种机制引起，故称为慢性移植物功能丧失（chronic allograft dysfunction, CAD）更为准确。

慢性排斥过程中，受者 $CD4^+$ T 细胞通过间接识别血管内皮细胞表面的 MHC 抗原而被激活，继而 Th1 细胞和巨噬细胞介导慢性迟发型超敏反应性炎症。另外，Th2 细胞辅助 B 细胞产生抗体，通过激活补体和 ADCC 作用，损伤移植器官的血管内皮细胞。

慢性排斥反应的机制迄今尚未完全清楚，且其对免疫抑制疗法不敏感，从而成为目前移植物不能长期存活的主要原因。

● **移植物抗宿主反应常见于骨髓移植，严重可引起移植物抗宿主病**

供者移植物中含有免疫细胞识别宿主组织抗原所致的移植物对宿主组织器官的排斥反应，称为移植物抗宿主反应（GVHR）。由 GVHR 引起宿主组织器官损伤而导致的疾病称为**移植物抗宿主病**（graft versus host disease, GVHD）。主要见于免疫组织或器官的移植（如同种异型造血干细胞移植、胸腺移植等）。

窗框 20-1　干细胞移植的临床研究进展

由于干细胞的自我更新和定向分化的潜能，干细胞移植（通过静脉输注造血干细胞重建患者正常造血与免疫系统，从而治疗一系列疾病的治疗方法）已成为血液系统恶性疾病（白血病、淋巴瘤）、严重的自身免疫性疾病（如 1 型糖尿病、系统性红斑狼疮）、部分免疫缺陷性疾病（联合免疫缺陷、噬血细胞综合征等）、遗传性疾病（先天性再生障碍性贫血、地中海贫血）、心脑血管疾病及部分实体瘤（乳腺癌、卵巢癌、睾丸癌、神经母细胞瘤颅脑肿瘤等）的重要治疗手段。移植的干细胞包括来自自体或异体的造血干细胞、间充质干细胞、胚胎干细胞等。造血干细胞（hematopoietic stem cell, HSC）的研究最为成熟，研究手段也最为多样。目前造血干细胞移植在相当程度上替代了骨髓移植，这是因为造血干细胞不仅来源于骨髓,亦可被造血因子动员至外周血中,还可以来源于脐带血,这些造血干细胞均可用于重建造血与免疫系统。造血干细胞已经被成功地运用于临床上对白血病、再生障碍性贫血、先天性免疫缺陷等疾病的治疗。随着移植技术的发展和移植疗效的提高,全球造血干细胞移植数量逐年上升,目前全球已登记的造血干细胞捐赠志愿者达1600多万人,已经有超过100万人接受了各种类型的造血干细胞移植治疗,每年有5万名患者接受造血干细胞移植治疗。间充质干细胞(mesenchymal stem cells,MSCs)通常是指胚胎发育过程中在多种成体间叶组织(如骨髓基质、脂肪、皮肤真皮、胎盘、骨骼肌、脐带血等)中留存下来的未分化的原始细胞,因其具有多向分化潜能、造血支持和促进干细胞植入、免疫调控和自我复制等特点而日益受到人们的关注。目前,间充质干细胞移植除了用来促进恢复造血,与造血干细胞共移植提高白血病和难治性贫血等以外,还用于心脑血管疾病,肝硬化、骨和肌肉衰退性疾病、脑和脊髓神经损伤、老年痴呆及红斑狼疮和硬皮病等自身免疫性疾病的治疗,已经取得令人鼓舞的临床试验结果。

根据临床表现和病理改变,可将移植物抗宿主病(graft versus host disease,GVHD)分为急性和慢性。

急性 GVHD(acute GVHD)　指移植后数天或2个月内发生的GVHD。其机制为:①预处理(射线照射等)导致组织损伤,释放危险相关分子模式(DAMP)分子;②预处理可激活APC、NK细胞、中性粒细胞,介导炎症反应;③效应性T细胞(CTL、Th1、Th17等)发挥胞毒作用或释放细胞因子介导炎症反应。

慢性 GVHD(chronic GVHD)　主要是Th2细胞介导的、以纤维化为主的血管病变,其发病机制尚未完全明了。慢性GVHD有如下特点:①胸腺损伤,可能由预处理刺激所致,或由前期急性GVHD造成;②胸腺损伤导致同种异型反应性CD4 T细胞的阴性选择受损;③Th2产生IL-4、IL-5、IL-11等炎性细胞因子及介导组织纤维化的细胞因子(如IL-2、IL-10、TGF-β1);④活化的巨噬细胞分泌血小板源生长因子(PDGF)及TGF-β1,诱导组织成纤维细胞增殖、活化;⑤Treg数量减少;⑥微环境中大量B细胞活化因子(BAFF),导致B细胞功能失调,自身反应性B细胞增多并产生自身抗体。上述特点的综合效应是引发自身免疫性疾病样系统综合征,进而导致纤维增生性改变。

窗框20-2　移植物抗白血病反应是一种特殊的 GVHR

移植物抗白血病反应(graft versus leukemia reaction,GVLR)是骨髓移植物中供者免疫细胞对残留的白血病细胞产生的免疫反应。对白血病患者进行骨髓移植治疗时,所面临的一个严重问题是白血病复发。临床实践已发现,在同卵孪生同胞间进行骨髓移植或自体骨髓移植患者白血病复发率也很高;而异异体间骨髓移植后发生排斥反应的个体,白血病复发率明显较低。上述临床现象提示,移植排斥反应具有抗白血病复发的作用。

一定意义上,GVLR也可被视为一种特殊类型的GVHR,但两者并不必然平行发生。刺激GVLR产生的白血病抗原主要是:①广泛分布的次要组织相容性抗原,如HA-3、HA-4、HA-6、H-Y等;②相对特异性的血细胞抗原,如HA-1、HA-2(淋巴细胞或髓细胞系)、CD19(淋巴细胞)、CD45(淋巴细胞或髓细胞)等;③白血病特异性抗原,如BCR-ABLp210、P190(慢性髓细胞性白血病)、PML/RARA(急性髓细胞性白血病)、突变的Ras蛋白(髓性白血病)等;④某些在白血病时表达增高的正常蛋白。

对骨髓移植受者术后的供者淋巴细胞输注(donor lymphocyte infusion,DLI),可在一定程度上诱导受者产生 GVLR,其可能的机制为:①白血病细胞和正常细胞表型不同,骨髓移植后患者接受 DLI 治疗,体内可出现特异性识别白血病细胞的供者 T 细胞克隆,特异性杀伤白血病细胞;②DLI 可诱导 CD4$^+$CD25$^+$ 调节性 T 细胞,抑制 GVHD 发生;③激活的供者淋巴细胞产生某些细胞因子(如 IFN-γ),可诱导白血病细胞高表达 Fas 抗原,从而通过Fas/FasL 途径发生凋亡。

第四节　移植排斥反应的防治原则

器官移植术成败在很大程度上取决于移植排斥反应的防治,基本原则是严格选择供者、抑制受者免疫应答、诱导移植耐受以及加强移植后的免疫监测。

● **选择合适供者是器官移植成功的重要策略**

大量临床资料已证明,器官移植成败主要取决于供、受者间的组织相容性。因此,术前须进行一系列检测,以尽可能选择较理想的供者。

为防治移植排斥反应,临床进行多种常规检测,包括供受者 ABO 血型配对、HLA 配型、受者体内预存抗体检测和交叉配型。但并非所有类型的器官移植均需进行上述所有检测。

ABO 血型配 对 ABO 抗原属主要组织相容性抗原,其不仅表达于红细胞表面,也可表达于多种器官的组织细胞表面。若供受者间 ABO 血型不符,存在于受者体内、针对异型 ABO 抗原的特异性 IgM 抗体可介导超急性排斥反应。因此,移植术受者须常规进行 ABO 血型配对。其原理为:将受者红细胞与标准化的抗 A、抗 B 分型血清混合,若受检者表达相应型别红细胞凝集原,则针对该型别的特异性血清可使受者红细胞凝集。

预存抗体的筛选 有的患者因妊娠、输血或曾进行器官移植,其体内可能产生针对同种异型 HLA 抗原的特异性预存抗体,后者可介导超急性或急性血管性排斥反应。因此,须对受者筛选预存抗体,其原理为:取受者血清置于细胞培养板不同孔中,分别与供者细胞库随机提供的40～50份细胞混合,借助补体介导的溶细胞作用或应用荧光标记的抗人 IgG 二抗进行检测,其结果被称为群体反应性抗体(panel reactive antibody,PRA),反映供者细胞库中能与受者血清发生反应的比例。

HLA 分型 活体肾移植中,尽可能选择 HLA 型别相符的供者,有助于减缓同种移植排斥反应。造血干细胞移植中,HLA 型别全相符合是避免 GVHD 发生的关键。目前,HLA 基因分型已成为组织配型的主流技术。其原理为:编码 HLA 分子 α 和 β 链外显子的碱基序列具有显著多态性,针对这些外显子 5′和 3′端的保守区而设计引物,借助 PCR 扩增而检出该段全长基因,可精确鉴定 HLA 复合体各基因座的等位基因亚型。不同 HLA 基因座位产物对移植排斥的影响各异。同种肾移植中,HLA-DR 对移植排斥最为重要,其次为 HLA-B 和 HLA-A。临床资料还显示,HLA Ⅱ类基因型别相符对防止慢性排斥反应尤为重要;HLA-DP1 错配是影响再次移植后移植物存活期的重要因素。肝脏移植物中过路细胞主要为不成熟 DC,可诱导移植耐受,故肝移植后排斥反应较弱。骨髓移植物中含大量免疫细胞,若 HLA 不相配,所致 GVHR 特别强烈,且不易被免疫抑制剂所控制,故对 HLA 配型的要求也特别高。

交叉配型 目前的 HLA 分型技术尚难以检出某些同种抗原的差异,故有必要进行交叉配型,这在骨髓移植中尤为重要。交叉配型的方法为:将供者和受者淋巴细胞互为反应细胞,即做两组单向混合淋巴细胞培养,两组中任一组反应过强,均提示供者选择不当。

次要组织相容性抗原型别的鉴定 在 HLA 尽量相近的前提下,应适当考虑 mHA 差异:①在

MHC 型别相符的情况下,雌性受者(其性染色体为 XX)可能排斥雄性供者(其性染色体为 XY)的移植物,而同性别供受体间移植排斥反应一般较轻;②mHA 在诱发 GVHD 和 GVLR 中起重要作用,故在分子水平进行 mHA 分型对选择骨髓移植供者具有肯定的意义。

● **移植物和受者的预处理有助于减轻或防治排斥反应**

移植物预处理　实质脏器移植时,尽可能清除移植物中过路细胞有助于减轻或防止 VHGD 发生。同种骨髓移植中,为预防可能出现的 GVHD,可对骨髓移植物进行预处理,其原理是基于清除骨髓移植物中 T 细胞。但应用去除 T 细胞的异基因骨髓进行移植,发生的 GVL 效应也随之消失,导致白血病复发率增高,从而影响患者的预后。

受者预处理　实质脏器移植中,供、受者间 ABO 血型物质不符可能导致强的移植排斥反应。某些情况下,为逾越 ABO 屏障而进行实质脏器移植,有必要对受者进行预处理。其方法为:术前给受者输注供者特异性血小板;借助血浆置换术去除受者体内天然抗 A 或抗 B 抗体。

● **免疫抑制药物在防治移植排斥反应中发挥重要作用**

免疫抑制药物在防治移植排斥反应中发挥重要作用,目前临床应用的免疫抑制药物及其作用机制为:①**烷化剂**(如环磷酰胺、氮芥、苯丁酸氮芥等):可破坏 DNA 结构并阻断其复制,导致细胞死亡,增殖状态的免疫细胞对烷化剂较敏感;②**抗代谢药物**:即嘌呤或嘧啶的类似物(如硫唑嘌呤),主要通过干扰 DNA 复制而发挥作用,对淋巴细胞有一定选择性抑制作用。麦考酚酸酯(mycophenolate mofetil,MMF)是新一代抗代谢药物,在体内脱酯化后形成具有免疫抑制活性的代谢产物麦考酚酸(mycophenolic acid,MPA),后者可特异性抑制淋巴细胞内鸟苷合成,从而选择性阻断 T 细胞和 B 细胞增殖;③**环孢素 A**:是仅含 11 个氨基酸的环形多肽,可抑制 T 细胞内与 TCR 信号转导相关的钙调磷酸酶(calcineurin)活性,通过抑制转录因子 NF-AT,阻断 IL-2 基因转录,从而抑制 T 细胞增殖;④**FTY720**:可促进淋巴细胞凋亡,诱导淋巴细胞归巢,介导 Th1 向 Th2 细胞偏系;⑤**西罗莫司**(RAPA):通过与西罗莫司哺乳动物靶标(mammalian target of rapamycin,mTOR)氨基酸残基 2025-2114 区结合而使 mTOR 失活,发挥免疫抑制作用,其机制为:抑制 4EBP1 磷酸化,阻止翻译起始因子 eIF-4E 释放和转录;抑制 P70S6 激酶活性,限制核糖体蛋白 S6 磷酸化,减少核糖体/转录蛋白合成;抑制 T 细胞细胞周期。⑥**生物制剂**:利用抗体或融合蛋白或细胞因子,抑制效应性免疫细胞的活化或促进免疫负调控细胞的扩增或功能,抑制排斥反应或减轻排斥反应引起的损伤(表 20-1)。

另外,某些中草药具有明显免疫调节或免疫抑制作用。国内文献已报道,雷公藤、冬虫夏草等可用于器官移植后排斥反应的治疗。最近发现,中药中的落新妇苷可有效抑制活化 T 细胞,具有一定应用前景。

表 20-1　治疗移植排斥的生物制剂

类型	制剂	制剂名称	临床试验阶段	效应机制
抗体或融合蛋白				
抗胸腺细胞抗体		抗胸腺细胞球蛋白	Ⅱ-Ⅲ期	广泛抑制 T 细胞
抗 TNF-α 抗体		Infliximab,etanercept	Ⅱ期	减少炎症反应和 APC 活化
抗 CD25 抗体		Denileukin diftitox	Ⅱ期	清除活化的 T 细胞
抗 CD3 抗体		Visilizumab	Ⅰ-Ⅱ期	抑制 T 细胞活化
抗 CD2 抗体		Siplizumab(MEDⅠ-507)	Ⅰ期	抑制 T 细胞活化
抗 IL-6R 抗体		Tocilizumab	Ⅰ期	抑制 Th17 分化,诱生 Treg

续表

类型	制剂	制剂名称	临床试验阶段	效应机制
	抗 CD20 抗体	Rituximab	Ⅰ 期	抑制 B 细胞和 APC
	抗 CD52 抗体	Alemtuzumab	Ⅱ- Ⅲ期	抑制 B 细胞和 T 细胞
	抗 CD147 抗体	ABX- CBL	Ⅱ- Ⅲ期	减少 T 细胞活化
	抗 CD7 抗体	Anti- CD7- ricin A immunotoxin	Ⅰ- Ⅱ期	减少成熟 T 细胞
	LFA-Ig 融合蛋白	Alefacept	Ⅰ- Ⅲ期	抑制 LFA 和 CD2 相互作用
	CTLA4- Ig 融合蛋白	Belatacept	Ⅰ 期(肾移植)	抑制 T 细胞活化,增强 Treg 功能
细胞因子				
	重组 KGF	Palifermin	Ⅰ- Ⅱ期	刺激上皮细胞修复
	重组 IL-2	低剂量 IL-2	Ⅱ期	体内诱导 Treg

● **诱导受者建立长期、稳定的移植耐受,是解决移植排斥的关键**

目前主要有两种诱导移植耐受的策略:①转输供者造血干细胞(HSC),诱导混合嵌合体状态;②通过"耐受的方式"将同种异型抗原传递给受者,建立对移植物的外周免疫耐受。

骨髓混合嵌合体诱导移植免疫耐受　移植免疫学中,**嵌合体**(chimerism)指来源于供者的同种异基因细胞在受者体内长期存在的状态。骨髓移植后混合嵌合体(mixed chimerism)指对受者预处理(免疫抑制剂或照射)后进行骨髓移植,供者骨髓细胞在受者体内长期存活所形成的嵌合状态。已形成嵌合的受者在不给予免疫抑制剂的情况下,对供者同种异型抗原产生耐受,移植物得以存活并维持正常生理功能。其机制为:同种异型骨髓移植后,受者获得来自供者的 T 细胞和 DC,这些细胞在胸腺内被受者 T 细胞所识别,通过阴性选择,可识别同种异型抗原的受者 T 细胞被清除。上述作用依赖于供者 DC 在胸腺内持续存在。

骨髓移植前预处理与嵌合体耐受的诱导　①清髓处理:已证明,经过清髓预处理再进行常规骨髓移植的受者,日后接受来自同一供者的器官移植,可对该器官移植物产生长期耐受。然而,上述清髓过程具有较高的危险性,故患者难以接受。②非清髓预处理:在人和非人灵长类动物模型中,通过给予足量免疫抑制剂(如抗胸腺球蛋白、免疫抑制药物或应用抗 CD154 抗体阻断 T 细胞激活的共刺激通路)或胸腺照射等对受者进行预处理,然后进行 MHC 不相符的骨髓移植,成功形成混合嵌合体。经上述处理的受者,接受同一供者来源的肾移植,停用免疫抑制药物后移植肾可在长期存活。上述诱导混合嵌合体策略的主要障碍之一是,受者体内仍存在可交叉识别同种异型抗原的记忆性 T 细胞。

基于免疫负调控的细胞过继治疗　在非清髓预处理方案中,细胞过继对诱导混合嵌合体具有重要价值。①耐受性 DC 和未成熟 DC:耐受性 DC 和未成熟 DC 具有免疫负调控功能,体外诱生的策略为:低剂量 GM- CSF 或联合应用等量 GM- CSF 和 IL-10,可诱导未成熟 DC 产生;联合应用 IL-10、TGF-β、GM- CSF 可诱导耐受性 DC 产生。未成熟 DC 或耐受性 DC 可用于建立混合嵌合体,防治骨髓移植后 GVHD。小鼠模型中,连续给予经辐照处理的未成熟 DC,成功形成混合嵌合体,并对二次皮肤移植产生耐受。②调节性 T 细胞:输入 Treg 诱导移植耐受成为具有临床应用前景的策略,相关进展为:Treg 纯化和扩增技术不断改进;扩增的 Treg 可保持其免疫抑制活性;成功诱生同种异型特异性 Treg;Treg 输注的临床安全性得到证实。目前,回输 Treg 用于防治 GVHR 已显示较好安全性和有效性。③髓源性抑制细胞:**髓源性抑制细胞**(myeloid- derived sup-

Notes

pressor cells,MDSC)是髓系来源的异质性细胞群,包括前体细胞、未成熟巨噬细胞、粒细胞和树突状细胞等。MDSC 可在体外扩增并通过多种机制抑制免疫系统,例如:产生 NO、氧自由基及过氧亚硝基阴离子,直接对细胞产生毒性作用;分泌 IL-10 和 TGF-β1,抑制免疫应答;诱生 Treg;诱生 M2 巨噬细胞;抑制 NK 细胞和 DC;等等。转输 GM-CSF 和 IL-13 联合诱导的 MDSC,可有效防治 GVHD。④间充质的基质细胞/干细胞(MSC):骨髓来源的 MSC 可迁移至炎症区域,通过直接接触或分泌细胞因子而调节免疫细胞功能。例如:鼠源 MSC 可通过诱生 Treg 细胞和阻断抗同种异型抗原的抗体产生,抑制心脏移植排斥反应。目前已进入临床试验的细胞过继疗法见表 20-2。

表 20-2　目前已进入临床试验治疗移植排斥或 GVHD 的细胞过继疗法

用于治疗的细胞	来源	临床试验阶段	效应机制
Treg	受者来源	Ⅰ-Ⅱ期	抑制 T 细胞活化
MSC	无关个体	Ⅰ-Ⅲ期	负调节 B、T、NK 细胞和 APC
NK 细胞	不同 NK 细胞群	Ⅰ期	抑制同种反应性 T 细胞、诱生 Treg
耐受性 DC	HDC Vax-001	Ⅰ期	诱导耐受
Th2	产生 IL-4 的 Th2	Ⅰ期	抑制效应性 T 细胞

抑制效应性免疫细胞的活化　①应用人工合成的肽段封闭受者同种抗原,抑制效应性 T 细胞的活化:同种异体 MHC 分子含有某些称为优势肽(predominant peptide)的关键性肽段,它们在引发受者 T 细胞活化的过程中具有重要作用。优势肽在受者 APC 内可与受者 MHC Ⅱ类分子高亲合力结合成复合物,并被提呈给受者 T 细胞。在间接识别中,受者同种反应性 T 细胞主要识别供者 MHC 分子中优势表位(predominant epitope)(图 20-6)。因此,应用人工合成的肽段(模拟供 T 细胞者 MHC 分子的优势肽)封闭受者同种抗原特人工合成的含 MHC 异性 T 细胞的 TCR,可通过干扰间接识别而 TCR 超基序的短肽诱导移植耐受。②用抗 TCR 抗体阻断 T 细胞对抗原的识别:应用针对同种反应性 T 细胞 TCR 的单克隆抗体或抗 TCR 独特型抗体,封闭或清除同种反应性 T 细胞,建立同种移植耐受。③阻断共刺激信号,抑制 T 细胞的活化:B7/CD28 和 CD40/CD40L 是参与 T 细胞活化的最重要共刺激通路,应用 CTLA-4-Ig 融合蛋白和抗 CD40L 单

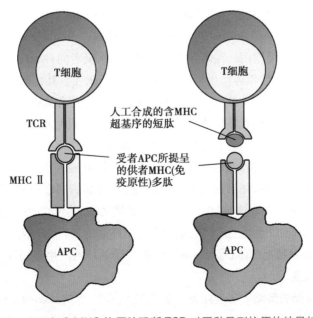

图 20-6　人工合成 MHC 抗原肽阻断 TCR 对同种异型抗原的特异性识别

Notes

抗分别阻断相关通路,可有效抑制急性排斥反应,延长移植物存活时间(图20-7)。④抑制非特异性炎症应答:体内存在某些具有免疫负调节功能的非特异性效应分子,它们可能通过抑制炎症反应或免疫细胞功能而发挥抗排斥反应的作用。

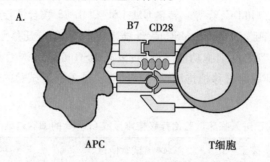

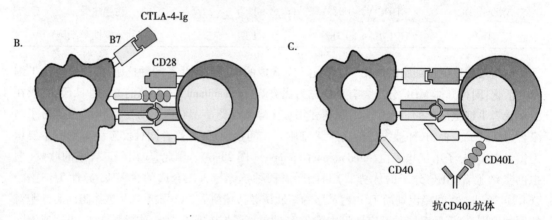

图20-7　CTLA-4-Ig 融合蛋白和抗 CD40L 单抗阻断共刺激通路
A. 正常免疫应答;B. CTLA-4-Ig 融合蛋白阻断共刺激信号;C. 抗 CD40L 抗体阻断共刺激信号

主动免疫诱导同种移植耐受　①**T 细胞疫苗**(T cell vaccine,TCV):TCR 可通过其独特型表位(又称克隆型表位,clonotypic determinant)相互识别,形成一个"抑制-活化"的调节网络,从而在维持自身耐受中发挥重要作用。在体外用供者抗原刺激受者同种反应性 T 细胞使之扩增,将其作为疫苗接种受者,可诱导机体产生针对移植物的免疫耐受。其机制是:降低受者体内同种反应性 T 细胞应答;促进受者 B 细胞产生抗 TCV 抗体;上调受者体内针对 TCV 独特型的 T 细胞。②**移植术前给受者输入供者移植抗原**:移植前接受供者抗原,可在某些受者延长移植物存活,而不引起超急性排斥反应,此现象称为移植物存活的主动性增强。实验研究提示,抗原进入受者的途径十分重要。大鼠肾移植模型中,移植前一周静脉输入供者血可导致移植物长期存活;皮下注射同样剂量供者血,则引起超急性排斥反应。临床资料已报道,应用供者特异性输血(donor speci.c transfusion,DST)诱导耐受,可提高移植成功率,其可能的机制是:①促进 Th2 细胞活化,抑制 Th1 细胞功能;②诱导受者产生抗供者组织抗原的特异性封闭抗体;③刺激机体产生抗同种反应性 TCR 的独特型抗体;④异体淋巴细胞在受者体内产生移植物抗宿主样反应,杀伤受者同种反应性 T 细胞。

其他诱导移植耐受的策略　①应用非细胞毒性抗 CD4 单抗(non-deleting anti-CD4 McAb)诱导移植耐受:其机制可能是:第一,调节 Th1/Th2 细胞平衡,促使 IL-4、IL-10 等 Th2 型细胞因子的产生,影响 Th1 细胞分化和功能,从而抑制移植排斥。第二,诱导 T 细胞失能,而给予 IL-2

Notes

可打破耐受。第三,诱导 Fas/FasL 介导的细胞凋亡。研究表明,小鼠抗 CD4 单抗所诱导的移植耐受也具有"传染性",即耐受的 T 细胞可将其耐受性传递给初始 T 细胞(naive T cell),从而维持长久的外周耐受(图 20-8)。②输注凋亡细胞:动物实验证实,给受者输注供者来源的凋亡细胞可诱导移植耐受,其机制尚不清楚,可能与促进 Treg 细胞分化和功能,以及调控 Th1 细胞/Th2 细胞失衡有关。

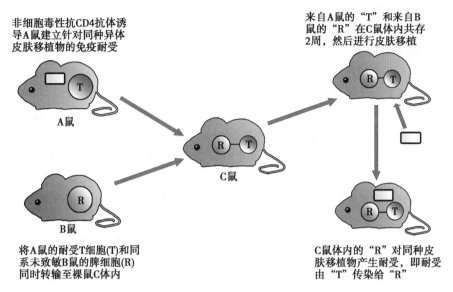

图 20-8 非细胞毒性抗 CD4 抗体诱导移植耐受

● **移植后的免疫监测极为重要**

临床上,移植后的免疫监测极为重要。对排斥反应进行早期诊断和鉴别诊断,对于及时采取防治措施(选择免疫抑制剂的种类、剂量和疗程等)具有重要指导意义。

目前已建立多种免疫监测实验方法,但须结合多项指标及临床表现进行综合分析。临床上常用的免疫学检测指标包括:①淋巴细胞亚群百分比和功能测定;②免疫分子水平测定(如血清中细胞因子、抗体、补体、可溶性 HLA 分子水平,细胞表面黏附分子、细胞因子受体表达水平等)。

必须指出,上述指标均有一定参考价值,但都存在特异性不强、灵敏度不高等问题。临床上亟待建立一套能指导临床器官移植的免疫学监测方法。

窗框 20-3 异种器官移植

异种移植的实践始于 20 世纪初。随着临床上广泛开展同种器官移植,器官短缺的矛盾日益突出,异种器官移植重新引起人们兴趣。有赖于现代生物学技术的飞速发展,为异种器官移植研究开拓了新的前景。目前,异种移植的基础研究已成为器官移植学的新领域。

猪是提供人类异种移植物的最理想动物种属 异种移植供者动物的选择理论上,选择与人亲缘关系最近的其他灵长目动物作为移植物来源,最理想的方案。但存在诸多问题。例如,灵长类动物数量稀少,饲养与繁殖不易,成本较高,其脏器与成年人相比体积偏小,存在反转录病毒感染的危险及存在伦理问题等等。猪由于数量众多,饲养与繁殖方便,其脏器(尤其是心脏)的主要解剖学和生理学指标与人类接近,且一般不致引起伦理学方面的争议,现已被公认是向人类提供异种移植物的最理想动物种属。

异种移植排斥的类型和机制 异种移植排斥反应比同种移植更为强烈,其机制也远为复杂。

Notes

超急性排斥反应：进行猪器官在人体异种移植后可出现由天然抗体所介导、补体依赖的细胞毒效应，引起移植物血管内皮细胞溶解破坏、血栓形成以及炎症反应，导致超急性排斥反应，临床表现与同种移植所致超急性排斥反应相同。其发生机制可能为：①灵长目动物血清中存在针对猪血管内皮细胞表面 α-半乳糖成分的天然抗体，猪器官向人异种移植后可发生抗原抗体反应；②供者（猪）组织细胞表面的补体调节蛋白（如同源限制因子）与受者（人）补体成分不协同，不能抑制人补体激活及其溶细胞作用。

急性排斥反应：发生于异种移植物再灌注后 24 小时内，并在数天至数周内逐渐损害移植物。有关此型排斥反应的发生机制尚无定论。但是可能与下列因素有关：①由于术前预处理已清除受者体内的天然抗体，故急性排斥反应与天然抗体无关。②异种抗原可刺激受者免疫系统，产生抗体，继而介导补体依赖的细胞毒作用，表现为迟发型异种移植排斥反应。急性排斥反应病理特点是移植物血管内皮细胞严重受损并伴有弥散性血管内凝血（DIC），显微镜下可见内皮损伤和血管内血栓形成。异种移植排斥主要由 T 细胞介导。由于异种供者和受者间 MHC 分子差异较大，且异种间细胞因子及其受体不匹配，难以通过直接识别途径激发免疫应答。因此，异种排斥反应主要通过间接识别途径而发生。与同种排斥相比，其反应更强烈，且不易被免疫抑制剂所抑制。

目前，异种移植仍存在许多尚待逾越的障碍。如异种移植排斥对免疫抑制药物不敏感，畜类微生物感染对人类的潜在威胁，异种器官与人类宿主的生理学不相容性以及异种移植研究的动物模型有待建立和完善。

小　结

同种异基因器官移植会发生不同程度的排斥反应。移植排斥反应的本质乃特异性免疫应答，同种异型 MHC 分子是移植排斥反应的主要识别抗原。T 细胞通过直接识别、间接识别和半直接识别三种模式识别同种异型抗原。直接识别是指受者 T 细胞直接识别供者 APC 表面同种异型 MHC 分子并在移植初期引发快速排斥反应。间接识别是指受者 T 细胞识别经自身 APC 加工提呈的供者 MHC 抗原肽，常引起较迟发生的排斥反应。半直接识别是指受者 T 细胞既可间接识别受者 APC 表面 pMHC（抗原肽-受者 MHC 分子复合物），又可直接识别受者 APC 表面同种异型 pMHC（抗原肽-供者 MHC 分子复合物）。

实质脏器移植中不同类型排斥反应的发生机制不同，并具有不同的病理特征。受者体内预先存在的抗体介导超急排斥反应；急性排斥反应主要由同种反应性 T 细胞所介导；慢性排斥反应的发生机制十分复杂，血管壁长期慢性炎症反应和其他非免疫学因素可能是主要的原因。骨髓（多能造血干细胞）移植后可发生移植物抗宿主反应（GVHR），其机制为骨髓移植物中成熟 T 细胞识别宿主同种异型抗原，引起移植物抗宿主病，此乃骨髓移植失败的主要原因。移植排斥反应的防治原则为严格选择供者、抑制受者免疫应答、诱导移植耐受以及加强移植后的免疫监测。

（张利宁）

参考文献

1. 何维．医学免疫学．第 2 版．北京：人民卫生出版社，2010
2. Blazar BR, Murphy WJ, Abedi M, Advances in graft-versus-host disease biology and therapy. Nat Rev Immunol. 2012 May 11; 12 (6) : 443-458

Notes

3. Ruiz P, Maldonado P, Hidalgo Y, Gleisner A, Sauma D, Silva C, Saez JJ, Nuñez S, Rosemblatt M, Bono MR. Transplant tolerance: new insights and strategies for long-term allograft acceptance. Clin Dev Immunol. 2013:2013-2105

4. Gerald T. Nepom, MD, PhD, E. William St. Clair, and Laurence A. Challenges in the Pursuit of Immune Tolerance. Immunol Rev. 2011 May;241(1):49-62.

5. Julia K. Archbold, Lauren K. Ely, Lars Kjer-Nielsen, Scott R. Burrows, Jamie Rossjohn, James McCluskey, Whitney A. Macdonald. Cell allorecognition and MHC restriction—A case of Jekyll and Hyde? Molecular Immunology 45(2008) 583-598

6. L. J. D'Orsogna & D. L. Roelen & I. I. N. Doxiadis &F. H. J. Claas. TCR cross-reactivity and allorecognition: new insightsinto the immunogenetics of allorecognition. Immunogenetics(2012) 64:77-85

Notes

第二十一章　感　染　免　疫

　　每年大约有1400万人死于感染性疾病,致病病原体主要有6种类型:胞外菌、胞内菌、病毒、寄生虫、真菌及朊病毒。细菌是一种微小的,只能在显微镜下可视的,单细胞结构的原核有机体。胞外菌不需要进入宿主细胞内进行复制,但是胞内菌则需要进入宿主细胞内进行繁殖。病毒是亚微观结构的体系,它们是非细胞的结构,由RNA和DNA基因组包绕的蛋白质外衣而组成,为了繁衍生息,病毒必须进入宿主的细胞中进行复制,建立其复制所需的蛋白质合成机制。寄生虫是一种真核有机体;其主要通过借助宿主的环境吸取宿主的营养来完成它的生命周期。寄生虫大多是通过慢性的持续性感染来对宿主进行损伤。寄生虫有的可能很小,结构单一,这种我们称为原生动物;有的很大,具有多细胞结构,我们称为蠕虫。真菌是一种能存在于体外的真核生物,但在一定条件下,真菌就会入侵机体。真菌有的是单细胞体系,有的是多细胞体系。朊病毒是一种能改变被感染宿主脑部正常蛋白,导致神经性疾病的感染性蛋白。

　　感染通常发生在病原体逃避机体的天然免疫并且在体内建立微环境之后,接踵而来的便是生物学上的"赛马"效应,一方面病原体想不断地扩增自己的领地,一方面机体的免疫系统又不停地尝试着清除这些病原体。只有当这些病原体的复制增加到了一定程度之后,开始能够检测到临床上的损伤表现时,机体就将经历疾病阶段。那些病原体释放出来的毒素并不需要大规模的建群就可导致机体产生疾病。免疫病理性损伤通常是机体免疫系统在努力清除病原体的同时无意中攻击了自身组织而发生的。天然防御抵抗病原体的机制见图21-1。

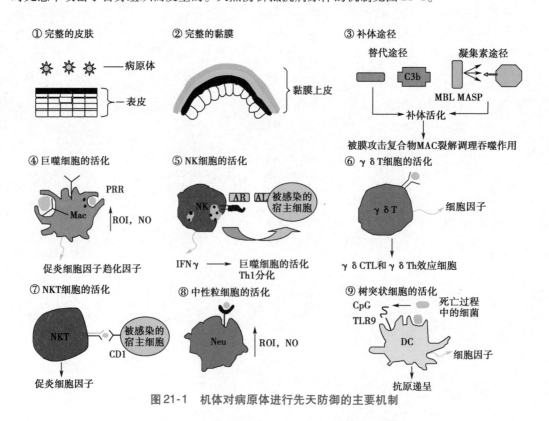

图21-1　机体对病原体进行先天防御的主要机制

第一节 胞外菌感染免疫

● **胞外菌**（Extracellular bacteria）**通过产生毒素来介导疾病的发生**

胞外菌感染大都发生在结缔组织的脉间区,呼吸道、泌尿生殖道、胃肠道的腔道中,以及血液中。这些有机体通常会分泌渗入或酶解黏膜上皮组分的蛋白,以使得其能进入深层组织。大量不同种属的胞外菌通过网格蛋白(FEA)进入 M 细胞,还有一部分则是通过与宿主细胞上相应的受体结合而进入细胞。表 21-1 中列举了由胞外菌感染而引起疾病。

表 21-1　胞外菌及其所诱导的疾病

病原体	疾病
炭疽芽胞杆菌	炭疽
伯氏疏螺旋体	莱姆病
肉毒梭状芽孢杆菌	肉毒中毒
破伤风梭菌	破伤风
白喉棒状杆菌	白喉
大肠埃希杆菌 O157:H7	出血性结肠炎
幽门螺旋杆菌	溃疡
流感嗜血杆菌	细菌性脑膜炎
脑膜炎奈瑟菌	细菌性脑膜炎
淋球菌	淋病
金黄色葡萄球菌	食物中毒、中毒性休克
化脓性链球菌	脓毒性咽喉炎、肉腐性疾病
肺炎链球菌	肺炎、中耳炎
苍白密螺旋体	梅毒
霍乱弧菌	霍乱
小肠结肠炎耶尔森菌	严重腹泻

许多疾病的症状都是由胞外菌的毒素所导致的。外毒素是一种由革兰阴性菌和革兰阳性菌分泌产生的毒素蛋白。革兰阳性菌的细胞壁拥有较厚的肽聚糖层,革兰染色后会呈现紫色。革兰阴性菌则含有较薄的肽聚糖层,加上含有 LPS,所以在革兰氏染色后会出现红色。内毒素是 LPS 的脂质部分,它镶嵌在革兰阴性菌的胞壁上,是革兰阴性菌胞壁的一种成分。内毒素一般不会释放出来的,但当革兰阴性菌的细胞壁被破坏时,就会被释放出来。任何一个革兰阴性菌种都具有产生外毒素和内毒素的能力。

不同的外毒素和内毒素可以通过不同的方式在不同的部位导致疾病的发生。例如,霍乱弧菌感染会导致局部释放大量的外毒素,能够与肠上皮细胞结合从而诱发霍乱典型的严重腹泻症状;肉毒杆菌可以产生神经外毒素以封闭神经冲动传递至肌肉,导致麻痹和瘫痪的发生;相比较而言,内毒素对于宿主的损伤大都是免疫病理类型的。例如,革兰阴性菌的 LPS 可以激活巨噬细胞从而诱导大量的炎症前介质的释放,尤其是 TNF-α 和 IL-1。尽管少量的 TNF-α 和 IL-1 对于机体的抗感染应答而言不是坏事,但由于革兰阴性菌感染导致这些细胞因子高浓度释放能够诱发高热和内毒素休克(窗框 21-1)。

Notes

窗框21-1　内毒素休克（Endotoxic shock）

　　革兰阴性菌导致严重的炎症反应会对宿主产生巨大的影响,其原因并不是源于病原体本身,而是因为宿主对外来入侵物产生了强烈的免疫反应所致。革兰阴性菌的细胞壁包含LPS,而LPS的脂肪部分就是内毒素。暴露于过量内毒素会导致巨噬细胞活化产生过量TNF。虽然少量的TNF对于机体清除外来病原体的入侵是必要的,但是高浓度的TNF会持续性激活巨噬细胞使其产生过量的炎症前介质IL-1。过量的IL-1刺激血管上皮细胞和巨噬细胞活化,进一步放大由LPS诱导的IL-6、IL-8的产生。这样大量的炎症前介质就会如同潮水般的涌入机体,对机体产生破坏性的损伤;毛细血管内会发生"弥散性血管内凝血",随后凝血因子被清除导致大范围的出血;心肌细胞由于细胞因子产生过量的iNOS,NO开始集聚,从而开始衰竭。由于血液循环的减慢导致血压开始下降,接踵而来的便是循环的衰竭。这种循环衰竭会随着"毛细血管渗漏综合征"的出现而加速,而"毛细血管渗漏综合征"则是因为大量炎症因子导致毛细血管渗透性增加而出现的;肝脏和肌肉中的葡萄糖代谢开始紊乱导致代谢衰竭;高热和痢疾症状也开始呈现。循环衰竭和代谢衰竭会致使机体发生不可逆转的器官损伤,在数分钟内就会导致宿主的死亡。在北美每年大约有近60万人会发生内毒素休克,而其中的10%以上会发生致命性的结果。

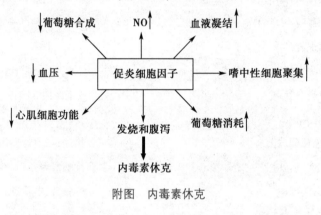

附图　内毒素休克

● **宿主通过多种免疫效应机制杀伤胞外菌**

　　体液免疫　由于胞外菌不能够很好的"隐藏"在宿主细胞之内,因此抗体能对这些相应的胞外菌进行有效的杀伤。在细菌细胞壁上的多聚糖具有Ti抗原,可以诱导B细胞的活化(图21-2,①),其他的细菌组分上含有Td抗原,可以诱导以Th2反应为主的B细胞介导的抗菌反应(图21-2,②)。中和性IgM抗体在脉管系统中占主导地位,而较小的IgG抗体则对组织起着保护作用。这些抗体通过与细菌发生中和反应达到阻止细菌与宿主的表面细胞相结合的目的(图21-2,③)。尽管胞外菌不用进入宿主细胞就能复制,但是大多数的胞外菌会尝试黏附在宿主细胞的表面以防止如宿主皮肤脱屑或者肠内蠕动的方式将其清除。抗体也可以扮演调理素的角色,将细菌整个包被起来使其被表达FcR的吞噬性白细胞所吞没(图21-2,④)。当胞外菌一旦被吞噬细胞所捕获,将变得十分脆弱,由于外界pH的改变,防御素的生成以及ROIs和RNIs相关的噬菌性呼吸暴发而被清除。用以抵御细菌毒素的抗体称为抗毒素。抗毒素通过中和细菌的毒素的作用使细菌不能与细胞相互接触从而达到防御细菌入侵的目的(图21-2,⑤)。倘若毒素是导致机体发病的唯一因素的话,那么抗毒素单独就足够使机体恢复。例如,人抵抗破伤风或者白喉仅仅依赖于单一抗毒素就足以应对破伤风梭菌外毒素或者白喉棒状杆菌外毒素的侵袭。

Notes

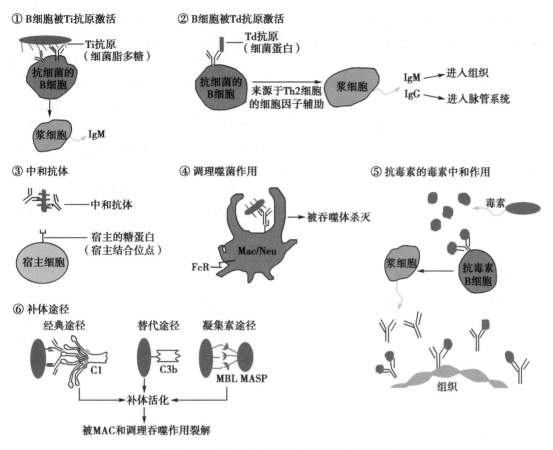

图 21-2　机体对胞外菌免疫防御的主要机制

补体　补体的三条激活途径均可以对胞外菌产生杀伤作用。恰当的抗体类型（尤其是 IgM）将会和补体组分 C1q 相结合从而引发经典的级联反应；旁路途径则可以通过革兰氏阳性菌细胞壁上的肽聚糖或者是革兰阴性菌细胞壁的 LPS 予以激活；MBL 通路则可以通过细菌表面修饰的糖和 MBL 相结合而被激活。几乎所有类型的细菌都可以与补体活化过程中产生的调理素（如 C3b）相互结合，通过噬菌作用而被清除。此外，细菌表面拥有的膜会被 MAC 介导的溶解作用快速裂解。补体系统对于杀灭革兰氏阴性胞外菌（如奈瑟菌属）有着重要意义（图 21-2，⑥）。

● **胞外菌通过数种机制逃避宿主的免疫杀伤**

胞外菌逃避免疫应答的策略归纳见表 21-2。

表 21-2　胞外菌对免疫系统的逃避机制

免疫系统中被干预的组分	细菌逃避机制
抗体	改变表面分子的表达；分泌抗 Ig 的蛋白酶
噬菌作用	封闭巨噬细胞受体与细菌衣壳的结合；临时隐藏于非巨噬细胞中；注射细菌蛋白破坏巨噬细胞的功能
补体	通过缺乏适当的表面蛋白，表面蛋白的空间位阻现象以及降解 C3b 来阻止 C3b 与细菌的结合；失活补体级联反应过程中各个环节；俘获宿主 RCA 蛋白；诱导宿主产生同种型抗体，使之不能激活补体

逃避与抗体的接触　一些胞外菌（如淋球菌）为了确保它们能与宿主组织紧密有效的结合常常会自发的改变那段与宿主细胞表面结合的氨基酸序列，这样那些为了中和细菌的抗体就不

Notes

会识别改变之后的细菌状态,使得细菌能在机体内持续感染。一些细菌能够有效的分泌蛋白酶来裂解抗体蛋白使其失活,例如,流感嗜血杆菌可以表达 IgA 特异性的蛋白酶从而可以降解血液和黏液中的 SIgA。

逃避吞噬作用　细菌表面的多聚糖外衣可以保护细菌,防止其与吞噬细胞表面的受体相结合而被吞噬掉。此外,尽管 C3b 可以黏附在细菌表面,但是由于空间位相的改变会干扰 C3b 与吞噬细胞受体的结合从而使得杀灭细菌的调理作用降低。一些没有包裹多聚糖外衣的胞外菌可以通过临时进入一些非吞噬细胞(如上皮细胞和成纤维细胞)而避免被吞噬细胞俘获,为了能进入这些非吞噬细胞,病原体会释放细菌蛋白到宿主的细胞中并通过提升巨吞饮作用或者细胞骨架的重构,从而使细菌被吞噬细胞的摄入减少。进入细胞的胞外菌细菌蛋白还具有抗吞噬的能力,例如,小肠结肠炎耶尔森菌属可以将细菌的磷酸酯酶注射入巨噬细胞使相应的宿主蛋白酪氨酸磷酸化,这个过程需要胞内的信号传递和肌动蛋白的重新整合。当细菌的膦酸酯酶使宿主蛋白去磷酸化后,对细菌的吞噬作用就会被封闭。

逃避补体杀伤　一些胞外菌由于其自身结构的优势可以避免遭到补体的杀伤作用。如,导致梅毒的苍白螺旋体的外部膜缺乏横跨膜的蛋白,几乎没有合适的位置能供 C3b 附着。其他的一些细菌拥有胞壁 LPS,该结构包含长且突出表面的链,可以阻止细菌表面上的补体 MAC 的装配。许多的胞外菌能够合成一些复合物将补体活化各个阶段产生的片段灭活,例如,B 型链球菌的胞壁上含有唾液酸,可以降解 C3b 从而封闭补体的活化。其他的链球菌可以产生与 RCA 蛋白的 H 因子结合的蛋白,并将其固定在细菌的表面,被招募的 H 因子可以使 C3b 降解以达到使补体失活的目的。沙门菌属表达的蛋白主要干扰的是补体活化的最后阶段,而淋球菌和脑膜炎奈瑟菌可以诱导宿主产生单一类型的抗体(如 IgA),从而导致与补体结合不牢靠。这些"封闭抗体"与补体结合抗体在细菌表面相互竞争能降低 MAC 的组装。封闭抗体的位阻现象,同时还能干预 C3b 的沉积。

第二节　胞内菌感染免疫

● **胞内菌**(Intracellular bacteria)**通常通过网格蛋白介导的胞吞作用进入宿主细胞导致疾病的发生**

多数胞内菌与胞外菌一样,都是通过破坏黏膜和皮肤屏障的方式进入宿主体内,但是也有一些胞内菌是通过传病媒介的叮咬直接进入宿主血液中的,如壁虱、蚊子和螨(传病媒介是指将病菌传入终末宿主的媒介生物)。胞内菌侵入宿主体内后,直接进入宿主细胞进行繁殖,以逃避吞噬细胞、补体及抗体的攻击。胞内菌常见的靶细胞有上皮细胞、内皮细胞、肝细胞和巨噬细胞。因为巨噬细胞具有运动能力,所以细菌侵染巨噬细胞后可以迅速散布至全身。

胞内菌通常是通过网格蛋白介导的胞吞作用进入宿主细胞,因此首先被限制于网格蛋白包被的小泡中。一些种类的胞内菌留在小泡内,而另一些胞内菌离开小泡(这一机制尚不清楚)停滞在胞质溶胶中。胞内菌需要在宿主细胞内复制,因此会维持宿主细胞的存活。由于这一原因,胞内菌通常毒性不强,不会产生组织损伤性的细菌毒素。但是它们的胞内生活方式使其难以从宿主体内彻底清除,并可能导致慢性疾病。表 21-3 列出了胞内菌导致的疾病。

● **宿主通过多种免疫效应机制杀伤胞内菌**

嗜中性粒细胞和巨噬细胞　由于嗜中性粒细胞分泌的防御素可以在胞内菌进入宿主细胞之前对其进行破坏,因此这些防御素通常能够控制胞内菌引起的早期感染(图 21-3,①)。有些细菌逃脱了防御素的破坏,被嗜中性粒细胞吞噬,它们无法进行复制,而是被吞

Notes

噬体通过强大的呼吸暴发杀灭。活化的巨噬细胞在吞噬及杀灭胞内菌的过程中也起着重要的作用(图 21-3,②)。在嗜中性粒细胞和巨噬细胞中,吞噬溶酶体表面特定的宿主蛋白常常能够增强对被吞噬细菌的杀灭作用。宿主内质网和高尔基体中的酶也能够增强对被吞噬细菌的杀灭作用。这些酶调节着包含病原体的吞噬体的成熟,并且在 IFN 和 LPS 的应答中会大幅度上调。

表 21-3　胞内菌及其导致的疾病

病原体	疾病
马耳他布鲁杆菌	高烧,普鲁斯病
沙眼衣原体	眼和生殖疾病
嗜肺性军团杆菌	军团病
单核细胞增生李斯特菌	李斯特菌病
麻风分枝杆菌	麻风
结核分枝杆菌	结核病
肺炎支原体	非典型肺炎
立氏立克次体	落基山斑疹热
伤寒杆菌	伤寒热
鼠伤寒沙门菌	食物中毒
弗氏志贺菌	肠道疾病

除了吞噬作用以外,巨噬细胞还能够进行 TLR 介导的针对胞内菌的胞吞作用。例如,分枝杆菌的脂蛋白和脂多糖组分容易被 TLR2 和 TLR4 识别。巨噬细胞一旦被 TLR 结合活化后,就会产生促炎细胞因子,促进 NK 细胞活化和 Th1 分化。

NK 细胞和 γδT 细胞　由巨噬细胞 IL-12 刺激所产生的 NK 细胞通过 MHC I 类分子的低水平表达(感染通常会使其下调)来识别被感染的宿主细胞,并通过天然细胞毒性杀伤宿主细胞(图 21-3,③)。此外,活化的 NK 细胞能分泌大量的 IFNγ,直接促进巨噬细胞活化,间接促进 Th1 细胞分化。γδT 细胞在抵抗至少某些胞内菌感染方面起着重要作用。很多种类的胞内菌(特别是分枝杆菌)在试图移居宿主体内时会释放出小磷酸化分子(包括焦磷酸化分子)。这些代谢物能够引发效应 γδT 细胞增殖,进行细胞溶解或分泌 IFNγ(图 21-3,④)。

CD8⁺T 细胞　CTL 细胞对解决胞内菌感染起着关键作用。如果细菌在被感染细胞的胞质内复制,一些组成蛋白就会进入内源性抗原加工途径,由 MHC I 类分子提呈,将被感染细胞标记为 CTL 细胞介导的杀伤作用的靶标(图 21-3,⑤)。这些 CTL 细胞由在引流淋巴结中活化的病原特异性的初始 T 细胞增殖而来。一些 DC 获取了由被吞噬细菌降解或宿主细胞死亡而产生的抗原,引起 Tc 细胞的活化,进而引起 MHC I 类分子上这些抗原肽的交叉提呈。有趣的是,与其对病毒感染细胞的破坏作用不一样,CTL 细胞很少通过 Fas 介导的细胞凋亡途径或穿孔蛋白介导的细胞溶解作用来杀伤被胞内菌感染的靶细胞。确切地说,CTL 细胞是通过分泌 TNF、IFNγ 和(或)具有直接抗菌活性的颗粒组分来清除靶细胞的。研究证明缺乏 IFNγ 受体的个体很容易被分枝杆菌感染。

CD4⁺T 细胞　CD4⁺T 细胞对于抗胞内感染有重要的作用。这不仅是由于 CD4⁺T 细胞分泌的 IL-2 能够维持 Tc 细胞分化,还因为 Th1 细胞是巨噬细胞超活化所必需的。被巨噬细胞吞

Notes

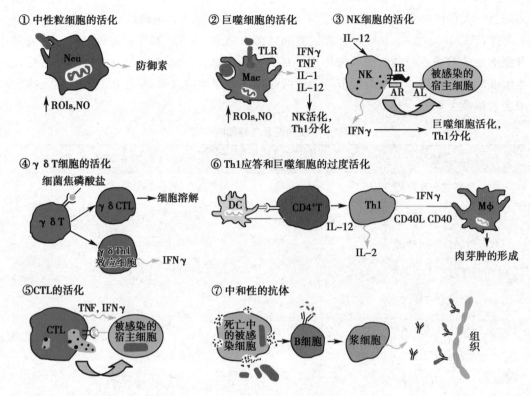

图 21-3   机体对胞内菌免疫防御的主要机制

噬的胞内菌通常能够抵抗吞噬杀伤作用,由活化的效应 Th1 细胞产生的 IFNγ 能够使巨噬细胞超活化,增强抗菌能力。这一系列事件起始于 DC 摄取了细菌自身分泌的或被坏死的感染细胞所释放的细菌抗原。在局部淋巴结中,抗原肽与 MHC- Ⅱ类分子结合,并被提呈给 CD4$^+$T 细胞(图 21-3,⑥)。在早期感染中,巨噬细胞活化产生的 IL-12 有利于效应 Th1 细胞的分化。活化的 Th1 细胞通过细胞间接触(特别是 CD40L)以及提供 TNF 和 IFNγ,使巨噬细胞超活化,产生大量的 ROI 和 RNI,有效杀伤几乎所有的胞内病原体。如果细菌仍然具有抗性,超活化的巨噬细胞会继续参与肉芽肿的形成来抑制这种威胁。

　　Th1 应答对于抵抗胞内病原体很重要,这一点在针对麻风分枝杆菌感染的人体免疫应答中已经被清楚地阐明。Th2 应答占优势的病人(他们的 Th 细胞优先分泌 IL-4 和 IL-10)易患一种破坏性的麻风病,即瘤型麻风。反之,Th1 应答占优势的病人(他们的 Th 细胞优先分泌 IFNγ)易患一种不太严重的麻风病,即结核样麻风。在抗胞内病原体方面,由 Th1 应答介导的细胞免疫比 Th2 应答调节的体液免疫更加有效。

　　体液防御　抗体对于宿主防御部分的胞内菌感染具有重要作用。被感染的细胞死亡时释放的细菌组分可以激活 B 细胞,产生中和性抗体(图 21-3,⑦)。这些抗体可以与刚进入宿主的细菌结合,或者与释放到胞外环境中但还没有感染新的宿主细胞的子代细胞结合。细菌被抗体结合后就无法进入宿主细胞,被调理吞噬作用或经典的补体介导的溶解作用所清除,抑制病原体传播。

　　肉芽肿(Granuloma)的形成　当胞内病原体(如结核分枝杆菌)能够抵抗 CTL 细胞和超活化的巨噬细胞的杀伤作用时,机体就会试图将病原体隔离在被感染的巨噬细胞形成的称为肉芽肿的细胞结构(图 21-4,图 21-5)。肉芽肿的内层包含着巨噬细胞和 CD4$^+$T 细胞,而外层由 CD8$^+$T 细胞组成。最终肉芽肿的外层钙化、纤维化,中间的细胞坏死。在某些情况下,死亡细胞中的所有病原体都被杀灭,感染被消除。在另一些情况下,少数病原体仍然存活,但在肉芽肿中休眠,使其持续存在。肉芽肿的持续存在是疾病转为慢性的明显信号。如果肉芽肿破裂,病原体就会被释放回到体内,重新开始复制。如果宿主的免疫应答处于免疫抑制状态,无法聚集抵抗

Notes

新一次攻击所必需的 T 细胞和巨噬细胞,病原体可能会进入血液,随着细菌在循环系统中传播,可以感染全身的组织,甚至导致死亡。

细胞因子对于肉芽肿的形成起着重要的作用。维持巨噬细胞的超活化需要 Th1 细胞和 CTL 细胞持续的产生 IFNγ。超活化的巨噬细胞产生的 TNF 不仅在早期趋化因子生成中起着至关重要的作用(募集白细胞到初始肉芽肿周围),而且还对在入侵者周围聚集这些细胞建立屏障发挥着重要的作用。在适应性免疫应答晚期由 Th2 细胞产生的 IL-4 和 IL-10 控制肉芽肿的形成,当细菌威胁得到控制时,其产生就会下降。

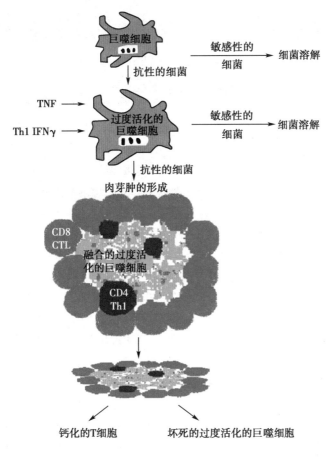

图 21-4　肉芽肿的形成

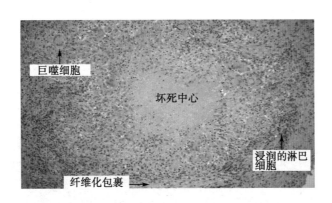

图 21-5　肉芽肿(该图的复制得到多伦多总医院健康
网络大学病理学教研室 David Hwang 的允许)

Notes

● 胞内菌通过多种策略逃避宿主的免疫杀伤

表 21-4 概括了胞内菌的逃避策略。

表 21-4   胞内菌对免疫系统的逃避机制

免疫系统中被干预的组分	细菌逃避机制
吞噬体的破坏作用	感染非吞噬细胞 合成能够阻断溶酶体融合、吞噬体酸化、ROI/RNI 杀伤的分子 募集宿主蛋白阻断溶酶体的功能
超活化的巨噬细胞	阻止巨噬细胞过度活化所需宿主基因的表达
抗体	通过伪足入侵转移到新的宿主细胞中
T 细胞	减少 APCs 抗原提呈作用

逃避吞噬体的破坏   一些胞内菌在非吞噬细胞中复制，以此来逃避吞噬体的杀伤。例如，麻风分枝杆菌会感染人体外周神经系统中的施万细胞（Schwann cells）。另外一些胞内菌会故意进入吞噬细胞，随后使吞噬细胞失活，或设法逃避吞噬细胞的杀伤。例如，李氏杆菌会通过宿主的 FcR 和 CR 进入小鼠吞噬细胞，然后合成一种称为李斯特菌溶血素 O（Listeria lysin O，LLO）的蛋白质，在吞噬溶酶体的膜上形成孔隙，细菌通过孔隙逃逸到相对安全的胞质中。当结核分枝杆菌被巨噬细胞吞噬进入吞噬体后，会将一种叫做 TACO 的宿主蛋白聚集到吞噬体，抑制吞噬体与溶酶体的融合。结核分枝杆菌还可以产生 NH_4^+，使吞噬溶酶体去酸化，促进吞噬溶酶体与无损害作用的内体融合。另外，结核分枝杆菌感染还可以干预对杀菌作用和巨噬细胞超活化所需的宿主基因的表达。通过这些方法，分枝杆菌可以在宿主吞噬体中长期存活。一些种类的沙门氏菌能够产生一些分子，减少 NADPH 氧化酶聚集到吞噬体周围，抑制 ROI/RNI 生成。另外一些胞内菌可以通过中和作用或合成超氧化物歧化酶和过氧化氢酶来阻断吞噬体产生 ROI 和 RNI，这些酶能够分解 ROI、RNI 和过氧化氢。

逃避抗体   一些胞内菌从一个宿主细胞直接移动到另一个宿主细胞，使抗体没有机会与其结合，从而逃避体液免疫应答。例如，在小鼠中，李氏杆菌可以诱导宿主产生基于肌动蛋白结构的伪足（Pseudopod），内陷进入邻近的非吞噬细胞（图 21-6）。邻近的细胞吞噬包含着细菌的伪足，将细菌包裹在液泡中。然后细菌通过 LLO 和磷脂酶破坏囊泡，进入新细胞的胞质中。由于细菌从来没有暴露到胞外环境中，因此它从不会成为抗体的靶标。

逃避 T 细胞

一些胞内菌通过干预 APC 的功能来逃避 T 细胞应答。例如，结核分枝杆菌感染 DC 后会引起 MHC Ⅰ 类分子、Ⅱ 类分子和 CD1 的下调，使抗原无法提呈给 T 细胞和 NKT 细胞。

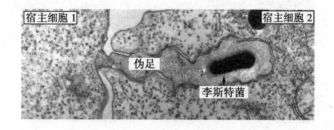

图 21-6   伪足入侵（复制本图经伯克利加利福尼亚
大学 Danial Portnoy 和 Lewis Tilney 的允许）

Notes

第三节　病毒感染免疫

● **大多数的病毒通过与宿主表面的相应受体结合而进入机体,导致疾病的发生**

病毒是一种没有"外衣"的胞内病原体,由一个被包裹在称为衣壳的蛋白质外壳中的核酸基因组组成。病毒基因组可能是 DNA 也可能是 RNA,衣壳可以包含在或不包含在称为包膜的膜性结构中。大多数的病毒通过与宿主表面的相应受体结合而进入机体,随后就在宿主或者病毒蛋白酶的作用下开始病毒基因组的复制并合成病毒 mRNA,具体依赖哪种作用主要取决于病毒的类型。然而,所有的病毒都缺乏蛋白分泌机制,并且均必须依赖于宿主细胞进行病毒蛋白的翻译和子代病毒颗粒的组装。子代病毒颗粒从已经被感染的细胞中释放出来侵袭临近的宿主细胞,随后开始进入一个新的循环周期,广泛扩散感染宿主。进入血液中的子代病毒颗粒可以自由地到达机体全身的各个部位。表 21-5 中列举了由病毒导致的疾病。

表 21-5　病毒及其导致的疾病

病原体	疾病
腺病毒	急性呼吸系感染
巨细胞病毒(CMV)	肺炎,肝炎
EB 病毒(EBV)	传染性单核细胞增多症,伯基特淋巴瘤
肝炎病毒(A,B,C)	肝炎,肝硬化,肝癌
单纯疱疹(HSV)	感冒疮
人类免疫缺陷病毒(HIV)	获得性免疫缺陷综合征(AIDs)
人类乳头状瘤病毒(HPV)	皮肤疣,生殖器疣,宫颈癌
人类 T 细胞白血病病毒(HTLV-1)	T 细胞白血病和淋巴瘤
流感病毒	流感
卡波西氏肉瘤疱疹病毒(KSHV)	卡波西氏肉瘤
麻疹病毒(MV)	麻疹
脊髓灰质炎病毒	脊髓灰质炎,脊髓灰质炎后疲劳
狂犬病病毒	狂犬病
鼻病毒	普通感冒
SARS(严重急性呼吸器官综合征)病毒	严重急性呼吸器官综合征
水痘带状疱疹病毒(VZV)	水痘,带状疱疹
天花病毒	天花
西尼罗病毒	流感样病,疲劳,脑炎
埃博拉病毒(EBOV)	埃博拉病毒病

病毒可直接也可间接地引起疾病的发生,如埃博拉病毒病(窗框 21-2)。病毒可以频繁的杀伤宿主细胞或至少让宿主细胞处于失活状态,使其不能发挥正常的生物学效应,致使临床症状

Notes

的出现。同时,病毒感染诱发的免疫反应还能频繁损伤宿主的组织,诱发炎症,导致免疫病理性的疾病。临床上通常将病毒感染分为急性感染或慢性感染。当宿主受到病毒的侵袭,宿主就会经历急性感染,这时疾病的严重程度取决于病毒的毒力和致病性,这个时期通常很短暂,机体的免疫反应会很快地高效清除这些病毒。如果这些病毒在急性期没有被彻底的清除时,就会残留在机体中形成持续性的感染,持续性的低水平病毒复制和持续性的感染会致使长时间的疾病存在,以及病程的反复发作,这样的时期称为慢性期。

许多持续性的病毒感染导致临床潜伏期而不是慢性疾病过程。在潜伏期中,有效的细胞免疫应答可以确保不会有新的病毒颗粒进行组装,此时病毒扩散至新的宿主细胞会受到抑制,从而保护宿主不会发生新的疾病症状。病毒此时就会在机体内呈现非活化状态并且不会再次复制。然而,如果宿主的细胞由于老化或者免疫抑制致使免疫应答减弱,此时在潜伏期中的病毒就会重新活化、复制,而后再次的导致急性疾病的发生。例如,由于潜伏期的水痘病毒重新活化导致皮肤上带状疱疹的出现,病人开始出现疼痛等临床症状。当潜伏期的致瘤病毒(引起癌症)开始活化的时候,肿瘤恶化就开始了,比如,宫颈癌就是持续性的 HPV 感染而导致。导致 AIDS 的 HIV 在机体的 $CD4^+T$ 细胞内进入潜伏期,从而延长其在机体内的时间。当 $CD4^+T$ 细胞数量下降至使免疫功能急剧下降,或感染病毒的 $CD4^+T$ 细胞活化,最终导致 HIV 大规模的扩增,摧毁免疫系统功能。

● 宿主具有多种针对病毒的免疫杀伤途径

干扰素和抗病毒状态　在病毒侵袭的早期,最早出现的免疫应答之一是大量的多功能的细胞因子的释放,如 IFNα、IFNβ 和 IFNγ。IFNα、IFNβ 被认为是 Ⅰ 型干扰素,而 IFNγ 则被认为是 Ⅱ 型干扰素。IFN 被认为是在对抗病原体引起的免疫应答中最为重要的和最为广泛的。图 21-7 总结了三种 IFN 的功能。IFNα 和 IFNβ 主要是在病毒感染后开始分泌,而 IFNγ 最初是由活化的巨噬细胞和 NK 细胞分泌,后期则由活化的 Th1 细胞所产生。任何一种 IFN 在宿主细胞被感染

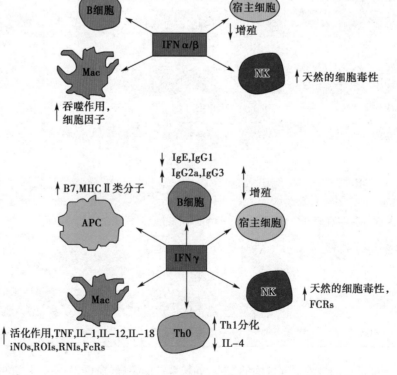

图 21-7　干扰素的主要功能

前即可参与一系列的代谢和酶的相关的事件,从而使机体呈现出抗病毒状态(图21-8,①)。抗病毒状态下的宿主细胞可以参与相关的酶的反应从而保护宿主,抑制病毒的侵袭和复制,在此阶段中病毒 mRNA 和蛋白质的转录和翻译都是被禁止的。

NK 细胞　尽管 CTL 是清除病毒所必需的细胞免疫反应中的首要效应细胞,然而这些细胞一般是在病毒感染后 4~6 天后才能增殖到足够的数量以完成该使命。被病毒感染的宿主细胞其表面的 MHC I 类分子下调,NK 细胞对被感染细胞的直接裂解(通过天然的细胞毒作用)和 NK 细胞产生的炎症性细胞因子在感染早期起着重要的防御作用(图21-8,②)。研究表明 NK 细胞功能不完备的个体,对病毒感染的敏感性增高,特别是对疱疹病毒。天然的细胞毒作用和炎症因子生成是受到三种 IFN 的刺激所产生的。NK 细胞同时还是抗病毒的 ADCC 中重要的介质,IFN-γ 可以刺激 NK 细胞和巨噬细胞 FcR 的上调表达。

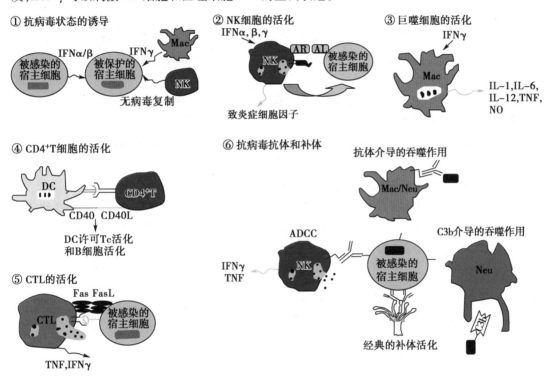

图 21-8　机体对病毒免疫防御的主要机制

巨噬细胞　巨噬细胞在病毒感染的情况下开始活化,生成大量的炎症前介质(图21-8,③)。IFN-γ 可以增强这项功能并且使巨噬细胞表达 iNOS 酶,促进生成 NO。NO 可以上调巨噬细胞产生 ROIs 和 RNIs,从而有助于对吞噬病毒的杀伤。巨噬细胞同时也可以通过 ADCC 途径来清除病毒。

CD4⁺T 细胞　完整的病毒颗粒或者组分可以通过网格蛋白介导的胞吞和吞噬作用被 DC 摄取。在这种情况下,TLR 是尤为重要的组分,数种 TLR 可以识别病毒的核酸序列,TLR 刺激的 DC 易于通过外源途径处理病毒蛋白,递呈病毒肽与 MHC II 类分子复合物,激活 CD4⁺T 细胞(图21-8,④)。Th 细胞对于抵抗大多数的病毒十分重要,因为这些细胞接受 DC 细胞的递呈,同时为初始 CD8⁺T 细胞的活化提供 IL-2。Th 细胞还可以为 B 细胞提供 CD40L 介导的共刺激信号和细胞因子,刺激 B 细胞产生针对病毒性 Td 抗原的抗体应答。

CD8⁺T 细胞　CTL 对大多数病毒的免疫防御至关重要。因为病原体是在细胞内复制,病毒抗原被呈递在感染细胞表面的 MHC I 类分子上,使这些细胞成为 CTL 的靶标。细胞免疫产生的效应细胞 CTL 在引流淋巴结被激活后,在归巢受体的作用下到达炎症部位,通过颗粒介导的细胞毒性作用、Fas 介导的细胞凋亡或 TNF、IFN-γ 的分泌来杀死病毒感染的细胞(图 21-8,⑤)。

体液免疫　由于病毒是细胞内感染的病原体,因此在初次适应性免疫应答时经常能逃避抗体的作用。然而,B 细胞能识别感染细胞表面呈递的病毒成分,也能遇到从感染的细胞中释放的子代病毒颗粒。在 T 细胞帮助下,B 细胞被激活,产生对完全清除感染起关键作用的浆细胞和记忆 B 细胞。在初次应答的晚期,中和性抗体被释放入血液循环,阻断病毒的进一步扩散。此外,在随后的攻击中,因为循环中的中和性的抗体迅速结合病毒,阻止病毒结合到宿主细胞上的受体,所以病毒不容易感染宿主细胞。抗病毒抗体也可以通过经典途径激活补体,在有胞膜病毒和被感染的宿主细胞表面形成 MAC 杀死病毒。在级联反应中形成的补体成分可以调理细胞外的病毒颗粒,促进吞噬作用对病毒的摄取(图 21-8,⑥)。抗病毒抗体自身也可以作为调理素,识别感染细胞表面病毒抗原的抗体可以通过结合吞噬细胞和 NK 细胞表面的 FcR,激活 ADCC。

需要提出的是一些抗病毒应答不需要 T 细胞的辅助,只通过 B 细胞应答就可清除(至少部分清除)。例如,VSV 病毒在其表面有可引起 Ti 应答的高度重复的结构。Ti 反应比 Td 反应快速,因为 Ti 反应仅涉及 B 细胞而不需要 B-T 的相互作用。一个抗病毒 Ti 反应可以在炎症早期发挥作用,减少病毒的扩散,直到机体产生针对病毒 Td 抗原的抗体应答形成。

补体　补体经典途径的激活是体液反应的一个部分,病毒颗粒的表面成分也可以直接激活凝集素和补体旁路途径。C3b(或 C3d)对病毒的调理作用可促进中性粒细胞和巨噬细胞的吞菌作用(见图 21-8,⑥)。

● **病毒通过多种策略来逃避宿主的免疫杀伤**

病毒基因组比较小的病毒可以依赖快速的复制,在免疫应答实现清除效应之前传播到新的宿主细胞形成新的感染。基因组大的病毒需要较多的时间进行复制,传播速度也慢得多,这些病毒建立了干扰宿主免疫应答的途径,使它们有足够的时间形成新的感染。病毒逃避免疫系统监视的机制十分复杂,表 21-6 中概括了病毒的免疫逃逸策略。

表 21-6　病毒对免疫系统的逃避机制

被干扰的免疫系统成分	病毒逃避机制
检测	潜伏起来
抗体	通过抗原漂移或抗原位移改变病毒表位 表达病毒性 FcR,阻断 ADCC 或中和作用 阻断 B 细胞的胞内信号转导
CD8⁺ T 细胞	感染低 MHC I 类分子表达的细胞 干预 MHC I 类分子介导的抗原提呈 迫使 pMHC 的内化
CD4⁺ T 细胞	避免感染 DCs 干预 MHC II 类分子介导的抗原提呈 迫使 pMHC 的内化
NK 细胞	表达病毒性 MHC I 类分子类似物 提高宿主 HLA-E 或经典 MHC I 类分子的合成
DC	阻断 DC 的发育或成熟 阻止 DC 上调共刺激分子 上调 DC 表面 Fas L 的表达

Notes

续表

被干扰的免疫系统成分	病毒逃避机制
补体	阻断转化酶的形成 表达病毒性的宿主 RCA 蛋白类似物 提高宿主 RCA 蛋白的表达 出芽到宿主细胞膜，获取宿主 RCA 蛋白
抗病毒状态	阻断 IFNγ 的分泌 干预建立抗病毒状态的代谢/酶活动
凋亡	阻断内源性或外源性途径的各个环节 表达死亡受体和调节分子的类似物
细胞因子/趋化因子	表达细胞因子和趋化因子的竞争性抑制剂 下调细胞因子和趋化因子受体的表达

潜伏期（latency） 在感染的潜伏期，病毒在宿主细胞中是以一种缺陷的形式存在，在一段时间内不具有感染性。大多数情况下，潜伏期涉及对有效感染所需的病毒基因转录的失活和随后所需的新的病毒转录子的表达。病毒从潜伏期恢复到有效感染需要一些有效感染基因的再次活化，这种情况只有在宿主的免疫系统功能低下时才可发生。

不同病毒以不同的方式进入潜伏期。HIV 将其 RNA 基因组中的一个 cDNA 拷贝整合到宿主细胞的 DNA 中，从而使病毒基因转录受限。水痘带状疱疹病毒（VZV）和单纯疱疹病毒（HSV）的 DNA 基因组不会整合到宿主的 DNA，取而代之的是形成核小体蛋白复合物，阻止有效感染基因的转录。EB 病毒和卡波济氏肉瘤疱疹病毒（KSHV）感染中，其潜伏期的机制与 VZV 和 HSV 相似。然而，这些疱疹病毒的潜伏期与宿主肿瘤发生密切相关，EB 病毒可以导致 B 细胞淋巴瘤和鼻咽癌的发生，KSHV 可以导致 AIDS 相关的卡波氏肉瘤的发生。

抗原变异 病毒变异的一个通常的途径是在连续传代过程中改变抗原的"斑纹"来逃避机体免疫系统的攻击，经过变异之后的病毒会以一种新的方式存在，不会被机体存在的记忆性淋巴细胞或抗体所识别。这种机制在长时间存活的宿主中是最有效的，可以维持多次感染，尤其是对一些缺乏潜伏能力的病毒更为有效。病毒抗原这种通过随机突变导致的快速修饰的过程称为"抗原漂移"（Antigenic drift）。例如，与所有的 RNA 病毒一样，流感病毒在复制的时候不能校正它们的基因组，所以就会发生高几率的变异。存在于流感病毒颗粒表面的红细胞凝集素和神经胺糖苷酶在病毒每一代的复制过程中是不一样的。这些较小的病毒变异体通常优先在宿主中复制，因为它们不会被机体存在的针对之前病毒株抗原特异性的抗体所中和。由抗原漂移导致的新生流感病毒是局部流感暴发的主要原因。HIV 是另一种经历快速抗原漂移的病毒，即使在同一 HIV 感染个体中也是如此。这种变异通常是由涉及其基因组复制的逆转录酶的高度错误率所引起的。

流感病毒的一个特征就是能够进行"抗原漂移"，流感病毒的基因组以八个单独的单链 RNA 片段存在，各负责编码一个单独的病毒蛋白。由于有了这样的遗传学结构，那么两种不同品系的流感病毒在同时感染一个宿主时，就经历它们基因组片段的重新分配（有时被不正确地称为"重组"）（图 21-9）。含有亲代 RNA 新的组合病毒颗粒的出现，显著改变了递呈到免疫系统的蛋白质表位谱。这种新的流感病毒不会被以前暴露或免疫应答所产生的 CTL 和抗体所识别。抗原漂移是发生在 20 世纪四次大的流感暴发的主要原因。

干扰抗原递呈 抗原递呈的通路给予了病毒破坏免疫系统功能的机会，一个病毒可以干扰抗原递呈过程的多个环节。

MHC I 类分子介导的抗原递呈 不同的病毒能够以不同的方式逃避活化的 CD8$^+$T 细胞。

Notes

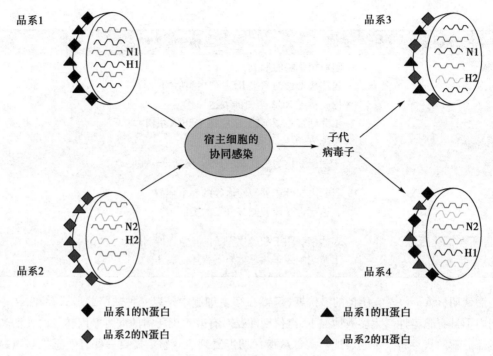

图 21-9　抗原漂移法则

腺病毒可以抑制被感染宿主细胞的 MHC Ⅰ 类分子的合成。巨细胞病毒(CMV)和 VSV 通常感染具有较低水平 MHC Ⅰ 类分子的细胞。CMV 还能表达具有去糖基化和降解新合成的 MHC Ⅰ 类链的蛋白质。另一种 CMV 蛋白与成熟的肽-MHC Ⅰ 类分子结构关联,使其不能被 CD8$^+$T 细胞识别。EBV 产生抵抗蛋白质水解的病毒蛋白,阻止适合与 MHC 结合槽结合的肽产生。EBV 同时还能下调 TAP 抗原转运体的表达,减少了肽的负载。疱疹病毒则可以通过表达一些小的蛋白干扰肽与内质网细胞溶质上 TAP 的结合。其他的病毒则表达一些蛋白质,可以使肽结合到 TAP,但使复合物陷在 ER 腔系中。HIV 则能表达一种称为 Nef 的胞内多功能蛋白,可以同时与宿主的网格蛋白和 MHC Ⅰ 类分子的胞浆尾部结合。Nef 介导的在 MHC Ⅰ 类分子和网格蛋白间的物理连接作用,可以迫使 MHC Ⅰ 类分子的内化并被溶酶体降解。

MHC Ⅱ 类分子介导的抗原递呈　病毒可通过不同的路径逃避活化的 CD4$^+$T 细胞。狂犬病毒优先感染神经元,但是却缓慢地裂解它们,使 APC 不能很快地递呈病毒抗原,直到病毒进入机体后大量繁殖,所以机体对狂犬病毒的适应性免疫应答也被延迟。CMV 和腺病毒都可以合成蛋白质来抑制 MHC Ⅱ 分子表达所需的胞内信号转导。其他的病毒则可以表达一些能与 MHC Ⅱ 类分子结合的蛋白质,使它们被蛋白酶体降解。还有一些病毒在 MHC 分子进入胞内系统之后,干扰 MHC Ⅱ 类分子的递呈。例如,CMV 蛋白可以与恒定链相互竞争结合 MHC Ⅱ 类分子;而 HPV 蛋白和 HIV 的 Nef 蛋白可以干扰肽生成过程中的一个必要步骤,即内体的酸化作用。与其对 MHC Ⅰ 类分子的作用一样,HIV 的 Nef 蛋白可以诱导细胞表面 MHC Ⅱ 类分子的内化和溶酶体的降解。

"愚弄"NK 细胞　病毒使宿主细胞下调 MHC Ⅰ 类分子,引起 NK 细胞的注意。CMV 因此表达了 MHC Ⅰ 类分子的病毒类似物,结合 NK 细胞抑制性受体,这样 NK 细胞认为它识别的是一个正常的 MHC Ⅰ 类分子,因此不会被激活,被感染的细胞也不会被 NK 细胞裂解。CMV 也可以上调非经典的 MHC Ⅰ 类分子 HLA-E,可以结合到 NK 抑制性受体上。相反,快速复制的 WNV 上调经典的宿主 MHC Ⅰ 类分子,抑制 NK 细胞活性,使病毒能够在特异性 CTL 产生之前完成大量复制。

干扰 DC　一些病毒通过干扰 DC 的功能,来影响 T 细胞反应。HTLV-1 感染 DC 前体,防止

Notes

它们分化成为不成熟的 DC,阻碍 T 细胞应答的启动。HSV-1 和牛痘病毒感染不成熟的 DC,阻止 DC 成熟,而其他痘病毒引起 DC 的凋亡性死亡。麻疹病毒使感染的 DC 上调 FasL 的表达,促使它杀死与它相遇的 T 细胞。麻疹病毒也可以引起 DC 形成称为合胞体的聚集物,在合胞体中的病毒可自由复制,使 DC 成熟受到影响。当 CMV 感染 DC 时,DC 变为耐受性,导致与其相遇的 T 细胞无能,而不是激活 T 细胞。

干扰抗体功能 一些病毒可以直接干扰抗病毒抗体的产生和效应功能。麻疹病毒表达一种对 B 细胞的激活起抑制作用的蛋白。HSV-1 使感染的宿主细胞表达病毒形式的 FcγR,可以与抗体的 Fc 结合,封闭病毒蛋白-IgG 复合物与吞噬细胞和 NK 细胞表面的受体结合,阻断 AD-CC 和经典的补体激活途径。

逃避补体 病毒可以通过许多与其他的病原体一样的机制来逃避补体介导的损伤。一些痘病毒和疱疹病毒分泌阻碍旁路 C3 转化酶形成的蛋白质。许多病毒增加宿主 RCA 蛋白的表达,调节补体激活,防止病毒感染的细胞受到 MAC 介导的溶解。其他的病毒表达 RCA 蛋白病毒类似物,阻碍 MAC 对病毒颗粒的裂解。还有些病毒通过宿主细胞膜表面出芽的方式得到 RCA 蛋白。HIV 和牛痘都是通过此方式获得 RCA 蛋白 DAF 和 MIRL 的。

消除抗病毒状态 一些病毒已经发展了错综复杂的机制来干扰机体的抗病毒状态。EBV 表达一种生长因子的可溶性受体,这种生长因子是巨噬细胞分泌 IFN 所必需的。缺乏这种生长因子时,IFN 的产生很少,不足以激发和维持抗病毒状态。HSV 感染已经建立了抗病毒状态的细胞时,病毒表达一种蛋白逆转这种受阻状态,使得病毒蛋白的合成得以恢复。牛痘病毒和丙型肝炎病毒也可以合成蛋白质,打破对维持抗病毒状态所需的代谢和酶活动。腺病毒表达一种蛋白质,可以干扰宿主的转录因子活性。KSHV 可以产生一种与宿主转录因子类似的蛋白质,但它不允许建立抗病毒状态所需基因的转录。

调控宿主细胞的凋亡 宿主细胞在复制完成之前凋亡可导致病毒的灭亡。宿主细胞凋亡最常见的是由 CTL 脱颗粒、Fas-FasL 相互作用、TNF 与 TNFR 的结合引起的。此外,感染的细胞有时通过内质网胁迫机制发生"利他"凋亡(死亡对宿主有益)。在宿主不得不释放大量病毒蛋白质引起内质网结构的功能过热时会导致内质网胁迫现象。大基因组的复杂病毒已经发展了阻断这些死亡诱导途径各个环节的方法。腺病毒合成一个多蛋白复合物,引起 Fas 和 TNFR 的内化,将这些死亡受体从细胞表面清除,阻断 FasL 或 TNF 介导的凋亡。一些痘病毒表达 TNFR 的类似物,作为 TNF 和相关细胞因子的诱饵受体。腺病毒、疱疹病毒和痘病毒表达多种蛋白质,抑制凋亡所需的酶级联反应。许多病毒可以增加宿主细胞存活蛋白的胞内水平,这些蛋白可以阻止过早的细胞凋亡。另外,一些病毒可以表达某些生存蛋白的类似物从而干扰细胞凋亡。

干扰宿主细胞因子 在病毒感染的早期,宿主细胞生成大量的细胞因子和趋化因子来支持抗病毒反应。因此病毒试图抑制这些分子或其受体的生成和激活。一些痘病毒可以改变局部的细胞因子环境,使它不利于支撑免疫应答所必需的细胞合作。KSHV 和腺病毒都表达一种蛋白质,抑制 IFN 诱导的基因转录,而另一些痘病毒表达可以阻断 IL-1 产生的蛋白质。疱疹病毒下调细胞因子受体的表达,而 CMV 干扰趋化因子基因的转录。痘病毒分泌干扰素受体类似物,阻断 IFNα 和 IFNγ 分子信号通路。痘病毒合成趋化因子类似物可以结合宿主细胞表面的趋化因子受体,阻断淋巴细胞、巨噬细胞和中性粒细胞的趋化作用。

抑制 IL-12 生成是许多病毒的主要目的,因为这种细胞因子对 Th1 分化和随后的抗病毒细胞免疫应答十分关键。EBV 合成 IL-12 的类似物,可以竞争性抑制宿主 IL-12 的活性。EBV 还可以产生 IL-10 的类似物,抑制巨噬细胞生成 IL-12 和淋巴细胞生成 IFNγ。麻疹病毒结合到某些宿主细胞受体也可以阻断 IL-12 的生成。

Notes

第四节　寄生虫感染免疫

● **许多寄生虫有多个阶段的生活周期,每一个阶段的寄生虫能够感染不同的宿主种类**

寄生虫包括单细胞的原生动物和多细胞的蠕虫,是病原体中最大的致病群体之一,每年威胁着数百万人的生命,尤其在发展中国家更为严重。一些原生动物是细胞外复制,另一些进行细胞内复制。蠕虫在宿主体内生长但在细胞外复制,或者完全在宿主体外的一个易于进入宿主的地方(如水源)复制。蠕虫在宿主体内生长和成熟,经常引起严重和长期的组织、器官损伤。

许多寄生虫有多个阶段的生活周期,每一个阶段的寄生虫能够感染不同的宿主种类。寄生虫也频繁地使用载体来感染其终末宿主。例如,人类通过感染了疟原虫的按蚊属蚊子的叮咬感染上疟疾。甚至在一个特定的被感染个体,一些寄生虫阶段是细胞内的,而另一些寄生虫又是细胞外的。从公众健康的视角来看,所有这些因素引起相当大的问题,因为通过不断地改变形式和(或)使用一种无脊椎动物或动物载体感染人类的寄生虫,比仅仅感染人的病原体难控制得多。通常在战胜寄生虫时细胞免疫和体液免疫均需动员起来。表21-7和表21-8中列举了由原生动物和蠕虫所引起的疾病。

表21-7　原生动物及其导致的疾病

病原体	疾病
溶组织内阿米巴	小肠病
杜氏利什曼原虫	内脏利什曼病
硕大利什曼原虫	皮肤、耳朵和脸部利什曼病
恶性疟原虫	疟疾
鼠弓形虫	弓形虫病
布鲁斯锥虫	非洲昏睡病
克鲁斯锥虫	美洲锥虫病

表21-8　蠕虫及其导致的疾病

病原体	疾病
蛔虫	蛔虫病
棘球绦虫	泡型包虫病
盘尾丝虫	非洲盘尾丝虫病
血吸虫	血吸虫病
毛线虫	旋毛虫病
吴策线虫	象皮肿

● **宿主通过多种途径对寄生虫进行免疫杀伤**

取决于入侵者的大小和细胞构成以及其生活周期,不同的寄生虫引发不同的免疫应答类型。通常,原生动物寄生虫趋向于诱导Th1应答。相反,蠕虫感染则引起Th2应答。

对原生动物的防御

体液防御　所有归因于抗体的对胞外菌(图21-2)防御的效应机制均可用于防御小的细胞外原生动物。抗寄生虫抗体介导中和作用,调理吞噬,激活经典补体途径。大一些的胞外原生动物可通过中性粒细胞和巨噬细胞介导的ADCC得以清除。

Notes

Th1 应答,IFNγ 和巨噬细胞超活化 Th1 应答对抗原生动物应答十分关键,因为 Th1 效应细胞是巨噬细胞超活化所需 IFNγ 的主要来源细胞。像许多胞内菌一样,许多的原生动物寄生虫(如硕大利什曼原虫)感染或被巨噬细胞摄取后,不会在普通的吞噬体中被消化。这些寄生虫能抵抗或不能诱发活化的巨噬细胞通常的呼吸暴发。只有超活化的巨噬细胞能够产生足够的 ROIs 和 RNIs,才能将这些寄生虫有效杀伤。另外,由超活化的巨噬细胞产生的 TNF 在控制胞外原生动物中起着重要的作用。如果超活化的巨噬细胞不能清除感染,则会形成肉芽肿(图 21-4)。

IFNγ 有数种其他的抗原生动物效应,包括:(1)对许多原生动物的各种形式均有直接的毒性;(2)刺激 DC 和巨噬细胞 IL-12 的产生,IL-12 可随之触发 NK 细胞和 NKT 细胞 IFNγ 的产生;(3)诱导感染的巨噬细胞表达 iNOS,导致胞内 NO 的产生,NO 可排除寄生虫本身或感染的细胞;(4)上调对吞噬体的成熟有重要作用的酶的表达;(5)上调被感染巨噬细胞表面 Fas 的表达,增强 T 细胞的 FasL-Fas 介导的细胞凋亡。因为 Th2 细胞因子(如 TGFβ、IL-4、IL-10 和 IL-13)抑制 IFNγ 和 iNOS 的产生,因此优先产生 Th2 应答,而不是 Th1 应答的个体对原生动物寄生虫所引起的疾病是高度易感的。

CTLs 和 γδT 细胞 如果原生动物寄生虫从巨噬细胞吞噬体逃出,进入了宿主细胞的胞质溶胶,寄生虫抗原可进入内源性抗原处理途径,抗原多肽由 MHC-I 类分子递呈,被感染的宿主细胞成为 CTL 靶标。然而,穿孔素/颗粒酶介导的细胞溶解对急性原生动物感染并不十分有效,CTL 分泌的 IFNγ 在抗原生动物应答中作用最大。同样,活化的 γδT 细胞分泌的 IFNγ 在原生动物感染的早期阶段对机体的防御起着支撑作用。穿孔素/颗粒酶介导的细胞溶解在控制原生动物感染的慢性阶段发挥重要作用。

对蠕虫的防御

Th1 应答对战胜原生动物寄生虫是必要的,而 Th2 应答则对防御大的、多细胞的蠕虫十分关键。例如,对曼氏血吸虫有天然抵抗作用的个体表达高水平的 Th2 细胞因子,而对蠕虫敏感的个体则表现为升高的 Th1 细胞因子浓度。抗蠕虫 Th2 应答涉及对任何其他类型病原体并不十分重要的 IgE、肥大细胞和嗜酸性粒细胞。活化的 CD4$^+$T 细胞对抗蠕虫防御也很关键,因为这些细胞可分化为产生 Th2 细胞因子的细胞,并且通过 CD40L-CD40 相互作用使 B 细胞类型转换为 IgE(图 21-10,①)。B 细胞产生的抗寄生虫 IgE 抗体进入循环,通过结合到肥大细胞表面 FcεRI 使肥大细胞活化,当蠕虫抗原结合到细胞表面的 IgE 时,触发肥大细胞在十分接近寄生虫(图 21-10,②)的情况下脱颗粒。肥大细胞释放的组胺引起宿主肠道和支气管平滑肌收缩,寄生虫从黏膜松开,被赶离出宿主。肥大细胞合成的组胺和其他蛋白也对一些蠕虫有直接的毒性。针对蠕虫表面分子的特异性 IgE 可直接结合病原体,吸引表达 FcεRI 分子的嗜酸性粒细胞,触发嗜酸性粒细胞脱颗粒,释放可直接或间接杀伤蠕虫的物质(图 21-10,③)。一些分子降解蠕虫的皮肤,允许其他白细胞进入其深层的组织。这些细胞也可脱颗粒,释放额外的毒性蛋白和多肽,杀伤蠕虫。Th2 细胞因子 IL-4、IL-5 和 IL-13 对防御蠕虫十分关键。IL-4 是驱动 B 细胞向 IgE 转换的主要因子。IL-5 强烈地促进嗜酸性粒细胞的增殖、分化和活化,并且支持浆细胞向 IgA 分化(图 21-10,④)。分泌型的 IgA 包被黏膜,抵御寄生虫进一步的吸附。IL-4 和 IL-13 抑制巨噬细胞 IL-12 的产生,IFNγ 的产生和 Th1 的极化(这可导致 Th1 效力大为下降)。IL-13 对支气管和胃肠的驱逐反应也是必需的。

● **寄生虫通过多种策略来逃避宿主的免疫杀伤**

有多重阶段生活周期的寄生虫有各种各样的机会阻挠免疫应答(表 21-9)。

逃避抗体 不同的寄生虫通过不同的策略避开抗体。具有多重生活周期的原生动物通过抗原变异逃避抗体。宿主刚刚产生了针对某一阶段寄生虫表位的体液免疫应答,寄生虫的个体马上呈现完全不同的形式和完全新的表位。已经产生的抗体遇到的却是新的抗原,防御滞后接

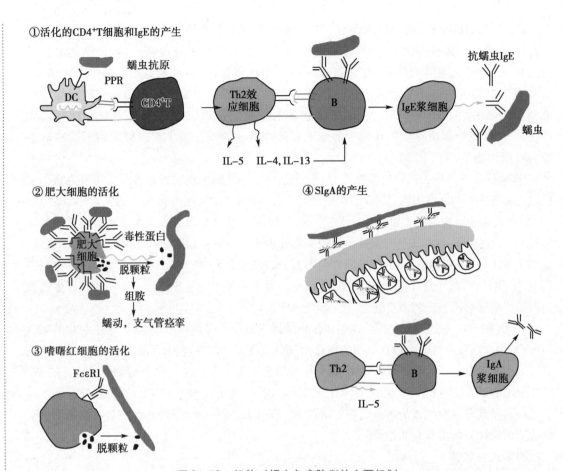

图 21-10　机体对蠕虫免疫防御的主要机制

踵而来。其他的原生动物采取一种更为直接的方式。硕大利什曼原虫通过将自己隔离在宿主巨噬细胞内逃避抗体的攻击。布鲁斯锥虫通过自发修正体液应答针对的主要靶分子 VSG 的表达来逃避抗体攻击。VSG 基因有上百种,但锥虫在同一时间仅表达一种 VSG 基因。然而,锥虫有规则地顺序关闭其首个 VSG 基因的表达,活化另一基因的表达,导致一种改变的球蛋白外壳,这样针对第一个 VSG 蛋白的抗体就不会识别它。一些血吸虫寄生虫通过获得宿主糖脂和球蛋白外壳伪装自己。这种由宿主分子形成的密集"森林"阻止抗体与寄生虫表面抗原的结合。其他寄生虫通过脱落部分外膜,弹出寄生虫抗原和宿主抗体免疫复合物来阻止抗体的攻击。也有一些其他蠕虫通过产生某种物质来消化抗体。

逃避吞噬溶酶体的破坏　蠕虫没有被吞噬的危险,但许多原生动物发展了逃避这种破坏的方法。例如,一些肠内的原生动物溶解粒细胞和巨噬细胞,使其在第一场合被吞噬的机会最小化。鼠弓形体阻止巨噬细胞吞噬体融合到溶酶体。克鲁斯锥虫溶酶体融合之前酶解吞噬体膜,然后逃避到宿主细胞的胞浆中。硕大利什曼原虫经常保留在吞噬体中,但干预呼吸暴发。

逃避补体　原生动物和蠕虫都有逃避补体的办法。两种寄生虫中的一些成员均能通过蛋白水解的方式排除吸附到其表面的补体活化蛋白,或剪切寄生虫结合抗体的 Fc 部分。比如,硕大利什曼原虫可诱导整个补体终末复合物从其表面释放。其他一些寄生虫可分泌一些分子强迫连续的液相补体活化,来耗竭补体组分。仍有其他一些寄生虫表达可功能性地模仿哺乳动物 RCA 蛋白 DAF 的蛋白。

干预 T 细胞　原生动物和蠕虫均可通过干扰宿主 T 细胞应答的办法来提高寄生虫的存活。例如:恶性疟原虫可促使 Th 细胞分泌 IL-10,而不是 IFNγ,导致 MHC Ⅱ类分子的表达下调,抑制 NO 的产生。这种病原体也表达一些分子,导致被感染的红细胞间接干预巨噬细胞的活化和 DC 的成熟。硕大利什曼原虫表达可结合到巨噬细胞表面 CR3 和 FcγRs 的分子,降低 IL-12 的产

Notes

生,可杀伤原生动物的 Th1 应答也因此受到抑制。线虫类的钩虫分泌几种可诱导宿主 T 细胞低
应答甚至耐受的蛋白,这种免疫抑制状态使大量的蠕虫集聚在感染的宿主体内。其他一些丝虫
类的蠕虫诱导其他所接触的 APC 降低表面 MHC Ⅰ 和 Ⅱ 类分子的表达,下调其他涉及抗原提呈
的基因,使这些 APC 不能参与有效的 T 细胞活化。

表 21-9　寄生虫对免疫系统的逃避机制

被干扰的免疫系统成分	寄生虫逃避机制
抗体	具有多阶段的生命周期引起抗原变异
	藏在巨噬细胞中
	修正寄生虫表面蛋白引起抗原变异
	获取宿主表面蛋白以阻断抗体结合
	脱落带有免疫复合物的寄生虫外膜
	分泌消化抗体的物质
吞噬作用	阻断吞噬体融合到溶酶体
	从吞噬体逃离到细胞质
	阻止呼吸暴发
	裂解静息的吞噬细胞
补体	降解吸附上的补体组分或剪切膜结合抗体的 Fc 段
	迫使补体组分耗尽
	表达 RCA 蛋白类似物
T 细胞	通过促进 IL10 产生和降低 IL-12 与 IFNγ 的产生来抑制 Th1 应答
	分泌可诱导 T 细胞低反应或耐受的蛋白
	干预 DC 的成熟和巨噬细胞的活化

第五节　真菌感染免疫

● 许多真菌对健康的人体是没有危害的,但一些免疫力低下的个体容易遭受真菌的急性感
染,有时还可导致持久性感染

真菌可以是单细胞独立生长,或者是多细胞的聚集生长(如菌丝体)。双相型真菌在其生活
周期的某个阶段为单细胞,而另一阶段又变为多细胞形式。所有的真菌细胞像细菌一样有细胞
壁,但也像哺乳细胞一样具有细胞膜。尽管许多真菌是在土壤中度过其大部分生命周期,但也
有些共生在人体的解剖学外表面局部。许多真菌对健康的人体是没有危害的,但免疫力低下的
个体容易遭受真菌的急性感染,有时还可导致持久性感染。当真菌成功侵入人体后,通常会进
入靶器官的血管系统。血管中生长的真菌能够阻挡宿主器官血流的供给。一些真菌如皮肤真
菌、丝状真菌仅仅感染皮肤,头发和指甲。真菌感染引起的疾病称真菌病,表 21-10 列举几种由
真菌感染引起的疾病。

● 真菌感染主要由其诱导的天然免疫所控制

在这些组织中,嗜中性粒细胞和巨噬细胞均能执行强大的嗜菌作用,产生强大的抗真菌防
御素,导致真菌细胞渗透失衡(图 21-11,①)。活化的嗜中性粒细胞和巨噬细胞也可分泌大量的
对真菌细胞有直接毒性的 IL-1、IL-12 和 TNF。γδT 细胞定义不是很清楚,但基于 γδT 细胞缺陷
小鼠对酵母感染敏感性增高这一事实,γδT 细胞在黏膜抗真菌防御中发挥重要的作用。经IL-12
刺激活化的 NK 细胞通过细胞因子的分泌(不是天然的细胞毒性)(图 21-11,③)在对真菌细胞
的杀伤中起着重要的作用。TNF 对真菌细胞有直接的毒性作用。而 IFNγ 则对巨噬细胞的超活
化最终导致肉芽肿的形成起作用。在感染的晚些时候,DC 获取真菌抗原,并激活初始 T 细胞产

Notes

生 Th1 效应分子。这些 T 细胞分泌大量的 IFNγ,使巨噬细胞超活化(图 21-11,④)。Th2 应答在真菌感染中相对罕见,并且不是十分有效。被真菌感染后出现 Th2 应答而不是 Th1 应答的病人对这些病原体的抗性很弱。

表 21-10   真菌及其引起的疾病

病原体	疾病
曲霉菌	呼吸道感染
皮炎芽生菌	芽生菌病
念珠菌	酵母菌感染,阴道炎,膀胱炎
新型隐球菌	脑膜炎,肺感染
荚膜组织胞浆菌	组织胞浆菌病
卡氏肺囊虫	肺炎和肺损害
皮肤真菌	皮肤,指甲和头发感染

抗体在防御侵入机体中的真菌的作用十分有限。抗体介导的调理作用可促进吞噬作用(图 21-11,⑤),因此在真菌抗原的清除和递呈中发挥作用。在被补体调理后,真菌细胞也会被吞噬。虽然真菌细胞可活化补体级联,但是其细胞壁往往使其对补体介导的裂解具有抵抗作用。

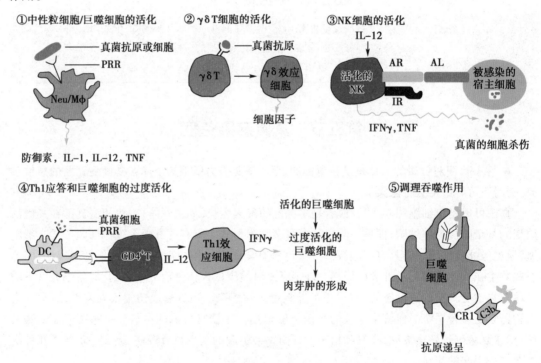

图 21-11   机体对真菌免疫防御的主要机制

● **真菌采取多种策略逃避宿主的免疫杀伤**

许多真菌在其生活周期的不同阶段表现为不同的形式,使其具有很多机会逃避免疫防御(表 21-11)。一些真菌的细胞壁和细胞膜缺乏 PAMP 和其他能触发 PRR 介导的识别或补体介导的裂解作用的结构。一些真菌被包被起来,从而可抵抗抗体的识别和吞噬作用。许多真菌产生毒素和其他一些具有免疫抑制作用的分子。一些分子通过破坏 Th1 应答促使免疫偏离到无效的 Th2 应答;其他一些分子可抑制活化的 T 和 B 细胞分化所需基因的转录;还有一些其他真菌分子抑制淋巴细胞的增殖或巨噬细胞细胞因子的产生。新型隐球菌外壳的多聚糖可阻挡单

Notes

核/巨噬细胞细胞因子的产生,下调巨噬细胞 B7 的表达,并且激活调节性 T 细胞。

表 21-11　真菌对免疫系统的逃避机制

被干扰的免疫系统成分	真菌逃避机制
PRR 识别	细胞壁无 LPS 或肽聚糖
抗体	具有多阶段的生活周期 分泌阻断 B 细胞分化和增殖的分子
补体	具有细胞壁,阻止补体接触细胞膜
吞噬作用	具有阻止吞噬作用的衣壳
巨噬细胞	分泌抑制细胞因子产生和 B7 表达的分子
T 细胞	分泌诱导无效的 Th2 应答而不是 Th1 应答的分子 分泌阻断 T 细胞分化和增殖的分子 激活调节性 T 细胞

第六节　朊病毒感染免疫

朊病毒(Prions)是一种引起海绵状脑病(SEs)的病原体。SEs 是一种神经变性疾病,以大脑病变呈"海绵状"为特征。人类的 SE 称为"变种克雅氏病(vCJD)",常常是致命的。动物 SE 包括绵羊疯痒病和牛海绵状脑病(BSE 或"疯牛病")。这种疾病的发生与摄取了患有 SE 的动物的感染组织有关。例如:牛吃了由被污染的绵羊的残留物制成的饲料,而人如果吃了由感染的牛肉制成的汉堡包则可能死于 vCJD。

朊病毒本质上是一种无核酸的可传播的蛋白,结构上是一种正常的哺乳动物表面球蛋白的构象异构体。在最初对绵羊疯痒病的研究中,这种正常的球蛋白表示为 PrP^c(朊蛋白,细胞内的),改变了的蛋白表示为 PrP^{sc}(朊蛋白,疯痒病)。PrP^{res}(朊蛋白,对蛋白酶抗性的)现在被用来表示任何种系中改变了的蛋白质。当 PrP^{res} 被引入一个健康的动物时,可作为存在于宿主的 PrP^c 分子再折叠为额外的 PrP^{res} 拷贝的模板。这种致病的朊病毒通过大量转换宿主的 PrP^c 分子为 PrP^{res} 构象,从而有效地"复制"它本身。这种错误折叠的 PrP^{res} 蛋白与 PrP^c 的特性完全不同。当这种 PrP^{res} 蛋白进入大脑的神经元,则导致这种器官蛋白的再生,表现为 SE 的临床症状。目前不能解释的是身体的其他部分没有因为 PrP^{res} 的存在而受影响。

以上描述的朊病毒病的感染形式,宿主 PrP^c 基因没有任何突变,被影响的 PrP^c 蛋白在氨基酸序列上没有任何改变:失调纯粹是由于蛋白的一个错误折叠。然而,确实存在极少数自发的朊病毒病,由于个体的 PrP^c 基因突变导致 PrP^{res} 蛋白的产生。只要携带 PrP^{res} 蛋白的组织没有被其他动物摄取,就没有传播性。但在极少数例子中,这种突变是发生在胚胎细胞中,这种情况下疾病就可由突变的动物遗传给后代。

朊病毒感染后损害大脑,而不会诱导体液或细胞介导的适应性应答。宿主的 T 细胞对感染的 PrP^{res} 通常是耐受的,因为它只是一种天然产生的自身蛋白,仅在二级结构上有改变。在缺乏朊病毒特异性 T 细胞的情况下,也不会有 Td 的体液免疫应答出现。虽然这种"外来"的 PrP^{res} 构象可被 B 细胞的 BCR 所识别,但抗原本身不能作为 Ti 免疫原,因为它既不是大尺寸的,也不是多价的,因此无法激活 B 细胞。

由于朊病毒病尚无有效的治疗方法,因此只能通过病患组织严格的积极预防措施进行预防。

Notes

小　结

六种主要的病原体包括：胞外菌，胞内菌，病毒，寄生虫，真菌和朊病毒。

由中性粒细胞、NK 细胞、NKT 细胞、γδT 细胞、补体和抗微生物分子介导的天然免疫能够破坏感染的建立或者减慢其他病理进程，直到适应性免疫激活发挥有效抵抗病原体的作用。

适应性免疫是否有效取决于病原体的本质：胞外还是胞内，大型的还是小型的，快速复制的还是慢速复制等。

大多数胞外病原体可被抗体包被，由抗体或补体介导的机制所清除。被 IgA 和 IgE 靶向的蠕虫无法锚固在宿主上。IgE 可触发肥大细胞和嗜酸性粒细胞脱颗粒，释放介质，驱逐蠕虫，并降解蠕虫组织。

胞内菌、寄生虫、复制的病毒由细胞介导的免疫清除。CTLs、NK 细胞、NKT 细胞和 T 细胞分泌细胞毒性细胞因子，并对靶细胞进行裂解。

通常，Th1 应答支持针对内部威胁的细胞免疫，而 Th2 应答支持针对外部威胁的体液免疫。

许多病原体具有逃避免疫应答的各种策略：逃避识别、抗原变异、逃避或失活吞噬作用、脱落或失活补体组分、获得宿主的 RCA 蛋白、剪切宿主的 FcR、诱导宿主细胞的凋亡、掌控宿主的免疫应答或细胞周期。

（吴玉章）

参考文献

1. Tak W. Mak and Mary E. Saunders. Primer to The Immune Response. London：Academic Press，2008

2. 塔克，马克，玛丽. 桑德斯 著，吴玉章等译. 免疫应答导论. 北京：科学出版社，2012

3. The role of B cells and humoral immunity in Mycobacterium tuberculosis infection Chan J，Mehta S，Bharrhan S，Chen Y，Achkar JM，Casadevall A，Flynn J. Semin Immunol，2014 Oct 28；26（6）：588-600

4. NK cell self tolerance，responsiveness and missing self recognition. Shifrin N，Raulet DH，Ardolino M. Semin Immunol，2014 Apr；26（2）：138-144

5. Insights how monocytes and dendritic cells contribute and regulate immune defense against microbial pathogens. Bieber K，Autenrieth SE. Immunobiology，2015 Feb；220（2）：215-226

Notes

第二十二章　免疫学检测技术

免疫学理论和技术与临床医学实践紧密结合是现代免疫学发展的重要特征之一。免疫学诊断即用免疫学、细胞生物学和分子生物学技术,对抗原、抗体、免疫细胞及细胞因子等进行定性、定量或功能检测,以探讨免疫相关疾病的发病机制或诊断、辅助诊断疾病,并进行病情监测和疗效评价。随着现代免疫学理论、细胞生物学以及分子生物学技术的快速发展,现代免疫学诊断技术也在不断地推陈出新,并利用其高特异性、高灵敏性及微量化检测的特点,在体液、细胞以及组织等多个层面,对各种多肽、蛋白质等物质进行定性、定量、定位或功能检测。本章将对常用及最新的免疫学检测方法的原理、操作过程和意义做简要介绍。

第一节　抗原或抗体的检测

抗原抗体反应(antigen-antibody reaction)是指抗原与相应抗体之间在体内或体外发生的特异性结合反应。抗原抗体反应具有特异性、可逆性、阶段性和比例性等特点。

● **抗原抗体反应具有特异性**

抗原抗体反应实质上是抗原表位与抗体超变区抗原结合位点之间的结合,这种高度特异性结合如同钥匙和锁的关系。这种结合除了在化学结构和空间构型上互补外,还包括氢键、静电引力、范德华力和疏水键等分子表面的化学基团之间的非共价结合。

如果两种不同的抗原分子上有相同的抗原表位或抗原抗体间构型部分相同皆可出现交叉反应(cross reaction)。一般来说,多克隆抗体比单克隆抗体更容易发生交叉反应。为避免交叉反应干扰免疫学诊断,常用共同抗原与某一多价特异性抗血清反应,除去所形成的抗原抗体复合物,即可制备成单价特异性抗血清。

● **抗原抗体反应具有可逆性**

抗原抗体反应为抗原与抗体分子表面基团的非共价结合,所形成的抗原抗体复合物并不牢固,在一定条件下可解离。解离取决于两方面因素,一是抗体与相应抗原的亲和力,二是环境因素对复合物的影响。高亲和性抗体与抗原表位牢固结合,不容易解离。反之,低亲和性抗体与抗原形成的复合物较易解离。解离后的抗原或抗体分子可以与其对应的抗体或抗原分子再结合,在整个反应中达到一种动态的平衡,免疫标记技术中的竞争法就是通过改变这种动态平衡来实现的。改变 pH 值和离子强度是最常用的促解离方法,解离后的抗原或抗体均能保持未结合前的结构、活性及特异性,利用这一特征可以分离纯化特异性抗体或抗原,免疫技术中的亲和层析就是以此为根据来纯化抗原或抗体。

● **抗原抗体反应具有阶段性**

抗原抗体反应可分为两个阶段:第一阶段是抗原抗体特异性结合阶段,该阶段反应迅速,可在数秒至数分钟内完成,一般不出现肉眼可见现象。第二阶段为可见反应阶段,是小的抗原抗体复合物之间靠正、负电荷吸引形成较大复合物的过程,此阶段反应慢,所需时间从数分钟、数小时至数日不等。实际上这两个阶段难以严格区分,且易受电解质、温度和酸碱度等多种条件的影响。

● **抗原抗体反应的比例性**

抗原抗体复合物的生成量与反应物的浓度有关。在恒定量的抗体中逐渐增加抗原量,免疫复合物的沉淀量逐渐增加,然后又逐渐减少。在这一过程中,反应曲线出现三个区域(图22-1):①抗体过剩区:抗原总量不足以和全部抗体反应,在上清中可检测到游离的抗体,此为前带现象(prezone);②等价区:加入的抗原量足以结合所有抗体,上清中检测不到游离的抗原或游离的抗体;③抗原过剩区:抗原量多于结合所有抗体所需的量,导致被沉淀(或被凝集)的抗体减少,此为后带(postzone)现象。沉淀物或凝集物减少是因为过剩的抗原造成了可溶性免疫复合物的形成。在等价区,抗原抗体充分结合,沉淀物或凝集物形成快且多,此时的抗原抗体比例称为最适比。

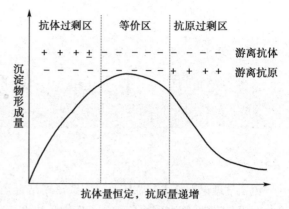

图 22-1　抗原抗体反应曲线

抗原抗体复合物的生成量与反应物的浓度有关。抗原总量不足时,出现前带现象,抗原量过多时,出现后带现象

● **抗原抗体反应受电解质、pH 值、温度等的影响**

在电解质环境中反应是抗原抗体出现可见反应的条件。抗原与抗体发生特异性结合后,由亲水胶体变为疏水胶体,电解质的存在使抗原抗体复合物失去电荷而凝聚,出现可见反应。故在免疫学实验中常以生理盐水或含盐缓冲液稀释抗原和抗体。

抗原抗体反应一般在 pH 为 6~8 的环境中进行。过高或过低的 pH 都将影响抗原与抗体的理化性质。例如,pH 达到或接近抗原等电点时,即使无相应抗体存在,也会引起颗粒性抗原非特异性凝集,造成假阳性反应。

适当的温度可增加抗原与抗体分子的碰撞机会,使反应加速。但若温度高于56℃,可导致已结合的抗原抗体再解离,甚至导致抗体变性或破坏。常用的抗原抗体反应温度为37℃。但每种试验都有其独特的最适反应温度,例如冷凝集素在4℃左右与红细胞结合最好,20℃以上反而解离。

● **抗原抗体反应可分为不同的类型**

根据抗原、抗体的性质及反应条件,抗原抗体反应可分为凝集反应、沉淀反应、补体参与的反应以及各种标记技术。

凝集反应(agglutination)　是指细菌、红细胞等天然颗粒性抗原或者吸附有可溶性抗原的非免疫相关颗粒,与相应抗体在电解质参与下相互作用,两者比例适当时,形成肉眼可见的凝块,称为凝集反应。根据参与反应的颗粒不同,凝集反应分为直接凝集反应、间接凝集反应两大类。凝集反应用于定性或半定量检测颗粒性抗原。

大多数商品化的凝集反应检测盒都是用来检测血清(非血浆)和脑脊液中的抗体。试验的敏感性和特异性由抗原的纯度和非可溶颗粒直径决定,凝集反应检测临床上常规用于血型鉴定、感染性疾病的诊断以及自身免疫性疾病病人自身抗体的检测。

沉淀反应(precipitation)　是指可溶性抗原(细菌培养滤液、细胞或组织的浸出液、血清蛋白等)与相应抗体特异结合后,在适当的电解质环境下出现的沉淀现象。该反应多以半固体琼脂作为介质,抗原抗体在凝胶中扩散,在比例合适处形成白色沉淀。

双向琼脂扩散法(double immuno-diffusion)　是可溶性抗原和抗体在含有电解质的同一个琼脂凝胶板的对应孔中,各自向四周凝胶中扩散,如果抗原、抗体两者相对应,则发生特异性反应,在浓度比例合适处形成肉眼可见的白色沉淀线。沉淀线的特征与扩散速度、抗原抗体浓度、

Notes

纯度等有关。该法常用于抗原或抗体的定性及两种抗原的相关性分析(图22-2),在临床上广泛用于定性检测自身抗体,包括小分子核糖核蛋白,如 SSA/Ro、SSB/La、Sm、SmRNP 和酶(如拓扑异构酶I和RNA 合成酶)等。但本方法敏感性不高,仅能检测出浓度大于 0.1mg/L 的抗体。因此只有在患者血清中特异性抗体含量较高时此法才有检测价值,否则可能出现假阴性结果。

免疫电泳法(immuno-electrophoresis,IEP) 是将凝胶电泳与免疫扩散相结合的一种免疫化学分析技术,该技术提高了对混合组分的分辨能力。在电场作用下,位于琼脂凝胶中的抗原样品因各组分电泳迁移率不同而彼此分开形成不同的区带。电泳结束后,在琼脂板中间挖一长条形槽,加入相应抗血清,再自然扩散,由于经电泳分离后的各种抗原成分呈放射状扩散,抗体呈直线扩散,故生成弧状沉淀线。免疫电泳法可利用各种抗体鉴定抗原的纯度与特异性,或应用纯化抗原鉴定免疫血清。在临床上,IEP 最常用于血清中免疫球蛋白的检测,其他的体液如尿液、脑脊液分析也可用该方法进行检测,但 IEP 敏感度较低。免疫固定电泳(Immuno-fixation electrophoresis,IFE)是一种用于分析样品中特异性抗原的技术。即将蛋白质混合物在固相载体上进行区带电泳,再与特异性抗体反应,从而检出与抗体结合的相应抗原的技术。IFE 比 IEP 方法更简便快捷、更敏感,结果也更容易判读,故目前 IFE 已经广泛替代 IEP 用于检测血清和尿液中的由浆细胞或 B 淋巴细胞单克隆恶性增殖所产生的异常免疫球蛋白(M 蛋白)。但 IFE 也存在一些不足之处,比如对抗血清的质量、浓度要求较高,成本较高,且其高敏感性可使一些非特异性小片段更容易出现,干扰结果的判读。

含完全相同抗原表位的抗原

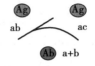

含部分相同抗原表位的抗原

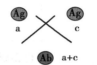

含完全不同抗原表位的抗原

图 22-2 双向琼脂扩散法

当两种抗原性质完全相同时,形成完全融合的沉淀线;当两种抗原性质部分相同时,形成部分融合的沉淀线;当两种抗原性质完全不同时,形成两条相互交叉的沉淀线

免疫比浊法(immuno-nephelometry) 是抗原抗体结合反应的动态测定方法。在一定量的抗体(一般抗体过量)中分别加入递增量的抗原,形成可溶性免疫复合物,在促聚剂聚乙二醇作用下,自液相析出,形成微粒,使反应液出现浊度变化。用浊度计测量反应体系的浊度,可绘制标准曲线并根据浊度来计算样品中抗原的含量。该方法简便快速,近年来已建立多种不同的测定方法,包括透射比浊法、散射比浊法、免疫胶乳比浊法和速率抑制免疫比浊法等。目前在大多数临床实验室中,免疫比浊法已经替代传统的放射免疫扩散法(radial immuno-diffusion,RID)用于免疫球蛋白、免疫球蛋白轻链、重链和体液中其他蛋白的检测。但免疫比浊法仪器试剂成本较高,且非典型 M 蛋白的检出率较低,对于某些 M 蛋白定量不准确,在实际应用中,免疫比浊法更适合于对浆细胞增生性疾病治疗过程中的 M 蛋白的定量检测。

免疫标记技术指用荧光素、放射性核素、酶、铁蛋白、胶体金及化学(或生物)发光剂等作为追踪物,标记抗体或抗原进行的抗原抗体反应。具有灵敏度和特异性高,检测耗时短,可定性、定量及定位检测等优点,是目前应用最为广泛的免疫学检测技术。根据试验中所用标记物的种类和检测方法不同,免疫标记技术分为免疫荧光技术、放射免疫技术、免疫酶标技术、免疫电镜技术、免疫胶体金技术和发光免疫测定等。

酶免疫测定(enzyme immunoassay,EIA) 是将酶催化作用的高效性与抗原抗体反应的特异性相结合的一种微量分析技术。酶标记抗原或抗体后形成的酶标记物,既保留抗原或抗体的免疫活性,又保留酶的催化活性。当酶标记物与待检标本中相应的抗原或抗体相互作用时,可形成酶标记抗原抗体复合物。利用复合物上标记的酶催化底物显色,其颜色的深浅与待检标本中抗原或抗体的量相关。该方法敏感度可达到 ng/ml ~ pg/ml 水平。常用的标记物有辣根过氧化

Notes

物酶(horseradish peroxidase,HRP)和碱性磷酸酶(alkaline phosphatase,AP)等。

　　酶免疫测定分为**酶联免疫吸附试验**(enzyme linked immunosorbent assay,ELISA)和**酶免疫组化技术**(enzyme immunohistochemistry technique),前者用于测定可溶性抗原或抗体,后者用于测定组织或细胞中的抗原。

　　ELISA 是酶免疫测定中应用最广的技术。其基本方法是将已知的抗原或抗体吸附在固相载体(聚苯乙烯微量板)表面,使抗原抗体反应在固相载体表面进行,用洗涤的方法将液相中的游离成分去除。ELISA 的操作方法很多,以下主要介绍几种基本的方法。

　　双抗体夹心法:用于检测双价或双价以上的大分子抗原。以特异性的抗体包被载体表面,加入可能含有相应抗原的待测血清样品,孵育后洗涤,再加酶标记的特异性抗体一起孵育。包被抗体、待检抗原和酶标抗体形成夹心式复合物。洗去未结合的物质,加入底物显色,根据颜色的有无或颜色的深浅,定性或定量检测抗原(图 22-3)。

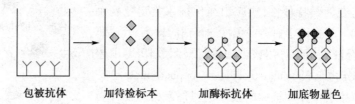

包被抗体　　　加待检标本　　　加酶标抗体　　　加底物显色

图 22-3　ELISA 双抗体夹心法
用已知抗体包被固相载体,加入待检标本,再加入酶标记的特异性抗体,
加底物显色

　　间接法:检测抗体最常用的方法。用已知抗原包被固相载体,加入待检血清标本,再与酶标记的二抗进行反应,加底物显色(图 22-4)。

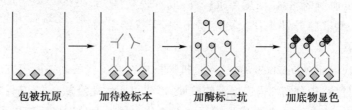

包被抗原　　　加待检标本　　　加酶标二抗　　　加底物显色

图 22-4　ELISA 间接法
用已知抗原包被固相载体,加入待检标本,再加入酶标记的二抗,
加底物显色

　　竞争法:可用于测定抗原或抗体。受检抗体(或抗原)和酶标抗体(或抗原)竞争与固相抗原(或抗体)结合。因此,与固相抗原结合的酶标抗体量与受检抗体的量成反比(图 22-5)。

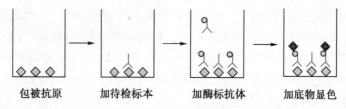

包被抗原　　　加待检标本　　　加酶标抗体　　　加底物显色

图 22-5　ELISA 竞争法
用已知抗原包被固相载体,加入待检抗体,加入酶标记抗体,洗涤去除未结合的抗体,加底物显色。
因酶标记抗体被洗涤,阳性标本不显色

　　BAS-ELISA:生物素(biotin)是广泛分布于动植物体内的一种生长因子,又称维生素 H 或

Notes

辅酶 R。亲合素(avidin)是卵白及某些微生物中的一种蛋白质,由 4 个亚单位组成。两者具有高度亲和力,且均能偶联抗体、抗原和辣根过氧化物酶而不影响其生物学活性。在生物素-亲和素系统(biotin avidin system,BSA)中,借助所形成的亲和素-生物素-酶复合物,追踪生物素标记的抗原或抗体,通过酶催化底物显色,检出相应的抗体或抗原。1 个抗原或抗体分子可偶联多个生物素,1 个亲和素分子又可结合 4 个生物素分子,从而组成生物放大系统,提高了检测的灵敏度。生物素也可与核苷酸结合,故 BSA 除用于抗原和抗体检测外,还可用于检测 DNA 和 RNA。

酶免疫组化技术:是以酶标抗体与组织或细胞的抗原进行反应,结合形态学检查,对抗原进行定性、定量或定位检测的技术。

免疫荧光法(immunofluorescence,IF) 是将荧光素高效示踪性与抗原抗体反应特异性相结合的一种免疫标记技术。荧光素与抗体结合成为荧光抗体,但不影响抗体的免疫学活性。用已知的荧光抗体检测待检标本中的抗原,借助荧光显微镜观察,抗原抗体复合物散发荧光,从而对抗原进行定性或定位。IF 为半定量方法,比免疫扩散技术更敏感更快捷,可以检测到浓度在 0.1mg/L 以下的人类抗体,是目前临床实验室中最常用的筛查特异性抗体与细胞抗原反应的技术,可用于检测多种病原体的抗原或抗体,对传染性疾病进行辅助诊断。目前用于标记抗体的荧光素主要有异硫氰酸荧光黄(FITC)、四乙基罗丹明和藻红蛋白(PE)等。FITC 发黄绿色荧光,PE 发红色荧光。可单独使用一种荧光素,也可同时使用两种荧光素标记的不同抗体,作双色染色,检查不同抗原。IF 分为直接荧光法和间接荧光法。

直接荧光法:荧光素直接标记抗体,对标本中抗原直接进行检测。该法的优点是特异性强,缺点是检查任一抗原均需制备相应荧光素标记的抗体。

间接荧光法:用相应抗体与标本中抗原结合,再用荧光素标记的二抗进行检测。该法敏感性比直接荧光法高,制备一种荧光素标记的二抗可用于多种抗原的检测,但非特异性的荧光增多。

放射免疫测定法(radioimmunoassay,RIA) 是用放射性核素标记抗原或抗体进行免疫学检测的免疫标记技术。该法结合了放射性核素高灵敏性和抗原抗体反应的特异性,使检测的灵敏度达到 pg 水平。常用于标记的放射性核素为 ^{125}I 和 ^{131}I,分为液相和固相两种方法。该法常用于胰岛素、甲状腺素、生长激素和 IgE 等微量物质的测定。

化学发光免疫分析法(chemiluminescence immunoassay,CLIA) 化学发光是一种特异的化学反应,有机分子吸收化学能后发生能级跃迁,产生一种高能级电子激发态的不稳定的中间体,当其返回到基态时发出光子,即为化学发光。将化学发光物质(如吖啶酯、鲁米诺等)标记抗原或抗体,发光物质在反应剂激发下生成激发态中间体,当回复至稳定的基态时发射光子,通过自动发光分析仪测定光子的量,可反映待测样品中抗原或抗体的含量。

该法是近十年来在世界范围内发展非常迅速的非放射性免疫分析。它具有高灵敏度、检测范围宽、操作简便快速、标记物稳定性好、无污染、仪器简单经济等优点。它是放射性免疫分析与普通酶免疫分析的取代者,是免疫分析重要的发展方向。

免疫金标技术(immuno-gold labeling technique) 是以金、银作为标记物的免疫技术。利用金颗粒具有高电子密度的特性,在显微镜下,金标蛋白结合处可见黑褐色颗粒,当这些标记物在相应的配体处大量聚集时,肉眼可见红色或粉红色斑点,因而用于定性或半定量的快速免疫检测方法中,这一反应也可以通过银颗粒的沉积被放大,称之为免疫金银染色。目前在医学检验中的应用主要是**免疫层析法**(immunochromatography)和**斑点免疫金渗滤法**(dot immunogold filtration assay,DIGFA),用于检测 HBsAg、HCG 和抗双链 DNA 抗体等,具有简单、快速、准确和无污染等优点。

免疫印迹技术(immunoblotting) 又称为 Western-blotting,是将凝胶电泳的高分辨力同固相

Notes

免疫标记技术结合起来的一种方法。该法的基本步骤为先将复杂的混合物在分离胶中分离,然后将这些分子转移至膜上,再用特异性的抗体鉴定这些单个的抗原成分。实际上该法由十二烷基磺酸钠-聚丙烯酰胺凝胶电泳(SDS-PAGE)、蛋白质转印和固相免疫测定三项技术结合而成。免疫印迹技术简便易行,标本可长期保存且便于比较,可对转移到固相膜上的蛋白质、核酸等抗原或抗体进行定位、定性或定量连续分析,现已广泛应用于分子生物学和生物医学各个领域。在临床上,该方法广泛用于感染病病原体的(如 HIV 和莱姆病)临床微生物学和免疫学检测,免疫印迹法检测血清中 HIV 抗体,是 HIV 确证的试验之一。

免疫沉淀(immunoprecipitation,IP)　是用来研究蛋白质与蛋白质相互作用的一种技术,用于可溶性抗原及细胞表面抗原的分析。在免疫沉淀中,抗原以^{125}I 标记,加入抗体,此抗体只与特异性抗原结合。加入共沉淀试剂,如抗免疫球蛋白的抗体或金黄色葡萄球菌 A 蛋白,使抗原抗体复合物沉淀下来。离心沉淀不溶性复合物,再洗涤去除未结合的标记抗原。将沉淀物用 SDS 溶解,用分析胶分离各组分。电泳后,固定胶经放射自显影,显示特异性标记抗原的位置。通常抗原来自放射标记的细胞,在免疫沉淀前,已经用去垢剂溶解下来。

免疫共沉淀:常用来检测蛋白质与蛋白质间的相互结合,是确定两种蛋白质在完整细胞内生理性相互作用的有效方法。其基本方法为在细胞裂解液中加入兴趣蛋白的相应抗体,孵育后再加入结合了金黄色葡萄球菌蛋白 A(SPA)的 Sepharose 4B,由于抗体的 Fc 段能结合 SPA,若细胞中有与兴趣蛋白结合的目的蛋白,就可以形成这样一种复合物:"目的蛋白—兴趣蛋白—抗兴趣蛋白抗体—SPA/Sepharose 4B",因为 SPA/Sepharose 4B 比较大,因此这个复合物在离心时即被分离出来。经变性聚丙烯酰胺凝胶电泳,复合物四组分又被分开。经 Western-blotting 法,用抗体检测与感兴趣蛋白结合的目的蛋白。这种方法得到的目的蛋白在细胞内与感兴趣蛋白结合,符合体内实际情况,可得到可信度高的蛋白。

免疫 PCR(immuno-PCR,IM-PCR)　是将免疫学反应和 PCR 技术相结合而创建的一种新的检测技术,具有抗原、抗体反应的特异性和 PCR 技术的高敏感性。它运用 PCR 的高敏感性来放大抗原抗体反应的特异性,使实验中数百个抗原分子即可被检测,理论上甚至可检测一至数个抗原分子。这种灵敏度使免疫检测技术达到了一个新的高度。免疫 PCR 的基本原理是:用一段已知的 DNA 分子作为标记物,结合一抗或二抗后去检测相应抗原或抗体,再用 PCR 法扩增该 DNA 片段。扩增产物用琼脂糖电泳定性,根据该 DNA 片段的存在与否,确定检测结果。该方法与 ELISA 的原理类似,不同的是以 DNA 分子作为标记物。免疫 PCR 可采用直接法、间接法和双抗体夹心法。

免疫 PCR 技术的关键是构建基因探针。随着抗体-DNA 通用型探针的构建技术不断完善,免疫 PCR 会得到越来越广泛的应用,有望成为临床标本微量物质检测的实用手段。

生物传感器　分子间的生物传感器随着光学生物传感器的发展,使对抗原与抗体、配体和受体、细胞间膜反应确切时间的测定成为可能。抗体固定在感应面,待测抗原溶液流经此表面,即与抗体结合。一束楔形的偏振光聚焦在感应面的金箔片上,并被反射。在某个角度,反射光的强度减弱,产生阴影。光强度的减弱由表面的等离子共振引起,表面等离子共振产生的角度取决于金箔表面液层的折射率,并受抗原与固定抗体结合或解离的影响。测定光强度衰减时的角度或波长可以分析结合在金箔表面的抗原量(图 22-6)。

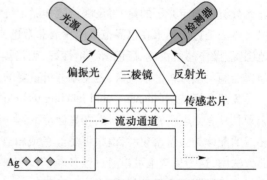

图 22-6　分子间生物传感器测抗原

将已知抗体固定在感应面,待检抗原流经此表面时,抗原抗体发生特异性结合,用传感器测定光强度衰减时的角度或波长,可分析金箔表面的抗原量

Notes

● **基于抗原抗体反应的免疫学检测技术在临床上广泛应用**

抗原抗体反应的免疫学检测技术在临床上的应用主要包括以下几个方面：①用已知的抗原检测未知抗体，如临床上检测患者抗病原微生物的抗体，用于诊断和辅助诊断某些疾病；②用已知抗体检测未知抗原，如用于检测、鉴定各种病原微生物；③定性或定量检测体内的各种大分子物质，如血清蛋白、细胞因子、肿瘤标志物等。

第二节　淋巴细胞的检测

检测免疫细胞的数量与功能，是判断机体免疫系统功能状态的重要指标。人体外周血是淋巴细胞的重要来源，但仅反映外周循环淋巴细胞的状态。实验动物可取胸腺、脾脏或淋巴结等作为标本进行淋巴细胞的分离及功能检测。

● **葡聚糖-泛影葡胺密度梯度离心法是分离外周血单个核细胞最常用的方法**

体外检测淋巴细胞，首先要分离外周血单个核细胞（peripheral blood mononuclear cell，PB-MC），目前常用的方法是葡聚糖-泛影葡胺（Ficoll-hypaque）密度梯度离心法，用此方法分离 PB-MC 纯度可达 95%，淋巴细胞约占 90%，其中 T 淋巴细胞占 80%，B 淋巴细胞占 4% ~ 10%。其原理是：血液中各有形细胞成分的比重存在差异，利用比重为 1.077，近于等渗的 Ficoll-hypaque 混合溶液（又称淋巴细胞分层液）作密度梯度离心时，各种血液成分将按密度梯度重新聚集。血浆和血小板由于密度较低，悬浮于分层液的上部；红细胞和粒细胞密度较大，沉于分层液的底部；PBMC 密度稍低于分层液，位于分层液界面上，这样即可获得 PBMC。若需进一步纯化淋巴细胞，可将 PBMC 铺于培养皿上孵育，由于单核细胞易与玻璃黏附，未吸附的细胞主要是淋巴细胞。

● **淋巴细胞亚群的分离与鉴定有多种方法**

淋巴细胞为不均一的细胞群体，可根据其特有的表面标志及功能差异设计不同的实验方法加以分离和鉴定。传统的分离方法包括尼龙毛分离法和 E 花环试验，目前多采用流式细胞术或免疫磁珠法。

流式细胞术（Flow Cytometry，FCM）　是一种在功能水平上对单细胞或其他生物粒子进行定量分析和分选的检测手段，它可以高速分析上万个细胞，并能同时从一个细胞中测得多个参数，与传统的荧光镜检查相比，具有速度快、精度高、准确性好等优点，成为当代最先进的细胞定量分析技术。在流式细胞仪中，从光的散射信号可得到非常有价值的数据，因为细胞对光的散射是细胞在未遭受任何破坏情况下固有的特性，所以可以用散射光信号对未染色的活细胞进行分析。在流式细胞术中常用的有前向散射光（Forward Scatter，FSC）和侧向散射光（Side Scatter，SSC），前者反映被测细胞的大小，后者反映被测细胞的细胞膜、细胞质、核膜的折射率和细胞内颗粒的性状。流式细胞数据采集存储完毕后，细胞亚群可以几种不同格式显示（图 22-7）。

通过设门的方法可以定义细胞亚群的区域。如：送检的血标本是混合细胞群，如果单独分析淋巴细胞，可根据 FSC 或细胞大小，在 FSC、SSC 的散点图中设门，其数据结果只反映淋巴细胞亚群的荧光特性（图 22-8）。

门内细胞的数据结果可以通过单参数直方图，二维点图和三维图来分析结果。单参数直方图可定位边界，二维点图可设置象限标志。如果需要，还可以建立数据统计表以输出结果。直方图可直观单个参数的细胞数量。阴性对照用于决定直方图中单参数的左右边界（图 22-9）。

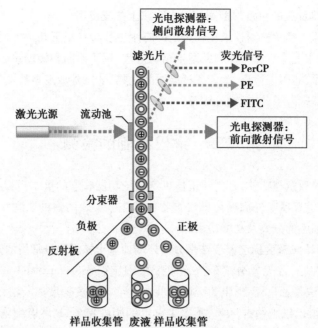

图 22-7　流式细胞数据分析图

单参数可使用直方图,横轴表示荧光通道,纵轴表示在该通道内收集到的细胞数量。双参数可在二维散点图中同时显示,X 轴显示通道 1(FL1),Y 轴显示通道 2(FL2)。三维图通过 X,Y,Z 三个轴分别显示每个通道的细胞量

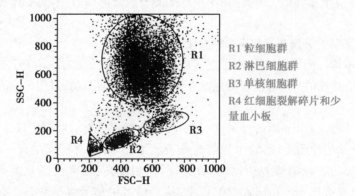

R1 粒细胞群
R2 淋巴细胞群
R3 单核细胞群
R4 红细胞裂解碎片和少量血小板

图 22-8　全血样本中淋巴细胞亚群的数据分析图

由于淋巴细胞体积较小,细胞内颗粒较少,故分布处于 FSC/SSC 都较小区域,即 R2区;粒细胞体积较大,细胞内颗粒较多,故分布于 FSC/SSC 最大的区域,即 R1 区;单核细胞体积较大,细胞内颗粒较粒细胞少,淋巴细胞多,故分布于两者之间

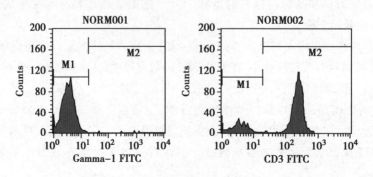

图 22-9　流式细胞直方图

左图为阴性对照峰 M1(NORM001);右图为 CD3 FITC 阳性峰 M2(NORM002)

二维点图以双参数显示结果,每个点表示一个或多个细胞(图22-10)。

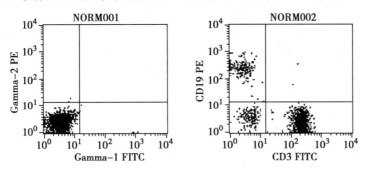

图22-10　阴性对照组(NORM001)和CD3 FITC/CD19 PE双染样本(NORM002)

阴性对照图,用于设定阴性对照边界,全图划分为四个象限,以区分阴性细胞、单阳性细胞以及双阳性细胞。左下象限(LL)为双阴性细胞,左上象限(UL)为Y轴阳性细胞(CD19 PE),右下象限(LR)为X轴阳性细胞(CD3 FITC),右上象限(UR)为双阳性细胞(CD19$^+$/CD3$^+$)。

另一个分析方法是划定区域,也就是设门。用不同形状的绘图工具定义所选区域,统计该区域内指定细胞亚群的百分含量(图22-11)。

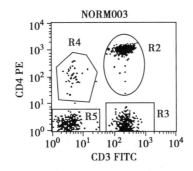

图22-11　CD3 FITC/CD4 PE双染样本分析图

R4门内为CD4阳性,CD3阴性的淋巴细胞亚群

窗框22-1　质谱流式细胞技术可对单细胞进行多参数检测

质谱流式细胞技术(Mass Cytometry)是一种最新的流式细胞术;它通过将流式细胞术的高速分析能力和质谱检测的高分辨能力相结合,利用质谱原理对单细胞进行多参数的检测。

质谱流式细胞技术工作原理是首先采用各种金属元素作为标记物标记或识别细胞表面和内部的信号分子,然后采用流式细胞原理分离单个细胞,再用感应耦合等离子质谱(ICP-MS)观察单个细胞的原子质量谱,最后将原子质量谱的数据转换为细胞表面和内部的信号分子数据,并通过专业分析软件对获得的数据进行分析,从而实现对细胞表型和信号网络的精细观察。该技术和传统流式细胞技术相比较,因标记系统和检测系统的不同,表现出了许多优点。

在流式细胞技术中,荧光基团发射光谱一般比较宽,其间往往会发生重叠,除限制了检测通道的数量(<20个)外,还会带来严重的串色问题,需要进行复杂的补偿计算。而在质谱流式细胞技术中,ICP质谱装置具有非常宽的原子量检测范围(88~210Da)和超高

的分辨能力,可以完全区分开各种标记元素,并同时检测上百个不同的参数,通道间无干扰,无需计算补偿;再者,金属标签元素种类较多,且在细胞中的含量及与细胞组分的非特异性结合能力都极低,所以信号的背景极低,并且由于通道数量的激增带来信息量的成倍增长,因此采用了多样化的数据处理方式,实现了对样品的深入分析。

质谱流式细胞技术可以对细胞群体进行精准的免疫分型,可以对细胞内信号传导网络进行全面的分析,还可以分析细胞亚群之间的功能联系,以及对于大量样品的高通量多参数检测。因此,质谱流式细胞技术在生命科学及医学的研究中有着广泛的应用前景。

免疫磁珠法(immune magnetic bead,IMB) 细胞表面抗原能与连接有磁珠的特异性单抗相结合,在外加磁场中,通过抗体与磁珠相连的细胞被吸附而滞留在磁场中,无该种表面抗原的细胞由于不能与连接着磁珠的特异性单抗结合而没有磁性,不在磁场中停留,从而使细胞得以分离。

淘选法 将抗细胞表面标记的抗体包被培养板,加入淋巴细胞悬液,表达相应表面标记的细胞与抗体结合而贴附于培养板上,从而与悬液中的其他细胞分开。例如,用抗 CD4 抗体包被的培养板可将 $CD4^+T$ 细胞与其他 T 细胞分开。

抗原肽-MHC 分子四聚体技术 抗原肽-MHC 分子四聚体是根据 T 细胞活化的双识别原理,用生物工程技术将 MHC 分子在体外组装,并结合抗原表位肽,形成抗原肽-MHC 分子复合物。用生物素标记的抗原肽-MHC 分子复合物与荧光标记的亲和素结合,由于一个荧光素标记的亲和素能结合 4 个生物素分子,这样将 4 个抗原肽-MHC 分子复合物组装在一起,称为四聚体。用流式细胞技术即可确定待检标本中抗原特异性 CTL 细胞的频率。MHC Ⅰ类和Ⅱ类分子与抗原肽形成的四聚体复合物可分别鉴定表达特异性 TCR 的 $CD8^+T$ 和 $CD4^+T$ 细胞。

● **淋巴细胞的功能测定可以判断机体的细胞免疫或体液免疫水平**

通过测定淋巴细胞的功能,可以判断机体的细胞免疫或体液免疫水平,为了解疾病的发病机制,判断病情与预后,观察疗效等提供有价值的依据。

T 淋巴细胞增殖试验 T 淋巴细胞在体外培养时,在有丝分裂原(PHA 或 ConA)或特异性抗原刺激下可转化为淋巴母细胞,产生一系列形态变化,如:细胞变大、细胞质增多、出现空泡、核仁明显、核染色质疏松等。淋巴细胞增殖功能的测定可采用形态学方法、放射性核素掺入法、比色法等。

形态学方法 淋巴细胞受有丝分裂原刺激后转化为淋巴母细胞,其形态结构发生明显改变,通过染色镜检,可计算出淋巴细胞转化率。

3H-TdR 掺入法 淋巴细胞在 PHA 或特异性抗原刺激下转化为淋巴母细胞,发生转化过程中,细胞 DNA 合成大量增多。此时在细胞培养液中加入氚标记的胸腺嘧啶核苷(^3H-thymidine riboside,^3H-TdR),使 ^3H-TdR 掺入新合成的 DNA 中,根据掺入细胞内的放射性核素的量可判断淋巴细胞转化程度。该方法灵敏度高,结果可靠,但需要特殊的仪器,易发生放射性污染。

MTT 比色法 MTT[(3-4,5-二甲基-2-噻唑)-2,5-二苯基溴化四唑]是一种黄色可溶性噻唑盐,掺入细胞后,在细胞活化增殖时通过线粒体能量代谢过程,MTT 代谢形成蓝紫色的甲臜(formazan)沉积于细胞内或细胞周围,形成的甲臜的量与细胞活化增殖的程度呈正相关。甲臜经异丙醇溶解后呈紫蓝色,借助酶标仪测定 OD 值,可反映细胞增殖水平。该方法灵敏度不及 ^3H-TdR 掺入法,但操作简便,且无放射性污染。

Notes

细胞毒试验　细胞免疫在机体抗感染及抗肿瘤免疫、移植排斥反应和自身免疫病中发挥重要作用。CMI的主要效应细胞之一为CTL。目前基础医学与临床研究中都很重视CTL活性的测定,将其作为了解机体细胞免疫功能和探索疾病机制的重要方法。

^{51}Cr释放法　用放射性核素$Na_2^{51}CrO_4$标记靶细胞,将标记的靶细胞与待检效应细胞共同孵育一定时间后,若待检效应细胞能够杀伤靶细胞,则^{51}Cr从靶细胞释放出来。用γ计数仪测定^{51}Cr的释放活性,^{51}Cr的释放量与效应细胞活性呈正相关,即效应细胞活性越强,靶细胞溶解破坏就越多,^{51}Cr释放越多,上清液的放射活性就越高。根据公式即可算出效应细胞的杀伤活性。

乳酸脱氢酶(LDH)法　乳酸脱氢酶在胞浆内含量丰富,正常时不能通过细胞膜,当细胞受损伤或死亡时可释放到细胞外,此时细胞培养液中LDH活性与细胞死亡数目成正比,用比色法测定并与靶细胞对照孔LDH活性比较,可计算效应细胞对靶细胞的杀伤活性。本法操作简便快捷,自然释放率低。

细胞凋亡检查法　靶细胞被CTL杀伤后,可发生细胞凋亡。研究细胞凋亡的方法有很多,如形态学观察、琼脂糖凝胶电泳、原位末端标记法、流式细胞仪检测等。①梯带电泳法:在细胞凋亡过程中,内源性核酸内切酶被激活,该酶优先作用于连接DNA的核小体间区域,将DNA链切割成为180~200bp或其整倍数的片段。将这些DNA片段抽提出来进行琼脂糖凝胶电泳,即可出现梯状电泳图谱。②原位末端标记法:染色体DNA双链断裂或单链断裂而产生大量的黏性3'-OH末端,可在脱氧核糖核苷酸末端转移酶(terminal-deoxynucleotidyl transferase,TdT)的作用下,将脱氧核糖核苷酸和荧光素、过氧化物酶、碱性磷酸酶或生物素形成的衍生物标记到DNA的3'-末端,并通过一定的显示系统使之显示出来,从而可对完整的单个凋亡细胞或凋亡小体进行原位染色。该方法使用的标记核苷酸多为dUTP,故称为脱氧核糖核苷酸末端转移酶介导的缺口末端标记法(TdT dependent dUTP-biotin nick end labeling,TUNEL)。由于正常的或正在增殖的细胞几乎没有DNA的断裂,因而没有3'-OH形成,所以很少能够被染色。TUNEL实际上是分子生物学与形态学相结合的研究方法,能准确地反映凋亡细胞典型的生物化学和形态特征,并可检测出极少量的凋亡细胞,灵敏度远比一般的组织化学法和DNA ladder测定法要高,且能早期显示尚未发生典型形态变化的凋亡细胞,是检测单个细胞早期出现凋亡现象的较好方法。

细胞成像技术　通常情况下细胞与细胞之间的作用和接触过程十分短暂,免疫突触的形成十分迅速,激光共聚焦技术可用于观察T细胞的活化(突触形成)情况。多光谱成像流式细胞术是新出现的细胞成像技术,其将荧光显微镜与流式细胞仪结合起来,对流动的细胞进行了更为直观的检测,流式细胞仪部分对靶细胞分析鉴别,荧光显微镜部分则可对靶细胞进行观察检测。

双光子激光扫描荧光显微镜技术:是一种建立在双光子荧光基础上的荧光显微镜检测技术。双光子激光扫描荧光显微镜和共聚焦显微镜相比,极大地降低了光漂白效应和光毒性,并且成像质量及深度大大提高。该技术特别适合于活体组织和细胞的长期观察研究。双光子显微镜观测的对象是蛋白质或者分子的荧光信号,但体内免疫细胞不表达荧光蛋白,需通过一定的方法使得免疫细胞携带或表达荧光蛋白后才能被双光子显微镜检测。目前免疫学研究中常用的细胞荧光标记方法有体外标记法、体内标记法和基于荧光蛋白转基因小鼠的观测法等。双光子显微镜技术从2002年用于免疫学研究至今,已从观察免疫细胞的运动和细胞间相互作用发展到动态观测细胞的活化和功能;从观测静息状态下免疫细胞的运动发展到观测免疫应答状态下免疫细胞与病原体等的相互作用;从观测免疫细胞活化发展到观测免疫细胞如何与靶细胞相互作用等方面;检测方法也已从早期的"离体"组织观测发展到"在体"观测。但目前双光子显微镜技术仍不能完全满足免疫学研究的需要,进一步提高双光子显微镜的敏感性、分辨率、成像深度、成像质量和成像速度将是该技术以后的发展方向。

B 细胞增殖试验   原理与 T 淋巴细胞增殖实验相同,但刺激物不同。刺激 B 细胞增殖反应的主要有富含 SPA 的金黄色葡萄球菌、细菌 LPS 等。

溶血空斑形成实验   以 SRBC 作为抗原免疫小鼠,从免疫小鼠脾脏分离淋巴细胞或直接用脾细胞,将其与高浓度 SRBC 混合于琼脂中,经 37℃,5% CO_2 温育后,在补体参与下抗体形成细胞周围的 SRBC 溶解而形成溶血小区,即溶血空斑(plaque)。一个空斑代表一个抗体形成细胞,空斑的数量表示抗体形成细胞的多少。如用 SPA 致敏的 SRBC 结合抗人球蛋白来检测人的抗体形成细胞,此法称 SPA-SRBC 溶血空斑试验。在此检测系统中加入抗人 Ig,能与受检细胞产生的 Ig 结合成复合物,并通过复合物中抗人 IgFc 段与致敏 SRBC 上的 SPA 结合,激活补体而使 SRBC 溶解。空斑形成细胞的检测,是目前研究 B 细胞抗体产生功能的重要手段。

酶联免疫斑点实验(enzyme linked immunospot assay,ELISPOT)   用已知抗原包被固相载体,再加入待测的抗体产生细胞。所分泌的抗体与包被抗原结合,在抗体形成细胞周围形成抗原抗体复合物,加入酶标记的第二抗体与细胞上的抗体结合,作用后经显色形成不溶的颜色产物即斑点。每个斑点代表一个活性淋巴细胞,通过底物显色反应可测知生成的抗体量。该法稳定、特异,可同时检测不同抗原诱导的抗体分泌;可应用酶联斑点图像分析仪对实验结果进行自动化分析;由于是单细胞水平检测,ELISPOT 灵敏度高,能从 20 万~30 万细胞中检出 1 个分泌抗体的细胞。

● **细胞因子的检测方法主要有生物学检测法、免疫学检测法和分子生物学检测法**

淋巴细胞分泌的细胞因子在机体的免疫调节、炎症应答、肿瘤转移等生理和病理过程中起重要作用,细胞因子的水平可反映机体的免疫功能。随着检测技术的进步,越来越多的细胞因子被发现,细胞因子的新功能也被证实。细胞因子检测已被广泛地用于基础和临床医学研究中。其检测方法较多,概括起来主要有生物学检测法、免疫学检测法和分子生物学检测法。

生物学检测又称生物活性检测,是根据细胞因子特定的生物活性而设计的检测方法。由于各种细胞因子具有不同的活性,例如 IL-2 促进淋巴细胞增殖,TNF 杀伤肿瘤细胞,CSF 刺激造血细胞集落形成,IFN 保护细胞免受病毒攻击,因此选择某一细胞因子独特的生物活性,即可对其进行检测。生物活性检测法又可分为以下几类。

细胞增殖法   许多细胞因子具有细胞生长因子活性,如 IL-2 刺激 T 细胞生长、IL-3 刺激肥大细胞生长、IL-6 刺激浆细胞生长等。利用这一特性,现已筛选出一些对特定细胞因子起反应的细胞,并建立了依赖于某种因子的细胞系,即依赖细胞株。这些依赖株在通常情况下不能存活,只有在加入特定因子后才能增殖。例如 IL-2 依赖株 CTLL-2 在不含 IL-2 的培养基中很快死亡,而加入 IL-2 后则可在体外长期培养。在一定浓度范围内,细胞增殖与 IL-2 量呈正相关,因此可通过测定细胞增殖情况(如使用 ^{3}H-TdR 掺入法、MTT 法等)鉴定 IL-2 的含量。

靶细胞杀伤法   某些细胞因子(如 TNF)具有在体外杀伤靶细胞或抑制靶细胞生长的特性。检测细胞因子杀伤靶细胞活性的方法有乳酸脱氢酶法、^{51}Cr 释放法和细胞凋亡检测法。基本方法为:将不同稀释度待测样品或细胞因子标准品与靶细胞株共同培养,检测存活的靶细胞数,通过与对照组比较判定细胞的杀伤率。

抗病毒活性测定法   干扰素可抑制病毒所导致的细胞病变,测定其抗病毒活性可反映该细胞因子的水平。用细胞因子样品处理易感细胞,使之建立抗病毒状态,再用适量病毒攻击细胞,通过检测病毒引起的细胞病变程度来判定样品中细胞因子的活性。

免疫学检测法可直接测定样品中特定细胞因子的含量,为大规模检测临床患者血清中细胞因子的含量提供了方便。常用的方法包括 ELISA、ELISPOT、流式微球阵列（Cytometric Bead Array, CBA）及细胞内细胞因子染色（Intra-cellular CK staining, ICS）。本法仅测定细胞因子的抗原性，与该因子活性不一定相平行，因此要了解细胞因子的生物学效应，必须结合生物学检测法。

流式微球阵列（CBA） 是一种微珠多用途检测分析技术，它由一系列的微珠组合来捕获并结合流式细胞仪技术检测细胞因子的方法。CBA 能从单个小样本中获得多个指标的数据，具有强大的系统支持（可同步检测多达 36 种蛋白），具有更高的灵敏度和更好的重复性，灵敏度高达 2.8pg/ml，而多次检测的差异小于 10%，操作简便，节约资源。

胞内细胞因子染色法（ICS） 用标记抗体区分细胞亚群，用抗细胞因子抗体与胞内细胞因子结合，即可检测不同细胞亚群细胞因子的分泌。ICS 优点：流式定量检测细胞内细胞因子可在一天内完成，实验流程需 6~8 小时，实际操作时间为 1~2 小时，快速简便；无需组织培养，可以全血分析，无需分离 PBMC；高度灵敏的荧光标记与检测系统；可以在同一个细胞内同时检测两种或更多种细胞因子，也可根据细胞免疫表型区分分泌细胞因子的细胞的亚型，进行多参数相关分析；减少样本处理与生物源性污染；全血检测保留细胞及生化微环境更准确反映了体内状况。

分子生物学方法可检测细胞因子的基因表达情况。制备细胞因子的 cDNA 探针或根据已知的核苷酸序列人工合成寡聚核苷酸探针，用这些基因探针可检测特定细胞因子基因表达。具体的实验方法可使用斑点杂交、细胞或组织原位杂交、Northern blot、RT-PCR、实时定量 PCR 等。

上述三种方法，生物学检测法比较敏感，可直接测定生物学功能，但影响因素多，步骤繁杂，不容易熟练掌握。免疫学检测法比较简单，迅速，重复性好，但所测定的只代表相应细胞因子的量而不代表活性，同时敏感度也低于生物活性检测方法。分子生物学法只能检测细胞因子基因表达情况，不能直接提供有关因子的蛋白浓度及活性等资料，主要用于机制探讨。

窗框 22-2 适体技术用于检测免疫球蛋白

适体（aptamer）是一段寡核苷酸序列，能以极高的亲和力和特异性与靶分子结合；传统的核酸适体是通过配体指数富集法系统演化技术（Systematic evolution of ligands by exponential enrichment, SELEX）制备。原理是通过组合化学原理设计合成随机的寡核苷酸库，之后对这个合成的随机的寡核苷酸库进行多轮筛选，通过筛选可以获得寡核苷酸，再通过指数富集的方法对该寡核苷酸进行富集，富集到的寡核苷酸即是最终需要的目标适体。寡核苷酸库由于是非常庞大的，并且是随机的，因此可以保证获得的目标适体是对一相应靶点具有亲和力的适体，保证了适体的多样性，从而也可以筛选出对同一靶点具有不同亲和力的寡核苷酸。根据不同的实验目标，有多种筛选技术可以选择。适体可以是 RNA，单链 DNA 或者双链 DNA，还可以是肽段。适体结合的特异性靶分子可以是细胞，也可以是蛋白质、核苷酸或抗生素等。适体具有多种优点，如制备方法简单、范围广、亲和力高、特异性强、高度稳定、安全经济等。适体不仅可以和靶标蛋白特异性结合，而且还可以抑制效应蛋白的功能，因此可以用于靶蛋白的检测和功能分析。

● **吞噬细胞功能测定可反映非特异性免疫功能**

吞噬细胞按其形态的大小分两类：一类为大吞噬细胞；另一类为小吞噬细胞，即中性粒细胞。吞噬细胞的吞噬活动大致分为趋化、吞噬和胞内杀灭作用三个阶段，吞噬细胞功能测定可反映非特异性免疫功能,在免疫学实验研究和临床检验中已建立相应的检测方法。

趋化功能测定　中性粒细胞在趋化因子(如补体产物、趋化性细胞因子等)作用下可定向运动,通过观察中性粒细胞的运动情况判定结果。

Boyden 小室法:采用特殊的小盒装置,盒中以一片 3~5μm 孔径的微孔滤膜将盒分为上下两小室。上室加受检的中性粒细胞悬液;下室加趋化因子。置37℃温育数小时。上室中的中性粒细胞因受下室内趋化因子的招引,使细胞由滤膜微孔进入滤膜内,取下滤膜,经染色、细胞计数,即可判定中性粒细胞趋化的情况。

琼脂糖凝胶法:将含小牛血清的1%琼脂糖倾倒在玻片或平皿中制成凝胶平板,打孔器打孔,每三孔为一组,中央孔加细胞悬液,两侧孔分别加趋化因子或对照培养液,经37℃温育 2~3 小时后,用2%戊二醛固定,移去琼脂糖层。对黏附在玻片上的细胞进行染色,测量细胞运动的距离,观察趋化程度。

过氧化物酶测定法:采用滤膜渗透法。当中性粒细胞向含趋化因子的培养小室运动终止后终止培养。因中性粒细胞含有过氧化物酶,溶解细胞后,加入该酶的底物二甲氧基苯胺,405nm波长比色,测定小室中过氧化物酶含量以反映中性粒细胞的趋化活性。

吞噬和杀菌功能测定　可反映吞噬细胞的吞噬和胞内杀灭活性。

硝基四氮唑蓝(NBT)还原试验:本试验可以检测中性粒细胞的胞内杀菌能力。由于中性粒细胞在杀菌过程中能量消耗剧增,耗氧量亦随之相应增加,磷酸己糖旁路代谢活力增强,葡萄糖6-磷酸氧化脱氢,此时加入 NBT 可接受所脱的氢,使原先呈淡黄色的 NBT 还原成点状或块状甲䐶颗粒并沉积在胞浆内。计数 NBT 阳性细胞数,以反映中性粒细胞杀伤能力。

化学发光法检测细胞杀菌功能:中性粒细胞在吞噬金黄色葡萄球菌过程中,伴有化学发光的产生,故可用化学发光仪测定中性粒细胞的吞噬功能及其代谢活性。由于中性粒细胞的氧代谢活性与对细胞的吞噬率密切相关,杀菌能力与发光强度相平行,因此化学发光法可检测细胞杀菌功能。吞噬细胞化学发光测定法具有准确、灵敏、样品用量少,简便快速等优点。其敏感性高于 NBT 还原试验。

第三节　补体及循环免疫复合物的测定

补体是机体免疫防御系统的重要组成部分,其主要功能是抗感染,同时也可引起炎症,参与变态反应。补体活性和含量的测定可反映机体的免疫水平,辅助诊断疾病。

● **补体活性测定包括总补体活性测定和单个补体成分测定**

总补体活性测定:主要反映经典途径补体成分(C1~C9)的活性。常用 CH50(50% complement haemolytic activity),该方法是一种相对定量的测量血清总补体活性的方法。补体能使经溶血素(抗绵羊红细胞抗体)致敏的绵羊红细胞发生溶血,且溶血程度与补体含量和活性呈正相关,但并非直线关系。以补体量为横坐标,红细胞的溶血程度为纵坐标,可得到一条清晰的"S"形曲线。将新鲜待检血清做一系列稀释后,与一定量致敏红细胞反应,测定溶血程度,以50%溶血的血清量作为判定终点,可测知补体总溶血活性。

单个补体成分测定:补体系统由多种成分构成,在某些疾病状态下,虽然总补体在数量上正常,但某些单个补体成分可能存在功能或数量的缺陷。单个补体蛋白水平常用放射免疫试验或酶联免疫试验,利用针对补体特异的抗体来测定。单个补体成分测定的实验原理是将致敏红细胞与一补体试剂混合,此补体试剂含有除待测补体成分以外裂解红细胞所需的所有的其他补体成分。例如检测C4,在抗体致敏红细胞中加入缺乏 C4 的豚鼠血清。如果待测血清中有 C4,红细胞就会裂解;如果无 C4,则不发生裂解。

Notes

● **循环免疫复合物的检测方法主要有物理测定法和C1q结合试验**

免疫复合物在体内存在有两种方式,一是存在于血液中的循环免疫复合物(circulating immunocomplex,CIC),二是组织中固定的免疫复合物。循环免疫复合物也有两种形式:游离在血浆中或结合在红细胞上。红细胞上结合的免疫复合物较少有破坏作用,因此,测定游离的免疫复合物更有意义。

根据免疫复合物的物理学、免疫学和生物学特性,已经设计出很多检测CIC的方法,主要有物理测定法和C1q结合试验。

物理测定法:聚乙二醇(PEG)是乙二醇聚合而成的无电荷多糖分子,分子量变化范围较大,常用的分子量是6000。用3%~4%浓度的PEG可以选择性地将大分子免疫复合物沉淀下来,其作用机制尚不甚清楚。将PEG溶液与待检血清混合,置4℃冰箱过夜后离心,将沉淀物用PEG溶液充分洗涤,重新溶解于0.01mol/L的NaOH中,在波长280nm下测量溶液的吸光度;也可利用散射比浊法直接测定PEG沉淀的免疫复合物;以不同浓度的热聚合IgG作为参考标准来计算CIC的含量。聚乙二醇法简单易行,可在临床工作中推广。但此法易受多种大分子蛋白和温度的干扰,特异性稍差。PEG法还特别适用于沉淀获得CIC,再进行解离分析其中的抗原与抗体。

C1q结合试验:将待检血清56℃加热30分钟,以灭活其中的补体和破坏已与CIC结合的C1q,空出补体结合点。CIC与C1q的结合可用多种方法进行检测,常用的有以下三种。液相法:先将放射性核素标记的C1q与灭活过的血清标本混合,再加入0.5%(终浓度)的PEG,将结合了C1q的CIC沉淀下来,通过检测沉淀物中的放射活性来计算CIC的含量。

固相法:先将C1q吸附于固相载体表面,加入待检血清使CIC与C1q结合,再加入放射性核素或酶标记的抗人IgG或SPA,最后检测其放射活性或酶活性。

C1q偏离试验:先将放射性核素标记的C1q与灭活的血清标本混合,再加抗体致敏的绵羊红细胞,温育后离心,检测红细胞上的放射活性。红细胞的放射活性与免疫复合物的量呈负相关。

第四节 免疫学检测方法的应用

免疫学检测方法众多,在实际应用中,应选择适当的方法并在实践中作出评估,以进一步提高诊断的准确性。

● **免疫学检测方法的评估与选择原则基于特异性和敏感性及预测值**

检测方法的选择很重要,一部分取决于其最终应用,即是用作初筛还是诊断。初筛试验是用于检出症状不明显的个体,这些个体可能处于疾病的早期或前疾病期;而诊断试验应用于有某种特定疾病的特征表现后的个体。初筛过程本身并不能对疾病作出诊断,初筛试验阳性结果需利用诊断试验进一步评估。如果个体的初筛试验阳性,那么诊断试验就将起到确诊试验的作用。理想的初筛试验应该同时具备高灵敏度和高特异性,但这很难达到。诊断试验应准确可靠,尽可能减少误诊和漏诊。同时,选择检测方法时,快速、简便、经济、适用也很重要。

灵敏度指用某一试验方法将患某种疾病的患者正确检出的百分比,灵敏度定义的是真阳性(true positive,TP),即患者被某种方法证实确实患病;相反,假阴性(false negative,FN)指患者未被某种方法判定为患病。特异性指未患有某种疾病的个体被某一试验方法判断为未患病的百分比,它反映的是真阴性(true negative,TN),即未患病者通过试验判定为未患病。假阳性(false positive,FP)是指未患病的人被某试验判断为患病。灵敏度和特异性的计算公式如下:

Notes

$$灵敏度 = [TP/(TP + FN)] \times 100\%$$
$$特异性 = [TN/(TN + FP)] \times 100\%$$

根据试验结果得到的患有疾病的可能性称为该试验的预测值。阳性预测值(Positive predictive value,PPV)决定了试验结果阳性者患病的百分率,计算公式为:PPV = [TP/(TP + FP)] × 100%。阴性预测值(Negative predictive value,NPV)得出的则是试验结果阴性者不患病的百分率,计算公式为:NPV = [TN/(TN + FN)] × 100%。

理解灵敏度、特异性和预测值的概念对于实验室或临床选择合适的试验进行诊断疾病非常重要。一种检测方法的预测值同时兼顾了疾病在人群中的流行特点、试验的灵敏度和特异性。阳性预测值和阴性预测值赋予了一种方法预判某一特定人群的个体患有某种疾病或不会患某种疾病的能力。在这种背景下,疾病的流行是一个关键因素。如果一种疾病在目标人群中的流行程度很低,一个阳性检测结果就很可能是假阳性结果;相反,如果一种疾病在目标人群中的流行程度很高,一个阳性检测结果就很可能是真阳性结果。而高阴性预测值的主要作用在于得到的阴性结果可以排除患某种疾病的可能。除了以上讨论的预测值外,还有多种统计学方法可以用于评估实验室检测方法,如优势比、受试者工作特征曲线分析、似然比等。这些方法不在本章讨论的范围之列,读者可寻求其他资源详细了解。

- **免疫学检测方法广泛应用在临床各种疾病的诊断中**

免疫学技术在临床医学和法医学中广泛应用,如病原体抗原抗体的检测、自身抗体、血浆激素水平、血浆药物浓度监测和亲子鉴定等,为辅助诊断疾病,分析病情及法医鉴定提供了重要依据。

感染性疾病各种病原体感染后,体内能检出特异抗体或抗原,因此抗原抗体反应广泛用于感染的确定、传染病的诊断、传染后免疫力的确定等。感染性疾病的早期诊断对疾病的诊断和治疗至关重要。临床上最为常用的是病原体抗原检测和宿主血清抗体的检测。患者标本中若有病原体抗原检出,即可表明有该病原体的存在;病原体感染机体时可诱导产生相应的抗体,特异性抗体的检出是临床诊断的重要依据。IgM 类抗体出现早,消失快,常作为感染的早期诊断指标。IgG 类抗体出现晚,维持时间长,是流行病学调查的重要依据。感染性疾病的免疫学监测有助于疾病的转归与预后判定,如监测乙型肝炎病毒抗原与抗体的消长有助于乙型肝炎的预后判定,HIV 感染者的 CD4$^+$T 细胞计数有助于艾滋病的诊断、病情分析、疗效判定等。

在进行自身抗体检测时,由于有些自身抗体如抗核抗体等在自身免疫病中的敏感性高,特异性不强,仅具有筛选意义而不具有诊断价值。有些自身抗体在自身免疫病中的敏感性低,但对某一种自身免疫病诊断的特异性很高,相关性强,而在其他自身免疫病中的敏感性和特异性均低。因此通常以抗核抗体作为筛查实验,而其他针对特异性靶抗原成分的自身抗体应根据临床需要进行选择性检测,以进一步明确诊断。在自身免疫病患者体内,因有多种自身抗原的存在,自身抗体的种类也具有交叉重叠现象,故检测出多种自身抗体阳性时还必须结合临床症状进行综合分析。

免疫球蛋白异常增殖性疾病是由于浆细胞的异常增殖而引起机体病理损伤的一组疾病。异常免疫球蛋白是指理化和生物学性质发生改变的免疫球蛋白,主要包括血液中的 M 蛋白、血液和尿中的轻链蛋白。对免疫球蛋白异常增殖性疾病的检测,其目的是早期发现疾病,监控病情和判断预后。常用的免疫学方法有:血清区带电泳、免疫电泳、免疫固定电泳及血清免疫球蛋白定量实验等。免疫球蛋白异常增殖性疾病检测手段较多,一般应用两种以上的检测方法互相印证。对有可疑临床表现者,一般先进行区带电泳分析、免疫球蛋白定量检测和尿本-周蛋白定性检测作为初筛实验。对于阳性者宜进行免疫电泳、免疫固定电泳、免疫球蛋白亚型和血清及尿中轻链蛋白的定量检测作为确诊实验。

免疫缺陷病中免疫细胞的鉴定、计数以及功能试验可帮助免疫细胞缺陷的诊断。获得性免疫缺陷性疾病的代表性疾病是 AIDS,其诊断标准已形成共识。AIDS 的诊断应参考流行病学资料,结合临床表现,以实验室检测为依据进行,包括血清学检测(通过 ELISA 初筛试验和 Western blotting 确证实验检测病毒抗体)、病原学检测(分离病毒和 RT-PCR 方法检测病毒核酸)和 CD4$^+$T 细胞计数检测(外周血 CD4$^+$T 细胞绝对及相对计数)。

肿瘤的发生与机体的免疫功能状态密切相关,用免疫学的方法检测肿瘤抗原、抗体等肿瘤标志物和肿瘤患者的免疫功能状态,对肿瘤的诊断,观察病情、评价疗效及预后具有重要价值。判断机体免疫功能状态的常用指标包括 T 细胞及其亚群测定、T 细胞增殖实验、巨噬细胞功能测定、NK 细胞活性测定、T 细胞介导的细胞毒性测定以及血清中抗体、补体、某些细胞因子如 IL-2 及 IFN 等测定。一般而言,免疫功能正常者预后较好;晚期肿瘤或者肿瘤广泛转移者其免疫功能明显降低;白血病缓解期发生免疫功能骤然降低者,预示有复发可能。

免疫学检测方法在临床各种疾病的诊断中已得到了广泛应用,随着免疫学新理论及新技术的出现,免疫学检测方法在疾病诊疗及基础研究等方面将会发挥越来越重要的作用。

窗框 22-3　免疫学检测的质量控制问题

无论选择哪一种免疫学检测方法,为得到科学可信的结果,都离不开严格的实验室质量控制。质量控制是实验室的科学管理方法,是保证实验质量的综合性措施。自 20 世纪 40 年代末 CAP(College of American Pathologists)首先开始研究临床实验室室内质量控制问题,而美国学者 Levey 和 Jenning 发表的第一篇关于使用质控图的实验室室内质控论文[Levey S,Jennings ER. Am J Clin Pathol,1950,20(11):1059-1066],标志着临床检验实验室的室内质控工作正式拉开序幕。到 20 世纪 70 年代,实验室质量控制进入了全面质量管理阶段,开始推行 GLP(good laboratory practice)标准,发展到"认证实验室"管理阶段。全面质量管理的宗旨在于预防差错的产生,涉及试验的精密度、敏感性、特异性等,其内容包括标本的采集、保存和运送;标本在实验室内正确处理;防止分析过程中来自方法学方面的误差;严格管理实验材料及仪器设备等所采取的措施;用质控物质插入患者标本一起操作,然后用统计学的方法,对各项测定方法的变异作出客观的估计,使误差控制在"允许范围"以内。

小　结

免疫学技术方法的基本原理是抗原抗体反应。经典的抗原抗体反应技术包括沉淀反应、凝集反应、补体参与的反应等。为提高实验的灵敏性,采用酶、荧光素、放射性核素等标记物的标记技术目前得以广泛应用。同时,由于芯片等技术的发展,高通量、快速检测方法应用于免疫学检测中。

检测免疫细胞的数量与功能,是判断机体免疫功能状态的重要指标。根据淋巴细胞不同的物理特性、表面标志,可通过不同的实验方法对其进行分离和鉴定。通过检测 T 细胞和 B 细胞的数目和功能,反映机体的细胞免疫功能和体液免疫功能。补体和循环免疫复合物的检测能辅助诊断某些与补体有关的疾病。

免疫学检测方法众多,在不同疾病的早期诊断、疗效评价及预后判断中发挥着重要作用,因此在实际应用中,应选择适当的方法并在实践中作出评估,应根据实验方法的特异性、敏感性及预测值等选择合适的实验技术用于基础和临床研究。

(余　平)

Notes

参考文献

1. Robert R. Rich, Thomas A. Fleisher, William T. Shearer, et al. Clinical Immunology : principles and practice. 4th ed. 2013

2. Abul KA, Andrew HL. Cellular and Molecular Immunology. 5th ed. Philadelphia : Saunder, 2003

3. Ivan Roitt, Jonathan Brostoff, David Male. Immunology, 6th ed. Harcourt Asia : Pte Ltd, 2001

4. 曹雪涛. 医学免疫学. 第 6 版. 北京 : 人民卫生出版社, 2013

5. Mahajan SD, Schwartz SA, Nair MP, et al. Immunological assays for chemokine detection in- vivo culture of CNS cells. Biol Proced Oline, 2003, 5 : 90

6. 何维. 医学免疫学. 第 2 版. 北京 : 人民卫生出版社, 2010

Notes

第二十三章　免疫治疗

机体的免疫系统是一个复杂、平衡、有机的统一整体,在正常情况下,机体的免疫系统启动免疫应答,发挥防御及监视作用,对外抵抗病原体的侵袭感染,对内消灭应激受损细胞和发生癌变的细胞,并且调控自身免疫应答范围、强度与时间,防止免疫应答过度而造成自身的损害。在一些情况下,机体免疫功能因为某些已知或者未知的原因可能发生异常,导致某些疾病的发生发展,如免疫应答异常或过强而引发自身免疫性疾病,免疫系统结构缺陷致使免疫功能缺陷等。另外,其他机体系统结构与功能异常产生的病理过程亦与免疫应答关系密切。上述病理过程可利用免疫学手段进行人为干预。因此,针对机体异常的免疫功能,根据免疫学原理,利用物理、化学和生物学的手段人为地增强或抑制机体的免疫功能,达到治疗疾病目的的措施称为**免疫治疗**(immunotherapy)。狭义的免疫治疗特指应用免疫系统的细胞、分子和基因用于感染、自身免疫病、肿瘤和移植物抗宿主(GVHD)的治疗以及预防器官排斥反应。

第一节　免疫治疗的分类

免疫治疗的方法种类较多,依据不同分类标准,分为免疫增强疗法与免疫抑制疗法,特异性免疫治疗与非特异性免疫治疗以及主动免疫治疗与被动免疫治疗。

● **根据对免疫应答水平的影响,可将免疫治疗分为免疫增强疗法和免疫抑制疗法**

免疫增强疗法(immunoenhancement therapy)　指能增强机体免疫应答水平的方法,也称为**免疫调节治疗**(immunomodulatory therapy),主要用于治疗感染、肿瘤、免疫缺陷等免疫功能低下相关疾病,其使用因子也称为**免疫调节剂**(immunomodulator),包括使用非特异性免疫增强剂、疫苗、抗体、过继免疫细胞、细胞因子等。

免疫抑制疗法(immunosuppressive therapy)　是以抑制机体免疫应答水平为主要目的,主要用于治疗由于免疫功能亢进引起的疾病,包括过敏、自身免疫性疾病、移植排斥、炎症等。免疫抑制疗法使用的制剂包括非特异性免疫抑制剂、淋巴细胞及其表面分子的抗体、诱导免疫耐受的疫苗等。

● **根据治疗手段的针对性,可将免疫治疗分为特异性免疫治疗和非特异性免疫治疗**

特异性免疫治疗(specific immunotherapy)　指可引起特异性免疫应答的措施,包括三种方式:接种疫苗,输注特异性免疫应答产物和利用抗体特异性地剔除免疫细胞亚群或进行靶向治疗。

利用抗原可诱导特异性免疫应答的特点,在一定条件下,用减毒灭活的,对机体无害的抗原成分(疫苗)对机体进行免疫,使机体对该抗原产生特异性的免疫应答或免疫耐受,从而能达到治疗疾病的目的(见第二十四章免疫预防)。疫苗分预防性疫苗和治疗性疫苗两大类,前者用于预防疾病,后者用于治疗疾病。依靠疫苗治疗疾病,见效慢,但效应持续时间长。

特异性免疫应答的产物,包括抗体或效应淋巴细胞等生物活性物质,它们能针对某一特异性地抗原进行免疫应答。直接给机体输注这些产物,能使机体立即获得针对某一特异性抗原的免疫力。相对于接种疫苗,该疗法的特点是见效快,但效应维持时间短。

抗体是近年来免疫治疗中应用最普遍的手段。基本为两大类:一是应用单纯抗体进行治疗。这种抗体也称为裸抗体(naked antibody)。利用抗原抗体结合的特异性,可应用抗体在体内特异性地剔除表达相应抗原分子的免疫细胞,如用抗 CD4 单克隆抗体剔除 CD4$^+$T 细胞,这样能有效抑制机体 CD4$^+$T 细胞介导的免疫应答水平。其剔除的机理主要与 ADCC 效应相关。又如利用抗体特异性结合抗原的特性对细胞膜分子进行封闭,阻断细胞膜受体与配体间的结合,导致细胞行为变化,以达到治疗目的。二是应用结合型抗体(conjugated antibody),将抗体与放射性核素、化疗药物与毒素等偶联物相偶联,利用偶联物产生细胞毒或药物反应。上述抗体治疗的结构基础在于其抗体与抗原的特异性结合,故抗体的治疗属于靶向治疗范畴。

非特异性免疫治疗(nonspecific immunotherapy)　指不针对任何特异性的致病因素,只在整体水平上增强或者抑制机体的免疫应答水平。非特异性免疫治疗主要是临床上非特异性免疫增强剂和免疫抑制剂的应用,其特点是作用没有特异性,对机体的免疫功能呈现广泛增强或抑制,易导致不良反应。

● **根据治疗制剂的特点,可将免疫治疗分为主动免疫治疗和被动免疫治疗**

主动免疫治疗(active immunotherapy)　指在疾病发生之前,给机体输入抗原性物质,激活机体的免疫应答,使机体自身产生抵抗疾病的能力,是预防性治疗。例如瘤苗的应用,创伤后破伤风类毒素的应用,狂犬咬伤后,狂犬疫苗的应用等均属于主动免疫治疗。

被动免疫治疗(passive immunotherapy)　指在疾病发生后,将对疾病有免疫力的供者的免疫应答产物转移给受者,或将自体的免疫细胞在体外活化处理后回输自身,以治疗疾病,该疗法又称**过继免疫治疗**(adoptive immunotherapy)。可用于被动免疫治疗的制剂包括抗体、小分子免疫肽、免疫效应细胞等。

当前,在免疫治疗研究领域,肿瘤的免疫治疗发展最快。肿瘤的免疫治疗主要包括应用治疗性抗体和肿瘤的细胞过继免疫治疗。肿瘤的免疫疗法在临床上可单独应用治疗肿瘤患者,但更多的是被用作外科手术、放疗、化疗等传统肿瘤治疗方法的辅助疗法,在改善患者的生存质量,提高患者的生存时间等方面取得了一些积极进展。

第二节　抗体为基础的免疫治疗

以抗体为基础的免疫治疗,主要用于抗感染、抗肿瘤和抗移植排斥反应。抗体治疗的原理包括中和毒素、介导溶解靶细胞、中和炎症因子活性、阻断免疫细胞表面原有受体与配体间相互作用、通过免疫细胞表面抑制性受体激活细胞内抑制信号等。治疗性抗体主要包括免疫血清、单克隆抗体和基因工程抗体,每种类型的治疗性抗体各有其特点。

● **丙种球蛋白广泛应用于原发性免疫缺陷病和某些自身免疫病的治疗**

免疫血清是用抗原免疫动物后获得的血清或者从人体血清和组织中提取免疫球蛋白制成,免疫血清的主要成分是抗体,其中在临床上应用的最为广泛的是**丙种球蛋白**(γ-globulin)。

丙种球蛋白包括胎盘丙种球蛋白(placental γ-globulin)和人血浆丙种球蛋白(plasma γ-globulin)两种。前者由健康产妇胎盘血液中提取,主要含 IgG;后者来自正常人血清,主要含 IgG 和 IgM。早在 20 世纪 70 年代前,利用冷却乙醇法提取的富含 γ 球蛋白的血浆用作肌肉注射制剂,就已经用来作为治疗病原体感染的一种被动免疫手段。后来又出现静脉注射用丙种球蛋白(IVIG),通过修饰,添加一些例如糖类、氨基酸、清蛋白等辅助成分,避免了制剂中出现 IgG 聚集,使其更适合静脉注射使用。由于多数成年人已隐性或显性感染过麻疹、脊髓灰质炎和甲型肝炎等传染病,血清中含有相应的抗体,因此这两种丙种球蛋白可用于上述疾病潜伏期的治疗或紧急预防,可达到防止发病、减轻症状和缩短病程的目的。

IVIG 置换疗法属于非特异性免疫治疗范畴,在治疗原发性免疫缺陷病和自身免疫性炎症疾

Notes

病中有广泛的应用。

特发性血小板减少性紫癜(ITP)是一种基于血小板持续破坏的免疫性疾病,会导致出血甚至会威胁生命。大量儿童ITP的研究发现,使用IVIG可以逆转血小板减少症,其效果比其他手段如静脉注射anti-D和口服糖皮质激素要更佳。

川崎症候群(KS)是一种累及多系统的急性疾病,病因不明,主要在婴幼儿和儿童中发病,所有种族儿童均可发生,但在日本和有日本人血统的儿童中可发生流行。虽然该病有自限性,但25%未治疗的病人会出现冠状动脉炎症和中小血管的免疫活化。高剂量IVIG联合阿司匹林是KS的常规治疗策略。

自身免疫性神经病变是多种自身免疫性疾病的集合,可用IVIG进行治疗,其应用适应证主要为以下四种:①炎性脱髓鞘多神经病,包括格林巴利综合征(GBS)、慢性进行型或缓解型炎性脱髓鞘多神经病(CIDP)和多灶性运动神经病;②自身免疫性神经肌肉接头缺陷症,如重症肌无力和Lambert-Eaton综合征;③炎性肌病包括皮肌炎、多肌炎以及包涵体肌炎;④中枢神经系统疾病如多发性硬化、僵人综合征和阿尔茨海默病。

对继发于金黄色葡萄球菌或化脓性链球菌外毒素的中毒性休克综合征的患者而言,IVIG也不失其治疗价值。由一个加拿大链球菌研究小组实施的一个开放性研究结果显示,IVIG似乎对链球菌中毒性休克综合征患者是有利的。在IVIG治疗新生儿败血症的一项研究中发现,IVIG治疗组死亡率下降至原来的六分之一。IVIG能抑制葡萄球菌外毒素诱导的T细胞活化,并且其中含有抗葡萄球菌外毒素的抗体。

此外,IVIG还在风湿性疾病(如系统性血管炎、类风湿关节炎、系统性红斑狼疮),炎症性和自身免疫性皮肤病中有广泛的应用。

IVIG疗法存在一定副作用,通常为心动过速、呼吸困难、胸闷、背痛、关节痛、肌肉痛、高血压或低血压、头痛、瘙痒、皮疹、低烧等反应。5%~15%的病人在注射后出现轻度至中度的不良反应,不到1%的病人出现严重不良反应。自身免疫性疾病患者使用的剂量越高,不良反应越严重。免疫缺陷严重、感染多发的患者也容易出现较重的不良反应。病毒性脑膜炎是IVIG治疗的较严重并发症之一,尤其在大剂量快速注射和自身免疫病患者的治疗中常见,但罕见于免疫缺陷病人。

作为原发性免疫缺陷(PID)患者和广泛范围的自身免疫和炎性疾病的替代疗法,IVIG已被认为是一种有效的治疗方法。免疫球蛋白替代治疗经皮下途径"重新引入"已经在PID患者中有了很大进步。免疫球蛋白产品剂型的改变,以及未来的发展将使免疫学家更容易治疗他们的PID病人。目前,IVIG被美国FDA批准仅用于少数自身免疫和炎性疾病,如ITP,CIDP和KS。然而,即使在ITP、CIDP和KS,IVIG确切的作用机制也尚未完全阐明。

● **单克隆抗体在临床上已获广泛应用**

单克隆抗体(monoclonal antibody,McAb)　简称单抗,是由一个B细胞克隆,针对单一抗原表位产生的结构均一、高度特异的抗体,目前在临床上已获广泛应用。

抗体作为免疫应答的重要分子,从19世纪末开始就被人们重视,用来治疗疾病。1975年B细胞杂交瘤技术问世,开创了抗体技术发展与应用的新时代,单克隆抗体特异性高,性质均一,比早期的免疫血清获得了更广泛的应用。1986年,美国FDA批准了第一个治疗用的抗CD3分子的鼠源单抗OKT3进入市场,用于临床急性心、肝、肾移植排斥反应的治疗。1997年,第一个用于临床癌症治疗的单抗-抗人CD20单抗(Rituximab)获得FDA批准,用于临床治疗恶性B细胞淋巴瘤。截至目前,美国FDA批准生产和用于临床治疗的单克隆抗体药物共有34种,另有17种单克隆抗体药物正处于临床Ⅲ期研究阶段(见窗框23-1抗体药物)。

对于单克隆抗体药物而言,靶分子的特异性十分重要,直接决定该药物的治疗效果。目前,上市抗体和正在进行临床试验的抗体针对的靶分子主要分为肿瘤相关靶分子、自身免疫病相关

Notes

靶分子和其他靶分子。

目前,抗体药物针对的肿瘤相关靶分子可分为三类。第一类是肿瘤细胞表面高表达的一些与肿瘤发生发展相关的表面分子,如表皮生长因子受体(EGFR)家族成员 Her1、Her2、Her3 等,B 淋巴细胞瘤表面的 CD20 分子也属于这一类;第二类是肿瘤细胞分泌到肿瘤微环境中的一些细胞因子,如许多实体瘤细胞大量分泌血管内皮生长因子(VEGF),可刺激血管生成,促进肿瘤生长;第三类是免疫细胞表面的抑制分子,如 T 细胞表面表达的细胞毒 T 淋巴细胞相关抗原 4(CTLA-4)、程序性死亡分子 1(PD-1)等,这些分子与配体结合后能抑制 T 细胞活化,从而抑制机体的抗肿瘤免疫反应。单克隆抗体药物阻断这些靶分子的受体-配体相互作用,能促进肿瘤细胞的清除,是肿瘤的免疫治疗的一个重要的手段。

目前上市的抗体药物中有近一半是用于治疗自身免疫病的。这些靶分子可分为两类。第一类是细胞因子、细胞因子受体,如:TNF-α、IL-1、IL-6R、IL-12/23 等。这些细胞因子都是重要的炎症介质,在自身免疫病的发生和发展中起重要作用。抗体药物可中和细胞因子的活性,阻断细胞因子受体与细胞因子的结合,减轻炎症反应,抗 TNF-α 的单抗是迄今为止最为成功的单抗药物。第二类是趋化因子和趋化因子受体,如 CCR5、CCR1 等。

近年来,抗体治疗领域已从传统的肿瘤、自身免疫病逐步扩展到神经性疾病、抗感染和代谢性疾病,研究发现了一些治疗新靶点,某些正在进行临床试验。

治疗性单克隆抗体药物作用机制主要有三种,包括靶点封闭作用,**抗体依赖的细胞介导的细胞毒性作用**(antibody-dependent cell-mediated cytotoxicity,ADCC)和靶向载体作用。

靶点封闭作用是抗体作为拮抗剂,阻断受体-配体的结合,从而阻断细胞内的信号转导,终止其生物学效应。

单克隆抗体药物能通过其 Fc 段,与表达 Fc 受体的免疫细胞特异性结合,介导免疫细胞对表达药物靶点的靶细胞的细胞毒作用,杀伤靶细胞。这种 ADCC 效应是抗体药物的另一主要的效应机制。

化疗药物、生物毒素、放射性同位素等细胞毒性物质对肿瘤细胞具有强大的杀伤作用,但由于缺乏特异性,在杀伤肿瘤细胞的同时,也易损伤机体正常细胞,导致不良反应或严重的毒副作用。因为抗体药物的特异性强,亲和力好,因此除了裸抗体之外,抗体还可以作为靶向载体,通过偶联上述的细胞毒性物质,制备成抗肿瘤单抗偶联物,也称免疫偶联物。利用抗体的结合特异性,这些细胞毒性物质被靶向性地携带至肿瘤病灶局部,特异性地杀伤肿瘤细胞,而对正常细胞没有影响,这样能大大提高疗效,降低对机体的毒副作用。

至今为止,在 34 种美国 FDA 批准生产和用于临床治疗的单克隆抗体药物中,Muronomab(针对 CD3)和 Daclizumab(针对 CD25)已经退市,有 32 种正在临床应用。被制备成单抗偶联物的药物共有 5 种,其中两种是放射免疫偶联物,分别是 2002 年获批的针对 CD20 的单抗药物 Ibritumomab(^{90}Y 标记鼠 IgG1)和 2003 年获批的同样针对 CD20 的单抗 Tositumomab(^{131}I 标记鼠 IgG2a)。而另外三种单抗药物与常用的化疗药物,如甲氨碟呤、长春新碱、阿霉素等偶联,被制备成化学免疫偶联物,分别是 2000 年获批的针对 CD33 的单抗药物 Gemtuzumab、2011 年获批的针对 CD30 的单抗药物 Brentuximab 和 2013 年获批的针对 Her2 的单抗 Ado-trastuzumab(窗框 23-1,附表 23-1)。

除了上述细胞毒性物质以外,抗体还可以偶联一些生物酶。这些生物酶在体内利用抗体的导向性聚集在靶细胞周围,催化没有作用的药物前体生成功能性药物,实现对靶细胞的特异性作用。另外,亲和素-生物素这一对特异性亲和对也常见于免疫偶联物中。偶联了一个亲和素分子的抗体能同时结合四个生物素化的偶联物,这大大提高了偶联效率,增强了免疫偶联物的疗效。图 23-1 总结了单克隆抗体在免疫治疗中的应用。

Notes

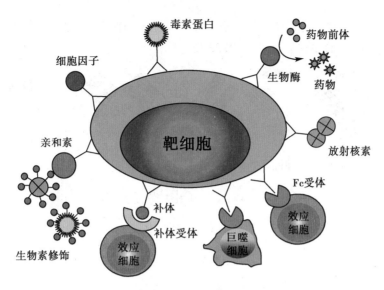

图 23-1　单克隆抗体在免疫治疗中的应用

● **基因工程抗体进一步提高了抗体药物的疗效**

单克隆抗体免疫治疗在临床上取得了一定的疗效,但其存在的问题限制了临床应用和疗效提高。这些问题主要包括:①目前对肿瘤特异性抗原(tumor specific antigen,TSA)尚缺乏足够的认识,因此制备的抗肿瘤单抗多数针对肿瘤相关抗原(tumor-associated antigen,TAA),而不同个体和同一个体不同组织来源的 TAA 可存在质和量的差异;②目前所制备的单抗多为鼠源性的抗体,应用到人体后,人体会产生**人抗鼠抗体效应**(Human anti-mouse antibodies,HAMA),从而影响其疗效的发挥,甚至可发生超敏反应;③体内注射的单抗可被血循环中的游离抗原封闭,真正能到达肿瘤局部的抗体量较少;④由于抗体的分子量较大,不能有效穿透实体肿瘤;⑤偶联物的稳定性,只有内化入细胞的游离物或低分子衍生物才有细胞毒作用,因此,药物过早脱落或到达靶部位后偶联物不能释放有效剂量的活性物质均会影响治疗效果。

为了解决上述问题,人们通过基因工程的方法制备免疫原性低、特异性高、穿透力强的基因工程抗体,为抗体导向药物治疗的进一步发展奠定了基础。

基因工程抗体(genetic engineering antibody)又称重组抗体(recombinant antibody),是通过 DNA 重组和蛋白质工程技术,在基因水平上对抗体分子进行切割、拼接或修饰,重新组装成的新型的抗体分子。基因工程抗体保留了天然抗体的特异性和主要生物学活性,去除或减少了无关的结构,并赋予抗体分子新的生物学功能,因此,它比天然抗体具有更广泛的应用前景。目前已成功应用于临床的基因工程抗体药物主要是从抗体的种属来源和抗体的大小方面对天然的单抗药物进行优化改造,包括人源化改造抗体和小分子抗体。

● **不同程度的人源化改造抗体显著降低了 HAMA 效应**

为了降低鼠源性单抗的免疫原性,减少 HAMA 的产生,人们对鼠源性抗体进行人源化改造,产生了多种人源化改造的基因工程抗体。根据人源化程度的差异,最早的人源化抗体是**人-鼠嵌合抗体**(chimeric antibody),逐渐地随着人源化程度的提高,又出现了**人源化抗体**(humanized antibody)和**全人源抗体**(human antibody)。

人-鼠嵌合抗体由鼠源性抗体的 V 区与人抗体的 C 区融合而成。此类抗体保留了鼠源性抗体的特异性和亲和力,又降低了其对人体的免疫原性,同时还可对抗体进行类别转换,产生特异性相同,但可介导不同效应的抗体分子。例如,将细胞毒性较弱的 IgG2b 转换成细胞毒性较强的 IgG1 或 IgG3,从而增强抗体免疫治疗的效果。人-鼠嵌合抗体人源化程度不高,抗体的 V 区还是鼠源性的。

为了进一步减少人-鼠嵌合抗体中的鼠源性成分,以减少 HAMA 的产生,人们将鼠源性抗体 V 区中的互补决定区(CDR)序列移植到人抗体 V 区框架中,构成 CDR 移植抗体(CDR-grafted

Notes

antibody),即人源化抗体。人源化抗体分子中的鼠源性成分很少,只在决定抗体特异性的 CDR 区域,其免疫原性比嵌合抗体显著减弱(图 23-2)。

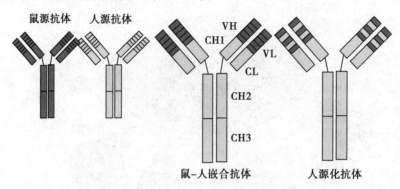

C:恒定区;V:可变区;H:重链;L:轻链

图 23-2   两种人源化改造抗体

保持和提高抗体的亲和力、降低抗体的免疫原性是抗体药物基因工程改造的两大原则。在嵌合抗体、人源化抗体成功的基础上,通过核糖体、噬菌体、酵母展示技术及转基因鼠技术,逐步提高人源化程度至 100% 而生产出来的基因工程抗体为全人源抗体。全人源抗体是人源化改造最彻底的基因工程抗体,在人体应用不会激发针对抗体的免疫应答。在 34 种美国 FDA 批准生产和用于临床治疗的单克隆抗体药物中,全人源抗体药物共有 9 种。

● **小分子抗体更有利于深入肿瘤局部**

小分子抗体(minimolecular antibody)   是指只包含完整抗体分子的某些功能片段(V 区),分子量仅为抗体分子的 1/3 ~ 1/12 的一类基因工程抗体。小分子抗体的优点为:仅含抗体 V 区结构,免疫原性弱;分子量小,易通过血管壁,可有效克服肿瘤组织对抗体的屏障作用;无 Fc 段,不与细胞膜上的 FcR 结合,有利于作为导向药物载体。其缺点为:与靶细胞表面抗原的结合力较弱;体内半寿期短,很快被清除,从而影响肿瘤局部的抗体浓度。

小分子抗体从大到小分为五大类,依次为:①**Fab 片段**由 VH、CH1 及完整的 L 链组成,大小为完整抗体的 2/3。Fab 片段穿透实体瘤的能力很强,在体内有较高的肿瘤灶/血液浓度比。Abciximab 于 1993 年获批应用于临床治疗心脏缺血并发症,是第一个获批的仅包含 Fab 片段的小分子抗体。Ranibizumab 和 Certolizumab 分别是抗 VEGF 和 TNF-α 的 Fab 段单抗药物,于 2006 年和 2008 年获批应用于临床。②**Fv 片段**由 VH 和 CH1 组成,没有 L 链,其大小仅为完整抗体分子的 1/3。③**单链抗体**(single chain antibody,SCA)由一接头将 VH 和 VL 连接成一条多肽链,又称单链 Fv(ScFv),其大小为完整抗体分子的 1/6。单链抗体的穿透力强,容易进入局部组织发挥作用。④**单域抗体**(single domain antibody)由 VH 或 VL 单一结构域组成。其大小相当于完整抗体的 1/12。⑤**最小识别单位**(minimal recognition unit,MRU)由单个 CDR 构成的小分子抗体,其大小仅为完整抗体的 1% 左右。MRU 虽然能与抗原结合,但其亲和力极低,应用受限。

此外,还有一些有临床应用前景的基因工程抗体类型,包括噬菌体抗体、胞内抗体和双功能抗体等。

噬菌体抗体   是将克隆的人抗体 V 区基因与一种丝状噬菌体 DNA 上编码外壳蛋白的基因连接,转染细菌后在其膜表面表达 Fab 片段(或 ScFv)-噬菌体外壳蛋白的融合蛋白,因此,该技术称为噬菌体表面展示技术。通过特异性抗原筛选噬菌体抗体库,即可获得携带特异性抗体基因的克隆,从而大量制备特异性抗体。通过噬菌体表面展示技术构建一种噬菌体抗体文库,可供产生针对多种特异性抗原的人源化抗体,克服难于建立人 - 人杂交瘤的困难;又由于细菌增殖快,培养成本低,适合大规模产业化,因此,该技术为临床上大量应用抗体提供了可能性。

Notes

通过基因工程技术,获得仅在细胞内表达并作用于胞内靶分子的抗体或抗体片段,称为**胞内抗体**(intrabody)。胞内抗体多为 ScFv。如针对 HIVgp120 的胞内抗体,能使 gp120 滞留在胞内,阻止其向细胞表面转移,从而减少 gp120 介导的细胞感染效应。

双功能抗体(bifunction antibody,BfAb) 又称双特异性抗体(bispecific antibody,BsAb),即同一抗体分子的两个抗原结合部位可分别结合两种不同抗原表位的抗体。BsAb 是人工设计的抗体,在结构上是双价的,而与抗原的结合是多价的。BsAb 的一个抗原结合部位与靶细胞(如肿瘤细胞)表面的抗原结合,另一个抗原结合部位可与效应物(药物、效应细胞等)结合,将效应物直接导向靶组织,在局部聚集和发挥作用。目前作为治疗肿瘤用的 BsAb 主要靶向肿瘤相关抗原和效应细胞表面抗原,如 TAA 加 CD3,TAA 加 CD16 等。

随着各种基因工程抗体技术的逐渐成熟,以抗体为基础的免疫治疗将在肿瘤、自身免疫病、移植排斥反应、炎症性疾病等的治疗中发挥更大的作用。

窗框 23-1 抗体药物

抗体药物(antibody-based drugs)是以细胞工程技术和基因工程技术为主体的抗体工程制备的药物。抗体药物亦称单克隆抗体治疗剂(monoclonal antibody therapeutics)。针对特定的分子靶点(抗原),可以制备相应的靶向抗体药物。抗体药物在抗感染、抗肿瘤和抗移植排斥反应中有巨大的潜力与应用前景。当前,抗体药物的研究与开发已成为生物技术药物领域的热点。目前处于临床前期、临床Ⅰ期与临床Ⅱ期研究与开发的各类生物技术药物中,抗体药物的品种数量位居前列。

从分子构成来看,抗体药物可分为三类:①完整抗体或抗体片段;②抗体偶联物,或称免疫偶联物,由完整抗体或抗体片段与"弹头"药物连接而成,可用作"弹头"的物质有放射性核素、化疗药物与毒素;③基因修饰的抗体。基因修饰主要是针对抗体的人源化改造,根据人源化程度的差异,分为嵌合抗体,人源化抗体和完全人源抗体。除此之外,还有一些对抗体结构的修饰,例如糖基化,聚乙二醇化等。

在抗体药物大规模制备的产业化过程中,曾遭遇两个瓶颈问题:一是工程细胞株对生长环境的适应性。可以概括为高适应性、高表达细胞株的筛选和建立;二是工程细胞株的规模化培养。目前,上述两个问题基本得以解决。当今的主流技术表现为,在大型机械搅拌式反应器中,用无血清培养基和流加培养工艺悬浮培养细胞,主要通过优化培养基来提高表达量。要确保通过动物细胞规模化培养生产的重组抗体的活性,需保证蛋白质折叠与二硫键的正确形成。此外,还要完善灌流培养技术,解决涵盖 CHO(中国仓鼠卵巢细胞)、杂交瘤、HEK293(人胚肾细胞)、VERO(非洲绿猴肾细胞)和 BHK(金黄地鼠肾细胞)等工程细胞大规模批次、流加、灌流培养中的关键问题。随着对单克隆抗体等产品需求量的不断增加,2000年以后,动物细胞培养的产能迅速增加。现在全球的反应器总容量超过 $2 \times 10^6 L$,比 8 年前增加了约 4 倍。产物浓度也比 15 年前提高了约 100 倍,达到了 5g/L 以上。动物细胞大规模培养产业,在规模和技术方法上,越来越与微生物发酵产业类似。

目前已有 34 种单抗获得美国食品和药品管理局(Food and Drug Administration,FDA)的批准用于临床(附表1)。有些抗体正在进行临床前的研究(附表2)。

美国是抗体药物研究与应用的主要国家,其研发与应用趋势性变化具有风向标意义。如附表1、附表2所示,从第一个获得批准用于临床移植排斥的抗 CD3 的单克隆抗体至今,美国共有 34 个抗体药物已经获得应用批准,除去两个产品退市外,有 32 个产品在临床应用。另外,还有近 20 种抗体药物处于临床Ⅲ期研究阶段。这些抗体药物在临床上主要集中应用于对恶性肿瘤、炎症性自身免疫病、移植排斥反应、超敏反应性疾病等的治疗。

Notes

附表 1　美国 FDA 批准生产和用于临床治疗的单克隆抗体

单抗名称	治疗靶点	抗体类型	批准时间	适应证
Muronomab	CD3	鼠 IgG2a	1986,已退市	移植排斥反应
Abciximab（阿昔单抗）	Ⅱb/Ⅲa	嵌合 IgG1,Fab	1993	心脏缺血并发症
Rituximab（利妥昔单抗）	CD20	嵌合 IgG1	1997	B 淋巴瘤、非霍奇金淋巴瘤
Daclizumab（达利珠单抗）	CD25	人源化 IgG1	1997,已退市	自身免疫
Basiliximab（巴利昔单抗）	CD25	嵌合 IgG1	1998	自身免疫
Palivizumab（帕利珠单抗）	RSV（呼吸道合胞病毒）	人源化 IgG1	1998	RSV 引起的下呼吸道感染
Infliximab（英夫利昔单抗）	TNF-α	嵌合 IgG1	1998	Crohn's 病,类风湿关节炎等自身免疫病
Trastuzumab（曲妥珠单抗）	Her-2	人源化 IgG1	1998	乳腺癌
Gemtuzumab ozogamicin（吉妥单抗）	CD33	药物偶联人源化 IgG4	2000	肿瘤
Alemtuzumab（阿仑单抗）	CD52	人源化 IgG1	2001	肿瘤
Ibritumomab（替伊莫单抗）	CD20	^{90}Y 标记鼠 IgG1	2002	肿瘤
Adalimumab（阿达木单抗）	TNF-α	全人源 IgG1	2002	Crohn's 病,类风湿关节炎等自身免疫病
Omalizumab（奥马珠单抗）	IgE	人源化 IgG1	2003	支气管哮喘、变应性鼻炎
Tositumomab-Ⅰ-131（托西莫单抗）	CD20	^{131}I 标记鼠 IgG2a	2003	肿瘤
Efalizumab（依法利珠单抗）	CD11a	人源化 IgG1	2003	自身免疫
Cetuximab（西妥昔单抗）	EGFR	嵌合 IgG1	2004	结直肠癌,头颈癌
Bevacizumab（贝伐单抗）	VEGF	人源化 IgG1	2004	结直肠癌,非小细胞肺癌,胶质瘤,肾癌
Natalizumab（那他珠单抗）	α4β7	人源化 IgG4	2004	自身免疫
Tocilizumab（托珠单抗）	IL-6R	人源化 IgG1	2005	关节炎
Panitumumab（帕尼单抗）	EGFR	全人源 IgG2	2006	结直肠癌

续表

单抗名称	治疗靶点	抗体类型	批准时间	适应证
Ranibizumab（来尼珠单抗）	VEGF	人源化 IgG1，Fab	2006	血管退化，视网膜血管闭塞
Eculizumab（艾库组单抗）	C5	人源化 IgG2/4	2007	血液病
Certolizumab pegol（赛妥珠单抗）	TNF-α	人源化/聚乙二醇化 Fab	2008	Crohn's 病，类风湿关节炎等自身免疫病
Golimumab（戈利木单抗）	TNF-α	全人源 IgG1	2009	Crohn's 病，类风湿关节炎等自身免疫病
Canakinumab（卡那单抗）	IL-1b	全人源 IgG1	2009	自身免疫病
Ustekinumab（优特克单抗）	IL-12/23	全人源 IgG1	2009	自身免疫病
Ofatumumab（奥法木单抗）	CD20	全人源 IgG1	2009	慢性淋巴细胞白血病
Denosumab（迪诺塞麦）	RANK	全人源 IgG2	2010	骨质疏松（肿瘤骨转移）
Belimumab（贝利单抗）	BLyS	全人源 IgG1	2011	自身免疫，狼疮
Ipilimumab（易普利姆玛）	CTLA-4	全人源 IgG1	2011	恶性黑色素瘤
Brentuximab Vedotin	CD30	药物偶联嵌合 IgG1	2011	霍奇金淋巴瘤
Raxibacumab（瑞西巴库）	B. anthrasis	全人源 IgG1	2012	感染
Pertuzumab（帕妥珠单抗）	HER2	人源化 IgG1	2012	乳腺癌
Ado-trastuzumab emtansine	HER2	药物偶联人源化 IgG1	2013	乳腺癌

附表 2　美国处于临床 III 期研究阶段的单克隆抗体

单抗名称	治疗靶点	抗体类型	适应证
Gantenerumab	Amyloid beta	全人源 IgG1	阿尔茨海默病
Alirocumab	PCSK9	全人源 IgG1	降低胆固醇
Romosozumab	Sclerostin	人源化 IgG2	妇女绝经后骨质疏松
Actoxumab + bezlotoxumab	difficile enterotoxin A and B	全人源 IgG1	感染
Gevokizumab	IL-1 β	人源化 IgG2	非传染性葡萄膜炎
Mepolizumab	IL-5	人源化 IgG1	哮喘，慢性阻塞性肺病
Reslizumab	IL-5	人源化 IgG4	哮喘

Notes

续表

单抗名称	治疗靶点	抗体类型	适应证
Sirukumab	IL-6	全人源 IgG1	风湿性关节炎
Sarilumab	IL-6R	全人源 IgG1	风湿性关节炎
Lebrikizumab	IL-13	人源化 IgG4	哮喘
Ixekizumab	Il-17A	人源化 IgG4	牛皮癣
Secukinumab	IL-17A	全人源 IgG1	风湿性关节炎,强直性脊柱炎,牛皮癣
Vedolizumab	α4β7	人源化 IgG1	溃疡性结肠炎,Crohn's 病
Tabalumab	BLyS	全人源 IgG4	风湿性关节炎,系统性红斑狼疮
Itolizumab	CD6	人源化 IgG1	斑块状银屑病
Ocrelizumab	CD20	人源化 IgG1	多元相硬化症
Epratuzumab	CD22	人源化 IgG1	系统性红斑狼疮

TNF-α 是重要的炎症性细胞因子,在类风湿关节炎、强直性脊柱炎、银屑病等自身免疫性疾病的发生发展过程中发挥重要的作用,是这些疾病治疗的靶点。目前已上市的TNF-α 拮抗剂主要有 5 种。1998 年最早获批的英利昔单抗 Infliximab 是一种嵌合抗体,由于其取得了很好的疗效,全人源的阿达木单抗 Adalimumab 和戈利木单抗 Golimumab 相继获得批准,在人源化改造上更进一步。随后,2008 年塞妥珠单抗 Certolizumab pegol 又在此基础上进行了更多的改造:用 Fab 段替代完整抗体,增强了抗体药物穿透实体瘤的能力;聚乙二醇化修饰,不仅能够有效防止抗体药物在体内的很快降解,还能将药物缓慢释放并靶向送达体内的作用部位,从而达到长效缓释靶向目的。除了 4 种单抗之外,还有一种是人 TNF-α 受体和 Fc 的融合蛋白——依那西普 Etanercept。截至 2013 年,TNF-α 拮抗剂是一类商业上最成功的生物药,依那西普 Etanercept 2012 年全球销售额为 84.06 亿美元,另外四种单克隆抗体制剂 Infliximab、Adalimumab、Golimumab 和 Certolizumab 2012 年的全球销售额分别为 61.39 亿、92.65 亿、6.07 亿、6.06 亿美元,占 30 种全球上市抗体药物已报道销售总额(487.04 亿美元)的 34%(166.17 亿美元)。

抗体药物是发现与研制新型药物的丰富资源。单克隆抗体药物针对性强、临床研究失效风险小,这些特点构成了单抗药物开发的有利之处。由于单克隆抗体药物市场增长迅速、研发成功率较高、效果明确,因此,已经成为生物医药的重要开发领域,而且吸引着越来越多的医药企业不断加入。

第三节　抗原为基础的免疫治疗

抗原是引起免疫应答的始动因素,正常情况下,抗原可以诱导机体发生免疫应答,产生免疫保护作用。如果机体免疫系统异常,则可能发生超敏反应、免疫缺陷、自身免疫病等免疫病理反应。针对机体异常的免疫状态,人工给予抗原以增强免疫应答或诱导免疫耐受来治疗疾病,称为以抗原为基础的免疫治疗。以抗原为基础的免疫治疗有两种策略:一是增强机体对抗原的免疫应答,治疗感染、肿瘤等疾病;二是诱导免疫耐受,治疗自身免疫病、超敏反应性疾病以及移植

Notes

排斥反应等。

习惯上,将用于诱导机体产生免疫应答的抗原性物质称为**疫苗**(vaccine)。将用于疾病治疗的疫苗称为**治疗性疫苗**(therapeutic vaccine),以区别于用于疾病预防的**预防性疫苗**(prophylactic vaccine)。

以抗原为基础的免疫治疗有表位肽疫苗、重组疫苗和核酸疫苗三种主要形式。

● **表位肽常与载体结合构成疫苗**

表位是抗原分子中决定抗原特异性的特殊化学基团,同时也是被 TCR 或 BCR 识别和结合的部位,利用表位直接诱导免疫应答是有效的途径。但由于目前对大多数抗原的表位认识不足,其应用受到限制。此外,表位多为 8~12 个氨基酸组成的短肽或其他小分子,在体内容易降解,因此常将表位多肽与载体结合作为疫苗。例如,将麻疹病毒蛋白的 T 细胞表位和 B 细胞表位与载体结合,可以制备麻疹疫苗;以乙肝病毒(HBV)pre-S 和 S 抗原中的 T 细胞表位免疫可促进 HBV 慢性感染者体内病毒的清除;以人工合成的 TAA 多肽或构建表达 TAA 的重组病毒制备肿瘤多肽疫苗,可以模拟 T 细胞识别的肿瘤抗原表位,从而不经加工就可与 MHC 分子结合,进而激活特异性 T 细胞,诱导 CTL 抗瘤效应;由于热休克蛋白(HSP)具有"伴侣抗原肽"(chaperone antigenic peptide)的作用,从肿瘤组织中提取的 HSP 可结合不同的抗原肽,形成多种 HSP – 肽复合物,这种复合物免疫后可激活多个 CTL 克隆,从而产生较强的抗肿瘤效应。

● **重组疫苗具有广阔的应用前景**

利用重组 DNA 技术,产生大量抗原分子,该抗原可以是微生物或肿瘤细胞某一特定的蛋白或蛋白片段,这样的疫苗叫做**重组疫苗**。因为已经采用化学,物理和生物的方法将病原体有害的部分进行了减毒和灭活处理,重组疫苗免疫诱导作用的针对性强,安全性高,可大量生产,纯度高,具有广阔的应用前景。例如,重组乙肝表面抗原疫苗已经大量用于乙肝易感人群的预防接种;给慢性乙肝患者接种 pre-S2 重组疫苗,可以显著减少 HBV 在体内的复制,该疫苗联合抗病毒药物及 IL-2,则可诱导出强大的抗病毒免疫应答,清除体内病毒;人乳头状瘤病毒(human papilloma virus,HPV)E6 或 E7 重组疫苗在 60% 的 HPV 感染者体内具有免疫原性,可使 83% 的女性患者显著改善临床症状。

● **核酸疫苗安全性有待进一步研究**

利用 DNA 重组技术,将编码特异性抗原的基因插入到质粒载体中,构建重组载体,注射体内后可表达相应的抗原,此为 **DNA 疫苗**(DNA vaccine),又称核酸疫苗。应用该技术已成功地在小鼠、黑猩猩等动物中诱导抗流感病毒、HIV 等多种病原体的特异性免疫;近年已有 HIV、疟疾 DNA 疫苗在志愿者中有效的报道。用髓磷脂碱性蛋白(myelin basic protein,MBP)DNA 疫苗治疗第一次 MBP 攻击后的 EAE 小鼠模型,能使 50% 以上的小鼠避免发病。美国 FDA 已经批准以 DNA 疫苗诱导对 MBP 免疫耐受的 I 期临床试验。DNA 疫苗在体内可持续表达,免疫效果好,维持时间长,但其安全性仍有待进一步研究。

重组病毒疫苗是核酸疫苗的一种,它是用减毒的病毒(痘苗病毒或腺病毒)代替质粒载体,将编码有效免疫原的基因插入其基因组中。接种后,一方面病毒可持续表达大量的目的抗原,另一方面病毒本身也可作为免疫佐剂,可更有效地进行主动免疫治疗。该类疫苗主要用于肿瘤免疫治疗。已选用的肿瘤抗原有黑色素瘤的 GP97、癌胚抗原、p53 基因突变型、p185 以及腺癌 Muc-1 的核心肽等。这些重组病毒疫苗已经用于动物肿瘤模型的治疗。此外,近年报道,以重组 HIV 金丝雀痘病毒治疗 HIV 感染者,可以显著诱导 HIV 特异性的 CD4$^+$T 及 CD8$^+$T 细胞的扩增。

除了上述三种主要的形式之外,还有一些新型的疫苗。转基因植物疫苗是用转基因的方法,将编码有效免疫原的基因导入可食用植物细胞基因组中,免疫原即可在食用植物中稳定表达和积累,人和动物通过食用植物达到免疫接种的目的。常用的植物有番茄、马铃薯、香蕉等。

Notes

用马铃薯表达乙肝表面抗原和霍乱弧菌B蛋白抗原在动物试验中已获成功。这类疫苗尚在初期研制阶段,具有口服、易被接受、廉价等优点。

此外,近年来,在动物模型中,通过口服抗原诱导免疫耐受治疗自身免疫性疾病也获得成功。例如,口服MBP治疗多发性硬化症(MS)、口服胶原治疗类风湿性关节炎、口服胰岛素治疗1型糖尿病。细胞成分及完整细胞也可作为免疫原进行主动免疫治疗。完整细胞包括活细胞和死细胞疫苗,例如减毒细菌或死细菌疫苗。细胞成分包括类毒素疫苗、荚膜多糖疫苗等。在肿瘤抗原未知的情况下,应用肿瘤细胞提取物(蛋白或mRNA)致敏DC,可制备DC瘤苗。

第四节　细胞因子及其拮抗剂为基础的免疫治疗

细胞因子具有广泛的生物学功能,不仅在机体免疫应答中具有重要作用,而且调节许多基本的生命活动。体内细胞因子的变化明显影响机体的生理或病理过程,调整机体细胞因子网络的平衡已成为免疫治疗的重要对策。应用重组细胞因子作为药物用于疾病的治疗统称为细胞因子疗法。机体由于某些病理生理作用引起体内某种细胞因子的相对或绝对缺乏或过剩,而致免疫学功能紊乱,疾病发生。**细胞因子疗法**(cytokine therapy)通过人为的输入外源性细胞因子或阻断内源性细胞因子,纠正体内细胞因子网络的平衡,恢复正常的免疫应答状态,以达到治疗疾病的目的,是临床常用的免疫治疗方法。

● **细胞因子补充疗法通过人工补充重组细胞因子治疗疾病**

细胞因子补充疗法是指从外源向患者体内输入细胞因子,发挥细胞因子的生物学作用,达到抗御和治疗疾病的目的。目前,利用基因工程生产的重组细胞因子临床应用的有数十种,还有多种细胞因子在临床试验中。表23-1列举了美国FDA批准上市的细胞因子类药。

表23-1　美国FDA已批准生产和临床使用的细胞因子或受体

名称	适应证
IFN-α	白血病、病毒性肝炎、恶性肿瘤、艾滋病
IFN-β	多发性硬化症
IFN-γ	慢性肉芽肿、类风湿关节炎、恶性肿瘤、生殖器疣、过敏性皮炎
G-CSF	自身骨髓移植、化疗后粒细胞减少、白血病、艾滋病、再生障碍性贫血
GM-CSF	自身骨髓移植、化疗后粒细胞减少、艾滋病、再生障碍性贫血
EPO	慢性肾衰竭所致贫血、肿瘤或化疗所致贫血、失血后贫血
IL-2	恶性肿瘤、艾滋病、免疫缺陷病
IL-11	肿瘤或化疗所致血小板减少
sTNF RII-Fc	类风湿关节炎
PDGF	糖尿病所致腿、足溃疡

干扰素依抗原性不同可分为IFN-α、IFN-β和IFN-γ,各有其独特的性质和生物学活性,其临床应用适应证也不尽相同。IFN-α主要用于治疗病毒性感染和肿瘤,对于乙型肝炎、丙型肝炎、带状疱疹、慢性宫颈炎等有较好疗效,对于血液系统肿瘤如毛细胞白血病等疗效较显著;IFN-β主要用于治疗多发性硬化症,是目前治疗多发性硬化症唯一有效的药物;IFN-γ的免疫调节作用比IFN-α强,但其治疗效果不如IFN-α,目前主要用于治疗类风湿性关节炎、慢性肉芽肿等。

许多细胞因子具有直接或间接的抗肿瘤效应,包括IL-2、IL-4、IL-6、IFN、TNF-α、GM-CSF等,其中IL-2最早被批准用于肾细胞癌的治疗。IL-2与IFN-α、化疗药物合用治疗恶性肿瘤疗效确切。TNF-α对多种肿瘤有免疫效应,但临床疗效不明显,可能与其毒副作用较大有关。

Notes

TNF-α 与化疗药物联合局部用药对转移性黑色素瘤、软组织肉瘤和结肠癌的治疗效果令人鼓舞。

目前临床主要应用的促进造血的细胞因子是粒细胞-巨噬细胞集落刺激因子(GM-CSF)和粒细胞集落刺激因子(G-CSF),用于治疗各种粒细胞低下患者,降低化疗后粒细胞减少程度,能提高机体对化疗药物的耐受剂量,提高治疗肿瘤的效果。在骨髓移植中可使中性粒细胞等尽快恢复、降低感染率,对再生障碍性贫血和 AIDS 亦有肯定疗效。应用红细胞生成素(EPO)治疗肾性贫血已经取得了非常显著的疗效。IL-11 用于治疗因放疗和化疗造成的血小板减少,对于减轻放疗和化疗造成胃肠道出血等不良反应,提高患者对化疗和放疗的耐受剂量具有重要作用。

● **细胞因子阻断疗法常用于炎症性疾病和自身免疫病的治疗**

细胞因子阻断疗法是通过阻断细胞因子与其相应受体的结合及其信号传导,抑制细胞因子的病理生理作用。细胞因子只有与其受体结合,并经信号传导才能发挥生物学作用。临床上许多疾病与细胞因子的病理生理作用有关,因而细胞因子受体是治疗某些疾病的良好靶点。可溶性细胞因子受体通过竞争抑制细胞因子与靶细胞膜受体的结合,参与体内细胞因子的负向调控,在多种疾病的治疗中有显著的潜力。重组可溶性 I 型 TNF 受体(soluble TNF receptor I, sTN-FRI)在类风湿性关节炎和感染性休克的临床试验中证实有效;重组可溶性 IL-1 受体(soluble IL-1 receptor, sIL-1R)能抑制移植排斥和实验性自身免疫病;重组可溶性 II 型 TGF-β 受体(soluble TGF-β II receptor, sTGFβR II)能阻断 TGF-β 介导的免疫抑制和致纤维化作用,在抗肿瘤和抗纤维化实验中有较好的疗效。此外,TNF 单抗可以减轻或阻断感染性休克的发生;IL-1 受体拮抗剂(interleukin-1 receptor antagonist, IL-1RA)对于炎症、自身免疫病具有较好的疗效。图 23-3 为细胞因子阻断和拮抗疗法示意图。

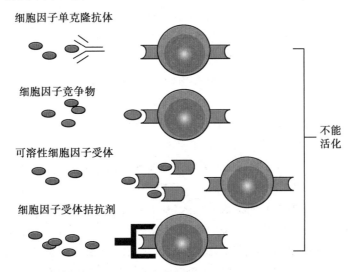

图 23-3 细胞因子阻断和拮抗疗法

● **细胞因子基因疗法能在体内持续产生细胞因子**

细胞因子基因疗法(cytokine gene therapy) 是将细胞因子或其受体基因通过不同技术导入机体内,使其在体内持续表达并发挥治疗效应。细胞因子在体内半衰期短,临床需要反复大剂量注射才有一定疗效,往往产生严重副作用。为了克服上述缺陷,人们通过基因工程的方法将细胞因子基因在体内持续表达,从而发挥治疗作用。临床上又常与其他疗法结合,如以细胞免疫为基础的细胞因子基因转染免疫效应细胞;以肿瘤疫苗为基础的将细胞因子转染肿瘤细胞;以造血干细胞移植为基础的细胞因子转染造血干细胞等,目的都是激发机体的免疫反应,增强效应细胞功能,减少毒副作用。目前,已有多项细胞因子基因疗法试用于临床,治疗恶性肿瘤、感染和自身免疫病。

Notes

第五节　细胞为基础的免疫治疗

以细胞为基础的免疫治疗,是将自体或异体的造血细胞、免疫细胞或肿瘤细胞经体外培养、诱导扩增或负载抗原后回输机体,以激活或增强机体的免疫应答。

● **细胞疫苗是一种新型的治疗肿瘤的方式**

迄今为止,临床注册机构已经登记了数百项有关细胞疫苗用于治疗多种恶性肿瘤的临床研究,有一些已经显现了一定的作用。

溶瘤病毒是一种治疗性肿瘤疫苗载体,由于它本身带有肿瘤溶解的作用,使得疫苗的抗肿瘤效应得以增强。如针对黑色素瘤患者设计的新型溶瘤疫苗 OncoVEX,瘤内直接注射后,一方面在肿瘤细胞中复制增殖,溶解肿瘤细胞;另一方面将抗原传递给抗原提呈细胞,诱发全身的抗肿瘤免疫应答。

肿瘤相关抗原肽亦可荷载到树突状细胞,用以制备树突状细胞疫苗。其中研究最多的是黑色素瘤相关抗原 gp100。一项有关 gp100 疫苗的Ⅲ期临床研究显示,gp100 树突状细胞瘤苗能明显提高患者的临床反应率,延长患者无进展生存时间和总体生存时间。

美国食品药品监督管理局于 2010 年正式批准前列腺癌疫苗 provenge 的应用。该疫苗以患者的自体树突状细胞荷载前列腺相关抗原,致敏后转输回体内,用于诱导增强的细胞免疫应答,攻击体内肿瘤,与安慰剂组比较,能延长 4.1 个月的平均存活时间,并能将 3 年生存率提高 38%。provenge 的批准应用在癌症治疗性疫苗领域起到了重要的推动作用。

● **造血干细胞移植是促进机体恢复免疫功能的重要手段**

免疫细胞来源于造血干细胞,体内造血干细胞的分化有赖于骨髓与胸腺微环境。造血干细胞移植是在造血或免疫功能极度低下的情况下,移植自体或同种异体的造血干细胞,从而达到促进造血和免疫功能的目的,已经成为癌症、造血系统疾病、自身免疫性疾病等免疫治疗的重要手段。移植所用的干细胞来源于 HLA 型别相同的供者,可采集骨髓、外周血或脐血,分离 CD34$^+$ 干/祖细胞。

骨髓移植是取患者自体或健康志愿者的骨髓经处理后回输给患者,骨髓中的干细胞进入患者体内定居、分化、繁殖,帮助患者恢复造血功能和免疫力。临床上用于治疗免疫缺陷病、再生障碍性贫血和白血病等。自体骨髓移植需处理后再回输,但难以除尽残余的白血病细胞,影响疗效;异体骨髓移植寻找 HLA 相配的供体很难,移植物抗宿主病的发生率高。因此,临床上骨髓移植治疗受到限制。外周血中干细胞数量很少(CD34$^+$ 细胞仅占 0.01% ~ 0.09%),但采集方便。采集前须使用 G-CSF 等细胞因子,将干细胞从骨髓动员到外周血,可引起供者发热、骨痛、白细胞升高等副作用,同样存在 HLA 配对困难问题。脐血中干细胞含量与骨髓相似(CD34$^+$ 细胞达 2.4%),其增殖能力强,HLA 表达较低,免疫原性弱,容易达到免疫重建,且来源方便,可以部分代替同种异体骨髓移植。

● **免疫效应细胞是机体杀伤肿瘤细胞和病毒感染细胞的重要因素**

免疫效应细胞治疗是将经体外扩增、活化的自体或异体免疫效应细胞输入机体,增强免疫应答,直接或间接杀伤肿瘤细胞、病毒感染细胞。

NK 细胞在抗肿瘤、抗病毒的天然免疫应答中起重要作用,因为它们具有寻找和杀伤体内 MHCⅠ类抗原低表达的肿瘤细胞的能力,但因体外扩增不易而影响临床应用。

淋巴因子激活的杀伤细胞(lymphokine activated killer cell,LAK)是外周血单个核细胞(PB-MCs)经体外 IL-2 培养后诱导产生的一类新型杀伤细胞,其杀伤肿瘤细胞不需抗原致敏,且无 MHC 限制性。有人认为 LAK 主要来源于 NK 细胞,临床广泛应用于肿瘤和慢性病毒感染的非特异性免疫治疗。

Notes

细胞因子诱导的杀伤细胞(cytokine induced killer cell,CIK) 是 PBMC 经抗 CD3 单克隆抗体加 IL-2、IFN-γ、TNF-α 等细胞因子体外诱导分化获得的具有 CD3$^+$CD56$^+$ 表型的杀伤细胞,其增殖效率和杀伤活性均明显强于 LAK 细胞,对白血病和某些实体肿瘤有较好的疗效,具体内容详见第十九章肿瘤免疫。

肿瘤浸润淋巴细胞(tumor infiltrating lymphocyte,TIL) 是由病人肿瘤灶分离的浸润淋巴细胞,经体外 IL-2 诱导扩增后回输病人体内,具有比 LAK 细胞更强的特异性肿瘤杀伤活性。

● **树突状细胞在免疫应答诱导中具有十分重要的作用**

树突状细胞(dendritic cell,DC)能直接摄取、加工和提呈抗原,刺激体内初始型 T 细胞活化;通过直接或间接的方式促进 B 细胞增殖活化,调节体液免疫应答;并可刺激记忆 T 细胞活化,诱导再次免疫应答。肿瘤细胞免疫原性弱,难以激活机体免疫系统发挥抗肿瘤作用。将从患者外周血分离的 PBMC 在体外用 IL-4、GM-CSF 等诱导扩增为具有强大抗原提呈功能的 DC,继而用肿瘤抗原、肿瘤抗原多肽冲击荷载于 DC 表面回输患者体内,诱导机体产生大量具有特异性细胞毒功能的 T 细胞,对肿瘤细胞发挥特异性杀伤作用。目前临床应用于前列腺癌、黑色素癌、复发性骨髓瘤和结肠癌的免疫治疗。

● **基因工程 T 细胞的过继免疫治疗成为 2013 年重要医学突破之一**

2013 年 12 月 19 日,美国《科学》杂志将癌症的免疫治疗评为 2013 年十大科学突破之一,其中就包括**嵌合抗原受体**(chemeric antigen receptor,CAR)基因修饰的 T 细胞过继治疗(详情参见第十九章肿瘤免疫)。

过继性回输抗原特异性 T 淋巴细胞是免疫治疗最常见的方法之一。然而,多数患者不能从体内分离有效的肿瘤抗原特异性淋巴细胞,并且不同的患者免疫细胞功能存在差异,这为临床上应用免疫细胞治疗肿瘤带来了困难。1993 年,Eshhar 团队首先提出了 CAR 转染 T 细胞治疗肿瘤的概念和方法。CAR-T 细胞的应用克服了免疫细胞在肿瘤治疗中缺乏靶向性,免疫细胞在肿瘤微环境中不能完全活化的瓶颈。2010 年,Carl June 团队开始发表用 CAR-T 细胞治疗白血病的令人鼓舞的结果。他们用 CAR-T 细胞治疗 75 个成年和儿童的白血病患者,其中 45 个肿瘤完全消除,虽然有一些患者在治疗之后也出现了复发。

CAR-T 细胞疗法在临床上取得的良好的效果,使肿瘤的免疫治疗出现了新的曙光。目前,相关研发有诺华公司(有 5 个相关产品)和 Juno Therapeutics 公司(有 3 个相关产品),临床试验用于白血病、淋巴瘤、间皮瘤和胰腺癌等。2014 年 7 月,FDA 授予诺华 CtL019 突破性疗法认定,Juno Therapeutics 公司的 CAR-T 疗法 JCAR015 也获得了肯定,用于复发性和难治性 B 淋巴细胞急性白血病治疗。

第六节 免疫调节剂

免疫调节剂是指可以非特异地增强或抑制免疫功能,临床上广泛用于肿瘤、感染、免疫缺陷和自身免疫病治疗的制剂。它是一类分子结构各不相同,作用机制也不尽相同的物质。按其作用可分为免疫增强剂和免疫抑制剂。

● **免疫增强剂是指具有促进和调节免疫应答功能的制剂**

免疫增强剂通常对免疫功能正常者无影响,而对免疫功能异常,特别是免疫功能低下者有促进作用。免疫增强剂可与抗原合用从而延长抗原在局部的停留(储存效应)并使之较缓慢地释入全身,还可通过诱导抗原提呈细胞尤其是 DC 的活化提高免疫系统的"警惕性"。但疗效有限,临床上一般仅作辅助治疗。

免疫因子 是指具有传递免疫信号,调节免疫效应的蛋白分子,除了细胞因子外,还包括转移因子、免疫核糖核酸和胸腺肽。细胞因子是一类能增强免疫应答的免疫因子(详见第六章)。

转移因子(transfer factor)是由致敏的淋巴细胞经反复冻融或超滤获得的低分子量混合物,包括游离氨基酸、核酸和多肽等,因其能介导迟发型超敏反应的转移而称为转移因子。其特点是分子量小、无抗原性、副作用小,而且无种属特异性,即从猪、牛等脾脏中提取的转移因子能在人体中介导细胞免疫反应。**免疫核糖核酸**(immune RNA,iRNA)是由抗原致敏的淋巴组织中提取的核糖核酸物质。iRNA 具有传递特异性免疫信息的能力,并且过继转移的细胞免疫活性不受种属的影响。主要作用于 T、B 淋巴细胞,诱导特异性免疫应答,临床应用于治疗肿瘤及病毒、真菌感染。**胸腺肽**(thymic peptide)是从小牛或猪胸腺中提取的可溶性多肽混合物,包括胸腺素、胸腺生长素等,可促进胸腺内前 T 细胞转化为 T 细胞,并进一步分化成熟为具有多种功能的 T 细胞亚群,提高细胞免疫功能,临床常用于感染性疾病的免疫治疗。

一些化学合成药物具有明显的免疫刺激作用。如左旋咪唑(levamisole)能增强功能低下或受抑制的免疫细胞活性,促进 T 细胞增生,增强 NK 细胞活性,对细胞免疫低下的机体具有较好的免疫增强作用,而对正常机体作用不明显。临床常用于慢性反复感染和肿瘤放、化疗后的辅助治疗。西咪替丁(cimetidine)与 Ts 细胞的 H2 受体结合,阻断组胺对 Ts 细胞的活化作用,增强 Th 细胞活性,促进细胞因子和抗体的产生,从而增强机体免疫功能。异丙肌苷(isoprinosine)可促进 T 细胞增殖,巨噬细胞活化,抑制多种 DNA 病毒和 RNA 病毒复制,主要用于抗病毒辅助治疗。

此外,某些微生物或其成分可促进 APC 对抗原的摄取,上调协同刺激分子水平,促进 Th 细胞和 CTL 活性,增强巨噬细胞功能。多数补益类(滋阴、补气、补血)中药及其提取成分一般都有免疫增强或免疫调节作用,尤其是这些药物的多糖类成分或甙类成分,能激活 T 淋巴细胞、巨噬细胞、树突状细胞,提高细胞因子及抗体水平,以增强或调节免疫功能。

● **免疫抑制剂是指在可接受剂量的范围内产生明显抑制效应的一类药物**

免疫抑制剂常用于抑制器官移植的排斥反应、自身免疫病及过敏性疾病的免疫治疗。因其作用靶点不同,临床常采用联合用药,以提高疗效,减少副作用。常用的免疫抑制剂包括激素制剂、化学合成药和真菌代谢产物等。

肾上腺糖皮质激素是临床上应用最早的非特异性抗炎药物,也是应用最普遍的经典免疫抑制剂,能有效减少外周血 T、B 细胞的数量,明显降低抗体水平,尤其是初次应答抗体水平,通过抑制巨噬细胞活性抑制迟发型超敏反应。糖皮质激素是治疗严重 Ⅱ、Ⅲ、Ⅳ型超敏反应和自身免疫病的首选药物,也可以用于防治移植排斥反应。目前常用的糖皮质激素有氢化可的松、泼尼松、泼尼松龙及甲泼尼龙等制剂。

作为免疫抑制的化学合成药主要有烷化剂和抗代谢类药。常用的烷化剂包括氮芥、苯丁酸氮芥、环磷酰胺等。其主要作用是抑制 DNA 复制和蛋白质合成,阻止细胞增生分裂。抗代谢类药物主要有嘌呤和嘧啶类似物以及叶酸拮抗剂两大类。前者如硫唑嘌呤,主要作用于 S 期,抑制肌苷酸转化为腺苷酸或鸟苷酸,从而抑制 DNA 合成,小剂量则明显抑制 T 细胞免疫,抑制细胞免疫强于体液免疫,临床主要用于抑制器官移植排斥反应。后者如氨甲蝶呤,其化学结构与叶酸相似,可竞争性抑制二氢叶酸还原酶,其对该酶的亲和力较二氢叶酸强 100 倍,从而减少四氢叶酸生成,阻止 DNA 复制,对体液免疫和细胞免疫均有抑制作用。另外,氨甲蝶呤可抑制中性粒细胞趋化,减少 IL-1、IL-6、IL-2 的产生,具有较强的抗炎作用,临床主要用于治疗自身免疫病和肿瘤。

真菌代谢产物用于免疫抑制的主要有环孢素 A 和西罗莫司。环孢素 A(cyclosporin A,CsA)是从真菌代谢产物中分离的环状多肽。作为一类作用很强,毒性很小(无骨髓抑制作用)的细胞免疫抑制剂,其对 Th 细胞活化呈高度选择性抑制,主要是通过阻断 T 细胞内 IL-2 基因转录,抑制 IL-2 依赖的 T 细胞活化,目前是用于器官移植排斥反应最有效的药物。西罗莫司(rapamycin,RPM)是链霉菌属丝状菌发酵物提取的大环内酯类抗生素,与 CsA 有协同作用,主要是通过

Notes

阻断 IL-2 启动的 T 细胞增殖作用而选择性地抑制 T 细胞,临床主要用于器官移植和自身免疫病。

小 结

针对机体低下或亢进的免疫功能,根据免疫学原理,利用物理、化学和生物学的手段人为地增强或抑制机体的免疫功能,从而达到治疗疾病目的的所有措施称统称为免疫治疗。免疫治疗用抗体主要是非特异性的丙种球蛋白和特异性单克隆抗体,以及在此基础上进行改造的基因工程抗体,主要用于感染、肿瘤、移植排斥反应以及自身免疫性疾病的治疗。近年来,有多种单克隆抗体药物上市在临床上得以应用,并取得了确切的疗效。以抗原为基础的免疫治疗有两种策略,一是增强机体对抗原的免疫应答,治疗感染、肿瘤等疾病,二是诱导免疫耐受,治疗自身免疫病、超敏反应性疾病以及移植排斥反应等。细胞因子及其拮抗剂为基础的免疫治疗包括细胞因子补充和添加疗法、细胞因子阻断和拮抗疗法以及细胞因子基因疗法。细胞为基础的免疫治疗包括造血干细胞移植、免疫效应细胞输注、树突状细胞介导的免疫治疗以及瘤苗的体内回输或免疫接种等。通过基因工程改造的肿瘤特异性的 T 细胞过继免疫治疗在最近展示了很好的抗肿瘤疗效。免疫调节剂包括免疫增强剂和免疫抑制剂,可非特异性地增强或抑制机体免疫功能。

(何 维)

参考文献

1. 何维. 医学免疫学. 第 2 版. 北京:人民卫生出版社,2010

2. Coulie PG, Van den Eynde BJ, van der Bruggen P, Boon T(2014) Tumour antigens recognized by T lymphocytes:at the core of cancer immunotherapy. Nature Reviews Cancer 14:135-146

3. Vanneman M, Dranoff G(2012) Combining immunotherapy and targeted therapies in cancer treatment. Nature Reviews Cancer 12:237-251

4. Mellman I, Coukos G, Dranoff G(2011) Cancer immunotherapy comes of age. Nature 480:480-489

5. Bossaller L, Rothe A(2013) Monoclonal antibody treatments for rheumatoid arthritis. Expert Opinion on Biological Therapy 13:1257-1272

6. Eggermont LJ, Paulis LE, Tel J, Figdor CG(2014) Towards efficient cancer immunotherapy:advances in developing artificial antigen-presenting cells. Trends Biotechnol 32:456-465

7. Restifo NP, Dudley ME, Rosenberg SA(2012) Adoptive immunotherapy for cancer:harnessing the T cell response. Nat Rev Immunol 12:269-281

8. Pardoll DM(2012) The blockade of immune checkpoints in cancer immunotherapy. Nat Rev Cancer 12:252-264

9. Schmeel FC, Schmeel LC, Gast SM, Schmidt-Wolf IG(2014) Adoptive Immunotherapy Strategies with Cytokine-Induced Killer(CIK) Cells in the Treatment of Hematological Malignancies. Int J Mol Sci 15:14632-14648

10. Urba WJ, Longo DL(2011) Redirecting T Cells. New England Journal of Medicine 365:754-757

Notes

第二十四章 免疫预防

免疫预防是医学史上最为经济和有效的大众健康手段。机体受到病原体感染后会产生以保护性抗体和效应性 T 细胞为主的记忆性保护免疫反应。早在 Jenner 时代,就提出了疫苗研制的"模拟自然感染过程"的策略,即通过接种合适的抗原模拟上述反应从而达到预防疾病的目的。这一策略在"保护性免疫主要依赖于抗体应答、感染可引发长时间免疫记忆"的一类疾病中获得成功:天花、脊髓灰质炎、麻疹、白喉、百日咳等重要的传染病得到了控制或消灭,改变了人类的疾病谱,延长了人类平均寿命。但这一研究策略,在另外一些传染病及非感染性疾病尚未取得类似成功,后者正成为疫苗研究新的领域和热点。相应的理论关注焦点逐渐转移到调节和指导免疫应答的规律上来,这些研究可极大地帮助设计合理有效的**疫苗**(vaccine)和免疫**佐剂**(adjuvant)。免疫学反哺疫苗学的时代已经到来,新的更为完善的疫苗已经出现,还有许多正随之而来。此外,随着抗体、抗毒素及细胞因子的发现和应用,被动预防也成为疾病应急预防的手段之一。

第一节 免疫预防的发展简史

● 免疫预防始于早期的人痘接种

有历史记录的早期文明中,诸如中国、埃及、印度、希腊都有传染病的记载。古希腊人首先了解到免疫的特性及其终生持续性,immunity 一词就是在记录 14 世纪一场大瘟疫的资料中被首次使用。

疫苗接种始于人痘接种预防天花的实践。天花这种可怕的疾病导致高达 20% ~ 30% 的死亡率,幸存者也将终生留下疤痕。在公元 10 世纪早期,印度通过皮肤、中国通过鼻子将天花病变的脓液或愈合疮的死痂给予易感者的方法,使他们获得免疫。因为尚不完全清楚的理由,人痘接种和自然感染相比很少导致严重的疾病。在人痘接种部位常出现严重的损害,并伴有温和的发疹和全身反应症状,然而,其死亡率只有 1% ~ 2%,较自然感染的疤痕也少得多。虽然这种免疫方法存在严重缺陷,但就免疫力而言,毫无疑问人痘接种是有效的。

● Jenner 牛痘接种的巨大成功开辟了免疫预防的新纪元

到了 18 世纪 60、70 年代,Jenner 等注意到挤奶女工常接触牛奶头,导致手上感染牛痘,引起脓疱,但不会感染天花(人痘)。Jenner 在 1796 年 5 月 14 日将一挤奶女工的牛痘脓液接种在一小男孩 Phipps 的手臂,证明接种牛痘的安全性。五年后,通过天花流行进一步证实了这种免疫力的持久性。虽然 Jenner 未能使其工作被《皇家学报》接受,只是私人印刷了他的结果,但"种痘"很快在实践中传播开来。它传播到欧洲乃至于全世界,在 19 世纪的后 50 年痘苗的来源从人转变成从牛获取。在 1896 年,英国举行了盛大的庆祝活动,以纪念 James Phipps 实验,安全的痘苗接种取得巨大成功。通过在世界许多地方的雕像和纪念碑,Jenner 这个普通的医生被世人所认识。Pasteur 还选用了 vaccine(疫苗)作为这一免疫制剂的名称,以纪念 Jenner 和他发明的牛痘疫苗。在伦敦 Kensington 花园,他的雕像成为 1996 年二百周年庆典的焦点,雕像下面铭刻有"对人类作出贡献的乡村医生"。正是 Jenner 伟大的发现,使得天花这一可怕的瘟疫终于在

1979 年被人类消灭。

● **巴斯德时代减毒活疫苗的研究带来了第一个免疫学的黄金时代**

Jenner 以后八十多年,两位建立传染性疾病感染病因学的科学巨人巴斯德(Louis Pasteur, 1822—1895)和郭霍(Robert Koch,1842—1910)揭开了更好理解特异性免疫的序幕。巴斯德在实践中发现细菌在人工培养基上生长会丢失其毒性,例如,引起家禽霍乱的巴斯德菌,当其在体外培养条件下被"减毒"后将不再致病。1881 年,经减毒的炭疽疫苗第一次被使用。虽然巴斯德不知道狂犬病是由病毒引起的而不是细菌,也不知道它必须在家兔脊髓中被减毒而不是通过培养,但是他用的狂犬免疫法却取得了很好的效果并广泛流传开。随后,Calmette 和 Guerin 从牛身上分离到了肺结核杆菌,经过长达 13 年的 213 次传代培养后,他们大胆地在新生婴儿中做了口服试验。由此,卡介苗(Bacille Calmette- Guerin,BCG)诞生了。很快 BCG 就由口服改为皮内注射,并在新生儿抵御粟粒性肺结核和结核性髓膜炎中证明有非常明确的效果。目前对它是否能够成为结核病的终结者还有很多争议。

另一个里程碑是确定某些疾病是由有关细菌分泌的强力外毒素引起的,如白喉和破伤风。Von Behring 和 Kitasato 于 1890 年发现抗体,使用来源于马的白喉毒素抗体治疗白喉取得一定成功,这一结果最终获得诺贝尔生理医学奖。在获取抗毒素时培养上清常混有粗制毒素,最初的主动免疫治疗白喉或破伤风时使用的是包含毒素和抗毒素的混合物。直到发现毒素通过甲醛变性后,仍具有诱导保护性的免疫原性,才得到满意和一致的结果。这种被称为类毒素的物质是一种很好的疫苗,将传染病的影响降到一个很低的程度。

● **索尔克(Salk)疫苗和沙宾(Sabin)疫苗带来了抗病毒疫苗的革命**

1930 年,建立病毒在鸡胚尿囊绒毛膜上的组织培养技术,导致抗黄热病(一种非常有效的减毒活疫苗)和流感(一种低成功率的灭活疫苗)疫苗的诞生。Enders 和他的同事们则成功地培养了脊髓灰质炎病毒,很快发展了灭活的脊髓灰质炎疫苗——索尔克疫苗。但索尔克疫苗因在生产技术上的失误生产了两批没有被甲醛充分灭活的疫苗,导致了 149 例小儿麻痹症,这一不幸事件推动了口服减毒活脊髓灰质炎疫苗——**沙宾疫苗**的发展,并于 1961 年首次生产成功。现在来看,脊髓灰质炎的免疫预防取得了巨大的成功,也铺平了其他病毒通过组织培养来获取减毒病毒疫苗的道路。1963 年研究出了 Enders 麻疹疫苗的 Edmondston 菌株、更加减毒的 Moraten 和 Schwartz 毒株疫苗;1967 年研制出了流行性腮腺炎疫苗;1968 年研制出了减毒活风疹疫苗,并于 1971 年正式实现了麻疹-流行性腮腺炎-风疹三联疫苗这一长期梦想。现在许多国家正在用麻疹-流行性腮腺炎-风疹-水痘四联疫苗来根除这四种疾病,其结果是一些欧洲国家已经没有了麻疹、流行性腮腺炎、风疹的传播。

● **天花的根除标志着免疫预防的巨大成功**

无论这些疫苗有多么成功,能否将人类某个疾病根除仍然是一个疑问。有趣的是,Jenner 就曾经推测天花可能根除。到 20 世纪 50 年代初,欧洲、北美和中美似乎达到了这一要求,提示全球根除天花似乎是可行的。

1959 年 5 月第十二届世界卫生组织大会作出了一个重要决定:将全球根除天花作为 WHO 的工作目标。到 1979 年 12 月 9 日,全球天花证实委员会证明天花已经根除。在天花被发现四千多年后,在一种有效的疫苗被使用 181 年后,根除这种天然疾病应视为人类历史上一个光辉的成绩。在发达和发展中国家扑灭天花共用了 11 年的时间及 30 亿美元,这与每年用于天花疾病治疗的耗费(1967 年,全球花费 135 亿美元)形成鲜明对比。

● **乙肝疫苗的成功预示着分子时代的黎明**

乙肝疫苗的研制成功代表了一个分水岭。从疫苗组分来看,虽然脑膜炎双球菌的类毒素和多糖疫苗也是分子和亚基疫苗,但乙肝病毒表面抗原(HBsAg)的应用则代表了作为疫苗的单一蛋白质的新纯度水平。它是运用 DNA 重组技术制造的第一个疫苗,也是第一个可自组成 22nm

Notes

病毒样颗粒的蛋白样本,这种聚合强劲地增加了免疫原性。另外,它也是第一次以一种昂贵的、针对一些特殊高风险人群的"专卖"疫苗形式引入市场,这些特殊人群主要包括医生、护士和血库工作者等,随后变成对发展中国家具有重大意义的一种便宜的大众健康工具。全球有25亿乙肝携带者,其中20%~25%发展成慢性肝病,再以一定比例发展成原发性肝癌,所以乙肝疫苗是历史上第一种抗癌疫苗。

乙肝疫苗的巨大成功减少了社会对重组 DNA 产品的害怕,并确实开创了一个新的时代,基因工程方法成为疫苗研究和发展的重要基础。

● **免疫接种扩展计划正发挥其在疾病预防和控制中的巨大作用**

天花的逐渐消灭及多种传染病有效疫苗的发展,使得 WHO 提出了更为雄心勃勃的计划:1974 年,WHO 决定将预防控制天花的经验用于另一些可被疫苗预防的疾病,即免疫接种扩展计划(expanded program on immunization,EPI)。该计划最初是为全世界每年出生的 12 亿婴儿预防6 种疾病:白喉、百日咳、破伤风、麻疹、脊髓灰质炎和结核。

由于 EPI 的实施,疫苗使用范围的扩大,相应疾病的报告例数已下降。其后,乙型病毒性肝炎、黄热病也被列入了 EPI 计划。在 1988 年,世界卫生组织给 EPI 另一项挑战:在 2000 年前消灭脊髓灰质炎。在 Jenner 发现天花牛痘疫苗 200 多年、巴斯德逝世 100 多年以后,人类正续写着对抗疾病的传奇。

第二节   免疫预防的分类

针对传染病易感人群的主要预防措施就是免疫预防(immune prevention)。根据免疫预防的免疫学机理可以分为四类(表 24-1)。

表 24-1   免疫预防的分类

	被动预防	主动预防
特异性预防	被动特异性预防	主动特异性预防
非特异性预防	被动非特异性预防	主动非特异性预防

被动特异性预防   是指采用抗原或病原特异性免疫效应制剂作用于机体而预防疾病的发生。其中应用最多的是抗原特异性抗体或抗血清,常在高危人群中配合主动特异性免疫措施使用。

被动非特异性预防   是指采用抗原或病原的非特异性免疫效应制剂作用于机体而预防疾病的发生。这些免疫措施产生对抗原或病原的非特异性免疫力,如干扰素、胸腺肽、免疫球蛋白等,一般在缺少主动免疫措施时使用。

主动特异性预防   是指采用抗原(疫苗)免疫机体,即采用疫苗接种的方法,使之产生特异性保护性免疫,从而预防疾病。此为免疫预防的主要和最有效手段。

主动非特异性预防   采用病原体非直接相关抗原刺激机体产生免疫反应,以提高对靶病原体的免疫力,但在实践中采用不多。

第三节   疫苗的发展

● **疫苗的作用是基于特异性保护性免疫反应**

疫苗的目的是激发保护性免疫反应以防止感染,而疫苗本身又不使人体遭受实际感染的危害。一个理想的疫苗将引起与天然感染相同程度或更好的免疫反应。因为大部分疫苗都达不到这一标准,通常需要不止一次地给予疫苗,以使免疫记忆发生作用,即在再次接触抗原时产生更快、更强的反应。

Notes

尽管预防性疫苗中的狂犬病疫苗是在感染发生后使用的,疫苗最早却是被设计为防止感染,即在感染前使用。现在治疗性疫苗的研究日渐增多,即在感染发生后使用疫苗以进行治疗。这些疫苗的设计常常需参照免疫病理的认识,来上调或下调免疫反应。

● **疫苗的设计主要与疫苗的组分与结构、递送系统及配方有关**

疫苗的发展主要体现在疫苗组分(vaccine component)、疫苗递送系统(vaccine delivery system)和疫苗配方(vaccine formulation)等几个主要方面。

疫苗组分主要包括抗原(免疫原)和佐剂。

抗原(免疫原)是免疫反应最强的调节剂　在某种意义上说,抗原决定了免疫反应的特异性、保护性和效果。因此,疫苗设计中最重要的是选择合适的免疫原。就微生物而言,每种微生物拥有成千上万的对宿主动物或人而言是外源的分子,针对这些分子的大部分免疫反应在感染预防上毫无用处。因此,必须确定针对病原的特异性保护免疫反应,通过免疫识别研究确认保护性抗原、保护性表位,这通常需要在感染人群中确认。对于更复杂的病原体,如寄生虫,并不能马上发现哪种抗原是有效的,还必须进行相关免疫力的观察。考虑到微生物的分型、变异等情况,使得免疫原的选择就更为复杂。一般而言,免疫原的选择原则是:①优势抗原(优势表位);②保护性抗原(保护性表位);③保守性强的抗原或表位;④能引发长期记忆的抗原或表位。在上述基本考虑的基础上,根据免疫原结构、功能关系和抗原组分的特性,还应考虑免疫原的结构,如对抗原呈递细胞靶向基团的引入、抗原结构复杂性和分子大小的考虑等,可以改进以提高免疫原性。因此,高效疫苗的结构设计应以精细的免疫保护、免疫调节、免疫病理为基础。基于免疫信息学的计算机辅助疫苗设计可能会提供帮助。

佐剂(adjuvant)能提高免疫原的免疫原性和疫苗效果　目前有两类佐剂:以提高抗体应答为主的 Th2 极化佐剂和以提高细胞免疫为主的 Th1 极化佐剂。黏膜免疫一直是免疫学中的难题,由于许多感染是通过黏膜完成的,因此黏膜的局部保护性免疫的诱导是防止感染的第一个屏障,也是最有效的部位。但到目前为止还没有满意的黏膜免疫佐剂。

疫苗**递送系统**(delivery system)是指通过合适的方式将免疫原递送到免疫系统以启动免疫反应,其与疫苗的效力直接相关。良好的疫苗递送系统可以将免疫原高效递送到 MHC Ⅰ类分子或Ⅱ类分子呈递途径中去,并有效呈递在细胞表面。随着细胞生物学和抗原呈递机理的研究进展,对抗原递送系统的认识也正在快速发展。

疫苗的**配方**(formulation)是在对疫苗的组分、佐剂、递送系统确定的同时将疫苗作为一种药物或生物制品而确定的疫苗内所含的组分、成分及其比例等,通常要通过实验优选。

● **疫苗可分为预防性疫苗和治疗性疫苗两类**

预防性疫苗主要用于疾病的预防,接受者为健康个体或新生儿。治疗性疫苗(therapeutic vaccine)主要用于患病的个体,接受者为患者。

根据传统和习惯又可分为减毒活疫苗、灭活疫苗、抗毒素、亚单位疫苗(含多肽疫苗)、载体疫苗、核酸疫苗等。表 24-2 列出了各类疫苗的一些例子。

减毒活疫苗　多具有超过 90% 的效力,其保护作用通常延续多年。它的突出优势是病原体在宿主复制产生一个抗原刺激,抗原数量、性质和位置均与天然感染相似,所以免疫原性一般很强,甚至不需要加强免疫。这种突出的优势同时也存在潜在的危险性:在免疫力差的部分个体可引发感染;突变可能恢复毒力。后者随着对病原毒力分子基础的认识可更合理地进行减毒,可能使其减毒更为确实且不能恢复毒力。

灭活疫苗　采用的是非复制性抗原(死疫苗),因此,其安全性好,但免疫原性也变弱,往往必须加强免疫。需要注意的是,并不是所有病原体经灭活后均可以成为高效疫苗:其中一些疫苗是高效的,如索尔克注射用脊髓灰质炎疫苗(IPV)或甲肝疫苗;其他则是一些低效、短持续期的疫苗,如灭活后可注射的霍乱疫苗,几乎已被放弃;还有一些部分灭活疫苗的效力低,需要提高其保护率和

Notes

免疫的持续期,如传统的灭活流感和伤寒疫苗。这些低效疫苗大多数将被新型疫苗代替。

表 24-2　疫苗的分类

疫苗类型	病毒/疾病	细菌/疾病
减毒活疫苗	脊髓灰质炎,腮腺炎,风疹,水痘,黄热病,轮状病毒,甲型肝炎	结核杆菌,伤寒,霍乱,志贺氏细菌性痢疾,麻风
灭活疫苗	脊髓灰质炎,流感,狂犬病,日本 B 型脑炎,甲型肝炎	百日咳,伤寒,霍乱,麻风
类毒素疫苗		白喉,破伤风
亚单位疫苗(含多肽疫苗)	乙肝,二型单纯疱疹,流感,人乳头状瘤病毒,HIV,狂犬病	B 型流感嗜血杆菌,百日咳,脑膜炎球菌,肺炎球菌,伤寒
载体疫苗	HIV(*),麻疹(*),狂犬病(*)	伤寒(*),霍乱(*),结核杆菌(*),志贺氏细菌性痢疾(*)
核酸疫苗	HIV(*),流感(*),二型单纯疱疹(*),狂犬病(*),乙肝(*),丙肝(*),丁肝(*),乳头状瘤病毒(*),HTLV1(*),巨细胞病毒(*),圣路易脑炎病毒(*)	伤寒(*),结核杆菌(*)

* 表示尚在试验中的疫苗

类毒素疫苗　当疾病的病理变化主要是由于强力外毒素或肠毒素引起时,类毒素疫苗具有很大的意义,如破伤风和白喉的疫苗。一般来说,肠毒素的类毒素很少成功,然而肠毒素型大肠杆菌的热稳定性肠毒素(LT)经遗传改造的去毒变构体,则有望成为有效的旅行者腹泻疫苗;霍乱毒素(CT)对应的突变可能成为更为重要的疫苗。这两种毒素的变异体甚至可以诱导很好的黏膜免疫,也是有希望的黏膜免疫佐剂。

当前使用的类毒素疫苗多是采用传统技术制造。这些疫苗如白喉和破伤风疫苗含有很多不纯成分,将毒素变为类毒素的甲醛处理过程也导致与来自培养基的牛源多肽交联,导致产生不必要的抗原。因此,研究一个突变、非毒性纯分子作为一种新疫苗可以提高该类疫苗的质量和效力,如将白喉毒素 52 位谷氨酸替换成甘氨酸,可导致毒素丢失,且可与白喉毒素交叉反应。

亚单位疫苗与多肽疫苗　DNA 重组技术使得获取大量纯抗原分子成为可能,与以病原体为原料制备的疫苗相比在技术上发生了革命性变化,使得质量更易控制,价格也更高。从效果来看,有些亚单位疫苗,如非细胞百日咳、HBsAg 等,在低剂量就具有高免疫原性;而另外一些疫苗的免疫力则较低,要求比铝盐更强的佐剂。

肽疫苗通常由化学合成技术制造,其优点是成分更加简单,质量更易控制。但随着免疫原分子量和结构复杂性的降低,免疫原性也显著降低。因此,这些疫苗一般需要特殊的结构设计、特殊的递送系统或佐剂。

载体疫苗　将抗原基因以无害的微生物作为载体进入体内诱导免疫应答,其他特点是组合了减毒活疫苗强有力的免疫原性和亚单位疫苗的准确度两个优势。本类疫苗的显著优势是可以在体内有效诱导细胞免疫,这在目前诱导细胞免疫方法还不够好、细胞免疫在一些疾病又特别重要的背景下显得很有前景。在试验中使用的重要载体有牛痘病毒的变体、脊髓灰质炎病毒、禽痘病毒、腺病毒、疱疹病毒、沙门氏菌、志贺氏菌等。也可以同时构建一个或多个细胞因子基因,以增强免疫反应或者改变免疫反应方向。

核酸疫苗也称之为 DNA 疫苗或裸 DNA 疫苗　它与活疫苗的关键不同之处是编码抗原的DNA 不会在人或动物体内复制。核酸疫苗应包含一个能在哺乳动物细胞高效表达的强启动子元件例如人巨细胞病毒的中早期启动子;同时也需含有一个合适的 mRNA 转录终止序列。肌内

Notes

注射后,DNA进入胞浆,然后到达肌细胞核,但并不整合到基因组。作为基因枪方法的靶细胞,肌细胞和树突状细胞均没有高速的分裂增殖现象,它们与质粒也没有高度的同源性,故同源重组可能性较小。

与其他种类疫苗相比,核酸疫苗具有潜在而巨大的优越性:一是DNA疫苗是诱导产生细胞毒性T细胞应答的为数不多的方法之一;二是可以克服蛋白亚基疫苗易发生错误折叠和糖基化不完全的问题;三是稳定性好,大量变异的可能性很小,易于质量监控;四是生产成本较低;五是理论上可以通过多种质粒的混合物或者构建复杂的质粒来实现多价疫苗;六是理论上抗原合成稳定性好将减少加强注射剂量,非常少量(有时是毫微克级)的DNA就可以很好的活化细胞毒性T细胞。

理论上核酸疫苗也存在潜在的问题或者副作用。第一,虽然与宿主DNA同源重组的可能性很小,但随机插入还是有可能的,目前还没有关于这个问题的定量数据,其是否诱导癌变仍然是一个值得关注的问题。第二,不同抗原或不同物种DNA疫苗的效价不同,应正确评价人用疫苗在模型动物的效应。第三,机体免疫调节和效应机制有可能导致对抗原表达细胞的破坏,导致胞内抗原的释放,激活自身免疫。第四,持续长时间的小剂量抗原刺激可能导致免疫耐受,从而导致受者对抗原的无反应性。但至今为止的实践中,尚未发现这些潜在的副作用。

可食用的疫苗　此类疫苗的载体是采用可食用的植物如马铃薯、香蕉、番茄的细胞,通过食用其果实或其他成分而启动保护性免疫反应。植物细胞作为天然生物胶囊可将抗原有效递送到黏膜下淋巴系统,这是目前为数不多的有效启动黏膜免疫的形式。因此,对于黏膜感染性疾病有很好的发展前景。

一般而言,这种疫苗安全性好,但抗原的表达量和佐剂是关键技术问题。

● **抗原递送系统的发展趋势是微粒化和缓释化**

抗原微粒化　经验表明,抗原沉积后免疫原性会得到提高。通过明矾沉淀作用,氢氧化铝或磷酸铝将抗原结合到凝胶样沉淀剂上,或者通过电荷相互作用形成凝胶可提高免疫原性。

现在多利用蛋白的自组装特性或者人工设计微粒结构以增强免疫反应。鞭毛蛋白易于自组成多聚体,HBsAg、HBcAg自组成病毒样粒子(Virus-like particle,VLP)。这种自组装微粒可增强其自身的免疫性,对其他与之相连的抗原也有增强作用。脂质体、免疫刺激复合物(ISCOMs)则是人工微粒体的例子。脂质体、ISCOMs均可诱导Th1应答和Th2应答,可显著提高多肽疫苗的递送效率和免疫原性。

抗原聚合作用和多聚体　将小分子或免疫原性差的抗原与聚合物结合,或者抗原与抗原结合形成聚合体可提高免疫原性,如抗原与聚丙烯、聚氧乙烯的聚合物、甘露糖聚合物或β1,3-葡萄糖聚合物结合等。有意思的是,抗原与甘露糖的交联在氧化条件下进行时,聚合产物可选择性的激活Th1细胞反应,伴随显著的细胞毒性T细胞应答、T细胞分泌大量干扰素(IFN-γ),但只有低效价的抗体产生;如反应是在还原条件下进行的,结果则相反,该聚合物将选择性激活Th2反应,伴随有IL-4及良好的IgG1抗体产生,但只有低频率的CTL产生。

多肽抗原有更好的方法聚合。可通过固相合成多肽时氨基末端残基丙烯化,得到的多肽通过自由基诱导的聚合作用而聚合,也可将多肽抗原直接合成为以赖氨酸为核心的分支寡聚物(multiple antigenic peptide system,MAP)。

抗原缓慢释放和微型包囊　福氏佐剂、乳剂均是储蓄抗原、缓慢释放的传统方法,这类递送系统常作为佐剂研究。油包水乳剂由表面活性剂和稳定的微滴状的水组成,水溶性的抗原能与这些水滴相混合。另一种方法是水包油乳剂:油滴由能被代谢的鲨烯组成,直径为150nm,乳化剂可选择Tween 80和Span 85混合物。除非疏水性极强,抗原不会稳固的与油滴结合,因此使用机会较少。

可被生物降解的微胶囊能包裹免疫刺激分子和抗原,延长抗原的吸收,作为一个长期贮存池,可实现注射后在不同时间脉冲样释放抗原。微粒大小和聚合物的成分直接影响释放时间,一种理想的微胶囊是能模拟一个初次剂量与两次加强免疫剂量的微粒混合物。

Notes

生物降解的微胶囊当前最流行的材料是多丙交酯-co-乙交酯聚合物(PLG)。PLG作为可生物降解的缝合材料已应用多年,显示了自身的安全性和非反应原性。PLG可通过水解降解,降解所需时间决定于链的长度和丙交酯、乙交酯在聚合物中的比例。这种递送系统可能会将需多次注射的疫苗变成更为方便的"一次注射"疫苗,在疫苗预防领域有很大应用价值。

● 佐剂通常是疫苗的重要组分,对免疫原性差的抗原尤为重要

蛋白质的免疫力存在着巨大差异。有些蛋白在溶解状态下只有非常低的免疫原性,但是高度提纯的细菌鞭毛蛋白,在不需任何佐剂的情况下pg级即可诱导免疫应答。免疫系统进化的主要目的似乎是为了对付微生物,人们很早就认识到微生物作为免疫原的优势,它们的微粒特性和外源性程度起了作用,而更重要的是它们还具有非特异的增强免疫反应的分子。灭活的结核菌就具有这些优势,完全福氏佐剂既能促进抗体形成也能促进对它所含抗原的DTH反应,而缺乏分枝杆菌的非完全福氏佐剂,只能促使抗体的形成。

佐剂是指那些具有增强抗原免疫反应的物质和配方。佐剂的进展很缓慢,铝盐是当前允许用于人的主要佐剂。

细菌和细菌产物 在实验中,除灭活的结核分枝杆菌外的各种细菌也大多曾被用作佐剂。如果一种灭活的细菌制品本身具有高度抗原性,这种佐剂就可促进与之一起注射的抗原的免疫反应。例如,已经证明百日咳杆菌是一个强的Th2反应形成促进剂,小棒状杆菌是Th1反应促进剂,而巴西日本圆线虫则可诱导强烈的IgE反应。

在细菌产物中,多肽和脂质成分都很重要。多肽如胞壁酰二肽(MDP)、低致热原性、低毒性、合成的莫拉丁酯(MDP)、苏氨酰基MDP等。脂质是革兰阴性菌内毒素的成分之一,这些内毒素分子是强有力的佐剂,但毒性太大,改构后的Lipid A成为一种低毒但保留了激活能力的佐剂。

其他化学辅剂 许多化学药品可作为免疫增强剂,如多聚核苷酸poly-I:C和poly-A:U、维生素D_3、硫化葡聚糖、胰岛素、菊粉等。

细胞因子 细胞因子可在以下三个方面影响免疫反应:第一,细胞因子可以帮助激活抗原呈递细胞,促使它们分化;第二,细胞因子可以帮助淋巴细胞的活化、增殖;第三,细胞因子可以调节免疫反应。因而具有成为佐剂的可能。

IL-2、IL-4、IL-6、IL-10、粒-巨噬细胞集落刺激因子(GM-CSF)、IL-12等都先后被作为佐剂进行研究。显然,细胞因子作为佐剂的研究还处在一个非常早的探索阶段。

黏膜免疫佐剂 黏膜免疫系统包括淋巴组织组成的器官(如扁桃体、腺样体、Peyer淋巴集群和阑尾)和单个淋巴滤泡。人体胃肠道、呼吸道、泌尿生殖道的黏膜总表面积估计有$400M^2$,因此,黏膜免疫系统的总淋巴细胞数量远大于淋巴结和脾脏。在气管上皮,每mm^2有700个以上树突状细胞,具有与皮肤朗格汉斯细胞相同的作用,并延伸到上皮表面,形成一个几乎相互接触的网络。M细胞是黏膜免疫系统所独有的抗原呈递细胞,负责摄取大分子抗原和颗粒抗原,充当了一个将抗原运送到淋巴结抗原呈递细胞的通道。细菌和病毒也能利用M细胞的这种能力将它们高效地带入黏膜,造成黏膜的感染。另外,黏膜免疫系统的淋巴细胞转运模式不同于传统的免疫系统,黏膜相关细胞有明显的趋向返回到黏膜组织,但不一定回到原来黏膜部位。因此,可能通过免疫某个黏膜表面而保护另一个不相连的部位的黏膜。

绝大多数非复制抗原仅在大剂量或多次给予时才产生黏膜免疫反应,且持续时间短。和系统性感染相比,黏膜的自然感染导致的免疫反应时间也相对较短,这些使得黏膜免疫佐剂特别重要。

黏膜免疫佐剂包括许多可增强黏膜淋巴组织对抗原摄取的物质和措施。例如,细菌、病毒能使大量的树突状细胞聚集在气管上皮并随后向淋巴结移行,提示工程化表达抗原的细菌或病毒可能提供足够的佐剂效应。

霍乱肠毒素(CT)是发展中的最为有效的黏膜佐剂,大肠杆菌肠毒素(LT)、破伤风毒素的C片段在某种程度上有相同的作用。因为CT、LT毒性太大,通过单一氨基酸替代突变所获得的

CT 和 LT 的衍生物(CTK63 和 LTK63)则极大地减少了毒性。

第四节 疫苗的应用和副作用

● **细菌疫苗已被广泛使用,在某些疾病取得显著效果**

白喉和无细胞百日咳疫苗 白喉-百日咳-破伤风三联疫苗(DPT)已被广泛应用,并被看作是添加其他疫苗的平台,如添加乙肝病毒(HBV)疫苗、B 型流感嗜血杆菌(Hib)疫苗和可注射的脊髓灰质炎疫苗。不同国家 DPT 的初次免疫安排遵循不同的时间表,例如,有的在 2、3、4 个月的婴儿,有的在 2、4、6 个月的婴儿,而发展中国家则是在 6、10、14 周龄时,现普遍认同的是在出生 6 个月以内给予 3 个剂量。加强免疫的给药时间不同的国家也有不同(如:18 个月或在 3～5 岁时只给予 DT),在学龄阶段,一般建议再给予一次 TT 加低剂量的 DT。实际上,如果一个人存在很深的伤口或是去往流行区或疫区还需要一次额外的追加给药。对于破伤风,5 次给药并不能获得终生的免疫。前苏联近年的一次白喉流行中有许多例成人患者,说明最初的免疫是不够的和(或)免疫力随时间而减弱,因此应重视对成人的再次免疫。

前面提到通过基因改造去除白喉毒素和破伤风毒素的毒性是可能的,应该对有一定毒性的疫苗进行改造。如百日咳疫苗,它有可能成为反应原和导致更严重的副作用;灭活百日咳杆菌菌体具有刺激性,在很大比例的新生儿中可造成局部反应和发热。当然,最好不使用灭活细菌疫苗,细菌的一种纯化亚单位疫苗(习惯称为无细胞疫苗)则更安全。目前,一些国家已经更新为无细胞疫苗。

腹泻性疾病疫苗:伤寒、霍乱、志贺氏菌 从野生型 *S. typhi* 突变诱生的 T21a 菌株伤寒疫苗已在大部分国家登记获准,这种疫苗要求给药 3～4 次。还有一种单剂量、胃肠外给药的微生物包膜的 Vi 多糖抗原疫苗,保护作用在给药后可存 3 年,疫苗的效力估计在 55%(95% 可信范围为:30%～70%),伴随有持续的显著升高的抗体水平。这些伤寒疫苗的效力尚需要进一步提高。

虽然还没有令人满意的霍乱疫苗,但霍乱疫苗的研究已经取得很大进步。口服用灭活的全细胞霍乱弧菌疫苗、由 CTB 和全细胞混合组成的瑞典疫苗、一些活的口服用基因减毒霍乱疫苗经临床试验证明有较好的免疫原性和保护性,显示作为一种单次口服疫苗有一定前景。

寻找有效痢疾疫苗的重点放在 LPSO 抗原;其次是发展口服减毒活疫苗,如一种去除毒力的福氏痢疾杆菌变异菌株具有营养缺陷型突变,口服给药只需 10^3 到 10^4 个单位就可诱发良好的局部免疫反应。这些方式的疫苗均显示出较好前景,但完美的痢疾疫苗至少是针对痢疾 3 种致病菌的三联疫苗。

针对有荚膜微生物的疫苗 传统使用的针对上述有荚膜微生物的疫苗来源于纯化的荚膜多糖抗原。这些疫苗存在 3 个主要的缺点:一是作为天然的多糖抗原,它们不能引发 T 细胞相关的免疫反应,这就意味着产生的抗体以 IgM 为主,不发生亲和力成熟。二是新生婴儿对它不产生免疫反应,B 型流感嗜血杆菌(Hib)脑膜炎的发病高峰在 10～11 个月大的婴儿,而这些疫苗对小于 18～24 个月的婴儿没有保护作用。三是每一种病原体,都有多个血清型。

多糖疫苗的研究取得了一个突破性的成就,即非常有效的 **B 型流感嗜血杆菌**(Hib)交联疫苗,目前被认为是一个高效力疫苗。其设计思路是将 Hib 的 PRP 多糖抗原交联到蛋白质载体,以诱发 T 细胞依赖的免疫应答。与针对多糖抗原的非 T 细胞依赖的免疫应答相比,这种免疫应答在人体中成熟得更早,该疫苗使用后,病原携带率降低,疾病的发生急剧下降。如在 1991 年,美国脑膜炎的发病率下降了 82%;在许多国家,流感嗜血杆菌性脑膜炎已完全不再发现。现在考虑最终消失这种疾病也许并非为时过早,Hib 交联疫苗将可能成为第 9 个在所有儿童中(EPI 计划)使用的疫苗。

显然,Hib 疫苗制备的原则同样可用于研制肺炎链球菌和脑炎球菌交联疫苗。针对肺炎链球菌的一种 7 价疫苗可以覆盖 70% 的病例,而 11 价的可覆盖 82%。A 型和 C 型脑膜炎球菌交联疫苗的研究也取得了良好进展,古巴生产的一种基于外膜蛋白的 B 型脑膜炎球菌疫苗,在 4

Notes

岁以上儿童和成人中有74%的有效率,但对于更小的婴儿它的有效率则偏低。

结核杆菌疫苗　结核杆菌属胞内感染,清除胞内存活的细菌是对疫苗的严峻挑战。对于这种病原体,强有力的 T 细胞反应是免疫保护的关键,包括 Th1 型 CD4$^+$ T 细胞和 CD8$^+$ CTL,以及 γδT 细胞和 NK 细胞。在动物模型中,这些细胞都显示出至关重要的作用。

卡介菌(BCG)　使用始于 1921 年,作为应用最广的 EPI 疫苗,被全世界近90%的儿童使用。它对儿童结核(如:结核性脑膜炎和粟粒状结核)的保护有效率在 50% ~ 80%,对防治成人肺结核的作用尚有争议:在早些时候欧洲所得到的结果较好,相反在发展中国家所得到的结果较差。可能因为发展中国家存在分枝杆菌的交叉反应,导致没有接种 BCG 时已经产生了一定免疫能力,这种免疫力干扰了 BCG 的免疫效果。

对 BCG 效果的不满,促使研究者采用多种方案加以改进。有三个方面的研究值得重视:DNA 疫苗、亚单位疫苗、经基因工程改造的分枝杆菌(包括 BCG 和结核分枝杆菌)。

● **病毒疫苗已被证明特别有效,也是当前许多疾病根除的基础**

如很有希望根除的脊髓灰质炎和麻疹以及正在根除中的腮腺炎、风疹、水痘,但 HIV 疫苗仍是严峻的挑战。

病毒性肝炎疫苗　甲型肝炎的预防性疫苗研究策略主要是灭活疫苗或减毒活疫苗。经过长期探索最终发现这种病毒可在小型长尾猴肝细胞和人肝细胞瘤细胞系中生长,由于病毒细胞培养技术和检验疫苗效力的小型长尾猴模型的存在,产生了甲醛灭活的完整病毒疫苗。然而,因为病毒的生长涉及恶性细胞,这种疫苗不能为人们所接受,后来在人双倍体肺纤维细胞获得病毒生长成功,并出现了多种灭活疫苗。由于病毒产量不大,该种疫苗非常昂贵,对于第三世界来说,减毒活疫苗更为有益。现已有几种候选疫苗存在,其中一种已在我国进行了广泛使用且非常有效。

乙型肝炎疫苗的起点是亚单位疫苗。有两种不同来源的疫苗:从慢性携带者血液中分离出的乙型肝炎表面抗原(血源性疫苗)和在酵母或中国仓鼠卵巢细胞中表达的乙型肝炎表面抗原(基因重组疫苗)。血源疫苗价廉、安全,曾在发展中国家被广泛采用。由于基因工程技术的发展,现在的重组疫苗非常价廉,血源疫苗已逐渐被取代。两类疫苗几乎同等有效,保护性抗体的应答率在85% ~ 95%。值得注意的问题是某些人被免疫后会变为"逃逸突变体"的携带者,即使在针对天然病毒的高水平抗体存在的情况下,突变体也持续存在。最常见的突变是在与抗体直接接触的 α 环区出现精氨酸替换甘氨酸。如果今后的研究发现"逃逸突变体"是一个影响疫苗保护效率的问题,这些变种将包含在未来的重组疫苗中。

丙型肝炎病毒是第一个被确定的非甲非乙型肝炎病毒。它既不能在培养组织中生长,也不能通过电子显微方法显现,因为分离病毒的困难,对该病毒的克隆被认为是巨大的成功。然而,发展一种抗丙型肝炎病毒的疫苗面临着许多困难。丙肝病毒是一种快速变异的 RNA 病毒,具有编码约 3000 个氨基酸残基的单一开放阅读框,包括两个公认的包膜蛋白 E1 和 E2。通过对不同地区患者的丙肝病毒进行基因分析研究,表明其存在很大程度上的结构差异性(由此推测其存在抗原多样性),况且只有黑猩猩一种动物模型,使得实验筛选疫苗非常困难。现已知 T 淋巴细胞应答,特别是针对核心抗原的应答对丙型肝炎病毒初期感染非常关键,这种相关性将有助于更进一步探索针对该重要病原体的疫苗研制。

轮状病毒疫苗　轮状病毒是幼儿腹泻的重要病原。实际上所有孩子在 5 岁以前都曾感染过轮状病毒,因此接种疫苗显然应在更小的时候。

由于来源于动物轮状病毒减毒疫苗的效力有限,目前正在广泛探索新型疫苗,包括自组装成病毒样颗粒疫苗、从婴儿无症状感染的病毒中分离出的轮状病毒 RV3 为基础的活疫苗、DNA 疫苗、转基因植物疫苗等。

人类免疫缺陷病毒(HIV-1)疫苗　人类免疫缺陷病毒的变异速率十分惊人,特别是包膜蛋白部分,使病毒逃脱了抗体的应答;HIV 还会以前病毒形式整合入宿主细胞基因组,从而没有任何病毒存在的外部线索,达到逃脱 CTL 攻击的目的;HIV 病毒侵害的靶系统是免疫系统,特别是免疫应答级联反应中最初的淋巴细胞——CD4$^+$ T 细胞;HIV 病毒有非常高的复制速率。这些障碍对 HIV 疫苗研发的挑战是空前的。病毒量降低的程度是一个重要预后因素,因此抗病毒治疗减低病毒载量是有意义的。

人类已尝试了 200 种以上的疫苗设计,包括灭活疫苗、减毒疫苗、亚单位疫苗、多肽疫苗、载体疫苗、核酸疫苗等,迄今尚无有效的 HIV 疫苗问世。但一个有趣的"天然实验"提示我们不应放弃:有一小部分冈比亚的妓女,她们重复地暴露于 HIV 病毒,但不像她们的姐妹,并不发生血清抗体阳转,也不发病。这些妇女表现出较强的 HIV 特异性 CTL 应答。同样,一些配偶为 HIV 阳性的人员也不发生血清阳转,而是表现为 Th1 型 CD4$^+$ 免疫应答。推测这极少部分人群之所以如此,是因为在刚接触 HIV 时(血清转阳之前)就活化了免疫系统,全部清除了这些病毒。一个有效的疫苗应该能在被免疫者体内持续引起这种免疫状态,这也对使用中和抗体滴度来评价候选疫苗的效果提出了疑问。

流感病毒疫苗　不管是季节性流感还是流行性流感,其预防性疫苗的制造还停留在病原体水平,原因是其保护性免疫机制并不清楚。鉴于该病毒的变异明显,因此对病毒流行株的流行病学监测就成为疫苗研制的关键。获得流行株后,一般采用反向遗传学方法制备疫苗株,再通过传统病毒培养、病毒灭活方法制造疫苗。这种疫苗一般有较强的抗体应答,但其保护性尚缺少确实的数据。由于制造工艺的原因,不同批次疫苗的成分会有较大差异。这些问题的解决依赖于保护性免疫机制的研究进步,如保护性抗原、免疫保护机理的新认识。

● **针对寄生虫病的疫苗是尚未解决的难题**

现已知抗体对疟疾具有治疗作用,某些地域的人群已逐渐获得了对疾病的部分免疫能力,这使疫苗研制有了成功的希望。疟原虫抗原的特征是大多数蛋白中有着明显的多次短序列肽的重复,似乎提示这些就是寄生虫希望免疫系统"看到"的表位,而且由这些多价表位提供的强烈 T 细胞非依赖性刺激可能使免疫应答"锁定"在相对低亲和的 IgM 抗体形式。疟原虫抗原的另一个特征是在不同隔离群间有着相当的差异,可能源于最初抗体攻击后的原虫突变,提示可对相关抗原的保守部分进行研究。既往的研究曾集中在疟原虫不同生活周期中不同阶段的 7 种不同的抗原基因重组减毒的牛痘疫苗、DNA 疫苗等。

血吸虫病(Schistosomiasis or bilharzia)是另一种重要的寄生虫感染,寄生人体的血吸虫有五种,其中最重要的 3 种是:曼氏血吸虫(*S. mansoni*)、埃及血吸虫(*S. hematobium*)、日本血吸虫(*S. japonicum*)。使用疫苗进行预防一直是努力的目标,而选择保护性抗原是目前必须要解决的问题。具有两种构型的血吸虫酶——谷胱甘肽-S-转移酶、曼氏血吸虫迁移幼虫期的两种表面抗原在动物模型中显示很有前景。由于目前这些抗原无一进入临床研究阶段,现正积极选择最有希望的抗原。

● **避孕疫苗的发展使疫苗扩展到疾病以外的领域**

避孕疫苗有很高要求:其效果能够持续一段适当的时期,如 3 年,但又是可逆转的。如果用于妇女,则不能干扰其月经周期,也不能引起过多的经血,更不能诱发任何自身免疫病。对于女性,备选抗原是人类绒毛膜促性腺激素(hCG)的 β 链。曾设计了一种由 hCG 的 β 链和绵羊黄体激素的 a 链非共价结合而构成伪装激素作为免疫原,受试妇女定期监测抗 hCG 抗体水平,确定其中和水平是 50ng/ml。80% 抗体超过此水平的妇女,只有一位怀孕。大多数的妇女为维持此水平将接受后续的注射,否则将在 1 年或更短的时间内失去对妊娠的保护。由于该疫苗初步证明是安全、可逆的,因此有希望将其临床试验继续下去。另一种备选抗原是十肽的黄体化激素释放激素(luteinizing hormone-releasing hormone,LH-RH),此激素男、女共有,控制生殖细胞和性激素的产生。一种合成的疫苗,通过 D-酪氨酸替代 LH-RH 第 6 位的甘氨酸,成为有效、可逆的家庭生育控制药物。该疫苗已进行的临床试验表明,它可能替代睾丸切除术,用于治疗进展期的前列腺癌。

针对男性的避孕疫苗主要基于用精子关键分子进行免疫,能够粘着、固定、包裹精子表面的

Notes

抗体将能抑制精子功能。原则上,用精子抗原进行免疫既能对男性也能对女性起作用,进入输卵管的精子数量只有几十至几百个,免疫女性所产生的抗体将对其进行"中和"。值得注意的是确定抗原是精子特异性的也十分重要。

● 负调疫苗的发展使疫苗成为疾病治疗的手段

已经患病的情况下使用疫苗诱导所期望的免疫应答而进行特异性治疗是可行的。在慢性持续性感染、肿瘤等疾病常需要上调免疫应答,这在免疫治疗一章已有介绍;相反,在自身免疫性疾病、变态反应与移植等情况需要下调免疫应答而非增强,这一类疫苗称为负调疫苗(negative vaccine)。

自身免疫性疾病的治疗性疫苗　经口给予适当的抗原能抑制众多的实验性自身免疫性疾病,如自身免疫性脑脊髓炎、胶原诱导的关节炎、自身免疫性葡萄膜炎和非肥胖糖尿病小鼠的自身免疫性糖尿病。尽管存在多个机制参与,诱导调节性 T 细胞群可能是其中最重要的一个。另一个重要现象是抗原 A 特异的 Th3 细胞,能吸附于有抗原 A 表达的组织,但在吸附部位,其抗炎症活性却是非特异的,所以同一组织表达的抗原 B 的特异性淋巴细胞也将被抑制。在涉及多个靶抗原的自身免疫性疾病中,这种旁站抑制作用十分重要。这一原理在小鼠实验中有效,也启动了口服耐受原作为负性疫苗的临床试验,已经用于多发性硬化症、葡萄膜炎、类风湿性关节炎。目前,负调疫苗在多发性硬化症的临床研究中最为成功。

气雾吸入自身抗原是诱导免疫耐受的又一途径。如糖尿病模型小鼠疾病发作前和发作期给予胰岛素气雾剂,可使糖尿病的发生和胰腺损害严重性均有显著的下降,且脾内 T 细胞对许多重要多肽的特异性增殖反应被消除,对 β 细胞自身抗原、谷氨酸脱羧酶的增殖反应也明显减弱。胰岛细胞抗体轻度阳性和糖尿病高度相关,在这些高危人群,已经开展了一些口服胰岛素的临床研究。

抗原与 CTB 共价交联能增强蛋白口服诱导耐受的能力;CTB 与同种胸腺细胞结合后可显著地延长心脏移植的生存。这些鼓舞人心的发现促进了交联 CTB 的早期临床研究。

变态反应的治疗性疫苗　脱敏疗法已经进行了几十年,但仅在基因克隆时代,一些主要变态原才得以鉴定。IgE 的形成依赖于 T 细胞辅助和 IL-4,现在研究的重点在于鉴定相关的 T 细胞表位,并使用它们诱导耐受。口服肽诱导的耐受有可能阻止完整变态原的免疫反应。例如,家尘螨的主要变态原是 222 个氨基酸的蛋白 Der p1,口服多肽能明显抑制完整蛋白在小鼠诱导免疫应答的能力,这包括阻碍 T 细胞对非口服多肽表位的免疫反应。皮下注射变态原,这种传统形式的脱敏方式至少部分是由于抑制了 IL-4 分泌型的 CD4$^+$T 细胞。DNA 免疫途径也能产生同样效果,在大鼠肌内注射编码家尘螨变态原 Der p 5 的质粒,可产生 IgG2a、IgG1,而不是 IgE 抗体。DNA 疫苗在防止 IgE 的合成和呼吸道高敏状态方面与气雾吸入变态原相一致。

● 疫苗的安全性和副作用

由于疫苗一般在正常个体使用,且大多数疫苗是免疫系统发育尚不完全的婴儿和儿童使用,所以疫苗的副作用尤其值得关注。幸运的是至今尚未发生疫苗的严重副作用事件。

最有争议的是包含完整灭活百日咳菌的百日咳疫苗的副作用。最普遍的反应是一过性发烧、过敏、局部红肿痛、食欲减退和嗜睡等,每 2000~3000 例中有一例发热惊厥。另一个备受关注的副作用是引起严重急性神经疾病(如脑病),美国的研究结论是严重脑损害的发生率为 0~20 万分之一,但自从在美国使用这种疫苗,百日咳的发病数量下降了 50 倍,即这种疾病伴的脑损害为 1%,死亡率为 0.1%~4%。根据这个研究结果,即使发生最糟糕的疫苗脑损害数量,这种疫苗副作用的危险与疫苗人群保护的回报还是非常有利。

另一个值得关注的是脊髓灰质炎。由于有些国家脊髓灰质炎病例已多年没有出现,疫苗的这种副作用显得更为重要。不幸的是脊髓灰质炎沙宾疫苗病毒存在导致神经毒的返祖现象,美国曾在 270 万个口服脊髓灰质炎病毒疫苗(一般在 3 型沙宾疫苗)剂量中发生一次。在 1985—1991 年的 7 年间,英格兰和威尔士的 1.84 亿个免疫剂量中发生了 9 次。因为麻痹性脊髓灰质炎的死亡率是 5%~10%,所以这个危险与回报评价结果仍然是有利于这种疫苗的使用。

Notes

麻疹疫苗和其共用者(流行性腮腺炎、风疹或水痘)并不导致严重并发症,只要它们是减毒活疫苗,就可推测在特定病人中可能导致的问题,副反应较为温和,包括不适、发热、温和出疹和发热惊厥(罕见)。麻疹或风疹疫苗单独使用的血小板减少性紫癜发生率是50万分之一,联合使用时是12万分之一,而麻疹、流行性腮腺炎和风疹疫苗三联使用时为10.5万分之一。流行性腮腺炎疫苗偶尔可能导致无菌性脑膜炎。

疫苗的辅料或佐剂也可引起炎症、脓肿等副作用。更为严重的是疫苗偶尔导致过敏反应、血小板减少症和急性关节炎。这些严重并发症的发生率少于10万分之一。

总而言之,目前已经通过严格审查过程的疫苗是非常安全的。

● **免疫预防和疾病控制的前景**

疫苗学的发展正如文艺复兴的时期,大量临床前研究的努力不断促进产生新的或改进的疫苗产品,为疾病控制带来了良好机遇。同时,经典、高效疫苗的长期使用有效的保护易感人群,使得特定传染性疾病的根除成为可能。

预防天花的胜利显示在全球根除某种传染性疾病是可行的。假设有一种有效的疫苗,导致疾病的病原微生物在生物圈没有其他宿主,根除相当数量的疾病将被证明是有可能的。如果人类认真处理这个问题,第三个千年的第一个世纪就可能实现。

在1985年,即EPI发起后的第11年,古巴首先发起了泛美洲根除脊髓灰质炎的目标,至1994年一个国际委员会证明在西半球根除了脊髓灰质炎。世界卫生组织(WHO)从2000年开始领导全球根除脊髓灰质炎,通过国际免疫接种日等活动,使得脊髓灰质炎成为继天花之后第二个有可能根除的疾病。

麻疹虽然具有很强的传染性,但消灭脊髓灰质炎的经验可以用于消除该疾病。一些国家和地区已制定了根除麻疹的目标,WHO也制定了全球消除麻疹的最后日期。目前的问题是麻疹疫苗对小于9个月的婴儿无效,消除麻疹的障碍可能是4~6个月(母体来源的被动免疫消退)与9个月之间的婴儿这一易感人群。因此,正在研制在婴儿体内仍存在母体抗体这一时段就有效的疫苗方案。

在疾病控制和根除计划实施过程中,婴幼儿和老年人的疫苗接种是特别需要注意的问题,这两个极端年龄的人群为新型和改良疫苗的设计者提出了特殊的要求。一些疫苗须在生命的极早期接种,方能达到最佳效果,包括那些针对母体传播性疾病的疫苗,如乙型肝炎、丙型肝炎、HIV等。针对老年人,也有一些相应的疫苗,包括流感和肺炎球菌疫苗,但老年人免疫系统的老化使得免疫接种需采用不同的策略。

疫苗研发尚有巨大的健康需求,同时也面临巨大的科学与技术上的挑战。可以预见,随着科技的进步,更多更好的疫苗还会不断问世,为保障人类健康作出重要的贡献(参见窗框24-1)。

窗框24-1　疫苗研发的挑战

免疫预防是医学史上最为经济和有效的大众健康手段,是预防传染病流行最根本的办法。通过病原体或保护性抗原,辅以合适的佐剂和递送系统诱导机体保护性免疫应答并产生长期记忆,是通过疫苗进行免疫预防的基础。如果疾病的保护性免疫机理清楚,则通过"模拟自然感染过程"的策略就可以实现。通过这个策略,已经研制出为数众多的有效预防性疫苗,这些疫苗的使用,改变了人类的疾病谱、延长了平均寿命,为人类健康作出了巨大贡献。

目前仍然有艾滋、结核、疟疾等重大传染病缺少有效预防性疫苗,还不断有新的传染病出现。这需要进一步了解这些疾病的免疫保护和免疫损害机理,通过基础免疫学、临床免疫学和药学技术的进步而逐步克服。

对于已经感染或者天然抗原已经存在的非感染性疾病,则需要根据免疫保护和免疫

Notes

损害机理,采用疫苗的原理进行特异性免疫治疗,即所谓治疗性疫苗。这对传统免疫学和疫苗学是一个重大挑战,也是现代免疫学急需开拓的领域。包括上调免疫应答的疫苗,也包括下调免疫应答的疫苗(如自身免疫病,负调疫苗)。

基因组和相关组学研究的进步,使得疫苗的研究能够从基因序列开始,从而发展出了反向疫苗学(Reverse vaccinology)。免疫组学、免疫信息学等研究领域的进步必将为反向疫苗学的进一步发展提供强有力的支撑。

小　结

免疫预防是医学史上最为经济和有效的大众健康手段。机体受到病原体感染后会产生以保护性抗体和效应性T细胞为主的记忆性保护免疫反应。疫苗接种已消灭了天花,并有效控制了脊髓灰质炎、麻疹、白喉、百日咳等重要的传染病,但对于另外一些传染病及非感染性疾病尚未取得类似成功。

疫苗研究焦点逐渐转移到调节和指导免疫应答的规律上来,这将有助于设计合理有效的疫苗和免疫佐剂。疫苗设计中最重要的是选择合适的免疫原。新的更为完善的疫苗已经出现,亚单位疫苗与多肽疫苗有较好的前景。核酸疫苗具有潜在而巨大的优越性。抗原递送系统的发展趋势是微粒化和缓释化。Th2、Th1极化佐剂的效果正在验证,但无满意的黏膜免疫佐剂。

很有希望根除的病毒感染性疾病是脊髓灰质炎和麻疹,腮腺炎、风疹、水痘正在根除过程中。但HIV疫苗是严峻的挑战,HIV的惊人变异速率是其主要原因。针对寄生虫病的疫苗尚未解决。负调疫苗的发展使疫苗成为自身免疫病治疗的重要手段。

(吴玉章)

参考文献

1. Nabel G J. Desiging tomorrow's vaccines. N Eng J Med 2013;368(6)551-560

2. Smith D M,Simon JK,Barker JR Jr. Application of nanotechnilogy for immunology. Nature Reviews Immunology 2013;13:592-605

3. Reed SG,Orr MT,Fox CB. Key roles of adjuvants in modern vaccines. Nature Medicine,2013 19:1597-1608

4. The Jordan Report. Accelerated development of Vaccines. NIH,2007

5. World Health Organization and United Nations Children's Fund. State of the World's vaccines and immunization,Geneva :Publication WHO/GPV/96.04,2003

6. Bloom B,Lambert P-H. The vaccine book. New York:Academic Press(Elsevier Press),2003

7. 塔克·马可,玛丽·桑德斯,吴玉章. 免疫应答导论. 北京:科学出版社,2012

Notes

附录 I　细 胞 因 子

简写	名称	来源	目标	功能
CT1	心肌营养蛋白 1	心肌细胞,T 细胞,其他	心肌层	细胞生长
CNTF	纤毛神经营养因子	施万细胞,星形胶质细胞	神经元	细胞存活
EGF	上皮细胞生长因子	多种细胞	上皮细胞,成纤维细胞,内皮细胞	生长,增殖
EPO	红细胞生成素	肾脏,肝脏	红系前体细胞	红系分化
FGF	成纤维细胞生长因子	多种细胞	多种细胞	增殖,有利于慢性软组织溃疡的愈合
FLT3L	FMS 相关酪氨酸激酶 3 配体	多种组织	髓系细胞,尤其是 DC	增殖,分化
G-CSF	粒细胞集落刺激因子	巨噬细胞,内皮细胞,成纤维细胞,其他	定向组细胞	粒细胞的分化,活化和成熟
GH	生长激素	垂体,胎盘	多种组织	生长,脂肪细胞分化,诱导胰岛素样生长因子
GM-CSF	粒细胞巨噬细胞集落刺激因子	T 细胞,巨噬细胞,内皮细胞,成纤维细胞	不成熟的髓单核祖细胞,成熟的巨噬细胞,粒细胞,DC	生长,分化,存活,活化
IFNα/β	干扰素 α/β	巨噬细胞,成纤维细胞,浆细胞样 DC,其他	NK 细胞,DC,其他	抗病毒,抗恶性增生,增强 MHCI 类分子的表达
IFNγ	干扰素 γ	Th1 细胞,NK 细胞	巨噬细胞,内皮细胞,NK 细胞	活化,上调 MHC II 的表达,增强抗原提呈
IL1	白细胞介素 1	多种细胞,主要是巨噬细胞	中枢神经系统,内皮细胞,肝脏,胸腺细胞,巨噬细胞	发烧,厌食,活化,急性期反应,共刺激,细胞因子分泌
IL2	白细胞介素 2	T 细胞,NK 细胞,NKT 细胞	T 细胞,B 细胞,NK 细胞,巨噬细胞	增殖,细胞毒活性,IFNγ 分泌,产生抗体
IL3	白细胞介素 3	T 细胞,巨噬细胞,肥大细胞,NKT 细胞,嗜酸性粒细胞	多系的不成熟的造血祖细胞	生长,分化,存活
IL4	白细胞介素 4	Th2 细胞,肥大细胞,NKT 细胞,γδT 细胞	T 细胞,B 细胞,巨噬细胞	增殖,向 Th2 分化,IgG1 和 IgE 的产生,抑制细胞免疫

续表

简写	名称	来源	目标	功能
IL5	白细胞介素 5	Th2 细胞,活化的嗜酸性粒细胞,NK 细胞,NKT 细胞	嗜酸性粒细胞,B 细胞,嗜碱性粒细胞,肥大细胞	增殖,活化
IL6	白细胞介素 6	巨噬细胞,成纤维细胞,内皮细胞,上皮细胞,T 细胞,其他	肝脏,B 细胞,T 细胞,胸腺细胞,髓系细胞,破骨细胞	急性期反应,增殖,分化,协同刺激
IL7	白细胞介素 7	骨髓,胸腺基质细胞,脾脏,DC,角质细胞,单核细胞,巨噬细胞	胸腺细胞,T 细胞,B 细胞	生长,分化,存活
IL9	白细胞介素 9	Th2 细胞,Th9 细胞,肥大细胞,嗜酸性粒细胞	T 细胞,B 细胞,肥大细胞祖细胞	增殖,抑制 Th1 反应
IL10	白细胞介素 10	Th2 细胞,其他	巨噬细胞	下调 MHC II 的表达,减弱抗原提呈
IL11	白细胞介素 11	基质细胞,滑膜细胞,成骨细胞	造血干细胞,肝细胞,巨噬细胞,神经元	增殖
IL12	白细胞介素 12	巨噬细胞,B 细胞,DC	T 细胞,NK 细胞	Th1 方向分化,增殖,细胞毒活性
IL13	白细胞介素 13	活化 T 细胞,NKT 细胞,肥大细胞,嗜碱性粒细胞	B 细胞,巨噬细胞,肥大细胞,上皮细胞,平滑肌	辅助刺激增殖,IgE 产生,上调 CD23 和 MHC II 的表达,抑制细胞因子分泌和细胞免疫
IL14	白细胞介素 14	T 细胞	B 细胞	增殖,记忆 B 细胞产生和维持
IL15	白细胞介素 15	多种细胞	T 细胞,尤其是记忆细胞,NK 细胞,NKT 细胞	增殖,存活,活化
IL16	白细胞介素 16	T 细胞,肥大细胞,嗜酸性粒细胞	CD4T 细胞,单核细胞,嗜酸性粒细胞	趋化
IL17A	白细胞介素 17A	Th17 细胞,细胞毒 T 细胞,γδT 细胞	内皮细胞,多种细胞	促进炎症反应
IL17B/C/D	白细胞介素 17B/C/D	多种细胞	单核细胞,上皮细胞	炎症,软骨形成
IL17F	白细胞介素 17F	Th17 细胞,CD8T 细胞,γδT 细胞,单核细胞,其他	多种细胞	诱导 TGFβ 表达,抑制血管生成
IL18	白细胞介素 18	多种细胞,尤其是巨噬细胞,角质细胞,成骨细胞	T 细胞,NK 细胞,巨噬细胞,上皮细胞	促进 IFNγ 产生,诱导 NK 细胞的细胞毒活性,抑制破骨细胞的形成

Notes

续表

简写	名称	来源	目标	功能
IL19	白细胞介素 19	Th2 细胞,单核细胞,NKT 细胞,黑色素细胞	T 细胞,角质细胞,上皮细胞	产生炎症性细胞因子,促进 Th2 应答,活化上皮细胞
IL20	白细胞介素 20	Th2 细胞,单核细胞,NKT 细胞	巨噬细胞,T 细胞,角质细胞,上皮细胞	增强多能祖细胞的增殖,促进胶质细胞增殖分化
IL21	白细胞介素 21	T 细胞,Th17 细胞,Tfh 细胞	T 细胞,B 细胞,NK 细胞,DC,巨噬细胞,角质细胞	抗体类别转换,浆细胞分化,增强 CD8T 细胞和 NK 细胞应答,促进 Th17 细胞分化
IL22	白细胞介素 22	巨噬细胞,B 细胞	T 细胞,NK 细胞	促进 Th1 细胞分化,增殖和细胞毒活性
IL23	白细胞介素 23	巨噬细胞,DC	T 细胞,巨噬细胞	诱导 IL17 产生
IL24	白细胞介素 24	Th2 细胞,NKT 细胞,B 细胞,单核细胞,巨噬细胞	皮肤细胞,肺脏,再生组织	增殖,存活,伤口愈合
IL25(IL17E)	白细胞介素 25	肥大细胞,Th2 细胞,多种组织	Th2 细胞,表达 MHC II 的非 T 非 B 细胞	诱导促炎性细胞因子产生
IL26	白细胞介素 26	Th17 细胞,NK 细胞	上皮细胞	黏膜免疫,皮肤炎症,促进角朊细胞分泌细胞因子
IL27(IL30)	白细胞介素 27	CD4T 细胞,NK 细胞,DC,巨噬细胞,上皮细胞	T 细胞,NK 细胞	抗病毒免疫,促进 Th1 分化,B 细胞类别转换,抑制 Th17 细胞分化
IL28	白细胞介素 28	DC,T 细胞,肠上皮细胞,病毒感染细胞	细胞毒 T 细胞,NK 细胞,角质细胞,黑色素细胞	抗病毒免疫,增强干扰素分泌
IL29	白细胞介素 29	DC,T 细胞,肠上皮细胞,病毒感染细胞	角质细胞,黑色素细胞	抗病毒免疫
IL31	白细胞介素 31	Th2 细胞,CD8T 细胞	单核细胞,上皮细胞,角质细胞,嗜酸性粒细胞,嗜碱性粒细胞	诱导促炎性细胞因子,趋化因子,基质金属蛋白酶,招募中性粒细胞
IL32	白细胞介素 32	活化 T 细胞,NK 细胞	单核细胞,巨噬细胞	刺激 TNF 产生
IL33	白细胞介素 33	内皮细胞,平滑肌细胞,心肌细胞,角质细胞	T 细胞,肥大细胞	增强 Th2 应答,黏膜免疫反应,抗寄生虫免疫反应
IL35	白细胞介素 35	Treg 细胞	T 细胞	Treg 细胞增殖,抑制 Th17 细胞
LEP	瘦素	脂肪细胞	下丘脑,甲状腺	饱腹感,控制代谢率

Notes

续表

简写	名称	来源	目标	功能
LIF	白血病抑制因子	子宫,巨噬细胞,成纤维细胞,内皮细胞,上皮细胞,T细胞	胚胎干细胞,神经元,造血细胞	存活
LTA	淋巴毒素α	活化的T细胞和B细胞	多种细胞	细胞溶解,淋巴结结构,活化
M-CSF	巨噬细胞集落刺激因子	巨噬细胞,内皮细胞,成纤维细胞,其他	粒单核定向祖细胞	分化,增殖,存活
OSM	制瘤素M	巨噬细胞,成纤维细胞,内皮细胞,上皮细胞,T细胞,其他	髓系细胞,肝脏,胚胎干细胞	分化,诱导急性期反应
PRL	泌乳素	垂体,子宫	乳腺上皮细胞	生长,分化
SCF	干细胞因子	骨髓基质细胞	多能干细胞	活化,生长
TPO	促血小板生成素	肝脏,肾脏	定向干细胞,巨核细胞	血小板生成
TNF	肿瘤坏死因子	巨噬细胞,T细胞	中性粒细胞,巨噬细胞,内皮细胞,中枢神经系统,肌肉,脂肪,多种细胞	黏附,活化,细胞因子分泌,凝聚,发烧,恶病质,细胞溶解
TGFB	转化生长因子β	T细胞,巨噬细胞,其他	T细胞,巨噬细胞,其他	抑制生长和活化
VEGF	血管内皮生长因子	肿瘤细胞等多种细胞	血管内皮细胞	促进血管和淋巴管的生成,参与胚胎发育、创伤愈合

趋化因子

类型	系统名称	缩写	名称	受体	趋化靶细胞
CXC型	CXCL1	GRO-α	生长相关原癌基因α	CXCR2	NK,M,N,Ba
		MGSA	黑素瘤生长刺激活化因子	Duffy	Er
	CXCL2	GRO-β	生长相关原癌基因β	CXCR2	NK,M,N,Ba
	CXCL3	GRO-γ	生长相关原癌基因γ	CXCR2	NK,M,N,Ba
	CXCL4	PF4	血小板因子4	CXCR3,整合素	T,NK,En
	CXCL5	ENA-78	上皮细胞来源的中性粒细胞引导分子78	CXCR1,CXCR2	NK,DC,M,N,Ba,Plt
	CXCL6	GCP-2	粒细胞化学引诱蛋白2	CXCR1,CXCR2	NK,DC,M,N,Ba,Plt
	CXCL7	NAP-2	中性粒细胞激活肽2	CXCR2	N,M,T,NK
				Duffy	Er
	CXCL8	IL8	白细胞介素8	CXCR1,CXCR2	NK,DC,M,N,Ba,Plt
				Duffy	Er

Notes

续表

类型	系统名称	缩写	名称	受体	趋化靶细胞
	CXCL9	MIG	γ干扰素诱导的单核因子	CXCR3,CCR3（拮抗剂）	B,T,NK,M,Eo
	CXCL10	IP-10	γ干扰素诱导型蛋白10	CXCR3,CCR3（拮抗剂）	B,T,NK,M,Eo
	CXCL11	I-TAC	干扰素诱导型T细胞α化学诱引剂	CXCR3,CCR3（拮抗剂）	B,T,NK,M,Eo
	CXCL12	SDF-1	基质细胞相关因子1	CXCR4,CXCR7	SC,B,P,Thy,T,NK,NKT,DC,M,N,Ba,Eo,Plt
		PBSF	前B细胞生长刺激因子	CXCR4,CXCR7	SC,B,P,Thy,T,NK,NKT,DC,M,N,Ba,Eo,Plt
	CXCL13	BCA-1	B细胞引导趋化因子1	CXCR3,CXCR5	B,T,NK,M,Eo
	CXCL14	BRAK	乳房和肾脏组织分离的趋化因子	未知	未知
	CXCL16	Sexckine	脾脏提取的趋化因子	CXCR6	P,T,NKT
CC型	CCL1	I-309	可诱导的309	CCR8	T,M
	CCL2	MCP-1	单核细胞趋化蛋白1	CCR1,CCR2,D6	B,T,NKT,DC,M,N,Ba,Eo,Plt
				Duffy	Er
	CCL3	MIP-1α	巨噬细胞炎症蛋白1α	CCR1,CCR5	B,P,Thy,T,NKT,NK
		LD78α		CCR1,CCR5	NKT,NK
		MIP-1αS	巨噬细胞炎症蛋白1αS	CCR1,CCR5	DC,M,Ba,Eo
	CCL4	MIP-1β	巨噬细胞炎症蛋白1β	CCR5,CCR8,D6	B,P,Thy,T,NKT
		LD78β		CCR1（拮抗剂）	NKT,NK,DC,M,Ba,Eo
	CCL5	RANTES	调节正常Tβ细胞活化表达和分泌的因子	CCR1,CCR3,CCR5	B,P,Thy,T
				D6	NKT,NK,DC,M,Ba,Eo
				Duffy	Er
	CCL7	MCP-3	单核细胞趋化蛋白3	CCR1,CCR2	B,P,Thy,T
				CCR3,D6,CCR5（拮抗剂）	NKT,NK,DC,M,Ba,Eo
	CCL8	MCP-2	单核细胞趋化蛋白2	CCR1,CCR2,CCR3	B,P,Thy,T,NKT,NK
				CCR5,D6	NKT,NK,DC,M,Ba,Eo
	CCL11	Eotaxin-1	嗜酸性粒细胞活化趋化因子1	CCR3,CCR5,D6	B,P,Thy,T

Notes

续表

类型	系统名称	缩写	名称	受体	趋化靶细胞
				CCR2(拮抗剂),CX-CR3(拮抗剂)	NKT,NK,DC,M,N,Ba,Eo,Plt
	CCL13	MCP-4	单核细胞趋化蛋白4	CCR1,CCR2	B,P,Thy,T
				CCR3,D6	NKT,DC,M,N
	CCL14a	HCC-1	透析过滤 CC 型趋化因子1	CCR1,CCR5,D6	B,T,NKT,NK,DC,M,N,Ba,Eo,Plt
	CCL14b	HCC-3	透析过滤 CC 型趋化因子3	未知	未知
	CCL15	HCC-2	透析过滤 CC 型趋化因子2	CCR1,CCR3	B,P,Thy,T,NKT,DC,M,N,Ba,Eo,Plt
		LKN-1	白细胞诱素-1	CCR1,CCR3	B,P,Thy,T,NKT,DC,M,N,Ba,Eo,Plt
	CCL16	HCC-4	透析过滤 CC 型趋化因子4	CCR1,CCR2,CCR5,CCR8	B,T,NKT,NK,DC,M
		LEC	肝脏表达的趋化因子	CCR1,CCR2,CCR5,CCR8	N,Ba,Eo,Plt
	CCL17	TARC	胸腺和活化调节的趋化因子	CCR4,CCR8	Thy,T,NKT,DC,M,Plt
	CCL18	DC-CK1	树突状细胞趋化因子1	CCR6	B,T,NKT,DC
		PARC	肺脏和活化调节的趋化因子	CCR6	B,T,NKT,DC
	CCL19	ELC	EB 病毒诱导基因1配体趋化因子	CCR7,CCX-CKR	B,Thy,T,NK,DC,M
		MIP-3β	巨噬细胞炎症蛋白3β	CCR7,CCX-CKR	B,Thy,T,NK,DC,M
	CCL20	LARC	肝脏和活化调节的趋化因子	CCR6	B,T,NKT,DC
		MIP-3α	巨噬细胞炎症蛋白3α	CCR6	B,T,NKT,DC
	CCL21	SLC	次级淋巴组织趋化因子	CXCR3,CCR7,CCX-CKR	B,Thy,T,NK,DC,M,Eo
	CCL22	MDC	巨噬细胞相关趋化因子	CCR4	Thy,T,NKT,DC,Plt
	CCL23	MPIF-1	髓系前体细胞抑制因子1	CCR1	B,T,NKT,DC,M,N,Ba,Eo,Plt
	CCL24	Eotaxin-2	嗜酸细胞活化趋化因子2	CCR3	P,Thy,T,Ba,Eo,Plt
	CCL25	TECK	胸腺表达的趋化因子	CCR9,CCX-CKR	P,Thy,T,DC
	CCL26	Eotaxin-3	嗜酸细胞活化趋化因子3	CCR3	P,Thy,T,Ba,Eo,Plt
	CCL27	CTACK	皮肤 T 细胞诱引趋化因子	CCR10	P,T

Notes

续表

类型	系统名称	缩写	名称	受体	趋化靶细胞
	CCL28	MEC	乳腺富集的趋化因子	CCR3,CCR10	P,Thy,T,Ba,Eo,Plt
CX3C 型	CX3CL1	Fractalkine	分形趋化因子	CX3CR1	T,NK,M
XC 型	XCL1	Lymphot-actin-α	淋巴细胞趋化因子 α	XCR1	NK
	XCL2	Lymphot-actin-β	淋巴细胞趋化因子 β	XCR1	NK

缩写:B:B 细胞;Ba:嗜碱性粒细胞;DC:树突状细胞;En:内皮细胞;Eo:嗜酸性粒细胞;Er:红细胞;M:单核巨噬细胞;N:中性粒细胞;NK:自然杀伤细胞;NKT:自然杀伤 T 细胞;P:浆细胞;Plt:血小板;SC:多能干细胞;T:T 细胞;Th:辅助 T 细胞;Thy:胸腺细胞

（何　维）

Notes

附录 II 人类 CD 分子的主要特征

CD	常用单克隆抗体或代号（　）	主要表达细胞	分子质量（kDa）和结构	功能
CD1a	T6,Leu6	Thy, DCsub, LHC, Bsub[T]	gp49(IgSF)	与 β2m 组成 MHC-I 类样分子,有抗原提呈功能
CD1b	WM-25,4A7.6, NUT2	Thy, DC, LHC, Bsub[T]	gp45(IgSF)	与 β2m 组成 MHC-I 类样分子,有抗原提呈功能
CD1c	L161,M241,7C6	Thy, DCsub, LHC, Bsub[T]	gp43(IgSF)	与 β2m 组成 MHC-I 类样分子,有抗原提呈功能
CD1d		Thy, DC, LHC, Bsub,肠道上皮细胞[T]	(IgSF)	与 β2m 组成 MHC-I 类样分子,有抗原提呈功能
CD2	9.6, T11, Leu5;(LFA-2,SRBC-R)	T,Thy,NKsub[T]	gp50(IgSF)	与 LFA-3(CD58)和 CD48 结合,T 细胞活化
CD2R	T11.3,9.1	Ta,NK [T]	gp50(IgSF)	T 细胞活化
CD3	T3,Leu4,HCHT1	T,Thy [T]	γ、δ、ε、ζ、η 分别为 p26,20,19,16,21	TCR/CD3 复合体,T 细胞信号转导
CD4	T4,Leu3a	Tsub,Msub,Thysub[T]	gp55(IgSF)	与 MCH II 类分子结合,信号转导,HIV 受体
CD5	T1,UCHT2,T101,Leu1	T,Thy,Bsub [T]	gp67(清除剂受体)	与 CD72 结合,T 细胞信号转导和增殖,CD5⁺B 细胞与自身免疫有关
CD6	T12,T411	Tsub, Bsub, Thy [T]	gp100(清除剂受体)	配体 CD166,T 细胞活化,胸腺细胞与基质细胞相互作用
CD7	3A1,Leu9	T,NK,不成熟 My-sub[T]	gp40(IgSF)	T、NK 细胞活化
CD8	α 链: T8, Leu2a, UCHT4,β 链: T8/2T8,5H7	Tsub(α/β),Thysub, IEL, NKsub(α/α)[T]	gp(36/32),α/α 或 α/β 二聚体(IgSF)	与 MHC I 类分子结合,信号转导
CD9	PHN200,FMC56	Pt,Pre-B,M,Eo,Ba,Meg[Pt]	gp24(TM4-SF)	血小板凝集和活化,可能参与前 B 细胞黏附和信号转导
CD10	J5;(CALLA)	Pre-B, CALL, G [B]	gp100(II 型膜分子)	为结合锌的金属蛋白酶,水解疏水性氨基酸氨基侧的肽键,降低细胞对肽类激素的反应

458

续表

CD	常用单克隆抗体或代号（）	主要表达细胞	分子质量(kDa)和结构	功能
CD11a	MHM24,2F12;CRIS-3（LFA-1α 链,整合素 α1）	Leu［AS］	gp180（整合素 α）	与 ICAM-1（CD54）、ICAM-2（CD102）、ICAM-3（CD50）结合,介导细胞黏附;与 JAM-1 结合,参与白细胞穿过内皮细胞
CD11b	Mol,OKM1;（Mac1,CR3,整合素 αM）	G, M, NK, Mac［AS］	gp170（整合素 α）	iC3b 和 FB 受体,与 ICAM-1 和 X 因子结合,黏附,调理吞噬
CD11c	LeuM5;（CR4,整合素 αX）	M, G, Mac, Tsub［AS］	gp150（整合素 α）	iC3b、C3dg、Fg 受体,调理吞噬
CDw12	M67	M,G,Pt［M］	gp90-120	?
CD13	MY7,MOU28	M,G［M］	gp150-170（Ⅱ型膜分子）	氨肽酶
CD14	Mo2, UCHM1, Le-uM3,MY4	M, G, DC, LHC［M］	gp55（GPI 连接）	LPS/LBP 复合物受体
CD15	MY1,LeuM1	G,（M）,RS［AS］	Lewis^{x}3FAL, X-hapten（CHO）	参与中性粒细胞黏附和吞噬,促进 NK 细胞杀伤
CD15s	（唾液酸化 CD15）	G,M［AS］	Sialyl Lewis^x（sLe^x）（CHO）	CD62E、CD62L、CD62P 配体,白细胞黏附到 En 和 Pt
CD15u	硫酸化 CD15	G,M［CHO］		
CD16a	HUNK2,Leu11,MEM-154（FcγR ⅢA/FcγR ⅢB)	NK, G, M, Mac［NK］	gp50-80（穿膜形式）（IgSF）	吞噬,ADCC,NK 活化,信号转导
CD16b	ID3(FcγR ⅢB)	PMN［NK］	48（GPI 连接）	低亲和力免疫复合物受体
CDw17	GO35	G,M,Pt［M］	乳糖基酰鞘氨醇（CHO）	可能参与吞噬和信号转导
CD18	MHM23;（LFA 组 β 链整合素 β2,CR3）	Leu［AS］	gp95（整合素 β）	ICAM-1（CD54）、ICAM-2（CD102）、ICAM-3、iC3b 配体,黏附,调理吞噬
CD19	B4,Leu12	B,Pre-B,FDC［B］	gp90（IgSF）	与 CD21、CD81 组成复合物,调节 B 细胞活化
CD20	B1,Leu16	B［B］	p33（TM4-SF）	Ca^{2+} 通道,调节 B 细胞活化和增殖
CD21	B2,OKB-1;（CR2）	Pre-B,B,FDC［B］	p145（CCP,RCA）	C3d/EBV 受体,B 细胞活化,结合 sCD23,信号转导
CD22	B3, HD39, Leu14, SHCL-1, HC2,（BL-CAM）	B［B］	gp130/140,髓鞘（磷）脂相关蛋白类似物（MAG）（IgSF）	与 CD45RO、CD75 结合,B 细胞黏附到 M,介导 B-B、B-T 细胞相互作用,结合唾液酸化的糖缀合物

Notes

续表

CD	常用单克隆抗体或代号( )	主要表达细胞	分子质量(kDa)和结构	功能
CD23	B6,MHM6,Leu20;(FcεRⅡ)	Bm,Ba,Ma,Eo,DC,Pt[B]	gp45	参与 IgE 生成的调节,调节 B 细胞分化、黏附
CD24	BA-1,ALB9	B,G [B]	gp35-45(GPI 连接)	B 细胞增殖和分化,结合 CD62P,协同刺激分子
CD25	TAC,7G7/B6;(IL-2Rα)	Pre-T,Ta,Ba,Ma[CR]	gp55(CCP)	组成高亲力 IL-2 受体,T 细胞生长
CD26	5.9,Tal	Ta,Ba,Mac[NL]	gp110(Ⅱ型膜分子)	二肽酰酶Ⅳ(DPPⅣ),参与 T 细胞活化,腺苷脱氨酶结合蛋白
CD27	VIT14,S152,OKT18A	T,Bsub[T]	p55(TNFR-SF)(同源二聚体)	CD70 的配体,T 细胞活化增殖,记忆 B 细胞标记,促进浆细胞分化
CD28	9.3,4B10	Tsub,Ba,PC[T]	gp44(IgSF)(同源二聚体)	与 CD80、CD86 互为配体,提供 T 细胞协同刺激信号
CD29	4B4;(整合素 β1,FNRβ)	广泛分布[AS]	gp130 血小板,GPⅡa(整合素 β)	与 ECM 结合,细胞间黏附,结合 VCAM-1(CD106)
CD30	Ki-1	Ta,Ba,RS[NL]	gp105-120(TNFR-SF)	与淋巴细胞活化和增殖有关
CD31	SG134,TM3,HEC-75;(PECAM、EndoCAM)	Pt,En,M,G,B,NK,Tsub [AS]	gp140,血小板 GPⅡa(IgSF)	嗜同性或嗜异性(与 CD38 互为受体)黏附,炎症,En 功能,结合糖胺聚糖,结合 αVβ3
CD32	GIKM5,41H16(FcγRⅡ)	Mac,G,M,B,Eo[NL]	gp40(IgSF)	吞噬,ADCC,B 细胞活化负反馈,FcγRⅡB 可存在于胞浆
CD33	MY9,H153,L4F3	My,BM[M]	gp67(IgSF)	参与造血?
CD34	MY10,ICH3	BM,En[M]	gp115(与 IgSF C2 组有一定相似性)	为 CD62L 的配体,外周淋巴结地址素,外周淋巴结黏附
CD35	TO5,E11;(CR1)	G,M,DC,B,NK-sub,RBC [M]	p250(CCP)	结合 C3b 和 C4b,调理吞噬,红细胞免疫黏附,调节 B 细胞活化
CD36	5F1,ESIVC7,OKM5	Pt,M,Mac,(B)[Pt]	gp88,血小板 GPⅣ(TM2)	结合 ECM(CO、TSP),血小板黏附
CD37	HD28,HH1	B,(T,M,G)[B]	gp40-52(TM4-SF)	?

Notes

续表

CD	常用单克隆抗体或代号（　）	主要表达细胞	分子质量（kDa）和结构	功能
CD38	Leu17,T10,OKT10	Ta,Thy,Ba,PC[B]	gp45（Ⅱ型膜分子）	白细胞活化,B 细胞增殖,ADP 核糖基环化酶,与 CD31 互为受体,细胞黏附
CD39	AC2,G28-10	Ta,FDC,B,En[B]	gp78(TM3)	可能介导 B 细胞黏附、信号转导,外腺苷三磷酸-双磷酸酶
CD40	G28-5,EA-5	B,M,FDC,并指细胞,Ep[B]	gp50(TNFR-SF)	B 细胞生长、分化和记忆细胞产生,配体为 CD154(CD40L),T-B 相互作用
CD41	PBM6.4,PL273（整合素 αⅡb）	Pt,Meg[Pt]	gp120/23（整合素 α）	血小板凝集和活化,ECM(Fg,vWF)的受体,与 CD61 组成ⅡbⅢa
CD42a	FMC25,　　　GR-P;（GPⅨ）	Pt,Meg[Pt]	gp22,形成血小板 GPIb/Ⅸ 复合物(LRR)	血小板黏附,结合 vWF、凝血酶
CD42b	PHN89,　　　AN51;（GPIbα）	Pt,Meg[Pt]	gp135,形成 GPIb/Ⅸ复合物(LRR)	血小板黏附,结合 vWF
CD42c	（GPIbβ）	Pt,Meg[Pt]	gp22,形成 GPIb/Ⅸ复合物(LRR)	血小板黏附
CD42d	（GPV）	Pt,Meg[Pt]	gp85,形成 GPIb/Ⅸ-Ⅴ复合物	
CD43	OTH71C5,　G19-1;（leu-kosialin,sialo-phorin）	T,G,M[NL]	gp95-135	T 细胞活化、增殖和黏附,与 CD54 结合
CD44	GRHL1,　　Hermes,（Pgp-1,H-CAM,ECM-RⅢ）	Leu,Ep,Fb,RBC[AS]	gp80-95(Link)	黏附 ECM,T 细胞活化,淋巴细胞归位受体,归位到 HEV
CD44R	FM11,24	RBC[AS]	gp130,160,190,CD44 限制性表位	可能参与表皮细胞分化
CD45	T29/33,　　BMAC1;（T200,B220）	Leu[NL]	gp180-240,白细胞共同抗原(LCA)	PTP 酶,调节信号转导
CD45RA	G1-15,F8-11-13,Leu18,2H4;（限制性 LCA）	Tsub,B,G,M[NL]	gp205-220（含 A 外显子编码产物异型）	调节信号转导

Notes

续表

CD	常用单克隆抗体或代号( )	主要表达细胞	分子质量(kDa)和结构	功能
CD45RB	PT17/26/16;(限制性 LCA)	Tsub,B,M,Mac,G [NL]	gp205-220(含 B 外显子编码产物异型)	调节信号转导
CD45RC	(限制性 LCA)	T,B [NL]	gp200-220(含 C 外显子编码产物异型)	调节信号转导
CD45RO	UCHL1;(限制性 LCA)	Thy,Tsub,Bsub,(G,M) [NL]	gp180(无 A、B 和 C 外显子编码产物异型)	与 CD22 结合,调节信号转导
CD46	HULYM5,J48(MCP)	广泛,Leu,Pt [NL]	gp56-66,膜辅助因子蛋白(CCP)	调节补体活化,裂解 C3b,C4b 膜辅助因子蛋白
CD47	BRIC126,CIKM1	广泛 [AS]	gp47(IgSF,TM5)	黏附分子相关信号分子,配体为 TSP 和 SIRPα
CD47R	(为原 CDw149)MEM-133	广泛,L [NL]		
CD48	WM68,LO-MN25;(BLAST-1,OX45,BCM-1)	Leu [NL]	gp45(IgSF,GPI 连接)	CD2 的配体(小鼠,大鼠)
CD49a	SR84,IB3.1;(VLAα1)	Ta,Ba,M [AS]	gp210(整合素 α)	黏附 CO 和 LN
CD49b	Gi94;(VLA-α2,EC-MR-Ⅱ)	Leu,Pt,Fb,En [AS]	gp160(整合素 α)	黏附 CO、LN,人肠道细胞病变孤病毒 1(ECHO 病毒 1)受体
CD49c	J143;(VLA-α3,EC-MR-Ⅰ)	T,Bsub,M [AS]	gp150(整合素 α)	黏附 FN、CO 和 LN
CD49d	B5G10,HP2/1;(VLA-α4,LPAM-2)	M,T,B,Thy,Pt [AS]	gp150(整合素 α)与 β7 组成 α4/β7	黏附 FN,结合 VCAM-1(CD106),归位受体,T-B 细胞黏附
CD49e	2H6,3D3;(VLAα5,FNRα,ECMR-Ⅳ)	Pt,T,PMN,Bsub,M [AS]	gp160(135/25 二硫键链内连接(整合素 α)	黏附 FN
CD49f	GOH3;(VLA-α6,血小板 gplc')	Pt,Meg,Tsub [AS]	gp150(120/30)二硫键链内连接(整合素 α)	黏附 LN
CD50	ICAM-3	Leu [AS]	gp120(IgSF)	黏附,CD11a-CD11b/CD18 配基,信号转导和协同刺激,结合 DC 细胞上 DC-SIGN(CD299),参与初始 T/DC 相互作用

Notes

续表

CD	常用单克隆抗体或代号( )	主要表达细胞	分子质量(kDa)和结构	功能
CD51	13C2，23C6，NK1-M7；(VNRα 链，整合素 αv)	Pt,En,Meg［Pt］	gp150，与 CD61 组成二聚体(整合素 α)	黏附 VN、FN 和 vWF
CD52	YTH66.9；(Campath-1)	Leu,Eo［NL］	gp25-29（GPI 连接）	补体介导溶解作用的靶分子
CD53	HI36，MEM-53，HD77	Leu,BM［NL］	gp32-40（TM4-SF）	B 细胞活化，可能参与膜转运
CD54	WEHI-CAMI，OKT27；(ICAM-1)	广泛［AS］	gp90-115(IgSF)	与 LFA-1、Mac-1 和 CD43 结合，细胞间黏附，鼻病毒受体，En 上 CD54 为恶性疟原虫受体
CD55	143-30，BRIC110，BRIC123；(DAF)	广泛［NL］	gp70(CCP,GPI 连接)	衰变加速因子，调节补体活化，可与 CD97 结合
CD56	Leu19，NKH1；(NCAM)	NK,Tsub［NK］	gp180（GPI 连接，IgSF,Fn3）	黏附，诱导杀伤活性，神经细胞黏附分子(N-CAM)
CD57	Leu7,HNK-1	NKsub，Tsub［NK］	gp110(CHO)	参与 NK 活化后的杀伤作用，识别 CD62P、CD62L 和 LN
CD58	G26,BRIC5；(LFA-3)	广泛［AS］	gp55-70(IgSF,部分 GPI 连接)	与 CD2 结合，黏附
CD59	MEM-43,YTH53.1；(TAP,Protectin)	广泛［NL］	gp18-20（GPI 连接）	与 CD2 结合，结合 C8、C9，抑制 MAC
CD60a	GD3(R24)	Tsub,Pt［CHO］		T 细胞活化增殖
CD60b	9-O-acetyl-GD3(UM4D4,M-T6004)	Tsub,Ba［CHO］		T 细胞辅助功能，B 细胞活化抗原
CD60c	7-O-acetyl-GD3(U5)	Tsub,Tsub［CHO］		T 细胞活化增殖
CD61	Y2/51，CLB-thromb/1；(VNR-β 链，整合素 β3)	Pt,Meg［Pt］	gp105，血小板 GP Ⅲa(整合素 β)	血小板凝集和活化
CD62E	3B7,4D1O；(E 选择素，ELAM-1)	En［AS］	gp110（CL-SF,CCP,EGF）	黏附 L 选择素，中性粒细胞通过结合 CD15s 结合到 En，结合 ELS-1
CD62L	Leu8,FMC46；(L 选择素，LAM-1，LE-CAM-1)	T,B,M,NK,PMN,Eo［AS］	gp76（CL-SF,CCP,EGF）	黏附 CD15s,E 选择素，P 选择素？结合 Gly-CAM-1、MAdCAM-1、CD34 上的 O-连接糖基

Notes

CD	常用单克隆抗体或代号（ ）	主要表达细胞	分子质量(kDa)和结构	功能
CD62P	G2，AK-6；（P 选择素，GMP-140，PAD-GEM）	Pt，Meg，Ena〔Pt〕	gp140 （CL-SF，CCP，EGF）	结合 PMN、M 表面 CD15s、CD15、CD24、CD162（PSGL-1），黏附到 En 和 Pt
CD63	RUU-SP2.28，CLB；PTLGP40	Pt，M，Mac，（G，T，B）〔Pt〕	gp53（TM4-SF）	血小板活化，中性粒细胞-活化内皮细胞黏附
CD64	MAb32.2，MAb22；（FcγRI）	M〔M〕	gp75（IgSF）	吞噬、ADCC，Mac 活化
CD65	VIM8，VIM-1	PMN〔M〕	岩藻糖基神经节苷脂（CHO）	中性粒细胞活化
CD65s	VIM2	PMN，M〔M〕	唾液酸化的糖基（CHO）	功能？
CD66a	BGP-1（胆汁糖蛋白-1）	G，En〔M〕	gp180-200（IgSF）	嗜同性结合，也可识别 CD62E
CD66b	MF25.1；（P100，原 CD67，CGM6）	G〔M〕	gp95-100（IgSF，GPI 连接）	CEA 家族成员
CD66c	NCA（无交叉反应抗原）	G〔M〕	gp90-95（IgSF，GPI 连接）	嗜同性结合
CD66d	CGM1	G〔M〕	gp30（IgSF）	CEA 家族成员
CD66e	CLB-gran/10（CEA）	G，My，Ep〔M〕	gp180-200（IgSF）	黏附，CEA 家族成员
CD66f	PSG（妊娠特异性抗原）	G，M，Mac〔M〕	未鉴定	？
CD67	改为 CD66b			
CD68	EBM11，Ki-M7，Ki-M6	Mac，Ptac〔M〕	gp110	参与细胞摄粒作用和溶酶体运输
CD69	Leu23；（VEA，AIM）	Ta，Ba，Mac，NK，Pt〔NK〕	34，28（同源二聚体，CL-SF）	活化诱导分子，参与信号转导，Eo 凋亡，参与 TCRδγ 溶细胞功能
CD70	Ki-24；（CD27L）	Tsub，Ba，RS〔NL〕	gp55，75，95，110，170（TNF-SF）	CD27 的配体，淋巴细胞活化
CD71	OKT9；（TfR）	Mac，增殖细胞〔NL〕	p95（同源二聚体）（II 型膜分子）	转铁蛋白受体，细胞生长；结合 HFE（HLA-H）
CD72	S-HCL2，J3.109，BU-40	B〔B〕	gp43，39（C 型凝集素）	与 CD5 结合，调节 B 细胞活化、增殖
CD73	7G2.2.11，AD-2	Bsub，Tsub，En〔B〕	p69（GPI 连接）	5'-核苷酸外切酶，T 细胞活化
CD74	LN2，BU-43，BB1；（II，Iγ）	B，Msub〔B〕	gp41/35/33，MHC II 类相关恒定链（II 型膜分子）	与新合成 MHC II 类分子结合，防止 MHC 结合内源肽

Notes

续表

CD	常用单克隆抗体或代号（　）	主要表达细胞	分子质量（kDa）和结构	功能
CD75	Lactosamines	B,Tsub,E［CHO］		
CD75s	α-2,6-sialylated Lactosamines	B［CHO］		
CD77	BLA,P^K 血型抗原	Bac,BL ［B］	富含 GSL 结构域	参与凋亡过程中跨膜信号转导
CDw78	Leu21,Ba 抗原	B,Macsub ［B］	p67？	B 细胞活化的辅助蛋白
CD79α	Igα,mb-1	B ［B］	33（IgSF）	BCR 复合物组成成分
CD79β	Igβ,B29	B ［B］	39（IgSF）	BCR 复合物组成成分
CD80	B7-1,BB1	Ba, Mac, TStr ［B］	gp60（IgSF）	活化 B 细胞抗原,CD28、CTLA-4 配体,提供 T 细胞协同刺激信号
CD81	ID6,5A6;(TAPA-1)	广泛,包括 B,T,M ［B］	p26（TM4-SF）	增殖抗体靶抗原,与 CD19、CD21 相连,组成 B 细胞复合物,HCV 受体
CD82	1A4,4F9;(R2)	Leu ［B］	gp50-53 （TM4-SF）	淋巴细胞活化,信号传递
CD83	HB15	Ba, Ta, DC, LHC ［B］	gp43（IgSF）	参与 APC 功能和细胞间相互作用？
CD84	2G7,152-ID5,GR6	B, M, Mac, Pt ［B］	p73（IgSF）	可能是一种协同刺激分子
CD85	ILT/LIR 家族	DC, B, PC, Tsub ［DC］	64-82（IgSF）	抑制或活化白细胞杀伤功能
CD85a	ILT5/LIR3	M,Mac,G,Tsub		
CD85b	ILT8			
CD85c	LIR8			
CD85d	ILT4/LIR2,MIR10	G,DCsub		
CD85e	ILT6/LIR4			
CD85f	ILT11			
CD85g	ILT7			
CD85h	ILT1/LIR7			
CD85i	LIR6	NK,DC,M,PC,B		
CD85j	ILT2/LIR1,MIR7	M,G,DC		
CD85k	ILT3/LIR5			
CD85l	ILT9			
CD85m	ILT10			

Notes

466

CD	常用单克隆抗体或代号( )	主要表达细胞	分子质量(kDa)和结构	功能
CD86	FUN-1,BU63,GR65;(B7-2)	Ba,M [B]	gp80(IgSF)	CD28、CTLA-4 配体,提供 T 细胞协同刺激信号
CD87	uPAR	My [M]	gp50-65(GPI 连接)	结合尿激活酶血纤维蛋白溶酶原激活因子,参与白细胞外渗
CD88	S5/1,W17/1;(C5aR)	My [M]	gp40(TM7)	补体 C5a 受体,刺激脱颗粒
CD89	79E6,A3;(FcαR)	My,Tsub,Bsub[M]	gp55-75(IgSF)	IgAFc 段受体,信号转导
CD90	5E10;(Thy1.23)	Thy, Pre-B, 大脑,Pro-Hem [AS]	gp 25-35(IgSF, GPI 连接)	T 细胞活化、识别、黏附,早期造血干细胞标志
CD91	A11,C2;(α2M-R)	M, Mac, p600 [M]	p600(EGF,LDLR)	α2 巨球蛋白受体,与 M、Mac 摄粒作用有关,hsp96、hsp90、hsp70 和钙网蛋白受体
CDw92	VIM15,GR9	PMN [M]	p70	?
CD93	VIMD2,GR11	PMN,M,En [M]	p120	?
CD94	HP3Bi;(Kp43)	NK,Tsub [NK]	gp30/43(异源二聚体,CL-SF)	与 NKG2 家族组成复合物,识别 HLA-E 分子,调节 NK 杀伤活性
CD95	71CC;(Apo-1/Fas)	广泛,包括 Tac [CR]	gp42(TNFR-SF)	结合 Fas 配体,CD95L 和抗 CD95 McAb 可诱导程序性细胞死亡
CD96	G8.5, TH-111;(TACTILE)	Ta,NKa [NK]	gp160(IgSF)	T 细胞活化
CD97	VIM3b,VIM3C;(BL-Ac/F2)	La [NL]	p74,80,89(EGF,TM7)	可结合 CD55(DAF)
CD98	4F2,2F3	广泛,Ta,Thy,滋养层细胞,NK,M,Pt[NL]	gp80/40(Ⅱ型膜分子)	活化、增殖抗原,调节细胞内 Ca^{2+} 与 β1 整合素相连,参与信号转导
CD99	D44,FMC29;(E2,MIC2)	广泛,T,Leu [T]	gp32	黏附作用,刺激信号
CD99R	HI170,IT4;(E2,MIC2)	T [T]	gp32	?
CD100	BD16,BB18,A8	广泛,T,Ta,NK,M [NL]	gp150(IgSF + semaphorin 家族)	可能参与 B 细胞增殖和 Ig 分泌
CD101	BB27,BA27	Ta, G, M, Ma, DC [M]	gp140(IgSF)	抑制 T 细胞增殖
CD102	CBR-IC2/1;(ICAM-2)	T, B, M, L, Pt, En [AS]	gp60(IgSF)	配体为 LFA-1,Mac-1,黏附,炎症

Notes

续表

CD	常用单克隆抗体或代号（ ）	主要表达细胞	分子质量（kDa）和结构	功能
CD103	LF61；（HML-1，整合素 αE）	Tsub，IEL ［AS］	gp150/25（整合素 α）	αEβ7 结合 E 钙黏着素，与 T 细胞在小肠上皮细胞的归巢和定位有关
CD104	439-9B；（β4 整合素）	T，Thy，En，角朊 ［AS］	gp205（整合素 β）	可能是表皮整联配体蛋白和 LN 配体
CD105	44G4，1G2；（endoglin，TGF-βR Ⅲ）	En，Ma ［EC］	gp95（同源二聚体）	结合 TGF-β1 和 TGF-β3
CD106	1G11；（VCAM-1）	En，M，BM ［EC］	gp100（IgSF）	VLA-4 和 α4/β7 配体，参与淋巴细胞黏附、活化和协同刺激
CD107a	H5g11；（LAMP-1）	Pt ［Pt］	gp110	溶酶体相关膜蛋白
CD107b	H4B4；（LAMP-2）	Pt ［Pt］	gp110	溶酶体相关膜蛋白，血小板激活
CDw108	MEM-150，MEM-121	Tac ［NL］	gp80（GPI 连接）	黏附，细胞活化
CD109	8A3，7D1	Pt，Tac，En ［EC］	gp170/150（GPI 连接）	细胞活化、增殖和信号传递，血小板活化因子
CD110	MPL，TPOR	Meg，Pt，造血干细胞，祖细胞［Pt］	gp70-95（CKR + Fn3）	血小板生成素受体，巨核细胞分化增殖
CD111	PVRL1，PRR1，HevC/Nectin1	广泛，［M］	gp75	细胞间黏附分子
CD112	PRR2，HveB，PVRL2，Nectin2	Neur，Meg ［M］［EC］	gp64，gp72	细胞间黏附分子，受体为 CD226（PTA1/DNAM-1），CD112 亦为单纯疱疹突变株受体（HveB）
CDw113	PVRL3，Nectin3	胎盘，睾丸	gp83kDa（IgSF）	Ig 样黏附分子，与肌动蛋白丝结合蛋白 afadin 结合，参与上皮细胞间的黏附与结合
CD114	G-CSFR	PMN，M ［M］	gp130（IgSF，CKR，Fn3）	G-CSF 受体
CD115	CSF-1R，M-CSFR c-fms	My，M，Mac 定向 BM ［M］	gp150（c-fms 原癌基因产物）（IgSF，PTK）	M-CSF 受体，单核/巨噬细胞生长、活化和信号传递
CD116	DF2714；（GM-CSFRα 链）	My，(M，G，Mac)，BM ［CR］	gp80（与 β 链组成高亲和力受体）（CKR，Fn3）	GM-CSF 受体，细胞生长和分化
CD117	17F11；（SCF-R，c-kit）	Pro-Hem，Ma［CR］	gp145（IgSF，PTK）	SCF 受体，肥大细胞生长，增强其他细胞因子信号传递
CD118	IFN-α/βR	广泛 ［CR］	110-120	IFN-α、IFN-β 受体

续表

CD	常用单克隆抗体或代号（ ）	主要表达细胞	分子质量（kDa）和结构	功能
CDw119	3B1，B8；（IFN-γR）	广泛，Mac，M，B，NK［CR］	gp90（Fn3）	IFN-γ 受体，Mac 细胞活化，MHC 抗原表达
CD120a	MR-1；（TNFRI；55kD）	广泛［CR］	gp55（TNFR-SF）	TNF 受体，参与细胞毒
CD120b	MR-2；（TNFR Ⅱ；75kD）	T，B，M［CR］	gp75（TNFR-SF）	TNF 受体，T 细胞活化
CD121a	hIL-1R1-M1；（IL-1R Ⅰ 型）	广泛，T，Thy，En，Eb，上皮［CR］	gp80（IgSF）	IL-1 受体
CD121b	hIL-1R1-M22；（IL-1R Ⅱ 型）	广泛，B，M，Mac［CR］	gp68（IgSF）	IL-1 受体
CD122	2RB；（IL-2R，75kD，IL-2Rβ）	T，B，NK，M［CR］	gp75（CKR，Fn3）	IL-2 受体，激活 T、B 和 M
CDw123	IL-3Rα	My（M，G），BM，Meg［CR］	gp70（CKR 和 Fn3 家族结构域）	IL-3 受体，祖细胞生长和分化
CD124	hIL-4R-M57，S456c9；（IL-4Rα 和 IL-13Rα）	Hem，Fb，Ep，B，T，Pro-Hem，En［CR］	gp140（CKR，Fn3）	与 γc 组成 IL-4 受体，T 细胞生长，B 细胞活化，Th2 分化
CDw125	IL-5Rα	Pre-My，Eo，Baso［CR］	gp60（CKR，Fn3）	介导信号转导
CD126	B-C22；（IL-6Rα）	T，Bac，PC，Ep［CR］	gp80（IgSF，CKR，Fn3）	与 gp130 组成高亲和力 IL-6 受体，细胞生长、分化
CD127	H2，hIL-7R-M20；（IL-7R）	Pre-L，My，Pro-B，T，Thy，M［CR］	gp75（CKR，Fn3）	与 γc 组成 IL-7 受体，细胞生长、分化
CDw128	GB20；（IL-8R）	PMN，Eo，B，M，Thy［CR］	gp58-67，G 蛋白偶联受体，TM7	IL-8 受体，趋化和活化 PMN
CD129	（IL-9R）	T，B，Mac，Meg［CR］	64（CKR，Fn3）	IL-9 受体，T 细胞生长
CD130	AM64；（gp130SIG）	广泛［CR］	gp130（CKR，IgSF，Fn3）	IL-6、CNTF、CT、IL-11、OSM、LIF 受体信号转导链或配体结合链
CDw131	KH97（IL-3R、IL-5R 和 GM-CSFRβ 链）	M，G，Eo［CR］	gp95-120（CKR，Fn3）	IL-3、IL-5、GM-CSF 受体共同 β 链，信号转导
CD132	（IL-2R、IL-4R、IL-7R、IL-9R 和 IL-15Rγ 链）	T，B，Pre-L［CR］	gp 64（CKR，Fn3）	IL-2、IL-4、IL-7、IL-9 和 IL-15 受体共有 γ 链，介导信号转导
CD133	AC133，PROML1	St，Ep，En 前体［S/P］	gp120	
CD134	OX40	Ta［CR］	gp48-50（TNFR-SF）	OX40L 受体，参与活化 T 细胞生长以及与血管内皮细胞黏附

续表

CD	常用单克隆抗体 或代号( )	主要表达细胞	分子质量(kDa) 和结构	功能
CD135	SF1. 340(Flt3/Flk2)	早期和淋巴样定向祖细胞[CR]	gp130-150(IgSF,PTK)	flt3/flk2 配体的受体,参与早期造血细胞生长调节
CDw136	MSP-R	Mo,Ma [CR]	gp180(α,β 异型二聚体,含 PTK)	原癌基因 c-ron 表达产物,为巨噬细胞刺激蛋白受体
CD137	4-1BB	T [CR]	gp30(TNFR-SF)	协同刺激分子,参与 T 细胞活化
CD138	Syndecan-1,细胞外基质受体	B,PC,Ep [B]	gp85,92	ECM(CO、FN、TSP)受体,结合 bFGF,介导细胞-基质相互作用
CD139	B-031,Cat13.4G9	B,FDC [B]	gp209-228	
CD140a	PDGFRα	广泛,En,Meg,Str [EC]	gp180(含 IgSF,PTK)	PDGFA 和 B(?)受体
CD140b	PDGFR β	En,Str,Pt 肾小球细胞 [EC]	gp180(含 IgSF,PTK)	PDGF B 受体
CD141	凝血调节蛋白或凝血酶受体	En,My,平滑肌细胞 [EC]	gp100	下调凝血作用
CD142	组织因子	En,Ep,M,角朊细胞[EC]	gp45	血液凝固抑制因子,因子 VII 和 VIIa 的受体 aVII4 的辅因子
CD143	ACE(peptidyl-dipeptidase)	En,Ep,Mac [EC]	gp170	裂解血浆中血管紧张肽 I 和缓激肽
CD144	VE-cadherin	En [EC]	gp135	细胞间黏附,调控内皮通透性和生长
CDw145		En,基底膜,Str [EC]	gp25,90,110	
CD146	MUC180,S-endo	En,FDC,Ta [EC]	gp113-118(IgSF)	人黑素瘤相关抗原,介导内皮细胞-白细胞相互作用,活化 T 细胞外渗
CD147	TCSF,EMMPRIN,M6	En,My,淋巴样细胞,Ep[EC]	gp50-60(IgSF)	参与细胞-细胞或细胞-基质黏附
CD148	HPTP-eta,DEP-1,P260	广泛 [NL]	gp260(Fn3,PTP 酶)	蛋白酪氨酸磷酸酶,抑制细胞生长
CDw150	SLAM,IPO-3	B,T,Thy,DC [NL]	gp70(IgSF)	协同刺激受体,参与信号转导,在 B 细胞中可与 SHIP 和 SHP-2 结合
CD151	PETA-3	Pt,En,Ep,G,平滑肌细胞[Pt]	gp27(TM4-SF)	与整合素发生异型黏附作用,信号复合物
CD152	CTLA-4,BN13	Ta [T]	gp44(IgSF)	与 CD80、CD86 结合,下调 T 细胞活化

Notes

续表

CD	常用单克隆抗体或代号( )	主要表达细胞	分子质量(kDa)和结构	功能
CD153	CD30L	广泛,T [T]	gp40(TNF-SF)	CD30 的配体,协同刺激分子,可介导细胞增殖或凋亡
CD154	CD40L, TRAP1;gp39,T-BAM	Ta(CD4⁺) [T]	gp32-39(TNF-SF)	CD40 配体,协同刺激分子,调节 B 细胞应答
CD155	PVR	M,Mac,Thy,CNS 神经原[M]	gp80-90(IgSF)	脊髓灰质炎病毒受体,受体为 CD226(PTA1/DNAM-1)
CD156a	TACE/ADAM17 CSVP	[AS]	gp60(EGF-SF)	蛇毒蛋白同源物,可能参与白细胞穿出血管
CD156b	TACE/ADAM17	M,Mac,PMN,T,En[AS]	100	
CDw156c	ADAM10		84	参与细胞黏附,并具有蛋白酶活性
CD157	RF3;BST-1,Mo-5	BMStr,PMN,M,En,FDC [M]	gp42-44(GPI 连接)	ADP 核糖基环化酶,支持 pre-B 生长,其抗体对 CD3 抗体诱导的 T 祖细胞生长有协同作用
CD158a	KIR2DL1/p58.1	NK,Tsub [NK]	gp58(IgSF)	识别 HLA-Cw2、Cw4、Cw5、Cw6 靶细胞,NK 活性被抑制或激活
CD158b1 和 CD158b2	KIR2DL2/p58.2 和 KIR2DL3/p58.3	NK,Tsub [NK]	gp58(IgSF)	识别 HLA-Cw1、Cw3、Cw7、Cw8 靶细胞,NK 活性被抑制或激活
CD158c	KIR2DS6/KIRX	[NK]	(IgSF)	HLA 特异性尚未鉴定,激活杀伤活性,诱导细胞因子产生
CD158d	KIR2DL4	[NK]	(IgSF)	
CD158e1	KIR3DL1/p70	[NK]	(IgSF)	
和 CD158e2	KIR3DS1/p70			
CD158f	KIR2DL5	[NK]	(IgSF)	
CD158g	KIR2DS5	[NK]	(IgSF)	
CD158h	KIR2DS1/p50.1	[NK]	gp50(IgSF)	
CD158i	KIR2DS4/p50.3	[NK]	gp50(IgSF)	
CD158j	KIR2DS2/p50.2	[NK]	gp50(IgSF)	
CD158k	KIR3DL2/p140	[NK]		
CD159a	NKG2A	NK,Tsub[NK]	gp43(CL-SF)	抑制 NK 细胞杀伤功能
CD158z	KIR3DL7/KIRC1			
CD159c	NKG2C	NK	26kDa	NK 细胞活化性受体

Notes

续表

CD	常用单克隆抗体或代号( )	主要表达细胞	分子质量(kDa)和结构	功能
CD160	BY55（C1 I -R2）NK1,NK28	NK,CTL,IEL[T]	27(GPI 连接)	CD160 的交联可激发 CD8[+] T 细胞的协同信号
CD161	NKRP-1A	NK,T [NK]	gp60(CL-SF)	促进 NK 细胞介导溶细胞活性
CD162	3E2-25-5, 5D8-8-12,PSGL-1	M,G,T,Bsub[AS]	gp110	CD62P 配体,白细胞滚动受体
CD162R	PEN5（PSGl-1 翻译后修饰）	NKsub,Neur[NK]		结合 L 选择素
CD163	M130,清除剂受体 I/II,GHI/61	M（胞浆）,Mac[M]	gp130（清除剂受体）	?
CD164	MUC-24	M, G, T, B（弱）[AS]	gp80（黏蛋白样同源二聚体）	造血细胞前体与骨髓基质细胞黏附
CD165	AD2,A108	Pt, T, NK, Thy[AS]	gp37	参与胸腺细胞与胸腺上皮细胞黏附
CD166	ALCAM	En,T,M [AS]	gp100(IgSF)	CD6 配体,参与 T 细胞增殖、细胞因子产生和信号转导
CD167a	DDR1,trkE,trk6,cak,eddr1,PTK3A,NEP	Ep,B,iDC[AS]	α54kDaβ 63kDa	胶原刺激后活化
CD167b	DDR2			
CD168	RHAMM（透明质酸结合蛋白受体,HM-MR,IHABP）	Thy,Tsub,多发性骨髓瘤,B 淋巴瘤,毛细胞白血病,B-CLL[AS]	50-125 88,84	结合透明质酸,可能参与肿瘤发生和转移
CD169	唾液黏附素（siaload-hesin）SN,Siglec-1	Macsub, M, DC[AS]	gp200(IgSF)	白细胞黏附,介导细胞间及细胞-基质间相互作用
CD170	siglec-5	Ly,M,DC,髓样白血病[AS]		
CD171	L1 L1CAM/CAML1 NCAM-L1	神经元,神经膜细胞,骨髓中前体胞,Thy,T,B[AS]	gp200-220(IgSF + Fn3)	神经细胞黏附,细胞黏附分子,介导同源和异源细胞间的相互作用
CD172a	SIRPα（P3C4）	Tsub, Mo, BMsub, DC[AS][M]	120,110,90(IgSF)	胞浆区具有 ITIM 的抑制性分子
CD172b	SIRPβ1	M[M]	43kDa	SIRPα 的活化异型与 TY-ROBP/DAP12 相互作用,招募酪氨酸激酶 SYK
CD172g	SIRPγ/β2	T,B	42.5kDa	与 CD47 作用,胞浆区不含已知信号转导基序
CD173	2 型 H 血型(H2)	CD34[+] 细胞系,En,E[CHO]		可能为造血祖细胞的一个新标记

续表

CD	常用单克隆抗体或代号（ ）	主要表达细胞	分子质量（kDa）和结构	功能
CD174	Lewis^y	Ep,BM 前体细胞 [CHO]		促进 NK 细胞的杀伤
CD175	Tn	KG-1a, HL-60, TF1, K562, REH, Nalm-6, Jurkat 和 CD34$^+$BM[CHO]		
CD175s	sialyl-Tn	TF1,K562[CHO]		
CD176	TF	上皮肿瘤,KG-1, K562, REH, Raji, JOK-1, Molt-3, Jurkat 和 CEM-C7 细胞系 [CHO]	155,175,120	唾液酸化 TF,表达于扁桃体 淋巴细胞
CD177	NB1	PMNsub[M]		
CD178	Fas 配体,TNFSF6 APT1LG1	T,NK [CK]	38-42(TNFSF)	诱导 Fas 阳性细胞凋亡,细胞毒效应分子
CD179a	VPREB1,VpreB IGVPB,IGI	ProB,PreB[B]	16-18(IgSF)	B 细胞早期发育
CD179b	IGLL1,lambda5 (IGL5),14.1	Pro B,Pre B [B]	22(IgSF)	B 细胞早期发育
CD180	RP105/Bgp95 LY64	B,Mo,DC [B]	gp95~105 (LRR)	同 MD-1 结合成 RP105/MD-1 复合物,为 Toll 样受体,调节 B 细胞识别 LPS, CD180mAb 活化 B 细胞并表达共刺激分子 CD80 和 CD86
CD181 (CDw 128A)	CXCR1(IL-8Rα)		40kDa, G 蛋白偶联受体	IL-8 受体,趋化和活化 PMN
CD182 (CDw 128B)	CXCR2(IL-8Rβ)	M	40.8kDa, G 蛋白偶联受体	IL-8 和 CXCL1 受体,趋化中性粒细胞和少突状 DC
CD183	CXCR3, GPR9 CKR-L2,IP10-R Mig-R	Th1(主要为 CD4$^+$ CD45RO$^+$),Tc1,B NK[CK]	40.6(TM7)	配体为 I-TAC,IP-10,Mig, 促进 Th1 活化和 IFN-γ 产生
CD184	CXCR4, fusin LESTR, NPY3TR HM89,KB22,LCR1	T,B,DC,Mo G,Meg,EC,Neur [CK]	(TM7)	配体为 SDF-1α/β/PBSF,介导血细胞受 SDF-1 作用后的移行协同刺激 pre B 细胞增殖,诱导凋亡和 HIV 进入
CD185	CXCR5	B,Burkitt 淋巴瘤	42kDa, G 蛋白偶联受体	趋化 B 细胞,决定 B 细胞的归巢

Notes

续表

CD	常用单克隆抗体或代号( )	主要表达细胞	分子质量(kDa)和结构	功能
CDw186	CXCR6	Ta,Tmem,NKT	39kDa,G 蛋白偶联受体	与免疫缺陷病毒感染有关,参与 NKT 细胞的趋化、归巢
CD191	CCR1	Ly,M	41kDa(TM7)	招募免疫效应细胞至炎症部位
CD192	CCR2,CXCR2	Ta,B,M	42kDa	趋化 Mo,参与炎症性疾病和肿瘤炎性反应中 Mo 的渗出,介导钙离子流动,抑制腺嘌呤环化酶
CD193	CCR3	Eo,Baso,Th2,Ep	41kDa,G 蛋白偶联受体	CCL5、7、11、13 等多种趋化性细胞因子的受体,参与变态反应,HIV-1 协同受体
CD195	CCR5	骨肉瘤细胞,Th1,Tc1,DC,Mo,Mac [CK]	(TM7)	配体为 MIP-1α、β,RANTES
CD196	CCR6	DC,记忆 T,B	42.4kDa(TM7)	MIP-3 的受体,参与 B 系成熟和 B 细胞分化,调节 DC 和 T 细胞的移行和招募
CDw197	CCR7	Tsub,B,ATL,DCa [CK]	(TM7)	配体 MIP-3β/ELC
CD197	CCR7	B,T,广泛分布于淋巴组织	42.9,G 蛋白偶联受体	配体为 CCL19,介导 EB 病毒作用于 B 细胞,控制 B 细胞向炎症部位的移行,刺激 DC 成熟
CDw198	CCR8	淋巴样细胞	40.8(TM7)	配体为 I-309,TARC,MIP-1β;调节 Mo 趋化和胸腺细胞凋亡,参与活化 T 细胞在抗原刺激部位及淋巴组织中的准确定位
CDw199	CCR9	Thy,小肠,结肠处的 T 细胞	40.7(TM7)	配体为 CCL25,参与胃肠道免疫反应,决定其节段特异性
CD200	OX2	神经元,B,Ta,EC,DC [NL]	gp41-47(IgSF)	
CD201	EPCR	EC [EC]		
CD202b	Tie2(TEK)	EC [EC]		一种 RTK,结合 angiopoietin1,2 和 3,参与新血管形成和成熟
CD203c	ENPP3,PDNP3 PD-I beta	Bas,Mas 和 Pre-Bas,Pre-Mas [M]	130,150	参与变态反应性疾病发生

Notes

续表

CD	常用单克隆抗体或代号（　）	主要表达细胞	分子质量（kDa）和结构	功能
CD204	巨噬细胞清除剂受体（MSR）	Mac[M]	gp220	促进 Mφ 清除微生物、细胞碎片及凋亡细胞
CD205	DEC205（小鼠 NLDC-145）	DCsub, Epsub, LHC[DC]	205（Fn2 + CL）	抗原提呈
CD206	巨噬细胞甘露糖受体（MMR）	Mac, 胎盘, 肝, En[DC]	gp162-175（Fn2 + CL）	结合含有寡甘露糖的碳水化合物, 促进吞噬
CD207	langerin	DCa, LHC[DC]	II 型膜分子（CL）	结合甘露糖, 参加 LHC 捕捉和内吞抗原
CD208	DC-LAMP	DCa[DC]		
CD209	DC-SIGN	[DC]	（CL）	同静止 T 细胞上 ICAM-3 结合, 参与免疫应答, 结合 HIV gp120, 促进病毒感染
CD210	IL-10RA	B, T, M, DC[CK]	gp90-110（Fn3）, II 型细胞因子受体	抑制促炎因子分泌, 促进髓样前体细胞存活
CD212	IL-12R	T, NK, B 细胞系[CK]	（Fn3）	促进 NK 杀伤, 促进 T、NK、IFNγ 分泌, 促进 Th1 分化
CD213a1	IL-13Rα1	B, Mo, Fb, EC, Neur[CK]	（CK + Fn3）	刺激 B 细胞增殖分化, 促进 IgE 转换, 抑制 Mo/Mφ 促炎因子产生, 转导信号
CD213a2	IL-13Rα2	脐血 Ly, Lysub, iDC[CK]		调节 B 细胞功能, "诱骗"受体?
CD215	IL-15RA	B, T	I 型细胞因子受体	促进细胞增殖以及凋亡抑制物 Bcl2L1、Bcl2-XL 和 Bcl-2 的表达
CDw217	IL-17R	广泛 [CK]	gp120	诱导成纤维细胞细胞因子分泌, 协同刺激活化 T 细胞增殖
CDw218a	IL-18Rα	广泛	62kDa	与 IL-8 结合后, 活化 NF-κB 途径
CDw218b	IL-18Rβ			
CD220	胰岛素 R	广泛[NL]		
CD221	IGF1R	广泛[NL]		
CD222	6 磷酸甘露糖受体, IGF2R	广泛[NL]		
CD223	LAG3	Ta, NKa [NL]	gp70（IgSF）	结合 MHC II 类分子, 可能参与 T/DC 相互作用, 参与免疫应答调节
CD224	γ-谷氨酰基转移酶（GGT）	广泛[NL]		

Notes

续表

CD	常用单克隆抗体或代号( )	主要表达细胞	分子质量(kDa)和结构	功能
CD225	Leu13	Leu,En[NL]		
CD226	PTA1/DNAM-1 (LeoA1, FMU1-7, DX11)	T,NK,Pt,Mo 活化EC[T]	gp65-67(IgSF)	CTL 和 NK 分化和杀伤功能,血小板活化凝集,内皮细胞与 T 细胞黏附,配体为 CD155 (PVR) 和 CD112 (PRR2/Nectin2)
CD227	MUC.1(BC2)PUM, PEM,EMA	腺体上皮细胞、T, Mo,DCsub[NL]	gp300-700(黏蛋白)	参与免疫应答
CD228	黑素转铁蛋白(melanotransferrin)	黑素瘤[NL]	gp25	
CD229	人 Ly9(Lgp100, 30C7)	Thy,T,B [NL]	gp100-120(IgSF)	作为淋巴细胞成熟和分化的标记
CD230	朊病毒蛋白(prion protein,PrP)	T, B, M, DC, 脑[NL]		
CD231	TALLA-1,TM4SF2	Neur,TALL,成神经细胞瘤 [NL]	gp28-45(TM4)	肿瘤标志物
CD232	VESPR	M,Bsub[NL]		
CD233	Band 3,Diego 血型抗原,AE1	RBC [E]	gp95-110(TM14)	红细胞 CO_2 交换运输
CD234	DARC,Duffy 血型抗原	RBC,毛细血管 En [E]	gp40-50	红细胞移行
CD235a	血型糖蛋白 A (GPA)	RBC [E]		
CD235b	血型糖蛋白 B(GPB)	RBC [E]		
CD235ab	血型糖蛋白 A/B 交叉反应单抗	RBC [E]		
CD236	血型糖蛋白 C/D	RBC [E]		
CD236R	血型糖蛋白 C	RBC [E]		
CD238	Kell 血型抗原	RBC,睾丸[E]	(TM10)	
CD239	B-CAM	RBC [E]		
CD240CE	Rh30CE	RBC [E]		
CD240D	Rh30D	RBC [E]		
CD240DCF	Rh30D/CE 交叉反应单抗	RBC [E]		
CD241	Rh 抗原	RBC [E]		
CD242	ICAM-4,LW 血型抗原	RBC [E]	42(IgSF)	与 Rh 抗原表达相关
CD243	MDR-1	St,肾,肝,肠,某些肿瘤细胞[S/P]		

Notes

续表

CD	常用单克隆抗体或代号（ ）	主要表达细胞	分子质量（kDa）和结构	功能
CD244	2B4	NK，γδT，Tsub，Mo Baso［NK］	gp70（IgSF）	MHC 非限制性杀伤，与 CD48 结合参与 CD4T 细胞发育
CD245	p220/240	Ly，M［T］		
CD246	ALK	神经细胞，t（2；5）阳性细胞　［T］	80	白细胞癌基因蛋白
CD247	CD3ζ（zeta）链	T，NK　［T］	16	识别与 TCR 或 CD16 相连的 ζ 链胞浆区
CD248	TEM1，Endosialin	肿瘤血管 En	80.9kDa，C 型凝集素样细胞表面受体	可能参与肿瘤血管形成
CD249	APA（Aminopeptidase A）	广泛	109kDa	氨肽酶活性，金属肽酶活性，水解酶活性，结合 Zn
CD252	OX4OL，TNFSF4	APC，B	34kDa	TNFRSF4/OX4 的配体，参与 T/APC 相互作用，介导活化 T 细胞与血管内皮细胞的黏附
CD253	TRAIL，TNFSF10，FMU-TRAIL1	广泛	32.5kDa	与 DR4/CD261，DR5/CD262 结合诱导凋亡，与诱骗受体 DcR1/CD263、DcR2/CD264 结合则阻止其与死亡受体结合
CD254	TRANCE，TNFSF11	高表达于外周淋巴细胞	35.5kDa	CD265 的配体，参与破骨细胞的分化和活化，调节 DC 的存活和 T 细胞依赖的免疫应答，调节细胞凋亡
CD256	APRIL，TNFSF13，FMU-APRIL1-4	T，DC，M，Mac	27.4kDa（Ⅱ型膜蛋白）	CD267 和 CD269 的配体，体外能刺激肿瘤细胞、B、T 细胞增殖，参与 B 细胞发育，参与调节死亡配体诱导的凋亡
CD257	BLYS，BAFF，TNFSF13，BFMU-Blys1，2	T，DC，M，Mac［M］	31kDa（Ⅱ型膜结合蛋白）	是 CD267，CD268 和 CD269 的配体，B 细胞活化因子，参与 B 细胞的增殖、分化、抗凋亡，促进体液免疫
CD258	LIGHT，TNFSF14，FMU-Light1-4	脾细胞，活化的 T，B，G，M，NK，部分不成熟 DC	29kDa（Ⅱ型跨膜糖）蛋白	TNFRSF14/HVeM 的配体，淋巴细胞活化的协同刺激性因子，调节 T 细胞介导的免疫应答，诱导肿瘤细胞凋亡，抑制 TNFα 介导的肝实质细胞凋亡

Notes

续表

CD	常用单克隆抗体或代号( )	主要表达细胞	分子质量(kDa)和结构	功能
CD261	TRAIL-R1,DR4,TN-FRSF10A, FMU-DcR4	广泛	50kDa	TRAIL/CD253 的受体之一,转导凋亡信号
CD262	TRAIL-R2,DR5,TN-FRSF10B, FMU-DcR5.1, FMU-DcR5.2	广泛	47.8kDa	TRAIL/CD253 的受体之一,转导凋亡信号
CD263	TRAIL-R3, DcR1, TNFRSF10C	广泛	27kDa	TRAIL/CD253 的诱骗受体,抑制 TRAIL/CD253 引起的细胞凋亡
CD264	TRAIL-R4, DcR2, TNFRSF10D	广泛	41.8kDa	TRAIL/CD253 的诱骗受体,抑制 TRAIL/CD253 引起的细胞凋亡
CD265	TRANCE-R, TN-FRSF11A,RANK	Thy	66kDa	CD254 的受体,参与调节 T 细胞与 DC 细胞的相互作用,参与破骨作用和淋巴结发育
CD266	TWEAK-R,TNFR SF12A,ITEM-1		14kDa	TNFSF12/TWEAK 的受体,促进血管形成和内皮细胞增殖,调节细胞与胞外基质的黏附
CD267	TACI, TNFRSF13B, FMU-TACI2	Thy,B,T	31.8kDa	CD256 和 CD257 的受体,激活 NF-κB,调节体液免疫,与 CAML 相互作用
CD268	BAFFR, TN-FRSF13C, FMU-BAFFR	淋巴结,B,CD4+ T,Thy	18.8kDa	CD257 的受体,参与 BAFF 介导的成熟 B 细胞存活,促进体液免疫
CD269	BCMA, TNFRSF17, FMU-BCMA1	B(成熟)	20kDa	CD256 和 CD257 的受体,激活 NF-κB,调节 B 细胞发育和自身免疫应答
CD270	TNFRSF14/HVEM	广泛	(TNFRSF)	参与单纯疱疹病毒进入细胞,配体为 LIGHT 和 BTLA
CD271	NGFR(p75), TN-FRSF16		45kDa,富含半胱氨酸	NGF 受体
CD272	BTLA,B and T lymphocyte attenuator	Ta	32.7kDa(IgSF)	与配体 B7H4/B7X 相互作用,抑制 T 细胞增殖和 IL-2 的产生
CD273	B7DC,PDL2	M,DC	31kDa(IgSF)	结合受体 PD-1(CD279),抑制 T 细胞增殖和细胞因子产生

Notes

续表

CD	常用单克隆抗体 或代号（　）	主要表达细胞	分子质量(kDa) 和结构	功能
CD274	B7H1,PDL1	APC,Ta,非淋巴组织和某些肿瘤	33kDa(IgSF)	结合受体 PD-1(CD279),抑制 T 细胞增殖和细胞因子产生
CD275	B7H2,ICOSL	B,M,DC,活化的 Fb	33kDa(IgSF)	受体为 ICOS(CD278),调节活化 T 细胞细胞因子产生,提供再次免疫应答 T 细胞活化信号,通过调节 Th2 细胞功能,促进 B 细胞分化为记忆细胞和抗体产生
CD276	B7H3	活化 M,DC 和 T	(IgSF)	受体尚未鉴定,促进 T 细胞增殖和 CTL 分化
CD277	BT3.1(Butyrophilin3)	T,B,NK,Mo,DC	57.6kDa(IgSF)	参与脂类代谢
CD278	ICOS	活化的 T,Thy	55-60kDa(IgSF)	ICOSL(CD275)的受体,调节活化 T 细胞细胞因子产生,提供再次免疫应答 T 细胞活化信号,通过调节 Th2 细胞功能,促进 B 细胞分化为记忆细胞和抗体产生
CD279	PD1	Ba,Ta,Ma,Thy	55kDa(IgSF)	配体为 B7H1/PDL1(CD274)和 B7DC/PDL2 抑制活化 T 细胞的增殖和细胞因子的产生,抑制 B 细胞功能,参与免疫耐受
CD280	ENDO-180,TEM22		167kDa	胶原酶 3 的受体,参与造血和组织发育过程中基质胶原的重塑
CD281	TLR1,GD2.F4	广泛	90kDa	参与天然免疫的重要分子,识别 PAMPs(病原体相关分子模式),参与炎症反应
CD282	TLR2	广泛,Leu	90kDa	参与天然免疫的重要分子,识别 PAMPs,参与针对脂蛋白的免疫应答,介导针对革兰氏阳性菌及酵母菌的应答,与 TLR6 共同识别 MALP-2、STF、PSM 及 OspA-L 等
CD283	TLR3	胎盘,胰腺	104kDa	参与天然免疫的重要分子,识别 PAMPs,识别与病毒感染相关的 dsRNA,激活 NF-κB,促进 I 型干扰素的产生,从而参与机体抗病毒免疫

Notes

续表

CD	常用单克隆抗体或代号( )	主要表达细胞	分子质量(kDa)和结构	功能
CD284	TLR4	广泛,胎盘[M]	97kDa	参与天然免疫的重要分子,识别 PAMPs,参与革兰氏阴性菌感染中 LPS 引起的信号转导
CD289	TLR9	富含免疫细胞的组织	116kDa	参与天然免疫的重要分子,识别 PAMPs,介导细胞对细菌 DNA 中非甲基化 CpG 二核苷酸的免疫应答
CD292	BMPR1A,ALK-3	骨骼肌	60kDa	BMP-2 和 BMP-4 的受体,有丝/苏氨酸蛋白激酶活性,参与信号转导,参与软骨的骨化和胚胎形成
CDw293	BMPR1B,ALK-6		60kDa	BMPS/OP-1 的受体,有丝/苏氨酸蛋白激酶活性,参与信号转导,参与软骨的骨化和胚胎形成
CD294	CRTH2	Th2	43kDa, (TM7) GPR	孤儿受体,参与信号转导
CD295	LEPR(Leptin R)	M	132kDa	Leptin 的受体,通过 JAK2/STAT3 参与信号转导,调节脂肪代谢
CD296	ART1 (ADP-ribosyltransferase 1)		36kDa	参与蛋白质精氨酸残基的 ADP 核糖基化和蛋白质的翻译后修饰
CD297	ART4 (ADP-ribosyltransferase 4)	RBC,脾,T	36kDa	参与精氨酸代谢,Dombrock 血型糖蛋白
CD298	ATP1B3, Na⁺/K⁺-ATPase β3 chain		31.5kDa	Na⁺/K⁺ 转运体,维持胞膜内外 Na⁺/K⁺ 梯度
CD299	DCSIGN-related, L-SIGN	肝窦状 En,淋巴结,胎盘 En	45kDa	ICAM3 的受体,能结合 HIV-1 gp120,介导病原体内吞
CD300a	CMRF35H	M, NK, Mo, DC, Tsub,PMN	33kDa(IgSF)	可能参与 NK 杀伤活性的调节
CD300c	CMRF35A	M, NK, Mo, DC, Tsub,PMN	25kDa(IgSF)	
CD300e	CMRF35L1			
CD301	MGL1,CL-SF14		35kDa(II 型膜结合蛋白)	参与细胞黏附,胞间信号传递,糖蛋白翻折,在炎症反应和免疫应答中起作用
CD302	DCL1	DC		

续表

CD	常用单克隆抗体 或代号( )	主要表达细胞	分子质量(kDa) 和结构	功能
CD303	BDCA2,CL-SF11	DC	25kDa	参与细胞黏附,胞间信号传递,糖蛋白翻折,调节 DC 细胞功能
CD304	NRP1 (Neuropilin 1),BDCA4	DC,En	103kDa	VEGF 和信号素家族成员的受体,参与血管形成,轴突导向及细胞存活、移行、入侵等多种功能,参与特定神经回路的形成
CD305	LAIR-1,9.1C3,FMU-LAIR1.1	NK,T,Bn,Mac,DC	40kDa(IgSF)	传递抑制信号,调节多种免疫细胞的功能
CD306	LAIR-2,FMU-LAIR2.1-2.2		16kDa(IgSF)	分泌型蛋白功能不明
CD307a	FCRL1	B(包括浆细胞)	(IgSF)	B 细胞活化共受体,在 FL、MCL 和 B-CLL 表达增加
CD307b	FCRL2	B(包括浆细胞)	(IgSF)	在 FL、MCL 和 B-CLL 表达增加
CD307c	FCRL3	B(包括浆细胞)	(IgSF)	功能不清,FCRL3 基因变异可能与对 RA 和 GD 的敏感性增加有关
CD307d	FCRL4	B	(IgSF)	可能是 BCR 信号传递的抑制分子
CD307e	原 CD307/FCRL5	Bsub	105kDa (IgSF,与 FcR 同源)	参与 B 细胞发育
CD309	VEGFR2,KDR	En	III 型酪氨酸蛋白激酶受体	VEGF 的受体,参与血管形成和细胞的黏附、移行,具有酪氨酸蛋白激酶活性
CD312	EMR2	PMN,M,Mac[M]	90kDa(TM7,胞外有 EGF 样结构域)	调节细胞黏附
CD314	NKG2D	NK	25kDa(II 型膜蛋白)	NK 细胞活化性受体,识别 MICA、MICB 以及 ULBP1、ULBP2、ULBP3、ULBP4,参与杀伤肿瘤细胞
CD315	PTGFRN (Prostaglandin F2 receptor negative regulator)CD9P1		98.5kDa (I 型膜蛋白,IgSF)	蛋白质合成的负性调节因子,抑制前列腺素 F2-α 与其受体结合
CD316	IGSF8,EWI2		(IgSF)	能抑制前列腺肿瘤细胞的移行,参与细胞的移动、增殖,参与肌形成、神经形成
CD317	BST2 (Bone marrow stromal cell antigen 2)		20kDa (II 型膜蛋白)	参与 B 细胞的生长发育,与风湿性关节炎有关

Notes

CD	常用单克隆抗体或代号( )	主要表达细胞	分子质量(kDa)和结构	功能
CD318	CDCP1(CUB domain-containing protein 1)	$CD34^+$ 和 $CD133^+$ 细胞,结肠癌及肺癌细胞	38/93kDa(两种异型)	与肿瘤细胞转移有关
CD319	CRACC,SLAMF7	NK,CTL,活化的 B,成熟 DC	37.4kDa(IgSF)	调节 NK 细胞功能,调节淋巴细胞黏附
CD320	8D6A	FDC	29kDa	介导 FDC 对生发中心 B 细胞生长的刺激作用,结合 VLDL 并介导其内吞
CD321	JAM1,F11R	En,Ep,Pt	32.6kDa(IgSF)	调节上皮、内皮细胞紧密连接的重要分子,呼肠孤病毒的受体,LFA-1 的配体,参与血小板活化
CD322	JAM-2	HVE	45kDa(IgSF)	位于高内皮细胞紧密连接处,保持血管内皮细胞的紧密连接。作为一种黏附配体,参与淋巴细胞向二级淋巴器官的归巢
CD324	E-Cadherin	非神经系统的上皮组织	97.5kDa(I 型膜蛋白)	整合素 $\alpha E/\beta7$ 的配体,介导 Ca^{2+} 依赖的胞间黏附,抑制肿瘤细胞的增殖、浸润和转移,介导细菌及其成分黏附到哺乳动物细胞表面
CDw325	N-Cadherin	En,$CD34^+$ 细胞,Str 中枢神经系统	100kDa(I 型膜蛋白)	介导 Ca^{2+} 依赖的胞间黏附,参与原肠胚形成和左右不对称的建立,参与中枢神经系统突触前、后黏附
CD326	Ep-CAM,FMU-EpCAM1-8	Ep	35kDa(I 型膜蛋白)	上皮细胞黏附分子,上皮细胞源性肿瘤细胞表达升高
CDw327	siglec 6	B,胎盘	49kDa(IgSF)	介导唾液酸依赖的黏附
CDw328	siglec 7	NK,G,M	67kDa(IgSF)	介导唾液酸依赖的黏附,将信号转导分子去磷酸化,阻断信号转导,抑制 NK 细胞的杀伤作用,与 siglec 9 协同抑制 TCR 信号转导,可能参与造血
CDw329	siglec 9	M,PMN	50kDa(IgSF)	介导唾液酸依赖的黏附,抑制性受体,与 siglec 7 协同抑制 TCR 信号转导
CD331	FGFR1	Fb,En,Ep	150kDa(IgSF)	aFGF、bFGF 和 FGF4 受体

Notes

续表

CD	常用单克隆抗体或代号( )	主要表达细胞	分子质量(kDa)和结构	功能
CD332	FGFR2	Ep	135kDa(IgSF)	aFGF、bFGF、FGF4 和 FGF7 受体
CD333	FGFR3	Fb,Ep,En	135kDa(IgSF)	aFGF、bFGF、FGF4 和 FGF9 受体,参与骨的形成和维持
CD334	FGFR4	胚胎干细胞,St	110kDa(IgSF)	aFGF、bFGF 和 FGF6 受体
CD335	NCR1,NKp46,Ly94	NK	46kDa(IgSF)	NK 细胞的活化受体
CD336	NCR2,NKp44,Ly95	活化 NK	44kDa(IgSF)	NK 细胞的活化受体
CD337	NCR3,NKp30	NK	30kDa(IgSF)	NK 细胞的活化受体
CDw338	ABCG2,BCRP1	胎盘	72kDa	作为一种异型转运体,参与多种抗药作用
CD339	JAG1(Jagged-1)	广泛	134kDa(Ⅰ型膜蛋白)	Notch1 的配体,参与造血和心血管发育,抑制成肌细胞分化,促进成纤维细胞生长,诱导血管形成
CD351	FCA/MR	成熟 B 细胞和记忆 B 细胞,T,Mo	(IgSF)	IgA 和 IgM 的 Fc 段受体,介导内吞,可能参与由 IgA 和 IgM 介导的抗感染免疫
CD352	SLAMF6	B, T, Mo, pDC, DC,NK	(IgSF)	促进 NK 细胞的杀伤活性
CD353	SLAMF8	成熟 B,Mo	(IgSF)	不清
CD354	TREM1	B,Mo,G,DC,NK	(IgSF)	刺激中性粒细胞和单核细胞介导炎症反应,释放细胞因子和趋化因子,增加细胞活化标志的表达
CD355	CRTAM	B,T,NK	(IgSF)	与 CADM1 结合,促进 NK 细胞杀伤活性和 CD8$^+$ T 细胞 IFN-γ 释放,体内可促进 NK 细胞排斥 CADM3$^+$ 肿瘤细胞
CD357	TNFRSF18/GITR	B, T, Mo, G, DC,NK	(TNFRSF)	可能参与活化 T 细胞和内皮细胞相互作用,调节 TCR 介导的细胞死亡,活化 NF-κB
CD358	TNFRSF21/DR6	B,T,Mo	(TNFRSF)	活化 NF-κB 和 MAPK8/JNK,诱导细胞凋亡
CD360	IL-21R	B,T,Mo,G	Ⅰ型细胞因子受体	促进 T、B 细胞的增殖和分化
CD361	EV12B	广泛	Ⅰ型跨膜分子	不清
CD362	Syndecan-2	T,B,Mo,G	Ⅰ型跨膜分子	参与细胞增殖和迁移以及细胞与细胞外基质相互作用
CD363	S1PR1	B,T,NK	多次跨膜分子	为 S1P 的受体

Notes

续表

CD	常用单克隆抗体或代号( )	主要表达细胞	分子质量(kDa)和结构	功能
CD364	PI16	前列腺、睾丸、卵巢、肠	49.5kDa(CRISP)	丝氨酸蛋白酶抑制剂,调节促炎反应
CD365	HAVCR1,TIM-1	广泛表达,高度表达在肾脏、睾丸	38.7kDa(IgSF)	传递 T 细胞活化信号,调节自身免疫反应,与 Th 细胞发育相关
CD366	HAVCR2,TIM-3	Th1 细胞	33.4kDa(IgSF)	活化巨噬细胞,调节自身免疫反应,促进免疫耐受
CD367	CLEC4A,DCIR	髓细胞,B,DC,HL-60 细胞	27.5kDa（C-type lectin SF）	抗原提呈作用,抑制 TLR 诱导的细胞因子产生,调节免疫反应,调节 DC 细胞分化及成熟
CD368	CLEC4D, MCL, CLECSF8	G,M,DC	24.7kDa（C-type lectin SF）	内吞作用的受体,参与抗细菌免疫,诱导吞噬作用,促进促炎因子释放
CD369	CLEC7A,DECTIN-1	M,Mac,DC,G,小神经胶质细胞	27.6kDa（C-type lectin SF）	参与抗真菌免疫,促进 DC 细胞成熟和促炎因子生成
CD370	CLEC9A	DC,部分 M 和 B	27.3kDa（C-type lectin SF）	内吞作用的受体,识别损伤细胞,促进抗感染适应性免疫应答,调节抗原交叉提呈,诱导炎症因子产生
CD371	CLEC12A,MICL	BM,G,M,Mac,DC	30.7kDa（C-type lectin SF）	调节级联信号、介导 MAP 激酶酪氨酸磷酸化的细胞表面受体,抑制细胞活化,抑制 NK 细胞的细胞毒作用,调控免疫应答

注:"主要表达细胞"栏中中括号内为 CD 分组的缩写。[T]:T 细胞;[B]:B 细胞;[NK]:NK 细胞;
[Pt]:血小板;[M]:髓系细胞;[EC]:内皮细胞;[CR]:细胞因子受体;[AS]:黏附结构;[NL]:非谱系;
[RBC]:红细胞;[DC]:树突状细胞;[S/P]:干细胞/祖细胞;[CHO]:碳水化合物和凝集素。

ABCG:ATP- binding cassette,sub- family G(WHITE) member

ACE:血管紧张肽转化酶

ADAM:a disintegrin and ametalloprotease

AIM:活化诱导分子

ALCAM:激活白细胞黏附分子

ALK-1:退行发育淋巴瘤激酶1

APA:氨肽酶 A

APRIL:增殖诱导配体

ATL:成人 T 细胞白血病

α2M- R:α2 巨球蛋白受体

B:B 细胞

Ba:活化 B 细胞

BAFF:B 细胞活化因子

Baso:嗜碱性粒细胞

BCMA:B 细胞成熟抗原

BGP-1:胆汁糖蛋白-1

BL:伯基特淋巴瘤

BLA:伯基特淋巴瘤相关抗原

BL- CAM:B 淋巴细胞黏附分子

Blys:B 淋巴细胞刺激因子

BM:骨髓细胞

Bm:成熟 B 细胞

BMPR:骨成形蛋白受体

BMStr:骨髓基质细胞

BST:骨髓基质细胞抗原

Bsub:B 细胞亚群

BTLA:B、T 细胞衰减分子

CA:胶原蛋白

CALLA:共同型急性淋巴母细胞白血病抗原

CAML:calcium modulator and cyclophilin ligand

CCP:补体调控蛋白

Notes

CCL:C-C 基序配体

CGM:CEA 基因成员

CHO:碳水化合物

CKR-SF:细胞因子受体超家族

CL-SF:C 型凝集素超家族

CNTF:睫状神经营养因子

CR:补体受体

CRISP:富含半胱氨酸的分泌蛋白

CTLAa:活化 CTL

CTLA-4:细胞毒 T 细胞相关抗原 4

DAF:衰变加速因子

DC:树突状细胞

DDR1:discoidin 结构域受体 1

Dep:树突状上皮细胞

DNAM-1:DNAX 辅助分子 1

ECM:细胞外基质

ECMR:细胞外基质受体

ELAM-1:内皮细胞白细胞黏附分子 1

ELS-1:E-selectin 配体

EMR:EGF-like module containing,mucin-like,hormone receptor-like

En:内皮细胞

Ena:活化内皮细胞

Ensub:内皮细胞亚群

Eo:嗜酸性粒细胞

Ep:上皮细胞

Epsub:上皮细胞亚群

Fb:成纤维细胞

Fg:血纤维蛋白原

FGFR:纤维原细胞生长因子受体

FDC:滤泡树突状细胞

FN:纤连蛋白

Fn3:Ⅲ型纤连蛋白

G:粒细胞

GMP-140:颗粒膜蛋白 140

gp(GP):糖蛋白

GPI:糖基磷脂酰肌醇

GPR:G 蛋白偶联受体

GSL:鞘糖脂

Hem:造血细胞

HIV:人类免疫缺陷病毒

HVE:高内皮细胞

HVEM:疱疹病毒进入中介体(herpesvirus entry mediator)

ICAM:细胞间黏附分子

ICOS(L):可诱导的协同刺激性因子(配体)

iDC:不成熟树突状细胞

IEL:上皮内淋巴细胞

IGF1R:胰岛素样生长因子 1 受体

IgSF:免疫球蛋白超家族

ILR:免疫球蛋白样转录物

IRTA:Ig 超家族受体转位相关体

ITIM:免疫受体酪氨酸抑制基序

JAM:连接黏附分子

KDR:激酶插入结构域受体

KLR(C2):杀伤细胞凝集素样受体亚家族(C2 成员 killer cell lectin-like receptor subfamily C,member2)

La:活化淋巴细胞

LAG:淋巴细胞活化基因 3

LAIR:白细胞相关 Ig 样受体

LAM:白细胞黏附分子 1

LAMP:溶酶体相关膜蛋白

LBP:LPS 结合蛋白

LC:郎格汉细胞

LCA:淋巴细胞共同抗原

LECAM-1:白细胞内皮细胞黏附分子 1

LDLR:低密度脂蛋白受体

Leu:白细胞

LFA:淋巴细胞功能相关抗原

LHC:表皮朗罕氏细胞

LIF:白血病抑制因子

LIFR:白血病抑制因子受体

LIR:白细胞免疫球蛋白样受体

LRP:脂蛋白受体相关蛋白

LN:层黏连蛋白

LPS:脂多糖

LRR:富含亮氨酸重复序列

Ly:淋巴细胞

M:单核细胞

Ma:活化单核细胞

Mac:巨噬细胞

MAC:膜攻击复合物

Maca:活化巨噬细胞

MAG:髓鞘(磷)脂相关蛋白类似物

Mas:肥大细胞

MCP:膜辅蛋白

Meg:巨核细胞

MIP:巨噬细胞炎症蛋白 3

MPL:髓样增殖性白血病病毒癌基因

MSR:巨噬细胞清除剂受体

Msub:单核细胞亚群

MSR-R:巨噬细胞刺激蛋白受体

MSPR:巨噬细胞刺激蛋白受体

My:髓样细胞

NCA:无交叉反应抗原

NCAM:神经细胞黏附分子

NCR:自然细胞毒作用触发受体(natural cytotoxicity triggering receptor)

NFC:神经内分泌细胞

Neur:神经细胞

NGF:神经生长因子

NK:自然杀伤细胞

NKsub:NK 亚群

OSM:抑瘤素 M

P:蛋白

PADGEM:血小板活化依赖性颗粒外膜

Notes

PC:浆细胞

PD1:程序性细胞死亡 1

PDL2:程序性细胞死亡 1 配体 2

PDGFR:血小板衍生生长因子受体

PDNP3:磷酸二酯酶/核苷酸　磷酸酶胞外酶

PECAM-1:血小板内皮细胞黏附分子-1

PMN:多形核细胞

Pre-B:前 B 细胞

Pre-Ly:淋巴细胞前体

Pre-My:髓样细胞前体

Pre-T:前 T 细胞

Pro-Hem:造血祖细胞

Pro-Ly:淋巴祖细胞

PrP:朊病毒蛋白

PSG:妊娠特异性抗原

PSGL-1:P-selectin 糖蛋白配体-1

Pt:血小板

Pta:活化血小板

PTA1:血小板 T 细胞活化抗原 1

PTK:蛋白酪氨酸激酶

PTPase:蛋白酪氨酸磷酸脂酶

PVR:脊髓灰质炎病毒受体

RBC:红细胞

RCA:补体激活调节剂

RHAMM:透明质酸结合蛋白受体

RS:Read-Stermberg 细胞

SIRPα:信号调节蛋白

siglec:结合唾液酸的 Ig 样凝集素

SLAM:表面淋巴细胞活化分子

SRCR-SF:scavanger(清除剂)R 超家族

St:干细胞

Str:基质细胞

T:T 细胞

Ta:活化 T 细胞

TACI:跨膜活化因子和 CAML 相互作用因子

TACTILE:T 细胞活化晚期表达增加

TALLA-1:T 细胞急性淋巴母细胞白血病相关抗原 1

TAP:T 细胞活化蛋白

TAPA-1:增殖抗体的靶抗原-1

TARC:胸腺活化调节细胞因子

T-BAM:T 细胞-B 细胞激活分子

TDC:胸腺树突状细胞

TEM:肿瘤内皮细胞标志(tumor endothelial marker)

TF:组织因子

TF:Thomsen-Friedenreich 相关碳水化合物抗原

TfR:转铁蛋白受体

Thy:胸腺细胞

Thysub:胸腺细胞亚群

TLR:Toll 样受体

TM2:二次跨膜

TM3:三次跨膜

TM4-SF:四次跨膜超家族

TM5:五次跨膜

TM7:七次跨膜

TM10:十次跨膜

TM14:十四次跨膜

Tn:GalNAcα-O-

Tns:sialosyl-Tn

TNFR-SF:肿瘤坏死因子受体超家族

TNF-SF:肿瘤坏死因子超家族

TRAP-1:TNF 相关激活蛋白

TSP:血小板反应蛋白

TStr:胸腺基质细胞

Tsub:T 细胞亚群

TRAIL:TNF 相关凋亡诱导配体

TRANCE:TNF 相关活化诱导细胞因子

uRAR:尿激酶纤溶酶激活物受体

VCAM:血管细胞黏附分子

VE 钙黏着素:血管内皮钙黏蛋白

VLA:迟现的抗原

vWF :威勒布兰德因子(von Willbrand factor)

（高　扬）

继承与创新是一本教材不断完善与发展的主旋律。在该版教材付梓之际，我们再次由衷地感谢那些曾经为该书前期的版本作出贡献的作者们，正是他们辛勤的汗水和智慧的结晶为该书的日臻完善奠定了坚实的基础。以下是该书前期的版本及其主要作者：

全国高等医药教材建设研究会·卫生部规划教材
全国高等学校教材·供8年制及7年制临床医学等专业用

《医学免疫学》（人民卫生出版社，2005）

主　编　何　维
副主编　高晓明　曹雪涛　熊思东
编　者　（以姓氏笔画为序）

于永利（吉林大学白求恩医学部）　　　　张　伟（中国协和医科大学）
王福庆（上海第二医科大学）　　　　　　何　维（中国协和医科大学）
田志刚（中国科技大学生命科学院）　　　金伯泉（第四军医大学）
朱立平（中国协和医科大学）　　　　　　林嘉友（中国协和医科大学）
孙汶生（山东大学医学院）　　　　　　　姚　智（天津医科大学）
吕昌龙（中国医科大学）　　　　　　　　袁育康（西安交通大学医学院）
李殿俊（哈尔滨医科大学）　　　　　　　高晓明（北京大学医学部）
吴长有（中山大学中山基础医学院）　　　龚非力（华中科技大学同济医学院）
吴玉章（第三军医大学）　　　　　　　　曹雪涛（第二军医大学）
余　平（中南大学湘雅医学院）　　　　　熊思东（复旦大学上海医学院）
张立煌（浙江大学医学院）

普通高等教育"十一五"国家级规划教材
全国高等医药教材建设研究会规划教材·卫生部规划教材
全国高等学校教材·供8年制及7年制临床医学等专业用

《医学免疫学》（第2版，人民卫生出版社，2010）

主　编　何　维
副主编　曹雪涛　熊思东　高晓明
编　者　（以姓氏笔画为序）

于永利（吉林大学白求恩医学部）　　　　李殿俊（哈尔滨医科大学）
田志刚（中国科技大学生命科学院）　　　吴长有（中山大学中山基础医学院）
吕昌龙（中国医科大学）　　　　　　　　吴玉章（第三军医大学）

何　维(中国协和医科大学)　　　姚　智(天津医科大学)

余　平(中南大学湘雅医学院)　　袁育康(西安交通大学医学院)

沈　浩(上海交通大学医学院)　　高　扬(中国协和医科大学)

张　伟(中国协和医科大学)　　　高晓明(北京大学医学部)

张　毓(北京大学医学部)　　　　曹雪涛(第二军医大学)

张立煌(浙江大学医学院)　　　　龚非力(华中科技大学同济医学院)

张利宁(山东大学医学院)　　　　熊思东(复旦大学上海医学院)

金伯泉(第四军医大学)

编写秘书　高　扬(中国协和医科大学)